AF336452

TRAITÉ

PHILOSOPHIQUE ET PHYSIOLOGIQUE

DE

L'HÉRÉDITÉ NATURELLE.

II

CORBEIL, typ. et lith. de CRÉTÉ.

TRAITÉ
PHILOSOPHIQUE ET PHYSIOLOGIQUE

DE

L'HÉRÉDITÉ NATURELLE

DANS

LES ÉTATS DE SANTÉ ET DE MALADIE

DU SYSTÈME NERVEUX

AVEC L'APPLICATION MÉTHODIQUE DES LOIS DE LA PROCRÉATION AU TRAITEMENT
GÉNÉRAL DES AFFECTIONS DONT ELLE EST LE PRINCIPE.

Ouvrage où la question est considérée dans ses rapports avec

LES LOIS PRIMORDIALES, LES THÉORIES DE LA GÉNÉRATION, LES CAUSES DÉTERMINANTES
DE LA SEXUALITÉ, LES MODIFICATIONS ACQUISES DE LA NATURE ORIGINELLE
DES ÊTRES, ET LES DIVERSES FORMES DE NÉVROPATHIE
ET D'ALIÉNATION MENTALE.

PAR LE Dr Prosper LUCAS.

> La méthode la plus sûre qui puisse nous guider vers la
> recherche de la vérité, consiste à s'élever par induction des
> phénomènes aux lois et des lois aux forces.
> LA PLACE, *Essai philosophique sur les
> probabilités,* p. 258.

TOME SECOND.

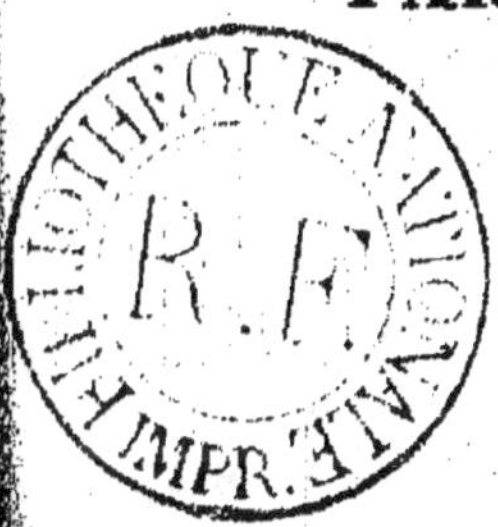
BIBLIOTHÈQUE NATIONALE IMP^{LE} R. F.

PARIS,
CHEZ J. B. BAILLIÈRE,

LIBRAIRE DE L'ACADÉMIE NATIONALE DE MÉDECINE,
RUE HAUTEFEUILLE, 19.
A LONDRES, CHEZ H. BAILLIÈRE, 219, REGENT-STREET.
A MADRID, CHEZ C. BAILLY — BAILLIÈRE, CALLE DEL PRINCIPE, Nº 11.

1850

TRAITÉ PHILOSOPHIQUE

DE

L'HÉRÉDITÉ NATURELLE

TROISIÈME PARTIE.

DES LOIS PARTICULIÈRES D'EXPRESSION ET D'ACTION DE L'HÉRÉDITÉ DANS L'ÊTRE.

Des lois générales qui régissent les types de la CRÉATION et de la PROCRÉATION des êtres animés, nous n'avons fait encore qu'exposer les formules : nous ne sommes point entré dans le système intérieur de leur économie; il nous reste maintenant à nous y introduire, et guidé à la fois par le fil des doctrines et par la lueur des faits, à poursuivre, au milieu de ce labyrinthe de hasards apparents et d'accidents sans nombre, les voies inaperçues des principes réels qui en instituent l'ordre, en règlent le mécanisme, et en forment, en un mot, les lois particulières.

LIVRE PREMIER.

DES DIFFÉRENTS SUJETS DE LA REPRÉSENTATION INDIVIDUELLE DANS L'HÉRÉDITÉ.

En traitant, dans la seconde partie de ce travail, des représentations ou modèles des parents dont l'hérédité, cette mémoire de la VIE, ranime les images, nous n'avons insisté que sur le phénomène de l'hérédité elle-même.

Nous ne nous sommes point occupé des degrés de consanguinité, ni du sexe des sujets appelés, en quelque sorte, à revivre dans l'être, ni de la part respective qu'ils prennent à sa nature et à ses qualités. Cette face de la question est d'une grande importance. C'est le moment d'en traiter.

Quels peuvent être les sujets de ces représentations du type individuel, dans l'hérédité? ou, en d'autres termes, quelles sont les personnes dont la génération réfléchit, dans l'enfant, les formes et les âmes?

Ces personnes sont :

1° Les auteurs *immédiats*, ou le père et la mère ;

2° Les collatéraux ;

3° Les auteurs *médiats*, ou les ascendants du père et de la mère ;

4° Les conjoints antérieurs.

De chacune de ces quatre représentations dérive une forme spéciale de l'hérédité.

La première est pour nous, l'hérédité *directe* ;

La seconde, l'hérédité *indirecte* ;

La troisième, l'hérédité *en retour* ;

La quatrième, l'hérédité *d'influence*.

CHAPITRE PREMIER.

De l'hérédité *directe* ou de la représentation des auteurs immédiats dans la nature physique et morale du produit.

L'hérédité procède-t-elle des deux sexes, ou procède-t-elle exclusivement d'un seul? C'est une des questions les plus controversées de la génération, les plus anciennement agitées dans la science.

Les opinions se divisent en deux systèmes contraires : le premier n'admet que l'influence absolue d'un seul des deux auteurs sur la nature de l'être : le second reconnaît l'une et l'autre influence.

Le système de l'action exclusive d'un des sexes se subdivise lui-même en deux théories : la théorie de l'action exclusive du père ; la théorie de l'action exclusive de la mère.

Ce n'est pas le moment d'aborder le côté purement spéculatif de cette question. Nous ne devons d'abord l'envisager ici que du point de vue des faits.

ARTICLE I.

De la représentation du père dans la nature de l'être.

Les faits démontrent-ils l'intervention du père dans l'organisation de la progéniture? en établissent-ils la représentation dans l'hérédité?

La représentation du père est constatée dans le règne végétal, dans le règne animal, dans l'humanité. Malgré les théories qui se sont élevées contre elle, malgré les expériences tentées pour l'annuler, telles que celles, par exemple, de Spallanzani, sur le pollen des fleurs, les preuves en sont restées aussi inébranlables que celles de la part du mâle à la conception. Ces preuves appartiennent à l'état normal, à l'état anormal, et à l'état morbide.

Dans l'état normal, elles résultent du produit de l'accouplement d'individus divers d'une race identique et de celui du croisement des races, des espèces, et des genres eux-mêmes, ou de l'hybridité.

Dans l'état anormal, elles résultent du produit du croisement de couples dont l'anomalie tient au côté paternel ; et dans l'état morbide, elles résultent du produit de la copulation d'êtres dont le mâle seul recèle le principe du mal.

Ces trois ordres de preuves ne laissent pas le moindre doute sur la réalité ni sur l'étendue de la représentation du père dans le produit, et elles sont applicables à l'une et à l'autre forme d'existence des êtres.

§ I. — De sa représentation physique dans le produit.

La vie physique, d'abord, révèle l'influence positive du père dans ce que cette vie présente de plus caractéristique et de plus extérieur.

La couleur en accuse une profonde empreinte :

C'est ce que nous atteste, dans le règne végétal, l'hybridité si commune chez les plantes, d'après les nombreuses observations de Linné, Duhamel, de Jussieu, de Kœlreuter, etc., soit qu'elle s'y produise dans l'état de nature, soit qu'elle y provienne de la culture et de l'art.

Qui ne connaît l'action que, dans ces circonstances, le pollen exerce sur le coloris naturel de la fleur? Qui ne sait jusqu'à quel point il en peut enrichir et varier les teintes, comme il varie celles de l'œillet, de la rose, du dahlia, des tulipes, etc. (1).

Dans l'animalité, les preuves à l'appui ne sont pas moins nombreuses. Columelle et Buffon ont même cru remarquer qu'il était des espèces où la couleur du mâle avait plus de tendance à se transmettre aux petits (2). La couleur de la robe ou du plumage du père fait très-souvent partie de l'héritage naturel des pigeons, du lapin, de la chèvre, et de la brebis (3). Girou a constaté le même fait

(1) *Voy.* Henri Lecoq, *de la Fécondation naturelle et artificielle des végétaux et de l'Hybridation*, 1 vol. in-12. Paris, 1845.

(2) Demangeon, *de l'imagination, etc.*, p. 459 : nous verrons ailleurs que cette opinion n'est pas fondée.

(3) Chambon, *Traité de l'éducation des moutons*, t. I, chap. II, § 15.

chez les chevaux, et plus spécialement chez les albinos :
« Les étalons albinos, dit-il, produisent des chevaux ou
albinos ou gris : et les chevaux gris qui en proviennent
transmettent leurs taches blanches, sinon dans toute leur
étendue, du moins dans tout l'éclat de leur blancheur. Les
taches, comme on l'a vu, peuvent même affecter sur la
robe du produit les mêmes points que sur les pères (1).
Nous avons emprunté à différents auteurs des cas analogues : I. Geoffroy-Saint-Hilaire en a vu se produire dans le
croisement des variétés noires et albines du daim (2) ; d'autres, dans celui des variétés blanche et brune du cerf (3).
Les taureaux, les chiens, les poules nous en offrent de continuels exemples. Valmont-Bomare dit même que lorsque
l'on a plusieurs sortes de taureaux, de chiens, ou de coqs, le
pelage des petits suffit pour reconnaître le véritable père (4).

Cette action remarquable du père sur la couleur achève
d'être complétement mise hors de question par le métissage ; nous en avons cité différents exemples parmi les
oiseaux (5) ; ils sont confirmés par celui du bâtard du
petit tetras et du coq de bruyère (6); ils le sont par ceux
beaucoup plus répandus des bâtards de la serine et du
linot, de la serine et du tarin (7) de la serine et du pinson,
et surtout de la serine et du chardonneret, métis chez qui
l'on voit si souvent se répandre les nuances brillantes ou
ternes du plumage du père. Ils se confirment encore, chez
les quadrupèdes, par le pelage de presque tous les bâtards :

(1) *Voy.* T. I, part. 2, liv. II, chap. i, p. 216.
(2) *Dictionnaire classique d'Histoire naturelle, loc. cit.*
(3) Burdach, *Traité de Physiologie,* traduit par Jourdan, t. II, p. 261.
(4) Valmont-Bomare, *Dict. d'Hist. nat.* —Girou, *de la Génér.*, p. 126-
127.
(5) T. I, 2e part., liv. II, chap. i, p. 211-212.
(6) *Neujahrsgeschenk für Jagdliebhaber.* 1795, p. 50.
(7) Da Gama Machado, *Théorie des ressemblances,* 2e part., p. 184.

ainsi, la robe du mâle passe le plus souvent au mulet qui provient de l'accouplement de l'ânesse et de l'étalon (1), et il en est de même de la couleur de l'âne à l'égard des mulets de l'un et de l'autre sexe (2). On a eu l'occasion de faire la même remarque sur la propagation du pelage du père, chez un bâtard né de l'accouplement, regardé comme infécond, de l'ânesse et du taureau (3); et on l'a renouvelée chez le produit du croisement non moins surprenant de la vache et du cerf (4) : est-il enfin besoin de rappeler que, chez l'homme, le mélange des races et l'alliance des familles offrent une foule de preuves du même ordre de faits ?

Les faits précédemment (5) cités de croisement des races blanche et noire en sont autant d'exemples; ils ne nous offrent pas seulement des cas de mélange de la couleur du père et de celle de la mère, ils nous offrent des cas de transmission exclusive de la couleur du père, nègre ou blanc, au métis, comme dans l'observation recueillie par Siebold : il en est ainsi de plusieurs faits rapportés de superfétation (6).

La propagation de l'albinisme du père aux produits des deux sexes, dans l'espèce humaine, en est une autre forme de démonstration : tel est le fait emprunté à Winterbolton (7). Une dernière preuve, mais beaucoup plus vulgaire, est celle que nous présente la propagation de la couleur des cheveux, dans les familles formées par la réunion de la variété brune et de la variété blonde de la race cauca-

(1) Val.-Bom., *Dict. d'Hist. nat.*
(2) Girou, *ouv. cit.*, chap. ix, p. 217.
(3) Val.-Bom., *ouv. cit.*
(4) Burdach, *Traité de physiologie, loc. cit.*
(5) *Voy.* t. I, 2ᵉ part., liv. II, chap. i, art. 1, § 1, p. 209, 213.
(6) *Id., ib.*
(7) T. I, même liv., chap. i, art. 4, p. 804.

sienne. Très-souvent, il arrive, lorsque le père et la mère n'appartiennent pas tous deux à la même variété, qu'une partie des enfants hérite exclusivement de la chevelure du père.

La participation du père au caractère de la conformation n'est pas moins manifeste. Elle est reconnue de toute antiquité. Hérodote nous a même transmis, à l'appui de cette opinion, l'exemple faux ou réel d'un peuple de Libye chez lequel, d'après lui, les femmes étaient communes, et où l'on assignait les enfants à leurs pères, d'après la ressemblance (1). Si l'on en croit Girou, qui systématise l'influence générale du mâle sur les formes, et qui nous en propose toute une théorie (2), l'influence du mâle serait encore plus prononcée sur la forme qu'elle ne l'est sur la couleur ; il y aurait, selon lui, *une prédominance relative chez le mâle du système fibreux ou musculaire d'où dépend la forme extérieure* (3). Ce dont on ne peut douter, c'est de la réalité de cette influence elle-même : elle se caractérise dans le tronc, dans les membres, dans les extrémités, dans les moindres parties, et, comme elle s'y dessine, elle y peut dominer : ainsi l'on a cru voir, pour la forme générale, plus de ressemblance entre le petit et le père, dans les bâtards du faisan et de la poule (4), du chardonneret et du serin, du chardonneret et du verdet (5), du petit tetras et du coq de bruyère (6), du chamois et de la chèvre (7). Il est certain

(1) Hérodote, liv. IV, chap. clxxx.
(2) *De la Génération,* chap. ix, p. 201, 208.
(3) *Loc. cit.,* p. 180, 217.
(4) Haller, *Elementa physiolog.,* t. VIII, p. 102.
(5) *Dict. des Sciences médicales,* t. XXXII, p. 264.
(6) *Neujahrsgeschenk für Jagdliebhaber,* 1795, p. 50.
(7) *Id., ib.,* 1808, p. 26.

que, dans l'espèce chevaline, la race est ennoblie par les
étalons arabes, espagnols et anglais (1). De même, d'après
Bomare (2), Burdach et Girou (3), la forme de la tête,
celle des oreilles, des membres, et de la queue, seraient
principalement propagées par le père, chez la plupart de
nos animaux domestiques, et chez le plus grand nombre
des bâtards qu'ils engendrent : tels seraient, entre autres,
ceux de la pintade et de la cane, des anas *glaucion* et
querquedula, de l'âne et du zèbre, du cheval et du zèbre,
du bouc et de la brebis, du chevreuil et de la chèvre, du
chien et de la femelle du renard (4).

On a encore eu lieu de vérifier ces faits dans une sorte
de bâtards d'une espèce plus rare et plus problématique.
Il s'agit de deux jumards, l'un produit du croisement du
taureau et de l'ânesse, l'autre du taureau et de la jument,
observés à l'école vétérinaire de Lyon et à celle de Paris.

---

(1) Burdach, *ouv. cit.*, p. 263.

(2) *Dict. d'Hist. nat.*, p. 95.

(3) « Pendant dix ans, écrit cet auteur, j'ai allié l'*Eclair*, étalon arabe,
« petit, et un peu panard, à tête grosse et oreilles basses, mais dont le
« train de derrière était parfait, avec environ sept à huit juments de taille
« moyenne, qui presque toutes avaient de l'aplomb, la tête assez légère
« et, à l'exception d'une seule, la croupe avalée. Or, *je n'ai pu obtenir
« de cet accouplement un seul poulain qui n'eût la tête plus grosse que
« celle de la mère*, et presque tous ont *été panards* du même côté que
« le père : ils ont eu, la plupart, les *oreilles* basses ; et, excepté un seul,
« qui provenait de la jument à croupe horizontale, tous ont eu la croupe
« avalée ; ceux des mâles qui étaient gris rouan, comme le père, ont été
« petits comme lui ; et parmi ceux qui avaient le poil de leur mère, on
« en comptait plusieurs qui en avaient aussi la taille ; les femelles étaient,
« en général, plus grandes que les mâles et elles avaient plus sûrement
« que ceux-ci, le caractère et le poil de l'étalon » — *De la Génération*,
chap. VII, p. 122-128.

(4) Burdach, *ouv. cit.*, p. 263. — *Voy.* plus loin, livre III de la 3e part.,
chap. II, art. 2, § 1, nos considérations relatives aux inductions tirées du
métissage.

Le premier était mâle et le second femelle; ils avaient le front large et bossué de leur père; la mâchoire supérieure, comme lui, de deux pouces au moins plus courte que l'inférieure; ils en avaient le mufle; ils en avaient aussi le corps par la longueur et la conformation; ils en tenaient enfin par la queue et les genoux serrés l'un contre l'autre, ainsi que ceux du veau; toutefois, la dissection prouva que, pour tout ce qui se rapporte à la structure interne, la nature de la mère avait prévalu (1).

Si l'ensemble de ces faits pouvait, par impossible, laisser l'ombre d'un doute sur la part du père à la formation de l'organisation physique du produit, ce doute tomberait devant l'évidence de celle qu'il prend à la nature anormale et morbide de cette forme de vie. De l'action pathologique qu'il exerce sur elle nous ne dirons rien encore : quant aux anomalies dont il est le principe, les preuves en abondent également et chez l'homme et chez les animaux.

Les singularités et les difformités les plus remarquables que nous avons citées, comme héréditaires, parmi les derniers, ou tirent leur origine du côté paternel, ou s'y transmettent par lui; la race *ancon* ou loutre des moutons anglais, celles des chiens à nez double, des chiens à six doigts, des cerfs à dague unique, des taureaux mochos, etc., se sont propagées ou formées de cette manière (2).

Les exemples sont aussi décisifs chez l'homme. Cette pseudomorphose si extraordinaire des lames épidermiques, chez la famille Lambert, avait commencé par

(1) Valmont-Bomare, *ouv. cit.*, t. VII, p. 155.
(2) *Voy.* liv. II, chap. I, art. 4, §§ 2, 3.

Edouard Lambert, et, comme nous l'avons vu, ne se propageait qu'aux mâles (1). Un grand nombre de faits établissent de même que, dans notre espèce, les difformités de la taille, de la colonne vertébrale, et des extrémités, peuvent provenir du père et se propager par lui (2). Plusieurs des exemples que nous avons rapportés de l'hérédité de la scissure labiale, et de la division du voile du palais, tels que ceux recueillis par les docteurs Roux, Thierry, Lacasette, Demarquay, sont de ce nombre (3). Nous en dirons autant de l'anomalie qui porte sur le nombre en excès ou en défaut des doigts. Dans les familles Colburn, et Gratio Kalleja, la polydactylie avait pris naissance dans le côté paternel (4). Dans les exemples cités d'ectrodactylie, et de rapprochement anormal des doigts, par le professeur Roux, par le docteur Lépine, par Van Derbach, la difformité tirait également son origine du père (5).

Les modes physiologiques de l'organisation, la constitution, le tempérament, les idiosyncrasies les plus particulières, la fécondité, la longévité, sont sous une influence tout aussi immédiate du principe paternel : nous avons même vu que, chez les animaux, et particulièrement dans l'espèce bovine, la faculté de donner plus ou moins de lait est puissamment soumise à la même influence (6). Ainsi, chose vraiment extraordinaire, et qui, théoriquement, semble d'abord impossible, l'action du mâle sur la nature physique du produit s'étendrait jusqu'à la transmission de propriétés qu'il ne possède pas.

---

(1) *Voy.* Tom. I, liv. II, chap. 1, art. 4, § 2.
(2) Girou, *de la Génération*, p. 277, 278.
(3) *Voy.* Tom. I, même liv., même chap., art. 4, §§ 1, 2.
(4) *Id.*, art. 4, §§ 2, 6.
(5) *Id.*, art. 4, §§ 1, 2.
(6) Tom. I, liv. II, chap. I, art. 8.

§ II. — De sa représentation morale dans le produit.

Les mêmes principes régissent l'existence morale : dans toutes les classes d'êtres, la nature dynamique n'est pas plus étrangère à la représentation du type paternel : ce type s'y imprime en vivants caractères.

Le père peut transmettre les modes particuliers de son activité sensitive externe, ou de ses sensations.

Pour ne parler que des sens, et que de cas qui permettent d'arriver à une sûre constatation de ce fait, il suffit de rappeler, pour les sensations de l'œil, l'exemple si curieux de l'hérédité de l'héméralopie de la famille Nougaret (1), et la plupart des cas de chromatopseudopsie (2) ; et pour celle de l'oreille, une partie des exemples de l'hérédité de la surdi-mutité (3), entre autres le fait cité par Bouvyer des Mortiers, qui prouve que l'animal peut tenir de son père la faculté d'entendre.

Le père peut transmettre les modes particuliers de son activité sentimentale, ou ses sentiments, ses inclinations, et ses qualités : l'expérience le prouve de l'homme et de l'animal.

Chez l'animal, le fait est mis hors de doute par l'hérédité : on le constate d'abord chez le bâtard de l'âne et de la jument ; en général même, les inclinations et les autres qualités du mulet tiennent plus du père que de la mère (4). On l'a également vérifié chez le bâtard du cerf et de la vache : le métis avait l'extrême timidité du père, et il

(1) Tom. I, liv. II, chap. II, art. 1, § 3.
(2) *Id., loc. cit.*
(3) *Id.*, art. 1, § 4.
(4) Valmont-Bomare, *Dict. d'Hist. nat.*, t. IX, p. 92.

tressaillait au plus léger bruit (1). D'après Masch (2) et
Girou (3), le naturel du père peut se retrouver de même
dans le produit du croisement de la louve et du chien.
Le dernier auteur a eu l'occasion de faire la même observation sur une chatte née de l'alliance d'une chatte domestique avec un chat sauvage (4).

Nous n'énumérerons pas tous les faits analogues qu'on
rencontre chez l'homme. Il nous suffira de renvoyer aux
exemples précédemment cités de l'hérédité des goûts, des
inclinations, et des qualités bonnes ou mauvaises du
père (5), et particulièrement à la remarque curieuse, faite
par Levaillant, sur le caractère des métis issus du croisement des blancs et des Hottentotes (6). Il existe un autre
peuple sauvage, les Caraïbes, dans l'opinion duquel cette
action du père, sur le caractère moral de l'enfant, s'étend
au delà même de la naissance. La femme se lève aussitôt
accouchée, et vaque aux travaux habituels du ménage ;
le père, immédiatement, prend sa place au lit, et s'abstient
six mois de poissons ou d'oiseaux, de peur que le nouveau-
né ne vienne à participer des défauts naturels de ces animaux (7).

L'influence du père sur tous les éléments et sur toutes
les formes des facultés mentales n'est pas moins prononcée : élévation d'esprit, vigueur d'intelligence, éloquence,
poésie, musique, sculpture, peinture, tous les genres
d'aptitude, tous les types de talent peuvent, en quelque

<hr>

(1) Burdach, t. II, p. 184.
(2) *Der Naturforscher*, t. XV, p. 25.
(3) *De la Générat.*, p. 122.
(4) *Id., op. et loc. cit.*, p. 121.
(5) Tom. I, liv. II, chap. II, art. 2.
(6) *Id., loc. cit.*
(7) Bomare, *Dict. d'Hist. nat.*, t. VII, p. 109.

manière, rayonner de son âme dans l'âme de ses enfants. Aux précédents exemples que nous en avons donnés (1), nous pourrions ajouter le témoignage de beaucoup d'autres faits historiques ; nous nous contenterons d'y joindre celui de Burns et du docteur Johnson.

Le père du docteur Johnson, dit son enthousiaste biographe, Boswell, était un homme robuste et d'une haute stature ; il avait une grande portée d'intelligence et une très-puissante activité d'esprit. Cependant, comme on trouve, dans les rocs les plus durs, des veines corrompues, il y avait en lui une teinte de ce mal dont la nature échappe aux investigations les plus minutieuses, quoique ses effets ne soient que trop bien connus pour faire le tourment de la vie. Il se manifestait, chez lui, par un dégoût profond de toutes les affaires qui agitent la plus grande partie de l'humanité, et son âme tout entière était, pour ainsi dire, sous la domination d'une incessante tristesse. Johnson, continue le biographe anglais que nous traduisons ici, Johnson hérita de cette mélancolie qui devait prendre chez lui une expression plus sombre et plus originale, et se transformer presque en aliénation. Il fut fou toute sa vie, sans en être moins sage. La mère de Johnson était une femme d'une intelligence supérieure, et l'on disait d'elle, à propos de la fierté qu'elle eût pu ressentir de l'illustration de son fils, que, bien qu'elle connût certainement son mérite, elle avait trop de sens pour être vaine de lui.

Burns qui avait, ainsi que le docteur Johnson, un penchant prononcé à la mélancolie, et un tempérament hypochondriaque, devait de même à son père la force et

_____

(1) Tom. I, liv. II, chap. II, art. 3, p. 581 et suiv.

à la fois l'irritabilité physique et morale de son organisme. Pour les traits et l'adresse, le poëte présentait une ressemblance plus grande avec sa mère : c'est d'elle qu'il tenait la passion des ballades et des chants populaires, germes de sa future grandeur poétique.

Les biographies des hommes les plus célèbres pullulent de faits semblables ; mais les observations journalières sont aussi instructives sur ce point. Et, d'autre part, les preuves déduites de l'hérédité des troubles intellectuels sont si décisives (1) qu'elles ne permettent pas le plus léger doute. Il n'est pour ainsi dire point de famille où le type intellectuel du père ne se répète à divers degrés dans les enfants.

L'activité musculaire n'échappe pas à la même nature de représentation. Nous avons exposé des faits qui le démontrent, chez l'animal et l'homme, de tous les phénomènes du mouvement et de la voix (2); ils ne peuvent que tirer une nouvelle force des deux observations de l'hérédité bizarre que nous avons rapportées : chez la jumare, née du croisement du taureau et de la jument, la voix ne rappelait ni le hennissement du cheval ni le mugissement du taureau; ce n'était qu'un cri grêle et particulier qui se rapprochait plutôt du bêlement de la chèvre : mais il n'en était pas ainsi des mouvements :
« On ne la voyait point paître, dit Valmont-Bomare, mais
« elle embrassait et ramassait avec sa langue le fourrage
« qu'on lui donnait, comme le bœuf embrasse et ramasse
« l'herbe qu'il vient de manger ; et une portion de four-
« rage une fois parvenue sous les dents molaires elle

(1) Voy. t. II, 4° partie.
(2) Tom. I, liv. II, chap. II, art. 4; p. 593.

« donnait un coup de tête pour la séparer de celle que
« sa langue n'avait pu atteindre, de même que les bœufs
« donnent un coup de tête à droite et à gauche, lorsque,
« après avoir saisi et serré l'herbe entre leurs dents incisi-
« ves, et le bourrelé et qui supplée au défaut de ces mêmes
« dents à la mâchoire supérieure, ils cherchent à l'arra-
« cher (1). » Quant au métis produit de l'accouplement
de la vache et du cerf, il détachait les quatre pieds de
terre à la fois, en sautant, et franchissait légèrement, dit
Burdach, les fossés et les haies (2).

L'érotisme, chez l'homme, appartient fréquemment au
côté paternel : l'expérience et l'histoire l'attestent l'une
et l'autre : la lubricité d'Octave César était passée aux
deux Julie ; Charlemagne fermait les yeux sur les désordres de ses filles, parce que leurs fautes étaient les mêmes
que les siennes : Marguerite de Valois rappela par ses
galanteries celles de l'amant de Diane de Poitiers ; Alexandre VI avait inoculé le goût de la débauche à tous ses enfants ; les mœurs dissolues de la duchesse de Berry réflé-
chissaient les mœurs dissolues du régent (3). Nous avons
retrouvé, chez des particuliers, des faits analogues (4).

Ils sont aussi communs chez les animaux : la fécondité
est beaucoup plus rare dans le bardeau, par exemple, que
dans le mulet proprement dit. Celui-ci tient de son père,
l'âne, l'ardeur de tempérament qui lui est propre ; le
bardeau, comme son père le cheval, est au contraire moins
puissant en amour (5).

La pathologie rend le même témoignage.

(1) *Dict. d'Hist. nat.*, t. VII, p. 256, 257.
(2) *Traité de Physiologie*, t. II, p. 184.
(3) Girou, *ouv. cit.*, p. 286, 287.
(4) T. I, 2ᵉ part., liv. II, chap. II, p. 481.
(5) Valmont-Bomare, *ouv. cit.*, t. IX, p. 95.

On ne peut donc s'étonner, devant cette réalité, devant cette étendue, devant cette puissance de la représentation du type paternel, que des systèmes anciens et modernes aient cru devoir attribuer au père un rôle absolu dans la génération, ni qu'ils lui aient reporté exclusivement le principe ou le germe de l'être.

Mais cette vue théorique est soumise au contrôle de l'observation et ne peut être accueillie, comme expression des faits, que dans les limites où elle leur est conforme ; or, ces limites ne peuvent être déterminées que par celles de l'influence et de la représentation du type maternel.

ARTICLE SECOND.

De la représentation de la mère dans la nature de l'être.

L'expérience prouve-t-elle que la nature de la mère transpire dans le produit? Elle le prouve, et les preuves en sont irréfragables : elles découlent des mêmes faits que la représentation de la nature du père dans sa progéniture, c'est-à-dire des effets de la copulation dans l'état normal, dans l'état anormal, et dans l'état morbide.

Ces trois ordres de preuves ne laissent pas un doute sur la part de la mère à l'existence physique et à l'existence morale du nouvel être.

§ I. — De sa représentation physique dans le produit.

Ils démontrent d'abord l'influence générale qu'elle a sur la première, sur la couleur, les formes, la figure, la taille, et les autres éléments de la vie plastique.

La participation de la mère à la couleur est rendue manifeste, tantôt par le mélange des couleurs des deux sexes, tantôt même par la transmission exclusive des couleurs de la mère. Le croisement des races, dans l'espèce humaine, le croisement d'individus versicolores, chez les chevaux (1), les bœufs (2), les moutons (3), les chiens (4), les oiseaux (5) et les fleurs (6), nous offrent des deux cas une foule d'exemples. Ils peuvent être réunis dans la même portée : des cinq petits d'un corbeau et d'une corneille mantelée, deux étaient noirs comme le père, deux gris comme la mère, un de couleur mélangée (7). On a eu l'occasion de faire sur des chiens la même observation (8). Elle est journalière dans l'accouplement des variétés du serin ; enfin, on pourrait dire, que le plus décisif des deux cas, le transport exclusif de la couleur de la mère, ou du père, aux petits, est une loi de l'albinisme et du mélanisme de la plupart des espèces : constatée chez le cheval, le daim (9), le chat (10), la souris (11) et la poule, elle ne semble même pas complétement étrangère à l'humanité, comme le prouvent les faits analogues à celui rapporté par Siebold, où du croisement des races blanche et nègre, on voit naître des enfants totalement noirs, ou totalement blancs (12).

(1) Girou, *de la Générat.*, p. 124.
(2) Girou, *id.*, p. 125.
(3) Burdach, t. II, p. 261. — Girou, *loc. cit.*
(4) Girou, *loc. cit.*, p. 123.
(5) *Id., ib.*
(6) Henri Lecoq, *de la Fécondation naturelle et artificielle des végétaux* passim.
(7) Burdach, t. II, p. 262.
(8) Girou, *loc. cit.*
(9) Isidore Geoffroy-Saint-Hilaire, *Dict. class. d'hist. nat.*, t. X, p. 121.
(10) Bouvyer des Mortiers, *Considérations sur les sourds-muets de naissance*, p. 123.
(11) Prevost et Dumas, *Annales des sciences naturelles.*
(12) Tom. I, liv. II, chap. I, art. 1, § 1, p. 212-213.

La participation de la mère à la figure et aux moindres éléments de la conformation et de l'organisation a été vérifiée dans toutes les parties de la structure interne et externe de l'être. Elle est d'observation quotidienne chez l'homme, elle l'est chez l'animal, et particulièrement dans l'espèce bovine, et l'espèce chevaline, où le vice des théories qui ne tenaient compte que de la race du taureau et de celle de l'étalon est maintenant mis à jour pour tous les bons esprits (1). Le métissage a même paru établir, dans certains croisements, la supériorité de l'influence de la mère sur l'influence du père : tel est le cas du mulet (2), des bâtards du chien et de la femelle du renard (3), de l'âne et du zèbre (4), du taureau et de l'ânesse (5). La taille est dans le même cas : on voit quelquefois, Girou de Buzareingues en cite deux exemples, la taille de la mère se transmettre exclusivement à tous les enfants de l'un et de l'autre sexe (6). Cette dépendance intime se révèle, d'une manière encore plus manifeste, dans les anomalies de la conformation, et plus spécialement, d'après le même auteur, dans les vices du bassin et dans ceux des extrémités pelviennes (7). Nous en avons plus haut cité divers exemples (8). Mais, en réalité, il n'est pas, en principe, une seule anomalie commune aux deux sexes, ou exclusive au sien, que la mère ne puisse transmettre. Les observations que nous avons rapportées de l'hérédité

(1) Drée, *de la Régénération de l'espèce chevaline en France.*
(2) Val.-Bom., t. IX, *loc. cit.*
(3) Burdach, p. 263.
(4) *Annales du Muséum*, t. IX, p. 225.
(5) Val.-Bom., t. VII, p. 251, 252.
(6) Girou, *op. cit.*, p. 277.
(7) *De la Génération,* p. 280.
(8) Tom. I, liv. II, chap. 1, art. 4, § 2, p. 310-311.

de la scissure des lèvres, ou du voile du palais (1) le prouvent pour chacune de ces difformités. Nous avons aussi vu provenir de la mère des monstruosités qui portent sur le nombre en plus ou en moins de différents organes, les mamelles (2), les membres (3), les orteils et les doigts (4).

Dans un grand nombre d'autres cas précédemment cités, on reconnaît encore que le tempérament, la constitution, les idiosyncrasies, la fécondité (5), la longévité (6); en un mot, que les modes d'existence et d'action physiques de la vie peuvent découler tous de la même origine.

§ II. — De sa représentation morale dans le produit.

La représentation du type maternel dans tous les caractères et tous les attributs du dynamisme de l'être n'est pas moins bien prouvée; l'existence morale n'a point d'activité qui n'en reçoive l'empreinte; elle est vive, profonde, générale, dans toute cette forme de la vie.

Elle s'accuse fortement dans les sensations. Les anomalies spéciales aux sens externes en portent témoignage; elles peuvent non-seulement se transmettre par les femmes, mais elles peuvent avoir leur origine en elles : c'est ce que l'expérience a mis hors de question pour les anomalies des deux principaux sens, pour celles de l'oreille, et pour celles de l'œil.

On avait cru reconnaître que la chromatopseudopsie

---

(1) Tom. I, liv. II, *loc. cit.*, § 1, p. 306 et suiv.
(2) *Id.*, *loc. cit.*, § 2, p. 318.
(3) *Id.*, *loc. cit.*, § 2, 6, p. 330.
(4) *Id.*, *ib.*, § 1 et 2, p. 312-326 et suiv.
(5) Tom. I, liv. II, chap. I, art. 3, p. 247.
(6) Tom. I, part. II, liv. II, p. 360-363.

innée était le plus souvent propagée par les femmes, et que les femmes cependant y restaient étrangères (1) ; mais une observation décisive sur ce point de Florent Cunier, est venue renverser cette idée exclusive : nous y voyons cette anomalie de l'œil, depuis cinq générations, n'atteindre que les femmes, et ne se transmettre également que par elles (2). L'héméralopie innée est dans le même cas, et à tous ses degrés, sans en excepter celui de l'amaurose, comme dans la famille du facteur des postes précédemment cité, elle peut provenir du côté maternel et se propager par lui (3).

Nous retrouvons la confirmation de ce principe dans les anomalies de l'audition chez l'homme et chez les animaux (4) : elles ont aussi souvent la femelle que le mâle pour victime ou pour cause de l'hérédité.

Les modes propres de sentir, les inclinations, le caractère de la mère, ne sont pas moins puissants à se transmettre d'elle aux êtres qu'elle engendre. Il n'y a point de goûts, de penchants, ni d'humeurs, qui ne puissent descendre de cette source aux enfants. C'est encore un des faits à l'appui desquels Girou de Buzareingues a invoqué l'histoire ; et l'histoire, en effet, ne manque pas sur ce point de graves documents (5). Ne nous montre-t-elle pas la lubricité et la cruauté effrénées d'Agrippine s'incarnant dans Néron ? la fièvre de débauches de Faustine dans Commode ? le dévergondage et l'insolence de toutes les dissolutions, de Sæmie dans son fils Héliogabale, cet em-

(1) Victor Szokalki, *Essai sur les sensations des couleurs,* § 35, p. 95.
(2) *Annales d'oculistique*, t. I, p. 418.
(3) Tom. I, liv. II, chap. II, art. 1, § 3.
(4) *Id., ib.*, art. 1, § 4.
(5) *Voy.* Girou, *de la Génération, loc. cit.*, et *Philosophie physiologique.*

pereur à deux sexes , mari d'une vestale et femme d'un esclave, qui saluait publiquement les courtisanes de Rome du titre militaire de *commililones !* Ne nous montre-t-elle pas, à de grands intervalles de temps et de pays, l'ascétisme de Blanche s'inoculant de même à tous ses enfants? le goût des pèlerinages et des dévotions de la mère de Louis XI à son politique fils? l'esprit de domination et d'humeur impérieuse de Marguerite de Brabant au traître Jean Sans-peur? ne voyons-nous pas revivre, chez un autre fameux duc de Bourgogne, Charles-le-Téméraire, l'esprit de méfiance et le caractère soupçonneux de sa mère, avec le même teint brun, avec les mêmes cheveux, et les mêmes yeux noirs, et le même feu du regard? L'hypocrisie profonde et la duplicité mêlée de bigotisme et de dépravation de Catherine de Médicis, dans les rois assassins Charles IX, Henri III? L'esprit des grandes affaires, le cœur invincible aux grandes adversités de Jeanne d'Albret, de Navarre dans le grand Henri IV? et dans son petit-fils Louis XIV, la fierté de la reine Anne d'Autriche, mêlée à quelques-unes des hautes qualités de son illustre aïeul? nulle part, en un mot, dans cette succession généalogique de vices ou de vertus que nous montre l'histoire, le côté maternel ne se produit à nos regards, en principe infécond.

Que de telles analogies d'inclinations ne dérivent pas, comme on le pense trop exclusivement, parmi les écrivains peu versés dans l'étude et dans la connaissances des origines physiques de la nature morale, des seules influences de l'éducation, de l'exemple et de l'époque, c'est comme nous l'avons dit, ce que prouvent sans réplique l'observation directe chez les animaux, et, chez l'homme, l'expérience journalière de la vie.

On voit d'abord chez l'homme, comme Gall, avant nous, en faisait la remarque, dans la même famille, sous l'uniformité la plus absolue de ces trois influences, les penchants et les goûts varier chez les enfants, variété antérieure à toute éducation et bien évidemment native des caractères : on reconnaît ensuite, dans cette variété, des rapports tout aussi essentiellement natifs de conformité, entre les inclinations les plus prononcées d'une partie des enfants, et quelquefois de tous les enfants du même sexe, et les inclinations naturelles des mères : enfin, et l'argument nous semble décisif, il peut se rencontrer les plus frappants contrastes entre ces analogies et le caractère des pères. Girou de Buzareingues nous a donné deux faits qui rentrent dans ces trois cas : le premier est celui de deux sœurs issues d'une famille acariâtre, l'une et l'autre épouses de débonnaires maris : tous les garçons étaient acariâtres comme les mères, et toutes les filles débonnaires comme les pères (1). L'autre exemple est celui d'une femme d'un caractère extraordinaire qui de son alliance avec un excellent homme, engendra treize garçons doués du même caractère extraordinaire qu'elle (2).

Nous rapprocherons, de ce dernier fait, un autre fait du même ordre et non moins remarquable, en lui-même, que par l'homme qui en est le sujet, le poète, le savant, le profond génie, Goëthe. S'il fut un homme au monde dont Fontenelle put envier le cœur et l'estomac, ce fut l'auteur de Faust : dans une promenade qu'il fait à la campagne, madame de Goëthe, frappée d'un coup d'apoplexie, reste étendue comme morte. Goëthe donne l'ordre au cocher de retourner et se contente de mur—

(1) *Ouv. cit.*, p. 283.
(2) *Id.*, p. 292.

murer à part soi : « Quelle frayeur ils vont avoir à
« la maison, lorsque nous allons nous arrêter et qu'ils
« verront cette personne morte dans la voiture (1). »
Un prince, Charles-Auguste, grand-duc de Weimar, le
comble de bienfaits : il lui donne, dit-il (2), ce que les
grands ne donnent guères, sympathie, loisir, confiance,
champs, et maison. Ce bienfaiteur, ce prince effacé dans
l'ami, meurt subitement. Goëthe était à table, il recevait
ses amis : le bruit court de bouche en bouche ; on hésite
longtemps avant de l'en instruire, tant ses amis craignent
qu'il ne tombe terrassé par ce coup de foudre. Goëthe
reçoit cette nouvelle, rapporte Henri Blaze, avec cet impassible sang-froid qu'il opposait, comme un mur d'acier,
à tous les événements imprévus de nature à troubler
l'équilibre normal de son existence. « Ah ! c'est affreux !
« dit-il, parlons d'autre chose. » Et le dîner continua.

Tout en faisant la part du calcul, dans ce soin extrême
avec lequel il évitait toute impression violente, ajoute
l'Essai dans lequel nous puisons ces détails, il faut dire que
cet instinct prodigieux de la conservation personnelle, cette
volonté ferme de ne jamais intervenir, se trouve aussi dans
le caractère de sa mère ; à cet égard, Goëthe renchérissait
bien un peu sur la nature, mais on doit convenir que la
femme énergique et puissante à laquelle il devait le jour
lui avait transmis avec son sang cet esprit d'impassibilité
souveraine qu'il avait fini par ériger en système. — La
mère de Goëthe, lorsqu'un domestique, une servante, en-
trait chez elle, lui posait ceci pour première condition :
« Si vous apprenez qu'un événement affreux, désagréable,

<hr>

(1) Henri Blaze, *Essai sur Goëthe et le second Faust*, p. 114. — Dans *le
Faust* de Goëthe, traduction complète. Paris, 1840.

(2) Dans la seule pièce de vers qu'il ait adressée au duc de Weimar.

« inquiétant, est arrivé dans ma maison, ou dans la ville,
« ou dans le voisinage, ne venez jamais me le rapporter.
« Une fois pour toutes, je n'en veux rien savoir ; s'il me
« touche de près, je l'apprendrai toujours assez à temps ;
« sinon, qu'ai-je besoin d'en être affectée (1). »

L'époux de cette femme d'une trempe d'égoïsme si impitoyable, ou si l'on aime mieux, d'une sensibilité si
effrayée d'elle-même, était un homme froid et circonspect, un bourgeois tiré au cordeau, de la ville impériale
seulement de Francfort : Goëthe le rappelait dans ses
formes et dans sa démarche (2).

En redescendant de ces types supérieurs de l'humanité,
nous allons rencontrer, dans l'hybridité, des preuves analogues du même ordre de faits, chez les animaux. Il n'est
pas rare d'y voir les bonnes ou les mauvaises qualités de
la femelle contraster, comme chez l'homme, avec celles
du mâle, dans le naturel des petits : le mulet, comme le
poulain, hérite souvent de celui de la jument ; le bardeau, des travers et des opiniâtres caprices de l'ânesse ;
dans le bâtard de l'âne et de la femelle du zèbre, l'indomptable indocilité du dernier respire tout entière ;
et l'on retrouve assez ordinairement, dans le bâtard du

____

(1) « Ces instructions furent si bien suivies, qu'en 1805, comme Goëthe
« était dangereusement malade à Weimar, personne n'osa en parler à
« sa mère : quelque temps après, lorsqu'une amélioration sensible se dé
« clara, elle fut la première à rompre le silence et dit à ses amies : Vous
« aviez beau vous taire sur l'état de Wolfgang, je savais tout. *Mainte
« nant*, vous pouvez parler de lui ; Dieu et sa bonne nature l'ont tiré
« d'affaire : *maintenant*, il peut être question de Wolfgang, sans que
« son nom me soit un coup de poignard dans le cœur, chaque fois qu'on
« le prononce. » — *Essai sur Goëthe et le second Faust*, par Henri
Blaze, p. 124.

(2) *Le Faust de Goëthe*, traduction complète, par H. Blaze. — *Essai
sur Goëthe et le second Faust*, p. 124, 125.

chien et de la louve, les instincts féroces, la voracité, et la sauvagerie de l'animal des bois (1).

Quant à l'intelligence proprement dite, la représentation du type maternel dans ses facultés y est si évidente, elle y est si profonde, que, d'après Burdach, il existe des langues où elle est consacrée jusque par les mots : telle est la langue allemande, dans laquelle le bon sens s'exprime par le mot *mutterwitz, l'esprit maternel.*

La mère des deux Chénier était une femme grecque dont la beauté d'esprit égalait celle de corps : comme la mère de Johnson, comme celle de Goëthe, la mère de Buffon était douée, d'une grande et rare intelligence. Buffon mettait de l'orgueil à le rappeler : « Il avait pour principe, dit Hérault de Séchelles, qu'en général, les enfants tenaient de leur mère leurs qualités intellectuelles et morales, et lorsqu'il l'avait développé dans la conversation, il en faisait sur-le-champ l'application à lui-même, en faisant un éloge pompeux de sa mère, qui avait, en effet, beaucoup d'esprit, des connaissances étendues, une tête très-bien organisée, et dont il aimait à parler souvent (2). »

Cette opinion n'est pas exclusive à Buffon : d'autres, Linnée, Fabricius, Burdach (3), et récemment le docteur Baillarger (4), l'ont aussi partagée. Les deux premiers même en ont comme érigé le principe en loi, en faisant dériver exclusivement de la femme, l'un le système nerveux, c'est-à-dire les organes des facultés mentales, l'autre les facultés mêmes. Nous ne partageons nul-

(1) Burdach, t. II, *loc. cit.*
(2) Hérault de Séchelles, *Voyage à Montbar,* p. 24.
(3) *Loc. cit.*
(4) *Annales médico-physiologiques.*

lement, on le verra plus loin, ces idées exclusives : elles
sont arbitraires, ou, parce qu'elles se déduisent de données partielles, ou parce qu'elles découlent de pures théories. L'expérience ne confirme, à nos yeux, que le fait
qu'elles systématisent, la répétition des types intellectuels de la mère dans l'enfant.

Mais ce dernier point est bien hors de question : de
femmes ineptes alliées à de puissants génies, on voit naître
des enfants qui présentent, au lieu des hautes facultés qui
brillent dans leur père, le même genre d'ineptie ou de travers d'esprit qui caractérise le côté maternel. L'illustre
auteur dont nous parlions plus haut, Goëthe, nous en
donne l'exemple : le dernier des enfants qu'il eut de sa
domestique, femme d'une beauté remarquable, mais d'un
esprit vulgaire (1), ne le cédait pas à Goëthe, pour la force
du corps. Mais c'était là tout ce qu'il y avait de commun
entre Goëthe et ce jeune homme ; et Wieland, dit Blaze,
l'appelait à bon droit : *Der Sohn der Magd, le fils de la
servante.*

On en trouve un autre ordre de preuves dans des cas
diamétralement contraires, où des femmes d'une belle et
vaste intelligence, enchaînées à des hommes personnellement médiocres, et issus de parents aussi médiocres
qu'eux, donnent le jour à des filles ou à des garçons qui
ne sont pas seulement riches en dons de la pensée, mais
qui présentent encore la même tournure d'esprit, et la

---

(1) « Elle vint à lui, un matin, pour lui demander une grâce ; jeune,
« fraîche, accorte, elle lui plut ; il la prit avec lui. Goëthe eut, de cette
« femme, plusieurs enfants qui tous moururent, tous, jusqu'à ce fils
« unique qui devait continuer sa race. Goëthe vécut de longues années
« avec la mère de ce fils, et finit par l'épouser en 1809, au moment même
« où tonnait la canonnade d'Iéna. » — Henri Blaze, *Le Faust de Goëthe.*
— *Essai sur Goëthe,* p. 118.

même nature d'aptitudes élevées qui brillent dans leur mère. Sinclair nomme quelques femmes, qui ont ainsi rendu les facultés mentales plus actives dans le sein des familles auxquelles elles se sont alliées, et il fait, entre autres, remonter à une femme les talents qui ont distingué celle des Pitt (1). Henri Blaze dit de même, que parmi les traits caractéristiques que Goëthe tenait de sa mère, née sur les bords du Rhin, il ne faut pas omettre cette verve mordante et cette causticité qui coulaient dans ses veines, comme un flot de Rudesheimer, ou de Johannisberg (2).

Une triste consécration de cette hérédité de la physionomie intellectuelle des femmes émane directement de la pathologie et de la recherche des causes et des origines des maladies mentales. L'histoire de l'aliénation prouve jusqu'à l'évidence, comme nous le verrons ailleurs (3), qu'il n'existe point de trouble de la pensée qui ne puisse provenir et souvent ne provienne du côté maternel.

La nature des mouvements, le caractère des gestes, des poses, des attitudes, dans ce qu'ils ont de natif, remontent aussi souvent à la même source chez les animaux : nous retrouvons dans le mulet la prestesse, la grâce, et la vivacité, dans le bardeau, la lenteur, la lourdeur, la gaucherie innées de leurs mères.

Il est plus difficile, mais non pas impossible, de saisir les traits de la même espèce d'hérédité chez l'homme. Mais il suffit de bien étudier les enfants, et de se placer dans certaines conditions d'observation et d'âge, pour se convaincre, ainsi que nous l'avons dit ailleurs, que les rapports de mouvements et de démarche, qui existent entre

(1) Burdach, *loc. cit.*
(2) *Essai sur Goëthe, loc. cit.*, p. 124.
(3) *Voy.* t. II, 4e partie.

eux et la mère, n'ont pas aussi souvent qu'on se l'imagine, l'imitation pour seule ni pour première cause. En dehors des circonstances possibles d'imitation, nous avons, pour notre part, trop bien constaté ces analogies de l'activité motrice, pour en pouvoir douter, quand même la transmission, de la mère aux enfants, des troubles et des lésions de la motilité ne nous en ôterait pas jusqu'à la pensée.

La même observation peut s'étendre à la voix. La voix des enfants est aussi souvent celle de la mère que du père, et il est des familles où, comme nous l'avons vu de la famille Garat, ce que l'imitation ne saurait donner seule, l'identité du son et le talent du chant, sont un don exclusif du côté maternel.

Nous avons également vu, chez les animaux, le cri maternel se transmettre aux petits, dans le métissage.

Devant cette part immense et patente de la mère à la reproduction générale des formes et des qualités, il n'est donc point possible de révoquer en doute sa représentation dans l'existence physique et morale du produit : et l'on s'explique, sans peine, qu'en opposition au système exclusif qui a rapporté le germe de l'être au mâle, un système contraire, trouvant partout les traces du type maternel, et les yeux uniquement fixés sur ces vestiges, ait élevé la doctrine non moins arbitraire de l'exclusive énergie du principe femelle sur tous les éléments de l'organisation, et lui ait rapporté, comme à la source unique, l'origine, la nature, et la matière de l'être.

Mais en réalité, sitôt que l'on s'écarte des points de vue théoriques, pour mettre en parallèle les faits contradictoires sur lesquels ils se fondent, la seule conclusion générale que les faits permettent d'en déduire, c'est, comme nous l'expliquerons plus loin dans cet ouvrage, la représentation de l'un et de l'autre auteur dans l'hérédité.

CHAPITRE DEUXIÈME.

De l'hérédité indirecte ou de la représentation des collatéraux dans la nature physique et morale du produit.

Dans les cas analogues à ceux qu'on vient de Lre, quand les représentations remontent directement de la nature physique et morale de l'être à celle de ses auteurs, l'action de l'hérédité se démontre d'elle-même : elle ne laisse pas plus de doute sur son existence, que la copie d'un tableau dont la reproduction est habile et fidèle n'en laisse sur son rapport avec l'original : l'imitation alors se révèle dans la vie, comme elle le fait dans l'art; il suffit de comparer la copie au modèle.

Mais ni le type du père, ni le type de la mère, n'apparaissent toujours dans le type du produit. Il est des circonstances, où, comme nous l'avons dit, un caractère nouveau s'engendre dans la famille (1), où l'être n'a rien ou n'a presque plus rien des traits d'aucun parent. Il est d'autres circonstances où la ressemblance au père et à la mère manque, mais où la ressemblance avec d'autres parents vient en prendre la place.

On observe, en effet, entre des parents souvent fort éloignés, et tout à fait en dehors de la ligne directe, entre les oncles et les neveux, les nièces et les tantes, les cousins, les cousines, les arrière-neveux même et les arrière-cousins, des rapports saisissants de conformation, de figure, d'inclinations, de passions, de caractère, de facultés, et même de monstruosités et de maladies.

(1) T. Iᵉʳ, part. 2, liv. II, chap. I et II, p. 101 et suiv., 149 et suiv.

Le premier ordre de faits, celui où le produit dévie du type physique ou moral des familles, a son explication dans l'INNÉITÉ, cette loi antagoniste de l'hérédité, que la CRÉATION et la PROCRÉATION nous ont présentée (1).

Mais le second ordre de faits, quelle en est l'origine ? d'où vient cette ressemblance, entre parents étrangers à la ligne directe de génération ? l'hérédité est-elle la loi dont elle dérive ?

Plusieurs écrivains le nient positivement, et parmi les auteurs qui ne rejettent pas seulement cette forme d'hérédité, mais l'hérédité même, il en est qui se sont emparés de ces faits pour renverser le principe de l'hérédité, en attaquant par eux la valeur de sa preuve, celle de la ressemblance. « Si, dit Wollaston, un enfant peut ressembler, à un de ses parents, quoique la génération ne vienne point de ce parent, pourquoi un autre enfant ne pourrait-il pas en faire de même (2)? Un enfant, ajoute en note son traducteur, ressemble quelquefois plus à l'oncle ou à la tante, au cousin ou à la cousine, qu'au père ou à la mère. Or l'oncle, ni la tante, ni le cousin, ni la cousine, n'ont, par la supposition, aucune part à la génération de l'enfant ; donc la ressemblance ne procède pas du fait de la génération » (3).

Montaigne, dont la manière est de se heurter directement au fait, si convaincu qu'il soit, que dans ces cas-là même, le phénomène dépend de la génération, se montre cependant fort embarrassé de ces correspondances (4).

Parmi les médecins, des écrivains modernes, tout aussi

(1) T. Iᵉʳ, Iʳᵉ part., liv. I, chap. ɪ et ɪɪ., liv. I, chap. ɪ.
(2) Wollaston, *Ouv. cit.*, p. 153.
(8) *Id.*, *Loc. cit.*
(4) Montaigne, *Essai*, liv. II, chap. xxxvɪɪ, p. 393.

convaincus que Montaigne de l'action de l'hérédité sur la nature de l'être, n'en ont pas moins cru devoir soustraire à cette loi de la génération ces sortes de ressemblances, ou révoquer en doute son influence sur elles. Le professeur Piorry les tient pour des preuves d'hérédité suspecte. L'hérédité lui semble douteuse, lorsqu'elles existent entre l'oncle et le neveu, et à plus forte raison entre des cousins de la même famille. Il va même jusqu'à dire, qu'on ne peut regarder comme héréditaire une maladie qui attaque plusieurs frères, lorsque *tous* leurs parents ascendants n'en étaient pas affectés (1). »

Le docteur Gaussail est encore plus sceptique; il dit en propres termes, que les faits de cet ordre, qui n'ont pour éléments que des constatations sur des parents en ligne collatérale, ne peuvent avoir aucune signification (2). Nous avons vu plus haut le professeur Lordat incliner, en matière d'hérédité mentale, vers la même idée (3).

Tout récemment, un professeur de l'institution royale des sourds-muets de Paris, J. B. Puybonnieux, a nié l'hérédité de la surdi-mutité, d'après les mêmes doctrines. Les faits de cette nature lui semblent seulement prouver que les familles frappées de surdi-mutité ne sont pas à l'abri du retour de cette infirmité déplorable. Mais, pour nous servir de ses expressions, il n'y voit pas la preuve la moins sérieuse que la surdi-mutité soit le moins du monde transmissible par génération (4).

(1) Piorry, *ouv. cit.*, p. 23, 24.

(2) Gaussail, *de l'Influence de l'hérédité sur la production de la surexcitabilité nerveuse,* p. 74. Conclusion V.

(3) *Voy.* t. I, 2e part., liv. II, chap. ii, p. 561 et 571.

(4) J. B. Puybonnieux, *Mutisme et surdité, ou influence de la surdité*

Telle interprétation que l'on donne de ces faits, il faut bien cependant qu'ils aient une origine; ils ne sont pas sans cause : il ne suffit donc pas de les rejeter, ainsi dogmatiquement, en dehors de l'hérédité, pour établir qu'ils ne lui appartiennent pas; il faut déterminer *de quelle source* ils procèdent, il faut prouver que cette *source* n'est pas et ne peut jamais être l'hérédité.

Or, il n'y a que trois sources possibles de pareils faits : ou la *coïncidence,* ou *l'action des milieux* et *des circonstances postérieures à l'acte de la génération,* ou l'*hérédité.*

Nous ne prétendons pas repousser, en principe, toute coïncidence; nous n'avons pas nous-mêmes méconnu qu'on observe, non-seulement entre personnes étrangères par le sang, mais entre individus souvent fort différents et d'époque, et de climat, et de races, et de pays, de bizarres analogies d'organisation, des rapports singuliers de traits, de physionomie, de mœurs, de penchants, de facultés, de passions, etc. (1) : mais admettre qu'il existe, sous le type individuel, de ces ressemblances indépendantes des lois de la génération, ce n'est pas reconnaître que la génération n'en établit aucune; il est trop évident que la génération en reste le grand principe; encore moins est-ce prouver que la coïncidence est l'unique origine des ressemblances qui se développent entre les lignes directe et collatérale de la même famille. Ce n'est plus l'hérédité, c'est la coïncidence qui devient justement suspecte dans ces cas; c'est elle, en un mot, qui, dans ces circonstances comme dans toutes celles de communauté d'origine et de

native sur les facultés physiques, intellectuelles et morales. **Paris, 1846,** **1 vol. in-8°, p. 28.**

(1) *Voy.* Tom. I, **2e** part., liv. II, ch. II, p. **571** et **614.**

sang, cesse, comme nous l'avons dit (1), d'être une rai-son possible.

Est-ce donc à dire que toutes les ressemblances qui surgissent, entre individus issus du même sang, provien-nent constamment de l'hérédité?

Nous ne le pensons pas.

Il peut apparaître, ou simultanément, ou successive-ment, dans le sein des familles, chez plusieurs de leurs membres, une incontestable uniformité de type physique et moral d'organisation, qui n'appartienne point à l'hé-rédité.

Mais, dans ces cas-là même, il ne s'agit nullement de coïncidence ; et pour ne point dépendre de l'hérédité, cette parité de nature n'en dérive pas moins de la com-munauté d'origine et de sang ; elle n'en émane pas moins de la génération ; seulement elle procède d'une autre de ses lois.

Cette seconde loi, l'unique et véritable source de ces rapports de formes, de figure, de goûts, de caractère, d'es-prit, etc., d'anomalies même, ou de maladies de famille, dont l'HÉRÉDITÉ n'est pas le premier principe, et qui pour-tant remontent à la communion du principe de la vie, cette seconde loi, dis-je, n'est et ne saurait être que l'IN-NÉITÉ.

Encore ne faut-il pas prendre, dans de pareils cas, l'HÉRÉDITÉ pour elle.

Il n'y a d'INNÉITÉ, dans ces circonstances, qu'à deux conditions :

La première, c'est que le type de ressemblance physi-que ou morale, qui existe entre des personnes de la même

_____

(1) T. I, part. II, liv. II, pag. 571 et 614.

famille, vienne d'y apparaître, qu'il y soit nouveau, qu'il n'y ait point, enfin, franchi les limites d'une génération.

La seconde, c'est qu'il ne s'y rencontre qu'entre des frères.

A ces deux conditions, l'innéité, pour nous, est pleinement démontrée, et nous serions prêt à admettre, sur ce point, l'opinion précédente du professeur Piorry (1) qui nie l'hérédité d'un phénomène morbide commun à plusieurs frères dont les ascendants ne le présentent pas, s'il n'avait prétendu, en pareille circonstance, astreindre l'hérédité à des conditions d'universalité et de régularité sans lesquelles elle existe et se révèle, chaque jour, dans le sein des familles. Non-seulement, à nos yeux, il n'est nullement besoin, pour qu'elle soit manifeste, que *tous* les ascendants des frères ou des sœurs aient offert le même type normal ou anormal d'organisation : il suffit qu'il se soit présenté chez un seul pour que l'innéité ne puisse être invoquée.

Par la même raison, ne peut-elle plus l'être, lorsque, au lieu de se produire entre des frères et sœurs, c'est entre leurs enfants, entre cousins et cousines, oncles et neveux, nièces et tantes, etc., etc., que la ressemblance existe. Il est indubitable, alors, que le caractère ou le phénomène identique, quel qu'il soit, a son origine dans une génération antérieure à celle où il se manifeste; or, bien loin que, dans ce cas, l'hérédité puisse être un seul instant suspecte, la démonstration en est aussi certaine, aussi péremptoire, que celle de l'hérédité directe la mieux prouvée.

Comment ! objecte-t-on, un caractère semblable ne peut-il se former, un phénomène quelconque ne peut-il

____

(1) *Loc. cit.*, p. 23, 24.

se produire simultanément, sous les mêmes expressions, chez diverses personnes, indépendamment de l'hérédité, du seul fait de l'action des causes qui l'engendrent? Ces causes, quelles qu'elles soient, ne peuvent-elles pas agir, d'une manière identique, sur des individus de la même famille, comme une épidémie ou une endémie agissent sur des personnes étrangères par le sang?

C'est évidemment cette considération qui a déterminé différents auteurs, et particulièrement le professeur Piorry et le docteur Gaussail, à déclarer nulle, ou pour le moins douteuse, toute hérédité qui n'apparaît point dans la ligne directe.

L'objection semble grave et tend à soulever la question du degré de puissance et d'action des milieux et des circonstances postérieures à la génération de l'être, sur le type et l'état de la nature physique et morale du produit.

Mais il suffira de quelques réflexions pour reconnaître que cette argumentation n'a ni toute la valeur ni toute la portée qu'on lui supposerait.

1° L'action des milieux et des circonstances, en tant que postérieure à la conception de l'être, est inadmissible comme raison de tout ce qu'il y a d'originel et de primitif dans le type de l'être : il est bien évident qu'il n'est au pouvoir d'aucune influence, consécutive à la naissance du produit, d'expliquer pourquoi des moutons, par exemple, des chèvres, des taureaux, etc., ne portent pas de cornes, ou pourquoi des chiens portent six doigts au lieu de cinq, etc. ; il en est de même de tous les caractères physiques ou moraux dont le principe remonte à l'organisation, de ceux des anomalies, et très-fréquemment de ceux des maladies.

2° Le même ordre d'actions est inadmissible comme explication de tous les phénomènes, soit physiques, soit moraux, soit physiologiques, soit pathologiques, que ni les circonstances ni les milieux n'ont le pouvoir d'engendrer. Or, il arrive souvent de voir l'hérédité se révéler, sous une forme indirecte, dans des cas qui rentrent dans l'une ou l'autre de ces catégories. Un homme bien conformé, parmi les parents duquel s'en trouvaient deux atteints de bec-de-lièvre, eut d'une première femme onze enfants, dont deux avec un bec-de-lièvre ; et, d'une seconde, deux qui étaient affectés de la même difformité (1). Une femme dont la famille renfermait plusieurs membres atteints de dureté d'oreille donna le jour à deux garçons sourds-muets (2). J. B. Puybonnieux nous rapporte lui-même des faits analogues : le premier est celui d'un enfant, seul sourd-muet, parmi cinq enfants, dont le père avait une tante et un frère sourds-muets. Le second est celui d'un enfant qui, ayant six frères infirmes comme lui, et deux qui entendaient, avait une tante sourde-muette. Un troisième est encore plus extraordinaire :

Deux sourds-muets qui étaient, en 1828, dans l'école d'Hartford, avaient chacun quatre cousins ou cousines, tous sourds-muets, et tous descendant, par lignes séparées, d'une seule bisaïeule qui entendait et parlait, et il n'y avait pas un seul sourd-muet dans les deux générations intermédiaires (3). Un fait que cite Meckel offre une apparence encore plus singulière, et n'en appartient pas moins, comme les précédents, d'après les mêmes principes, à l'hérédité. Une *femme*, née d'une famille où il y avait eu

(1) Anna, *Salzb. Med. Chir. Zeitung*, 1805, t. IV, p. 217.
(2) Burdach, *Traité de physiologie*, t. II, p. 268.
(3) J. B. Puybonnieux, *Mutisme et surdité*, part. 1, chap. i, p. 26.

plusieurs *hypospadias*, mit au monde deux garçons affectés tous les deux de cette anomalie (1).

Maintenant, à l'égard même de ceux des phénomènes dont cet ordre d'influence peut être l'origine, on ne peut les regarder comme se rattachant tous, indifféremment, et de toute nécessité, à cet ordre de causes. Car, jusqu'à quel point, les faits qui nous paraissent le plus étroitement liés à une cause possible, sont-ils indépendants d'une cause différente, ou d'une cause antérieure?

C'est une question qui a malheureusement, en physiologie comme en pathologie, toute l'obscurité, toute la difficulté, toute la complexité de la théorie de la cause, en métaphysique. L'effet se rapporte rarement à une cause unique. Dans la plupart des cas, le phénomène dérive d'un concours d'actions dont il est difficile d'apprécier la nature et de fixer l'importance relative à la date ; la distinction des causes en *efficientes*, en *prédisposantes*, et en *occasionnelles*, le fait assez comprendre.

« Ces distinctions ne sont pas, dit le profond Lordat, d'un médiocre intérêt. On reste étranger à l'étiologie, si l'on ne sépare pas une cause efficiente d'avec une occasionnelle ; une procatarctique d'avec une déterminante; une cause génératrice d'avec une conditionnelle; une accidentelle d'avec une proégumène (2). »

L'intérêt de semblables distinctions est surtout d'une grande valeur dans le diagnostic de l'hérédité et particulièrement de celle qui n'apparaît que dans la ligne indirecte ; on risque, sans leur secours, de la méconnaître, en

(1) Meckel, *Handbuch der pathologischen Anatomie,* t. I, p. 70. — Burdach, *loc. cit.*

(2) Lordat, *Ebauche du plan d'un traité complet de physiologie humaine,* p. 84, 85.

prenant pour la cause effective et réelle une cause explo-
sive du phénomène transmis.

Très-souvent, en effet, comme l'a pensé Pritchard (1),
il arrive que la cause prédisposante renferme le phénomène initial tout entier, et que les causes qui nous semblent en être le principe ne font que concourir à son développement et qu'aider, en quelque sorte, aux phases
de son progrès. Or, souvent, dans ces cas, le phénomène
initial, que la cause nommée prédisposante recèle, a ses
premières racines dans les sources de l'être, et date en lui
de l'instant de la génération, où nécessairement il a l'IN-
NÉITÉ OU l'HÉRÉDITÉ pour unique origine.

Nous avons dit, plus haut, à quelles conditions l'INNÉITÉ
pouvait en être le principe.

Nous dirons maintenant que, dans les cas contraires ,
pour croire à une cause, autre que l'hérédité, du phénomène semblable, normal, ou anormal, qui surgit entre
deux branches de la même famille, il faut aussi le concours de deux conditions :

La première, c'est que la cause, quelle qu'elle soit, postérieure à la génération , à laquelle on rapporte, comme
à son vrai principe, le phénomène semblable, *suffise* à le
produire, ou par la nature, ou par la durée, ou par l'intensité de son action;

La seconde, c'est que, depuis au moins cinq générations, la ligne collatérale ou la ligne directe n'aient point
présenté, sous l'action d'autres causes, de phénomène
semblable.

Hors de ces conditions, l'hérédité pour nous est un fait

______

(1) Pritchard, *Researches into the physical history of man,* 2e édit.
vol. II, p. 536 et suiv.

manifeste, par la raison plausible qu'une coïncidence qui affecte à ce point de fidélité la marche ordinaire de l'hérédité, et qui détermine, dans une même famille, les mêmes phénomènes qu'elle, ne peut être autre chose que l'hérédité elle-même.

Tout au plus, dans ces cas, y a-t-il lieu d'admettre dans la ligne indirecte, comme dans la ligne directe, pour une part d'influence, les causes concomitantes, ou les circonstances de diverse nature, de temps, de climat, de lieu, de vie, d'éducation, etc. (1), qui ont favorisé l'action de son principe.

CHAPITRE TROISIÈME.

De l'hérédité *en retour*, ou de la représentation des ascendants dans la nature physique et morale du produit.

Ce n'est pas, en effet, exclusivement dans la ligne *indirecte*, que le produit peut devoir à l'hérédité un type du moral ou du physique de l'être qui ne rappelle point celui de ses auteurs immédiats; et ce serait une erreur profonde de penser que l'hérédité de la ligne *directe* se suive constamment et sans solution de continuité.

Par un phénomène bien digne de remarque, on l'y voit, au contraire, affecter une marche telle qu'elle semblerait soumise à cette singulière loi de l'intermittence qui régit la plupart des états de la vie.

Indépendamment des variations sans nombre et des déviations dont l'INNÉITÉ reste toujours le principe, la ressemblance s'y montre sujette aux suspensions et aux dis-

(1) Piorry, *Mémoire cité*, chap. IV, V, p. 322.

paritions les plus arbitraires, et l'on serait tenté de croire à la désuétude, ou même à l'omission complète de sa loi, si l'on ne considérait que les auteurs immédiats; mais en reportant ses regards par delà ces auteurs, on voit que ces omissions ne sont qu'apparentes, et que ces lacunes tiennent à l'hérédité.

Nous disons qu'elles tiennent à l'hérédité, parce que ces lacunes ont pour caractère de ne point former de types nouveaux proprement dits, mais de constituer de simples *interversions,* ou de simples *substitutions* dans les ressemblances.

Les ressemblances, en d'autres termes, persistent, mais ne se suivent pas.

« Quelquefois, dit Burdach, l'hérédité transmet seulement la prédisposition à une qualité qui n'apparaît elle-même que dans la génération suivante : cette qualité manque donc pendant une génération durant laquelle sa prédisposition demeure latente et se montre de nouveau à la génération qui suit, de manière que les enfants ressemblent, non à leurs parents, mais à leurs grands-parents (1). »

La connaissance de ce fait n'avait pas échappé à l'antiquité : Aristote (2), Galien (3), Pline (4), Plutarque, etc., en portent témoignage : des auteurs moins reculés, Zacchias (5), Sinibaldi (6), Cardan (7), et après eux une foule

---

(1) T. II, *loc. cit.*
(2) Aristot., *de Generat. animal.*, c. III et XVIII.
(3) Galen., *de Spermate,* c. XIII.
(4) Plin., *Histor. natur.*, l. VII, c. XII.
(5) Pauli Zacchiæ *Quæst. medic. leg.*, l. I, tit. V, quæst. 1.
(6) Sinibaldi *Geneanthropeiæ*, etc., p. 626.
(7) *Hortulus genitalis*, p. 82.

de médecins et de naturalistes, Maupertuis (1), Vandermonde (2), Venette (3), Fodéré (4), Roussel (5), Osiander (6), Hofacker (7), Girou de Buzareingues, Duchesne,
Sageret, etc., enfin tous les auteurs qui reconnaissent la
loi de l'hérédité confessent également cet étrange retour
qu'elle fait sur elle-même. Plusieurs ont même cherché
à se dérober par des théories à ce qu'il a, comme le dit
avec raison Roussel, d'embarrassant pour toutes les hypothèses. Montaigne, peu soucieux des explications, se
laisse aller sur ce fait à toute sa surprise. « Nous
« n'avons que faire, s'écrie-t-il, d'aller trier des mira-
« cles et des difficultez estrangières : il me semble que
« parmy les choses que nous veoyons ordinairement il y a
« des estrangetez si incomprehensibles qu'elles surpassent
« toute la difficulté des miracles. Quel monstre est-ce
« que cette goutte de semence de quoy nous sommes pro-
« duicts porte en soy les impressions non de la forme cor-
« porelle seulement, mais des pensements et des inclina-
« tions de nos pères? cette goutte d'eau, où loge-t-elle
« ce nombre infiny de formes? et comme porte-t-elle
« ses ressemblances d'un progrèz si téméraire et si des-
« réglé que l'arrière-fils respondra à son bisaïeul, le nep-
« veu à l'oncle (8)? »

(1) Maupertuis, *OEuvres complètes*, t. II, Vénus physique , 2ᵉ partie ,
chap. iii.

(2) Vandermonde, *Essai sur la manière de perfectionner l'espèce humaine*, t. I, p. 86.

(3) Venette, *de la Génération de l'homme*, 3ᵉ part., chap. vii.

(4) Fodéré, *Traité de médecine légale* , t. II , chap. ii , p. 367; et t. V,
p. 127.

(5) Roussel, *Système physique et moral de la femme*, p. 189.

(6) *Handbuch Entbindunskunt*, t. I.

(7) Hofacker, *Ueber die Eigenschaffen , welche sich bei Menschen und
Thieren von den Eltern auf die Nachkommen vererben , passim*.

(8) Montaigne, *Essais*, liv. II, ch. xxxvii.

Montaigne eût été bien plus émerveillé, s'il eût su, dit Girou, que dans cette goutte d'eau il y a une infinité de formations douées chacune de la propriété qu'il rapporte à leur collection (1). « Le père et la mère, lisons-nous, en effet, plus haut, dans cet auteur, étant représentés plus ou moins puissamment dans leurs formations nerveuses, l'organisation tant intérieure qu'extérieure du fœtus, qui naît de l'union de ces formations, se compose donc de deux branches, l'une qui vient du père, et que j'appelle masculine, l'autre, qui vient de la mère, et que j'appelle féminine : mais comme chacune de ces branches se compose elle-même de deux autres branches, l'une masculine et l'autre féminine, provenant des aïeuls des deux sexes, tant paternels que maternels, et *ainsi de suite*, il y a dans le fœtus une série de représentations ascendantes, dont chaque terme est d'autant plus faible qu'il remonte plus haut (2). »

Sans approfondir ici, jusqu'à quel point, on doit croire ou ne pas croire à la réalité et à la puissance de cette interminable multiplicité de représentations que l'ingénieux écrivain voit latentes dans chaque goutte du fluide séminal, les faits les plus probants, les observations les plus décisives, ne laissent pas un doute sur la loi de retour de l'hérédité, qu'il explique par elles ; il est encore vrai, que ce retour peut survenir, après un certain nombre de générations (3); il l'est enfin qu'il peut représenter les types des côtés paternel et maternel de l'être.

Cette loi de rappel est loin d'être étrangère aux plan-

<hr>

(1) Girou, *de la Génération*, p. 271.
(2) *Idem*, p. 199.
(3) Aristote, *de Generat. animal.*, c. xviii.

tes ; elle y est très-commune. Frappé de cette tendance marquée des végétaux à offrir de nouveau, après une sorte d'oubli et d'intermittence parfois très-prolongés, la plus vive ressemblance avec leurs ascendants, et quelquefois jusque dans la ligne indirecte, Duchesne l'a désignée sous le nom d'*Atavisme*.

Sageret s'est assuré de sa réalité par des expériences ; mais cette espèce de retour de variétés, souvent disparues depuis longtemps, ne lui en laisse pas moins tout son étonnement de cette étrange faculté dont jouit la nature de reproduire ainsi, chez les descendants, tels ou tels caractères qui avaient été ceux de leurs ascendants, et il ne manque point de comparer ces faits aux faits de ce genre qui se passent chez les animaux (1).

Ils y sont en effet on ne peut plus analogues. On retrouve dans des produits qui diffèrent à la fois du père et de la mère tous les caractères de la nature physique ou morale des aïeux.

Si l'on en croit Burdach, cette loi de rapport serait poussée aussi loin que possible dans le mode de se reproduire qui, d'après Chamisso, serait propre aux biphores. Les biphores, selon lui, commenceraient par naître dans des sporocystes, ou poches membraneuses renfermant plusieurs spores, que l'organisme-souche rejette hors de lui. Mais elles se propageraient par des gemmes internes qui, une fois développées, procréeraient à leur tour des sporocystes, et ainsi de suite, en sorte que dans les générations qui se succèdent, la propagation aurait alternativement lieu par des gemmes et par des sporocystes : le mode de reproduction varierait donc,

____

(1) Sageret, *Pomologie physiologique*, p. 556-558.

suivant les générations, et les petits ne seraient jamais procréés, chez ces êtres, comme leurs parents, mais comme leurs grands-parents (1).

Quoi qu'il en soit de ce fait et de l'explication que Burdach en propose, le phénomène qu'il présente se reproduit, il est vrai, avec moins de constance et de régularité, chez l'homme et l'animal, dans tous les attributs et modes de la vie.

Ceux de ses caractères qui parlent pour ainsi dire sensiblement aux yeux, tels que les éléments de la coloration, en offrent une foule d'exemples.

Girou de Buzareingues a vu reparaître dans des poulains mâles, le poil de leur aïeul, et, dans des pouliches, celui de leur aïeule, qu'on ne trouvait, ni dans le père, ni dans la mère (2). Siebold cite un fait analogue chez l'homme, et qui se représente assez fréquemment dans certaines familles : deux époux, dont les pères étaient roux, mais qui n'avaient pas les cheveux de cette couleur, mirent au monde quatre fils roux, et trois filles dont la chevelure avait une autre teinte (3).

On est surpris souvent, écrit l'avant-dernier auteur dont nous parlions, de voir naître des agneaux noirs ou tachés de brebis et de béliers à laine blanche ; mais si l'on prend la peine de remonter à l'origine du phénomène, on le trouve dans les aïeux (4). Ce phénomène se représente dans une foule d'espèces, et d'après Hofacker, il est assez commun pour qu'on l'ait exprimé par un terme particulier dans quelques langues : il porte, en allemand, celui

----

(1) Tome I, p. 69, § 41, et t. II, p. 270.
(2) *De la Génération*, p. 123.
(3) Siebold, *Journal fuer Geburtshuelfe*, t. I, p. 266.
(4) Girou, *ouv. cit.*, p. 123.

de *Ruckschlag* (1). Les taches ou nœvus qu'on tient de la naissance sont sujettes à ce même mode de transmission. Aristote raconte qu'un homme qui avait au bras une tache noire, engendra un fils qui n'en fut pas marqué; mais on retrouva, sur la même partie du corps du petit-fils, la tache de l'aïeul.

Cette hérédité en retour de la couleur, au lieu de ne porter que sur une partie de la teinte tégumentaire, peut porter sur toute la coloration, et donner naissance à des résultats tout aussi naturels, mais qui semblent d'abord extraordinaires : tels sont ceux qui proviennent quelque-fois du croisement des races blanche et noire, dans l'espèce humaine. L'antiquité en a recueilli quelques exemples. Il y eut une femme grecque, dit Plutarque, qui ayant enfanté un enfant noir, et étant appelée en justice comme ayant conçu cet enfant de l'adultère d'un Maure, il se trouva qu'elle était, en la quatrième ligne, descendue d'un Éthiopien (3). Aristote (4), Pline (5), Solin (6) rapportent ou le même fait, ou des faits analogues. Un témoin oculaire nous racontait encore, il y a peu de mois, un cas identique, d'une pauvre négresse qui se trouvait, à la même époque, à Paris : le mari de cette femme était, de son aveu, un nègre pur sang, et elle-même aussi noire que peut l'être une négresse. Mais, si noire qu'elle fût, elle descendait, ou du moins *prétendait* descendre de

---

(1) Hofacker, *ouv. cit.*, p. 12.

(2) Aristot., *Histor. animal.*, l. VII, c. vi, p. 893, édit. in-fol. Paris, 1619.

(3) Plutarque, *OEuvres morales*, trad. d'Amyot, édit. in-fol., p. 267.

(4) Aristot., *Histor. animal.*, lib. VII, c. v, *de generat. animal.*, c. xviii.

(5) Pline, *Hist. nat.*, l. VII, c. xii.

(6) *Polyhistor.*, c. iv.

blancs. Ce qu'il y avait de positif, c'est qu'elle avait donné le jour à un enfant blanc, aux cheveux blonds, onduleux plutôt que frisés, et chez qui le type nègre ne s'accusait qu'à peine dans la conformation. Quoique susceptible d'une autre interprétation (1), le fait pouvait être tel que le disait la mère. Venette tenait de la bouche de l'intendant de la Rochelle, Bégon, homme d'expérience et d'un grand savoir, qu'aux Antilles il avait vu naître de mulâtres, des enfants jumeaux dont les uns étaient blancs, avec des cheveux longs, et les autres noirs, avec les cheveux crépus; ce contraste, disait-il, ne pouvait provenir que du fait des ancêtres qui avaient été de l'une et de l'autre espèce (2). Ce que Azara rapporte de la barbe, chez les Indiens, et particulièrement chez les Abipones, ajoute un nouveau poids à cette explication : « Quand on voit un Indien avec un peu de barbe, affirme cet auteur, on peut être certain que, parmi ses ancêtres, il y a eu, du côté paternel ou maternel, une personne de race européenne (3). Des phénomènes semblables se reproduisent tous les jours chez les animaux (4).

C'est donc en vain que Fien refuse sa croyance à tous les faits de ce genre, et repousse le principe de l'action en retour de l'hérédité (5) : la propagation des divers éléments de la conformation, celle des anomalies, celle des maladies rendent le doute impossible.

La succession des formes et de tous leurs caractères est,

____

(1) *Voy.* t. I, 2ᵉ part., liv. II, ch. I, p. 212, 213.
(2) Venette, *Génération de l'homme*, t. II, p. 245.
(3) Pritchard, *Histoire naturelle de l'homme*, t. II, p. 210.
(4) Girou, *ouv. cit.*, p. 303, note 41.
(5) « Non credo sic obliteratam in filio similitudinem, in nepote revi-
« viscere posse. » — Fienus, *de Viribus imaginationis*, p. 61, éd. Elzev.

en effet, sujette aux mêmes intermittences, aux mêmes réapparitions.

Les formes les plus latentes dans l'ascendant reparaissent souvent, dit Girou de Buzareingues, sans altération ni déduction dans le descendant (1); lorsqu'un animal né de parents d'une grande taille est demeuré petit, par défaut de nourriture, les petits qu'il produit acquièrent une taille qui dépasse la sienne (2).

La réapparition du type des ascendants peut être intégrale.

Un chien de chasse était issu d'un mère braque et d'un père épagneul. Son aïeul maternel était braque, et son aïeule paternelle, épagneule. On ignore ce qu'étaient l'aïeul paternel et l'aïeule maternelle ; il était *lui-même braque*. Ce chien accouplé avec une chienne braque donna des mâles *épagneuls* qui n'avaient ni sa couleur, ni son caractère, mais bien le poil et le caractère de son père. Il donna aussi, du même accouplement, des chiennes braques auxquelles il avait transmis sa bonté et sa vivacité; et de plus des chiens braques qui avaient le caractère du père, et la couleur de la mère (3).

Le même naturaliste raconte qu'une demoiselle avait une ressemblance frappante avec le frère de son aïeule paternelle auquel ne ressemblaient ni son père, ni cette aïeule. Curieux de connaître l'origine de ce fait, il apprit que le père et la mère de cette jeune personne étaient l'un et l'autre issus, par deux sœurs, d'un bisaïeul com-

(1) *Loc. cit.*
(2) Hofacker, *ouv. cit.*, p. 3.
(3) Girou, *de la Génération*, p. 123.

mun auquel elles ressemblaient probablement. De l'une de celles-ci étaient nés et ce grand-oncle maternel auquel ressemblait cette demoiselle et l'aïeule paternelle à laquelle elle ne ressemblait pas; de l'autre sœur était né l'aïeul maternel de la même demoiselle (1).

Le plus généralement ces sortes de réapparitions ne sont que partielles, et ce sont surtout les anomalies qui les rendent saisissables.

Quand on est parvenu, par des soins réitérés, dit Vandermonde, à corriger les imperfections dans une souche, il arrive quelquefois qu'elles reparaissent dans quelque individu (2). Un individu complétement normal, mais issu de parents mal conformés, voit renaître dans ses enfants les anomalies qui avaient affligé ceux-ci (3). Il n'est pour ainsi dire point de difformité, ni de monstruosité, de celles du moins susceptibles de se reproduire, dont la reproduction n'offre de ces exemples.

Un homme ou une femme sexdigitaires peuvent avoir une partie de leurs enfants, et même tous leurs enfants, exempts de cet arrêt de conformation ; ces enfants, à leur tour, peuvent donner le jour à des enfants aussi bien conformés qu'eux-mêmes : mais il arrive aussi qu'ils leur transmettent l'anomalie dont ils avaient été exempts (4). Les observations de polydactylie recueillies par Maupertuis (5), par Renou, par Riville (6) et particulièrement la généalogie des célèbres Colburn (7) et Gratio Kal-

(1) *Id.*, p. 289.
(2) Vandermonde, *ouv. cit.*, t. I, p. 86.
(3) Isid. Geoff. St-Hilaire, *ouv. cit.*, t. III, p. 378.
(4) Valmont-Bomare, *ouv. cit.*, t. VIII, p. 492.
(5) Maupertuis, *OEuvres complètes*, t. II, Vénus physique, *loc. cit.*
(6) Valmont-Bomare, *loc. cit.*
(7) *Philosoph. transact*, 1814, p. 94.

leja (1) en fournissent la preuve : ces faits se sont reproduits chez plusieurs des membres de ces deux familles, de la première aux troisième et quatrième générations.

Il en est ainsi de la scissure des lèvres et du voile du palais : un homme bien conformé dans les parents duquel s'en trouvaient deux atteints de bec-de-lièvre, eut, d'une première femme, onze enfants dont deux avec uu bec-de-lièvre ; et d'une seconde, deux qui présentaient la même difformité (2) : une femme tenant à une famille dans laquelle il y avait eu plusieurs hypospadias mit au monde deux fils affectés de cette difformité (3).

La gibbosité, la claudication (4), le pied-bot (5) offrent souvent dans leur propagation les mêmes intermittences. Elles sont également communes dans le transport de la plupart des diathèses et des maladies. Le fait précédemment cité d'hérédité de la diathèse hémorrhagique dans la famille d'Ernest P... en est un exemple grave (6).

Ces réapparitions des types antérieurs ne sont pas exclusives au seul mécanisme de l'organisation ; elles se représentent dans tous les attributs de son dynamisme (7). Les modes individuels des sensations, ceux des sentiments, penchants, et caractères, ceux de l'intelligence, du mouvement, de la voix, sont sujets à ces retours ; mais si fréquents qu'ils soient, pour les retrouver encore plus manifestes, il faut les étudier dans la transmission des singularités, des excentricités, et des bizarreries qui peuvent

(1) Burdach, *loc. cit.*, p. 254, 255.
(2) Salzb. *Med. chir. Zeitung*, 1805, t. IV, p. 212.
(3) Meckel, *Handbuch der pathologischen Anatomie*, t. I, p. 20.
(4) *Voy.* t. I, 2ᵉ part., liv. II, chap. i, p. 310, 311.
(5) Isidor. Geoff. St-Hilaire, *ouv. cit.*, t. I, 2ᵉ part., l. IV, chap. i, p. 406.
(6) *Voy.* t. I, part. 2, liv. II, p. 240.
(7) Burdach, *loc. cit.*

II. 4

atteindre ces modes du dynamisme des êtres. Les anomalies de la vision, celles de l'audition, etc., nous offrent de ces lacunes, ou plutôt de ces sauts de génération : nous avons rappelé, d'après Venette, le fait de ce muet de Surgères, fils d'un homme qui parlait, et petit-fils d'un muet (1). Il existe aujourd'hui, à l'Institution royale des Sourds-muets, un cas analogue : c'est celui d'un enfant seul sourd-muet de cinq enfants doués de la voix et de l'ouïe, qui descend d'une grand'mère paternelle sourde-muette (2). Il y faut joindre le fait récemment recueilli par Florent Cunier, fait si intéressant où nous voyons l'exemple de la double transmission à une même petite-fille de la surdi-mutité et de la microphthalmie provenues de grand'mères de côtés différents (3). L'héméralopie, l'akyanoplepsie, ces anomalies si extraordinaires de la vision, nous ont présenté d'autres cas analogues : chez James Milnes, dont la vue était naturellement insensible au rouge (4), chez l'enfant de onze ans dont Whitloch Nicholl a raconté l'histoire, et dont l'œil ne perçoit ni le vert, ni le bleu (5) ; chez une troisième personne dont parle Butler (6), sujette, comme les deux autres, à l'akyanoblepsie, ce sont les aïeux du côté maternel qui ont transmis leur imperfection visuelle à leurs petits-fils ; ni leurs pères ni leurs mères n'en étaient affectés.

On retrouve, enfin, les traces les plus sensibles des

---

(1) Venette, *de la Génération de l'homme*, t. II, p. 280.

(2) J. B. Puybonnieux, *Mutisme et surdité*, p. 27.

(3) *Gazette médicale*, t. XIII, p. 828.

(4) *Voy.* plus haut ; et Vimont, *Traité de phrénologie humaine et comparée*, p. 349.

(5) *Medico-chirurgical Transactions*, vol. VII, p. 427.

(6) *Transactions of the phrenological society of Edinburgh*, Lond., 1824, p. 290.

mêmes intermittences dans l'hérédité des défauts de caractère, des travers de l'esprit, et jusque des anomalies des mouvements.

Nous avons rapporté l'exemple de cette famille où la disposition à être gaucher sautait de la première à la troisième génération (1). L'auteur qui l'a recueillie parle d'une autre famille où l'humeur acariâtre affectait la même marche dans sa transmission (2) : cette marche est très-commune dans le crétinisme de l'intelligence (3); la propagation des dons les plus brillants, des plus originales dispositions d'esprit, ou de tics presque voisins de l'aliénation, l'a plus d'une fois suivie : une femme d'une des plus grandes familles d'Angleterre, qui l'a longtemps remplie et plus tard attristée du bruit de son nom, la sibylle du Liban, lady Esther Stanhope, est le plus curieux type que l'on puisse citer peut-être de ces réapparitions dans les descendants des âmes de leurs ancêtres. « Son grand-père, lord Chatam, avec qui elle avait beaucoup de ressemblance, ne faisait rien comme les autres : il était, ainsi qu'elle, mystérieux et violent, indolent et actif, impérieux et séduisant : « J'ai les yeux gris et la mémoire
« locale de mon grand-père, disait lady Esther Stanhope
« elle-même ; quand il avait vu une pierre sur une
« route, il s'en souvenait, et moi aussi ; son œil, terne et
« pâle dans les moments ordinaires, s'illuminait comme
« le mien, d'un éclat effrayant, dès que la passion le pre-
« nait. » — Elle hérita de lui de bien d'autres bizarreries : dès sa première jeunesse, elle aimait à faire atten-

(1) Tome I, 2e part., liv. II, chap. II, art. 4.
(2) Girou, *de la Génération*, p. 285.
(3) Fodéré, *Essai médico-légal*, etc., chap. I, p. 33.

dre, à tenir chacun en suspens et en crainte, à s'envelopper de mystère. Cette manie, qui se retrouve à travers toute la vie de lady Esther, pensa coûter à Chatam un bel héritage (1). Lady Esther avait la voix vibrante du célèbre pair, son peu de scrupule quant aux moyens de succès, l'art de frapper, comme lui, les imaginations, et d'imprimer aux volontés une électricité irrésistible : comme lui elle captivait et faisait trembler. Son père, lord Stanhope, son cousin, lord Camelford, et Pitt, son oncle, le plus grand des trois, n'étaient guère moins bizarres (2). »

Ne serait-on pas tenté de chercher dans cet ordre si remarquable de faits, la raison de l'usage, où étaient les Grecs, de donner au petit-fils le nom de son aïeul (3) ?

Quoi qu'il en soit, une marche si extraordinaire de l'hérédité devait donner lieu, et elle a donné lieu à des conclusions bien erronées sur elle. On en a tiré des conséquences fausses, en différents sens. Zacchias s'est emparé de ces retours des types latents, pour combattre l'opinion émise par Hippocrate, que l'hérédité tient essentiellement au

(1) « Il était souffrant (c'est elle-même qui parle); un homme à cheval « s'arrête à la porte de l'hôtel et veut parler au maître. On lui refuse « l'entrée : il insiste ; on ferme la porte : il frappe à coups réitérés : sa « persistance finit par triompher, et on l'introduit dans une chambre « obscure où le ministre, entouré par un paravent et caché par un écran, « se dérobait à tous les yeux. — Que voulez-vous? demande-t-il. — Moi? « je veux vous voir ! — Un nouvel assaut fut nécessaire et dura long- « temps. Quand l'homme fut parvenu à contempler face à face celui « qu'il visitait, il tira de sa poche une boîte de fer-blanc, et de cette « boîte un parchemin. C'étaient les titres de propriété de deux domaines, « valant 14,000 livres sterling de rente, légués par sir Edouard Puysent « à lord Chatam, comme preuve de son admiration. »
(*Memoirs of the lady Hester Stanhope, as related by herself in conversations with her physician*, etc., 3 vol. London, 1845.)
(2) *Revue des Deux-Mondes*, t. XI, p. 903.
(3) *Journal des savants*, janvier 1844, p. 46.

fluide séminal (1). D'autres auteurs, tels que Wollaston, ont pensé pouvoir attaquer, par ces intermittences de l'hérédité, l'hérédité elle-même. D'autres, tels que Maupertuis (2), Vandermonde (3), et de nos jours Girou de Buzareingues, abondant au delà de toutes les limites dans la thèse contraire, ont, comme nous l'avons dit ailleurs (4), poussé l'abus de cette marche en retour de l'hérédité jusqu'à lui sacrifier la diversité même et chercher la raison de toutes les différences spontanées qui surgissent du milieu des familles, dans des types d'ancêtres demeurés inconnus.

Cette vue erronée n'a pas été restreinte à l'animalité ; de savants horticulteurs ont commis la même faute dans la végétation, et tendu, comme Duchesne et Sageret (5), à réduire l'INNÉITÉ elle-même à un pur atavisme.

Mais nous croyons avoir complétement démontré le vide de ces hypothèses (6).

CHAPITRE QUATRIÈME.

De l'hérédité *d'influence* ou de la représentation des conjoints antérieurs dans la nature physique et morale du produit.

Nous venons de voir les auteurs immédiats du produit, le père et la mère, demeurer étrangers aux divers caractères de son mécanisme et de son dynamisme, et ne servir, en quelque sorte, que de simples conducteurs aux repré-

(1) Zacchias, *Quæstion. medico-legal.*, l. I, tit. v, quæst. 1, p. 116-117.
(2) Maupertuis, t. II, Vénus physique, *loc. cit.*
(3) Vandermoude, *ouv. cit.*
(4) Tom. I, part. 2, liv. 1, ch. ii, p. 177.
(5) Sageret, *Pomologie physiologique,* p. 557-558.
(6) Tom. I, part. 2, liv. I, ch. ii, p. 171, 190.

sentations de la nature physique et morale des aïeux, dans l'être qu'ils engendrent.

La loi du semblable va nous présenter, dans la procréation, des phénomènes d'un ordre bien autrement étrange.

L'hérédité en retour, malgré son merveilleux, trouve jusqu'à certain point son explication dans la communauté d'origine et de sang; les caractères ou types dont la génération, dans ces circonstances, est le véhicule, viennent bien de plus loin que la procréation de l'être où ils s'incarnent; ils viennent même de plus haut que le père ou la mère qui forment sa substance; mais cependant ils viennent de la source d'où le père et la mère sont venus; pour être plus reculée, elle est toujours la même.

Il découle, au contraire, de l'hérédité, d'autres types qui sont non-seulement d'une date différente de celle de la conception de l'être, mais qui sont à la fois étrangers d'origine et de substance au produit.

Ces faits semblent d'une nature si incompréhensible que, pour ne pas les regarder d'abord comme des chimères, il est indispensable de porter l'attention sur des faits analogues, au principe desquels il est évident, à nos yeux, qu'ils se lient.

Ce principe est que l'effet de la fécondation, quelles que puissent d'ailleurs en être les circonstances, s'étend bien au delà du présent immédiat :

1° Le fait n'admet point de doute en ce qui touche à la *fécondation elle-même,* dans les circonstances de communauté d'origine et de sang : différentes espèces inférieures nous en offrent de fabuleux exemples.

Les plus remarquables appartiennent aux nombreuses espèces des pucerons.

Une étude incomplète de ces animaux les avait fait regarder par des naturalistes, au nombre desquels il faut compter Buffon lui-même, comme des sortes d'*andro-gynes*, ou d'êtres doués du pouvoir d'engendrer par eux-mêmes et sans copulation. Il était cependant impossible de douter de leur accouplement; mais cet accouplement paraissait de leur part un acte fantastique et inexplicable, puisqu'ils semblaient tous également dépourvus ou pourvus des deux sexes. Les observations minutieuses de Bonnet, en 1740, substituèrent, sur ce point, le fait à l'apparence.

Il saisit un petit, aussitôt sa naissance, et le condamna à un isolement absolu; ce puceron, quoique vierge, mit au jour, sous ses yeux, quatre-vingt-quinze petits : il prit un de ces petits qu'il séquestra de même, et il obtint ainsi, sans le concours d'aucun mâle, cinq générations successives de pucerons dans l'espace de cinq semaines : l'habile naturaliste ne s'arrêta pas là : il agit à l'égard des pucerons de la cinquième comme de ceux de la première génération, et le fait se répéta jusqu'à la neuvième. Mais le voile n'était encore qu'en partie soulevé : d'où pouvait provenir cette fécondité ainsi limitée à un nombre fixe de générations?

Contrairement à tout ce qu'on avait écrit de leur androgynie, Bonnet se convainquit de la distinction des sexes parmi ces petits êtres; il constata chez eux le fait de l'existence des mâles et des femelles, comme on avait reconnu, bien avant lui, le fait de leur accouplement.

Mais quel en pouvait être l'usage, chez des insectes qui se multipliaient ainsi, sans son secours?

La recherche de ce point obscur de la question conduisit Bonnet à une hypothèse, et à une découverte : il découvrit que pendant toute la belle saison, tous les pucerons étaient *vivipares*; que tous alors mettaient au jour des petits vivants, et que vers le milieu de l'automne, au contraire, ils devenaient *ovipares*, et pondaient tous alors de véritables œufs. Une singularité tout aussi étonnante frappa son attention ; c'est que les mâles ne commencent à se montrer qu'à l'automne, dans le temps où les femelles elles-mêmes commencent à pondre : Bonnet n'hésita pas un instant à conclure de cette coïncidence à un rapport secret entre la ponte des femelles et cette apparition périodique des mâles (1), mais il se fourvoya complétement sur l'effet de leur accouplement. Il fit la faute de croire que cet accouplement, à une pareille époque, n'avait point d'autre cause que de suppléer au défaut de nourriture dans les germes qui ne doivent éclore qu'après être sortis du ventre de la mère, et il ne vit dans ce fait qu'un nouvel argument à l'appui de son système que *la liqueur du mâle est un fluide nourricier* (2).

Là était l'hypothèse, ou plutôt l'erreur ; mais derrière elle restait le phénomène étrange et bien démontré que soupçonnait Tremblay, et que Girou s'efforce de révoquer en doute (3): la propagation de la fécondation par l'accouplement d'une seule génération, à toute une série de générations d'êtres de la même famille.

D'autres naturalistes ont vu se reproduire chez les papillons un phénomène semblable : Bernouilli fait l'histoire d'une chenille de *papillon-paquet de feuilles sèches*, qui, après sa transformation en papillon, pondit de même des œufs d'où sortirent des chenilles, quoique la mère eût été, pendant toute sa vie, privée de l'approche du

(1) Bonnet, *Contemplation de la nature*, t. II, 8e part., chap. viii, p. 209-212 ; — *Traité d'insectologie*, 1e part., obs. 8, 9, 19.
(2) Bonnet, *ouv. cit.*, p. 211.
(3) *De la Génération*, p. 114.

mâle (1) ; il vérifia le même genre de reproduction sur une autre chenille prise sur un poirier. Pallas vit aussi une chenille femelle de papillon phalène recueillie sur un sapin, aux environs de Berlin, pondre des œufs féconds sans le concours du mâle, etc., etc. (2).

Ainsi donc une seule et même fécondation peut, chez les papillons, comme chez les pucerons, servir et se transmettre pendant deux, trois, ou quatre générations.

Ce phénomène se reproduit chez la *Paludina vivipara*, parmi les mollusques : de là l'erreur de Spallanzani, qui croyait que les générations se multipliaient chez elle, sans nulle fécondation (3).

D'après les expériences faites par Réaumur, une seule réunion des sexes a un effet presque aussi puissant chez l'abeille domestique ; la reine-abeille pond des œufs féconds dans tout le cours de l'année qui suit l'accouplement (4).

La fécondation ne s'étend, chez la poule, qu'à la portée suivante : après l'éclosion d'une première couvée, elle peut, d'après Harvey, pondre, sans accouplement, de nouveaux œufs fécondés (5).

2° Les espèces supérieures de l'animalité ne nous offrent, il est vrai, aucun fait analogue ; mais c'est précisément chez elles que l'on rencontre les faits qui témoignent d'une manière peut-être encore plus incompréhensible de l'extension d'influence de la fécondité ; c'est chez elles qu'on observe la représentation de conjoints antérieurs dans la nature physique et morale du produit.

(1) *Journal de physique*, février 1778.
(2) Valmont-Bomare, *Dictionnaire d'histoire naturelle*, t. X, p. 128.
(3) Flourens, *Cours sur la génération, l'ovologie et l'embryologie*, Paris, 1836, p. 166, voyez *Errata*.
(4) Réaumur, *Histoire des insectes*, p. 523 (a).
(5) Harvey, *Exercitat. de generat.*, p. 146.

Le croisement de diverses espèces d'animaux a permis de constater ce curieux phénomène.

Le métissage où il s'est le plus anciennement produit est celui de l'âne et de la jument. Van-Helmont et Haller affirment l'un et l'autre que, dans l'accouplement de ces deux espèces, l'action séminale qu'exerce la première ne s'arrête pas au mulet qui en est le produit; mais que, si la même jument, fécondée par un âne, vient à l'être plus tard par un étalon, le poulain qu'elle met bas représente une partie des caractères de l'âne (1).

Le savant Huzard révoque en doute cette forme de ressemblance en retour (2).

Si le fait était donné comme constant, dans ces sortes de mélange d'espèces, nous penserions, comme lui, qu'il est très-contestable; nous le penserions encore, s'il ne s'était produit que dans ce seul métissage, bien que la prépondérance de puissance génitale qu'y semble exercer l'âne (3) fût de nature à suspendre notre négation : mais en considérant qu'il ne se produit pas ainsi généralement, mais comme fait anormal, et en retrouvant sous ce même caractère exceptionnel le même phénomène, dans le métissage d'autres espèces, nous avouons n'avoir plus de raison de le nier.

____

(1) Haller, *Elementa physiologiæ*, t. VIII, p. 101.

(2) *Nouveau dictionnaire d'histoire naturelle*, t. XII, p. 586.

(3) « L'âne, dit Valmont-Bomare, semble détruire la génération du « cheval : car si l'on donne d'abord le cheval étalon à des juments, et « qu'on leur donne le lendemain, ou même quelques jours après, l'âne « étalon au lieu du cheval, ces juments produiront presque toujours des « mulets et non pas des chevaux. Le contraire n'arrive point lorsqu'on « donne l'âne en premier et le cheval en second à la jument, car le pro- « duit est presque toujours un mulet. »

(Valmont-Bomare, *Dictionnaire d'histoire naturelle*, t. IX, p. 96.)

Home, Meckel, Stark en citent des exemples qui nous semblent renverser tous les doutes.

Le premier rapporte qu'un âne moucheté d'Afrique, autrement *couagga*, fut en 1815, accouplé, une seule fois, avec une jument d'origine anglaise : de cet accouplement naquit un mulet marqué de taches comme son père. Dans le cours des années 1817, 1818 et 1823, cette même jument fut fécondée par trois étalons arabes, et quoiqu'elle n'eût jamais, depuis 1816, revu le *couagga*, elle n'en donna pas moins, chaque fois, un poulain brun tacheté comme lui, et dont les taches même étaient plus marquées que celles du premier mulet. Les trois poulains offraient avec le *couagga* d'autres signes tout aussi frappants de ressemblance : une crinière noire, une raie longitudinale foncée sur le dos, et des bandes transversales sur le haut des jambes de devant et sur les jambes de derrière (1).

Le croisement du cochon et du sanglier a offert, dans un cas., des résultats semblables. Une truie fécondée par un sanglier avait, d'après Meckel, mis bas plusieurs métis dont quelques-uns portaient le pelage brun du père : le sanglier mourut ; longtemps après sa mort, la même truie s'accoupla, différentes fois, avec des verrats domestiques et, à chaque portée, on eut la surprise de voir reparaître, sur une partie des petits, des lambeaux de la robe foncée du sanglier (2).

Le métissage des diverses races ou espèces de chien reproduit le même fait. Nous avons déjà dit que des chiennes d'une autre race que leur père ou leur mère, accouplées à des chiens semblables à elles-mêmes, mettaient

<hr>

(1) Everard Home, *Lectures of comparative anatomy*, t. III, p. 307.
(2) Meckel, *Deutschen Archiv.*, t. VIII, p. 478.

quelquefois bas, dans une même portée, des petits de leur propre race, et des petits de celle de leurs grands-parents (1). La fécondation antérieure, d'après Stark, donne lieu, chez les chiens, à des retours analogues : on a vu des chiennes saillies par des chiens d'une race étrangère, toutes les fois qu'ensuite il leur arrivait d'être saillies par d'autres chiens, mettre bas, à chaque portée, parmi les petits de la race du dernier père qui les avait fécondées, un petit appartenant à la race du premier qui les avait couvertes (2).

Burdach, sur tous ces faits, se rallie à l'opinion des auteurs précédents (3), et comme Osiander (4), il en étend le principe jusqu'à l'espèce humaine, et lui soumet le physique et le moral de l'enfant.

Mais ici nous touchons à des points délicats, soit que l'on considère le fait en lui-même, soit qu'on en considère la cause présumée.

L'une et l'autre ont ouvert depuis longtemps la voie aux plus vives discussions et aux explications les plus contradictoires. On a d'abord été si anciennement frappé de la ressemblance de l'enfant à son père putatif, dans des circonstances où cette paternité semblait avoir perdu le droit d'être invoquée, qu'il courait sur ce point un adage vulgaire : *Filium ex adulterâ excusare matrem à culpâ : l'enfant adultérin est un voile vivant jeté sur l'adultère,* ce qu'il faut, dit Fien, entendre dans ce sens, que la plupart des enfants nés de l'adultère ont plus de ressemblance avec le père légal qu'avec le père réel (5).

(1) Voy. plus haut, p. 47.
(2) Stark, *Beitræge zur physischen Anthropologie,* p. 289.
(3) Tome II, *loc. cit.*
(4) Osiander, *Handbuch der Entbindingskunst,* t. II, p. 257.
(5) Fienus, *de Viribus imaginationis,* quæst. 13, p. 223.

Novi mulierem, lit-on dans Vanini, *quæ extra legitimum thorum se alteri prostituit et infantulum enixa est non adulteri cujus furtivo usa erat concubitu, sed absentis mariti prorsus similem* (1). Ulysse Aldovrand rapporte un fait semblable : *mulier quædam, cum extra legitimum thorum se alteri viro prostituisset, metuens improvisum mariti adventum, enixa est fœtum non adulteri cujus furtivo usa erat connubio, sed absentis mariti prorsus similem* (2). Les auteurs sont remplis de cas analogues. Ce serait à croire que rien n'est plus commun, chez l'homme, qu'un phénomène semblable, si la saine critique ne rejetait une partie des exemples qu'on en donne, et si la raison qu'en proposent presque tous les auteurs qui les citent ne différait de l'ordre de causes dont nous parlons.

Relativement au fait, il n'est pas douteux, à nos yeux, qu'on l'a vu là où il n'était pas. La fréquence prétendue qu'on lui a supposée tient, dans notre opinion, à la confusion de deux faits bien distincts : l'un est *la ressemblance du fils adultérin à son père putatif*; l'autre est *la ressemblance des enfants au mari, dans les cas d'adultère*.

Nous n'avons pas besoin d'expliquer que l'époux de la femme adultère, peut, malgré l'adultère, être le père véritable, en même temps que le père légal des enfants. Or, dans ces circonstances, la ressemblance des enfants au mari outragé, n'est qu'un fait pur et simple d'hérédité directe, et, comme tel, il n'a plus rien d'extraordinaire.

Il faut donc commencer par éliminer tous les cas qui supposent le concours possible des deux paternités.

Or, il n'y a que trois cas où il soit impossible : le pre-

---

(1) Vanini, *Dialogi*, l. III, p. 236-237.
(2) Ulyssis Aldovrandi *Monstror. hist.*, p. 385, éd. in-fol., 1642.

mier est celui d'empêchement physique de cohabitation de la part du mari ; le second est celui d'absence du mari, prolongée jusqu'au terme où la loi autorise l'action en désaveu de la paternité (1); le troisième, est celui de la mort du mari survenue à l'époque où la loi légitime l'action en désaveu de la paternité, par ses héritiers, ou, en d'autres termes, plus de trois cents jours avant la naissance de l'enfant (2).

Hors de ces conditions, que les anciens auteurs dans les exemples qu'ils citent n'ont pas analysées, et dont il est douteux qu'ils aient tenu compte, les faits de ressemblance de l'enfant au mari, dans les adultères les plus indubitables, s'identifient à ceux de ressemblance de l'enfant à son père naturel ; non que nous prétendions que, dans ces cas-là même, la ressemblance équivale à la preuve positive de la filiation ; nous prétendons seulement que, dans ces circonstances, on n'en peut rien conclure.

Il n'en est pas ainsi des faits analogues qui viennent à se produire dans les conditions que nous avons précisées, c'est à-dire lorsqu'après la dissolution, arrivée par la mort, d'un premier mariage, la veuve, devenue femme d'un nouvel époux, met au monde des enfants dont le type rappelle le physique ou le moral du premier mari, au lieu de rappeler celui du véritable père (3). Mais, dans ces conditions, loin d'avoir la fréquence que les anciens auteurs lui ont supposée, le fait est aussi peu commun dans notre espèce que dans les autres espèces de l'animalité.

Il ne saurait non plus supporter la raison que les au-

<hr>

(1) *Code civil français*, tit. xii, chap. i, art. 312.
(2) *Idem*, art. 315.
(3) Osiander et Burdach, *op. et loc. cit.*

teurs donnent de tous les faits de ce genre qu'ils ont énu-
mérés : ils les font dépendre d'une cause exclusivement
psychologique.

Cette cause est, d'après eux, la *préoccupation mentale
de la mère au moment du coït* ; c'est la *peur d'une surprise en flagrant adultère.* Le langage de Fien (1) de Vanini (2), d'Aldovrand (3), est sur ce point celui de tous
les autres écrivains, jusqu'au dix-huitième siècle. Ils n'ont
d'autre théorie que celle des effets d'imagination de la
mère sur le fœtus.

Mais il suffit ici de préciser la nature des explications
qu'ils proposent, sous le nom de ce lieu commun de causes,
pour sentir, à l'instant, qu'elles sont inapplicables aux
faits dont il s'agit.

Il n'existe pas de préoccupation mentale du genre de
celle qu'ils ont signalée, chez les animaux. Il n'y a pas
chez eux de crainte de surprise, il n'y a pas d'adultère.

Il en est de même des veuves, épouses d'un second mari,
dont les enfants rappellent, ou les qualités, ou les traits
du premier.

Chez les uns et les autres le même phénomène se passe.

Tout nous indique donc que, dans ces circonstances, il
dépend d'une cause purement *physiologique.*

Une autre conséquence découle même de ces faits, et
cette conséquence, inverse de l'hypothèse qu'on avait pro-

---

(1) « Eo quod mater continuo de marito cogitans, metuendo ne ab eo
« deprehendatur, vel vultus suæ prolis prodat verum genitorem, illa
« imaginatione reddat eam magis similem marito quam vero genitori. »
— Fienus, *de Viribus imaginat.*, loc. cit.

(2) « Quia dum conjugalem macularet thorum, de marito sollicita erat,
« metuens ne illius adventu fraus detegeretur. » — Vanini, *op.* et
loc. cit.

(3) Ulyssis Aldovrandi *Monstror. hist.*, loc. cit.

posée, c'est qu'il faut rayer de la question *des effets d'i-
magination de la mère sur le fœtus :*

1° Tous les faits qui ont trait à des adultères ;

2° Tous les faits qui, en dehors même de l'adultère,
tiennent au rappel du type de conjoints antérieurs.

Il est évident, dans le premier cas, que le caractère de
la ressemblance échappe à cette théorie, puisque, si l'enfant
est le fils du mari, la ressemblance au mari n'est que l'expression de l'hérédité *directe*; et que, si l'enfant est adultérin, elle n'est que l'expression de l'hérédité d'*influence*.

Il est plus manifeste encore, dans le second cas, que le
caractère de la ressemblance, comme les faits analogues
chez les animaux ne permettent pas d'en douter, loin de
dépendre d'aucune préoccupation *mentale* de la mère, sous
l'empire du coït, ne dépend réellement que de la même
loi d'influence du type des conjoints antérieurs sur la
nature physique ou morale du produit de conceptions qui
leur sont par le fait étrangères.

Est-ce à dire que jamais il n'existe, à nos yeux, d'action purement morale ou psychologique de la mère sur le
germe, et que nous prétendions rejeter, comme erronée,
toute théorie qui tende à fonder, en raison et en expérience, cet ordre de phénomènes? Rien n'est plus éloigné
du fond de notre idée. Ce serait miner nous-même le
fondement des faits que nous venons d'établir. Dans notre
manière de voir, les phénomènes nommés *d'imagination*
de la mère sur le fœtus, et ceux que nous nommons d'hérédité *en retour* et d'hérédité *d'influence*, se touchent.
Mais la vieille théorie du premier ordre de faits embrasse
confusément, sous un terme générique, plusieurs espèces
de causes très-distinctes entre elles, quoique toutes au
fond régies par un même principe, et l'intérêt de la science

et de la question, est de procéder à leur classification par la voie d'analyse, et de les rattacher chacune à la nature propre de l'impulsion qui les détermine.

C'est d'après l'évidence de la diversité réellement spécifique de cette impulsion que, malgré l'analogie frappante des phénomènes, nous avons dû distraire les faits d'hérédité d'*influence* de ceux que les auteurs rapportent à l'*imagination*, en prouvant que les causes qu'ils assignent aux uns ne sont pas celles des autres. De là à n'en admettre qu'une raison matérielle il y a un abîme ; car les uns et les autres sont de l'ordre des faits qui font profondément sentir la vérité de ce mot de Burdach : « Si l'on veut tout concevoir matériellement, on ne rencontre partout que mystères qui rendent toute connaissance impossible, on ne voit partout que miracles qui empêchent de trouver la Nature nulle part. »

LIVRE SECOND.

DE LA PART DES DEUX SEXES A LA PROCRÉATION

OU DE LA DISTRIBUTION ET DE LA PROPORTION DES REPRÉSENTATIONS DU
PÈRE ET DE LA MÈRE DANS LA NATURE PHYSIQUE
ET MORALE DU PRODUIT.

Après la question de la participation de chacun des deux sexes à la nature de l'être qui naît de leur union, il en reste une seconde tout aussi agitée, et peut-être entourée de plus épaisses ténèbres : c'est la question de l'*espèce* et de l'*étendue* de l'action respective des auteurs sur le caractère de l'organisation dont ils sont les principes.

Nous allons procéder, avec le plus de méthode qu'il nous sera possible, à l'élucidation des difficultés de ce nouveau problème.

CHAPITRE PREMIER.

De la loi de *qualité d'action* des deux sexes ou de la distribution des
représentations du père et de la mère dans la nature de l'être.

Chaque sexe exerce-t-il une action *élective*? Est-il, en d'autres termes, une forme totale ou partielle de la vie, est-il des tissus, des organes, des fonctions, des facultés, des forces de la progéniture, exclusivement soumis à l'influence fixe et prédéterminée de l'un des deux auteurs?

L'action des deux auteurs est-elle, au contraire, *libre et réciproque* sur tous les éléments, sur toutes les parties, et sur toutes les formes de la vie du produit?

Tels sont les premiers points sur lesquels se sont divisés les esprits :

ARTICLE I.

Système de l'action *elective* et *locale* du père et de la mère sur les divers
principes de l'organisation.

Une foule d'auteurs, tant anciens que modernes, se rallie au premier de ces deux systèmes.

Il renferme trois séries distinctes d'opinions :

I. La première, est celle des *spermatistes* et des *ovistes*
purs, qui, malgré le concours apparent des deux sexes à
la génération, n'en admettent qu'un seul à la formation
de l'être.

1° Le sperme, pour les premiers, est l'unique élément
de la génération. Il résume en lui seul, l'universalité de
l'organisation du futur produit. C'est un système qui se
perd dans la nuit des temps. Le Manava-Dharma-Sastra
nous l'expose dans la simplicité de son idée première, celle
d'assimilation du sperme à la semence :

« La femme, dit le Code antique des Hindous, est considérée par la loi comme le champ, et l'homme comme la
semence. C'est par la coopération du champ et de la semence qu'a lieu la naissance de tous les êtres animés (1).

« Si l'on compare le pouvoir procréateur mâle avec le
pouvoir femelle, le mâle est déclaré supérieur, car la
progéniture de tous les êtres animés est distinguée par
les marques du pouvoir mâle.

« Quelle que soit l'espèce de graine que l'on jette dans
un champ préparé dans la saison convenable, cette semence se développe en une plante de la même espèce,
douée de qualités visibles, particulières.

(1) Manava-Dharma-Sastra, liv. IX, st. 33.

« Sans aucun doute cette terre est appelée la matrice primitive des êtres, mais la semence, dans sa végétation, *ne déploie aucune des propriétés de la matrice* (1).

« Sur cette terre, dans le même champ cultivé, des semences de différentes sortes, semées en temps convenable par les laboureurs, se développent selon leur nature.

« Les diverses espèces de riz, le moudga (2), le sésame, le macha (3), l'orge, l'ail et la canne à sucre, poussent suivant la nature des semences.

« Qu'on sème une plante et qu'il en vienne une autre, c'est ce qui ne peut pas arriver (4).

Le système de Galien sur la formation de l'être est en principe le même. L'embryon, selon lui, procède de la semence ; la matière féminine n'en est que l'aliment. Ces opinions n'ont pas manqué de représentants, à l'époque moderne. Mohrenheim a aussi regardé le sperme comme contenant l'embryon tout entier, et la liqueur

----

(1) On ne trouve point que cet unique système dans les lois de Manou. Il contient sur ce point, comme on l'a dit ailleurs, les théories les plus contradictoires.

(2) *Phaseolus mungo.*

(3) *Phaseolus radiatus.*

(4) Manava-Dharma-Sastra, liv. IX, st. 35, 36, 37, 38, 39, 40. L'exposition de ce système physiologique est amenée par une question de droit fort délicate, la question de paternité que le droit romain et le droit français ont résolue par le principe : *is pater est quem nuptiæ demonstrant.* Il paraît, d'après le code de Manou, qu'il régnait sur ce point deux opinions contraires, parmi les interprètes du texte sacré : le texte attribuait l'enfant au *seigneur de la femme.* Mais, suivant les uns, le *Seigneur* est celui qui a engendré l'enfant ; suivant les autres, c'est celui à qui appartient la mère. C'est à la solution de cette difficulté que le législateur fait l'application du système précédent sur la génération ; mais, contrairement à ce que l'on supposerait, d'après cette théorie, il conclut dans le même sens que le droit français, et que le droit romain, par la raison que le produit du champ, quelle qu'en soit la nature, quelle qu'en soit l'origine, est la propriété du possesseur du champ (*Voy.* loc. cit., st. 41 à 55).

femelle comme propre seulement à lui servir d'enveloppe et de nourriture (1). Darwin, allant plus loin, a, pour ainsi dire, substitué au germe, dans le principe spermatique, l'être vivant lui-même, en douant le filament qu'il croit renfermé dans ce principe de vie, d'irritabilité, de sensibilité, de volonté, et même d'une partie des penchants et habitudes du père (2). Sous l'impression première de la découverte des spermatozoïdes, ou animalcules aperçus dans la semence, découverte qui donnait un corps à ces idées, Louis de Hammen, Hartsoeker, Boerhaave, Keil, Cheyne, Chrétien Wolff, Lieutaud, Aubry, Leeuwenhoek, etc., professèrent également le spermatisme pur, ou mêlé d'hypothèses sur le zoosperme plus fantastiques encore que celles de Darwin (3) et dont les sérieuses railleries de Plantade ne réussirent pas à vaincre les chimères.

2° Sous l'empire d'un ordre de faits tout opposé, et pour ainsi dire, à la première lueur d'une autre découverte si vivement disputée, entre Graff (4) et Swammerdam, celle de l'existence de l'œuf des mammifères, d'autres physiologistes, Malpighy, Vallisnieri, Spallanzani, Ch. Bonnet (5), Haller (6), etc., s'étaient ralliés à la théorie de l'ovisme, ou de l'existence exclusive du germe dans le produit féminin de la fécondation. Ce produit, car plusieurs, chez les ovistes même, tels que Vallisnieri et Haller, se refusaient à y reconnaître un œuf, avant l'im-

______

(1) Mohrenheim, *Dissertatio sistens novam conceptionis theoriam*, p. 12.
(2) Darwin, *Zoonomie*, t. II, p. 276.
(3) Haller, *Elementa physiologiæ*, t. VIII, p. 537.
(4) Regn. Graaf, *De mulierum organis. oper. omn.*, Amsterdam, 1705, ch. XII, p. 224.
(5) Bonnet, *Considérations sur les corps organisés*.
(6) Haller, *ouv. cit.*, t. VIII, p. 92 et suiv.

prégnation, ce produit leur semblait contenir à lui seul tous les rudiments de l'organisation, la mignature complète et vivante de l'être.

Cette opinion n'est pas encore abandonnée; elle est demeurée celle de quelques esprits qui sont restés contraires à la théorie de l'épigénèse, tels que Lepelletier de la Sarthe, qui s'en tient au système de la préexistence (1), et le savant Blainville, qui persiste à ne voir le germe que dans l'ovule, et qui, comme Bonnet, voit seulement dans le sperme, son premier aliment (2).

II. La seconde série des trois ordres d'opinions dont nous avons parlé est celle des auteurs qui séparent à leur source les formes de la vie, et qui, faisant deux parts distinctes du mécanisme et du dynamisme, rapportent plus ou moins exclusivement le caractère physique de l'organisation à l'un des deux sexes, le caractère moral au sexe contraire.

Des naturalistes et des philosophes de presque tous les temps, très-divisés d'ailleurs, se rapprochent en ce point; mais le rapprochement est fécond en contrastes :

L'idée de Pythagore, d'après Diogène Laërte, était que les parties à ses yeux plus grossières de la génération fournies par la femelle, et particulièrement le sang utérin, formaient les chairs, les nerfs, les os, le poil, tout le corps; l'*aura seminalis*, la partie vaporeuse et tiède du sperme, élément plus subtil, et distillation de la substance du cerveau, formait les sens et l'âme (3). Aristote s'éloigne peu de cette théorie. Il pense que partout où le principe mâle est distinct du principe femelle dans la nature,

---

(1) Lepelletier de la Sarthe, *Physiologie médicale et philosophique*, t. IV.
(2) Blainville, *Cours de physiologie comparée*, t. I et III.
(3) Diogène Laërte, lib. VIII, *in vit. Pythag.*

le mâle donne la force motrice, ou l'âme, et la femelle, la matière ou le corps (1) ; et pour mieux faire encore ressortir son idée, empruntant une image à la statuaire, il compare le sang utérin à du marbre, le sperme au sculpteur, le fœtus à la statue. Cette doctrine était aussi celle d'Athénée (2), de Diogène, de Stilpon, et de toute l'école des Stoïciens (3). Un Père de l'Église, Tertullien, fait, comme eux, provenir l'âme du père, et ne voit dans la mère, qu'un nid où elle passe et où elle vient éclore : *genitalibus fœminæ foveis commendata* (4). Les Arabes Avicenne et Averrhoes ont aussi professé la même opinion. J.-B. Van Helmont, répétant en d'autres termes l'idée d'Aristote, rapporte ainsi que lui la matière séminale au principe femelle ; au mâle, l'esprit vital. Enfin, à notre époque, d'autres auteurs, Rolando, Pander, Virey, etc., s'accordent de même à croire que la mère ne fournit que l'élément corporel ou le mécanisme, et que le père transmet exclusivement le principe spirituel ou le dynamisme (5). Plus spermatiste encore, Walther fait dépendre la génération proprement dite du mâle, et ne laisse à la femelle que la *conception* (6). Dans cette hypothèse, comme dans une antique théorie des Hindous, c'est le père qui se reproduit dans le sein de la mère ; c'est le père qui naît, pour ainsi dire, en elle une seconde fois (7).

(1) Ritter, *Histoire de la philosophie*, t. III, p. 326.
(2) Sprengel, *Histoire de la médecine*, t. I.
(3) Censorinus, *de Die natali.*, cap. v.
(4) Tertull., *de Animâ*, cap. xix.
(5) Virey, *de la Physiologie dans ses rapports avec la philosophie*, p. 75. — *Voy.* encore *Dictionnaire des sciences médicales*, t. LII, article *Sperme* du même, p. 286 et suiv. — Et l'*Isis* d'Olken, 1830, cap. v, vi, vii.
(6) Walther, *Physiologie des Menschen*, § 621.
(7) Manava-Dharma-Sastra, liv. IX, st. 8 et 9 :
« Un homme en fécondant le sein de sa femme y renaît sous la forme

III. La troisième série d'opinions comprend celles des physiologistes qui, allant plus avant encore dans le système de la spécialité d'influence de chaque sexe, sont descendus aux plus minutieux détails sur la contribution du père et de la mère aux différentes parties, aux différents organes, et aux différents modes d'existence de l'être.

Dans le règne végétal, Linnée avait posé en principe que la plante *intérieure*, ou les organes de la fructification ressemblent, chez les hybrides, à ceux de la mère ; et que la plante *extérieure*, ou les organes de la végétation, reproduisent la forme du père. Des observations de Senff, jardinier de Kœnigsberg, militent en faveur de la même opinion (1).

De Candolle a formulé une loi toute contraire : « Lorsqu'on cherche, dit-il, à démêler quelle peut être, dans ces sortes de métis, l'influence des sexes, on est tenté de croire, comme loi générale, ce que M. Herbert a admis pour les amarryllidées hybrides, savoir : que les plantes provenues de fécondations croisées ressemblent à leur mère, par le feuillage et la tige, ou les organes de la végétation, et à leur père, par la fleur, ou les organes de la reproduction (2). » Le savant botaniste en cite quelques exemples. Henri Le Coq s'abstient de se prononcer sur ce point délicat, dans son récent ouvrage sur cette matière (3). Sageret rapporte des faits et des expériences qui renver-

« d'un fœtus, et l'épouse est nommée *Djaya*, parce que son mari naît
« (djatate) en elle une seconde fois. »

(1) Burdach, t. II, p. 267.

(2) De Candolle, *Physiologie végétale*, p. 716.

(3) Henri Lecoq, *De la fécondation naturelle et artificielle des végétaux et de l'hybridation*, 1 vol. in-18. Paris, 1845.

sent à la fois la loi de De Candolle et la loi de Linné (1).

Le même désaccord existe sur ce point, dans les opinions, quant au règne animal.

Ainsi, d'après Linné dont l'opinion déduite plus particulièrement de ses aperçus sur la végétation est l'inverse de celle soutenue par Aristote et par Pythagore, la femelle donnerait le principe médullaire, le système nerveux ; le mâle donnerait le principe cortical, les os, les vaisseaux, le sang, les muscles, la peau. En opposition à ce que pensait Linné, de modernes et habiles expérimentateurs, Prevost et Dumas, ont été conduits par de minutieuses investigations microscopiques à voir, dans l'animalcule spermatique du mâle, le rudiment du système nerveux, et le germe de tous les autres organes de l'embryon dans la lame cellulo-musculaire de l'ovule, sur laquelle, d'après eux, l'animalcule se greffe (2) : « Ainsi se trouve, disent-ils, expliquée l'influence particulière au mâle et à la femelle dans la procréation de l'être auquel ils donnent naissance ; ainsi se trouvent expliquées toutes les ressemblances héréditaires, qui ont tant occupé les philosophes du siècle dernier (3). »

Des recherches analogues du professeur Lallemand l'ont amené à soutenir une thèse semblable, relativement à la part de chaque sexe au produit.

Le spermatozoïde ou zoosperme, fourni par le mâle, lui paraît renfermer tous les éléments du système nerveux cérébro-spinal et de la vie extérieure ; l'ovule, au

---

(1) Sageret, *Pomologie physiologique ou Traité du perfectionnement de la fructification*, p. 555, 561 et suiv.

(2) Prevost et Dumas, *Mémoires sur la génération*, Annales des sciences naturelles, t. I.

(3) *Dictionnaire classique d'histoire naturelle*, t. VII, article *Génération*, p. 221.

contraire, fourni par la femelle, tous les matériaux de la nutrition et tous les éléments du système digestif et de la vie intérieure : « Si le *zoosperme*, dit-il, n'est pas un système cérébro-spinal et le *vitellus* un système digestif, ils possèdent en eux les éléments nécessaires au développement ultérieur de ces deux bases essentielles de l'animalité. On conçoit ainsi d'une manière claire, complète, comment les deux agents de la fécondation influent également sur le produit commun, puisque chacun d'eux fournit une matière déjà *organisée* et vivante, ce qui est inexplicable par toute autre hypothèse. Je dis plus : chacun des éléments de la fécondation *représente bien l'agent qui la produit et la part qu'il prend à l'acte même* (1). »

L'auteur va, en effet, jusqu'à retrouver dans le zoosperme et l'ovule, une image des organes génitaux du mâle et de la femelle ; et l'ovule, d'après lui, reçoit le zoosperme à la manière dont la femelle reçoit le mâle (2), hypothèse déjà soutenue par Barry. Ce dernier naturaliste prétend, en effet, que l'ovule de lapine, à maturité, serait muni d'une fente dans la zône transparente ou membrane vitelline et que c'est contre cette fente que tend à s'appliquer le spermatozoïde. Il aurait même été une fois assez heureux pour le voir pénétrer dans la fente de la zône (3).

D'autres naturalistes ont cru pouvoir étendre plus loin l'analyse de l'action élective et partielle des auteurs : Val-

---

(1) Lallemand, *Observations sur le rôle des zoospermes dans la génération. Annales des sciences naturelles*, 1841; seconde série, t. XV, pages 281, 282.

(2) *Id.*, loc. cit.

(3) *Philosophical transactions*, 8e série, 1848, p. 332 et 536. — Bischoff. p. 29.

mont-Bomare a cru le système cutané sous la dépendance exclusive de la mère; sous celle du père, la taille et la force du corps (1).

Vicq d'Azir rapporte à l'un l'extérieur et les extrémités, à l'autre les entrailles; Gleichen, au premier la charpente osseuse, à la seconde les yeux (2). Par une distinction qui rappelle celle de Bœhme « L'homme sème l'âme, la femme sème l'esprit (3), »Fabricius, revenant de fait à la séparation de la vie animale et de la vie organique, place dans la sphère spéciale d'influence du mâle toutes les attributions et tous les phénomènes de la dernière, et dans la sphère d'action propre à la femelle, la sensibilité, l'intelligence, enfin tous les modes d'existence et d'activité de l'autre (4).

Ces doctrines, quelles qu'elles soient, ne peuvent avoir que deux bases : une base dogmatique, une base empirique. La première n'a de valeur qu'autant qu'elle se relie étroitement à l'autre; la seconde n'en a qu'autant qu'elle embrasse la généralité des faits. Maintenant, jusqu'à quel point ces deux conditions se trouvent-elles remplies par les divers systèmes que nous venons d'exposer?

ARTICLE II.

Système de l'action *commune et générale* du père et de la mère sur les divers principes de l'organisation.

§ I. Critique des trois formules du système contraire.

Le système de l'action commune et générale du père et de la mère sur les divers principes de l'organisation,

(1) V. Bomare, *Dictionnaire d'histoire naturelle*, t. XII, p. 68.
(2) *Ueber die saamenthorchen*, p. 43.
(3) Jac. Bœhme, *op.* et *loc. cit.*
(4) *Resultate naturhistorischen vorlesimgen*, p. 60.

système soutenu par Empédocle et par Hippocrate, plus tard, chez les Arabes, adopté par Rhazès et, chez les modernes, par Descartes, Buffon, Maupertuis, et la plupart des partisans de l'épigénèse, ce système disons-nous, oppose aux partisans de la théorie que nous venons d'exposer leurs propres contradictions et des résultats d'un ordre tout contraire.

1º Indépendamment de l'antagonisme flagrant qui s'y révèle entre les trois formules, la première des trois est si évidemment fausse et inadmissible qu'elle tombe sans discussion. Il est clair, comme le jour, que ni le père, ni la mère, n'agissent à l'exclusion l'un de l'autre sur la nature totale du produit ; ni l'un, ni l'autre ne forment exclusivement le germe. La science de nos jours est, comme le dit Bischoff (1), en droit d'affirmer que le concours matériel de la semence du mâle et de l'œuf de la femelle est indispensable à la fécondation. Les nombreux exemples que nous avons donnés de leur double influence, en traitant des sujets de la représentation dans l'hérédité (2), nous dispensent de nouveaux développements sur ce point. Le spermatisme vient constamment se briser contre l'antique argument que Galien opposait à la théorie de la réduction du germe au principe masculin de la génération : *la ressemblance formelle du produit à la mère* ; l'ovisme à son tour ne résiste pas mieux au fait accablant contre lequel se débat, tout aussi vainement, la théorie de la réduction du germe au principe féminin : *la ressemblance formelle du produit au père.* « Dans la procréation ordinaire, redirons-nous encore ici avec Muller, le produit

---

(1) T. L. G. Bischoff. *Traité du développement de l'homme et des mammifères.* — Traduit de l'allemand par Jourdan, ch. ii, p. 19.

(2) *Voy.* t. II, liv. I.

présente non-seulement les qualités de la mère, mais encore bien positivement celles de son père, ce qui est démontré pour l'espèce humaine et pour les animaux. La race, la forme, les penchants, les passions, les talents, même les maladies, se transmettent tout aussi sûrement du père que de la mère au produit; et comme ces qualités sont imprimées au germe par la semence, il s'en suit que celle-ci doit contenir déjà la forme du père, de même que celle de la mère est contenue dans le germe qu'elle procrée (1). »

L'expérience fait donc complétement défaut à toute théorie qui prétend rejeter, d'une manière absolue, la part de l'un des sexes, à l'organisation de l'être né des deux. Cette doctrine ne trouve d'autre appui dans les faits que les cas très-réels où l'un des deux auteurs transmet en *apparence* l'universalité des caractères physiques et moraux de la vie. Mais ces cas appartiennent à l'un et à l'autre sexe; ils ne sont pas ordinaires, et ne sont pas ce qu'ils semblent; il y a toujours alors, sur quelque point du germe, une action latente, mais réelle de l'auteur dont l'expression échappe.

2° Quoique relativement rare, cet ordre de faits réfute à lui seul les doctrines qui, en reconnaissant le concours des deux sexes à la formation de l'être, rapportent exclusivement à l'un d'eux le physique, à l'autre le moral. Cette seconde hypothèse n'a d'autre fondement que les cas où l'on voit surgir entre l'influence respective des auteurs une sorte d'antagonisme, ceux où l'un des deux sexes se trouve à propager le type dynamique, l'autre le

____

(1) Müller, *Manuel de physiologie*, traduit par Jourdan, Paris, 1846, 2 vol. in-8, t. II, p. 635.

type plastique de l'organisation. Mais, pour être plus communs que les cas que nous venons de leur opposer, ils n'en sont ni plus fixes, ni plus absolus. Comme les précédents, ils restent accidentels ; comme les précédents, ils ont leurs contraires ; comme les précédents, ils se croisent en quelque sorte et se renversent eux-mêmes, en se manifestant sous une forme identique de la part des deux facteurs. Il n'arrive pas, en d'autres termes, dans ces cas où le père et la mère semblent s'emparer chacun d'une des formes générales de la vie du produit, il n'arrive pas, dis-je, qu'un sexe toujours le même, soit mâle, soit femelle, se saisisse du physique ; qu'un sexe toujours le même, soit mâle, soit femelle, se saisisse du moral. Le sexe qui communique l'un ou l'autre varie, et l'on reconnaît tantôt dans le père, et tantôt dans la mère, le principe exclusif de la transmission du même mode d'existence.

3° Des objections tout aussi décisives s'élèvent, à nos yeux, contre le groupe des doctrines qui étendent le principe de l'action élective du père et de la mère, non plus seulement au type du mécanisme et du dynamisme de l'être, mais à tous les fragments de l'organisation, et qui les distribuent systématiquement entre les deux auteurs. Si nous n'avions jugé inutile de poursuivre, dans ses moindres détails, le contraste des opinions qui forment ces doctrines, nous l'aurions montré plus saisissant encore. On a dogmatiquement rapporté tour à tour et exclusivement au père, ou à la mère, les uns le système sanguin, les autres le système osseux, ceux-ci le système nerveux, ceux-là le lymphatique, ceux-là le musculaire, ceux-là le dermoïde, et jusqu'à telle partie de tel ou tel organe, jusqu'à telle ou telle forme des facultés physiques et morales de l'être. Il en est résulté que, de spécialité en spécialité d'influence des parents, il n'est point resté un seul des éléments du mécanisme vital, un seul des caractères de son dynamisme, qui dans cet ordre d'idées n'ait été présenté comme l'attribut fixe, et l'émanation propre et prédéterminée de chacun des deux auteurs.

Le contraste des faits n'est pas moins décisif. L'expérience a prouvé qu'il n'était pas un seul des systèmes de la vie, pas un seul caractère de leur activité, que le père et la mère ne puissent également transmettre (1).

Le père ainsi que la mère peuvent communiquer le système sanguin : la propagation des constitutions physiologiques et des tempéraments dont il est le principe, celle des diathèses et des états morbides qui ont leur source première dans les altérations de la quantité ou de la qualité de ce fluide de vie, la pléthore, l'anémie, la chlorose, la scrofule et autres cachexies, découlent tantôt de l'un, tantôt de l'autre auteur.

Le système lymphatique est dans le même cas, ce que met hors de doute l'hérédité de l'une comme de l'autre part des constitutions et des tempéraments où il prédomine, et la transmission des affections qui se lient à l'exagération de leurs caractères.

Le système osseux procède, comme lui, de ces deux influences ; quantité, qualité, forme, dimension, tout manifeste en lui cette double origine. Le croisement des espèces, et entre autres celui de l'âne et de la jument, dont le produit a tantôt les dix vertèbres lombaires de la jument, tantôt les cinq de l'âne ; les anomalies, comme l'ectrodactylie (2), la polydactylie (3), nous prouvent cette double

____

(1) *Voy.* plus haut, t. II, 3 part., liv. I, ch. i.

(2) Tom. I, 2e part., liv. II, ch. i.

(3) *Idem. loc. cit.*

origine dans le nombre ; les maladies, telles que le rachitisme, la carie, etc., nous la montrent dans l'état ; et la dentition nous la met à nu, dans tous ses éléments, sous tous ses caractères. On voit tous les jours, dans la même famille, une partie des enfants avoir les dents petites, blanches, demi-transparentes et symétriquement disposées de leur mère, et sujettes aux mêmes espèces d'affections névralgiques, vermineuses, ou inflammatoires ; les autres les dents fortes, opaques, irrégulières, superposées, mais saines et persistantes du père. Les éleveurs anglais, instruits par l'expérience, que cette loi régit le système osseux tout entier, sont partis du principe du concours des deux sexes à sa formation, dans la création de leurs admirables races de bétail à *petits os*. Enfin, on en a eu, tout récemment encore, et dans l'espèce humaine, la confirmation la plus éclatante : le professeur Meyer qui a fait l'autopsie de Dorothée Perrier, célèbre hermaphrodite qui mourut à Bonn, en 1835, constata un mélange bizarre des caractères de l'un et de l'autre sexe, dans tout le système osseux.

Il en faut dire autant du système musculaire ; les enfants ont tantôt le type musculaire de l'un de leurs auteurs, tantôt celui de l'autre, tantôt celui des deux qui se partagent quelquefois les membres ou leurs parties, et jusqu'aux divers points de la même partie.

Les mêmes contrastes, les mêmes alternatives, les mêmes distributions se représentent dans l'ensemble et dans les éléments du système dermoïde, depuis la substance du derme jusqu'aux moindres caractères de la pilosité et de la coloration.

Le système nerveux, enfin, obéit aux mêmes lois. La reproduction de la part des deux sexes, des anomalies ou des maladies qui tiennent à des vices de sa contexture, ou de sa conformation, ou de son état d'organisation, le démontre de sa substance; la reproduction, de la part des deux sexes, de tous les types d'énergie et de tous les modes d'existence et d'action dont il est le principe, l'instrument, ou l'agent, le prouve aussi clairement de son activité. Nous avons rencontré (1) et nous rencontrerons partout, dans le dynamisme, les mêmes alternatives, et les mêmes contrastes, et les mêmes croisements, et les mêmes partages des représentations de l'un et de l'autre auteur. En présence de tels faits, la ressemblance invoquée par Lallemand, Rolando, Prevost et Dumas, entre le zoosperme et la forme du système cérébro-spinal, eût-elle été réelle, resterait sans puissance comme preuve à l'appui de leur opinion. Mais cette analogie, éloignée et grossière dans les animaux où elle se produit, n'est même pas générale, et les observations de Dugès ont prouvé que, dans plusieurs espèces d'êtres, il n'y en a pas de trace (2).

Chez d'autres espèces, comme chez le colimaçon, cette forme hypothétique serait en opposition manifeste avec celle du système nerveux ; on ne l'a guère observée que chez les vertébrés, et chez les vertébrés eux-mêmes, Coste et Delpech en nient l'existence (3).

Quant aux inductions tirées de l'insertion du spermatozoïde dans une prétendue fente de la zone de l'œuf, il y aurait à prouver deux choses préalables : l'existence de la fente, et la réalité de l'insertion elle-même.

Bischoff, dont l'opinion est d'un poids si grave, en pareille matière, déclare non-seulement que rien de sem-

(1) *Voy.* 3e partie, liv. I, ch. I.
(2) Dugès, *Physiologie comparée*, t. III, p. 392, 393.
(3) *Ouv. cit., loc. cit.*

II.   6

blable n'a été vu par lui, ni par d'autres, mais encore que rien de semblable ne se pourrait voir. A peine dans l'ovule à maturité est-il possible même de distinguer la zone des cellules qui l'entourent. A plus forte raison serait-il impossible de pouvoir discerner une fente dans ses parois. La difficulté de pouvoir distinguer un spermatozoïde au milieu de l'amas de vésicules obscures du disque proligère serait encore, s'il se peut, plus impraticable. Aussi l'auteur allemand conclut-il nettement, contre l'opinion d'ailleurs émise avec beaucoup de réserve de Barry, que la pénétration d'un spermatozoïde dans l'intérieur de l'œuf n'est point démontrée, et qu'elle est au contraire fort invraisemblable (1). Eût-elle été prouvée, il n'en fût pas moins resté à prouver, dans l'ignorance profonde où nous sommes encore de la nature et du mode d'action du zoosperme, que le zoosperme est le système cerébro-spinal du nouvel être, hypothèse tout à fait inadmissible, car elle est contredite par l'hérédité.

Il est manifeste, dans notre opinion, que ces prétendues règles de spécialité de l'influence du père et de celle de la mère, sur tel ou tel système, tel ou tel caractère prédéterminés de la vie du produit, doivent leur origine aux cas particuliers où l'hérédité semble réellement suivre une marche *élective*. Tels sont ceux où le tissu, l'organe, la fonction, ou la faculté, ou l'anomalie, ou la maladie, ne proviennent dans l'être que d'un de ses auteurs. Les exemples en abondent; plusieurs se sont offerts, plusieurs autres s'offriront dans le cours de ce travail, mais sous les expressions les plus contradictoires, et indifféremment de la part des deux sexes.

(1) T. L. G. Bischoff, *Traité du développement de l'homme et des mammifères*, traduit par Jourdan. Paris, 1843, ch. II, p. 29, 30.

La critique nous ramène donc toujours au même point, et par lui tout s'explique :

Lorsque l'on considère isolément les faits, les deux systèmes contraires, celui de l'action élective ou locale, et celui de l'action commune et générale de l'un et de l'autre sexe semblent y avoir une base. Le père ou la mère peut paraître exclusivement communiquer le germe ; le père et la mère peuvent paraître exclusivement transmettre, l'un le physique, l'autre le moral de l'être ; le père et la mère peuvent paraître exclusivement transmettre, le premier une série réglée d'éléments ou de caractères, la seconde une autre série également réglée d'autres caractères et d'autres éléments de l'organisation. Mais la vérité est, qu'aussitôt qu'on s'élève au point de vue de l'ensemble, comme dans le tableau comparatif des faits que nous venons de tracer, la doctrine d'une action élective de chaque sexe perd, à titre de loi, tonte autorité devant la contradiction perpétuelle où les faits la mettent avec elle-même ; et il ne reste plus qu'une seule conclusion vraiment générale que l'expérience autorise à mettre à sa place.

Cette conclusion, qui se rattache au principe de l'ancien système soutenu par Empédocle et par Hippocrate, est celle de Zacchias (1), de Buffon, de Maupertuis (2), de Girou (3), de Dugès (4), et aussi de Burdach (5) : qu'il n'y a rien d'absolu, qu'il n'y a rien de constant, et que tout est possible. Le même élément, le même caractère de l'existence phy-

(1) Zacchias, *Quæstion. med.-leg.*, lib. I, tit. v.
(2) Maupertuis, t. II, *Vénus physique*, part. 1, ch. xiii, p. 60, et lettre xvii.
(3) Girou, *de la Génération*, p. 114.
(4) *Physiologie comparée*, t. III, *loc. cit.*
(5) *Ouv. cit.*, t. II, p. 260.

sique, ou de l'existence morale, peuvent être communiqués tantôt par le père, tantôt par la mère, tantôt par l'un et l'autre.

Ces variations cependant découlent d'un même principe et se formulent, à nos yeux, en une seule loi. Cette loi est *la loi d'universalité d'influence des deux sexes*, ou de communauté de représentation du père et de la mère sous toutes les formes de la vie, dans tous les systèmes, dans tous les organes, dans toutes les facultés de la nature du produit.

Maintenant jusqu'à quel point la ressemblance physique et la ressemblance morale, ainsi transmissibles de la part des deux sexes, sont-elles mutuellement libres, ou subordonnées l'une à l'autre dans l'acte de leur transmission, quel que soit celui des facteurs qu'elles rappellent ?

§ II. Critique des théories de connexité entre l'hérédité de la ressemblance physique et l'hérédité de la ressemblance morale.

Tout en reconnaissant ce fait de liberté et de communauté d'action des deux sexes sur tous les éléments du mécanisme et du dynamisme de l'être, il est cependant plusieurs naturalistes qui croient fermement à une loi de rapport et de subordination entre ces éléments, de quelque part qu'ils viennent. Ici prennent place les diverses opinions qui se rallient au principe d'une connexion réglée *entre l'hérédité de la ressemblance physique et l'hérédité de la ressemblance morale*.

D'après tous ces systèmes, celui des deux parents qui transmet la première, ou qui influe le plus énergiquement sur elle, influe le plus énergiquement sur la seconde, ou la propage seul, par la corrélation intime qui les unit. Mais les physiologistes qui défendent cette thèse ne s'accordent entre eux, ni sur le caractère, ni sur les éléments de cette correspondance.

Il en est, comme Cullen, J. Adams, Burdach, qui l'entendent simplement des traits généraux de la ressemblance physique et de la ressemblance morale. On a surtout cité l'exemple des jumeaux, qui présentent la plupart une conformité si extraordinaire de l'habitude du corps, des traits du visage, des goûts, des facultés, et même des destinées. Je connais, disait Gall, deux jumeaux difficiles à distinguer l'un de l'autre, et qui offrent une ressemblance frappante dans leurs penchants et dans leurs talents (1). Les deux frères Faucher, les jumeaux Siamois, comme Geoffroy-Saint-Hilaire en a fait la remarque, offraient le même phénomène.

Fort de ces résultats, le chevalier Da Gama Machado n'hésite pas à poser ce principe : « Quand la taille, la forme générale du corps et la couleur sont semblables, les caractères et les goûts seront identiques dans tous leurs détails (2). »

Mais c'est plus spécialement sur la correspondance de la transmission de la *coloration* et du *caractère* des parents au produit que cet auteur insiste. Il rappelle, à l'appui de son opinion, les modifications de naturel qui suivent les changements de couleur dans le mélange des espèces, entre autres dans celui des races blanche et noire de l'espèce humaine. Le métis, par exemple, qui provient d'un mulâtre et d'une négresse, métis connu sous le nom de *griffon* aux Colonies, au Brésil sous celui de *fusco* ou foncé, est d'une nuance de peau plus foncée que le mulâtre ; ses cheveux sont plus frisés, et l'on distingue ainsi facilement les

(1) Gall, *Sur les fonctions du cerveau*, t. I, p. 207.
(2) Da Gama Machado, *Théorie des ressemblances*, part. 2, p. 184.

deux castes, celle issue d'un mulâtre et d'une négresse, celle issue d'une négresse et d'un blanc. Mais elles ne sont pas moins distinctes de caractère : les métis provenus de mulâtre et de négresse sont beaucoup plus dociles que les métis provenus de négresse et de blanc (1). Le même auteur croit retrouver la même loi, dans les métissages d'espèces, chez les oiseaux. Le canard sauvage, dit-il, s'accouple avec le canard domestique : le jeune canard qui en provient, *ayant la couleur du père*, ne veut plus vivre en état de domesticité et ne tarde pas à quitter la basse-cour. Le transport de la robe de la mère ou du père au produit du croisement de l'espèce du serin avec celle du tarin, ou celle du linot, ou du chardonneret, correspond d'après lui à des transmissions semblables du naturel. S'il y a, dans le métis, un mélange des couleurs de l'une et de l'autre espèce, il y a de même en lui mélange des facultés, mélange des instincts (2).

Il est d'autres auteurs plus analystes encore.

Girou, d'abord, distingue entre la ressemblance des *formes* et celle de la *couleur* ; elles ne suivent pas à ses yeux la même loi dans l'hérédité. La transmission des formes extérieures entraîne, d'après lui, celle des facultés mentales proprement dites, ou de l'intelligence : la transmission des défectuosités de la vie intérieure, celle de la sensibilité sentimentale. Enfin, la transmission de la couleur suivrait celle des penchants et du tempérament (3).

Ce n'est, d'après Zacchias, qu'entre le *tempérament* et

<hr>

(1) *Id.*, *ouv. cit.*, t. II, p. 176.

(2) *Id.*, *loc. cit.*, p. 186.

(3) Girou, *de la Génération*, p. 180, 182 et 290, et *Philosophie physiologique*, préface, p. VIII.

le *moral* des êtres que cette correspondance de transport s'établit dans la génération.

Gall et Spurzheim sont beaucoup plus exclusifs : ils repoussent également la signification de la ressemblance générale des *couleurs*, celle des *formes*, celle du *tempérament*, et n'accordent de valeur réelle d'expression physique de ces transports qu'aux analogies de conformation ou de configuration des diverses régions de la voûte du crâne. On a toujours observé, dit le premier, que les frères et les sœurs qui se ressemblent le plus entre eux, ou qui ressemblent, *quant à la forme de la tête*, le plus au père ou à la mère, se ressemblaient aussi quant aux qualités de l'âme et de l'esprit (1).

Mais le célèbre fondateur de la phrénologie ne s'arrête pas à voir dans ces concomitances du transport du physique et du moral de l'être un fait de connexion, un rapport d'harmonie, ou même une simple loi de correspondance ; il en fait une loi de subordination de la ressemblance morale à la ressemblance physique, et il élève ainsi la transmission de l'une à la valeur de cause et de condition de la transmission de l'autre :

«Quand la constitution physique se transmet des pères aux enfants, pose-t-il en principe, ceux-ci participent, *dans la même proportion, à leurs qualités morales et à leurs facultés intellectuelles* (2).

Da Gama Machado assigne, de son côté, au transport de la taille, des formes et de la couleur, la même importance ; c'est leur hérédité qui décide, selon lui, de celle des *dispositions morales qui en dérivent* (3).

(1) Gall, *ouv. cit.*, p. 207.
(2) *Id., loc. cit.*
(3) *Théorie des ressemblances*, part. 2, p. 175.

Qu'y a-t-il de fondé dans ces propositions?

Si l'on veut éclaircir ces points de la question, jusqu'ici si obscurs, il faut commencer par dégager le *fait* de ces correspondances, de l'*interprétation* qu'on en a présentée.

En fait, nous ne contestons la réalité d'aucune de ces espèces de concomitances dans le transport du physique et du moral des êtres : toutes sont également possibles ; toutes surviennent ; toutes comptent en leur faveur un plus ou moins grand nombre d'observations exactes.

Mais en est-il une seule dont on puisse faire une règle? Nous ne le pensons pas. On a beaucoup trop étendu leur portée et l'on s'est complétement mépris sur leur nature et sur leur caractère. Aucune d'elles ne présente la généralité ni la constance d'une loi.

1° Il n'est pas vrai, d'abord, que ces deux conditions, sans lesquelles il n'est pas de loi dans l'organisme, se rencontrent même dans la plus ordinaire et la mieux justifiée de ces correspondances, dans le fait de ressemblance morale du produit à celui des auteurs dont il représente le type extérieur de conformation, et particulièrement la figure et les traits. Il est hors de doute que ce phénomène se voit, mais il est hors de doute que l'on observe aussi le phénomène contraire. Les deux ordres de ressemblances peuvent être réunies, elles peuvent être séparées, elles peuvent être plus ou moins complétement renversées ou interverties par la génération : l'enfant le plus semblable au père ou à la mère, de conformation, ou de physionomie, en est assez souvent le plus différent, ou par le caractère, ou par les passions, ou par les facultés, ou par les maladies ; et réciproquement, c'est souvent dans l'enfant le plus éloigné de la forme et de la figure de ses deux pa-

rents, que l'on voit revivre le type moral qui les distingue,
ou les dispositions au mal qui les afflige. Zacchias, d'accord ici avec l'expérience, convient, dans un passage que
nous avons cité, non pas seulement du fait, mais de la fréquence de cet antagonisme : « *Multos* iisdem animi
« moribus dotari ac iisdem morbis quibus parentes ten-
« tabantur esse obnoxios, tamen faciei similitudiuem
« nullam habere ; et contrà, *multos* ex facie alterutri ex
« parentibus assimilari, tamen toto cœlo a temperamento
« parentum distare (1). »

L'aveu a dans sa bouche d'autant plus de candeur
et d'autant plus de prix, que le fait ne laisse pas de
troubler son hypothèse de correspondance entre l'hérédité de la ressemblance morale et l'hérédité de la ressemblance de tempérament ; car toutes ses tentatives de
conciliation, à l'aide d'une distinction entre le tempérament général de l'être, et le tempérament spécial de
chaque organe, n'aboutissent qu'à mettre en plus vive
lumière toute la variété d'expressions que le fait rebelle
à son système est susceptible de prendre. La conclusion directe que la logique en tire est celle que l'expérience donne le droit d'en tirer. C'est qu'il n'existe au fond
ni généralité, ni constance de rapport entre l'hérédité
de la ressemblance des formes et des traits du visage et
l'hérédité de la ressemblance morale ; c'est qu'on ne peut
induire, avec fondement, de l'existence de l'une, entre
frères et sœurs, entre enfants et parents, l'existence de
l'autre.

Cette première espèce de correspondance, dans ce
qu'elle a de réel, se réduit, en un mot, aux simples pro-

____

(1) Zacchias, *loc. cit.*, quæst. III, p. 123.

portions d'un fait individuel, et dont l'expérience, chez l'individu même, reste l'unique juge.

2° La seconde règle de rapport, celle de relation spéciale de l'hérédité des *formes* à l'hérédité des *facultés mentales,* opinion soutenue par Girou de Buzareingues, a-t-elle plus de fondement? En aucune manière; et tout ce qu'on vient de lire de la prétendue règle de correspondance du type général de la formation au type général du dynamisme des êtres lui est applicable. Dans l'un comme dans l'autre cas, il faut bien distinguer le *fait* de la *loi.* Nous ne saurions contester à l'exact et savant expérimentateur, ni la réalité de ces correspondances, ni leur plus grande fréquence relative *dans les cas qu'il a pu observer ;* mais nous n'accordons pas qu'elles aien* le caractère, ni la valeur d'une loi.

C'est un point sur lequel chacun est à la fois observateur et juge; il suffit de porter les yeux autour de soi, dans le cercle de ses relations. Tout esprit impartial sera conduit, comme nous, et indépendamment des considérations rationnelles qui nous guident, à ce résultat : qu'il n'y a par le fait, dans ces correspondances, aucune fixité, aucune espèce de règle, et que la transmission de l'intelligence peut suivre celle des formes, et ne la suivre pas.

3° Le prétendu rapport établi par Gall, entre la transmission des *formes de la tête,* et celle des *aptitudes* ou des *inclinations* des parents aux produits, a dans notre opinion moins de fondement encore. L'argumentation par laquelle il l'appuie roule sur une perpétuelle pétition de principe: de la pluralité très-réelle des formes de l'activité psychologique dans l'être, il conclut d'abord à l'existence d'organes spéciaux à chacune d'elles dans la pulpe cérébrale. Cette première hypothèse le mène à une seconde : celle de l'hérédité de ces organes locaux des facultés mentales, comme cause rationnelle de l'hérédité des facultés diverses dont ils sont les principes ; nouvelle conséquence, qui en entraîne une autre aussi arbitraire qu'elle, celle d'une correspondance directe et nécessaire entre la transmission des qualités et des dispositions des êtres et la reproduction des développements et des formes du crâne qui répondent aux organes, siéges de ces aptitudes.

On doit comprendre, qu'avant de poser ainsi en règle, que l'hérédité des qualités et des facultés mentales était proportionnelle à l'hérédité des organes spéciaux qu'il leur imagine, Gall eût dû démontrer la réalité de ces organes eux-mêmes. Or, est-il un instant possible d'accepter sa démonstration ? Par cette omission et par la perpétuelle confusion où il tombe de l'élément *logique* et de l'élément *réel*, le système de rapport qu'il veut établir manque de base rationnelle ; et quant à la sanction empirique, elle lui fait aussi nettement défaut qu'aux autres théories fondées sur l'hypothèse d'une connexion réglée dans l'hérédité, entre le type des instincts, et le type des formes. La forme, en un mot, celle du corps, celle des traits, celle de la voûte du crâne, a son caractère propre d'individualité, de famille, de race, d'espèce ; le dynamisme a le sien, et quoi qu'on en ait dit, leur corrélation, au delà de certaines limites, n'a rien de fatal en soi, ni de nécessaire. Leur transmission s'opère, d'après les mêmes principes ; et si l'on ne consulte dans l'hérédité que le témoignage des faits, et non les systèmes qu'on veut bâtir sur elle, on la voit se produire sous trois expressions :

Hérédité de la forme et de la faculté ;

Hérédité de la faculté sans la forme ;

Hérédité de la forme sans la faculté.

Une dernière expression, propre à l'INNÉITÉ, comprend les autres cas où il n'y a ni transport de la faculté, ni transport de la forme.

4° Ces considérations retombent de tout leur poids sur les hypothèses de rapport ordonné ou de connexion réglée entre l'hérédité des *inclinations* et l'hérédité des *couleurs* des parents.

Comme les précédentes, ces hypothèses rencontrent, au premier abord, un appui dans les faits. La propagation séminale des instincts peut suivre celle des couleurs, et le produit avoir le moral de l'auteur dont il a la livrée. Il y a même des cas analogues à ceux sur lesquels Da Gama Machado s'est fondé, où le contraste réuni des goûts et des couleurs du père et de la mère se distribue et se croise, en se transmettant aux petits d'une même portée, de la manière la plus propre à faire illusion. C'est le lieu de rappeler l'exemple cité plus haut de ces six métis de truie et de sanglier, dont cinq, de la même couleur et de la même forme de tête que leur père, fuyaient l'homme, rejetaient l'orge, vivaient d'herbe et de feuilles, et se tenaient à l'écart des porcs apprivoisés; tandis que le sixième, blanc comme l'était la truie, n'avait point peur de l'homme, aimait l'orge, et se mêlait aux cochons domestiques (1).

Malgré ces apparences de consécration, cette prétendue règle de correspondance n'en est pas plus réelle.

Les faits, premièrement, ne permettent pas d'admettre que le transport des *couleurs* réponde exclusivement au transport des *penchants*, l'hérédité des *formes* à celle des *facultés*.

Rien n'autorise à croire à cette distinction. Tout, au con-

____

(1) *Voy.* t. I, part. 2, liv. II, ch. II, p. 463.

traire, indique, contre l'opinion de Girou (1), que la couleur obéit dans la génération aux mêmes lois que la forme. La transmission de la forme peut suivre celle des penchants, et la transmission de la couleur peut suivre celle des facultés; chacune d'elles peut même accompagner seule et simultanément, dans le même individu, les uns et les autres.

Da Gama Machado est fondé, *en ce sens*, à généraliser la puissance d'expression qu'il donne à la couleur ; la représentation de ses caractères peut se lier à celle des phénomènes les plus divers du dynamisme ou du mécanisme de l'organisation.

La seconde règle que pose Girou de Buzareingues aurait dû lui faire rejeter la première.

Le tempérament, dit-il, accompagne la couleur (2): supposons que jamais il n'accompagne les formes ; il est d'expérience, que le tempérament ne suit pas exclusivement le transport des penchants, mais qu'il peut suivre celui de toutes les facultés. C'est même sur ce principe, corollaire de l'ancien système de Galien, que Zacchias établit sa théorie de rapport entre l'hérédité du tempérament et l'hérédité de tous les caractères moraux de l'existence. Or, si le tempérament qui se transmet ainsi avec les attributs les plus divers du type dynamique de la vie, avec les facultés comme avec les penchants, accompagne la couleur, la propagation de la couleur doit suivre indistinctement celle des penchants ou celle des facultés.

Certaines anomalies qui atteignent à la fois et la coloration et le tempérament prouvent que cette conséquence n'est pas purement logique. L'albinisme, par exemple,

(1) *De la Génération,* p. 290.
(2) Même ouv., *loc. cit.*

dans toutes les espèces où il n'est pas une simple variété
de la couleur naturelle de la peau, est une altération ou
dégénérescence dont le tempérament reçoit une expression aussi profonde que celle de la peau elle-même ; et,
comme nous l'avons vu (1), les troubles parallèles de ces
deux systèmes s'irradient plus ou moins jusqu'au dynamisme. N'y dépravent-ils donc alors que les penchants ?
Non : avec la couleur et le tempérament, les sens intellectuels, le toucher, l'ouïe, la vue, sont plus ou moins éteints,
quelquefois abolis, et les facultés mêmes dont ils sont les
organes sont frappées d'hébétude. Ce n'est pas tout : s'il
arrive que la fécondité résiste à la torpeur ou à l'extinction des plus éminentes puissances de la vie, et que, malgré le croisement, la génération transmette l'albinisme de
l'auteur au produit, que se passe-t-il alors ? un phénomène conforme à ce que nous venons de dire. On peut
voir le transport de la coloration s'accompagner des vices
intellectuels, ou des imperfections sensorielles qui s'y
joignent. Ainsi la chatte blanche et sourde dont Bouvyer
a recueilli l'exemple n'avait communiqué sa surdité native qu'aux petits de sa couleur (2).

Mais pour pouvoir s'étendre indistinctement aux facultés ainsi qu'aux inclinations, cette correspondance entre
leur transmission et celle de la couleur n'en a pas, à nos
yeux, plus de généralité ni plus de constance. Il en est,
sur ce point, des couleurs comme des formes : le transport
des facultés ou des penchants s'opère sans celui des couleurs ; le transport des couleurs, sans celui des penchants
ni des facultés. Et ce qui achève de prouver, sans réplique, combien ce système de correspondance a peu d'ab-

(1) *Voy.* t. I, *Hérédité des anomalies*, p. 297.
(2) Mémoire cité.

solu, c'est que l'on y observe le même antagonisme et le même renversement que dans la prétendue correspondance des formes.

Un exemple remarquable est celui que Buffon a vu se produire dans le croisement des espèces du loup et du chien. Malgré l'expérience acquise par les Grecs de la possibilité d'une alliance féconde entre ces deux espèces, puisqu'ils donnaient le nom de *crocotte* aux métis qui en résultaient, Buffon avait échoué dans toutes ses tentatives d'accouplement entre elles. Le hasard produisit ce que l'art n'avait pu faire. Il arriva que, chez le marquis de Spontin-Beaufort, une louve habituée dans une basse-cour à une vie commune avec un chien braque, fut couverte par ce chien et mit bas deux petits, l'un mâle, l'autre femelle. Le premier tenait du chien par tout son extérieur, seulement il avait les oreilles droites, et de plus, comme le loup, la queue longue et touffue. L'extérieur de la seconde se rapprochait au contraire de celui de la louve, à l'exception de la queue, grosse et tronquée chez elle ainsi que chez le chien ; mais ce qu'il y avait peut-être de plus singulier chez ces animaux, c'est que ces deux métis avaient précisément le moral du parent dont ils ne représentaient ni le physique, ni le sexe : le naturel du mâle, qui ressemblait au chien, était tout à la fois féroce et sauvage ; celui de la femelle, qui ressemblait à la louve, était doux, familier, et caressant jusqu'à l'importunité (1). Un croisement d'une nature bien autrement étrange, l'accouplement d'un bouc et d'une chienne de chasse, qui se trouva fécond (2), eut les mêmes résultats. De ce singulier mélange, qui n'est pas après tout beaucoup plus surpre-

(1) Buffon, *Histoire naturelle*, t. VII, supplément.
(2) *Actes physiques de l'Académie des sciences de Manheim*, pour 1780.

nant que celui bien démontré de l'ours et du chien, sortirent des produits ressemblant, quelques-uns entièrement au bouc et d'autres à la chienne. Les derniers avaient toutes les habitudes du père (1).

Ici donc, comme dans les précédents systèmes, les deux conditions premières de fixité et de généralité font défaut à la règle.

Toutes ces hypothèses, dans notre opinion, ont pour commune base l'interprétation abusive d'un fait simple.

Le dynamisme ou type des divers caractères de la nature morale est soumis aux mêmes lois de transport séminal que le mécanisme ou type des divers caractères de la nature physique, et de la part du père comme de celle de la mère. Le père et la mère n'agissent pas toujours sur les mêmes principes. Il doit donc s'en suivre, de toute nécessité, dans une foule de cas, que la transmission d'une partie quelconque des caractères physiques de l'un des deux auteurs se mêle à la transmission d'une partie quelconque des caractères moraux de l'organisation de ce même auteur, et que ainsi réunis par la génération, ils se correspondent, en se représentant dans la proportion et l'ordre respectifs où ils se sont transmis. Il s'en suit également que non-seulement l'ordre et la proportion, mais encore la nature de ces correspondances doivent varier, selon la nature et le degré de l'action respective de l'un et de l'autre auteur, dans le cas qu'on observe.

Voilà le fait, tel qu'il est, dans sa simplicité.

Maintenant, au lieu de voir, dans ces concordances, le résultat à la fois direct et variable, selon l'énergie et le mode d'influence respective des parents, de la propagation simultanée des types des divers éléments de l'exis-

______

(1) *Ouv. cit. loc., cit.*

tence physique et de l'existence morale par le père et la mère, chaque système, se plaçant au point de vue exclusif d'un ordre d'observations ou d'un ordre d'idées, a prétendu donner une signification et un rang absolus à ces coïncidences ; chaque système, en un mot, leur a attribué une valeur *symbolique* ou *étiologique*.

Dans l'idée complétement fausse qu'ils s'en faisaient, il n'y avait pas d'autre alternative.

On comprend, qu'en effet, pour que l'hérédité de la ressemblance physique puisse décider de celle de la ressemblance morale, il faut nécessairement établir en principe que la première est, en soi, ou *la cause essentielle*, ou *l'expression fixe et parallèle* de l'autre.

Dans les deux hypothèses, les deux ressemblances sont inséparables ; mais l'expérience renverse les deux hypothèses. S'il est, en effet, une distinction que l'étude philosophique de l'hérédité nécessite de faire, c'est, ainsi qu'on l'a vu, celle du dynamisme et du mécanisme, dans ce que le mécanisme du moins a d'apparent (1). Il en est, sous ce rapport, du type individuel, comme du type spécifique : la diversité des caractères physiques de l'organisation, entre les individus, comme entre les espèces, peut recouvrir les instincts les plus analogues ; et l'uniformité des premiers peut cacher le contraste et parfois l'hostilité des seconds.

La même indépendance peut, comme nous venons de le voir, se montrer dans leur transport. S'il arrive que le produit ait les inclinations, les passions, l'aptitude de celui des auteurs dont il a la couleur, ou la taille, ou la forme, soit du corps, soit des membres, soit du crâne, ou de la face, ou des traits du visage, ce n'est donc nulle-

---

(1) *Voy.* t. I, part. I, liv. II, p. 50-59.

ment, ainsi que Gall, Spurzheim, Da Gama Machado, etc., le donnent à penser, que la transmission de ces divers caractères du physique des parents soit la *cause* de celle des divers caractères du moral au produit. C'est parce que le même auteur qui lui transmet les uns, lui a, *par le même acte*, et *simultanément*, communiqué les autres.

La véritable cause de la relation, comme de la proportion des deux ordres d'éléments et d'attributs de la vie, remonte donc jusqu'aux sources de la formation de l'être ; elle est, en un mot, dans les lois générales de la procréation, dans la qualité et le degré d'influence que le père et la mère exercent, d'après ces lois, sur l'existence physique et morale du produit, et non dans le rapport de subordination de tel ou tel principe, de telle ou telle partie à telle autre partie, ou à tel autre principe de l'être qui se forme.

En s'élevant à ce point de vue, qui nous semble à la fois celui de la raison et de l'expérience, le système de l'influence *étiologique* de l'hérédité des ressemblances physiques sur l'hérédité des ressemblances morales apparaît à l'instant, ce qu'il est, une chimère.

Le système *symbolique* de leur correspondance perd de même toute valeur. Il devient aussi clair, en logique qu'en fait, qu'il n'est en la puissance, ni d'aucun caractère pris en particulier du mécanisme de l'être, ni de tous ses caractères pris dans leur ensemble, d'être la mesure exacte et la représentation certaine de la part respective d'action du père et de la mère à chacun ou à tous les caractères du type dynamique du produit.

1° La parité physique de forme, de couleur, de physionomie, si grande qu'on la suppose, entre le produit et l'un de ses auteurs, n'a plus, dès ce moment, qu'une signification : c'est que le produit tient de ce même auteur, sa physionomie, sa couleur, sa forme, etc.

2° Réciproquement, la parité morale, ou d'inclinations, de goûts, d'aptitudes, etc., entre le produit et l'un de ses auteurs, n'a plus également qu'une signification : c'est que le produit tient de ce même auteur ses aptitudes, ses goûts, ses inclinations, etc.

3° Enfin, la réunion, dans un même produit, de la ressemblance physique et de la ressemblance morale à un seul des facteurs, n'a aussi qu'une seule signification : c'est qu'un seul des facteurs les a toutes deux simultanément transmises, et nullement que l'une d'elles soit le symbole de l'autre.

La ressemblance, en un mot, quel qu'en soit le degré, l'élément, la nature, ne dit rien par elle-même de l'hérédité, ni de l'action respective du père ou de la mère sur l'organisation, *au delà de l'élément ou de la forme de la vie où elle nous apparaît.* Les divers auteurs qui se sont obstinés à donner plus de valeur à ses caractères ont fait la faute énorme de systématiser les expressions de la loi, expressions multiformes, mobiles, et souvent même contradictoires entre elles, au lieu de s'attacher à fixer le principe commun qui les régit, et qui préside à toute la distribution des représentations du père et de la mère : celui de la liberté simultanée d'action de l'un et de l'autre facteurs sur tous les éléments et tous les caractères de la forme physique et morale de la vie.

CHAPITRE DEUXIÈME.

De la loi de *quantité d'action* des deux sexes ou de proportion relative des représentations du père et de la mère dans la nature de l'être.

Une autre question s'élève : cette mutualité générale d'influence du père et de la mère sur l'organisation de la progéniture, a-t-elle, des deux côtés, la même proportion respective d'énergie? Agit-elle, des deux parts, avec la même puissance? Un des sexes, en un mot, influe-t-il plus que l'autre, soit sur une partie, soit sur toutes les parties de la formation de l'être?

Nous nous trouvons encore, sur ce point, en présence de deux doctrines contraires : une première qui croit à l'*inégalite*, et une seconde qui croit à l'*égalité* d'influence des facteurs sur la nature physique et morale du produit.

ARTICLE I.

Système de l'*inégalité* des actions, ou de la prépondérance de l'un des deux facteurs sur la nature physique et morale du produit.

Si nous n'avons égard qu'au principe qu'il proclame, ce système est peut-être celui qui a compté, à toutes les époques, le plus de partisans. Mais sous cette unité apparente de principes, se rencontrent les théories les plus disparates, et particulièrement deux, plus générales, autour desquelles les autres viennent comme se grouper.

Ces deux théories, non-seulement très-distinctes, mais jusqu'à un certain point incompatibles entre elles, diffèrent radicalement par le compte qu'elles tiennent ou qu'elles ne tiennent pas du *sexe* du produit.

§ I. — De la prépondérance prédéterminée du père ou de la mère indépendamment du sexe des produits.

La plus absolue comprend toutes les doctrines qui se rangent à l'opinion de la prépondérance systématique de l'un des deux facteurs sur l'autre, indépendamment de la nature du sexe de la progéniture.

On peut dire, d'une manière générale, que partout où n'a pas prévalu dans l'antiquité la doctrine de l'action exclusive du père sur la nature du germe, on a du moins vu prévaloir l'opinion de sa supériorité relative d'influence et de représentation dans le nouvel être. Cette idée ne s'est même pas toujours arrêtée, comme dans l'ancienne Grèce, aux limites de la science et de la physiologie : il est des peuples chez qui elle a retenti dans les institutions ; elle avait pénétré dans la législation religieuse des Hindous (1), et nous avons plus haut cité quelques stances du *Manâva-Dharma-Sastra* qui l'appliquent au règlement de l'état social des personnes (2). C'est en conformité avec ce système, que nous avons vu la mésalliance, interdite entre les castes, tomber, selon qu'elle vient du père ou de la mère, sous le coup d'une répression plus ou moins énergique (3), et la loi déclarer le produit du mélange plus ou moins impur (4). Le législateur pousse même l'hyperbole jusqu'à investir cette prééminence séminale du père de la vertu de transmettre le don de sainteté aux fabuleux métis de pieux solitaires et d'animaux des bois (5) :

(1) *Voy.* t. I, part. II, liv. II. sect. I, p. 351-353.
(2) *Id.* p. 351.
(3) *Ouv. cit.*, liv. VIII, st. 365, 366.
(4) *Ouv. cit.*, liv. X, st. 24 et suiv., st. 67, 70, 71, 72.
(5) *Id., ib.*, st. 72.

« Puisque, par l'excellence des vertus de leurs pères, dit le texte sacré, des fils même d'animaux sauvages sont devenus de saints hommes, honorés et glorifiés, *pour cette raison*, le pouvoir mâle l'emporte (1). »

Une raison d'un autre ordre, celle de l'observation et de l'expérience, a rallié de nos jours divers naturalistes à la même théorie. Parmi ceux dont le témoignage est le plus grave et a le plus de poids, il faut citer d'abord Girou de Buzareingues. Il reconnaît bien que le père et la mère concourrent l'un et l'autre, et d'une même manière, à la reproduction des caractères physiques et moraux de tout l'être (2); il convient également que les deux sexes sont représentés dans chacun de leurs produits, sous des rapports différents et variables; mais il n'en repousse pas moins positivement l'idée de l'égalité de leur influence, et il pose en principe la *prépondérance générale du père sur la totalité de la nature du produit* (3).

Parti de données contraires à l'hérédité, Wollaston arrivait, sur ce dernier point, à la même opinion (4).

Des agronomes anglais l'ont aussi partagée : « Quelques éleveurs pensent, dit Sinclair, que les produits se rapprochent beaucoup plus du père que de la mère (5). »

Dans l'espèce chevaline, entre autres, c'est du père qu'ils font dériver la noblesse du cheval (6).

Buffon croyait, comme eux, à la prépondérance constante de l'étalon.

Chez les Arabes, prévaut le système contraire. La race,

(1) *Loc. cit.*
(2) *De la Génération*, ch. VII, p. 114.
(3) Girou, *de la Génération*, même page.
(4) Wollaston, *Ébauche de la religion naturelle*, in-4°, 1786, p. 150.
(5) Sinclair, *l'Agriculture pratique et raisonnée*, traduit de l'anglais par Math. de Dombasle, 2 vol. in-8, t. I, p. 196.
(6) Pichard, *Manuel des haras*, p. 57 et 115.

d'après eux, tient plus à la femelle, conclusion conforme à celle de Bonnet, de A. Haller (1) et des docteurs Virey (2) et Velpeau. Dans l'opinion formelle de ces derniers auteurs, la supériorité *générale* d'influence appartient à la mère dans la génération. D'après les lois de Manou, cette seconde thèse ne serait pas moins ancienne que la première : car le législateur Hindou la critique comme une théorie qui ralliait, à l'époque de la rédaction de ce code, plusieurs autorités (3). Bomare prétend aussi que, dans les mélanges d'espèce soit de même genre, soit de genre différent, chez les quadrupèdes, on remarque ordinairement que le métis a plus de ressemblance avec la mère qu'avec le père, principalement en ce qui regarde la forme et l'habitude du corps (4). Henri Lecoq admet la même prépondérance du principe maternel dans l'hybridité chez les végétaux (5) ; et le Dʳ Mathieu vient, chez les animaux et dans l'espèce humaine, de pousser le même système jusqu'à l'hyperbole. La femme, d'après lui, serait seule *dépositaire et conservatrice du type de la race* (6).

L'opinion inverse était passée en loi chez les Égyptiens (7).

Le dissentiment sur le premier point, c'est-à-dire relativement à la prépondérance *générale* de l'un ou de l'autre facteur, est donc aussi profond qu'il est susceptible de l'être.

(1) *Elément. physiolog.*, t. VIII.

(2) *Nouveau dictionnaire des sciences naturelles*, t. XII, art. *Génération.*

(3) *Mandva-Dharma-Sastra*, liv. X, st. 70.

(4) *Dictionnaire raisonné universel d'histoire naturelle*, t. VIII, p. 406.

(5) Henri Lecoq : *De la fécondation naturelle et artificielle des végétaux*, p. 19 et 22.

(6) Mathieu : *De la femme au point de vue des appareils générateur et nerveux, suivi d'études cliniques sur l'hystérie*, etc.

(7) *Voy.* t. I, part. II, liv. II, p. 369.

Le système de leur prépondérance *partielle* ou d'élection nous présentera-t-il plus d'unanimité?

« On croit, dit Sinclair, que certaines parties des animaux tirent plutôt leur ressemblance du père et d'autres de la mère. » Lui-même reconnait en fait que la mère tend à exercer une influence plus marquée sur les membres, le père sur le volume, et sur le poids du corps (1).

D'autres agronomes, qui ont étudié le croisement des races pour en tirer parti, prétendent que les métis participent plus du caractère du mâle par l'extérieur, et plus de celui de la mère par l'intérieur ; idée en harmonie avec la situation des organes respectifs de la génération, ceux du mâle étant plus excentriques que ceux de la femelle (2).

Des auteurs plus modernes érigent en règle que dans l'espèce chevaline, la jument détermine le genre du cheval que l'on veut obtenir ; l'étalon ne ferait que perfectionner le moule et que transmettre au produit le don de son énergie et de sa vitesse (3).

Buffon établissait en principe que la mère exerçait une action plus spéciale que le père sur tous les éléments de la vie intellectuelle et morale du produit (4).

Girou de Buzareingues professe et développe dans ses moindres détails une autre opinion. « Les enfants, lisons-nous dans sa *Philosophie physiologique*, ressemblent en général plus au père qu'à la mère par ce qui tient à la vie active et intellectuelle (5). Le père, dit-il ailleurs, prédomine par la vie *extérieure*, et la mère par la vie de

(1) Sinclair, *ouv. cit.*, même partie.
(2) Demangeon, *de l'Imagination*, ch. vii, p. 458.
(3) Cardini, *Dictionnaire d'hippiatrique et d'équitation*. Paris, 1845, p. 633.
(4) Hérault de Séchelles, *Voyage à Montbar*, *loc. cit.*
(5) *Philosophie physiologique*, ch. xviii, p. 310.

végétation cellulaire; et cette prédominance est d'autant plus sensible que *la famille, la race,* ou *l'espèce* du père, diffèrent davantage de la famille, de la race, ou de l'espèce de la mère : *Il y a presque équilibre dans la distribution de l'organisation intérieure. Cependant, même encore sur ce point, il y a une légère prédominance du père, du moins dans les hautes classes du règne animal ;* mais cette prédominance provient du système nerveux à base intérieure : car, pour le système à base extérieure, qui préside à la sensibilité tactile, au sentiment interne, et à la formation du duvet, il y a une légère prédominance de la mère (1). »

Il admet, en un mot, une prépondérance spéciale du mâle, tant qu'il ne vieillit pas, sur les formes, sur la tête, sur les extrémités, sur les taches, et sur tous les principes de l'organisation interne qui ne rentrent pas dans les exceptions qu'il pose.

Il admet, d'autre part, une prépondérance spéciale de la femelle sur la couleur, sur la taille, sur les poils, et sur la sensibilité de tact et d'impression.

Burdach, qui regarde ce dernier point comme destitué de preuve, n'en considère pas moins l'influence de la mère comme prépondérante sur la nature morale (2), et conclut que, somme totale, le mâle a plus d'empire sur l'*irritabilité* et la femelle sur la *sensibilité.* Tout récemment encore le docteur Baillarger a cru voir, dans les chiffres de tableaux statistiques qui montrent l'hérédité de l'aliénation de deux tiers plus fréquente du côté maternel que du paternel, un nouvel argument à l'appui de la thèse de

---

(1) *De la Génération,* ch. VII, p. 129, 130.
(2) *Ouv. cit.,* t. II, *loc. cit.*

Buffon, de Fabricius, de Burdach, que la mère est l'organe le plus général de la transmission des facultés morales et intellectuelles (1).

§ II. — De la prépondérance du père ou de la mère *selon le sexe du produit.*

La seconde théorie qui se rattache au principe de l'inégalité d'influence des deux sexes dans la génération, n'en investit aucun exclusivement de la prépondérance, mais elle subordonne la prépondérance du père ou de la mère, au sexe du produit.

1° Dans un premier système, la supériorité d'énergie appartient au sexe de *nom contraire* à celui du produit, c'est-à-dire au mâle sur le produit femelle, et à la femelle sur le produit mâle. Ce fait paraît avoir vivement attiré l'attention d'Hippocrate, car il s'en autorise comme d'une preuve à l'appui de son hypothèse que chaque sexe recèle les deux sexes en puissance (2). Un grand nombre d'auteurs, Sinibaldi (3), Haller (4), Hofacker (5), Richerand (6), Burdach (7), Girou, etc., s'accordent à reconnaître à cette forme de croisement de l'hérédité une telle fréquence qu'elle équivaudrait presque à une sorte de loi. Elle serait même, d'après le dernier auteur, l'origine d'une marche singulière de la ressemblance en retour :

(1) *Recherches statistiques sur l'hérédité de la folie.* Note lue à l'Académie de médecine, dans la séance du 2 avril 1845, par le docteur Baillarger, médecin à l'hospice de la Salpétrière.
(2) *De Geniturâ.*
(3) *Geneanthropeia,* liv. VIII, Tr. I, p. 854.
(4) *Element. physiolog.,* t. VIII, p. 99.
(5) *Ueber die Eigenschaften,* etc., p. 98.
(6) Richerand, *Nouveaux éléments de physiologie,* 8e édit., t. II, p. 429.
(7) *Ouv. cit.,* t. II, p. 268, 269.

« le mâle, dit-il, qui *ressemble beaucoup à sa mère*, a souvent des *fils* et moins souvent des filles qui ressemblent
à l'aïeul paternel par les formes extérieures ; et sous les
mêmes rapports, la femelle, qui *ressemble beaucoup à son
père*, a quelquefois des *filles* et moins souvent des fils
qui ressemblent à l'aïeule maternelle (1). » Le même ordre de rapport des enfants aux aïeux se retrouve également,
selon le même auteur, chez des petits-fils et des
petites-filles dont les pères et les mères sont cependant
dans la loi commune des ressemblances (2).

Osiander (3) aurait remarqué, d'après Burdach, quelque chose d'analogue.

Ainsi donc, en général, dit ce dernier auteur, c'est ce
qui diffère, tout en ayant cependant de l'affinité, qui
exerce la plus forte influence ; et nous retrouvons en cela
des traces de la loi, *différence dans l'identité*. La fille ressemble au père, parce que c'est de lui qu'elle se rapproche
le plus dans son origine, mais elle s'éloigne de lui par sa
sexualité ; le fils a de la ressemblance avec le grand-père,
parce qu'il se rapproche de lui par sa sexualité, et qu'il
en est plus éloigné quant à son origine (4). La conclusion
de Girou est d'une toute autre nature, c'est celle d'Hippocrate ; il ne voit dans ces faits qu'une nouvelle preuve
que chaque sexe concourt souvent à la procréation de
l'autre sexe (5). Richerand s'abstient de conclure et se
demande seulement, si ce ne serait pas là la raison pour
laquelle tant d'hommes illustres par leur génie, et par de

---

(1) *De la Génération*, p. 131.
(2) *Philosophie physiologique*, p. 310.
(3) *Handbuch der Entbindungskunst*, t. I, p. 634.
(4) *Ouv. cit.*, p. 269.
(5) *De la Génération*, ch. IX, p. 217, 218.

nombreux succès dans les sciences et dans les lettres, ont transmis leur nom à des fils incapables d'en soutenir l'éclat (1)?

2° Un second système assigne, au contraire, la prépondérance sur la nature physique et morale du produit, à l'action des sexes de *même nom* l'un sur l'autre, c'est-à-dire, à la mère sur la femelle, et au père sur le mâle.

Cette supériorité d'influence générale sur la progéniture serait, selon Burdach, à peu près constante chez certains animaux ; tels seraient, d'après lui, la plupart des oiseaux ; telle est, d'après Hausmann, l'espèce chevaline ; telle, d'après le travail du docteur Baillarger, l'espèce humaine elle-même. Selon ce dernier auteur, les recherches sur l'hérédité de la folie seraient tout à fait contraires à la thèse populaire du croisement des sexes dans la génération. Loin que ce prétendu croisement fût le fait le plus général, ce serait l'opposé qu'il faudrait admettre : les chiffres des tableaux statistiques sur lesquels il s'est appuyé porteraient, en effet, à conclure que la transmission des facultés intellectuelles et morales s'opère bien plus souvent de la mère aux *filles* que de la mère aux *garçons* ; que cette transmission, au contraire, a lieu bien plus fréquemment du père aux *garçons*, que du père aux *filles* ; il rappelle surtout ce résultat si tranché, que sur deux cent soixante-quatorze filles, quatre-vingt-cinq seulement avaient hérité de la folie du père, et cent quatre-vingt-neuf, c'est-à-dire plus des deux tiers, tenaient cette maladie de leur mère (2).

(1) *Nouveaux éléments de physiologie, loc. cit.*
(2) Baillarger, *loc. cit.*

ARTICLE II.

Système de *l'égalité* des actions de l'un et de l'autre facteur sur la
nature physique et morale du produit.

En opposition avec le système de l'inégalité d'influence
des deux sexes, un second système, et nous le dirons nettement, ce système est le nôtre, reconnaît en principe
l'égalité d'action du père et de la mère sur l'ensemble
des formes et des éléments de l'organisation ; nous re-
poussons, en d'autres termes, toute *règle générale de prépondérance* d'un des sexes sur l'autre, qu'on ne subordonne pas ou qu'on subordonne cette prépondérance au
sexe du produit.

Cette doctrine nous semble naturellement jaillir de
l'examen critique des doctrines contraires et de l'expérience elle-même.

§ I. — Critique des théories de prépondérance d'un des sexes sur
l'autre, *indépendamment du sexe du produit.*

En nous plaçant d'abord à un point de vue exclusivement logique, il nous suffirait de la contradiction mutuelle des opinions qui concourent à former cette classe
de doctrines pour les repousser toutes : de l'instant où
on les met en regard les unes des autres, on voit qu'elles
s'annullent et se nient réciproquement. Les oppositions
entre les systèmes sur la *qualité d'action* des deux facteurs, ne sont pas plus tranchées (1).

Mais une telle méthode de réfutation, réduite à elle-

____

(1) *Voy.* plus haut, III⁰ part., liv. II, p. 75-76.

même, serait fort incomplète : une théorie peut être en contradiction avec plusieurs autres, sans en être moins vraie ; nous ne pourrions donc, par une pareille voie, ni faire la part d'erreur et de vérité des hypothèses contraires, ni jeter les fondements de la doctrine qui nous semble l'expression réelle de la loi de *quantité d'action* des deux sexes.

Il faut donc en revenir à l'expérience pure, et soumettre ces systèmes au contrôle des faits.

Sous ce second rapport, nous n'hésiterons pas un instant à étendre à toutes les opinions de la catégorie dont il s'agit ici, l'objection que Burdach dirige spécialement contre celle de Vicq d'Azyr et de Girou de Buzareingues : nous les regardons toutes comme indémontrées, comme inexactes en fait. Mais nous irons plus loin ; nous espérons prouver qu'elles sont fausses en principe.

En les considérant comme dépourvues de preuve expérimentale, nous n'entendons pas dire qu'elles manquent de base et qu'elles ne s'appuient sur aucun ordre de faits ; il n'y en a pas une à laquelle des faits positifs ne répondent, mais on en a très-mal apprécié la nature et le caractère. Chaque théorie a donné aux faits sur lesquels elle se fonde, au lieu de leur sens réel, un sens arbitraire ; au lieu d'une valeur purement relative et particulière, une valeur absolue qu'ils ne comportent pas.

C'est le vice élémentaire et général de toutes.

On n'en pourra douter, en les examinant, indépendamment de la vérité ou de la fausseté de leur commun principe, d'après les éléments purement empiriques de leur démonstration.

Cette forme essentielle de démonstration n'a que deux bases possibles :

L'une est l'expérience et la comparaison de la puissance relative des représentations du père et de la mère entre individus de races ou d'espèces *diverses*.

L'autre est l'expérience et la comparaison de la puissance relative des représentations du père et de la mère entre individus de races ou d'espèces *semblables*.

On a pris les deux voies ; mais on a insisté plus particulièrement sur le premier système d'expérimentation ; on a procédé à la comparaison, dans le règne animal, par le métissage ; dans le règne végétal, par l'hybridation.

Avant d'aborder la question de sûreté et de précision de ce moyen de mesure et d'investigation du degré d'influence respective des sexes sur la reproduction des éléments de l'être, entre les diverses espèces et les diverses races, voyons les résultats qu'on en a obtenus, et jusqu'à quel point ils ont ou ils n'ont pas confirmé ces systèmes.

On n'a point obtenu de *résultat général* par le métissage, on n'a point obtenu de *résultat général* par l'hybridation. Tout a été relatif, partiel, contradictoire. De là, dans chaque système, des exceptions aussi étendues que la règle à la loi qu'il proclame, preuve irréfragable que, s'il existe une loi, ce n'est aucune de celles que ces systèmes posent.

Ces exceptions jaillissent à tout moment des faits, et sous toutes les formes dans le métissage.

Elles y viennent des *espèces*, elles y viennent des *races*, elles y viennent jusque des *individus*.

Il existe des croisements d'espèces et de races où l'influence du père domine dans le produit ; d'autres où celle de la mère a la prépondérance. Cette prépondérance peut

porter sur un point ou sur tous les points de l'organisation. Plusieurs des exemples , précédemment cités à
l'appui de l'action comparée des deux sexes, nous en donnent la preuve; et les expériences de Kœlreuter (1), de
Knight (2), et de Senff (3), sur les hybrides des diverses
espèces de nicotiana, sur celles du pêcher et de l'amandier, et sur celles de plusieurs variétés de pommier,
montrent que ces différences d'espèce à espèce ne sont
pas étrangères au règne végétal.

Elles sont plus ordinaires dans l'animalité, et s'y observent de même dans le croisement des races. Le savant
agronome dont il est fréquemment question dans cet ouvrage, Girou de Buzareingues, avait espéré arriver plus
promptement à la finesse des laines par le mélange de
brebis roussillonnaises avec des béliers mérinos, que par
celui de brebis aveyronnaises avec les mêmes béliers;
mais, contre toutes ses prévisions, la race du Roussillon
lutta avec plus de force contre la race mérinos, et, après
vingt-cinq ans de croisements successifs, il retrouvait
encore dans les sujets issus de ses roussillonnaises le
type primitif de celles-ci, c'est-à-dire une laine rare,
longue, tirebouchonnée, des pattes rousses, le museau
roux; tandis que le croisement de même date avec la race
de l'Aveyron, avait depuis longtemps cessé de se distinguer de la race d'Espagne (4). Quelques propriétaires du
Charollais et du Brionnais, dont la race bovine est une

<hr>

(1) *Actes de l'Académie de Saint-Pétersbourg*, pour 1775; et *Journal
de physique*, t. XXI, p. 285, et t. XXIII, p. 100.

(2) J. Ch. Reil, *Archiv für die Physiologie*, t. XII, p. 97. — *Nouv.
bull. de la Soc. phil.*, 1820, p. 90.

(3) Burdach, *Traité de physiologie*, t. II, p. 262.

(4) *De la Génération*, p. 217 et p. 307.

des plus estimées de la France, avaient essayé de croiser
des taureaux suisses avec les vaches du pays : les grandes
espérances d'amélioration que l'on avait conçues ne se
réalisèrent point ; mais le croisement opposé, c'est-à-dire
celui de taureaux indigènes et de vaches suisses donna de
meilleurs résultats (1).

L'humanité présente des faits analogues : ainsi, d'a-
près Rush, les mariages des Danois avec les femmes des
Indes orientales produisent des enfants doués de l'extérieur physique et de la vigueur du type Européen ; mais
rien de semblable n'a lieu dans le mariage des mêmes
femmes avec les hommes des autres nations européen-
nes (2). Le croisement des races caucasique et mongole
donne, selon Klaproth, naissance à des métis dans la nature desquels domine constammnet le type de la dernière, quel que soit celui du père ou de la mère qui lui
appartienne. Il résulte, au contraire, des observations
faites par Levaillant sur les enfants issus du mélange de
la race Européenne et de la race Hottentote, que la prépondérance sur la nature morale y appartient toujours à
la race du père. « S'il arrive, dit-il, ce qui est bien rare,
qu'une femme blanche ait des privautés avec un Hotten-
tot, le fruit qui en provient a toujours la bonhomie, les
inclinations douces et bienfaisantes du père ; mais les bâtards des blancs et des Hottentotes portent, au contraire,
le germe de tous les vices et de tous les désordres (3). »

Nous n'énumérerons pas les contrastes du même ordre
qui, dans le métissage, ne dépendent que du fait des *indivi-*

____

(1) *Revue agricole*, décembre 1837, p. 157.
(2) *On the influence of physical causes on the intellectual faculties*,
p. 119, 120.
(3) *Voyage dans la Cafrerie*, édit. in-4, t. II, p. 266.

dus. Le produit d'un même genre de croisement des races, dans l'espèce canine, peut donner une idée de toute la variété des cas individuels du métissage de race. On ne rencontre pas moins de variété des cas individuels dans le produit d'un même genre de croisement d'espèces. Il est de ces unions où tous les produits semblent tenir d'un sexe; il en est où tous tiennent, en apparence, de l'autre; il existe d'autres cas où la représentation de l'un ou de l'autre facteur ne domine que selon le sexe des petits; il en existe enfin, et c'est le plus grand nombre, où il n'y a rien de fixe, et où tout est variable.

Nous prendrons pour exemple le croisement de l'espèce du loup et de celle du chien : il offre tout à la fois la preuve irréfutable de cette diversité, de l'instabilité des résultats fondés sur le métissage, et particulièrement des résultats déduits, dans le métissage, de *cas individuels*.

Nous avons déjà vu que des deux bâtards nés de l'accouplement d'une louve et d'un chien, chez le marquis de Spontin, le mâle, par le physique, tenait plus du chien, et par le naturel et la voix, de la louve; tandis que la femelle, d'un extérieur semblable à celui de la louve, avait hérité du naturel doux et caressant du chien (1). Valmont Bomare trouva chez d'autres métis de ce genre qu'il eut l'occasion de voir à Chantilly, une prépondérance générale très-marquée de l'espèce du loup sur l'espèce du chien (2). Chez d'autres bâtards nés de l'accouplement d'une chienne et d'un loup, Marsch a vu dominer, quant à la ressemblance, l'influence de la mère (3). Dans un cas *analogue*, Geoffroy Saint-Hilaire a constaté, chez d'autres, et *sous le même rapport*, la supériorité d'influence du

(1) Buffon, *Histoire naturelle, loc. cit.*
(2) V. Bomare, *Dictionnaire d'histoire naturelle*, t. III, p. 396.
(3) *Der Naturforscher*, t. XV, p. 32.

père (1). Du croisement opposé, c'est-à-dire de celui de la
louve et du chien, Pallas a vu sortir des métis chez lesquels dominaient les instincts indomptables de la louve ;
il en était de même de ceux de ces bâtards dont parle Valmont-Bomare : ils étaient tous sauvages, craintifs, farouches, hurleurs, comme les loups (2). En opposition avec
ces derniers, Marolle en a vu d'autres empreints des instincts doux et sociables du chien ; ils n'avaient de sauvage
que la voracité de leur goût pour la viande (3). Enfin,
comme nous l'avons déjà noté plus haut, Girou de Buzareingues a vu, dans les produits du croisement d'une louve
avec un chien braque, la prépondérance de la nature du
père et de celle de la mère varier, et quant aux formes,
et quant aux qualités, selon le sexe des bâtards (4). Burdach a rapporté une autre observation empruntée à
Marsch, où l'on a remarqué des résultats semblables (5),
résultats qui rappellent ceux de l'observation recueillie
par Buffon.

Rapproché des autres considérations que nous avons
exposées, ce tableau des variations de l'influence relative
de l'un et de l'autre sexe, dans le même genre de croisement, et dans les circonstances, en apparence, les plus
analogues entre elles, en est pour ainsi dire comme le
résumé et la consécration ; il achève d'éclairer sur le genre
de valeur et de démonstration que les précédents systèmes de prépondérance partielle ou totale des représentations d'un sexe sur l'autre sexe, reçoivent du métissage
ou de l'hybridité :

(1) *Annales du Muséum*, t. IV, p. 102.
(2) V. Bomare, *Dictionn. d'hist. nat.*, *loc. cit.*
(3) Burdach, *loc. cit.*, p. 266.
(4) Girou, *de la Générat.*, ch. VII, § 1, p. 122.
(5) *Der Naturforscher*, t. XV, p. 25.

Restreint-on l'épreuve au croisement de deux espèces, ou à celui de deux races, ou même à celui de deux individus de ces races ou de ces espèces? on voit d'abord surgir une *apparence de loi*, et cette loi confirmer quelqu'un de ces systèmes. Étend-on l'épreuve au croisement de deux autres races, de deux autres espèces, ou parfois de deux autres individus? surgit une *seconde apparence de loi* qui va confirmer une théorie contraire et met dans l'impuissance de décider entre elles. Généralise-t-on l'épreuve, pour atteindre à la solution? au lieu de l'unité, c'est la diversité qui jaillit et qui croît : les principes disparaissent, et il ne reste plus que des faits contradictoires qui trahissent à la fois, et le vide des systèmes que nous avons exposés, et le vice des expériences qui leur servent de base.

1₀ Il est évident qu'on n'a point tenu compte de la nature des espèces ou des races croisées, et que l'on a regardé les résultats offerts par le métissage dans les unes ou les autres, et propres à chacune d'elles, comme des résultats *communs à toutes les races et à toutes les espèces*, conclusion idéale et en opposition formelle avec les faits : les faits tendent au contraire à généraliser la proposition fort habilement soutenue par Huzard fils, sur le métissage : « qu'il ne faut appuyer ou révoquer un fait, même « une opinion, relativement à une espèce, par des exem- « ples de ce qui se passe dans une autre espèce (1). » Et chaque fois qu'on prétend établir sur la base d'un métissage suivi, entre telle et telle race, ou telle et telle espèce, une comparaison, une détermination, une mesure quelconque de l'influence respective des sexes sur le produit,

______

(1) J. B. Huzard fils, *De quelques questions relatives au métissage dans les races d'animaux domestiques*, 1831, p. 4 et 28.

on peut être certain de la voir plus ou moins complètement renversée par l'expérience dans d'autres : telle est
évidemment la première origine de toutes les théories sur
la *quantité d'action* des deux auteurs, et des contradictions qui éclatent entre elles.

2° La seconde origine de ces contradictions a été la
faute de ne pas même *suivre* les croisements des espèces
ou des races qu'on observe, et de traduire en lois les caractères qu'ils offrent *dans les cas isolés qu'on a sous les
yeux* : rien de plus infidèle ni de plus arbitraire, en raison
de l'action qu'indépendamment de la nature des races ou
des espèces croisées, la nature des facteurs exerce sur le
produit.

Ce qu'on a lu plus haut de la diversité de caractère
des bâtards du loup et du chien démontre jusqu'où cette
sorte d'action peut s'étendre.

3° Mais de toutes les fautes, la plus inaperçue, la plus
généralement commise, la plus grave, a été de procéder
à la comparaison de la puissance respective des représentations du père et de la mère, entre les diverses espèces,
ou les diverses races, par l'hybridation ou par le métissage,
et d'ériger ensuite les proportions variables et contradictoires données par ces croisements, en lois de la quantité
naturelle d'action du père et de la mère sur l'organisation,
dans l'unité d'espèce.

Le métissage, il est vrai, s'offre d'abord à l'esprit,
comme la plus certaine *mesure* des influences respectives
des facteurs, par la raison qu'il est le plus sensible *indice*
de ces influences ; mais ce moyen, si propre à déceler jusqu'aux nuances de la participation des deux sexes au produit, est de tous les moyens le plus impuissant à révéler
la loi de quantité d'action du père et de la mère, dans

l'unité d'espèce, et même à comparer, d'espèce à espèce, la proportion de leurs représentations.

Ce n'est pas uniquement par la diversité des résultats qu'il donne, bien qu'elle rende impossible la détermination d'aucune sorte de règle générale et constante de l'hybridité; mais c'est en raison de son principe même, de sa propre nature, et de celle de la question.

Qu'est-ce que la question de *quantité d'action* du père et de la mère sur l'existence physique et morale du produit? n'est-ce pas, en principe, celle d'une loi de proportion fixée par la nature et subordonnée à la loi qui régit les rapports des deux sexes?

Qu'est-ce que le métissage ou l'hybridation? une déviation des règles et des proportions fixées par la nature, dans les rapports des sexes (1).

Pourquoi donc demander à cette déviation, non-seulement l'expression, mais la mesure de ces règles et de ces proportions dont elle ne procède pas, et en violation desquelles elle se produit?

Pour découvrir la loi de quantité naturelle d'action des deux sexes sur les éléments de l'être, la première condition était de l'étudier dans la réunion de toutes les circonstances pour lesquelles elle est faite, et dans l'accomplissement des lois qu'elle présuppose. Autrement on se met en dehors de la loi, et le résultat doit être et doit exprimer tout autre chose qu'elle.

En procédant ainsi, non-seulement on ne tient aucun compte des principes, mais on n'en tient aucun des circonstances nouvelles où l'on s'est placé, ni des conséquences nécessaires qu'elles entraînent:

Dans le croisement d'une espèce avec une autre espèce,

____

(1) *Voy.* Burdach lui-même, t. VIII, p. 352.

dans celui d'une race avec une autre race, ce ne sont plus les *sexes*, à proprement parler, mais ce sont les *races*, ce sont les *espèces* qui se trouvent en présence. Ce sont réellement elles qui entrent en concours par la génération ; et dans une pareille lutte, la sexualité, même en intervenant, n'agit point pour elle-même ; elle n'est qu'en seconde ligne, elle n'est qu'un instrument, une forme de l'épreuve, elle n'en est point le but. Que s'ensuit-il? que le produit a le même caractère. Il n'est point, comme on le croit, l'expression de la force comparée *des deux sexes*, entre deux espèces ou deux races quelconques; encore moins l'expression de la loi naturelle de quantité d'action du père et de là mère sur les éléments de l'être, dans l'unité de race, ou l'unité d'espèce ; *il n'est que la mesure de l'action réciproque des espèces des races ou variétés croisées. Il n'est que l'expression de leur influence, les unes sur les autres par la génération.*

Tel est son caractère. Il suffit de le comprendre, pour sentir à quel point le métissage transforme et complique la question qu'on veut lui faire résoudre.

En principe, il est la violation des règles et des conditions qui président à la loi de proportion naturelle, dont on le fait l'emblème.

En fait, il substitue au problème de la loi de quantité d'action du père et de la mère, sur la nature physique et morale du produit, soit de race à race ou d'espèce à espèce; soit dans une même espèce ou dans une même race, le problème de l'influence comparée d'une espèce ou d'une race quelconque sur une autre race, ou sur une autre espèce, par la génération.

C'est la faute commise par Girou et Burdach, sur ce point de la question.

Elle a entraîné le premier de ces auteurs à des théories qui, de l'aveu de Burdach, manquent de démonstration ; qui, pour nous, vraies en ce sens qu'elles représentent des faits observés par l'habile expérimentateur, sont fausses comme lois (1) ; et elle entraîne l'autre à de fatigants retours sur chaque proposition et à de perpétuelles oscillations des principes qu'il pose.

S'agit-il, par exemple, de mesurer le degré relatif d'influence du père et de la mère sur la nature et sur la finesse du poil, il pose en principe que *la plus grande influence appartient au père*. Et sur quoi se fonde-t-il? sur le métissage ; il allègue que le pelage de nos chèvres et de nos brebis indigènes est infiniment plus ennobli par les boucs d'Angora et par les béliers mérinos, qu'il ne l'est par les individus femelles de ces deux races ; il allègue encore la ressemblance plus grande du poil du bâtard de la chienne et de l'ours avec le poil du père, qu'avec celui de la mère (2). Mais à peine vient-il d'ériger ce principe, qu'il l'oublie comme principe et que, sans y prendre garde, il le réduit aux simples proportions d'un fait, en reconnaissant lui-même que le métissage a, sous le même rapport, dans d'autres circonstances, entre d'autres espèces, des résultats contraires et que, par exemple, le poil des bâtards du chien et de la femelle du renard, de l'âne et de la jument, de l'ânesse et du cheval, offre plus de ressemblance avec le poil maternel (3).

S'agit-il de mesurer le degré d'influence relative des facteurs sur la nature morale, il commence encore par poser en principe que, *sous le rapport moral, l'influence*

(1) Girou, *ouv. cit.*, p. 128, 129.
(2) *Traité de physiologie*, t. II.
(3) *Ouv. cit.*

de la mère l'emporte et prédomine; et, ce principe posé, il suit les mêmes errements : les preuves qu'il invoque se rapportent presque uniquement à l'hybridité, et il semble qu'il s'en repose plus particulièrement sur les résultats, supposés uniformes, du croisement des espèces du loup et du chien, de l'âne et de la jument, de l'ânesse et du cheval (1)! Mais outre que les faits sur lesquels il s'appuie ont, dans le métissage de certaines espèces, sous ce même rapport, de nombreux contraires, ainsi qu'il est conduit à l'avouer lui-même, ces faits sont loin d'avoir dans le métissage même des espèces qu'il cite, ni la fixité, ni l'uniformité qu'exigerait la thèse soutenue par Burdach, et qu'en réalité pas un seul des faits qu'il invoque ne prouve. Nous nous rallierions plutôt, comme mieux prouvée, s'il nous fallait opter, à la thèse opposée, défendue par Girou.

Mais du moment qu'on entre dans une pareille voie, la loi que l'on poursuit se transforme sans cesse et échappe de toutes parts. On ne trouve partout que contradiction et qu'antagonisme : tantôt l'antagonisme de l'espèce à l'espèce, tantôt l'antagonisme de la race à la race, tantôt l'antagonisme de la race ou de l'espèce à l'individu, etc.

On arrive, en un mot, à voir successivement dominer sur l'ensemble des représentations chacun des éléments qu'on éprouve pêle-mêle, et qu'on met en action, au lieu de ceux du sexe.

Évidemment cette voie n'est pas celle qu'il faut suivre.

Nous ne contestons pas qu'il ne soit important, dans le but qu'on se propose, de comparer de race à race, et d'espèce à espèce, comme d'individu à individu, le degré de puissance respective des deux sexes; mais il est très-facile

(1) Id., id., p. 266.

de le faire sans le métissage, et très-irrationnel de le faire par lui.

Bien loin de recourir pour cette comparaison à aucun croisement, il faut, pour se maintenir dans la voie des principes, opérer au contraire dans les conditions les plus rapprochées possibles de l'identité ; c'est-à-dire mesurer la quantité d'action naturelle des deux sexes sur les représentations, au sein de chaque race, au sein de chaque espèce, et comparer ensuite d'espèce à espèce, et de race à race, les résultats produits sans sortir d'aucune d'elles.

Mais ce procédé se trouve précisément être le seul propre à résoudre l'autre forme de la question, c'est-à-dire à donner la mesure de l'influence respective des deux sexes sur la nature physique et morale de l'être, dans les conditions d'unité de race et d'unité d'espèce.

Or, dans ces conditions, que nous apprennent les faits ?

Si l'on accouple des animaux de même espèce, on ne trouve point de système fixe de prépondérance d'un des sexes sur l'autre. C'est ce qu'un de nos plus habiles expérimentateurs, en pareille matière, Girou de Buzareingues a reconnu lui-même (1), et c'est la vérité. On n'a, pour s'en convaincre, qu'à suivre, dans une espèce, les accouplements. Les prépondérances qu'on y voit surgir n'y sont point *spécifiques* mais *individuelles*, et partout variables du mâle à la femelle, et le plus souvent même inconstantes chez l'un ou l'autre des facteurs. La comparaison, sur une large échelle, soit des couples aux couples, soit des individus aux individus, soit d'une portée à une autre portée, soit dans la même portée, d'une partie à une autre partie des petits, amène constamment à cette conclusion.

(1) *Ouv. cit.*, p. 213.

Le résultat demeure nécessairement le même, sous le même rapport, dans toute comparaison des races aux races, des espèces aux espèces, si la comparaison se fait dans les conditions prescrites d'unité. On trouve, en d'autres termes, dans toutes les espèces et dans toutes les races éprouvées *sur elles-mêmes* et *conférées entre elles*, indépendamment de tout métissage, ce qu'on trouve dans chacune, ce qu'on trouve dans chaque couple, et dans chaque portée, l'instabilité de la domination du père ou de la mère ; c'est-à-dire par le fait, une égale absence de toute prépondérance d'un sexe vis-à-vis de l'autre, sur la nature physique et morale du produit.

Il n'existe donc point, au fond, d'antagonisme ni de divergence entre elles, quant à la *quantité d'action* des deux facteurs: il ne s'en rencontre ni d'espèce à espèce, ni de race à race, ni de race ou d'espèce à individu, comme le métissage a conduit tant d'auteurs et récemment encore Burdach à l'admettre. Les disproportions de race ou d'espèce qu'il a signalées, entre l'influence du père et celle de la mère, n'ont point d'autre origine ; elles sont toutes entachées du vice du métissage, elles gardent toutes l'expression de ses anomalies, et n'ont de vérité qu'à cette condition, et que dans ces limites : encore dans ces limites elles ne sont que des faits, et elles ne sont pas des lois : car, mobiles et diverses selon les croisements, elles manquent des deux premiers caractères d'une loi, celui de l'unité et de la permanence.

Mais l'antagonisme ne disparaît ainsi, dira-t-on, entre les *races*, et entre les *espèces*, les contradictions ne s'effacent entre elles, quant à la proportion d'influence des deux sexes, que pour se représenter, avec la même force, avec les mêmes contrastes, les mêmes difficultés, au sein de l'unité de race, et de l'unité d'espèce, d'un sexe à un autre sexe, entre les *individus :* et dans de telles ténèbres, où et comment trouver une loi qui embrasse toutes ces variations ?

Oui, dans ces conditions, les oppositions renaissent, les variations persistent, mais elles nous éclairent. 1º De l'instabilité de toute prépondérance du père ou de la mère sur la nature physique ou morale du produit, au sein de l'unité de *race* et de *l'unité d'espèce*, nous tirons tout d'abord cette première conséquence : que, dans ces conditions, ni *l'espèce* ni la *race* ne sont le vrai principe de la prépondérance qui s'y manifeste, ce qui confirme en tout point ce que l'on vient de lire.

2º De la variation des proportions d'action des sexes sur le produit, dans une même espèce, dans une même race, entre différents couples, très-souvent dans le même couple, d'une portée à une autre, et quelquefois jusque dans la même portée, nous devons tirer cette seconde conclusion : que, dans ces conditions, la *sexualité* n'en est point le principe, puisque ces proportions se règlent et se transforment indépendamment de ses caractères.

Mais l'élimination des *espèces*, des *races*, et des *sexes*, comme causes de ces inégalités et de ces variations de l'influence respective du père et de la mère, ne nous laisse en présence que des *individus*; il faut donc alors et nécessairement qu'elles procèdent de l'individualité et qu'elles s'y subordonnent.

L'individualité, c'est-à-dire la nature, l'état, et l'action des deux individus procréateurs, exerce, en effet, dans l'unité d'espèce et l'unité de race, sur la proportion des représentations du père et de la mère, une influence semblable à celle que, dans le croisement, la nature des espèces ou celle des races exerce sur le degré de leur expression dans l'être. Cette puissance de l'individualité et des *circonstances* qui agissent sur elle est si grande, que, dans le métissage même où elle se trouve en lutte avec celle des espèces ou des races mêlées, elle va jusqu'à masquer, jusqu'à paralyser, jusqu'à dominer l'empire de ces dernières. Il est donc naturel que, libre et dégagée de leur antagonisme, elle soit, en dehors de l'action du croisement, ce que l'observation et l'analyse la montrent, l'unique et vrai principe qui décide, en mille sens variables et contraires, de la proportion des représentations du père et de la mère dans l'existence physique et morale du produit.

Lui reconnaître ce pouvoir, c'est achever d'établir que la *sexualité* ne le possède pas, et qu'elle est étrangère aux inégalités d'expression des parents dont on la croit la cause: *La sexualité, en elle-même, c'est-à-dire, en tant que distincte de l'espèce, de la race et de l'individu, reste sans influence propre sur la quantité d'action des facteurs.*

C'est une rigoureuse déduction des faits. Que l'on compare les *espèces* ou les *races* entre elles ; qu'on les fasse réagir les unes sur les autres par le croisement ; que l'on mette, au contraire, les sexes en concours par les *individus*, dans l'unité de race ou l'unité d'espèce, on trouvera toujours, en dernière analyse, on trouvera partout : que ce n'est nullement la nature des *sexes* qui décide par elle-même de la quantité relative d'action du père et de la mère ; mais, comme nous l'avons dit, que c'est, dans le métissage, la nature respective des *races* ou des *espèces*, en dehors du métissage, la nature respective des *individus* que représentent les sexes.

Non-seulement cela est, mais cela doit être. Le sexe,

d'après des lois que nous exposerons plus loin, ne saurait, en principe, agir que sur lui-même : la règle est *l'inaction de la sexualité sur tous les attributs de l'organisation qui ne font point partie de ses caractères.*

On verra, par cette règle, dont nous suivrons ailleurs tous les développements, qu'on a, dans cette question, omis une distinction fondamentale à faire : cette distinction est celle des caractères *propres à la sexualité* et des caractères *libres* ou *indépendants d'elle.*

Les caractères propres à la sexualité sont, ou ceux de ses organes et de ses fonctions, ou ceux de ses annexes.

Les caractères libres ou indépendants d'elle comprennent tout l'ensemble des autres caractères : les caractères *d'espèce*, les caractères de *race*, et les caractères des *individus.*

L'omission radicale de cette distinction vicie les théories et les expériences et, abstraction faite des considérations qui ôtent toute valeur aux inductions tirées du croisement des espèces, elle fausserait à elle seule toutes les prétendues lois de proportion d'influence du père et de la mère déduites du métissage. Elle fausse toutes celles de la même nature qu'on a voulu fonder sur l'hybridation.

On y a poussé jusqu'aux dernières limites la confusion des deux classes de caractères.

Dans l'hypothèse de la bonté de ce système, la première chose à faire était de les séparer : de distraire, en un mot, d'après notre principe, dans le produit hybride, ce qui appartenait à *l'espèce*, à la *race*, et à *l'individu*, de ce qui appartenait à la *sexualité*, sous peine de confondre les résultats propres à l'action de l'une, avec les résultats propres à l'action des autres.

Le principe est ici d'autant plus rigoureux que la sexualité n'est à proprement dire qu'un accident de la plante; qu'elle n'a ni l'importance, ni la stabilité, ni la fixité de la sexualité dans les animaux (1), et que, par cette raison, les méprises y seraient plus considérables.

Il fallait donc d'abord s'adresser la question : *quels sont les organes, ou quels sont les annexes de chacun des deux sexes, dans chaque plante croisée?*

Et la question posée, on reconnaît à l'instant qu'elle n'est point susceptible de solution générale ; qu'il est d'importantes distinctions à faire, selon que les végétaux sont *hermaphrodites, monoïques, dioïques,* ou enfin *polygames.*

Il est très-vrai que dans ces quatre systèmes de sexualité des plantes, le sexe mâle a pour organe général l'*étamine;* le sexe femelle, pour organe général le *pistil.*

Mais le mode de relation et de distribution de ces deux organes, mais le caractère de leurs dépendances ou de leurs annexes varient dans tous ces cas.

I. Dans les végétaux *hermaphrodites,* c'est-à-dire dans la grande majorité des plantes, la sexualité n'a qu'un moment d'existence, celui du développement et de la durée de l'anthère ; elle ne s'irradie pas au delà de la fleur, et les organes des sexes, l'*étamine* et le *pistil*, n'ont point d'annexes *distinctes* dans la fleur elle-même. On ne peut, en effet, considérer comme telles, c'est-à-dire comme propres à un seul des deux sexes, le périanthe qui leur sert de commune enveloppe ; le calice, la corolle, même lorsque

____

(1) Burdach, *ouv. cit.*, t. II, p. 270, 271.

l'étamine ou le pistil y adhère, et qu'ils lui tiennent lieu de soudure ou de support, n'appartiennent pas plus à l'un qu'à l'autre sexe (1); il en est de même de la forme, de la grandeur, de la couleur de la fleur : à plus forte raison, de la forme, de la grosseur, de la saveur du fruit, à plus forte raison, de la tige et des feuilles. On ne trouve, en un mot, dans cette classe de plantes, de caractères propres à chacun des deux sexes que ceux de ses organes ; tout le reste est de l'*espèce*, de la *variété*, de la *race*, de l'*individu*.

II. Dans les plantes *monoïques*, les organes spéciaux de la sexualité sont et restent les mêmes ; mais ils offrent cependant des différences avec les plantes hermaphrodites. La première différence consiste en ce que les sexes, quoique tous deux réunis sur la même plante, ne s'y rencontrent point sur la même fleur.

La seconde, en ce que chaque sexe y peut, par cette raison, indépendamment de son organe essentiel et ca_ractéristique, y avoir ses annexes ;

L'étamine et le pistil n'y ont plus, en effet, le même périanthe. Dans les plantes monoïques pourvues d'enveloppes florales, l'appareil masculin, l'appareil féminin ont leur involucre, leur calice, leur corolle, ou leur nectaire distincts. Ils ne sont pas seulement distincts, ils peuvent encore être fort dissemblables. Ainsi, quoique souvent très-analogues entre eux, comme dans les genres

---

(1) La doctrine opposée, indépendamment des contradictions sans fin où elle jetterait, puisque l'étamine et le pistil peuvent, selon les espèces de plantes, s'insérer tour à tour sur ces mêmes parties, conduirait, à l'égard des plantes hermaphrodites, à faire de l'étamine elle-même, en certains cas, l'annexe du pistil, comme dans les Orchidées et les autres familles de la gynandrie de Linnée où l'étamine fait corps avec le pistil.

Concombre, Courge, Bryone, Sycione des CUCURBITACÉES.
Ces appendices changent de nature, ou de forme ou de disposition, dans bien d'autres familles. Chez les URTICÉES,
dans le genre *Forskalea*, l'organe sexuel mâle est seul
pourvu de calice : c'est le contraire dans le genre *Chara*
des *Nayades* où l'organe femelle en est seul muni ; le calice peut être chez l'un monophylle, comme dans le *sa-
blier*, bivalve comme dans l'*ortie*, lorsqu'il est tetra-
phylle ou diphylle, chez l'autre : la corolle présenter cinq
pétales distinctes autour du pistil, celle de l'étamine être
infundibuliforme (G. *Jatropa*), les fleurs mâles être toutes
disposées en ombelle, les fleurs femelles groupées en pa-
quets, trois par trois, et entourées seules par un involucre (G. *Dalechampia*) etc., etc.

Mais la sexualité, en rayonnant ainsi, jusqu'à certain
degré, dans les plantes *monoïques*, au delà de ses organes, et en imprimant, dans un grand nombre de cas,
le type propre de chaque sexe aux parties accessoires,
limite son action aux limites de la fleur.

III. Dans les plantes *dioïques* elle a d'autres caractères ;
non-seulement l'étamine et le pistil n'y sont pas unis dans
la même fleur ; non-seulement chaque sexe y a ses organes
et ses appendices spéciaux dans la plante : non-seulement
ces annexes des enveloppes florales, spathe, involucre, calice, corolle, chaton, bractée, hampe, etc., peuvent appartenir à un seul des deux sexes, ou se montrer, dans un sexe,
différents de nature, de forme, de division, de ce qu'elles
sont dans l'autre ; comme dans le houblon, où le calice des
fleurs mâles a cinq divisions, ou le calice des fleurs femelles
n'est qu'une feuille, en forme de bractée ; ou comme dans
l'arbre à pain, dont l'appareil mâle est un chaton cylin-
drique, sans spathe, couvert de fleurs, au calice à deux

valves, et l'appareil femelle un chaton ovoïde, entouré d'une spathe, couvert de fleurs nombreuses, à calice hexagone ; ou comme dans la Vallisneria spiralis où l'on voit, au contraire, la fleur mâle *sessile,* et munie d'une spathe membraneuse à trois lobes, présenter un calice à trois divisions ; la fleur femelle, portée sur une hampe uniflore, contournée en spirale, tubuleuse, s'épanouir en calice à six divisions ; ou, comme dans le papayer, dont la corolle mâle est en entonnoir, à tube long et grêle, dont la corolle femelle est à cinq pétales très-longs et réfléchis, etc., etc.; mais, dans cette classe de plantes, ni les organes des sexes, ni leurs dépendances, n'existent réunis sur le même végétal : ils sont répartis entre des sujets divers.

Il ne résulte pas uniquement de ce fait une séparation plus grande entre les sexes : il en résulte encore une plus grande importance, une extension nouvelle de leurs caractères : ce ne sont plus les *fleurs*, à proprement parler, mais jusqu'à certain point les *individus* qui sont mâles ou femelles.

Il s'ensuit, qu'au contraire des plantes hermaphrodites, et des monoïques, où la sexualité n'existe qu'un instant et s'arrête à la fleur, la sexualité a, chez les dioïques, une toute autre étendue, une toute autre durée : elle n'y apparaît point seulement à l'anthèse ; les sexes n'y diffèrent point seulement par leurs organes, ni par les modifications de leurs annexes, ou de l'enveloppe florale (1); ils y diffèrent avant, ils y diffèrent après son épanouissement, par des variations des tiges et du feuillage : variations souvent assez appréciables pour révéler aux yeux, la plante mâle ou femelle, sans le secours de la fleur, (l'épinard, le chanvre, etc., etc.).

<hr>

(1) Henschell, *Von der Sexualitæt der Pflanzen*, p. 353.

La sexualité s'étendant, en un mot, chez ces végétaux, à l'ensemble de la plante, quoique bien moins prononcée que chez les animaux, s'y caractérise dans les mêmes limites où elle s'y propage, c'est-à-dire dans l'ensemble de la plante elle-même, dans la tige et les feuilles (1).

IV. Dans les plantes *polygames*, la sexualité, enfin, offre pêle-mêle, et selon sa nature, la réunion de ces trois différents types, ou de ces trois caractères : ceux des végétaux *hermaphrodites*, ceux des *monoïques*, ceux des *dioïques*.

Maintenant, d'après le principe précédemment posé *que la sexualité n'agit que sur ses organes ou sur ses annexes*, et dans l'hypothèse où l'hybridation ne modifie en rien les termes du problème, on ne peut logiquement admettre à mesurer l'action des deux sexes, dans l'hybride obtenu, que ceux des éléments de l'hybride qui font partie de leurs *caractères*, c'est-à-dire qui sont ou *organes* ou *annexes* de la *sexualité*.

1° Or, dans l'hybridation de plantes *hermaphrodites*, tout, d'après ce qu'on vient de voir, tout, dans les deux auteurs, à la seule exception des organes sexuels, c'est-à-dire du pistil et de l'étamine, tout, tiges, feuilles, et fleur même, n'appartient point aux *sexes* mais aux deux *espèces*, aux deux *races*, ou même aux deux *individus* : en réalité donc, l'étamine et le pistil de l'hybride exceptés, dans cette classe de plantes, il n'y a de concours qu'entre les individus, les races ou les espèces, *pour tous les caractères* ; donc aucun d'eux n'accuse ni ne représente rien de l'influence relative des sexes sur le produit.

(1) Maur, dans Sprengel, *Neue Entdeckungen*, t. III; p. 343. — Meinecke, *Ueber die Zahlenverhœltnisse in den Fructifications organen des Pflanzen*, p. 40.

2° Dans l'hybridation de plantes *monoïques*, comme, aux différences près des annexes florales propres à chacun des sexes, l'étamine et le pistil n'ont, en dehors d'eux-mêmes, dans tout le végétal, aucune autre partie qui leur appartienne, il n'en est aucune autre à qui il soit donné de les représenter dans le sujet hybride, ni qui puisse servir d'élément de mesure et de comparaison de l'action respective des deux sexes sur lui. On ne peut donc consulter sur cette action que les indices offerts par l'étamine et le pistil de l'hybride et par les différences exclusivement *sexuelles* de leurs appendices. Or, à bien réfléchir, les indices de cet ordre rentrent tous dans un seul, *le nombre relatif des fleurs mâles et femelles*. Puisque ces fleurs sont, ainsi que leurs annexes, distinctes les unes des autres sur l'individu, la prépondérance d'un des sexes sur l'autre y doit nécessairement avoir pour expression le nombre plus grand des fleurs du sexe qui l'emporte; il n'y en a point d'autre : de l'instant où l'on distingue, dans le métis des deux plantes, les éléments qui font de ceux qui ne font point partie des attributs de la sexualité, tous les autres caractères, non-seulement ceux des tiges, non-seulement ceux des feuilles, mais ceux-même de la forme et de la couleur des fleurs, ceux-même de la nature et de la saveur des fruits, ne sont que la livrée des espèces, des races, ou des individus, ou, pour être plus exact, que le produit de leur lutte dans le sujet hybride.

3° Dans l'hybridation des plantes *dioïques*, dès qu'on veut isoler les influences des *sexes* des influences mixtes des *individus*, des *races*, ou des *espèces* sur le sujet hybride, on n'y peut procéder que par les mêmes règles. L'extension d'influence de la sexualité n'y change rien, en principe ; mais elle y peut, en fait, causer de graves méprises : en voyant, dans ces plantes, l'expression distinctive de la sexualité s'étendre aux caractères des tiges et des feuilles, il semble ou il peut sembler naturel de demander, en quelque sorte indifféremment, à l'ensemble de l'hybride, aux racines, aux tiges, aux feuilles et aux fleurs, les indices de l'action relative que les sexes des espèces croisées ont exercée sur elle; et pourtant il est clair qu'en suivant cette voie, au lieu de suivre la règle que nous avons tracée, on tend à s'y soustraire. Il est très-vrai sans doute, que dans toutes les plantes où le sexe se propage à l'individu, ce n'est plus seulement la *fleur*, comme dans les *monoïques*, c'est *l'individu* même, en tant que mâle ou femelle, qui lui sert de symbole : mais dès qu'on a recours à l'hybridation, les espèces interviennent; les caractères d'*espèce* et de *sexe* se mêlent, confusion dans laquelle le sexe de l'hybride est l'unique élément distinctif qui reste ; le *sexe du sujet* est donc de toute la plante l'unique élément qu'on puisse interroger sur l jeu respectif des deux sexualités qui concourrent entre elles. Et c'est une question que le sexe, quel qu'il fût, d'une seule et même hybride ne saurait décider. Il faudrait compter combien, d'un nombre fixe de graines fécondées par un seul et même acte, sur une seule et même plante, sinon sur une même fleur, sont nées d'hybrides mâles et d'hybrides femelles? la supériorité du nombre pouvant seule révéler la nature du sexe qui domine. Le problème, en un mot, est le même, à cet égard, dans l'hybridation des plantes *dioïques* que dans l'hybridation des plantes *monoïques*, à la différence près de la substitution du sexe du sujet à celui de la fleur.

4° Enfin, dans le croisement des plantes *polygames* où la sexualité offre simultanément tous les types qu'elle affecte dans les trois autres classes, il faudrait procéder, selon les caractères des espèces croisées, et d'après les principes tracés pour les trois cas.

On doit voir, à présent, combien dans l'hypothèse même où nous nous plaçons (1) *celle où l'hybridation ne modifie en rien les termes du problème*, on doit voir, disons-nous, combien les lois contraires formulées par Linnée et par de Candolle (2) pêchent par l'analyse et par la vérité, abstraction faite de toutes les observations et des expériences précises qui les renversent.

1° On n'a tenu aucun compte dans l'hybridité, de la distinction entre les divers systèmes de sexualité des plantes : l'*hermaphroditisme*, la *monoecie*, la *dioecie*, la *polygamie*;

2° On n'a établi dans les hybridations des plantes de chaque système, aucune distinction entre les caractères *propres* à la sexualité et les caractères *libres* ou indépendants d'elle;

3° Sans tenir compte des classes, des espèces, des races, ou des individus, sans tenir compte des parties, on n'en a pas moins généralisé toutes les conclusions;

4° On les a tirées indifféremment, dans toutes les classes de plantes, du caractère des tiges, des feuilles, des fleurs, des fruits;

5° On les a déduites, contradictoirement, d'après les cas souvent plus ou moins isolés, qu'on a eu sous les yeux ;

6° On n'a souvent pas même pris la précaution de Kœlreuter et de Knight, de renverser l'expérience, c'est-à-dire de faire remplir tour à tour aux deux espèces croisées le rôle des deux sexes, précaution qui peut suffire pour modifier tous les résultats.

(1) *Voy.* plus haut, p. 131.
(2) *Voy.* plus loin, chap. III.

Quelle espèce de règle serait-il possible d'asseoir, quel sorte d'accord serait-il possible d'établir par cet oubli complet de méthode et de principe d'expérimentation dans l'hybridité.

Mais nous allons plus loin : il n'est point de méthode, il n'est point de principe d'expérimentation qui puisse faire dire à l'hybridité ce qu'il ne saurait être dans sa nature de dire. Or, il n'est ni ne peut être au pouvoir de l'hybridité de révéler la loi d'influence relative des sexes sur le produit.

La voie analytique, indiquée par nous-même, est aussi complétement fermée que toutes les autres à cette révélation :

L'hypothèse dont nous sommes parti pour l'établir est destituée de base : *l'hybridation transforme tous les termes du problème* : le système rationnel d'expérimentation que nous avons tracé lui est inapplicable.

Ce système, on l'a vu, repose sur le principe de la distinction entre les caractères propres à chacun des deux sexes, et les caractères propres aux espèces, aux races, et aux individus.

Mais cette distinction si fondamentale, si logique, si vraie qu'elle soit en elle-même, est tout arbitraire, et radicalement nulle dans l'hybridité ! Il en est, en effet, des espèces végétales, comme des animales : du moment que l'on a recours au croisement, il n'y a plus en lutte que des individus, des races et des espèces : la sexualité même et tous ses attributs différentiels rentrent dans les attributs des types qui rivalisent, et deviennent partie intégrante et réelle de leurs caractères.

L'hybridation est donc frappée, à cet égard, de la même impuissance que le métissage. Elle offre même, à bien dire, une difficulté de plus, en ce qu'on n'est pas encore définitivement bien fixé sur celui des organes sexuels des espèces végétales qui est mâle ou femelle; les uns, avec Schleiden, attribuant par le fait le rôle du sexe femelle à l'étamine; les autres, continuant avec Tréviranus, Meyen et Mirbel, de lui attribuer le rôle du sexe mâle, les autres, avec Muller, demeurant indécis (1).

Telles sont, dans leur ensemble, les raisons décisives, à nos yeux, qui nous font rejeter complétement la doctrine de la prépondérance d'un des sexes sur l'autre *indépendamment du sexe du produit.*

§ II. — Critique des théories de subordination de la prépondérance du père ou de la mère au sexe du produit.

Le principe sur lequel se basent ces théories a-t'il plus de fondement que le principe de celles que nous venons de combattre?

Cette question est une des plus délicates de l'hérédité, une de celles qui prêtent le plus à l'erreur et à l'illusion dans cet inextricable labyrinthe de problèmes.

Sous peine de s'égarer, on doit encore ici commencer par distraire le phénomène en soi de l'interprétation qu'on en a proposée : il faut, en un mot, traiter séparément de la *prépondérance* du père et de la mère, selon le sexe du produit, et de la *cause* qu'on lui donne ; l'influence des sexes de différent nom, ou de même nom, l'un sur l'autre.

I. Ainsi divisée, la question se réduit sur le premier point, à des termes fort simples .

______

(1) Bischoff, *Traité du développement de l'homme et des mammifères,* chap. II, p. 28. — Muller, *Manuel de physiologie,* p. 632-633.

Voit-on la ressemblance, ou physique, ou morale, suivre *électivement* le type du facteur dont le sexe est semblable à celui du produit?

Voit-on la ressemblance, ou physique, ou morale, suivre *électivement* le type du facteur dont le sexe est l'opposé de celui du produit?

La réalité de cette double marche de l'hérédité est pleinement démontrée.

1° L'hérédité s'opère, dans une foule de cas, entre sexes semblables : l'expression de cette forme de transport séminal, la supériorité de la représentation du père dans le fils, de la mère dans la fille, est remarquable par elle-même et par sa fréquence, nous ne dirons pas seulement dans certaines espèces, mais dans toutes les espèces : elle est très-prononcée dans l'humanité, et elle y est aussi beaucoup plus commune qu'on ne semble le croire. Les tableaux statistiques du docteur Baillarger en offriraient la preuve, s'ils n'étaient exclusifs à la pathologie, et si, dans ces limites même, ils ne soulevaient, comme nous le verrons plus loin, des objections fort graves.

Mais indépendamment de l'état de maladie, l'état d'anomalie compte une foule d'exemples de ces transmissions entre sexes du même nom : la métamorphose des lames épidermiques, chez la famille Lambert, passait des mâles aux mâles : la polydactylie, dans la famille Ruhe, dans les familles Colburn, et Gratio Kalleja, dans celle dont Anna a rapporté l'histoire, s'est plusieurs fois transmise de la mère aux filles ou du père aux garçons (1). Il en était ainsi de l'éctrodactylie dans les cas observés par le docteur Lépine et le docteur Bechet : Victoire Barré l'avait

____

(1) *Voy.* t. I, 2ᵉ partie, liv. II, art. 4, 6.

propagée à ses filles : le grand-père et le père du charron de Châlon-sur-Saône, à leurs fils (1). Nous voyons également passer le bec-de-lièvre et la fissure du voile du palais, à des sexes du même nom, chez l'aïeul et le grand-père d'Alexis Pareille ; chez Élisa Dif et sa mère ; chez la mère et la fille opérés par Lebert (2). Dans les observations de chromatopseudopsie que nous avons citées, l'anomalie visuelle ne s'est communiquée qu'entre sexes semblables : chez Harris, chez Sommer, chez Whiltoch Nichol, et dans une famille dont il sera question plus loin, la famille Earle (3), elle n'allait que des mâles aux mâles ; dans le cas recueilli par Florent Cunier, que des femmes aux femmes : dans les faits, rapportés par le même auteur, de l'hérédité de la surdi-mutité et de la microphthalmie, il en est où la marche de l'hérédité a été la même.

2° On ne saurait, d'autre part, et malgré l'opinion du docteur Baillarger, contester la fréquence de la marche contraire, ou de la transmission par interversion de sexe des attributs physiques et moraux de la vie. Rien de plus ordinaire que cette sorte de croisement de l'hérédité.

Girou l'a constatée, chez les animaux, dans les produits d'espèces les plus variées, dans l'espèce chevaline, dans l'espèce bovine, dans l'espèce ovine, dans l'espèce canine, dans l'espèce féline, chez les Gallinacés, etc. (4) elle est assez commune chez les passereaux et souvent dans les petits d'une même portée : de cinq métis nés d'une se-

---

(1) *Id.*, même art., liv. III.
(2) *Id.*, même art., *loc. cit.*
(3) Earle, *on the inability to distinguish colours* dans *American journal of the medical scences, april* 1845, p. 346-254.
(4) *De la Génération*, ch. VI, p. 120-124.

rine et d'un pinçon les quatre femelles avaient presque complétement la robe du pinçon, le mâle celle de la serine. Des faits analogues ont été remarqués dans d'autres croisements et entre autres dans ceux du loup et du chien.

Ils ne sont pas moins nombreux dans notre espèce. Il n'est pour ainsi dire pas un caractère de l'organisation qu'on ne voie ainsi passer de la mère au fils ou du père à la fille.

Tous les attributs de l'existence physique peuvent suivre cette voie de transport séminal. Le mélange de la race blanche et de la race noire nous en a présenté, dans l'hérédité de la coloration, de singuliers exemples (1) : quant aux observations sur la ressemblance du père avec la fille, de la mère avec le fils, par les traits de la face, nous répéterons avec Girou de Buzareingue qu'elles sont *triviales*, et qu'il est inutile de s'y arrêter (2).

Il n'en est pas ainsi des mêmes correspondances dans l'hérédité des difformités et des anomalies : les déviations de la colonne vertébrale, la gibbosité, la claudication, diverses affections du poumon, du cerveau, les lui ont offertes (3). Burdach énumère des faits intéressants de la même nature ; le second fils de Gratio Kalleja eut un fils bien conformé et trois filles attaquées de l'infirmité héréditaire : la fille ne propagea son infirmité qu'à un de ses garçons et non à ses filles (4). Dans la plupart des cas dont nous avons parlé se trouvent des faits semblables : La polydactylie de Caïus Horatius s'était, d'après Pline, propagée à ses filles ; Mauper-

(1) *Voy.* t. I, part. 2, liv. II, chap. I, p. 213.
(2) *Ouv. cit.*, p. 278.
(3) *Loc. cit.*, p. 278-280.
(4) *Ouv. cit., loc. cit.*

tuis nous apprend que Jacob Ruhe tenait ses six doigts de sa mère ; l'éctrodactylie que Victoire Barré transmit à ses deux filles lui venait de son père. Isidore Geoffroy Saint-Hilaire a vu de même l'ectromélie passer d'une chienne à son chien. Cette interversion de l'hérédité n'est pas moins remarquable dans le transport séminal du bec-de-lièvre, et de la scission du voile du palais. Nous avons déjà vu qu'un père de sept enfants n'avait communiqué cette double imperfection organique qu'à ses filles ; la sœur de sa mère, qu'à ses cinq garçons : la mère d'Alexis Pareille l'avait aussi propagée à son fils et la devait à son père : c'est de sa mère que Gillette avait hérité de la même difformité. On a également vu, dans les observations que nous avons rappelées, passer de la mère au fils la surdi-mutité et la microphthalmie (1).

Il n'est pas plus permis de révoquer en doute la fréquence de cette marche de l'hérédité dans la transmission des caractères propres au moral de la vie. Les mouvements, les tics, les habitudes, les vices, et les qualités sont sujets à la suivre chez les animaux, d'où le mot des chasseurs *chienne de chien, chien de chienne.* Il en est de même de tout ce qui tient soit aux facultés soit aux inclinations bonnes ou mauvaises chez l'homme ; et, dans une foule de cas, on est en droit de dire *fils de mère, fille de père.* Girou de Buzareingue insiste en ces termes sur ces interversions de l'hérédité morale :

« Les enfants ressemblent, en général, plus au père qu'à la mère, par ce qui tient à la vie active et intellectuelle ; mais, sous ces mêmes rapports, les garçons res-

<hr>

(1) *Voy.* plus haut, liv. I, chap. I et chap. IV.

semblent plus que les filles à la mère, et les filles plus que les garçons ressemblent au père (1). » Le même auteur ajoute toutefois, dans un autre livre (2), que la ressemblance extérieure et morale du fils avec la mère est bien moins fréquente et bien moins parfaite que celle de la fille avec le père.

Il arrive de voir jusques chez les jumeaux de ces correspondances. Les jumeaux se ressemblent le plus généralement, s'ils sont de même sexe. S'ils sont de sexe opposé, il est assez commun qu'ils diffèrent, et qu'alors les ressemblances se croisent : ainsi, chez deux jumeaux de sexe contraire, Gall a vu le garçon ressembler à la mère, femme très-bornée ; la fille tenir du père, homme plein de talent (3). Le même fait se reproduit chez les animaux, entre les petits d'une portée. Il est plus manifeste encore dans le métissage : nous avons vu plus haut que, dans le croisement de la louve et du chien, il était arrivé, plusieurs fois, que les mâles avaient hérité du naturel du loup ; les femelles, au contraire, du naturel du chien.

L'hypothèse de Richerand ne manque donc pas de base ; il n'est pas douteux, dans notre opinion, que, comme il le croyait, cette interversion est, de toutes les causes *propres à l'hérédité* (4), la principale peut-être et la plus commune de l'infériorité de tant de fils à leur père.

Quant au fait principal, l'interversion elle-même, si les naissances multiples en offrent des exemples, dans les naissances simples on peut dire qu'ils abondent.

(1) *Philosophie physiologique*, p. 310.
(2) *De la Génération*, p. 282.
(3) Gall, *Physiologie du cerveau*, t. I, p. 207, 208.
(4) Parce qu'il faut tenir compte de l'innéité, bien autrement puissante que l'hérédité croisée, sur la dissemblance des enfants et des pères. *Voy.* t. I, part. 2, liv. I, chap. II et conclusion du liv. I.

L'histoire, dit Girou, fournit une infinité d'exemples de la ressemblance morale du père avec la fille et de la mère avec le fils.

Entre autres personnages célèbres des temps modernes ou de l'antiquité, il nous montre parmi les hommes politiques ou les orateurs ; Cléobule de Rhodes, Antipater, Lelius, Hortensius, Cicéron, Caton ; parmi les empereurs et rois, Caligula, Charlemagne, Alphonse IX de Castille, Philippe le Bel, Louis XII, Henri II de Valois, Jean II de Navarre, Henri VIII d'Angleterre, Henri IV de France, Gustave-Adolphe, Cromwell, etc., se répétant dans leurs filles : Olympias, Cratésilée, Cornélie, Livie, Faustine, Sœmie, Frédégonde, Marguerite de Brabant, Charlotte de Savoie, Bérangère, Blanche, Urracque, Catherine de Médicis, Marie de Médicis, Anne d'Autriche, la femme de Cromwell dans leurs fils (1).

On pourrait joindre aux unes la mère du poète Burns, celle du poète Johnson, et celle de Buffon, et celle des deux Chénier, et celles des deux Goëthe, et d'après Walter-Scott, celle de Napoléon, peut-être celle du roi de Rome.

On pourrait joindre aux autres une grande partie des hommes célèbres à divers titres, qui, à toutes les époques, ont illustré les sciences, les lettres, ou les arts.

N'est-il pas singulier, par exemple, de trouver dans la plupart des femmes qui, chez les anciens, ont brillé par le goût et par l'intelligence de la philosophie (2), autant d'échos vivants et de rayons adoucis du génie de leurs pères ? c'était dans Myia, Arignote et Damo, ses fil-

____

(1) *De la Génération*, loc. cit., p. 288, 289.

(2) *Voy.* Ménage, *Abrégé de l'histoire de la vie des femmes philosophes de l'antiquité*, passim.

les, qu'était passée l'âme de Pythagore ; la première jouis-
sait d'une grande célébrité ; les écrits de la seconde sur
la philosophie existaient encore au temps de Porphyre (1) ; ce fut à la dernière que, d'après Lysis le py-
thagoricien, et Diogène - Laerce, Pythagore confia le dépôt de ses ouvrages. Themisto, cette amie d'Épicure, dont
Cicéron (2) et Lactance (3) nous vantent le savoir, était
fille de Zoïle de Lampsaque ; l'ingénieuse Arété était fille
d'Aristippe. Argie, Théognide, Artémise, Pantaclée, in-
telligences d'élite, dont, selon saint Jérôme (4) le maître
de Carnéade, Pilon, avait écrit minutieusement la vie, devaient le jour au philosophe dialecticien Diodore Cronos.
Myro, illustre poète, était fille du poète tragique Homère
le jeune ; Pamphyla, dont Diogène-Laerce et Aulu-Gelle
citent souvent les ouvrages, était née du savant gram-
mairien Stoteride qui lui avait, dit-on, dédié ses commen-
taires ; l'habile Athénaïs, Eudoxie, l'épouse de l'empereur
Théodose le jeune, était fille de Léonce le Rhéteur ; l'in-
fortunée victime de Cyrille, Hypatie, dont le savoir et le
génie éveillaient à la fois l'admiration, l'amour, la jalousie des hommes, avait pour père Théon, philosophe,
géomètre, et mathématicien fameux d'Alexandrie ; le juris-
consulte Jean André, professeur d'une grande réputation
de la ville de Bologne, dont Guido Panzirol a écrit la
vie dans son ouvrage sur les plus célèbres interprètes des
lois, se faisait suppléer par sa fille Novelle, et publia sous

(1) Porphyre et Iamblique, *Vie de Pythagore*, liv. I, ch. xxx ; et saint
Jérôme, *contre* Jovimen.
(2) *In orat.*, adv. Pison. — Gassendi, *De la vie et des mœurs d'Epi-
cure*, liv. II, ch. v.
(3) Lactance, *Institut. divin.*, lib. III, cap. xxv.
(4) Clément d'Alexandrie, *Stromat.*, lib. IV ; et saint Jérôme, liv. I,
contre Savinien.

ce nom de Novelles son commentaire sur les Décrétales (1).
la fille de Molière rappelait par son esprit celui du grand
comique : la fille de Necker a fait presque oublier son
père etc., etc.

Certes de tels exemples, si importants qu'ils soient
dans notre opinion, ont besoin du contrôle de faits plus
positifs ; mais il ne leur manque pas. On n'a pour ainsi
dire qu'à ouvrir les yeux pour les retrouver, à chaque
pas, dans le monde. Je connais, dit Girou, plusieurs filles qui ressemblent à leur père, et qui en ont reçu des
habitudes propres et extraordinaires qu'on ne peut rapporter ni à l'imitation , ni à l'éducation, et des garçons
qui ont, depuis leur naissance, des rapports très-pronon-
cés de ressemblance, soit morale, soit physique, avec leur
mère ; mais les bienséances m'empêchent d'entrer dans
aucun détail là dessus, car. sans nommer les personnes, les
faits suffiraient à les signaler, parce que plusieurs témoins
oculaires en ont le souvenir (2). Des motifs du même genre
arrêtent ici notre plume. Mais dans plusieurs des cas de
prédispositions héréditaires aux vices, aux passions ou
aux crimes, dont on a lu plus haut les observations, la génération a suivi la même voie. Nous y avons vu passer de
la mère au fils, ou du père à la fille l'humeur acariâtre,
la passion de l'ivresse, du jeu, du vol, du meurtre, du li-
bertinage, celle de tous les crimes.

Il est donc tout à fait impossible de nier, nous ne dirons pas seulement le *fait*, mais la *fréquence* de la transmission *par interversion* de sexe dans l'hérédité : et le
docteur Baillarger a tort de la regarder comme dépourvue

(1) Christine de Pisan, *Cité des Femmes*, part. II, ch. XXXVI.
(2) *De la Génération*, p. 282.

de preuves dans l'espèce humaine. Il a encore eu tort d'argumenter contre elle d'une prétendue indécision des physiologistes : cette indécision n'existe que chez Richerand : encore est-elle, chez lui, comme on a pu le voir, très-voisine de la foi : mais quant à Haller, Hofacker, Girou, Burdach, nous ne trouvons pas de trace d'une hésitation de ce genre dans leur langage. Ils se prononcent tous affirmativement, le premier sur la *fréquence*, les autres sur la *plus grande fréquence* de cette marche de l'hérédité, et les deux derniers vont, comme nous l'avons dit, jusqu'à en proposer chacun une théorie.

Il nous semble même qu'ils sont allés trop loin ; car si la *fréquence* de la transmission du père à la fille et de la mère au fils est pour nous, comme pour eux, un fait indubitable, sa *plus grande fréquence* n'est nullement démontrée.

Nous ne pouvons être ici, ni de leur opinion, ni de l'opinion contraire du docteur Baillarger.

Le docteur Baillarger est très-fondé à dire que, tel que soit le nombre des faits que l'on invoque à l'appui du croisement de l'hérédité, personne ne les a rassemblés ni comptés (1). L'argument, sur ce point, dans une question de nombre, nous paraît sans réplique contre la thèse qu'il attaque. Mais, d'une autre part, les chiffres des tableaux statistiques qu'il présente sont radicalement impuissants à prouver la thèse qu'il défend : la plus grande fréquence de la transmission de la mère à la fille et du père au fils.

En voici les raisons :

La prépondérance de représentation du père ou de la mère sur les sexes de même ou de différent nom se rapporte à l'ensemble de la nature physique et morale du

______
(1) *Mémoire cité.*

produit. Il est donc essentiel de bien déterminer, quand on veut comparer les deux voies d'influence, quels sont les caractères qui entrent ou n'entrent pas dans la comparaison ; si cette comparaison comprend *toutes* les formes et *toutes* les parties de l'organisation, ou seulement *une* des formes, ou même plus simplement *un* élément de l'être.

Ce point est capital.

Toute comparaison qui, dans cette question, n'embrasse qu'un élément, qu'une partie, ou qu'une forme de l'organisation, manque aux premières règles de l'exactitude.

Du moment qu'il s'agit de juger du degré d'influence générale des sexes de nom contraire ou de nom semblable par rapport au produit, c'est nécessairement sur la totalité, ou, à son défaut, sur la plus grande somme des caractères de l'être, que porte le parallèle ; or, comme nous l'avons dit, on ne peut pas conclure de l'hérédité d'une forme de la vie à l'hérédité d'une autre forme de la vie, de celle du mécanisme à celle du dynamisme et réciproquement ; ni de celle d'un système, le système nerveux, à celle d'un autre système, le système musculaire, etc. On ne peut pas plus conclure de l'hérédité d'une partie quelconque de l'organisation à l'hérédité d'une autre partie, de celle de la structure du cerveau, par exemple, à celle de la structure du foie ou du cœur. On ne peut pas même conclure de l'hérédité d'un caractère quelconque à l'hérédité d'un autre caractère; de l'hérédité de la forme à celle de la couleur ; de l'hérédité de la couleur et de la forme à celle d'une faculté, ou d'une qualité de l'être, etc. ; à plus forte raison ne peut-on pas conclure de l'hérédité d'une fraction, quelle qu'elle soit, de l'organisation, à l'hérédité de l'ensemble de la vie. En se restreignant ainsi, comme point de comparaison, à un élément du mécanisme

ou du dynamisme de l'être, on court, pour ainsi dire, au-
devant des méprises.

Le vice d'une semblable manière de procéder est encore plus frappant dans la question spéciale dont il s'a-
git ici, celle de déterminer s'il y a ou non croisement
dans les représentations du père et de la mère relativement au sexe du produit. On peut dire, d'une manière
générale, qu'il n'est pas un individu, dont tous les caractères d'organisation, dont tous les modes de vie ne
portent que le cachet de l'un de ses auteurs : quel que
soit le sexe, il y a des parties où la mère, d'autres où le
père domine, d'autres où ils se balancent, d'autres que
le sujet reçoit exclusivement de l'un ou de l'autre facteur.
Il en résulte donc que le même produit offre, selon les
parties, ici l'hérédité par identité, et là l'hérédité par opposition de sexe; il en résulte encore qu'en changeant
de partie, ou de point de comparaison, c'est tantôt la première, tantôt la seconde forme de transport qui l'emporte.
A cette cause d'erreur s'en ajouterait une autre s'il pouvait être vrai, comme Girou le pense, qu'il y a des parties
plus généralement sujettes à se transmettre entre sexes
différents, et d'autres à se transmettre entre sexes semblables ; ainsi, d'après lui, la vie extérieure passerait plus
fréquemment et plus parfaitement au sexe de nom contraire; la vie intérieure au sexe de même nom (1).

Quoi qu'il en soit, un fait reste bien démontré : c'est
qu'il est impossible de tirer, sur ce point, des conséquences
d'une partie à une autre partie, ni d'aucune à l'ensemble.
Toute comparaison bornée à une fraction quelconque
du dynamisme ou du mécanisme ne permet de prononcer

____

(1) *De la Génération,* p. 180.

sur le fait du croisement de l'hérédité, que relativement à cette même fraction, et jamais à une autre fraction de l'organisme, bien moins encore à la totalité de l'être. D'autres éléments peuvent et doivent offrir, dans le même individu, des résultats contraires; et celle des deux formes de l'hérédité qui prévaut dans un point de la nature physique ou morale du produit peut être l'inverse de celle qui, en tenant compte de la somme des caractères, régit l'expression la plus générale de la ressemblance.

Le docteur Baillarger a mis complétement en oubli ce principe dont plus loin on verra l'importance (1) : il veut fixer en chiffres le rapport de fréquence de l'hérédité croisée et de celle qui ne l'est pas. Mais comment opère-t-il? il fait abstraction, dans un nombre donné de filles et de garçons, de *tous* les caractères de la ressemblance au père et à la mère, à l'exception de *ceux* de l'élément mental; puis, comme expression de l'élément mental, il choisit la folie. Admettons un instant que l'hérédité de la folie puisse être un miroir fidèle de l'hérédité de l'élément mental : l'est-elle de celle des traits? l'est-elle de celle des formes? de celle de la couleur? de celle de la vigueur? de celle du volume? de celle de la structure de tous les appareils de la vie organique? l'est-elle enfin de celle de tous les systèmes, et de tous les attributs dont l'hérédité de l'élément mental lui-même ne dit rien? On ne saurait l'admettre; et, dès lors, quelle peut être la valeur de calculs qui laissent si complétement en dehors de leurs chiffres des éléments aussi essentiels du problème?

Il eût suffi peut-être au docteur Baillarger d'avoir sous les yeux les pères et les mères des malades des deux sexes

____

(1) Chapitre III du même livre. Article 1, § 1. — *Formule* d'ÉLECTION.

compris dans ses tableaux, n'eût-il tenu compte que de la ressemblance des traits du visage, pour voir bouleverser tous ses résultats.

Par les mêmes motifs, et sous toutes réserves de l'opportunité de l'application à la physiologie de l'hérédité des résultats fournis par la pathologie (1), nous dirons que l'auteur, en prenant son point de départ dans la dernière, eût dû le plus possible l'y généraliser; qu'au lieu de borner ses recherches statistiques à une seule affection, il eût dû les étendre au plus grand nombre possible de maladies. Il fût ainsi du moins arrivé à passer, sous une forme morbide, une revue générale de la plupart des parties et des éléments de l'organisation et des modes d'action de l'hérédité pathologique sur elles. Il aurait obtenu par un tel procédé un résultat d'ensemble et, sans être décisif, dans notre opinion, pour la physiologie de la question qu'il traite, ce résultat, quel qu'il fût, eût donné une tout autre valeur à ses tableaux. Nous prouverons, au contraire, qu'en se bornant, comme il fait, dans une recherche semblable, à une seule affection, le résultat peut dépendre exclusivement de *celle* que l'on a choisie, et nous verrons, plus bas, des anomalies mêmes nous en offrir l'exemple.

Mais nous venons de raisonner dans une pure hypothèse : car il est faux, pour nous, radicalement faux, que l'hérédité de la folie puisse être une expression exacte et *généralement vraie* de l'hérédité de l'élément mental. Le docteur Baillarger, qui semble le comprendre, n'en persiste pas moins à adopter cette base vicieuse d'appréciation, sans prévoir qu'elle ruine toute application de ses laborieuses recherches à la physiologie de l'hérédité : « La

____

(1) *Voy.* plus loin *quatrième partie.*

transmission de la prédisposition à la folie, dit-il, est évidemment, *du moins en partie*, le résultat de la transmission d'une certaine organisation cérébrale » (1). Et c'est sur ce principe qu'il se fonde pour conclure de l'hérédité des prédispositions à l'aliénation, de la part d'un des auteurs, à l'hérédité des facultés mentales, de la part du même auteur : c'est par lui qu'il résout, contrairement à Girou, dans le sens de Burdach, la question d'influence supérieure de la mère sur l'intelligence et, contrairement à ces deux auteurs, la question de fréquence relative de l'hérédité croisée.

Rien n'est plus arbitraire.

Nous ne voulons pas nier que, dans un grand nombre de cas, la propagation des facultés mentales et des dispositions natives à la folie ne puisse provenir d'un seul et même facteur : on nierait l'évidence. Mais il est tout aussi démontré, à nos yeux, que, dans un grand nombre d'autres cas, une pareille concordance est tout hypothétique et qu'il est impossible, par cette raison, d'en faire une base de calcul. Il suffit de voir avec quelle variété, dans le même organe, dans la même partie, dans le moindre point de la moindre partie, dans la moindre aptitude, dans la moindre faculté, les deux actions du père et de la mère se mêlent, en tant de circonstances, pour se faire une idée de l'illégitimité de conclusions assises sur un tel fondement. Voyez que d'inconnues un semblable système suppose dégagées.

1° On raisonne d'abord comme si l'action spéciale de l'un des deux facteurs s'était nécessairement portée tout à la fois et sur les facultés et sur la maladie : or, il peut

(1) *Mémoire cité* : Applications physiologiques.

arriver, tout ce qu'on a dit plus haut de l'hérédité le prouve, que le père ait transmis les facultés mentales, et la mère le principe qui en cause le trouble.

2° On raisonne encore comme si l'on pensait que toutes les espèces et tous les cas possibles d'aliénation ont leur point de départ dans l'intelligence ; or rien n'est à nos yeux plus loin de la vérité qu'un pareil absolu ; tout dépend de la nature des causes de la folie.

La plupart des folies dont la cause est physique font d'abord exception :

Ainsi, toutes ces folies qui sont l'*effet direct* de lésions organiques, soit du cerveau lui-même, soit, comme il en existe de nombreux exemples, des autres organes, ne nous révèlent pas mieux l'origine première, ni l'état antérieur de l'intelligence, que le délire de la fièvre ou d'une méningite. Il faut précédemment avoir interrogé l'intelligence elle-même.

D'autres folies, sans dépendre de lésions organiques, rentrent dans le même cas : de ce nombre sont beaucoup de folies sympathiques ou deutéropathiques, physiques dans leur principe, mais primitivement étrangères au cerveau et à l'intelligence qu'elles ne troublent jamais que *consécutivement*.

La propagation de la folie fût-elle une représentation de l'hérédité mentale, cette représentation ne serait donc pas vraie de toutes les espèces et de tous les cas possibles d'aliénation. Il faudrait distinguer entre les vésanies. Mais est-il besoin de dire qu'une telle distinction, toujours fort délicate, est, en mille circonstances, presque impossible à faire, surtout quand il s'agit de procéder sur une foule de faits qu'on n'a pas vus, et de s'en reposer sur le témoignage ?

Les laborieuses recherches du docteur Baillarger ne nous offrent point de traits de cette distinction.

Par toutes ces raisons, on ne peut qu'applaudir à la réserve qu'il met dans ses conclusions : il n'accorde à ses chiffres qu'une foi provisoire, et déclare franchement qu'il ne considère point les solutions qu'ils donnent des questions précédentes, comme définitives (1).

En réalité, elles sont très-loin de l'être.

Il nous est impossible d'accepter la première :

Ses tableaux ne prouvent point et ne sauraient prouver la prépondérance prétendue de la mère dans la transmission de l'intelligence, parce qu'ils ne sont basés que sur l'hérédité de l'aliénation et que l'hérédité de l'aliénation ne décide ni certainement ni généralement, comme nous venons de le voir, de celle de l'intelligence.

Les arguments déduits de la pathologie ne sont pas sur ce point plus pertinents que ceux tirés du métissage et soutenus par Burdach.

Nous ne pouvons non plus accepter la seconde conclusion de l'auteur, et admettre avec lui, d'après les mêmes principes et les mêmes calculs, la plus grande fréquence de la transmission de la mère à la fille et du père au fils : car on accorderait à l'hérédité de l'aliénation d'être l'expression de celle de l'intelligence, et de nous révéler de quelle part elle provient, que la révélation de l'origine comparée, dans cinq ou six cents cas, de cette seule et unique activité de la vie, entre tant d'autres éléments et modes d'énergie de l'organisation, serait, comme nous croyons l'avoir démontré, impuissante à résoudre un pareil problème.

(1) « J'ai dit que j'étais loin de regarder les solutions des questions « que j'ai examinées, comme définitives; que je considérais, au con-

Enfin, s'il nous faut dire ici toute notre pensée, nous croyons plus aux faits bien observés qu'aux chiffres pour porter la lumière dans cette épineuse et curieuse question. Les recherches statistiques, pour être décisives sur ce point délicat, exigent tant de conditions, et de si complexes, que la réunion nous en semble impossible. Pour n'indiquer ici que les plus générales, d'après l'exposition des lois précédentes de l'hérédité, ces recherches devraient comprendre simultanément tous les modes d'énergie du dynamisme vital et toutes les parties internes et externes de l'organisation, car nous avons montré que les résultats changent, dans chaque individu, selon les attributs, selon les parties ; elles devraient tenir compte, sous les mêmes rapports, de tous les membres des deux sexes de chaque génération comprise dans le calcul, car les résultats changent selon les personnes ; elles devraient tenir compte, sous les mêmes rapports, des généalogies, ou de la succession des quatre ou cinq premières générations de toutes les familles qui figurent dans les chiffres, car, comme nous allons le voir, les résultats changent, dans les mêmes familles, selon les générations ; elles devraient enfin, et sur toute chose, avoir pour première base l'entière certitude de la paternité ; non pas cette certitude particulière et possible qui s'applique à un certain nombre de cas déterminés, mais une certitude générale, absolue, chimérique, impossible sur une masse de faits où la maternité seule n'est pas indécise.

De la discussion où nous venons d'entrer, nous nous croyons donc fondé à déduire ces deux propositions comme pleinement démontrées :

« traire, les documents cités plus haut, comme le premier élément d'un « travail qui demandait à être continué » (Baillarger, *Mém. cité*).

1° Le transport par *différence* et le transport par *identité* de sexe sont dans l'hérédité d'une très-grande fréquence.

2° La fréquence *relative* de l'une et de l'autre marche de l'hérédité, dans l'état de la science, reste indéterminée.

Toutefois, autant qu'il est possible, en pareil cas, de conjecturer, nous croyons avoir des raisons de penser qu'elles se font équilibre.

Nous trouverons l'occasion d'exposer ces raisons dans la discussion du second point du problème : quel que soit le rapport de fréquence des deux marches de l'hérédité, *rentrent-elles dans l'action de la sexualité?* sont-elles l'effet direct de l'influence des sexes de *différent* nom, ou de *même* nom, l'un sur l'autre?

Si la sexualité est la cause absolue de ce double phéno-mène, c'est une grave objection contre la conclusion que nous avons posée : que, dans les circonstances d'identité de l'espèce et de celle de la race, le degré d'influence du père ou de la mère sur la nature physique et morale du produit est indépendant du sexe des facteurs, et qu'il est de règle que la sexualité n'intervienne point sur des représentations étrangères à elle-même (1).

Le transport exclusif, entre sexes semblables ou entre sexes contraires, de tous les caractères, indifféremment, semble, en effet, de nature à renverser cette règle.

Mais la sexualité, à laquelle on rapporte la cause de ces deux formes de communication d'une foule de phénomènes, en est-elle le principe?

Telle est la question.

On l'a généralement résolue jusqu'ici par l'affirmative, ou, pour être plus exact, on ne se l'est point posée, tant on

______

(1) *Voy.* plus haut, même volume, liv. II, ch. II, p. 125-126.

a eu peu de doute sur sa solution. Il n'en est pas moins vrai que la solution n'est point celle qu'on a supposée, et qu'on a été dupe d'une illusion : la question n'admet point de réponse exclusive.

La logique des lois de l'hérédité réclame l'application aux phénomènes transmis de la distinction que nous avons faite (1) entre les *caractères propres à la sexualité*, et les *caractères libres ou indépendants d'elle*.

Nul doute, dans notre esprit, que la sexualité n'ait une action directe sur la transmission de tous les phénomènes de la première classe ; nul doute encore que, si, comme nous le supposons, cette action est réelle, elle ne doive s'exercer *entre sexes semblables*.

1° Ainsi, premièrement et d'après ce principe, tous les caractères *immédiats*, c'est-à-dire *inhérents* des parties ou des fonctions de la génération propres au sexe mâle, doivent, dans l'ordre normal, exclusivement tendre à se communiquer au sexe mâle du produit ; tous les caractères *immédiats*, c'est-à-dire *inhérents* des parties ou des fonctions de la génération propres au sexe femelle, doivent, dans l'ordre normal, exclusivement tendre à se communiquer au seul sexe femelle.

Cette conséquence logique est l'expression des faits : c'est du père au fils que, chez les monorchides et chez les triorchides, passe le troisième ou l'unique testicule (2) ; c'est de la mère à la fille que, chez les multimammes, passe la troisième ou la quatrième mamelle (3) ; c'est de la mère à la fille que, chez les Hottentotes, passe le tablier, etc.

2° D'après le même principe, les caractères *médiats* de

—————

(1) Tom. II, liv. II, ch. ii, p. 126.
(2) Tom. I, part. II, liv. II, ch. i, p. 324.
(3) Id., p. 318-319.

la sexualité, c'est-à-dire ceux mêmes étrangers aux organes et aux fonctions *directs* de la génération mais dans sa
dépendance, doivent suivre la même loi : dans l'ordre normal, ils ne doivent se transmettre qu'à un seul et même sexe,
à celui dont ils sont l'annexe naturelle ou l'attribut distinct.

Cette loi est susceptible d'une grande extension et
sujette à recevoir, de la nature des êtres, des expressions
sans nombre.

On observe, en effet, selon les classes, les ordres, les
genres, les espèces, une grande diversité dans la sphère
exclusive des attributs des sexes et de leurs dépendances,
et par suite dans celle de leur influence spéciale sur le
produit. Il existe un grand nombre d'animaux dont les
sexes sont destitués d'annexes et ne semblent différer que
par leurs seuls organes; mais il en est aussi un grand
nombre dont les sexes diffèrent à la fois et par le caractère *immédiat* des organes de la génération, et par le
caractère *médiat* de leurs appendices.

Il n'est, pour ainsi dire, point de subdivision des INVER-
TÉBRÉS ni des VERTÉBRÉS où la sexualité n'ait de ces irradiations ou élans d'expression au delà de ses appareils; il
n'est point d'élément de l'organisation qui, selon les espèces, n'en puisse recevoir l'empreinte :

Très-souvent c'est la *forme* ou configuration générale
de l'être : il est des animaux chez qui ses caractères diffé-
rencient le plus absolument les sexes, où la forme du
mâle n'a rien ou si peu de chose de celle de la femelle
qu'ils semblent appartenir à des genres différents (1),
comme chez beaucoup d'insectes et quelques crustacés, le

(1) V. Audouin et H. Milne-Edwards, *Traité élémentaire d'entomologie*,
t. II, ch. v, p. 68.

Puceron (1), la *Cochenille* (2), le *Bibion rouge* (3), le *Drilus flavus* (4), les *Bopyres* (5), etc. ;

D'autres fois, c'est la *taille* ou la longueur du corps, dans un grand nombre d'espèces des classes les plus diverses, chez le Proscarabée, la Guêpe, le Frelon, l'Abeille, la Fourmi, les Papillons diurnes, les Papillons nocturnes, etc., chez l'Aigle, le Faucon, l'Épervier, le Milan, etc., chez la Baleine, l'Aurochs, le Fourmilier, etc., plus petite chez les mâles : dans un nombre aussi grand d'espèces des mêmes classes, l'Homme, le Cachalot, le Lion, le Léopard, l'Élan, le Cerf, le Tapir, le Bouc, le Bélier ; chez les Ducs, les Hibous, les Poules, Oies, Canards, Pigeons, Grues, Cigognes ; chez les Crustacés (6), et même chez des Insectes, le Chlorion, l'Argyronète, etc. (7), plus petite chez les femelles ;

Plus fréquemment encore, c'est la *proportion*, la *configuration*, le *volume* relatifs des mêmes régions, organes, ou appendices ; la tête, le corps, les membres, dans la plupart des classes ; les antennes, les tarses, les ailes, etc., chez les Insectes ; les huppes, les crêtes, les becs, etc., parmi les Oiseaux ; les cornes, et les dents, parmi les Carnassiers et les Herbivores ;

Dans des cas plus restreints, c'est le *nombre* des parties communes aux deux sexes, nombre qui varie chez eux, selon les espèces, et qui tantôt l'emporte chez l'un, tantôt chez l'autre ;

(1) C. Bonnet, *Contemplation de la nature*.
(2) *Diction. univ. d'hist. nat.*, article *Cochenille*.
(3) Bomare, *Dict. d'hist. nat.*, t. IX, p. 80.
(4) *Annales des sciences naturelles*, t. II, p. 443.
(5) *Diction. pittor. d'hist. nat.*, t. I, p. 480.
(6) Bomare, t. IV, p. 348.
(7) *Diction. pittor. d'hist. nat.*, t. I, p. 282.

Ainsi le nombre des *segments* ou des anneaux du corps : de soixante-trois segments chez les Iules femelles, parmi les Myriapodes ; de cinquante-neuf seulement, chez les Iules mâles (1) ; de cinq, chez les mâles, dans les Brachiures arqués de la tribu des Nageurs, dans les Piri-mères et Crabes proprement dits de la tribu des Marcheurs, et de sept dans les femelles de l'une et de l'autre tribu de la même famille (2) ; de six dans les femelles, de sept dans les mâles de la plupart des espèces des Hyménoptères (3) ; Ainsi encore le nombre des *articles* des antennes de treize dans les mâles, de onze dans les femelles chez les Hété-rogynes, Fouisseurs, Diploptères, Mellifères du même ordre (4) ; de dix dans les Chalcis, de seize dans les Tarpa ; de dix-neuf dans les Cephus du second des deux sexes ; de onze dans les Chalcis ; de dix-sept dans les Tarpa, et de vingt dans les Cephus du sexe contraire (5) ;

Ainsi, enfin, le nombre des *pattes*, dans plusieurs ordres des Invertébrés, tels que les *Décapodes Brachiures* des Crus-tacés dont l'abdomen des mâles a deux paires de fausses pattes, celui des femelles cinq (6) ; ou tels que les *Pycho-gonides* des Arachnides dont les mâles ont huit pattes, et les femelles dix (7) ; ou tels que les *Iules* et les *Glomeris* chez les Myriapodes, dont les mâles ont trente-deux, les femelles trente-quatre pattes dans la seconde espèce ; les femelles soixante-quatre paires de pattes, les mâles trente-

---

(1) Antelme, *Histoire naturelle des insectes et des mollusques.* Paris, 1841. T. II, p. 170.

(2) V. Audouin et H. Milne-Edwards, *Traité élémentaire d'entomo-logie*, t. I, p. 147, 149.

(3) Antelme, *ouv. cité*, t. II, p. 59.

(4) V. Audouin et H. Milne-Edwards, *ouv. cité*, t. II, p. 169.

(5) Meckel, *Traité d'anatomie comparée*, t. I, p. 802.

(6) V. Audouin et H. Milne-Edwards, *ouv. cité*, t. I, p. 186.

(7) Idem, *ouv. cité*, t. I, p. 229.

neuf paires dans la première (1). Ces différences sexuelles de nombre des mêmes parties se rencontrent jusque chez les Vertébrés : le mâle du Calmar n'a qu'un seul et unique conduit excréteur de la liqueur noire que ce poisson sécrète, la femelle en a deux (2) ; la queue de la Raie cendrée est armée, chez le mâle, de trois rangs d'aiguillons, elle n'est armée que d'un seul rang chez la femelle (3) ; chez les Mammifères mêmes, dans l'espèce Canine, la Chienne a douze mamelles, le Chien n'en a que six (4), etc.

Dans un bien plus grand nombre de cas c'est la *nature* des parties elles-mêmes, parties supplémentaires, attributs spéciaux et distinctifs des sexes, instruments de transport, de préhension, d'attaque, de défense, de parure : ailes, crêtes, aigrettes, voiles, huppes, barbe, crinière, éventail, cornes, bois, vrilles, épines, éperons, aiguillons, appareils de chant, de stridulation, d'odeur ou de lumière ;

Mais plus généralement encore, c'est la *couleur*, expression plus variable et plus répandue, qui couvre, en quelque sorte, de deux livrées distinctes, de deux robes différentes, dans un grand nombre d'espèces d'insectes, de poissons, de reptiles, d'oiseaux, le mâle et la femelle.

Dans toutes les espèces, et dans toutes les classes où la sexualité se manifeste ainsi, au delà de ses parties et de ses fonctions *directes*, dans la sphère de la vie, quelle que soit la nature de ses appendices, la détermination de la sexualité décide du transport de tous ces caractères. La

(1) Id., *ouv. cité*, t. I, p. 287.
(2) V. Bomare, *Dict. univ. d'hist. nat.*, t. II, p. 524.
(3) Id., t. XII, p. 146.
(4) Id., t. III, art. *Chien.*

règle générale et conforme au principe précédemment posé est, à l'exception des cas d'hermaphrodisme, *la transmission de toutes les annexes sexuelles au sexe dont elles dépendent et dont elles sont l'indice.*

La phosphorescence des Lampyrides (1); les filières ou filets ventraux des Hydrophiles (2); le bec des Gallinsectes (3); le sabre des Sauterelles; la tarière des Hyménoptères térébrants, de la Mouche à scie (4), du Scarabée à vrille (5); l'aiguillon de l'Ichneumon, de la Guêpe, de l'Abeille; les lames sacciformes du thorax des Mysis, Cryptodes, Mulicores (6), celles des Édriophtalmes (7); les poches abdominales des Cyclopiens (8); le collier de plumes du Soubuse; les mamelles de la Sèche (9); les replis abdominaux de plusieurs poissons Branchiostéges (10); le sac du Sarigue, etc., *attributs des femelles*, dans toutes ces espèces, ne passent qu'aux femelles.

Les ailes des Lampyrides(11), des Doryles, des Lapides, des Mutilles (12), des Cochenilles, des Kermès; les crochets de l'abdomen chez les Ascalaphes (13); les épines des cuisses chez les Hydrotées (14); l'ergot des deux jambes antérieures des Mygales (15); les excroissances cornées du Bousier

(1) Antelme, *Hist. nat. des insectes et des mollusques*, t. II, p. 20.
(2) Duponchel, *Dict. univ. d'hist. nat.*, t. VI, art. *Hydrophile* p. 759.
(3) V. Audouin et H. Milne-Edwards, *ouv. cité*, p. 152.
(4) Antelme, *ouv. cité*, t. II, p. 300.
(5) V. Bomare, t. XIII, p. 70.
(6) V. Audouin et H. Milne-Edwards, *ouv. cité*, t. I, p. 169.
(7) Idem, *ouv. cité*, t. I, p. 175.
(8) Idem, *ouv. cité*, t. I, p. 186.
(9) V. Bomare, t. XIII, p. 125.
(10) Idem, t. XI, p. 265.
(11) V. Audouin et H. Milne-Edwards, t. II, p. 106, 107.
(12) Idem, même volume, p. 171.
(13) *Diction. pittor. d'hist. nat.*, t. I, p. 298.
(14) Duponchel, *Dict. univ. d'hist. nat.*, t. VI, p. 763.
(15) V. Audouin et H. Milne-Edwards, *ouv. cité*, t. I, p. 215.

Isidis (1), du Cerf-volant (2), du Scarabée nasicorne (3), la trompe dentelée du Chirocéphale diaphane (4), la huppe du Papillon de la chenille du chène (5), le voile du Grillon d'Espagne (6), les tambours des Cigales (7), etc., dans la classe des insectes ; les sacs gutturaux de la Grenouille aquatique et de la Rainette flûteuse, la crête dentelée du dos de la Salamandre chez les Batraciens ; les appendices anales des Chiens de mer (8), les épines des nageoires pectorales de l'Ange (9), des nageoires latérales et des surfaces dorsale et abdominale de la Raie cendrée (10), dans la classe des poissons ; la moustache de la Mésange barbue (11), le panache de l'Oiseau-mouche à oreilles de Cayenne (12), les appendices caudales du Colibri topaze (13), de l'Oiseau de paradis, du petit Coq de bruyère, la crête du Condor et du Casoar, la cravate de la petite Outarde huppée d'Afrique, l'aigrette de différentes espèces de Héron, l'éventail du Paon, etc., dans la classe des oiseaux, priviléges exclusifs des *mâles*, dans ces espèces, ne se propagent qu'aux *mâles* ; et, chez les Mammifères, la barbe du Bouquetin (14), la crinière de l'Élan, du Lion, du Lion marin ; les bois de l'Élan, du Cerf, du Daim, du Chevreuil ;

(1) *Diction. pittor. d'hist. nat.*, t. I, p. 501.
(2) *Diction. pittor. d'hist. nat.*, t. II.
(3) V. Bomare, t. XIII, p. 66.
(4) *Diction. pittor. d'hist. nat.*, t. I, p. 517.
(5) *Eruca cassinia*, V. Bomare, t.   , p. 316.
(6) Antelme, *ouv. cité*, t. II, p. 255.
(7) V. Audouin et H. Milne-Edwards, *ouv. cité*, t. I, p. 151.
(8) V. Bomare, t. XI, p. 266.
(9) *Diction. pittor. d'hist. nat.*, t. I, p. 170.
(10) V. Bomare, t. XII, p. 146, 147.
(11) V. Bomare, t. IX, p. 83.
(12) Idem, t. X.
(13) Idem. t. III.
(14) Idem, t. II, p. 266.

les cornes du Bélier, de tous les Antilopes du genre Acuticorne, de l'Antilope sauteuse (1), de l'Antilope laineuse (2), du Grim (3), de l'Ourebi (4), du Guib (5) ; les bourses odoriférès de l'Antilope à musc, et de l'Ahu des Perses (6), annexes du même sexe, se transportent au même sexe.

La même règle s'applique à tous les caractères sexuels de la forme, de la robe, ou du plumage : ils restent fidèles au sexe dont ils sont les symboles.

C'est en vertu de cette loi que, dans toutes les espèces où la livrée du mâle est différente de la livrée de la femelle, la transmission du sexe décide constamment de celle de la couleur.

Il en est ainsi, chez une foule d'insectes et particulièrement chez les Lépidoptères dont les ailes réfléchissent toutes les nuances du prisme.

Il en est ainsi chez les Gallinacés, dans le Coq domestique, dans les Coqs de bruyère, dans le Faisan argenté, dans le Faisan doré, dans le Dindon, dans le Paon : ainsi dans les espèces si riches et si variées en couleur des Canards, chez les Palmipèdes : l'Anas Boschas, l'Eider, le magnifique Canard huppé de la Louisiane, le rare et précieux canard de Nankin, le Harle couronné de la Caroline : ainsi du Butor, du Héron, de la Grue, de la Bécassine, chez les Échassiers : ainsi d'une foule d'espèces de Pics et de Grimpereaux : le Pivert d'Europe, le petit Pic de Cayenne, le Grimpereau des Philippines, le Grimpereau

----

(1) *Oreotragus* (*Dict. pitt. d'hist. nat.*, t. I, p. 217).
(2) *Antilope lanata*, ouv. cité, loc. cit.
(3) *Antilope grimmia*, ouv. cité, loc. cit.
(4) *Antilope scoparia*, ouv. cité, loc. cit.
(5) Idem, loc. cit.
(6) V. Bomare, t. I, p. 181, 182.

du Cap : ainsi de la plupart de nos oiseaux chanteurs : le Roitelet couronné, le Pinson, le Bouvreuil, la Fauvette tête noire, le Rossignol de muraille, le Merle, le Loriot.

Dans ces familles d'oiseaux, dans ces groupes d'insectes où la sexualité déteint sur la couleur, où, par opposition à la robe des femelles, le plus généralement terne, modeste et sombre, l'or, l'argent, l'azur, l'émeraude, la pourpre, le rubis étincellent sur la robe des mâles, qui semble en quelque sorte baignée dans l'arc-en-ciel, les mâles héritent toujours de la livrée des pères, les femelles toujours de la livrée des mères.

Différents poissons : la Tanche, l'Épinoche, la Roullette, la Sèche, la Perche, les Scorpions et Perroquets de mer ; plusieurs Batraciens, la Grenouille aquatique, les Pipas, la plupart des Salamandres d'eau, etc. ; quelques Mammifères : la Loutre du Brésil (1), le Blaireau, le Lynx (2), le Bubale (3), le Nylghau (4) ; chez les singes, le *Stentor niger* ou hurleur noir (5) ; toutes les espèces, enfin, où des oppositions constantes et régulières de coloration caractérisent les sexes, soumises à la même loi, offrent le même phénomène.

Ce phénomène nous met sur la voie d'une des causes les plus communes d'erreurs auxquelles, abstraction faite de toutes les autres causes, les conclusions déduites du métissage exposent (6). Cette faute générale, car elle se reproduit perpétuellement dans les évaluations et les comparaisons qui ont l'hybridité pour moyen ou pour

(1) V. Bomare, *Dict. univ. d'hist. nat.* t. XII, p. 559.
(2) Idem, t. VIII, p. 132.
(3) Idem, *ouv. cité*, t. II, p. 416, 417.
(4) *Dict. pitt. d'hist. nat.*, t. I, p. 221.
(5) Isidore Geoffroy St-Hilaire, *Dict. class. d'hist. nat.*, art. *Sapajou*.
(6) V. plus haut, p. 113 à 121.

base, n'est pas seulement l'oubli d'y faire intervenir la distinction première et fondamentale des caractères libres ou indépendants de la sexualité et des caractères qui sont dépendants d'elle (1), c'est l'oubli même d'y faire intervenir le fait de la ressemblance ou de la dissemblance de forme, de grandeur, de couleur, ou de tout autre caractère ou annexe du mâle et de la femelle des espèces croisées. On tombe ainsi, sans cesse, dans l'erreur d'attribuer au père ou à la mère, selon les croisements, une prépondérance qui, *lorsqu'elle ne tient pas aux espèces elles-mêmes* (2), tient exclusivement *au sexe* du produit.

Nous citerons l'exemple du croisement de la Serine et du Chardonneret : il est d'observation vulgaire que les métis *mâles* de ces deux espèces, avec une tendance native à répéter le chant du Serin, pour peu qu'il frappe leur oreille, chantent exclusivement, s'ils n'entendent pas de Serin, le chant du Chardonneret. Est-ce à dire que le père transmette, *en général*, les facultés vocales ? est-ce à dire même que le père soit le seul à les transmettre *dans ce genre de croisement* ? conclusions analogues à mille autres de ce genre dont les livres fourmillent ! La première est fausse parce que l'hybridité ne peut servir de règle au delà d'elle-même, c'est-à-dire en dehors du mélange d'espèces où elle se produit (3); la seconde est fausse parce que dans les espèces du Serin et du Chardonneret les mâles seuls chantent, et qu'en vertu de la loi que nous venons d'exposer les mâles ne peuvent transmettre leur privilège qu'aux mâles, et les petits ne chanter que le chant de l'espèce qui joue le rôle de père.

(1) V. plus haut, p. 126.
(2) V. plus haut, p. 119-120.
(3) V. plus haut, p. 116-117.

Il en peut être ainsi, selon les croisements, d'une foule d'autres attributs ou d'autres caractères.

Encore les caractères physiologiques, ou attributs normaux de la sexualité des *espèces* ou des *races*, ne sont-ils pas les seuls régis par cette règle. Il faut regarder aussi comme soumis, en principe, à cette forme de transport, tous les phénomènes anormaux ou morbides qui, sans faire partie naturelle des fonctions ni des attributs de la sexualité des *races* ou des *espèces*, se développent de préférence ou exclusivement chez le père ou chez la mère et sont, en quelque sorte, par une cause latente, comme une sorte d'annexe de la sexualité de l'*individu*.

Diverses hémitéries, sans raison apparente, offrent ce caractère. Telles sont plusieurs de celles qui nous ont présenté des cas d'hérédité ; l'ichthyose, par exemple, qui, sous la forme étrange qu'elle avait affectée dans la famille Lambert, n'avait tout d'abord frappé, dans cette famille, que le sexe masculin et n'y passait qu'aux mâles. Nous avons encore vu la chromatopseudopsie s'arrêter également, dans la plupart des observations recueillies, à celui des deux sexes qu'elle attaque d'abord, et quel que soit celui dont elle fasse élection, ne se transmettre qu'à lui. Dans la plupart des cas que nous avons cités, elle se communiquait exclusivement aux mâles, et comme dans la famille de Whitlloch Nichols, par l'intermédiaire même des femmes qu'elle épargnait (1), contraste curieux avec son mode de transport dans cette autre famille où, pendant une série de cinq générations, elle n'avait jamais affecté que les femmes, et ne s'était jamais propagée que par elles (2).

(1) *Medico-chirurgical transactions*, vol. VII, p. 427.
(2) *Annales d'oculistique*, t. I, p. 418.

Du seul fait, en un mot, qu'un caractère quelconque ou qu'un phénomène même accidentel de l'être, étranger aux organes et aux fonctions sexuelles de la race ou de l'espèce, se montre cependant par une cause de nature, par une cause d'origine, par une cause de famille, ou par toute autre cause, *exclusif à un sexe, dans son développement*, il tend à rester tel *dans sa transmission*, c'est-à-dire à suivre les attributs spéciaux de la sexualité ; il se transmet alors avec elle, et par elle, parce qu'il en est devenu une véritable annexe, et que, par cette annexion anomale ou morbide, il fait fortuitement partie de ses dépendances.

Il est donc de principe, comme d'expérience, que tous les caractères de l'organisation, qui *ont leur raison d'être dans la sexualité, aient en elle la cause de leur propagation*, et qu'ils soient, par cette cause, exclusivement transmis *à celui des deux sexes auquel ils appartiennent*.

Nous n'avons pas besoin de faire remarquer que ce premier résultat, loin de blesser en rien confirme le principe et la règle générale que nous avons posée de *l'inaction générale de la sexualité sur tous les éléments qui lui sont étrangers*.

Mais la sexualité est-elle encore de même le principe immédiat de la transmission des phénomènes qui rentrent dans la seconde classe, de ceux qui, par exemple, comme l'ectrodactylie, la polydactylie, la surdi-mutité, etc. etc., ne sont, par eux-mêmes, ni des attributs ni même des accidents de la sexualité, et qui sont également communs aux deux sexes ? Nous n'en croyons rien : dès qu'un élément de l'être, dès qu'un phénomène est essentiellement, et sous tous les rapports, vraiment indépendant de la sexualité ; dès qu'il ne fait partie ni de ses organes, ni de ses fonctions, ni de ses attributs, ni de ses annexes, ni de ses états, la sexualité n'a point d'action *directe* sur sa transmission : elle en est l'instrument, elle en est même souvent, comme nous l'expliquerons ailleurs, l'*occasion*, mais, à proprement dire, elle n'en est point la *cause*.

Il nous suffira d'en appeler ici au langage des faits.

Nous voyons tout d'abord que les phénomènes de cette seconde classe ne suivent pas la loi de propagation de ceux de la première ; ils ne se communiquent pas exclusivement entre sexes de même nom : tantôt ils se transmettent à des sexes semblables, tantôt ils se transmettent à des sexes contraires.

Cette oscillation du transport séminal entre l'un et l'autre sexes n'est-elle pas, à elle seule, une preuve décisive de l'indifférence et de l'inaction de la sexualité, dans l'hérédité de pareils caractères ? Qui ne voit, en effet, que s'il existait, comme on l'a prétendu, une influence directe du sexe sur le produit, au delà des attributs ou des dépendances de la sexualité, on observerait, dans un cas comme dans l'autre, entre la nature du sexe et celle des transmissions dont il serait le principe, une loi de parité et de correspondance ? Si le père dominait, par la vertu du sexe, sur les représentations indépendantes du sexe, cette domination devrait constamment, d'après ce qu'on vient de lire, avoir son expression exclusive dans le fils. Si la prépondérance, par la même vertu, sur la même nature de représentation, revenait à la mère, cette prépondérance aurait son expression exclusive dans la fille ; or, dans une foule de cas, nous voyons le contraire : la prépondérance du père dans la fille, de la mère dans le fils. Bien loin donc de tirer de tous ces croisements une preuve à l'appui de l'influence des sexes sur les sexes contraires, il n'est rationnellement permis d'en déduire qu'une seule conclusion : c'est que le sexe, en soi-même, est à ce point distinct, libre, et dégagé de toute action propre sur la quantité ou sur la qualité des représentations qui ne font point partie de ses caractères, qu'il se sépare d'elles et se transporte non-seulement indépendamment, mais à l'inverse d'elles, par un antagonisme dont nous chercherons plus loin à pénétrer la loi.

En fût-il du contraste du sexe de l'auteur et de celui du produit, dans la génération, comme dans le dégagement de l'électricité, des forces de nom contraire ; le sexe des parents agit-il sur le sexe opposé des enfants ; au moins devrions-nous trouver de la constance dans une action semblable, si elle était réelle : l'influence, quelle qu'elle fût, de la diversité, entre le sexe antérieur du père ou de la mère et le sexe postérieur de la fille ou du fils, devrait nécessairement et toujours se produire, et le transport par croisement être la marche unique de l'hérédité de tous les phénomènes ; il ne devrait donc jamais exister dans les mêmes circonstances, du moins pour les mêmes cas, d'influence analogue entre les sexes de même et de différent nom ; et c'est ce qui n'est pas. Les attractions et les répulsions électriques sont invariables et fixes, pour un même cas donné. L'action des sexes de même et de différent nom, en la supposant vraie, dans les mêmes circonstances, varie et se renverse et, dans les conditions les plus semblables entre elles, il est fort difficile de déterminer, de l'hérédité par *identité* ou de l'hérédité par *inversion* de sexe, quelle est celle qui l'emporte.

S'il n'est point, cependant, de fraction de la vie, s'il n'est point de phénomène, anomal ou morbide, dont le transport de la part du père ou de la mère puisse être l'expression de la prépondérance générale d'une des formes de l'hérédité sur l'autre, il n'est point d'élément, il n'est point de caractère de l'organisation, qui ne puisse, lorsque l'on veut bien s'y attacher, donner une idée juste et vraie de la manière dont l'une et l'autre formes de l'hérédité se comportent entre elles ; et voici maintenant à quels résultats cette recherche conduit :

1° Se limite-t-on, d'abord, à une seule portée, produit d'un même couple, ce qui est très-facile chez les animaux, on voit très-fréquemment *celui* des caractères dont on fait élection suivre les sexes opposés, dans une partie des petits ; dans une partie des autres, suivre les sexes semblables, et manquer complétement à une troisième partie de petits des deux sexes.

2° Le même résultat se représente encore d'une manière plus frappante dans la succession des portées et, chez l'homme, dans la succession des enfants d'un même lit. Sur les cinq enfants de Gratio Kalleja, dont trois garçons, une fille, et un dernier de sexe indéterminé, deux garçons seulement étaient sex-digitaires ; le troisième garçon et la fille naquirent à l'état normal ; sur quatre enfants dont un de ces garçons fut père, une fille et deux garçons avaient hérité de la même difformité ; le troisième garçon n'en avait point de trace, etc.

3° Enfin, d'après la règle précédemment tracée, si l'on s'attache à suivre un *même* caractère, dans la succession des générations de la même famille, le résultat est encore plus digne d'attention. L'hérédité croisée et celle qui ne l'est pas semblent soumises à une sorte de loi d'intermittence et d'alternation presque régulière et se succéder ainsi, chacune à tour de rôle et de génération, au sein de la même famille, de manière à finir, en s'y continuant, par se faire équilibre.

Dans la famille César, toute la lubricité naturelle d'Auguste passe à sa fille Julie. C'est à une de ses filles du même nom que Julie transmet cette partie de l'héritage des César.

La généalogie d'une autre famille, où la paternité est aussi peu douteuse qu'elle est obscure et vague dans la première, la généalogie étrangement méconnue et nouvellement remise en lumière, des Cromwell (1), va nous offrir le même système d'oscillation. Petit-fils du frénétique et terrible instrument des rigueurs de Henri VIII contre l'Église romaine et les monastères, Robert Cromwell, épouse Catherine Stewart, arrière-cousine du roi Charles Ier d'Angleterre; c'est à Olivier, le futur protecteur, seul mâle de sept enfants nés de ce curieux mariage, que se transporte, en s'élevant à sa plus haute puissance, l'enthousiaste et profond génie des Cromwell. Olivier prend pour femme Élisa Boursier, naturel débonnaire : ses enfants mâles sont des *bergers d'Arcadie ;* ses filles sont aussi fanatiques que lui.

Mais la propagation des anomalies est encore plus précise dans ses résultats et, par cette raison, elle est plus instructive à interroger. On en pourra juger par ce spécimen de l'ordre de succession d'un petit nombre de celles dont on a pu dresser la généalogie (2).

(1) Letters and speeches of Oliver Cromwell with elucidations, etc., by Thomas Carlile, 2 vol. London, 1845.

(2) Les familles indiquées dans le tableau suivant par les lettres X, XX, XXX sont : la famille X, celle dont il a été question plus haut, t. I, p. 308, d'après le docteur Gillette ; la famille XX, une famille qui vient de fournir au professeur Roux un nouvel exemple de l'hérédité du bec de lièvre (*Gazette des Hôpitaux*, 1er juin 1847) ; enfin, la famille XXX, celle qui fait le sujet de l'observation due à Florent Cunier (t. I, p. 428).

GÉNÉRATIONS.	POLYDACTYLIE.			ECTRODACTYLIE.	BEC DE LIÈVRE.			MICROPTHALMIE.	SURDI-MUTITÉ.
	Famille RUHE.	Famille KALLEJA.	Fam. COLBURN.	Famille BARRÉ.	Famille PAREILLE.	Famille X.	Famille XX.	Famille XXX.	Famille XXX.
Ire.	Mère et fille.	Père et fils.	Mère et filles.	Père et fille.	Père et fils.	Mère et fille.	Père et fils.	Grand'mère maternelle et petites-filles.	Aïeule maternelle et petite-fille.
IIe.	Mère et fils.	1o Père, fils et fille. 2o Père et filles. 3o Mère et fils.	Mère, fils et fille.	Mère et fille.	Père et fille.	Mère et fils.	Père et fille.	Mère et fils.	Mère et fils.
IIIe.	Père et fils.		Père et fils.		Mère et fille.				
IVe.									

Deux conséquences ressortent de l'ensemble de ce tableau, et toutes deux confirment ce que nous venons de dire.

L'une est l'inconstance de l'anomalie à suivre exclusivement soit les sexes contraires, soit les sexes semblables ; on voit, qu'en effet, il n'est pas une de celles qui s'y trouvent groupées, dont la transmission persiste à s'attacher à un seul et même sexe.

L'autre conséquence est celle que nous avions signalée C'est le type régulier et comme intermittent de ces variations. C'est l'alternation de l'hérédité croisée et de celle qui ne l'est pas, dans la succession des générations de la même famille. Quel que soit, par exemple, celui des deux sexes, dont l'ectrodactylie, la polydactylie, etc., etc., semblent faire élection à une génération, à la génération suivante, elles passent à l'autre, pour revenir ensuite du second au premier ; ou, comme on le voit encore chez les animaux dans une même portée, chez l'homme dans une même génération, pour atteindre à la fois et pour abandonner simultanément une partie des deux sexes.

En généralisant cette curieuse donnée, et nous croyons avoir des raisons de le faire, on pourrait, en quelque sorte, tirer l'horoscope de la marche future de l'hérédité, lorsqu'elle vient à prendre, dans des cas analogues, une marche exclusive, en calculant cette marche, pour tous les phénomènes dépendants de la sphère de la sexualité, d'après le sexe du produit, et en la calculant pour tous les phénomènes étrangers à la sphère de la sexualité, d'après l'alternation. Mais l'alternation comprend, selon le nombre et le sexe des produits, plus d'une variante, et il est difficile de déterminer celle qui devra prévaloir, à chaque génération, dans chacun des enfants, dont le sexe et le nombre sont encore inconnus.

Une conclusion beaucoup plus positive est la contradiction radicale, selon nous, des deux conséquences générales du tableau que nous venons d'exposer, avec l'hypothèse d'une action *directe* des sexes de nom contraire ou de nom semblable sur les représentations qui sont étrangères à la sexualité.

Le premier résultat, celui de l'inconstance des relations du sexe à l'hérédité de l'anomalie, nous paraît, à lui seul, prouver sans réplique, que l'action supposée de la sexualité, dans ces transmissions, n'est réelle ni de la part des sexes *différents*, ni même de la part des sexes *analogues*, puisque le *même* phénomène, dans la *même* famille, la *même* génération, ou la *même* portée, se transmet des *mêmes* parents, tantôt avec un sexe, tantôt avec l'autre sexe, ou les suit et les quitte à la fois tous les deux. Tout se passe, en un mot, comme si le sexe, ici, n'était qu'un élément *concomitant* de ces représentations et dont l'ordre de transport ou de correspondance séminale avec elles fût soumis à une cause indépendante de lui, indépendante d'elles-mêmes.

Le second résultat, celui de l'oscillation presque régulière de l'hérédité entre les sexes semblables et les sexes opposés, dans ces correspondances, est encore, à nos yeux, plus significatif. Très-évidemment, nous aurons l'occasion de dire ailleurs pourquoi cette alternation ne saurait provenir ni de l'influence propre des sexes de même nom, ni de l'influence propre des sexes de nom contraire, ni de l'influence propre des auteurs du produit. L'hérédité même ne suffit pas, à elle seule, pour nous la faire comprendre ; elle agit, dans ces cas, comme poussée, en quelque sorte, par une force supérieure qui, lorsque l'on ne voit que l'hérédité, semble l'entraîner à suivre et à quit-

ter, sans cause, tour à tour, chaque sexe, dans la transmission des caractères des êtres. Mais ce caprice apparent
cache un ordre admirable qui a son principe où il a sa
raison, dans l'action de l'espèce, et son application dans
la combinaison toute providentielle de la marche des deux
lois par lesquelles l'espèce persiste et se renouvelle, les
lois *d'innéité* et *d'hérédité* de la PROCRÉATION.

On doit voir maintenant à quoi tient l'illusion de l'influence apparente de la sexualité sur la transmission de
tous les phénomènes *qu'il faut nécessairement qu'un des
sexes accompagne.*

On a d'abord omis la distinction première et fondamentale que nous avons faite entre l'hérédité de ceux
des caractères de l'organisation qui sont parties, fonctions, attributs ou annexes de la sexualité, et l'hérédité de
ceux des caractères de l'organisation qui sont essentiellement indépendants d'elle. On a commis, de plus, la faute
de ne pas suivre les générations. Ces deux omissions ont
eu pour résultat d'ôter toute apparence d'ordre et de loi
aux rapports de propagation des attributs sexuels et des
autres attributs ou éléments des êtres, et de laisser l'esprit
dans une incertitude profonde sur la nature réelle de ces
rapports; tout devait, par cette faute, y sembler déré-
glé, confus, contradictoire, et il devenait aussi difficile
d'admettre que de rejeter le principe d'une action directe de la sexualité sur l'ordre qu'ils affectent. En partant, au contraire, de la distinction que nous avons
tracée, et en suivant le fil des générations, tout tend à
s'éclaircir.

Il devient évident que la sexualité exerce une influence
immédiate sur l'ordre de propagation des phénomènes qui
font partie de ses caractères, et que cette influence a pour

expression le transport héréditaire de ces phénomènes aux sexes de *même nom*.

Il devient aussi clair que la sexualité n'a point d'action directe sur la transmission des représentations qui lui sont étrangères, et que la correspondance de ces dernières avec les sexes de même ou de différent nom, n'a point sa cause en eux, mais dans l'ordre qui régit l'hérédité elle-même.

Pour nous résumer, dans les végétaux, dans les animaux, dans l'humanité, il y a, par rapport à l'action des deux sexes sur la propagation des caractères des êtres, une distinction fondamentale à faire entre les caractères *propres*, *attributs* ou *annexes* de la sexualité, et les caractères *libres* ou *indépendants d'elle* :

La règle, dans l'ordre normal, est que les caractères *propres*, attributs ou annexes de la sexualité, ne se communiquent qu'à un seul et même sexe, et quand ils se transmettent, qu'ils suivent le transport du sexe auquel ils appartiennent ;

La règle, dans l'ordre normal, est que les caractères *libres* ou indépendants de la sexualité, ne suivent le transport exclusif d'aucun sexe, et quand ils se transmettent, qu'ils se communiquent indifféremment ou alternativement à l'un et à l'autre.

En dernier résultat, et par toutes ces raisons, il n'existe donc point, *en dehors de la sphère de la sexualité*, de système fixe et réglé de prépondérance du père ou de la mère, ni sur l'ensemble de l'être, ni sur aucune fraction de la nature physique ou morale du produit, et les théories fondées sur l'hypothèse de l'inégalité de leur influence croulent toutes par la base, quel que soit le sexe qu'elles fassent prévaloir, quel que soit l'élément ou l'attribut de la vie auquel elles rattachent sa prééminence.

Elles ne sont pas seulement inconciliables entre elles; elles le sont encore, et toutes également, avec l'expérience et avec le principe rationnel et, pour nous, parfaitement démontré, de *l'indifférence de la sexualité aux représentations qui ne font point partie de ses caractères.*

Hors de là, il ne reste qu'un seul fait général et qu'un seul permanent, celui de l'inconstance et de la variation de toute prépondérance du père ou de la mère. Mais une si infinie, mais une si perpétuelle instabilité n'est-elle pas à elle seule une révélation? Ne renferme-t-elle pas sa raison d'elle-même, raison qui s'obscurcit ou se perd dans les détails, mais qui se reconstruit et qui se manifeste tout entière dans l'ensemble? N'a-t-elle pas enfin sa conclusion logique?

Elle l'a positivement. Si, à mesure qu'on s'élève sur l'horizon des faits, on voit s'effacer et se fondre une à une les inégalités de représentation entre les deux auteurs, c'est que les deux puissances se font équilibre. De l'instant, en effet, où l'observation se généralise, toutes les contradictions se résolvent en un principe, toutes les variations se changent en accidents d'une seule et même loi. Cette loi qui se combine à la loi précédente *d'universalité d'action* des deux facteurs sur tous les éléments et tous les attributs de l'organisation, est celle *d'égalité d'influence des deux sexes sur la nature physique et morale du produit.*

CHAPITRE TROISIÈME.

De l'inconséquence apparente des deux lois d'*universalité* et d'*égalité d'action* des deux auteurs avec les principales formules empiriques de la génération.

En dégageant ainsi du labyrinthe des faits les bases des deux lois que nous avons posées, les lois d'*égalité* et d'*universalité d'action* des deux auteurs sur la nature physique et morale du produit, nous sommes loin d'avoir dissipé les ténèbres qui s'étaient épaissies autour de leurs principes : ils restent, pour ainsi dire, enveloppés dans l'ombre de difficultés et de contradictions, d'autant plus spécieuses, qu'elles semblent à la fois jaillir de la logique et de l'expérience elle-même.

Il existe, en effet, au premier coup d'œil, un profond désaccord entre les principes de l'une et de l'autre loi, et les expressions les plus ordinaires de la procréation, ce que nous en nommerons les *formules empiriques*.

Du principe de la loi d'*universalité d'action* des deux auteurs il semble logique d'induire que l'influence du mâle et celle de la femelle doivent simultanément se porter sur tous les points de l'organisation, se répandre sur tous les attributs de l'être, et graver à la fois toutes les facultés et toutes les parties à la double effigie de l'un et de l'autre facteur ;

Du principe de la loi d'*égalité d'action*, il semble logique d'induire que les représentations du mâle et de la femelle doivent être égales entre elles.

En d'autres termes, d'après la première loi, il devrait y avoir un *mélange à la fois constant et général* de *tous* les caractères du père et de la mère, dans *tous* les éléments analogues du produit ; d'après la seconde loi, il devrait y avoir *égalité parfaite* des *deux représentations* dans le mélange lui-même.

L'hérédité n'aurait ainsi, qu'une formule : *l'équilibre absolu des ressemblances intégrales du père et de la mère dans la nature physique et morale de l'enfant*, et l'on voit qu'elle en serait l'expression dernière : l'être, en tout et toujours, ne serait que la moyenne exacte des deux auteurs.

Cette conclusion logique a été crue réelle. Elle s'est même substituée aux principes des deux lois dont elle ne devait être qu'une simple conséquence.

C'est, comme nous l'avons vu, sur cette hypothèse, que l'on a établi le système d'une échelle, prétendue régulière, des mélanges du physique des races blanche et noire dans l'humanité (1). La même idée paraît avoir aussi long-temps, pour la nature morale, prévalu dans l'esprit de l'Église romaine. L'opinion dominante y a été, jusqu'au concile de Latran, que l'âme de l'enfant était la moyenne de celle du père et de la mère (2).

Mais la génération nous offre-t-elle vraiment, dans le mécanisme et le dynamisme de l'être, cette formule unique ?

C'est ici que de flagrantes contradictions semblent se faire jour entre les diverses formules de la génération et les principes des lois que nous avons posées.

Occupons-nous d'abord de leur inconséquence avec le principe de la première loi.

(1) *Voy.* t. I, 2ᵉ part., l. II, ch. ɪ, p. 209, 210.
(2) Charpentier, *Histoire de l'âme*, p. 833.

ARTICLE I.

De l'inconséquence apparente de la loi d'*universalité d'action* des deux
auteurs avec les caractères de la nature physique et morale du produit.

On ne saurait révoquer en doute, pour tous les cas, le
système d'un *medium* des représentations du père et de
la mère dans l'ensemble de l'être. Il n'est pas sans avoir
une base dans les faits : Kœlreuter (1), Wiegmann (2), Sageret (3), Lecoq (4), ont reconnu la réalité de ce type intermédiaire entre les deux auteurs dans le croisement
d'espèces et de races végétales ; Maupertuis (5), Girou (6),
Isidore Geoffroy Saint-Hilaire (7), Burdach (8),
W. F. Edwards (9), dans le croisement d'espèces et de races animales. Mais ce résultat est loin d'avoir le caractère
de généralité et de fixité qu'on lui a supposé.

L'expérience cent fois répétée du contraire a même in-
spiré à des observateurs l'idée d'établir sur ce point quelques règles qu'il nous est impossible de passer sous silence.

§ I. Objections apparentes de formules inexactes de l'hérédité.

Selon Girou de Buzareingues, le résultat varie suivant
que le produit est le fruit de l'accouplement d'espèces *dif-*

(1) *Fortsetzung*, t. III, p. 107.
(2) *Dict. univ. d'hist. nat.*, t. VI, p. 726.
(3) *Pomologie physiologique*, p. 550 et suiv.
(4) *De la Fécondation naturelle et artificielle des végétaux*, p. 22.
(5) *Vénus physique*, seconde partie, ch. v, p. 108.
(6) *De la Génération*, ch. ix, p. 213.
(7) *Dict. class. d'hist. nat.*, art. Mammifères, t. X, p. 121.
(8) *Ouv. cit.*, § 306, p. 260.
(9) *Des Caractères physiologiques des races humaines*, Paris, 1827,
p. 26.

férentes, ou d'espèces *semblables*. Si l'on accouple, dit-il, des animaux de même ESPÈCE, on a fréquemment, pour résultat, un *medium* plus ou moins approximatif de forme, de taille et de couleur (1).

Mais on n'observe plus que rarement de *moyenne* dans le résultat de l'accouplement de deux animaux d'ESPÈCES *différentes* (2). Selon Burdach (3), il en serait ainsi du dynamisme.

Isidore Geoffroy Saint-Hilaire formule sur ce même point d'autres règles, en ces termes :

« Le produit de deux individus d'ESPÈCES *différentes*, présente généralement des caractères constants, fixes et qui sont en partie ceux du père, en partie ceux de la mère ; en d'autres termes, il forme véritablement un être *intermédiaire* entre les deux ESPÈCES, sans jamais présenter tous les caractères de l'une d'elles, à l'exclusion de ceux de l'autre.

— « Au contraire, le produit du croisement de deux *variétés* de la même ESPÈCE tient souvent de l'une et de l'autre ; mais souvent aussi ressemble entièrement à l'un des individus qui lui ont donné naissance (4). »

Avant les deux derniers auteurs, Maupertuis avait dit simplement que tout mélange d'espèces engendre un produit qui tient à la fois de l'une et de l'autre espèce (5) ; qu'il est mi-partie avec les traits du père et les traits de la mère, s'il y a peu de distance entre les deux espèces ; mais

----

(1) *De la Génération*, loc. cit.
(2) *Id., id.*
(3) *Ouv. cit.*, loc. cit.
(4) *Dictionn. class. d'hist. nat.*, art. Mammifères, t. X, p. 121, et *Histoire générale et particulière des anomalies*, t. I, part. 2, liv. II, ch. I, p. 805.
(5) *Vénus physique*, 2ᵉ partie, ch. V, p. 108.

que l'*altération* du produit est plus grande, s'il y a une différence plus profonde entre elles, et qu'elle croît d'autant plus qu'elles sont plus éloignées (1).

Que penser de ces règles ?

Reconnaissons d'abord la vérité du fait capital qu'elles révèlent : la fréquente omission dans la progéniture de la représentation *moyenne* des deux auteurs.

Notons ensuite les contradictions qu'elles impliquent, premier indice, en elles, d'un défaut de rigueur.

Ces contradictions viennent-elles seulement des mots, ou viennent-elles des choses ?

Jusqu'à certain point, elles s'expliquent par les mots. Maupertuis, Girou, Burdach prennent au réel l'expression d'ESPÈCE ; Isid. Geoffroy Saint-Hilaire ne la prend que dans un sens arbitraire qui ôte toute clarté à sa proposition (2).

Mais la contradiction, comme nous l'allons voir, est aussi dans les faits :

1. A part le défaut de précision des termes, quelque sens qu'on leur donne, la règle établie par le dernier auteur manque d'exactitude. On peut le démontrer par le

entièrement différentes, c'est-à-dire, présentant *des différences d'organisation profondes, importantes et égales en valeur à celles qui caractérisent généralement les* ESPÈCES. »

Les deux premiers ne sont que « deux *variétés de la même* ESPÈCE, c'est-à-dire ne présentant que de très-légères différences d'organisation (1). »

Or, d'après son principe et l'application qu'il en fait lui-même : « autant, pour nous servir de ses expressions, le produit de l'union d'un individu de la race noire et d'un individu de la race blanche doit être et est constant, autant le produit de l'union de deux individus de même race, l'un normal, l'autre albinos, doit être variable (2). »

Mais de quelles variations le produit, dans le dernier cas, est-il susceptible ?

Le savant naturaliste en énumère trois :

Le produit de l'Albinos de race Nègre et du Nègre peut être de couleur *pie ;* il peut être de couleur complétement *blanche,* c'est-à-dire *Albinos ;* il peut être de couleur complétement *noire.*

Et, en effet, ces trois sortes de variations, quoique très-inégales en fréquence, sont prouvées : la première, d'après plusieurs voyageurs, serait assez commune (3) ; la seconde serait plus rare ; la dernière serait la plus générale (4).

Mais ne survient-il donc aucune variation dans le produit du croisement du Nègre et du Blanc ?

Nous dirons, à notre tour, il en survient trois :

(1) Isid. Geoffroy Saint-Hilaire, *ouv. cit.,* t. I, p. 806.

(2) Idem, *loc. cit.,* note.

(3) *Voy.* t. I, part. 2, l. II, et *Voyage pittoresque autour du monde.*

(4) Schreber, *Hist. quadrup.,* t. I, p. 14, 15.—Isid. Geoffroy Saint-Hilaire, *loc. cit.*

1º Le métis du Blanc et du Nègre peut être blanc ;

2º Le métis du Blanc et du Nègre peut être noir ;

3º Le métis du Blanc et du Nègre peut être d'une couleur mixte.

Le dernier caractère est le plus général ; les deux autres sont beaucoup moins ordinaires, mais parfaitement prouvés, comme dans le cas rapporté par Siebold, et dans d'autres précédemment cités (1).

Les variations sont donc, dans ces deux croisements, analogues en nature et identiques en nombre, et la règle précédente, en tant que fondée sur eux, est dépourvue de base.

Se justifie-t-elle mieux si nous prenons les mots *race*, *variété*, *espèce*, à la rigueur ?

Car l'albinisme n'est point une *variété* chez l'homme, mais une *anomalie* (2), et le Nègre et le Blanc ne sont point deux ESPÈCES, mais deux *variétés* d'une même ESPÈCE.

En revenant au sens positif des termes, l'expérience n'est pas plus favorable à cette thèse.

Il est vrai que le produit de deux *variétés* de la même *espèce* tient souvent de l'une et de l'autre. Il est encore vrai qu'il peut ressembler *extérieurement*, car nous n'osons dire *intégralement* (3), à un seul des auteurs ; mais il ne l'est pas que le produit du croisement d'*espèces* propre-

______

(1) T. I, part. 2, l. II, ch. ı, p. 212, 213.

(2) T. I, part. 2, l. II, ch. ı.

(3) Nous sommes loin d'admettre, en effet, comme prouvée, dans aucun croisement de race ou d'espèce, la réduction TOTALE du produit à un seul des deux types mêlés. Nous ne contestons pas que la ressemblance extérieure à un des deux types ne puisse être parfaite ; mais nous contestons que, dans ces cas-là même, la ressemblance s'étende à tous les caractères de l'économie interne et du dynamisme. *Voyez* du reste plus loin même chapitre, même article, § 11, formule d'ÉLECTION.

ment dites ne puisse réfléchir les mêmes variations.

Les ESPÈCES et les RACES peuvent, selon les circonstances et selon la nature du mélange, présenter les mêmes résultats :

1° Les produits du mélange des RACES peuvent affecter un type persistant et presque uniforme.

Nous avons vu plus haut les métis des Béliers de la race d'Espagne et des Brebis de la race du Roussillon, dans l'espèce Ovine, offrir encore, au bout de vingt-cinq années de croisements successifs, à Girou de Buzareingues, la laine rare, longue et tirebouchonnée, les pattes rousses, le museau roux, type primitif des mères, depuis longtemps effacé dans d'autres croisements (1); le mélange des races *Arabe* et *Navarraise* du cheval (2), comme de beaucoup d'autres races de la même espèce, offre des cas semblables.

2° Les produits du croisement d'ESPÈCES proprement dites peuvent être très-variables, et peuvent ne l'être pas.

Si le Mulet et le Bardeau, dans le mélange des espèces de l'Ane et du Cheval, sont en général assez peu changeants, les métis de beaucoup d'espèces végétales (3), les métis de beaucoup d'espèces animales, ceux du Loup et du Chien (4), du Chien et du Bouc (5), du Chien et du Renard (6), etc., chez les Mammifères; et parmi les Oiseaux, ceux des espèces du Serin et du Chardonneret, du Serin et du Verdier, du Serin et du Pinson, etc., varient extrêmement.

(1) T. II, 3ᵉ part., liv. II, p. 112.
(2) Girou, *de la Génération*, p. 307-308.
(3) Sageret, *Pomologie physiologique*, p. 555 et suiv.
(4) Voy. plus haut, p. 114-115.
(5) Voy. plus haut, p. 95-96.
(6) *Neujahrsgeschenk fuer Jadliebhaber*, 1795, p. 108.

3° *Les bâtards d'*ESPÈCES *peuvent être et ne pas être intermédiaires entre les deux* ESPÈCES.

Ils peuvent, en effet, quoique plus rarement que les métis de race, *paraître* ressembler exclusivement, comme eux, à un seul des auteurs. Le croisement des végétaux en offre des exemples. Sageret a obtenu du croisement du Prunier et de l'Abricotier, une hybride dont la tige, le feuillage, la fleur, étaient de l'Abricotier; le fruit seul décelait plus tard l'hybridation : il tenait moins de l'Abricot que de la Prune (1). Knight aussi a vu naître du croisement du Pêcher et de l'Amandier, une hybride analogue: l'hybride, extérieurement, ressemblait au Pêcher (2). Dans le mélange des espèces animales, on a vu se reproduire les mêmes faits; ils peuvent même s'offrir dans la même portée. C'est l'occasion de rappeler le fait déjà cité du croisement d'un corbeau et d'une corneille mantelée, dont deux petits étaient tout noirs comme le père, deux tout gris, comme la mère, un de couleur mixte. Nous avons encore vu plus haut dans le croisement de l'espèce du Loup et de celle du Chien (3), de celle du Bouc et de la Chienne (4), les bâtards révéler les mêmes oppositions, et ressembler, les mâles à l'une des espèces, les femelles à l'autre. D'après Valmont Bomare, ce système exclusif de représentation d'une des deux espèces serait même constant dans le mélange du Bouc et de la Brebis; le Bélier ne pourrait point produire avec la Chèvre; la Brebis, au contraire, produirait avec le Bouc comme avec

(1) Sageret, *Notice pomologique*, in-8, Paris, 1835, p. 9.
(2) *Nouveau bulletin de la Société philomatique*, 1820, p. 90.
(3) Page 114-15.
(4) P. 95-98.

le Bélier, mais toujours des agneaux, c'est-à-dire des individus de son espèce (1).

Il est donc impossible de nier qu'il ne provienne du mélange des ESPÈCES proprement dites les mêmes résultats que du croisement des *races* ou des *variétés*, et, par cette raison, on ne saurait admettre le principe d'une distinction exclusivement fondée sur la seule différence des représentations entre les métis de *race* et les bâtards d'ESPÈCE. Si légitime, au fond, que soit la distinction des deux ordres de produits, le caractère de la ressemblance aux deux types qui les ont procréés est, nous le verrons plus bas, soumis sur les mêmes points, dans les mêmes éléments, dans les mêmes parties, selon les classes, les genres, les espèces, les races des animaux mêlés, aux mêmes variations.

II. Les règles, fort analogues entre elles, de Maupertuis et de Girou de Buzareingues, sont-elles plus réelles ? est-il vrai, en d'autres termes, que la *moyenne* ou *medium* dans la ressemblance du produit aux auteurs soit plus générale entre espèces identiques qu'entre espèces différentes ?

Cette règle a d'abord sur la précédente l'avantage de reconnaître implicitement le fait que nous venons d'établir : l'analogie possible des résultats offerts par la progéniture d'espèces différentes ou d'espèces semblables ; il n'y a plus, d'après elle, que la *fréquence* relative des mêmes résultats, dans les deux cas, qui change.

Mais cette loi de proportion elle-même est-elle exacte ?

Il est vrai qu'elle *semble l'être*, mais il y a bien des causes possibles d'illusion.

(1) *Dict. univ. d'hist. nat.*, t. II, p. 148. V. Bomare a eu tort d'ériger en règle ce fait très-digne de remarque. Des observations ultérieures démontrent que dans le croisement de ces deux espèces, le produit les représente souvent l'une et l'autre.

1° Le mâle et la femelle d'une *seule* et *même* race, d'une *seule* et *même* espèce n'ont, le plus communément, au delà de la sphère de la sexualité, et en dehors des espèces qu'elle régit tout entières (1), d'autres différences entre eux que celles des variations du type individuel ; encore ces variations, si réelles d'ailleurs et si profondes qu'elles soient, sont-elles enveloppées et comme dissimulées sous l'uniformité spécifique des deux êtres (2). Les représentations du père et de la mère tendent donc, par cette raison, sur une foule de points, à demeurer confuses, et, si distinctes qu'elles soient, à paraître indistinctes ; elles manquent d'une expression différentielle.

Le mâle et la femelle de deux espèces ou de deux races *diverses* remplissent précisément, dans la plupart des cas, des conditions contraires : aux dissemblances des deux individus, s'ajoutent les dissemblances de l'une et de l'autre race, de l'une et de l'autre espèce, nouvelle source de contrastes bien autrement tranchés, bien autrement visibles. Il en résulte, d'abord, que le champ des variations possibles s'est accru du double dans le produit où les diversités de deux types spécifiques et individuels se heurtent et se rencontrent. Il en résulte ensuite que les caractères des représentations variées qui s'y déploient ayant, en quelque sorte, pour chacune des espèces ou chacune des races, une teinte particulière, initient les regards aux secrets de leurs rapports et de leurs actions mutuelles, et rendent nécessairement perceptibles aux sens des participations de l'un et de l'autre auteur, qui, dans le produit d'auteurs d'une seule et même espèce, seraient latentes ou confuses.

(1) *Voy.* plus haut, p. 153 et suiv.
(2) T. I, part. 2, l. II, ch. I, art. 4, p. 291-292.

La différence est celle d'un plan colorié à un plan qui ne l'est pas.

2° Toutefois, bien des parties, dans le croisement des espèces, sont-elles encore dans l'ombre. L'être tout entier ne se traduit pas aux yeux, et il arrive ainsi trop souvent que l'on juge de l'ensemble absolu des représentations par le caractère *d'un* des éléments les plus apparents de l'organisation, par celui de la peau, de la couleur, des formes ; on juge de l'intérieur par l'extérieur, on juge du dynamisme par le mécanisme, du tout par la partie, d'un élément par l'autre ; on entre, en un mot, dans le système trompeur des fausses inductions que nous avons combattues (1). Voilà déjà deux causes manifestes d'erreur.

Mais, indépendamment de ces difficultés qui portent sur le seul fait de la variation, fait sur lequel, on le voit, l'apparence est trompeuse, il reste la question de *proportion* de fréquence de la variation elle-même, *proportion* qui seule détermine la règle : or, sur quoi l'établir ? d'après quoi l'estimer ?

On ne peut que la réduire en *principe* ou en *chiffre*.

Pour la réduire en chiffre, il en faut supputer les termes numérables et poursuivre ces termes, ou dans le croisement d'espèces différentes, ou dans l'accouplement d'espèces semblables.

Dans le dernier cas, une foule d'éléments échappent, comme indistincts (2) et faute de caractères, à la numération ; une foule d'autres varient, sur les mêmes points, selon les espèces que l'on examine, par rapport à la sphère plus ou moins étendue de la sexualité (3) ; une foule

(1) T. II, p. 98, 99 — p. 146, 147.
(2) P. 186-187.
(3) P. 158 et suiv.

d'autres varient même selon les individus, selon les générations, selon les portées (1).

Dans le cas opposé, nous l'avons déjà dit, il n'y a point
de règle (2); on n'en saurait fonder sur le métissage, parce
que si l'on ne peut conclure, *sur tous les points*, d'une espèce à une autre espèce qu'on ne croise pas, dès qu'on
veut procéder par le croisement, on ne peut plus rien
induire, absolument rien de fixe ni de général, d'un mélange à un autre : tout diffère, tout se transforme, et bien
plus complétement, selon les espèces, les races, les variétés
croisées, selon les sexes, selon les individus, selon les générations, selon les portées, selon les parties même. Nous
verrons, en effet, que dans le métissage il est des différences dans l'action réciproque des mêmes parties, des
mêmes caractères, qui tiennent à la nature respective des
parties et des caractères, et d'autres différences qui tiennent à la nature respective des espèces ou races représentées par les deux auteurs.

Le calcul ne peut donc donner de solution : on ne peut
recevoir pour telles les évaluations de mots, *le plus généralement, le plus ordinairement, le plus fréquemment*, etc.,
évaluations si souvent arbitraires, et ici plus qu'ailleurs :
car, si l'on ne précise point l'espèce dont on parle, l'appréciation reste sans aucune valeur, même approximative;
si l'on précise l'espèce, elle devient sans portée, car elle
reste toujours plus ou moins limitée à cette seule espèce.

D'autre part, à défaut de chiffres, quel principe invoquer?

On n'en saurait extraire qu'un de la règle en elle-même,
celui de l'énergie de la *parité* de nature à produire le *me-*

____

(1) P. 157 et suiv., p. 169-170.
(2) P. 116-117 et suiv.

dium, c'est-à-dire la moyenne dans les ressemblances du produit aux auteurs, et par suite l'énergie de la *disparité* à produire le contraire.

Ce principe est, en effet, la vérité commune, qu'en écartant les mots, et qu'en pressant le sens des propositions d'Isidore Geoffroy Saint-Hilaire, de Girou, d'Edwards, de Maupertuis, on retrouve au fond de toutes.

Et de fait, le principe de la *parité de nature* a, selon les degrés de l'analogie, dans l'un ou dans l'autre sens, une puissance si directe sur le résultat des caractères transmis, qu'il agit *en dedans* comme *en dehors* des limites d'identité d'espèce, entre les individus, entre les moindres parties, entre les moindres éléments des représentations. Ainsi, relativement à ces éléments, les couleurs, par exemple, semblent, dans une foule de cas, avoir d'autant moins de tendance à se confondre, qu'elles sont d'après Girou plus contrastantes entre elles (1); ainsi, relativement aux individus, la dissemblance du mâle et de la femelle, au delà de certaines limites, a, dans *la même espèce*, de tels résultats que Wolstein donne le nom de bâtards aux produits (2), et que, d'après Séguin, l'idiotie peut s'ensuivre (3); ainsi, relativement aux races, on voit souvent le mâle et la femelle de deux races, qui présentent trop d'oppositions et de contrastes entre elles, ne produire qu'un mélange disparate et difforme, au lieu d'une harmonique fusion des caractères (4); ainsi, enfin, s'explique relative-

(1) *De la Génération*, p. 124.
(2) *Ueber das Padren und Verpaaren der Menschen und Thiere*, p. 18,24.
(3) E. Séguin, *Traitement moral, hygiène et éducation des idiots et des autres enfants arriérés*, Paris, 1846, 1 vol. in-18, p. 181.
(4) L. F. Grognier : *cours de multiplication et de perfectionnement des principaux animaux domestiques*, etc. 1 vol. in-8°, 3e édit. Lyon, 1841, p. 22-23.

ment aux espèces elles-mêmes, l'ensemble des résultats qui ont servi de base aux différentes règles que nous venons d'exposer.

Mais, aussi, l'énergie d'un semblable principe achève de témoigner de toutes leurs lacunes : on ne peut l'accepter sans comprendre aussitôt qu'il doit nécessairement rentrer dans une formule bien plus générale qu'elles. Pour serrer au plus près la logique du principe, et donner à cette règle ou formule générale toute son étendue, cette règle devrait être rédigée en ces termes :

Il y a d'autant plus de *medium* ou de moyenne dans les représentations, soit entre espèces, races, ou variétés croisées, soit entre individus d'une seule et même espèce, soit entre les parties des mêmes individus, soit entre les éléments des mêmes parties, qu'il y a plus de *parité* entre les espèces, races et variétés diverses ; ou qu'il y en a plus entre les individus d'espèce semblable ; ou qu'il y en a plus entre les parties des mêmes individus ; ou qu'il y en a plus entre les éléments de leurs mêmes parties.

Et, *vice versa*, il y a, au contraire, d'autant moins de *medium* dans les représentations, qu'il y a par le fait plus de *disparité*, soit entre les espèces, quels que soient les auteurs, soit entre les auteurs, quelles que soient les espèces, soit entre les parties mêmes ou les moindres éléments de la nature des deux êtres, quels que soient les espèces et les individus que l'on associe.

Telle serait la règle déduite le plus rigoureusement du principe posé.

Mais voilà, d'une autre part, que pour être plus logique, elle n'en est pas plus vraie.

Dans les cas de *parité* la plus accomplie, dans ceux de *disparité* la plus prononcée, entre les deux facteurs, les résultats peuvent être en contradiction flagrante avec cette règle. On voit, en d'autres termes, dans l'union d'espèces, de races, de personnes, de parties même les plus contrastantes entre elles, les oppositions se fondre en une moyenne des caractères divers : on voit de l'union de parties, de personnes, de variétés, de races, d'espèces les plus semblables, au lieu de la moyenne, surgir dans le produit les plus frappants contrastes.

Pour ne citer ici qu'un exemple entre cent, les deux mêmes couleurs les plus opposées, le *blanc* et le *rouge*, ou le *blanc* et le *noir*, représentées chacune par un seul des auteurs, peuvent, selon les cas, tantôt s'unir ensemble, tantôt rester distinctes, dans le règne végétal sur la corolle des fleurs, dans le règne animal sur le pelage des bêtes.

Et il en est ainsi de tous les autres caractères. Dans les circonstances en apparence les plus identiques entre elles, ces deux résultats inverses peuvent avoir lieu pour les mêmes parties, pour les mêmes éléments, pour les mêmes attributs différents ou semblables, et cela dans les produits des mêmes espèces, des mêmes individus, ou, ce qui est plus fort, dans les divers produits d'une seule portée chez les êtres multipares.

Ce n'est pas tout encore : Quand dans les conditions de la *parité* la mieux déterminée entre les deux facteurs, le produit représente un *medium* ou moyenne de leurs caractères, cette moyenne n'est encore, dans une foule de cas, ni *totale*, ni même *générale* dans l'être. Il est plusieurs points, éléments ou parties, où elle n'existe pas ; elle a des lacunes externes ou internes, physiques ou morales, apparentes ou cachées, mais qui le plus souvent se révèlent au parallèle le moins approfondi entre la progéniture et les générateurs : nouvelle et dernière preuve de l'insuffisance patente de toute règle ou loi de qualité d'action des deux auteurs exclusivement fondée, comme les précédentes, sur l'unique principe de la *parité* ou de la *disparité* du père et de la mère, qu'il soit attaché aux espèces, aux races, ou aux individus.

§ II. Objections apparentes des formules réelles de l'hérédité.

A défaut du medium, résultat, comme on le voit, si capricieux et si incomplet d'une loi dont il semble l'expression nécessaire, quel est le caractère de ces variations qui en prennent la place, et que toutes ces règles tentent vainement d'expliquer?

Si nous laissons de côté toute explication et toute raison des faits, pour ne nous occuper que des expressions principales qu'ils revêtent, *par rapport à la loi d'universalité d'action des deux auteurs*, nous reconnaissons, d'une manière très-distincte, trois formules générales de la procréation dans la nature de l'être :

Dans un premier cas, nous voyons chaque auteur faire, en quelque manière, son choix des éléments et des caractères de l'existence physique et morale du produit, et porter son action sur un ordre différent d'attributs et d'organes, ou même un seul auteur la porter sur l'ensemble apparent de la vie ;

Dans un second cas, nous voyons les auteurs, adoptant l'un et l'autre les mêmes éléments, les mêmes caractères de l'existence physique et morale du produit, porter leurs actions réunies, mais *distinctes*, sur la même série d'attributs et d'organes, ou sur le même ensemble apparent de la vie ;

Dans un dernier cas, nous ne voyons plus simplement une association, mais une telle fusion et, à proprement dire, une telle dissolution des actions réunies de l'un et de l'autre auteur sur les mêmes éléments et les mêmes caractères de l'existence physique ou morale du produit, que l'un et l'autre type restent indiscernables, et que, selon les points et selon l'étendue où cette fusion se passe, ils perdent entièrement leur double caractère, soit dans la même série d'attributs et d'organes, soit même dans l'ensemble apparent de la vie.

Nous nommons la première de ces trois formules, formule d'ÉLECTION : elle a pour résultat la représentation ou l'empreinte *exclusive* du père ou de la mère sur une partie des points ou sur tous les points de l'organisation ;

Nous nommons la seconde, formule de MÉLANGE : elle a pour résultat la représentation mixte et simultanée du père et de la mère sur une partie des points ou sur tous les points de l'organisation ;

Nous nommons enfin la troisième, formule de COMBINAISON : elle a pour résultat la substitution d'un nouveau caractère aux représentations de l'un et de l'autre facteur, sur une partie des points ou sur tous les points de l'organisation.

Chacune des *trois* formules mérite une attention toute particulière : on ne peut faire un pas dans l'intelligence des mille variations de l'hérédité et de l'innéité sans elles.

I. Formule d'ÉLECTION.

La formule d'ÉLECTION, si éloignée qu'elle soit de la moyenne du rapport ou de la ressemblance de l'être avec ses deux parents, puisqu'elle exclut toujours l'action d'un des auteurs, quelque part qu'elle se grave, n'est pas seulement une des plus singulières, mais encore une des plus fréquentes expressions de la procréation.

1° Un de nos plus sagaces expérimentateurs en pomologie, Sageret, est celui qui semble avoir été le plus vivement frappé de la *généralité* de cette expression dans le règne végétal où l'hybridation en offre une foule d'exemples : « La première idée, lit-on dans cet auteur, est de chercher dans l'hybride une ressemblance qui donne un terme moyen entre ses deux ascendants, connus ou présumés, soit immédiats, soit même à des degrés plus éloignés, si l'on veut admettre l'*atavisme*; et l'on est naturellement porté à croire que cette ressemblance doit être une fusion, sinon intégrale, au moins partielle ou apparente, ou intime des caractères appartenant aux deux ascendants. Cette fusion de caractères, dit-il, peut avoir lieu dans certains cas; mais il lui a paru qu'en général les choses ne se passaient pas ainsi, et qu'en définitive la ressemblance de l'hybride à ses deux ascendants consistait, non dans une fusion intime des divers caractères propres à chacun d'eux en particulier, mais bien plutôt dans une distribution, soit égale, soit inégale de ces mêmes caractères (1). »

Lecoq tient le même langage et déclare que ses remarques confirment le même fait : « Au lieu d'obtenir toujours un hybride qui tienne le milieu entre le père et la mère, on est souvent, dit-il, étonné de trouver des sujets dont *tel ou tel organe* appartient *complètement à l'un des ascendants, sans avoir été modifié par l'autre* (2). »

Toutes les parties de la plante peuvent représenter cette action *élective* du père ou de la mère : nous avons même vu Linné et de Candolle ériger cette action *élective* en système et hasarder sur elle des théories contraires (3).

(1) Sageret, *Pomologie physiologique.*
(2) *De la Fécondation naturelle et artificielle des végétaux,* p. 75.
(3) T. II, p. 72.

Elle se caractérise fréquemment dans les feuilles : nous avons dit plus haut que, dans les hybrides des Amaryllidées, Herbert avait remarqué que la tige et le feuillage restaient ceux de la mère (1) : Sageret a vu de même des hybrides de Pêchers et d'Amandiers porter le feuillage du Pêcher (2), des hybrides de Prunier et d'Abricotier naître avec le feuillage de l'Abricotier (3); Senff a fait des observations analogues (4).

Cette action ÉLECTIVE peut se porter sur les fleurs : Les fleurs des hybrides des Amaryllidées sont, d'après Herbert, celles de l'espèce du père; l'hybride du Prunier et de l'Abricotier, dont il vient d'être question, avait avec la feuille la fleur du dernier arbre. Le croisement des Tulipes blanches et rouges donne naissance à des variétés de Tulipes dont les unes sont rouges, les autres blanches, fait qui se reproduit dans l'hybridation d'Anémones, de Jacinthes et de Renoncules de ces deux couleurs (5), mais qui est surtout très-fréquent dans l'Œillet (6).

L'ÉLECTION est aussi ordinaire dans les fruits : Sageret a vu des fruits d'hybride de Prunier et d'Abricotier semblables à la Prune (7); ceux de divers hybrides d'Amandier et de Pêcher semblables à des Amandes (8). Knight a même vu, par une analogie qui rappelle ce qui se passe dans le croisement des races chez les animaux (9), l'ÉLEC-

(1) Id., *loc. cit.*
(2) *Pomologie physiologique*, p. 326.
(3) *Notice pomologique*, p. 9.
(4) Burdach, *ouv. cit.*, p. 267.
(5) *Voy.* Bomare, *ouv. cit.*, t. V, p. 406.
(6) Henri Lecoq, *De la Fécondation naturelle et artificielle des végétaux*, p. 75.
(7) *Notice pomologique* et *loc. cit.*
(8) *Pomologie physiologique*, p. 326, etc.
(9) *Voy.* plus haut, t. II, p. 180.

TION exclusive du père ou de la mère, selon la nature des espèces croisées, envahir en quelque sorte l'hybride tout entier : les hybrides provenus de la fécondation du Pommier de Sibérie, ou de celui d'Angleterre, par le pollen d'autres variétés de Pommiers , ressemblaient constamment à la variété mère (1); la fécondation de la fleur du Pêcher par celle de l'Amandier a donné, sous ses yeux, naissance à des Pêchers (2).

2° L'observation nous montre dans l'animalité, sous une foule d'aspects, les mêmes phénomènes. L'ÉLECTION s'y formule de la manière la plus caractéristique dans la transmission de la nature des êtres ; il y en a mille exemples dans les faits qui précèdent.

L'ÉLECTION s'y révèle d'abord à nos yeux dans le transport séminal des caractères *médials* et *immédiats* de la sexualité, transport dont elle est, comme on l'a vu plus haut (3), la véritable règle. Elle se révèle encore aussi positivement, mais sans aucune constance, dans les autres attributs de l'organisation.

Elle y est très-fréquente dans le mécanisme : il n'est point d'élément, il n'est point de partie, il n'est point de caractère externe ou interne de l'existence physique qui ne nous l'aient offerte :

Le mélange des races ou celui des espèces la met en relief dans la structure *externe* chez les animaux. On a même remarqué dans plusieurs croisements une apparence d'ordre et de régularité attachée au transport ÉLECTIF des parties du mâle ou de la femelle, ordre variable cependant selon les individus, les sexes, les portées, les générations,

____

(1) Burdach, t. II, p. 261.
(2) *Nouveau bulletin de la Société philomatique*, 1820, p. 90.
(3) *Voy.* plus haut, t. II, p. 159 et suiv. et p. 175.

les espèces croisées (1). Tantôt, comme par exemple, dans le Mulet, dans le Bardeau, dans le bâtard de l'Ane et du Zèbre, etc., la forme et la taille sont le plus souvent de la mère ; tantôt, ainsi que chez la plupart des bâtards de Chèvre et de Chamois, ou, parmi les oiseaux, du petit Tetras et du Coq de bruyère, la taille seule est de la mère, et la forme du père (2). Il en est de même des membres et des extrémités, de la tête, des oreilles, du mufle, des cornes, du bec, des pattes, de la queue, dans beaucoup d'autres espèces :

La plupart des bâtards de Poule et de Faisan ont la tête du Faisan ; ceux de Pintade et de Cane, la tête de la Pintade ; ceux de Zèbre et de Cheval, la tête du Cheval ; ceux de Cheval et de Vache, la tête de la Vache (3); ceux de Chien et de Louve, la tête du Chien ; ceux de Brebis mérinos et de Bouc, la tête du Bouc :

Dans le croisement de la race d'Écosse de Bœufs sans cornes et de Vaches à cornes, les produits sont sans cornes (4); dans le mulet de la Pintade et de la Cane, le bec est de la Pintade; il est de la Linotte, dans le mulet de la Linotte et du Chardonneret :

Dans les bâtards de Cheval et de Zèbre, d'Ane et de Zèbre, de Chien et de femelle du Renard, les oreilles sont du mâle; elles sont de la femelle, dans le produit du croisement du Zèbre et de l'Anesse (5).

La queue chez les bâtards du Faisan et de la Poule, des Anas *glaucion* et *querquedula*, de l'Ane et de la Ju-

<hr>

(1) T. II, 8ᵉ partie, liv. II, chap. I, p. 112-115.
(2) Burdach, *ouv. cit.*, t. II, p. 263.
(3) Grognier, *Cours de multiplication et de perfectionnement*, etc., p. 234.
(4) *Id., id.*, p. 91.
(5) Burdach, *loc. cit.*

ment, de l'Étalon et de l'Anesse (1), de la Louve et du
Chien, de l'Ours et de la Chienne est le plus généralement semblable à celle du père, et à celle de la mère dans
le bâtard de la Chèvre et du Bélier (2).

Les plumes, les poils (3), la laine, les couleurs qui les
teignent, peuvent être *électivement* transmis de cette
manière par l'un ou l'autre auteur (4). La robe des métis de Serine et de Chardonneret, des métis de Souris
blanches et de Souris grises, de Cerfs blancs et de Cerfs
bruns, ou de Béliers blancs et de Brebis noires, est souvent
tout à fait d'une seule des deux couleurs (5). Des bâtards
d'Ours et de Chienne ont le poil de l'Ours (6), et l'on voit
dans le croisement de Brebis Solonaises et de Béliers Espagnols, où il faut d'ordinaire quatre générations pour
porter au degré de perfection naturelle de la race d'Espagne
la laine des produits, des agneaux dont la laine a de
prime saut la finesse de la toison du père, phénomène
que Chambon trouvait inexplicable (7).

L'organisation *extérieure* de l'homme subit la même
formule; elle se grave, au dehors, dans la conformation,
dans la proportion, dans la coloration du visage, du corps,
des membres, des parties; chacune d'elles peut tenir d'un
auteur différent : le père peut donner exclusivement la
forme (8), la mère donner la taille (9); celle-ci le vo-

---

(1) Grognier, *ouv. cit.*, p. 82 et 284. — Burdach, *loc. cit.*
(2) Burdach, t. II, p. 264.
(3) Girou, *de la Génération*, p. 125-127.
(4) *Voy.* t. I, p. 265 ; t. II, p. 4 et 5, p. 17.
(5) *Voy.* plus haut, t. II, p. 6, 7.
(6) Bechstein, dans Burdach, *loc. cit.*
(7) Chambon, *Traité de l'éducation des moutons*, t. II, p. 275-276.
(8) T. I, p. 194-195 ; t. II, p. 24 et 104, 105.
(9) T. II, p. 18.

lume (1), celui-là la couleur (2), et *vice versâ*. Il en peut être ainsi, comme chez les animaux, de la tête, du buste, des bras, des pieds, des mains, des doigts ou des orteils ; ainsi de la chevelure, ainsi de la figure, de l'expression des traits, du front, des yeux, du nez, de la bouche, en un mot de tous les caractères du physique apparent de l'individu. L'ÉLECTION les atteint tous indifféremment, et de la part de l'un (3) comme de l'autre auteur (4).

Ce phénomène reçoit une nouvelle évidence de la propagation des anomalies, qui nous montre, soit le père, soit la mère, transmettant d'une manière *élective* au produit, non pas simplement la partie ou l'organe, mais la difformité, la gibbosité (5), la claudication (6), l'albinisme (7), le mélanisme (8), la scissure des lèvres ou du voile du palais (9), l'ectrodactylie (10), la polydactylie (11), l'hémitérie, enfin, quelle qu'elle soit d'ailleurs, attachée à l'organe (12) ou à la fonction.

٭ L'ÉLECTION se trahit de la même manière, chez l'animal et l'homme, dans le transport séminal de tous les caractères de la structure *interne*. Nous avons même ailleurs signalé les doctrines exclusives et contraires auxquelles l'observation fort ancienne de ce fait a conduit Linné, Gleichen, Vicq d'Azir, V. Bomare, Prevost et Dumas, Lal-

(1) T. I, p. 104, 105.
(2) T. I, p. 212-217 ; t. II, p. 6 et p. 72, 75.
(3) T. II, 3e part., liv. I, art. 1, § 1.
(4) T. II, *id.*, *id.*, art. 2, § 1.
(5) T. I, 2e part., p. 309, 310.
(6) *Id.*, *id.*, p. 310, 311.
(7) T. I, 2e part., p. 303, 304, 305.
(8) *Id.*, 2e part., p. 312, 313.
(9) *Id.*, 2e part., p. 307, 309.
(10) *Id.*, *loc. cit.*, p. 312, 313.
(11) T. I, 2e part., liv. II, chap. II, p. 326.
(12) T. II, p. 9 et 10, et 18, 19.

lemand, etc. (1), en un mot les auteurs qui ont ima-
giné de faire entre les facteurs un partage prétendu constant et régulier des tissus, des viscères et des systèmes sanguin, nerveux, lymphatique, osseux, de l'économie
interne du produit; mais ces distributions n'ont de vrai
que le principe du transport *électif* dont elles faussent la
formule (2) : dans la réalité, comme nous l'avons dit, il
n'est point d'appareil, d'organe, de partie, *constamment*
affectés à l'unique influence du père ou de la mère ; mais
chaque appareil, chaque partie, chaque organe, peut se
trouver transmis par un seul des auteurs :

Le père peut donner au produit le cerveau ; la mère,
l'estomac ; l'un, le cœur ; l'autre, le foie ; celle-ci, le pancréas ; celui-là, l'intestin ; le premier, les reins ; la seconde,
la vessie, etc., et réciproquement. Ce fait très-important
a été parfaitement saisi par Zacchias qui s'en empare
comme de la raison organique de cet entrelacement
quelquefois si bizarre des prédispositions passionnelles ou
morbides des deux auteurs dans l'être (3). L'autopsie de
mulets ou de bâtards d'espèces très-disparates, comme
celles du bœuf et du cheval, éclaire pour ainsi dire ces
distributions électives des organes d'une nouvelle lumière : dans la Jumare, issue du croisement d'un Taureau
avec une Jument, qui fut étudiée et recueillie à l'école
vétérinaire de Lyon, la nécropsie montra ce singulier
mélange des parties intérieures : cette Jumare qui avait le
front large et bossué, le mufle et l'œil du Taureau, avait le
nombre des dents incisives du Cheval, six à chaque mâchoire, mais point de crochets ou de dents canines ; la lan-

(1) T. II, 3ᵉ part., p. 72, 75.
(2) *Id.*, 3ᵉ part., p. 75 à 84.
(3) Pauli Zacchiæ *Quæstionum medico-legalium*, lib. I, tit. v, p. 116
et suiv.

gue était semblable à la langue du Bœuf ; l'estomac, conformé comme celui du Cheval, *ce qui expliqua pourquoi elle ne ruminait pas* : la rate avait l'aspect et la consistance de celle du Taureau ; la vessie n'avait que trois pouces de diamètre ; tous les autres viscères, la matrice et les muscles, étaient de la Jument (1).

La même forme de transport est tout aussi commune dans la propagation des caractères propres aux états de la vie, ou modes physiologiques de l'organisation : la faiblesse ou la force de la constitution, la fécondité, la longévité, l'obésité, le type du tempérament, les idiosyncrasies les plus particulières, découlent très-souvent d'un seul des deux auteurs : le Verrat à courtes jambes et la Truie d'Europe créent des porcs qui, comme la race paternelle, s'engraissent facilement, et, comme la maternelle, deviennent grands, forts, pouvant aller chercher leur nourriture au dehors (2). La prédisposition à l'hémorragie, chez les *hommes saignants* ou *bluters* de Tenna, dans le pays des Grisons, n'y provient que des femmes (3). On l'a vue, dans d'autres cas, n'émaner que des hommes (4) ; et nous lisons dans Planque, que des enfants d'une mère à qui les laxatifs les plus légers causaient de fortes purgations et d'un père qu'on ne pouvait parvenir à purger qu'avec de violents drastiques, s'étaient exclusivement partagé ces diathèses contraires de leurs parents (5).

Quant au dynamisme, il n'a point de puissance, il n'a

<hr>

(1) *Voy.* Bomare, *Dictionnaire raisonné universel d'histoire naturelle,* t. VII, p. 354, 355.

(2) H. Magne, *Considérations générales sur l'amélioration des races,* p. 32, dans Grognier, *ouv. cit.*

(3) *Gazette des hôpitaux,* 2ᵉ série, t. VIII, p. 593.

(4) Piorry, *de l'Hérédité dans les maladies,* p. 67.

(5) Planque, *Bibliothèque choisie de médecine,* art. *idiosyncrasie.*

point d'instinct, il n'a point d'attribut dont la transmission par la voie ÉLECTIVE ne soit très-ordinaire. On en reconnaîtra une foule d'exemples parmi ceux rapportés plus haut d'hérédité des modes sensoriels, passionnels, intellectuels des êtres : dans la plupart des cas, l'inaptitude à la distinction des couleurs ou à la distinction des notes musicales, anomalies qui sont fréquemment réunies dans le même sujet (1), l'héméralopie (2), la microphthalmie (3), la surdi-mutité (4), les appétits (5) ou les antipathies (6) du goût et de l'odorat, les qualités, les vices, les passions, les tendances aux divers genres de crimes (7), les facultés mentales (8), et jusqu'aux caractères du mouvement et de la voix (9), tiennent *uniquement* au père ou à la mère (10), et n'en passent pas moins, *sans mélange,* de la mère ou du père au produit.

L'ÉLECTION paraît même, dans quelques cas plus rares, se porter, de la part d'un auteur, sur l'*ensemble* des éléments de l'être, de manière à exclure l'action de l'autre auteur, et alors le produit de deux espèces, de deux races, ou, dans la même race, de deux individus plus ou moins disparates, semble tout entier d'une seule des deux espèces, d'une seule des deux races, d'un seul des deux pa-

(1) Earle, *On the inhability to distinguish colours,* dans *American Journal of the medical sciences, april* 1845, p. 346, 254.
(2) T. II, 3e part., liv. I, p. 20.
(3) T. I, 2e part., liv. II, p. 428, 429.
(4) T. I, 2e part., liv. II, p. 423; — t. II, 3e part., p. 20.
(5) T. I, p. 388, 389.
(6) *Id., id.; voy.* aussi Planque, *Bibliothèque choisie,* t. XVI, art. *idiosyncrasie.*
(7) T. I, 2e part., liv. II, p. 462, 476, 496, 546; — t. II, p. 22, 28.
(8) T. I, 2e part., p. 581, 584; — t. II, 3e part., p. 25.
(9) T. I, 2e part., p. 598, 604; — t. II, p. 14, 15, 28.
(10) T. II, p. 136 à 148.

rents (1), comme si le germe, alors, venait exclusivement
du mâle ou de la femelle, et que l'un des deux facteurs ne
servît simplement qu'à développer la vie communiquée
par l'autre : ainsi, nous avons vu, dans le règne végétal, des
hybrides de Pêcher et d'Amandier semblables au Pêcher ;
dans le règne animal, des mulets des espèces du Chien et
du Loup semblables à la Louve, ou semblables au Chien ;
d'autres mulets des espèces du Bouc et de la Brebis semblables à des Agneaux (2). L'hérédité *directe*, l'hérédité *croisée* offrent des cas identiques dans l'espèce humaine ; mais
le phénomène n'est jamais si fréquent, ni si apparent,
que dans le croisement de races ou d'espèces multipares ; on trouve souvent, alors, dans la même portée,
des petits semblables au père, d'autres semblables à la
mère, d'autres enfin qui tiennent des deux à la fois (3) :
il n'est pas rare de voir, du croisement du Braque et de
l'Épagneul, naître de petits Épagneuls et de petits Braques (4).

Il se produit des cas encore plus singuliers : une chienne
de très-grande race du mont Saint-Bernard, successivement couverte par un chien de chasse et par un chien de
Terre-Neuve, mit bas, au Muséum, en 1824, jusqu'à onze
petits, six, de sexe femelle, semblables au chien de chasse,
et cinq, de sexe mâle, semblables au chien de Terre-Neuve ;
tous si complétement *différents entre eux*, et si complétement *différents de la mère*, qu'on n'aurait jamais cru, sans
l'évidence du fait, qu'ils fussent nés de la même mère et de

(1) Isid. Geoffroy Saint-Hilaire, *Dictionnaire classique d'histoire naturelle*, t. X, p. 121.
(2) T. II, p. 180, 185.
(3) Isid. Geoffroy Saint-Hilaire, *loc. cit.*
(4) Girou, *de la Génération*, p. 123, 124.

la mêmeportée(1). Une autre chienne, à ce que dit le professeur Grognier, ayant été couverte dans la même journée par *trois* chiens de races différentes, bien caractérisées, mit aussi bas, au terme de la gestation, trois petits représentant fidèlement les caractères des *trois* races des reproducteurs (2).

Mais reste la question si, dans les cas de ce genre, l'ÉLECTION est aussi *intégrale* qu'elle le semble ; si, par exemple, dans le fait que nous venons de citer, les cinq petits Chiens mâles, pareils au Chien de Terre-Neuve, étaient de vrais Terre-Neuve ; si les six petits, pareils au Chien courant, étaient de vrais Chiens courants ; ou encore, si les Braques et les Épagneuls, nés simultanément du croisement de ces deux races, dans une même portée, sont réellement des Braques et des Épagneuls.

Pour nous, comme nous l'avons fait pressentir ailleurs (3), nous n'hésitons pas un instant à répondre par la négative. On peut être, il est vrai, tenté de supposer que la nature procède quelquefois à l'égard des produits d'un même couple et d'une même portée comme on la voit souvent procéder à l'égard des divers éléments d'un seul et même produit ; on peut supposer que le père et la mère, quand le fruit est multiple, se partagent une partie des petits, comme ils se partagent une partie des membres, des organes ou des aptitudes de l'être, quand le fruit est unique. Mais, si plausible qu'elle semble au premier abord, cette explication est inacceptable : unique ou multiple, dans toutes les espèces où

____

(1) Isid. Geoffroy Saint-Hilaire, *loc. cit.*, et Girou, *ouv. cit.*, p. 188, 189.
(2) Grognier, *Cours de multiplication et de perfectionnement des animaux domestiques*, p. 289.
(3) T. II, 3ᵉ part., p. 77, et ch. III, p. 183.

les sexes sont distincts, aucun germe n'existe, aucun être ne s'engendre qu'à la condition de l'action des deux facteurs, et si faible que soit, ou que l'on imagine, la part de l'un ou de l'autre à l'animation, il contribue toujours à l'éclair de la vie, et l'organisation en porte toujours la trace; il est vrai seulement qu'elle peut être plus ou moins latente dans le produit.

C'est cet *état latent* qui en impose ici pour l'absence complète de représentation du père ou de la mère, et qui donne ainsi lieu de croire à l'élection absolue d'un facteur. On ne la préjuge telle qu'en concluant des types ou caractères externes aux types ou caractères internes du mécanisme et du dynamisme, c'est-à-dire en violant les règles positives que nous avons tracées (1), et qui prouvent qu'on ne peut, en fait d'hérédité, conclure ni de l'extérieur à l'intérieur de l'être, ni de son mécanisme à son dynamisme (2), lors même que l'élection semble le plus complète. Où les produits n'ont pas l'organisme intérieur de l'auteur dont ils ont les couleurs et les formes, ou les produits n'ont pas le moral de l'auteur dont ils ont le physique, et souvent même ils ont tout le physique de l'auteur opposé, en puissance : l'autopsie devra prouver le premier fait; l'observation, le second; la filiation, le troisième. Les Chiens prétendus Braques, nés de Braques et d'Épagneuls, avec des braques engendrent des Épagneuls, avec des Épagneuls engendrent des Braques (3). Dans l'espèce Chevaline, les métis qui ne reçoivent aucun signe extérieur d'amélioration transmettent à leurs produits le type du noble sang en appa-

<hr>

(1) *Voy.* plus haut, t. II, p. 96, 99, et 146, 147, 188.
(2) *Idem*, p. 188.
(3) Girou, *ouv. cit.*, p. 123, 124.

rence absent de leur organisme (1) ; et réciproquement, les métis qui, de prime saut, passent sans progression au type supérieur, comme dans l'espèce Ovine les agneaux qui ressemblent, dès le premier croisement, à de vrais Mérinos, reproduisent la race inférieure dont ils viennent (2).

Au fond, il n'y a point d'ÉLECTION *intégrale*, c'est-à-dire d'action exclusive et unique d'un facteur sur tout l'être.

II. Formule de MÉLANGE.

La formule de MÉLANGE, au contraire de celle d'É-LECTION, a pour type l'union des caractères distincts des deux parents, soit dans le même attribut, la même qualité, ou la même fonction, soit dans la même partie, le même appareil, ou le même organe.

Cette union se produit à différents degrés, mais à chacun desquels le mélange est toujours, quelque part qu'il se porte, une *agrégation simple et sans transformation* des représentations de l'un et de l'autre facteur.

1° La plus intime de toutes les agrégations, le plus parfait degré de *mélange* est la FUSION, jonction intégrale et comme moléculaire qui s'étend aux atomes et aux principes mêmes des caractères mêlés : elle renferme tous les cas où, comme les mots le disent, les deux représentations se FONDENT dans une moyenne, c'est-à-dire s'unissent, en s'atténuant toutes deux, dans une expression intermédiaire unique.

Les règnes végétal et animal en offrent, nous l'avons dit plus haut (3), une multitude d'exemples.

_____

(1) Grognier, *Cours de multiplication et de perfectionnement*, etc., p. 13.
(2) Chambon, *Traité de l'éducation des moutons*, t. II, *loc. cit.*
(3) T. II, ch. III, art. 1, p. 179.

Ces exemples sont communs dans le mélange des couleurs : d'après Henri Lecoq, les couleurs se mélangent le plus fréquemment chez les végétaux, comme si on les réunissait sur une palette, et il en résulte une teinte moyenne et fondue (1) : ainsi le rouge et le blanc donnent souvent du rose, comme le Pavot rouge fécondé par le blanc; ainsi le blanc et le noir, ou le blanc et le gris du père et de la mère, se changent souvent en brun ou en gris moins foncé dans les petits des Oies, des Bœufs ou des Chevaux (2), comme dans les métis des races Blanche et Noire de l'espèce humaine (3).

Les formes et tous les autres caractères externes ou internes de la vie ne nous offrent pas moins de cas de FUSION. On en trouve dans les feuilles, on en trouve dans les fleurs, on en trouve jusque dans les saveurs des fruits de certaines hybrides (4) : Kœlreuter et Wiegman ont même fait la remarque que ces sortes d'hybrides étaient plus fréquemment frappées de stérilité (5). Dans l'animalité où les vétérinaires semblent avoir érigé, très à tort cependant, la FUSION en règle, c'est sur elle qu'ils basent une partie des lois de l'appareillement (6). Si de fait elle est bien moins constante qu'ils ne le pensent, elle est encore assez commune pour expliquer la foi qu'ils ont en elle : il n'est point d'appareil, point d'organe, point de partie, où elle ne se rencontre : le bec ou le museau dans une foule de Mulets, les oreilles dans le Bardeau, la queue dans le

(1) *Ouv. cit.*, p. 22, 23.
(2) Burd., t. II, p. 260.
(3) T. I, p. 210.
(4) Burdach, *ouv. cit.*, p. 262.
(5) *Dict. univ. d'hist. nat.*, t. VI, p. 726.
(6) Grognier, *ouv. cit.*

bâtard du Chien et de la Louve, etc., etc., tiennent le milieu entre les deux espèces (1); et chez l'homme, de même
que chez les animaux, Maret, Mayer (2), Geoffroy Saint-
Hilaire, Bouillaud (3), et autres auteurs, ont pu constater
ce type intermédiaire entre les deux parents dans le système osseux et tous les autres systèmes de l'organisation.

2° Une espèce moins intime d'agrégation, un degré
moins parfait et cependant encore très-profond de mélange, est celui que nous nommerons de *dissémination,*
réunion plus grossière, qui comprend tous les cas où les
caractères transmis des deux auteurs se distribuent pêle-
mêle et s'agglomèrent par points ou par fragments épars
dans le même système, dans le même appareil, ou dans le
même organe, etc.

La *dissémination* est ainsi susceptible de prendre plusieurs aspects : souvent, par exemple, chez les végétaux,
les couleurs des espèces croisées, au lieu de se fondre, se
reproduisent sur la corolle de l'hybride, distinctes et séparées, en panachures dans la Belle de nuit, les Tulipes, etc.,
en stries dans la Reine-Marguerite, en pointements, en bor-
dures dans certains Dahlias, dans quelques Primevères et
plusieurs Auricules (4).

Le croisement des espèces zoologiques nous montre
dans les couleurs, les formes, les tissus, les parties, des
modes de mélange analogues ou semblables. Le Mulet
d'âne et de zèbre a la couleur grise et la raie noire, le long
de la colonne vertébrale, qui appartiennent au père, et les

(1) Burdach, *ouv. cit.,* p. 264.
(2) Tom. II, p. 80.
(3) Bouillaud, *Exposition raisonnée sur un cas de nouvelle et singulière
espèce d'hermaphrodisme,* Paris, 1833, p. 11 et *pass.*
(4) H. Lecoq, *ouv. cit.,* p. 22, 23.

raies transversales, surtout aux cuisses, aux jarrets et à la tête, qui caractérisent la mère (1). Il n'est pas rare de voir des chevaux, nés de mères communes et d'étalons de race, chez lesquels il existe un mélange tellement incohérent des traits du père et de la mère, qu'ils valent beaucoup moins que s'ils étaient de race tout à fait commune. On voit de même des Béliers mérinos, alliés à des Brebis communes, engendrer des produits dont la laine est un tel mélange de celle du père et de celle de la mère qu'aucun drapier ne peut l'assortir, ni en faire une étoffe passable (2). D'après Ribbe, le bâtard du Bouc et de la Brebis mérinos a la laine du cou, de la poitrine, du dos et des flancs, pareille à celle de la mère, tandis que sur le devant de la tête, au sacrum, aux cuisses, à la queue, elle est mêlée de poils (3). Il n'est pas, enfin, jusqu'aux panachures et aux marbrures des tiges, des feuilles ou des fleurs, dont la génération n'offre, chez les animaux et chez l'homme lui-même, les correspondances ; très-souvent il arrive aux petits nés de parents de couleurs dissemblables, plus particulièrement chez les bêtes à cornes, les chevaux, les oiseaux, d'être *pies* ou mouchetés, c'est-à-dire de porter à la fois les couleurs du père et de la mère entremêlées par plaques ou par points inégaux ou égaux sur la robe. Les métis de Faisans ou de Paons blancs, et de Paons ou de Faisans communs naissent presque tous variés (4). Un mulet de Pigeon noir et de Tourterelle blanche nous offrait dernièrement une sorte de damier gravé sur le plumage : et nous avons ailleurs vu que notre propre espèce, comme

(1) Burd., *loc. cit.*
(2) Grognier, *ouv. cit.*, p. 214, 215.
(3) Burd., *ouv. cit.*, t. II, p. 265.
(4) *Voy.* Bomare, *Dict. d'hist. nat.*, t. V, p. 252; t. X, p. 71.

celle du bœuf ou comme celle du daim, dans certains croisements, a ses métis pies : les enfants d'Albinos et de Nègres naissent assez souvent tachés de blanc et de noir (1).

3° Mais, le plus ordinaire, le plus élémentaire, et cependant le plus curieux genre de mélange, est le mélange au degré de simple *agrégation*, c'est-à-dire la jonction par entrelacement ou juxtaposition, dans la même fonction, dans le même appareil, ou dans le même organe, des représentations propres à chaque facteur.

Il n'y a ni fusion, ni dissémination, il y a seulement *soudure* des deux caractères. Témoin de la fréquence de ce genre de mélange dans l'hybridation, Sageret nous en donne l'idée la plus claire dans la comparaison qu'il fait des caractères de différents produits de la fécondation d'un Chaté par un Melon Cantaloup brodé, tous deux d'espèce franche ; il suppose que le Chaté et le Cantaloup n'aient chacun de remarquables que cinq caractères :

LE MELON ASCENDANT.	LE CHATÉ ASCENDANT.
1° Chair jaune.	1° Chair blanche.
2° Graines jaunes.	2° Graines blanches.
3° Broderie.	3° Peau lisse.
4° Côtes fortement prononcées.	4° Côtes légèrement prononcées.
5° Saveur douce.	5° Saveur sucrée et très-acide en même temps.

Le produit *présumé* des hybrides créés, dit-il, aurait dû être, au terme *moyen* :

1° Chair jaune très-pâle ; 2° graines jaunes très-pâles ; 3° broderie légère et clair-semée ; 4° côtes légèrement prononcées ; 5° saveur douce et acide en même temps.

Mais les produits *réels* des deux hybrides issus du croi-

____

(1) Tom. II, 3° part., liv. II, ch. III, p. 182.

sement du Chaté et du Melon offrirent, au lieu de ces caractères :

	PREMIER HYBRIDE.	DEUXIÈME HYBRIDE.
1°	Chair *jaune*.	1° Chair *jaunâtre*.
2°	Graines *blanches*.	2° Graines *blanches*.
3°	Broderie.	3° Peau *lisse*.
4°	Côtes *assez* prononcées.	4° Sans côtes.
5°	Saveur *acide*.	5° Saveur *douce*.

Résultats dont il a maintes fois obtenu, ou les équivalents, ou les analogues (1).

Senff, habile jardinier de Kœnigsberg, en fécondant les fleurs du Calville rouge d'été par le pollen de cinq variétés diverses de pommes, avait, plus anciennement, obtenu des bâtards dont plusieurs présentaient des cas identiques. La couleur et la forme de la mère s'unissaient à la saveur et à la consistance du père dans les mêmes fruits. Knight avait aussi obtenu d'un hybride d'Amandier et de Pêcher, des fruits dont le péricarpe tenait à la fois de la pêche pour la saveur, de l'amande pour l'enveloppe, et dont le noyau avait toutes les qualités d'une excellente amande (2). Les fleurs des plantes hybrides sont sujettes à offrir le même genre de partage ; et il arrive souvent de voir sur les hybrides de l'OEillet blanc et du rouge, la corolle, au lieu d'être piquetée de rouge et de blanc, porter une moitié blanche et l'autre moitié rouge.

Des faits analogues se retrouvent partout dans le règne animal. Le bâtard de l'Ane et du Zèbre, par exemple, a la couleur grise et la raie noire longitudinale de l'Ane, mais il a de plus, surtout aux cuisses, à la tête, les raies transversales si caractéristiques de la robe du Zèbre (3). Le mé-

(1) Sageret, *Pomologie physiologique*.

(2) M. A. Puvis, *de la Dégénération et de l'extinction des variétés de végétaux*, in-8, 1837, p. 43.

(3) *Annales du muséum*, t. IX, p. 225.

lange sans fusion est d'autant plus sensible que les couleurs des parents contrastent plus entre elles, et, d'après l'opinion de Girou (1), que l'insertion des poils est plus profonde. Mais ce n'est point uniquement la coloration, c'est la conformation, c'est la structure externe ou interne des parties, ce sont tous les points et tous les attributs de l'organisation, tous les caractères du mécanisme ou du dynamisme animal, qui peuvent affecter, dans un même système, dans un même viscère, dans une même faculté, la même agrégation ou représentation juxtaposée des forces, ou des éléments propres à chaque facteur.

La juxtaposition peut être complète au point d'offrir, dans les deux règnes, une répétition plus ou moins intégrale des types des deux parents et de dégénérer, dans la même faculté ou le même appareil de la progéniture, en une duplicité de parties ou de fonctions uniques chez les auteurs. Un Chou-Raifort, *Brassico-Raphanus*, hybride du Radis noir fécondé par le Chou, portait à la fois quelques capsules simples, très-peu apparentes, contenant à peine une graine, et d'autres capsules plus belles : mais ces dernières, au lieu de présenter une forme intermédiaire entre celle du Chou et du Radis, offraient, sur le même fruit, deux siliques placées l'une au-dessus de l'autre et très-diverses de forme, l'une ressemblant à la silique du Chou, l'autre à celle du Radis, et chacune ne contenant qu'une seule graine assez analogue à l'apparence de leur silique réciproque (2). Le croisement détermine chez les animaux des faits correspondants. Thiébaut de Berneaud a vu un mulet de Chien et de Chat, dont la forme et le naturel tenaient du Chat et du Chien ; il avait à la fois, au

(1) *De la Génération*, p. 125.
(2) Sageret, *Pomologie physiologique*, p. 555.

lieu d'une voix mixte, la voix des deux espèces : tantôt il aboyait et tantôt miaulait (1). Un bâtard d'Ours et de Chienne, dont parle Bechstein (2), aboyait et grognait; un mulet de Tarin et de Serine, dont il est question dans Machado (3), avait le chant du Serin et celui du Tarin, etc., etc. Mais le croisement n'est point l'unique circonstance où le mélange substitue, à la simplicité normale des caractères, une dualité réelle d'attributs ou d'organes; et nous verrons plus loin, dans d'autres conditions, dans d'autres appareils, dans d'autres fonctions, dans d'autres facultés, ce curieux phénomène émaner clairement de la même formule (4).

III. Formule de COMBINAISON.

III. Reste la troisième, et dernière formule, la COMBINAISON, que les physiologistes ont fait la faute de ne point distinguer du MÉLANGE et d'identifier à son degré le plus intime, la *fusion*. La méprise ne s'explique qu'en écartant l'idée des rapports généraux de la genèse des corps à la genèse des êtres, et que par l'oubli complet des traits différentiels qui, pour l'une comme pour l'autre, séparent le MÉLANGE de la COMBINAISON.

Le MÉLANGE, en chimie, fût-il le plus parfait, n'est jamais que l'union ou le rapprochement plus ou moins immédiat d'éléments différents, mais sans transformation réelle de leur nature et sans développement de propriétés nouvelles. Différents métaux, pour se mêler ensemble jusqu'à s'amalgamer, le sucre et plusieurs sels pour se

<hr>

(1) Grognier, *Cours de multiplication.*
(2) Bechstein, *Gemeinnützige Naturgeschichte,* t. I, p. 702.
(3) *Théorie des ressemblances.*
(4) *Voyez* le livre suivant.

mêler à l'eau jusqu'à s'y dissoudre, ne se combinent pas.

La COMBINAISON, au contraire, en chimie, est la composition de principes dissemblables en un nouveau principe, et la métamorphose de leur nature première en une autre nature. Le charbon, par exemple, et les gaz hydrogène et azote, isolés, peuvent être impunément mis en contact avec notre économie; les uns peuvent sans danger être introduits dans les voies aériennes, l'autre peut l'être sans danger dans les voies digestives, mais de ces trois mêmes corps, mis en rapport entre eux dans certaines proportions, la combinaison fait un composé terrible, l'*acide prussique*, le plus foudroyant des poisons.

L'une et l'autre formule sont tout aussi distinctes dans la procréation, cette chimie des êtres; là, comme dans les corps, le MÉLANGE de deux représentations, le MÉLANGE au degré le plus rapproché de l'unité possible, garde toujours pour type de ne point transmettre l'essence des caractères unis; là, comme dans les corps, la COMBINAISON de deux représentations a pour résultat d'effacer à la fois les deux caractères et de leur substituer un caractère nouveau. Elle est, en un mot, dans la procréation, partout où les représentations des deux auteurs, au lieu de se réfléchir dans leur association, s'annulent mutuellement et se changent en une troisième qui ne tient ni de l'un ni de l'autre.

Nous donnerons une idée exacte de l'importance et de la fécondité de cette formule, en disant qu'elle est aussi active dans la génération, que les deux autres formules d'ÉLECTION et de MÉLANGE réunies, et qu'elle prend à la composition des corps organisés une aussi vaste part qu'à la composition des corps inorganiques; elle joue, en un mot, dans les règnes minéral, végétal, animal, un seul et même rôle, celui de présider aux transmutations, celui d'être l'instrument de la diversité, l'agent des renouvellements et des métamorphoses.

Si sa nature réelle et différentielle, si connue des chimistes, semble, ainsi que sa loi, s'être dérobée aux physiologistes, il n'en est pas ainsi de ses phénomènes : pomologistes, horticulteurs, zoologistes, tous sont restés saisis devant ses résultats. Mais comment ne pas les voir? ils jaillissent de toutes parts et sous mille formes aux yeux, dans l'un et l'autre règne, les uns développés par la fécondation régulière des espèces, les autres par le croisement des espèces, des races, ou des variétés, tous, au fond, sous l'unique et constant caractère de la diversité et de la nouveauté spontanée des produits.

A quelle autre formule rattacher, par exemple, dans l'hybridation, ces modifications soudaines dont Kœlreuter, Williams Herbert, Knight, Sageret, Puvis, nous rendent témoignage? Tous s'accordent à dire que, nombre de fois les plantes issues des croisements engendrent des produits très-différents des plantes auxquelles elles sont dues, par le port de la plante, la forme, la nuance des feuilles, la couleur, le nombre et l'arrangement des fleurs, la configuration, la qualité des fruits (1). Le *bleu*, le *rouge*, et le *jaune*, ces couleurs primitives qui donnent, en se combinant, du *brun* sur la palette, en donnent également en se combinant dans la même corolle (2). Les Rosiers-thé, les Rosiers-noisette (3), beaucoup de Camélias (4), etc., diffèrent des Camélias et

(1) Puvis, *de la Dégénération et de l'extinction des variétés des végétaux*, p. 46, 47.
(2) H. Lecoq, *ouv. cit.*, p. 22.
(3) Puvis, *Mémoire cité, loc. cit.*
(4) H. Lecoq, *ouv. cit.*, p. 91.

diffèrent des Rosiers au croisement desquels ils doivent leur naissance, phénomène dont Duchêne, dans le siècle dernier, comme Girou, dans le nôtre, n'ont trouvé d'autre explication que l'*atavisme*, ou la ressemblance des produits différents des auteurs immédiats aux auteurs antérieurs (1).

A quelle autre formule rattacher pareillement, dans la fécondation des espèces par elles-mêmes, ces faits analogues qui, dans le même règne, surprennent tous les yeux; à quelle autre rapporter la force inépuisable de transformation et de variation incessante des types, dont la sémination développe les merveilles? force si grande, en elle, qu'elle semble égale à celle de multiplier; si constante, qu'on a vu les agronomistes, les frères Puvis, en France, Gallesio, en Italie, Humphrey-Davy, en Angleterre, etc., émettre le principe que tout individu, qui résulte d'un germe spécial fécondé, diffère toujours, en un grand nombre de points, de ceux dont les germes proviennent (2), des sujets même produits en même temps que lui par la graine provenant d'un même individu; qu'enfin, il représente toujours un nouvel être doué de propriétés qui n'appartiennent qu'à lui (3).

On est allé plus loin: un des plus célèbres pomologistes modernes, Van Mons, a prétendu que les arbres fruitiers ne rendaient point leur espèce; que jamais, par exemple, les plantes sorties des graines du genre Poirier n'avaient de ressemblance appréciable ni avec leur père, ni avec leur mère; qu'ils ne reproduisaient ni caractères des arbres, ni caractères des fruits dont ils étaient provenus, et que dix

(1) *Voy.* plus haut, t. II, p. 53.
(2) Puvis, *de la Dégénération et de l'extinction des variétés de végétaux*, p. 6.
(3) Id., id., p. 35.

pepins d'une poire donnaient dix poiriers et dix fruits différents (1). Tout en rejetant cette thèse extrême et combattue par Knight, par Sageret (2), par Puvis (3), par Poiteau (4), il n'en reste pas moins vrai que nous devons au semis, c'est-à-dire, par le fait, à la COMBINAISON vitale des caractères, tout ce que nous possédons en variétés de plantes, en variétés de fleurs, en variétés de fruits; et pour ne parler ici que des derniers, et encore seulement des *variétés durables*, nous trouvons dans l'histoire des jalons qui permettent de se faire une idée de l'incroyable puissance de multiplication et de rénovation de cette magique formule. Pline comptait de son temps vingt-neuf variétés de Pommes, onze de Prunes, quatre de Pêches, huit de Cerises, quarante-trois de Poires, en toute espèce de fruits moins de cent variétés, dont une partie nouvelles. Ollivier de Serre cite déjà, pour son temps, soixante-une variétés de Poires, à peine cinquante de Pommes, en tout à peu près deux cents variétés de fruits. Maintenant les catalogues de nos pépiniéristes en renferment jusqu'à dix-sept cents principales, toutes évidemment nées de la sémination, progrès prodigieux qui s'accroît tous les jours (5); quant à celui des variétés momentanées, développées par la même puissance dans les fruits, et surtout dans les fleurs, les Renoncules, les Tulipes, les Jacinthes, les OEillets, les Dahlias, les Rosiers, les Camélias, etc., arbustes, arbrisseaux, plantes, il est incalculable.

(1) A. Poiteau, *Théorie Van Mons* ou *Notice historique sur les moyens qu'emploie M. Van Mons pour obtenir d'excellents fruits de semis*, in-8, 1834, p. 17, not., et p. 21, 22.
(2) *Notice pomologique*, p. 18.
(3) *Mémoire cité*.
(4) *Mémoire cité*, p. 17.
(5) Puvis, *Mémoire cité*, 2ᵉ part., p. 34.

Que dire, enfin, de tous les faits du même ordre dont le règne animal nous a présenté, sous les types spécifique et individuel, cette foule de phénomènes qui nous ont obligé de poursuivre la loi de leur formation première (1)? Les longs développements où nous sommes entré plus haut sur cette matière, nous dispensent de revenir sur ces phénomènes et sur leur principe : nous ajouterons seulement que, de toute évidence, la COMBINAISON est, ici comme là, le procédé intime ou mode propre d'action par lequel il opère.

Telles sont, quant à la loi de *qualité d'action* ou de distribution des représentations du père et de la mère, les formules empiriques essentiellement distinctes, et vraiment générales de la procréation : l'ÉLECTION, le MÉLANGE, la COMBINAISON, résument toutes les autres. On ne peut dire d'elles, que, l'une est particulière au croisement des *espèces*, l'autre au croisement des *races*, l'autre au rapprochement d'individus de *races* et d'*espèces* semblables. Il n'est point de croisement chez les animaux, point d'hybridation chez les végétaux, point de fécondation dans l'un et l'autre règne, où toutes les trois ne laissent à la fois leur empreinte; toutes trois coexistent, à différents degrés, dans tout individu ; nous dirons plus encore : il n'est point de partie, d'élément, de fonction, de faculté de l'être, qui ne puisse en offrir, qui n'en offre souvent la réunion : vue dans son ensemble, l'organisation n'est, à proprement dire, que leur assemblage : *elle n'est qu'un composé* d'ÉLECTIONS, *de* MÉLANGES *et de* COMBINAISONS *des divers caractères des deux générateurs* ; c'est à cette conclusion que ramènera toujours toute analyse exacte de la nature de l'être.

(1) Tom. I, 2ᵉ partie, liv. I, chap. ɪ et ɪɪ.

Mais cette conclusion, au lieu de simplifier, complique le problème.

Ne voilà-t-il pas trois formules, au lieu de l'unique formule que semble comporter le principe de la loi d'universalité d'action des deux facteurs ; trois formules, dont deux au moins, l'ÉLECTION et la COMBINAISON, semblent en opposition radicale avec elle, c'est-à-dire avec le mélange général des représentations et le médium constant de tous les caractères du père et de la mère, seule expression qui nous ait paru être en harmonie avec la logique de cette loi (1) ? Comment concilier avec cette logique les autres expressions ou formules empiriques en contradiction apparente avec elle ? Ou les formules sont fausses, et nous avons reconnu qu'elles sont très-réelles ; ou elles semblent entraîner la ruine du principe de cette première loi.

ARTICLE II.

De l'inconséquence apparente de la loi d'*égalité d'action* de l'un et de l'autre auteurs avec les caractères de la nature physique et morale du produit.

Les contradictions apparentes de la loi d'*égalité d'action* du père et de la mère avec des résultats empiriques d'un autre ordre, que développe aussi la procréation, sont tout aussi frappantes :

Du principe de la loi d'*égalité d'action*, il semble, avons-nous dit (2), rationnel d'induire que les représentations du mâle et de la femelle doivent être égales entre elles ; or, elles ne le sont pas : au lieu de cette idéale égalité des deux représentations, on retrouve partout des inégalités réelles d'expression entre les deux

(1) T. II, p. 177-178.
(2) T. II, l. II, ch. III, p. 177.

auteurs; et si, dégagé de tout esprit de système, l'on cherche à ramener à des faits généraux les variations sans nombre de leur influenec, on est nécessairement conduit à reconnaître, qu'à l'égard de la loi de *quantité d'action*, comme à l'égard de celle de *qualité d'action* du père et de la mère, la génération affecte trois formules.

Ces trois formules sont :

1° La prépondérance d'expression du père ;

2° La prépondérance d'expression de la mère ;

3° L'équilibre apparent des deux expressions.

Mais il n'en est point de ces secondes formules ainsi que des premières qui s'étaient plus ou moins soustraites à l'analyse méthodique des auteurs, et qu'il nous a fallu à la fois distinguer, démontrer, définir ; les trois expressions empiriques de la loi de *quantité d'action* du père et de la mère ont été parfaitement dégagées l'une de l'autre, et sont toutes les trois également familières aux observateurs ; nous avons même vu, plus haut, chacune d'elles devenir le principe d'un système opposé, et les zoologistes divisés d'opinion entre les trois systèmes dont elles étaient la base (1).

Il est vrai que nous avons vivement combattu toutes les propositions *exclusives* déduites de ces prétendues règles ou lois contradictoires (2) ; mais en les renversant les unes par les autres, mais en les rejetant, en tant que règles ou lois, nous nous sommes gardé de rejeter les faits sur lesquels elles se fondent, et d'en nier les formules.

Nous les avons reconnues (3) ; nous les reconnaissons très-positivement.

(1) T. II, 3ᵉ partie, l. II, ch. ii, art. 1, p. 100-108.
(2) Idem, idem, *loc. cit.*, art. 2, p. 109-136 et 136-177.
(3) T. II, *loc. cit.*, p. 110.

Or, de ces trois formules, il n'en est qu'une d'accord avec le principe d'*égalité d'action du père et de la mère :* c'est celle de l'équilibre des représentations de l'un et de l'autre facteur ; les deux autres formules témoignent, en sens inverse, d'une inégalité rebelle à ce principe, et l'objection, ici, a d'autant plus de force qu'on ne saurait réduire ni à des accidents, ni à des exceptions, les résultats contraires : ils sont d'abord les règles du transport séminal, des caractères *médiats* de la sexualité prépondérants dans l'un ou l'autre des deux sexes (1); ensuite, ils ont autant de part que la formule opposée au transport de tous les caractères *libres* ou indépendants de la sexualité (2), quelle qu'en soit la nature ; ils affectent même, dans les appareillements et dans les croisements les mieux entendus de certaines races ou de certaines espèces (3), telles que celles du Mouton, du Bœuf, du Cheval, une sorte de constance et de régularité qui en a imposé pour la règle elle-même (4); enfin, ils se retrouvent dans les trois formules de la loi de *qualité d'action* des deux auteurs , auxquelles celles de la loi de *quantité d'action* du père et de la mère se combinent sans cesse; l'expérience, en effet, établit, comme un fait presque général, que ni dans l'ÉLECTION, ni dans le MÉLANGE, ni dans la COMBINAISON, les parts de l'un et de l'autre facteur ne sont égales.

Comment faire rentrer ces inégalités dans l'égalité supposée de la loi ? comment concilier toutes ces formules entre elles? comment, enfin, réduire tant de contradictions aux principes des deux lois que nous avons po-

(1) T. II, 1. II, ch. ii, p. 157-158.
(2) T. II.
(3) Grognier, *ouv. cit.*, ch. xv, p. 84.
(4) Idem, *loc. cit.*, p. 85.

sées? car, pour les résumer toutes en deux questions :

1º S'il y a réellement *universalité d'action* des deux auteurs, pourquoi l'action du père et celle de la mère ne se portent-elles pas, toutes deux et toujours, sur tous les éléments et facultés de l'être? Au lieu de l'ÉLECTION et de la COMBINAISON, pourquoi n'y a-t-il point un MÉLANGE à la fois *constant* et *général* des représentations de l'un et de l'autre facteur?

2º S'il y a réellement *égalité d'action* du père et de la mère, pourquoi les deux auteurs n'ont-ils pas toujours une participation égale aux caractères de la nature physique et morale du produit? Pourquoi, dans le MÉLANGE et même dans l'ÉLECTION et la COMBINAISON des représentations du père et de la mère, au lieu d'une continuelle prépondérance de l'un ou de l'autre générateur, n'y a-t-il point *toujours* et *partout* équilibre?

CHAPITRE QUATRIÈME.

DE LA RÉDUCTION DES FORMULES EMPIRIQUES DE LA GÉNÉRATION AUX PRINCIPES DES DEUX LOIS PRÉCÉDEMMENT POSÉES.

Frappé de ces perpétuelles discordances des faits, et de cette absence apparente de règle, jusqu'à désespérer qu'il en existe une : « Quelle loi, s'est écrié un naturaliste, quelle loi peut embrasser toutes ces variations? (1) »

Nous répondons : les lois que nous avons posées.

Mais alors, dira-t-on, comment ces variations peuvent-elles se produire, et si elles se produisent, quelle en est la raison?

La raison en est claire : les contradictions entre les va-

____

(1) Isidore Geoffroy Saint-Hilaire, *Dictionnaire classique d'histoire naturelle*, t. X, p. 121.

riations et les lois précédentes de la génération ne sont nullement réelles ; si elles étaient réelles, il n'y aurait point de lois. Mais l'explication de ce fait, si simple en soi, n'en est pas moins complexe, et dans l'ordre des idées antérieures aux doctrines émises dans cet ouvrage, l'impossibilité, si franchement avouée par l'auteur précédent, de saisir les rapports de ces interminables variations entre elles, et d'en rattacher les formules empiriques à une règle quelconque, n'était ni chimérique, ni exagérée ; elle était véritable, telle qu'il la disait, et tenait à trois causes :

La première de ces causes, la plus féconde de toutes en erreurs, était celle à laquelle il faut revenir sans cesse dans toutes les questions qui touchent à cette matière : la substitution d'une seule et même loi de la PROCRÉATION aux deux lois parallèles dont elle est le principe (1), confusion qui amenait celle des expressions propres à chacune d'elles, c'est-à-dire des formules propres à l'INNÉITÉ et des formules propres à l'HÉRÉDITÉ ;

La seconde cause était le défaut d'analyse et de distinction des lois de *qualité* et de *quantité* d'action du père et de la mère ;

La troisième, conséquence logique des deux autres, l'omission des rapports et des combinaisons possibles de toutes ces lois dans toutes les formules.

Mais si, au lieu de tomber dans l'un de ces écueils, on tient compte à la fois de tous ces éléments nécessaires du problème, on ne tarde pas à voir que, loin d'être en discordance réelle avec les lois que nous avons posées, que loin même d'en être des exceptions, ces diverses formules

____

(1) T. I, Conclusion de la première partie, p. 80-96 ; — et seconde partie, p. 607-628.

sont dans une concordance parfaite avec ces lois, et n'en représentent que de simples corollaires.

ARTICLE I.

De la réduction des formules empiriques d'ÉLECTION, de MÉLANGE, et de COMBINAISON, au principe de la loi d'*universalité d'action des deux auteurs.*

On n'a jusqu'à présent procédé à la recherche des règles inconnues de toutes ces formules, qu'en raisonnant toujours dans l'hypothèse d'une seule et unique loi de la reproduction des êtres : l'hypothèse était fausse ; la PROCRÉATION n'est point, de sa nature, une loi uniforme : elle se subdivise, comme nous l'avons dit, en deux lois primordiales incessamment actives dans la génération : l'une de l'HÉRÉDITÉ, ou de la reproduction des êtres sous l'empire du principe du SEMBLABLE ; l'autre de l'INNÉITÉ, ou de la reproduction des êtres sous l'empire du principe du DIVERS (1).

La première question est donc de reconnaître auquel des deux principes ces formules appartiennent par leurs caractères ; or leurs caractères nous démontrent d'abord et positivement qu'elles n'appartiennent point toutes trois au même principe.

Deux de ces trois formules, l'ÉLECTION et le MÉLANGE, rentrent seules, de leur nature, dans le système des lois de l'HÉRÉDITÉ : dans toutes deux, en effet, en quelque proportion et de quelque manière que l'un et l'autre auteur disjoignent ou réunissent leurs participations, on reconnaît l'action du principe du SEMBLABLE, car c'est, *dans les deux cas, un caractère semblable au père ou à la mère* (2),

____

(1) *Voy.* t. I, 1re part., l. II, p. 80 à 94, et 2e part., p. 607 à 623.
(2) T. II, liv. II, p. 193-194.

ou à tous deux ensemble (1), *qui toujours se produit.*

La troisième formule, la COMBINAISON, ne peut évidemment rentrer dans d'autre système que dans celui des lois de l'INNÉITÉ : dans ce cas, en effet, en quelque proportion et de quelque manière que le père et la mère confondent ou réunissent leurs participations, on reconnaît l'action du principe du DIVERS ; car *il n'existe en elle de représentation ni de l'un, ni de l'autre auteur ; et c'est un caractère différent de tous deux, et relativement nouveau* (2), *qui toujours se produit.*

En d'autres termes, chacune des lois PRIMORDIALES d'institution et de reproduction des êtres, comme elle a son principe distinct d'activité, a ses formules distinctes d'organisation ou d'incarnation dans la progéniture :

L'ÉLECTION et le MÉLANGE sont les deux procédés d'expression du SEMBLABLE, ou formules organiques propres à l'HÉRÉDITÉ dans la nature de l'être : c'est par elles qu'il lui est donné d'intervenir dans sa composition et qu'elle s'y réalise ;

La COMBINAISON est le procédé d'expression du DIVERS, la formule organique propre à l'INNÉITÉ dans la nature de l'être : c'est par elle qu'il lui est donné d'intervenir dans sa composition et qu'elle s'y réalise.

Pour que ces trois formules se concilient avec l'*universalité d'action des deux facteurs*, il faut donc, premièrement, que cette loi elle-même se concilie avec les deux lois parallèles de la PROCRÉATION auxquelles elles appartiennent ; *il faut, en un mot, que l'*INNÉITÉ *et que l'*HÉRÉDITÉ *y soient représentées.*

C'est bien, en effet, à cette conclusion que la critique

___

(1) T. II, liv. II, p. 207.

(2) T. II, liv. II, p. 193, 196, 104 et 214-215.

des faits, comme la logique, amène : *l'universalité d'action des deux auteurs* n'est, en aucune manière, une loi particulière à l'INNÉITÉ, ni particulière à l'HÉRÉDITÉ ; c'est une loi qui embrasse la PROCRÉATION et qui participe, comme telle, des deux systèmes de la propagation séminale de la vie.

Dès qu'on part de ce fait, et sous tous les rapports il est incontestable, on ne peut déjà plus soulever contre cette loi l'objection qu'elle comprend pêle-mêle des formules incompatibles entre elles, les unes irréductibles au système du DIVERS, les autres irréductibles au système du SEMBLABLE ; ce serait argumenter contre elle de son essence qui est d'être à la fois commune aux deux systèmes : les seules objections qui résistent sont celles de la dérogation des formules, quelles qu'elles soient, à son propre principe, c'est-à-dire au principe d'*universalité d'action des deux auteurs*.

Mais, pour les diriger contre elle, il faut connaître à quelles conditions la participation des deux auteurs s'opère, qu'elle ait pour résultat de développer dans le germe des caractères *semblables* ou des caractères *opposés* aux parents.

§ 1. Des conditions de la loi *d'universalité d'action des deux auteurs*.

Il n'y a point de loi inconditionnelle : *l'universalité d'action* des deux auteurs n'échappe point à cette règle : elle a ses conditions ; mais il faut distinguer celles qui lui sont propres de ses conditions spéciales d'application à chacune des deux lois de l'HÉRÉDITÉ et de l'INNÉITÉ auxquelles elle s'allie.

L'universalité d'action des deux auteurs est la faculté qu'ont le père et la mère d'agir sur toutes les forces et sur toutes les parties de l'organisation ; la faculté qu'ils ont de contribuer tous deux à tous les éléments et tous les attributs de la nature physique et morale du produit. pour que tous deux transmettent, il faut que tous deux possèdent ; la condition de la loi d'universalité d'action des deux auteurs, ou de participation du père et de la mère aux *mêmes* caractères de la progéniture, est donc que les auteurs aient tous deux les *mêmes* forces, tous deux les *mêmes* organes, tous deux les *mêmes* parties qu'ils propagent à l'être ; c'est la condition de parité générale d'organisation ou d'analogie *spécifique* des parents.

Les conditions de rapport d'expression organique de la même loi avec l'HÉRÉDITÉ ou l'INNÉITÉ varient complétement selon celle de ces lois à laquelle elle s'applique.

I. Condition de l'expression *simultanée* de la loi de l'HÉRÉDITÉ et de la loi *d'universalité d'action des deux auteurs.* — Raison de la formule de MÉLANGE.

S'il est vrai qu'il n'y ait d'universalité d'action des deux auteurs que dans les circonstances de participation *simultanée* du père et de la mère aux mêmes caractères de l'être, hypothèse dans laquelle nous avons raisonné (1), la formule de MÉLANGE est, de toute évidence, l'unique expression commune aux deux lois *d'universalité d'action* des deux auteurs et *d'imitation séminale de la vie*. Dans la même hypothèse, le concours d'expression organique des deux lois n'a d'autre condition que celle de la même formule.

Cette condition, qu'est-elle ? Il faut, pour la connaître, remonter au principe dont dépend la formule et rentrer dans l'essence de cette formule elle-même :

(1) T. II, l. II, ch. III, p. 177.

Nous l'avons définie : *l'union des caractères distincts des deux parents dans la même partie ou la même faculté de la progéniture, etc.* (1);

Elle consiste donc, par le fait, dans une double expression du SEMBLABLE, dans une double empreinte séminale de la loi de l'hérédité naturelle de la vie , puisque, sur le même point ou attribut de l'être , elle répète à la fois et le père et la mère.

La révélation de sa condition propre d'incarnation dans l'être, partant celle des deux lois de l'*hérédité* et de l'*universalité d'action des deux auteurs,* est tout entière dans cette double répétition : pour se mêler ensemble dans le transport séminal, pour composer ensemble , dans un même produit, un même système, une même partie , un même organe, il faut que les caractères émanés des deux êtres obéissent à une force de tendance antérieure , qui, si elle est propre à ces caractères, a sa condition dans leur nature même.

Cette condition est celle de la *similitude des caractères unis* : c'est, pour tous les organes, pour toutes les fonctions où le MÉLANGE s'opère sous l'empire *exclusif* des lois dont nous parlons, c'est la condition de parité personnelle d'organisation ou d'analogie *individuelle* entre les deux parents.

Si le principe est vrai, il nous donne la raison, non-seulement du MÉLANGE , mais encore des trois modes ou degrés du MÉLANGE (2); la *juxtaposition*, la *dissémination*, la *fusion* , doivent répondre à autant de degrés divers d'analogie entre les caractères du père et de la mère, toutes

____

(1) T. II, p. 207.
(2) Idem, p. 207-214.

les fois du moins que le mélange ne dépend que de la seule nature de ces caractères.

L'expérience, en effet, nous montre toute la part que l'analogie prend à la formation de l'être : elle est évidemment une des circonstances les plus généralement, les plus énergiquement actives sur le produit : elle l'est et le doit être ; il serait inconcevable que le *rapport du semblable au semblable* demeurât sans effet organique dans une fonction dont la loi première est la loi du SEMBLABLE, et précisément dans les circonstances où cette loi, c'est-à-dire l'hérédité, opère. Mais cette contradiction n'est point dans la nature : la force qui, par elle-même et indépendamment de la sexualité, établit en rapport naturel les espèces et les individus, l'analogie, ne s'arrête point devant la dernière : elle se continue d'une extrémité à l'autre extrémité de la génération et s'y montre, à chaque phase, comme force générale et coordinatrice du rapprochement des sexes et des phénomènes organiques qui le suivent :

1° L'*analogie* est la condition première de l'attrait sexuel et de l'acte où il tend, la *copulation* :

La copulation veut l'uniformité de l'organisation, l'*identité d'espèce ;* la plupart des croisements des espèces végétales ou animales ne tiennent qu'à notre industrie ou qu'à notre violence. Parmi ces innombrables espèces de végétaux qui couvrent notre globe, la science ne compte pas une centaine d'hybrides formés spontanément (1) ; parmi les animaux, les espèces du Loup et du Renard ne se mêlent à l'espèce du Chien, l'espèce du Chien ne se mêle à l'espèce du Chat, l'espèce du Cheval ne se mêle à l'espèce

(1) Dict. univ. d'Hist. natur., T. VI, art. hybridation.

de l'Ane, l'espèce du Chardonneret à l'espèce du Serin, etc.,
que dans l'isolement complet de leur espèce, qu'après de
longues luttes et qu'avec répugnance. La règle générale
est la répulsion des sexes d'espèces diverses, et elle s'applique même aux espèces dont les sexes n'ont pas d'accouplement : les poissons mâles ne suivent pas d'autres poissons femelles que ceux de leur espèce et ne fécondent
jamais les œufs d'autres poissons (1) ;

2° L'*analogie* est la condition première de la *fécondation :*

Des obstacles mécaniques, tels que ceux des formes et
des dimensions des granules polliniques , dimensions et
formes fixes pour chaque genre de plantes et , selon
Brongniart, adaptées aux méats intercellulaires de ces
mêmes genres, s'opposent, d'après lui, à la pénétration
de ces granules dans l'ovule et déterminent ainsi l'impossibilité de l'hybridation entre la plupart des plantes *qui
ne sont point congénères :* les uns sont globuleux, avec un
diamètre de 1/456 à 1/700 de millimètre ; les autres, ellip-
soïdes ou cylindroïdes avec des diamètres de 1/46 de largeur sur 1/350 de longueur à 1/456 de largeur sur 1/700
de longueur (2).

Des obstacles dynamiques produisent les mêmes effets
chez les animaux :

L'aversion des espèces différentes à s'unir s'étend à
leurs semences : vainement Spallanzani a-t-il rapproché,
de toutes les manières possibles, des spermes et des œufs
de Tritons et de Grenouilles, de Tritons et de Crapauds, de
Grenouilles et de Rainettes ; il n'a pu obtenir de féconda-

____

(1) Haller, *Element. physiolog.*, t. VIII, p. 16.
(2) H. Lecoq, *ouv. cit.*, p. 38.

tion. Des spermes et des œufs de poissons fort différents se trouvent dans une même eau et ne s'y mêlent pas (1). Il semble, comme dit Burdach (2), que chaque semence soit attirée d'une manière spécifique par les œufs de la même espèce qu'elle.

3° Il est donc naturel que ce principe d'attraction de *l'analogie* se poursuive, dans le même acte de la reproduction, des substances séminales, véhicules organiques des caractères physiques et moraux des auteurs, jusqu'à l'assemblage même de ces caractères, et qu'il préside à la composition vitale des éléments de l'être qui en sont le produit.

L'induction n'est pas exclusivement logique : l'observation nous montre tout un ordre de cas où la distribution des représentations du père et de la mère se règle sur ce principe. Ainsi s'expliquent, pour nous, les faits cités plus haut de l'action très-réelle de la *parité* et de la *disparité* entre les deux facteurs sur la désharmonie ou l'harmonie de la répartition dans l'être des caractères unis (3). Ainsi se justifient même, à certains égards, les propositions des auteurs qui décernent à *l'analogie* une sorte d'omnipotence sur le caractère des représentations entre espèces différentes et espèces semblables (4). Il n'y a d'erroné dans leur opinion que ce qu'ils y ont mis d'exclusif, en ne voyant que l'analogie et en laissant de côté toute autre circonstance, toute autre influence qu'elle ; système incompatible avec l'expérience et la raison des faits, qui veulent qu'on tienne un compte égal de toutes les causes

---

(1) *Dictionnaire des sciences médicales,* t. XXVIII, p. 65.
(2) *Ouv. cit.,* t. II, p. 289.
(3) T. II, l. II, ch. III, p. 189-191.
(4) Idem, *loc. cit.,* p. 180-181-186.

et de toutes les conditions qui peuvent déterminer des effets identiques ou des effets contraires.

Mais, en ne considérant mentalement, en quelque sorte, comme nous venons de le faire, entre tant de conditions possibles qu'*une* condition, entre tant d'expressions possibles qu'*une* expression de la génération, celle de l'harmonie de concours de la loi de l'hérédité et de la loi de mutuelle participation du père et de la mère à la nature de l'être, on ne peut procéder à cette double recherche que par voie d'analyse, et l'analyse conduit nécessairement l'esprit à ces conclusions :

Les lois d'hérédité et de participation universelle de l'un et de l'autre facteur à l'organisation n'ont d'autre expression simultanée dans l'être que le *mélange séminal des représentations physiques ou morales du père et de la mère*, ni de condition commune que la condition de la même formule : *l'existence de semblables entre les deux parents.*

Par ses conditions, comme par sa nature, le MÉLANGE rentre donc dans l'essence de la loi première dont il procède : double incarnation de l'HÉRÉDITÉ ou de l'IMITATION NATURELLE dans la vie, chaque fois qu'il n'obéit qu'à son propre principe, il tient entre les espèces, entre les individus, entre les éléments, organes, fonctions, attributs, caractères, au principe harmonique de l'*analogie;* il se proportionne à l'uniformité, complète ou incomplète, partielle ou générale, des représentations de l'un et de l'autre facteur, et s'opère sous l'empire de *la force d'attraction spontanée des semblables.*

II. Condition de l'expression *simultanée* de la loi de l'INNÉITÉ et de la loi *d'universalité d'action du père et de la mère*. — Raison de la formule de COMBINAISON.

En raisonnant toujours dans la même hypothèse, dans celle où la loi *d'universalité d'action des deux facteurs* entraîne nécessairement la participation *simultanée* du père et de la mère aux mêmes éléments de la vie, la COMBINAISON reste l'unique formule qui puisse être l'expression commune des deux lois de l'INNÉITÉ et de l'*universalité d'action des deux auteurs* sur la nature de l'être : c'est la seule où se rencontrent les caractères qui sont propres à chacune d'elles : pour l'une, la réunion des influences de l'un et de l'autre facteur ; pour l'autre, la transition des caractères unis à un autre caractère.

Dans la même hypothèse, le concours d'expression organique des deux lois n'a nécessairement d'autre condition que celle de la même formule, celle de la formule de COMBINAISON.

Cette condition, qu'est-elle ? Il faut, pour la trouver, procéder comme plus haut, pour trouver la nature de celle du MÉLANGE, remonter au principe dont dépend la formule, et rentrer dans l'essence de la formule elle-même.

L'essence de la formule de COMBINAISON est la *métamorphose des caractères unis en un autre caractère* (1); le principe qu'elle traduit est le principe du DIVERS (2).

Mais la DIVERSITÉ et la COMBINAISON qui l'engendre sans cesse ne sont point exclusifs à la vie organique; le monde inorganique les reproduit sous mille formes dans ses mille phénomènes, et nous avons déjà insisté sur cet

(1) T. II.
(2) T. II, p. 226.

ordre visible de rapport de la chimie des corps à la chimie des êtres (1).

Dans un tel enchaînement de l'un et de l'autre règne, on peut interroger, jusqu'à certain point, l'un des règnes sur les faits correspondants de l'autre, la COMBINAISON des corps *inorganiques* sur la COMBINAISON des corps *organisés*.

Quelle est la condition de la COMBINAISON des corps *inorganiques*?

Les chimistes lui donnent le nom d'AFFINITÉ, terme qui n'est guère, au fond, que l'expression du fait même, un mot mis à la place de la raison latente par laquelle les corps tendent à se combiner. Toutefois, si à défaut de la cause qui échappe, on analyse les circonstances où elle agit, nous voyons que d'abord l'AFFINITÉ n'existe qu'entre atomes ou parties de corps hétérogènes : la première circonstance de son développement est la *diversité*, mais elle n'est point l'unique; toutes les *diversités* ne se combinent point : les seules qui se combinent sont celles qui ont ensemble certains rapports voulus, certaines proportions, certaines concordances.

L'AFFINITÉ a donc en soi deux éléments : la différence des corps et l'harmonie de ces différences entre elles ; ou, pour tout dire d'un mot, la COMBINAISON des corps inorganiques a pour condition, sous le nom d'AFFINITÉ, *la diversité harmonique des corps*.

Maintenant, jusqu'à quel point les conditions auxquelles le phénomène se passe dans la composition des corps *inorganiques*, sont-elles distinctes de celles qui prési-

(1) T. II, p. 214-215.

dent à la même nature de phénomènes dans la composition des corps *organisés* ?

Aux différences près, différences, il est vrai, très-profondes, qui tiennent à la nature si disparate des règnes, tout tend à nous montrer qu'elles sont identiques : la COMBINAISON vitale des caractères doit tenir au même principe et se développer aux mêmes conditions.

1° Il est clair, premièrement, que les caractères du père et de la mère COMBINÉS dans le produit ne peuvent être *analogues*; l'induction, en effet, ne nous dit-elle pas que, pour qu'ils se rapprochent de manière à subir la transformation nécessaire à l'action et à l'expression de la DIVERSITÉ ou de l'INNÉITÉ NATURELLE dans l'être, il faut qu'ils ne soient point dans les conditions propres à recevoir l'empreinte du principe du SEMBLABLE, c'est-à-dire dans celles de l'*analogie*, où la loi du SEMBLABLE, l'HÉRÉDITÉ agit : s'ils étaient analogues, ils subiraient l'action de l'analogie, ils rentreraient dans la formule de MÉLANGE et, comme nous l'avons vu, ils se *dissémineraient*, ils se *juxtaposeraient*, ils se *fondraient*, ils se représenteraient, d'une manière ou d'une autre, dans le corps du produit, mais sans donner naissance à de nouveaux caractères; ils ne formeraient point de COMBINAISON.

Or, s'ils ne sont semblables, il faut qu'ils soient divers : donc ces éléments ou ces caractères COMBINÉS dans le produit doivent être *dissemblables* entre ses deux auteurs.

2° Il est tout aussi clair que ces éléments *dissemblables* du père et de la mère doivent être harmoniques entre eux, puisqu'ils se combinent dans le transport séminal, c'est-à-dire, puisque l'attraction va chez eux jusqu'à son terme extrême.

L'induction, en un mot, nous dit positivement que la COMBINAISON vitale des caractères, dans la chimie des êtres, se développe au milieu des mêmes circonstances que la COMBINAISON dans la chimie des corps : là, comme dans les corps, les diversités correspondantes s'attirent ; là, comme dans les corps, elles s'harmonisent jusqu'à s'identifier ensemble, jusqu'à subir ensemble la même métamorphose : nous sommes évidemment en présence de la même nature de phénomène, de la même nature de force, de la même nature de loi, et la base est la même : Toute combinaison physiologique est due à une véritable *affinité vitale*, et ce mystérieux appel à l'hymen des parties ou des caractères hétérogènes des êtres, sous les types *spécifique* et *individuel* du transport séminal, a dans tous les organes, dans toutes les fonctions, dans tous les éléments du produit qu'il compose, la condition unique de *la diversité harmonique des auteurs.*

L'expérience ne laisse point le plus léger doute que cette condition ne soit la véritable.

Toute une série de faits vient nous le confirmer : l'*affinité* réclame dans la génération une part égale à celle de l'*analogie* et cette part est immense : comme l'*analogie*, on peut dire, qu'en un sens, elle la meut tout entière; comme l'*analogie*, elle est dans toutes ses phases et dans tous ses instincts :

Elle aussi en anime l'impulsion première, l'attrait sexuel, l'amour ; l'*affinité* fondée sur la diversité harmonique des sexes en est le premier mobile ; la règle est qu'il n'existe qu'entre sexes opposés, loi si puissante, qu'elle parle à l'instinct érotique jusque dans les écarts organiques de la vie et que toute tendance à la similitude des parties génitales éveille la répulsion, même entre sexes

contraires. Hunter fait la remarque que le taureau ne
s'approche point d'une vache hermaphrodite, telle faci-
lité que l'hermaphroditisme laisse à l'accouplement (1).
Renauldin rapporte un fait encore plus singulier : un
homme hermaphrodite, *à mamelles de femme,* avait, au
plus haut point, la passion des femmes et toutes les habitudes de l'homme à leur égard, à l'exception d'une in-
surmontable répugnance à leur toucher le sein (2). La
même règle est encore, qu'entre sexes opposés, toutes les
autres différences harmoniques s'attirent : les différences
d'âge (3), de tempérament, de goûts, de facultés, de
mœurs, de caractère et surtout de famille (4); la loi de
l'amour est l'accord des contrastes.

L'*affinité,* aussi, agit profondément sur la fécondation ; il semble même que ce soit à l'action intime qu'elle
exerce sur elle, que la répulsion instinctive des semblables dans l'érotisme réponde : du moins est-il prouvé
que la copulation a besoin de certains rapports de différences entre les deux auteurs pour n'être pas inféconde.

Les embrassements d'époux trop uniformes entre eux,
si bien constitués qu'ils soient chacun à part, sont souvent infertiles ; la fécondation est d'autant plus assurée
dans une même espèce, qu'il y a plus d'intervalle entre
les tempéraments, ou l'état actuel du mâle et celui de la
femelle. C'est pour cette raison que la plupart des accouplements consanguins ne réussissent pas, ou réussissent

______

(1) Hunter, *Observations on certain parts of the animal œconomy,*
p. 49.

(2) *Dictionnaire des sciences médicales,* t. XXX, p. 378.

(3) Burdach, *Traité de physiologie,* t. V, p. 50.

(4) Frank, *System der medicinischen polizei,* t. I, p. 440-454 ; — Grognier, *Cours de multiplication,* etc., p. 217 ; — Girou, *de la Génération,*
p. 204.

mal (1). On a cru remarquer que, dans les familles même exemptes en apparence de vice essentiel, la consanguinité affaiblissait, au bout de quelques générations, la force génératrice et les végétaux ne semblent pas exempts de cette cause d'impuissance (2).

La loi dont elle provient se justifie jusque sous le type spécifique de la procréation et reçoit du croisement des genres et des espèces une sanction curieuse : il est bien démontré maintenant qu'on ne saurait déterminer d'avance *jusqu'à quel point* il faut que les espèces animales ou les végétales soient analogues entre elles pour procréer ensemble ; l'expérience, dit Burdach, décide seule à cet égard (3) ; nous voyons en effet, et des mélanges d'*espèces*, et des mélanges de *genres* que toute théorie exclusivement fondée sur l'analogie déclarerait impossibles et qui sont très-réels : les croisements des espèces de l'Ane ou du Cheval avec celle du Bœuf, du Cerf avec la Vache, de l'Ours avec la Chienne, de la Chienne avec le Bouc, du Chien avec la Chatte, et une infinité d'autres, sont de ce nombre.

Nous voyons, au contraire, des mélanges d'*espèces* et des mélanges de *genres* que la même théorie jugerait praticables, parce que les espèces ou les genres se touchent, et qui ne le sont pas, ou qui le sont à peine (4). Sageret a vu le Navet fécondé par le Chou produire une hybride qui a porté graine, et il n'a obtenu du *Nicotiana undulata*, croisé avec le *Tabacum*, qu'une hybride stérile. D'après le même auteur, qui s'est occupé d'une manière

---

(1) Girou, *de la Génération*, loc. cit.
(2) Grognier, *loc. cit.*
(3) *Traité de physiologie*, t. II, p. 184.
(4) H. Lecoq, ouv. cité, *passim*.

spéciale de l'hybridation des CUCURBITACÉES , le *Pepo potiron*, le *Pepo citrullus*, le *Pepo moschatus*, le *Pepo malabaricus*, etc., et toutes leurs variétés, quoique extérieurement si voisines entre elles, ne se mêlent pas ensemble et sont sans influence de fécondation les unes sur les autres (1). Il arrive de même, chez les animaux, que des espèces aussi voisines les unes des autres, le Chacal et le Chien, le Bœuf et le Buffle, le Lièvre et le Lapin, résistent à toutes les tentatives de croisement (2).

Qui pourrait méconnaître dans ces bizarreries dont la raison est si complétement étrangère à l'*analogie*, des effets de cette force que Gartner et Burdach ont nommée, comme nous, *affinité sexuelle*?

Elle n'intervient ainsi dans la fécondation, qu'en portant son action sur le jeu réciproque des substances séminales de l'un et de l'autre facteur.

Mais en se continuant jusqu'à cette limite, l'*affinité* révèle, comme l'*analogie*, qu'elle s'étend plus loin ; comme l'*analogie*, elle s'étend, en effet, des substances séminales du père et de la mère, jusqu'aux expressions des caractères physiques ou moraux qu'elles transportent, puisque les caractères les plus disparates, puisque les attributs les plus opposés, puisque les éléments en apparence les plus incompatibles ensemble, n'en arrivent pas moins, par la fécondation, à un degré d'alliance et d'union plus intime que la fusion elle-même, en s'identifiant dans la nature de l'être qu'ils concourent à former :

L'*affinité* seule, dans la chimie des êtres, peut être l'origine et donner la raison de phénomènes dont seule

(1) H. Lecoq, *ouv. cité*, p. 128.
(2) *Diction. pittor. d'hist. nat.*, art. *Bœuf.*

dans la chimie des corps elle donne la raison et peut-être l'origine : dans un cas comme dans l'autre, ces conjonctions poussées jusqu'à la plus complète assimilation des principes dissemblables procèdent d'une même cause, représentent un même fait, se rendent par un même mot; toutes, si variées qu'elles soient, rentrent dans la formule de COMBINAISON.

Nous n'avons point, pour nous, d'autre explication des phénomènes de ce genre que nous avons cités (1), phénomènes dont l'étude de la génération offre, dans tous les produits, des exemples sans nombre. Les mutations de formes, les mutations de couleurs, les mutations de structure organique des parties, les mutations d'instincts, de qualités, de forces, de facultés des êtres, toutes les métamorphoses des caractères physiques ou moraux des auteurs dans la progéniture, ont pour principe la loi de l'INNÉITÉ ; elles ont pour élément, les éléments de l'un et de l'autre facteur ; elles ont pour agent l'*affinité* ou force qui naît des différences harmoniques des corps ou de celles des êtres et, pour caractère essentiel, celui de la COMBINAISON, formule sous laquelle cette force se révèle dans la composition du monde inorganique et s'incarne dans la vie.

Ainsi l'*analogie*, ainsi l'*affinité*, se marient à chaque phase de la génération, comme deux conditions jumelles de cette loi, également puissantes, également fécondes, également nécessaires et cependant inverses, de tous ses phénomènes :

Réduite à elle seule, la condition, pourtant indispensable en soi, de l'ANALOGIE entre les deux facteurs, au delà de

____

(1) T. I, part. II, liv. I, chap. 1 et 2.—T. II, p. 214 à 219.

certaines limites, est frappée d'impuissance et paralyse tout dans la procréation : la composition harmonique du produit, la fécondation, la copulation, l'attrait sexuel lui-même ;

Réduite à elle seule, la condition, pourtant indispensable en soi, de la DIVERSITÉ entre les deux facteurs, au delà de certaines limites, est à son tour frappée dans la procréation de la même impuissance ; elle, aussi, met obstacle à l'attrait sexuel, à la copulation, à la fécondation, à la composition harmonique du produit.

Isolée, en un mot, aucune d'elles ne suffit à la formation de l'être, et cette insuffisance est une nouvelle forme de consécration des principes établis dans notre premier volume (1) :

La procréation, y avons-nous dit, obéit à deux lois : à la loi du DIVERS ou de l'INNÉITÉ, et à l'HÉRÉDITÉ ou loi du SEMBLABLE.

Si ces principes sont vrais, comme l'HÉRÉDITÉ n'est point seule à agir dans la génération, la condition de la production du SEMBLABLE, celle de *l'analogie* entre les deux facteurs n'y peut être seule remplie, ou ne peut seule, par elle-même, suffire au complément de l'action génératrice :

Si ces principes sont vrais, la même logique dit que la loi d'INNÉITÉ n'étant point l'unique loi de la génération, la condition de la production du DIVERS, celle de l'opposition entre les deux facteurs, ne peut être seule remplie, ou ne peut, par elle-même, suffire au complément de l'action génératrice ;

La génération doit réclamer leur concours.

____

(1) T. I, 2ᵉ part., conclusion, p. 608-623.

C'est précisément ce que l'expérience répète : Pour produire le SEMBLABLE et le DIVERS dans les êtres, il faut que le DIVERS et le SEMBLABLE coexistent entre les deux facteurs, et comme chacun des deux caractères a sa loi, son système d'énergie, chacun d'eux a aussi son moyen exclusif d'expression, sa formule ; chaque formule, enfin, a sa condition propre à la loi qu'elle traduit et à la formule même :

Formule de la loi de l'HÉRÉDITÉ, le MÉLANGE, avons-nous vu, tient entre les espèces, entre les individus, entre les parties elles-mêmes et leurs caractères, à la condition de l'uniformité ou de l'ANALOGIE entre les deux facteurs ; expression de la loi du semblable dans la vie, il dérive *de la force d'attraction des semblables.*

Formule de la loi de l'INNÉITÉ dans l'être, la COMBINAISON, à son tour, rentre aussi par ses conditions, comme par sa nature, dans l'essence de la loi première dont elle procède :

Symbole de l'action de la DIVERSITÉ SÉMINALE dans la vie, elle tient entre les espèces, entre les individus, entre les parties elles-mêmes et leurs caractères, sous toutes les formes possibles et sur tous les points de l'être où son action ne se complique point d'influence étrangère à son propre principe, elle tient, disons-nous, à la diversité de l'un et de l'autre facteur, et dérive partout de l'AFFINITÉ ou *force d'attraction des contraires.*

§ II. De la dérogation naturelle des auteurs aux conditions posées.

Voilà donc deux formules, sur trois, de ramenées au principe de la loi *d'universalité d'action des deux facteurs :* la première, le MÉLANGE, démontrée l'expression simultanée de cette loi et de l'hérédité ; la seconde, la

COMBINAISON, démontrée l'expression commune de cette même loi et de l'INNÉITÉ dans la nature physique et morale du produit.

Une seule et dernière formule, l'ÉLECTION, demeure, en apparence, rebelle au même principe.

Qu'est-elle dans son essence, et de quelle loi procède-t-elle dans la génération ?

Nous l'avons déjà dit ; il est clair qu'elle procède de l'HÉRÉDITÉ(1) ; mais, toujours exclusive de la représentation de l'un des deux auteurs, elle diffère du MÉLANGE en ce qu'elle ne réfléchit que le père *ou* que la mère, et n'est jamais, ainsi, une expression *double*, mais une expression *simple* de la loi du semblable.

D'où cette simplicité d'expression vient-elle? Si nous voulons le connaître, reportons-nous d'abord à l'axiome établi : *il n'y a point de loi inconditionnelle* (2) ; rappelons-nous ensuite les conditions de la loi d'*universalité d'action des deux auteurs* (3), et celles de leurs rapports avec l'exécution simultanée des lois de l'HÉRÉDITÉ ou de l'INNÉITÉ dans l'organisation ; demandons-nous enfin si ces conditions, *nécessaires* et *contraires* entre les deux auteurs, sont de nature à toujours être toutes et partout complétement remplies ?

> 1. Impossibilité de l'exécution *constante* et *générale* des conditions posées.

1° La condition spéciale au principe de la règle d'*universalité d'action des deux parents*, celle de *parité de tous les éléments de l'organisation du père et de la mère*, est-elle, dans tous les cas, d'une exécution possible entre les

(1) T. II, p. 225.
(2) *Idem*, p. 227.
(3) *Idem*, p. 228 et suiv.

deux êtres? Les deux auteurs, d'espèce *différente* ou *semblable*, ont-ils, en d'autres termes, constamment et tous deux, la même nature de forces, la même nature d'organes?

Il est clair, tout d'abord, que cette condition ne se rencontre pas dans toutes les alliances entre générateurs d'espèces et quelquefois de races dissemblables : dans cette circonstance, on voit le plus souvent le représentant de l'une des deux espèces ou de l'une des deux races avoir ou des parties, ou des facultés, ou des caractères que le représentant de l'autre espèce ou de l'autre race n'a point.

Tel est, pour les *races*, le cas du croisement des différentes races de Bœufs ou de Chèvres sans cornes avec les races cornues de ces mêmes espèces; des Chiens à quatre avec les chiens à six doigts aux pattes de derrière; des Poules sans croupion et sans huppe avec celles à huppe et à croupion, etc., etc. ; tels sont, pour les *espèces*, les cas analogues du croisement des espèces du Coq et de la Cane (1), de la Chèvre et du Chien (2), ou de plusieurs Ruminants avec les Solipèdes : de la Vache avec le Cheval, avec l'Ane (3), ou le Cerf (4); de l'Anesse avec le Taureau, comme aussi du Taureau avec la Jument (5); mélanges où une espèce à estomac unique et destituée de cornes s'allie à une espèce armée de cornes et munie de quatre estomacs, etc., etc.

Il est tout aussi clair que la même condition n'est point rigoureusement ni constamment remplie dans les accou-

---

(1) Hofacker, *ouv. cit,*, p. 90 ; — Burdach, *ouv. cit.*, t. II, p. 264.
(2) Voy. plus haut, t. II, p. 115.
(3) L. Grognier, *ouv. cit.*, p. 83.
(4) Hofacker, *ouv. cit.*, p. 90 ; — Burd., *ouv. cit.*, p. 184.
(5) L. Grognier, *ouv. cit.*, p. 83.

plements où le père et la mère sont d'espèce semblable.

Il existe d'abord, entre eux, des différences qui tiennent exclusivement à la sexualité ; le plus généralement, dans les espèces où les sexes sont séparés, l'un des auteurs possède des parties, des organes, ou des attributs que l'autre ne possède pas : Premièrement les organes ou les caractères *immédiats* du sexe même (1) ; secondement les annexes ou organes accessoires que nous avons nommés caractères *médiats* de la sexualité, diversité de nombre ou de nature des parties dont nous avons plus haut cité une foule d'exemples (2).

Il existe, ensuite, entre les deux facteurs d'une seule et même espèce, d'autres différences qui portent même sur les caractères libres ou indépendants de la sexualité (3) ; les unes physiologiques, normales, nécessaires, distinctives des personnes et, en quelque manière, constitutives de l'individualité même ; les autres, anormales et accidentelles, qui frappent un des auteurs d'une empreinte étrangère, en un ou plusieurs points, au type de son espèce ; comme l'ectromélie, l'ectrodactylie, la polydactylie, la chromatopseudopsie, etc. (4) ; singularités le plus souvent exclusives au père ou à la mère.

Il est donc évident que, sous une foule d'aspects, la condition spéciale au principe de la loi d'*universalité d'action des deux auteurs*, celle de la parité d'organisation, reste sans exécution possible de la part de l'un ou de l'autre sexe.

2° En est-il autrement de la condition apparente de

(1) Voy. plus haut, t. II, p. 126, et p. 155 et suiv.
(2) T. II, p. 156 à 162, et suiv.
(3) *Idem*, p. 156.
(4) T. I, part. 2, liv. II, ch. I, art. 4, p. 291 et suiv.

rapport de cette loi à la loi de l'hérédité dans l'être, de celle de la formule de MÉLANGE, en un mot, de la condition de l'*analogie* ?

Si les deux auteurs, d'espèce différente ou de même espèce, ne peuvent *tous* ni *toujours* avoir les mêmes parties, ni les mêmes facultés, ont-ils *tous* et *toujours* sinon semblables, du moins analogues entre elles, celles qu'ils ont l'un et l'autre ?

Non ; dans beaucoup de cas, il existe entre les mêmes parties des deux auteurs des différences qui, comme les précédentes, peuvent être relatives aux *espèces*, aux *sexes*, ou aux *individus*.

Avons-nous besoin de dire combien les *mêmes* organes, combien les *mêmes* fonctions, changent de caractère entre auteurs de races ou d'espèces *diverses*? Ces sortes de différences ne s'étendent-elles pas à tous les éléments de l'organisation, et ne forment-elles pas la très-grande part de celles qui distinguent les races ou les espèces entre elles, l'Anesse du Cheval, [la Truie du Sanglier, le Loup de la Chienne, la Poule du Faisan, le Coq de la Cane, la Serine du Chardonneret, et tous les animaux d'espèces qui se mêlent ensemble ?

Nous ne rappellerons pas non plus les différences du même genre qui existent, *dans une même espèce*, entre les *mêmes* parties, ou les *mêmes* attributs des sexes différents Nous avons plus haut longuement insisté sur cet ordre de faits d'un si grand intérêt pour l'intelligence des lois particulières de la génération (1).

Nous ne saurions, enfin, énumérer les autres différences du même ordre, qui tiennent exclusivement aux *indivi-*

____

(1) T. II, p. 156 à 162 et suiv.

dus ; elles sont de celles qui distinguent et qui personnifient les individus.

Il en existe autant qu'il peut exister d'êtres.

Un grand nombre d'éléments du père et de la mère,
dans un grand nombre de cas, ne peuvent donc satisfaire à la condition de la formule de MÉLANGE, à l'*analogie.*

3° Mais alors, semble-t-il, quand les *mêmes* organes ou
les *mêmes* attributs sont ainsi disparates entre les deux
auteurs, et que, par le défaut de l'*analogie,* le MÉLANGE
est impossible entre leurs caractères, la COMBINAISON doit
toujours se produire, car la condition spéciale de cette
formule, celle de *diversité* entre les deux facteurs, se
trouve toujours accomplie.

Non ; la *diversité* n'est pas l'*affinité.* L'*affinité* seule suffit à développer l'attraction des contraires, et comme
nous l'avons dit (1), toutes les différences ne se combinent pas ; la nature n'admet à la combinaison que les
diversités harmoniques entre elles, et toutes ne le sont
pas : comme il est des natures de sons très-différents qui
ne peuvent s'unir sans blesser notre oreille, parce qu'ils
violent les lois de l'accord musical, il y a des natures d'é-
léments, d'attributs, de caractères des êtres qui, bien que
dissemblables, ne peuvent non plus se mettre en rapport
harmonique, parce qu'ils blessent les lois rhythmiques de
la vie qui ne peut ni agir ni exister sans rhythme, sous
peine de cesser d'être et d'agir comme un ordre.

La question décisive, pour la combinaison des représentations organiques des auteurs, n'est donc point uniquement celle de leurs dissemblances, mais surtout la
question de possibilité de leur combinaison rhythmique

____

(1) T. II, p. 238.

dans le produit. Il est vrai que cette question de possibilité ne pouvant être posée relativement à la force créatrice de l'homme, mais relativement à celle de la nature, l'expérience seule peut nous révéler ce qui, pour la dernière, est ou n'est pas en mesure, dans cette gamme inconnue des notes de la vie ; mais il est aussi vrai que l'expérience instruit très-positivement que toutes les dissemblances, soit entre les caractères des espèces, soit entre ceux des individus, n'ont point de consonnance nécessaire ni même toutes d'accord possible entre elles.

Il n'existe donc pas, non plus, d'exécution *absolue* ni *constante* des conditions spéciales de la COMBINAISON ; un grand nombre d'éléments ou de représentations dissemblables des auteurs sont en désharmonie.

Pour nous résumer, il peut se présenter, il se présente même, de toute nécessité, trois cas réfractaires aux conditions posées :

1° Un des deux auteurs possède des éléments ou des attributs que l'autre auteur *n'a pas ;*

2° Chacun des deux auteurs a les mêmes éléments ou les mêmes attributs, mais ces mêmes attributs ou ces mêmes éléments ne sont point *analogues ;*

3° Les mêmes éléments, ou les mêmes attributs du père et de la mère, quoique très-différents, ne sont point *harmoniques.*

Quelle voie suit la nature pour ramener chacun de ces trois cas à l'ordre ?

II. Raison de l'ÉLECTION et retour de cette formule au principe de la loi d'universalité d'action des deux facteurs.

Pour mieux nous rendre compte de ce que la nature peut faire dans ces trois cas, examinons d'abord ce qu'elle ne peut pas faire.

1° Elle ne peut appliquer au premier des trois cas la formule de MÉLANGE : le MÉLANGE n'est possible, dans la génération, que pour les éléments que les *deux* auteurs transmettent, et le père et la mère ne peuvent *tous deux* transmettre un élément que l'*un* des deux auteurs n'a point ;

Dans la même circonstance, et par la même raison, la COMBINAISON est impraticable : on ne combine point un élément *unique* (1).

2° Dans le deuxième cas, du moment où le vice de l'*analogie* est poussé jusqu'au point de l'exclusion réciproque des mêmes éléments du père et de la mère, la nature n'a point la ressource du MÉLANGE dont la condition manque : elle ne peut point *fondre,* ne peut *disséminer,* ne peut *juxtaposer* (2) des représentations qui hurlent, en quelque sorte, de s'accoupler ensemble.

3° Enfin, si ce deuxième cas se complique du troisième, si le défaut radical d'*harmonie* vient se joindre au défaut radical de l'*analogie* entre les caractères, la nature qui n'a pas la ressource du MÉLANGE, n'a pas davantage celle de la COMBINAISON.

Si, dans ces circonstances, la génération était limitée à ces deux seules formules, elle serait, à tout moment, dans l'alternative de l'impuissance ou de la monstruosité ; car il ne faut pas croire que ces circonstances soient purement idéales et forgées à plaisir ; elles sont on ne peut plus positives et réelles : elles se représentent toutes, à différents degrés, et sous diverses formes, dans tout accouplement : la génération y rencontre toujours et nécessairement des caractères *uniques* et, comme tels, exclusifs

<hr>

(1) T. II, 3ᵉ part., p. 215.
(2) T. II, *id.*, p. 207-214.

à un seul des auteurs (1); des caractères *communs* au père et à la mère, mais opposés entre eux et *inconciliables* (2); des caractères aussi *communs* à tous les deux, mais *désharmoniques* et irréductibles à un seul caractère.

Or, il est évident que si tous les éléments *uniques, dissemblables* ou *désharmoniques* des générateurs, devaient être ainsi frappés de stérilité par l'inaptitude des formules de MÉLANGE et de COMBINAISON à les reproduire, l'infécondité de ces deux formules paralyserait, sur une foule de points, la répétition séminale de la vie ; la composition de l'être serait pleine de lacunes ; il n'y aurait même plus de génération sexuelle ; car, à moins de revenir à l'hermaphrodisme, c'est-à-dire de changer en loi l'anomalie, chacun des deux sexes serait dans l'impuissance de la reproduction de ses propres organes.

Par quelle voie la nature sort-elle, dans les trois cas, de la difficulté !

La logique nous indique que, dans cette triple impasse, une seule issue lui reste : celle de l'OPTION entre les représentations incompatibles entre elles.

C'est le parti qu'elle suit ; chaque fois qu'elle est placée, dans la génération, entre des caractères qu'elle ne peut ni MÊLER ni COMBINER ensemble, parce qu'ils sont *uniques*, ou trop *dissemblables*, ou trop *désharmoniques*, la nature se comporte comme un individu qui, condamné à faire son choix entre deux choses inconciliables entre elles, se *décide pour l'une à l'exclusion de l'autre*. De là l'ÉLECTION.

Telle en est l'origine, en tant qu'elle ne dépende que des seuls caractères.

<hr>

(1) T. I, p. 349 et T. II, p. 159 et suiv.
(2) T. II, p. 156 et suiv.

Veut-on avoir la preuve que c'est réellement dans ces conditions qu'intervient cette formule : interrogeons les faits et voyons rapidement dans quelles circonstances générales l'ÉLECTION tend à se produire?

D'après la foule d'exemples que nous avons cités, ces circonstances sont celles de l'accouplement :

1° Entre générateurs d'espèces *très-dissemblables* (1);

2° Entre générateurs de races *très-dissemblables* de la même espèce (2);

3° Entre générateurs *très-dissemblables* de la même race (3);

C'est-à-dire, par le fait, les trois circonstances où se trouvent à la fois et le mieux réunies et le plus prononcées les trois conditions que nous avons indiquées comme devant entraîner l'ÉLECTION SÉMINALE : celle de caractères *uniques* ou exclusifs à un *seul* des auteurs; celle d'*extrême différence* des caractères *communs* à chacun des auteurs; celle de *désharmonie* des *mêmes* caractères entre les deux auteurs.

Nous rencontrons ici la lumière et la preuve de faits incontestables :

Ce sont, premièrement, les anomalies, qui, dans le très-grand nombre des générations, ont cela de particulier qu'elles n'appartiennent qu'au père ou qu'à la mère. Quelle est leur formule générale de transport? Celle de l'ÉLECTION : un seul des deux parents est ou ectromèle (4),

---

(1) T. I, liv. II, part. 2, ch. I, p. 211 et suiv.; — t. II, liv. II, ch. III, p. 195 à 202.

(2) Pichard, *ouv. cit.*, p. 107; — Grognier, *ouv. cit.*, p. 214. — *Voy.* aussi t. I, p. 211-214; — t. II, p. 203-204.

(3) T. II, p. 203-204.

(4) T. I, part. 2, liv. II, ch. I, art. 4, p. 330.

ou ectrodactyle (1), ou polydactyle (2) ; un seul est albinos, un seul mélanos (3), un seul akianops (4), un seul sourd-muet (5), un seul microphthalmique (6), etc. ; les enfants naissent tous *électivement* exempts ou *électivement* affectés du même vice, selon celui des parents qui transmet la partie ou la faculté d'où vient l'hémitérie (7).

Ce sont ensuite une foule de caractères propres, dans le grand nombre des êtres , à l'ordre normal lui-même : ainsi, les attributs *médiats* ou *immédiats* de la sexualité, qu'une série d'exemples tirés des principales classes zoologiques nous a montrés soumis au transport électif (8) ; ainsi, encore, toutes les particularités , ou les diversités physiologiques qui , dans la même espèce, personnifient les êtres, et qui toutes, plus ou moins, sont, comme nous l'avons dit , de nature à rentrer ou dans l'une ou dans l'autre des trois conditions précédemment fixées : d'être *uniques, opposées*, ou *radicalement désharmoniques* entre elles.

Quelque part qu'elles se trouvent, l'ÉLECTION dans le transport séminal est la règle ; et, pour nous résumer, elle l'est toutes les fois que la génération manque des conditions essentielles du MÉLANGE (9), ou qu'elle manque de celles de la COMBINAISON (10).

(1) T. I, part. 2, liv. II, ch. I, art. 4, p. 311-312.
(2) *Id., id.*, p. 325 à 326.
(3) Même article, p. 303-304 et 314-315.
(4) T. I, part. 2, p. 407-409.
(5) T. I, part. 2, p. 423.
(6) *Idem*, même partie, p. 428.
(7) T. II, p. 200-203.
(8) T. II, p. 139 et suiv. ; — 175-197.
(9) *Idem*, p. 229-230.
(10) *Idem*, p. 235-237.

L'ÉLECTION, il est vrai, peut reconnaître encore une raison dernière et qui semblerait même en opposition avec ce qu'on vient de lire.

Cette raison s'applique à deux circonstances : la première relative au MÉLANGE, la seconde, à la COMBINAISON :

1° Dans un grand nombre de cas où les mêmes caractères du père et de la mère sont ou semblent *analogues*, et où, d'après la règle précédente, le MÉLANGE devrait seul se produire, l'ÉLECTION intervient : nombre de fois, par exemple, les pieds, les mains, etc., chez l'homme, les pattes et le bec, etc., chez les animaux, tiennent *du père et de la mère* dans certains produits, et d'un *seul* des auteurs dans une autre partie des produits du même couple ;

2° Dans un grand nombre d'autres cas où les mêmes caractères du père et de la mère, quoique très-différents, sont cependant de nature à se combiner ensemble, comme l'expérience dans des cas identiques en a donné la preuve, il n'y a cependant point de COMBINAISON, et, comme dans le premier cas, l'ÉLECTION prend sa place : ainsi, le même couple de Serins ou de Pigeons qui aura des petits de couleur isabelle, ou de toute autre couleur étrangère à la robe de l'un ou de l'autre parent, donnera d'autres petits dont la robe sera exclusivement celle du père ou de la mère; ainsi, le même Nègre et la même femme Blanche ont des enfants mulâtres, d'autres enfants blancs, d'autres enfants noirs, etc. (1).

Ces deux objections sont de la même nature qu'une objection inverse dont nous n'avons rien dit :

____

(1) T. I, part. 2, liv. II, p. 211 à 214.

3° Dans un grand nombre de cas où les mêmes caractères du père et de la mère, au lieu d'être *analogues*, se trouvent *dissemblables*, et où, par cette raison, la formule d'ÉLECTION devrait intervenir, c'est le MÉLANGE qui s'observe.

Toutes ces contradictions apparentes ne tiennent qu'à l'action réciproque des différentes lois de la génération les unes sur les autres : nous ne les indiquons même sommairement ici que pour en renvoyer l'explication plus loin, au lieu où nous traitons de la combinaison de toutes les lois entre elles (1).

Mais l'explication, fût-elle le plus complète, des raisons pour lesquelles l'ÉLECTION se produit, ne change point l'essence de l'ÉLECTION elle-même ; elle reste toujours une exception, du moins apparente, à la règle d'*universalité d'action des deux facteurs*, ou il reste à prouver en quoi et pourquoi elle y est réductible.

Nous le ferons en peu de mots.

L'ÉLECTION, de soi, n'est irréductible au principe de la règle d'*universalité d'action des deux facteurs*, que dans une hypothèse où nous avons d'abord cru devoir nous placer (2), pour une plus complète intelligence des faits : cette hypothèse est celle où le concours réciproque du père et de la mère à la composition de tous les éléments et de tous les caractères possibles de la vie, fut partout et toujours, l'indispensable et seule expression de cette règle, et c'est ce qui n'est pas.

Cette réciprocité générale d'influence en est bien l'expression la plus absolue, mais elle n'en est nullement l'expression *nécessaire*.

(1) T. II, part. 3, liv. II, ch. III, p. 177, et ch. IV, p. 228, 234.
(2) Voir l'article suivant : *De la combinaison des formules entre elles.*

Une telle application de la règle est parfaitement distincte de son principe.

Le principe de la règle d'*universalité d'action des deux auteurs* n'est, comme nous l'avons dit, que la *faculté* commune à chaque auteur d'agir sur tous les points et sur toutes les forces organiques du produit ; la règle est générale, en ce sens qu'elle s'entend de tous les caractères départis à l'espèce, et qu'elle s'y applique : en vertu de cette loi, il n'est point de système, il n'est point d'appareil, d'organe, de fonction, d'attribut de la vie, que l'un comme l'autre auteur ne soit apte à transmettre (1).

Mais ni l'expérience, ni la logique elle-même ne permettent d'en induire que le père et la mère doivent, *partout* et *toujours*, transmettre, TOUS DEUX ENSEMBLE, *tous* les éléments et *tous* les caractères de *tous* les produits: l'*universalité d'action des deux facteurs* ne peut pas se traduire *la participation* SIMULTANÉE *de tous les facteurs des deux sexes à toutes les parties et tous les attributs de l'organisation de tout être qu'ils engendrent.*

Nous n'avons pas besoin, après ce qu'on vient de lire (2), de rappeler à quel point cette interprétation rendrait la règle absurde ; car, pour ne parler que des seuls caractères de la sexualité, en admettant, ce que nous prouverons plus loin, que le père et la mère soient *tous deux* également aptes à les transmettre, n'est-il pas évident que, dans l'état normal, ils ne pourront agir *tous les deux à la fois*, sur les *mêmes* éléments de la sexualité d'un *seul* et *même* produit, dans toutes les espèces où les sexes

____

(1) T. II, part. 3, liv. II, p. 84 et 99.
(2) *Idem*, p. 250-251.

sont distincts. Ce que nous disons du sexe, nous le répé-
terions, si nous ne l'avions dit (1), de tous les éléments
individuels des êtres, pour tous les caractères exclusifs
aux auteurs, ou qui, de leur nature, ne peuvent exister,
ni se concilier ensemble dans un seul et même être.

Mais l'interprétation est radicalement fausse : la circonstance de la *simultanéité d'action des deux parents*,
condition essentielle des formules de MÉLANGE et de
COMBINAISON, ne l'est nullement de la règle d'*universalité
d'action* des deux auteurs. Cette règle, tout en recevant
sa pleine exécution de l'une et de l'autre formule, admet
d'autres expressions :

La *faculté* donnée au père et à la mère laisse à l'un *et* à
l'autre, selon les circonstances, la latitude d'agir ou de
n'agir pas; par conséquent, d'agir ou de n'agir pas ensemble et, dans ce cas, d'agir l'un à défaut de l'autre.

Au lieu d'être *mutuelle* ou *simultanée*, l'action de l'un
et de l'autre peut donc être et doit même, dans une foule
de cas analogues à ceux dont nous avons parlé, être *successive* ou *alternative*, sans que la faculté commune aux
deux auteurs en soit moins réelle, en soit moins générale,
et sans que la règle souffre une atteinte de principe, car
l'*alternative* et la *succession* sont dans la règle elle-même.
Or, qu'est-ce qu'une semblable marche dans l'action du
père et dans celle de la mère sur les éléments de l'existence
physique et morale du produit? c'est l'ÉLECTION elle-même.
C'est par cette même voie que nous avons montrée comme
la seule encore ouverte à la nature, pour ne pas interrompre le travail ébauché de la génération, lorsque les
deux formules organiques de MÉLANGE et de COMBINAISON

____

(1) T. II, p. 246.

font toutes deux défaut à l'œuvre de la vie, que la nature revient, dans les mêmes circonstances, au principe de la règle d'*universalité d'action des deux auteurs*.

L'ÉLECTION rentre donc aussi réellement, aussi légitimement que la COMBINAISON et le MÉLANGE dans cette règle et, bien loin de recevoir aucune exception d'aucune des trois formules, toutes les trois en sont, comme nous l'avons dit, autant de corollaires.

ARTICLE II.

De la réduction des formules empiriques de la prépondérance du *père* ou de la *mère* au principe de la loi d'*égalité d'action* de l'un et de l'autre facteur.

Les contradictions apparentes des formules de la génération avec l'*égalité d'action des deux auteurs*, si plausibles qu'elles semblent, ne sont pas plus réelles. En même temps que cette loi ressort spontanément de l'étude analytique et synthétique des faits, elle se contrôle elle-même, en quelque manière, et puise dans son principe la raison positive de toutes les exceptions qu'elle paraît subir.

Nous sommes entré déjà (1) dans des développements de nature à beaucoup faciliter notre tâche : mais il reste, malgré nos explications, des points qui peuvent sembler obscurs ou vulnérables.

Pour plus de clarté dans l'élucidation de ces parties de la question, revenons, en peu de mots, aux principes établis.

Ces principes sont :

____

(1) T. II, 2ᵉ part., liv. II, ch. II, p. 115 à 117.

1º L'illégitimité de toutes les conclusions déduites du métissage, ou de l'hybridation des espèces ou des races, sur la quantité d'action des deux facteurs (1);

2º L'impuissance des deux sexes sur tous les caractères *libres* ou *indépendants* de la sexualité (2);

3º Le transport à *la seule individualité* du principe d'action sur ces mêmes caractères (3);

4º La déduction de la loi d'*égalité d'action* des variations sans fin des quantités d'action du père et de la mère sur la nature physique et morale du produit (4).

Ce dernier point est celui sur lequel se rassemblent toutes les objections.

Elles peuvent se résumer dans les deux suivantes :

La première, déjà exprimée : si la loi est bien réellement l'égalité d'action du père et de la mère, pourquoi les deux auteurs n'ont-ils pas toujours une participation égale aux caractères de la nature physique et morale du produit (5)?

La seconde, étroitement liée à la première :

Dans l'hypothèse de la légitimité d'une proposition où la loi se conclut de l'exception permanente à la loi elle-même, quelle raison donner de ces exceptions, de quelque part qu'elles viennent? car en transportant des *espèces*, des *races*, et des *sexes* eux-mêmes aux *individus*, le principe effectif des proportions d'action du père et de la mère, nous avons rencontré les mêmes vicissitudes et reconnu qu'elles étaient entre les *individus* ce que, dans

(1) T. II, liv. II, ch. II, p. 117 à 122 et 135.
(2) T. II, id., ch. II, p. 126 à 136.
(3) Idem, *loc. cit.*, p. 125.
(4) Idem, *loc. cit.*, p. 176.
(5) T. II, liv. II, ch. III, p. 222, 223.

le croisement, elles sont entre les *races* ou les *espèces* elles-mêmes (1), mais sans rien dire, au fond, de la nature des causes plus ou moins identiques dont ces interminables variations dépendent.

Ces objections se résolvent plus facilement encore que celles, bien plus complexes, des formules antérieures (2), et par le même principe : qu'*il n'y a point de loi incon-ditionnelle* (3).

§ I. — Des conditions de la loi d'*égalité d'action* du père et de la mère.

Comme la loi précédente d'*universalité d'action des deux auteurs*, la loi d'*égalité d'action* des deux auteurs a ses conditions dont les systématiques n'ont tenu nul compte; ces conditions peuvent toutes se résumer en une . *celle de l'équilibre, entre le père et la mère, de toutes les circonstances où la loi s'accomplit.*

Abstraction faite de la *qualité* d'action, la *quantité* d'action du père et de la mère sur la nature physique et morale du produit n'est, entre les auteurs d'une seule et même espèce, qu'une simple question de force séminale, une lutte *individuelle* de toutes les circonstances de la géné-ration qui peuvent exercer une influence sur elle.

Toutes ces circonstances rentrent dans les trois sui-vantes :

L'énergie *naturelle* de l'organisation ;

L'énergie de *développement* et d'*état* de la vie ;

L'énergie d'*action* et d'*exaltation momentanées* de l'être.

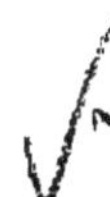

(1) T. II, 3e part. liv. II, p. 124.
(2) Id., 2e part., ch. iv, art. 1, p. 225 et suiv.
(3) Idem, p. 227.

1° L'énergie *naturelle* de l'organisation comprend toutes les forces et tous les éléments départis à l'espèce et à la personne : c'est celle de la vigueur de la constitution, du tempérament, de tous les caractères du mécanisme ou du dynamisme de l'être, qui de l'être transpire dans le fluide séminal ; elle est la première, elle est la principale des influences actives sur la progéniture.

On peut poser en fait que, dans toutes les races et dans toutes les espèces, *toutes chances égales d'ailleurs*, la prépondérance partielle ou générale dans la COMBINAISON, l'ÉLECTION, ou le MÉLANGE des représentations, appartiendra toujours à celui des auteurs dont la force générale ou partielle d'organisation l'emporte. Cette règle est applicable et au règne végétal et au règne animal : elle est vraie, d'après Lafont Pouloti, de l'espèce du cheval (1) ; d'après Magne (2), Grognier (3), Girou (4), de toutes les espèces et races domestiques, et elle est consacrée, pour l'homme, d'après une foule d'autorités anciennes et d'écrivains modernes : Empédocle paraît être le premier des auteurs qui l'ait promulguée ; Hippocrate (5) et Galien (6) la répètent tous deux, en la modifiant chacun à son point de vue (7) ; c'est aussi l'opinion de Sinibaldi (8) ; c'est celle de Buffon, de Demangeon (9), de Roussel, etc., tous d'accord pour soumettre à la prépondérance d'éner-

---

(1) Lafont-Pouloti, *Nouveau régime pour les haras*, p. 122.

(2) Magne, dans Grognier, *ouv. cit.*, introd., p. xxviii.

(3) Grognier, *ouv. cit.*, p. 235.

(4) Girou, *de la Génération*, p. 129, 204, 205, 223, 224, 229.

(5) *De Geniturâ et de naturâ pueri*, sect. 3.

(6) *De Semine*, lib. II, cap. ii, class. 1.

(7) Hippocrate, en y ajoutant l'influence de la surabondance du sperme ; Galien, en y joignant celle du sang menstruel.

(8) Sinibaldi, *Geneanthropeiœ*, liv. V, Tract. 1, p. 625.

(9) Demangeon, *ouv. cit.*, p. 439.

gie du principe séminal d'un des sexes la supériorité de sa représentation dans le nouvel être. D'après le dernier auteur, chacun des deux principes a sa manière d'être, sa force, son *génie* (1). « Si, dit-il, la liqueur séminale de la femme devient le principe *dominant*, les fonctions générales du nouvel individu seront déterminées par son impulsion, en laissant subsister, jusqu'à un certain point, l'action particulière des parties séminales du mâle dans les organes où elles sont entrées pour quelque chose : au contraire, si la liqueur séminale du mâle a la *principale influence*, c'est elle qui donnera le caractère général aux organes du fœtus, sans effacer tout à fait les impressions particulières que quelques molécules séminales de la femme pourront leur avoir données. »

2° Nul doute, en effet, que cette disproportion *naturelle* d'énergie des forces génitales, qui a son origine dans la disproportion naturelle d'énergie des organisations, ne puisse décider de la prépondérance du père ou de la mère ; mais ce serait une erreur de croire que cet état natif des facultés séminales des auteurs soit l'unique circonstance qui préside à la mesure des représentations ; tous les rapports qu'il tend à établir entre elles peuvent être bouleversés par la seconde circonstance dont nous avons parlé, l'*énergie de développement et d'état de la vie*, c'est-à-dire de l'*âge* et de la *santé* des deux individus.

L'AGE peut par lui-même rompre entre les deux auteurs toutes les proportions constitutionnelles des puissances génitales ; quelles qu'elles soient, il existe, à la puberté, chez tout individu, un premier intervalle où elles n'ont pas encore atteint leur terme extrême, et un

---

(1) Roussel, *Système physique et moral de la femme*, 2ᵉ part., p. 191

second intervalle où elles l'ont franchi : entre ces deux intervalles de leur développement, elles sont en quelque sorte à leur apogée et ces trois périodes, ayant ainsi chacune leur degré d'énergie, et ne se rencontrant pas toujours au même point, chez le père et la mère, sont de nature à donner, selon le caractère de leur correspondance, la supériorité de représentation à l'être constitué pour être le plus faible et l'infériorité à l'être constitué pour être le plus fort (1) : les produits d'un vieux mâle et d'une jeune femelle ressemblent d'autant moins au père qu'il est plus décrépit et que la mère est plus vigoureuse, et ceux d'une vieille femelle et d'un jeune mâle ressemblent d'autant moins à la mère qu'elle est plus vieille et qu'il est plus vigoureux (2). C'est un fait que Girou de Buzareingues a mis complétement hors de doute (3).

La nature même s'oppose, en ce qui dépend d'elle, à la génération dans ces conditions de disproportion d'âge entre les deux auteurs, soit par l'aversion instinctive qu'elle éveille, de la part du plus jeune, quand l'inégalité d'âge est très-prononcée, comme dans l'espèce humaine ; soit par les différences que, dans d'autres espèces, elle met entre l'époque du rut, selon les âges : ainsi le rut des vieux Cerfs arrive dès la seconde moitié de septembre, celui des Cerfs de moyen âge dans la première quinzaine d'octobre, et celui des jeunes vers la fin de ce dernier mois, de manière qu'il n'y a que les sexes de même âge qui s'accouplent ensemble. Le même phénomène s'observe chez certains oiseaux,

---

(1) Lafont-Pouloti, *ouv. cit.*, p. 122. — Grognier, *ouv. cit.*, p. 235.
(2) Girou, *ouv. cit.*, p. 133.
(3) Idem, *ouv. cit.*, p. 226-230.

le Faisan, par exemple, et chez certains Poissons, tels que les *Cyprinus Gibelio* et *Brama* (1).

La santé, par elle-même, a la même influence : la vigueur relative de son état actuel, entre les deux auteurs, peut changer à la fois dans la génération les proportions des forces respectives de la vie, les proportions des forces respectives des âges du père et de la mère. « On ne sait pas assez, dit Grognier, jusqu'à quel point l'état dans lequel se trouvent les reproducteurs, au moment de la copulation, influe sur les produits, quelles que soient d'ailleurs les qualités physiques et morales qui les distinguent ; il est prouvé, en effet, qu'indépendamment des qualités dont ils sont doués, l'*état actuel* de *santé*, de *bien-être*, de *gaieté*, dans lequel ils se trouvent au temps de la monte, exerce sur les produits une grande influence. C'est là une condition à laquelle les éleveurs et les maîtres de haras n'attachent pas une assez grande importance.» Il recommande donc, par cette raison, d'apporter la plus grande douceur dans le traitement de tous les animaux à l'époque de la monte et de ne point livrer les reproducteurs à la copulation avant l'acclimatement, parce qu'un animal transplanté reste dans une situation pénible, aussi longtemps qu'il n'est pas accoutumé aux circonstances nouvelles qui lui sont imposées (2). Tous les physiologistes et les pathologistes tiennent le même langage, et Girou de Buzareingues, dans les applications des règles qu'il a tracées, ne manque point de faire jouer un rôle capital au même ordre d'influences, sur la conformation et le sexe du produit (3).

(1) Burd., t. II, p. 285.

(2) *Cours de multiplication et de perfectionnement des principaux animaux domestiques*, p. 229, 249, 250.

(3) *De la Génération*, ch. IX, art. II, § 1 et 2, p. 226, 236 et 305.

3° Mais il est d'autres états plus accidentels et plus transitoires, sous l'influence desquels s'exerce le coït, et des faits positifs démontrent que ces états, si passagers qu'ils soient, ont un empire énorme sur la *prépondérance* des représentations de l'un ou de l'autre facteur.

Tous ont leur origine dans la dernière des trois circonstances générales dont nous avons parlé, dans l'*énergie d'action et d'exaltation momentanées* de l'être, à l'instant du coït. Cette exaltation s'entend de l'une et de l'autre sphère de l'existence : elle est physiologique, elle est psychologique ; la première développe l'épanouissement de toutes les puissances *vitales*, la seconde celui de toutes les puissances *mentales* de l'organisation.

Nous n'avons pas ici à nous appesantir sur l'importance de cet état d'exaltation, dans la reproduction séminale de la vie : la nature nous l'indique par la loi qu'elle s'impose de le développer et par les mille aspects sous lesquels elle le montre. Il n'y a point de règne, point d'espèce, point d'êtres où la fécondation s'accomplisse sans transport : la température du végétal s'élève (1) ; la fleur s'épanouit, exhale ses parfums et prend, en quelque sorte, du mouvement et de l'âme (2) ; la robe du reptile, le

---

(1) Cet accroissement de chaleur, observé par Lamark et Bory de Saint-Vincent, contredit par Raspail (*Nouveau système de physiologie végétale*, t. II, p. 218), et d'après Burdach, confirmé par Gœppert, n'est nulle part plus sensible que dans l'*Arum cordifolium :* la spathe de cet Arum fit monter le thermomètre de 21 degrés qu'il indiquait à l'air libre, jusqu'à 45 degrés.

(2) Outre leurs différents modes de déhiscence, les anthères d'un grand nombre de plantes, du *Lis superbe*, de la *Tulipe*, de l'*Amaryllis formosissima*, de plusieurs *Pancratium*, du *Butome ombellé*, des *Rues*, des *Capucines*, des *Dictames*, des *Kalmia*, de la *Belladone*, des *Renonculacées*, etc., manifestent encore des mouvements très-sensibles. — H. Lecoq, *ouv. cit.*, p. 3 et 4. — Voyez aussi dans l'*Histoire de l'Académie des Scien-*

plumage de l'oiseau (1), le pelage du mammifère, l'écaille
du poisson, fleurissent, pour ainsi dire, comme la corolle
des plantes, reçoivent de nouvelles teintes, ou de nouvelles parties (2), ou brillent tout à coup de plus vives couleurs; toutes les fonctions se développent, toutes les facultés
s'érigent jusqu'à l'extase et puisent dans cet élan au delà
d'elles-mêmes une force surnaturelle, car elle est supérieure aux conditions les plus essentielles de la vie.

Les Coléoptères et les Hémiptères sont imperturbables
dans leur accouplement ; les Phalènes restent unis, même
lorsqu'on les transperce ensemble . d'une épingle ; le
Scarabée nasicorne se laisse mettre en pièces plutôt que
de quitter sa femelle (3). Les Limaçons sont comme totalement insensibles (4) ; la Grenouille en chaleur avale
impunément l'acide arsénieux à une dose mortelle en
tout autre moment (5) et demeure indifférente aux pi-
qûres, aux brûlures (6), à l'arrachement des membres (7),
à l'ablation de la tête, sans interrompre la *ponte* ni la

ces, 1787, p. 468, les observations de Desfontaines, et Burdach, *ouv.
cit.*, t. II, p. 13-17. — Voyez aussi Virey, *de la Physiologie dans ses rapports avec la philosophie*, p. 221-222.

(1) Le mâle du *Loxia Oryx*, de Brun grisâtre qu'il est, ainsi que sa femelle, dans tout autre temps de l'année, devient d'un rouge foncé, avec
le ventre et la gorge du noir le plus brillant : le ventre du Bouvreuil et
du Linot de vigne devient écarlate, etc., les caroncules faciales du Faisan, du Dindon, du petit Tetras, sont d'un rouge de feu.

(2) Les écailles de quelques espèces de Cyprins (*Cyprinus erythroph-
thalmus* et *Brama*) se couvrent d'excroissances pointues ; les nageoires
d'autres espèces, de taches noires ; — les mâles des Salamandres (*exi-
gua* et *platycauda*) acquièrent, à cette époque, une membrane nata-
toire, tachetée de noir, entre les doigts des pattes de derrière ; il pousse
au Faisan des plumes vertes aux oreilles, etc. Voy. Burd., *loc. cit.*

(3) Swammerdam, *Bibel der Natur*, p. 126.

(4) Haller, *Element. physiol.*, t. VIII, p. 265.

(5) Gehlen, *Journal fuer die chemie*, t. VII, p. 280.

(6) Spallanzani, *Expériences sur la génération*, p. 288.

(7) *Naturgeschichte des Fræsche*, p. 5.

fécondation (1) ; le Crapaud accouplé, se laisse enlever les chairs et couper les cuisses (2), sans se détacher de la femelle qu'il embrasse et, mutilé de ses pattes antérieures, la ressaisit de ses moignons sanglants (3) ; au plus haut paroxysme de cet état d'orgasme, le Coq de bruyère perd l'ouïe et la vue et, insensible au bruit du fusil du chasseur, reste, après comme avant le coup qui l'a manqué, les deux ailes pendantes, la queue étalée, tout le corps frémissant sur la branche isolée où il se tient perché, en répétant encore ce bizarre cri d'amour que les Allemands nomment *falzen*, parce qu'il ressemble au bruit d'une faux qu'on aiguise (4). Dans le même état de rut, des Chiens souffrent sans se plaindre les coups les plus violents ; des Cerfs et des Renards, le poumon et le cœur traversés par la balle ou la lame du couteau, la peau et la trachée-artère détachées jusqu'à la poitrine, gardent la vie et le mouvement (5), etc ; en un mot, le transport de toutes les puissances, l'érection de l'organisation tout

(1) Spallanzani, *loc. cit.*, p. 289.

(2) Idem, *loc. cit.*, p. 86. — Expériences répétées par le professeur Magendie, au collége de France.

(3) Id., *loc. cit.*, p. 85.

(4) Valmont-Bomare, *ouv. cit.*, t. IV, p. 66.

(5) Un cerf en rut, qui avait eu le cœur traversé d'une balle et reçu un coup de couteau au défaut de l'épaule, se remit sur ses jambes et courut encore une centaine de pas ; un second cerf, dans le même état, blessé d'un coup de feu dans le corps, de trois coups de couteau au défaut de l'épaule, d'un autre à travers le cœur, la peau enlevée, la trachée-artère détachée depuis le col jusqu'à la poitrine, relevait encore la tête et regardait autour de lui, et après la mort, on détermina de violentes convulsions dans tous les membres en touchant aux testicules (*Magazin für die neueste Entdekungen*, t. VI, p. 78). Un troisième cerf en rut, à ce que rapporte Wildingen, le ventricule droit du cœur traversé par un coup de feu, et la tête par deux autres, se releva tout à coup, après être resté trois quarts d'heure immobile, et courut encore l'espace de quatre mille pas. (*Neujahrsgeschenk fuer Jagdhliebaber*, 1794, p. 15. — Dans Burdach, trad. par Jourdan, t. II, p. 44.)

entière jusqu'à l'anesthésie à tout ce qui n'est pas la volupté elle-même est, en quelque manière, la condition normale de l'être, dans cet acte.

C'est une sorte de crise ou d'orage qui se forme à l'approche électrique des deux êtres qui s'attirent, et qui a besoin de la tension de l'atmosphère des deux existences, pour émettre l'éclair conducteur de la vie.

Par ce qu'un tel état a d'extraordinaire et de général dans l'animalité, à la seule différence des degrés dans les êtres, on peut pressentir tout ce qu'il a d'influence.

Il est vraisemblable qu'il est le complément indispensable à la perfection du coït et de l'œuvre prodigieuse qui s'y accomplit, le renouvellement de la création par la créature; s'il l'est, il l'est de la part de l'un et de l'autre auteur : « Cette courte aliénation dans laquelle leur âme semble, pour un moment, passer tout entière dans le nouvel être qui en doit résulter, et les *circonstances physiques qui la précèdent*, sont peut-être, dit Roussel, une condition nécessaire, un acte propre à imprimer le sceau de la vie à l'ouvrage de la génération : comme un corps qu'on électrise, les molécules de la semence, reçoivent peut-être par là des propriétés qu'elles n'avaient pas encore (1). » A quoi, demande Girou de Buzareingues, servirait l'état de chaleur de la mère, si les formations reproductives étaient complètes, indépendamment de cet état (2)?

Deux ordres de faits démontrent qu'elles ne le sont pas sans lui, ou du moins qu'elles n'ont pas, sans lui, la perfection dont elles sont susceptibles :

Le premier est la *rareté* de la fécondation dans toutes

____

(1) Roussel, *Système physique et moral de la femme.*
(2) *De la Génération,* p. 116.

les circonstances où le coït s'affranchit de cet état nécessaire ;

L'observation paraît en être fort ancienne. Aetius est
allé jusqu'à affirmer que tout coït contraint, chez la
femme, est stérile. Sinibaldi répète que la fécondation est
du moins plus rare et plus difficile dans cette circonstance, ou si la femme se livre à l'acte dans les larmes (1).
Quoiqu'il n'existe point, pour ainsi dire, d'état physiologique ou pathologique des femmes que la brutalité de
l'homme ait respecté, et qu'il n'en soit aucun où la copulation ne *puisse* être féconde, malgré l'absence de toute
participation d'âme, comme la conception malgré la répugnance la plus prononcée de la femme pour l'homme,
dans la douleur, dans le viol, dans l'ivresse, dans le sommeil,
dans le somnambulisme, dans la syncope même (2), n'en
laisse point de doute, la proposition d'Aetius modifiée par
Sinibaldi n'en reçoit point d'atteinte ; elle a pour elle le
fait le plus général, et des observations directes la confirment : les filles publiques, chez qui le transport érotique
n'est qu'exceptionnel, sont le plus généralement inaptes
à concevoir ; Parent-Duchatelet ne porte pas au delà de
vingt et un enfants le nombre des naissances annuelles,
à Paris, sur mille prostituées ; encore semblerait-il, d'a-
près le même auteur, que le nombre si restreint des filles
qui conçoivent appartienne surtout à celles dont la nature reste accidentellement ou volontairement dans les
circonstances physiologiques et psychologiques de l'acte (3). Il en est de même, chez les animaux, de toutes les

causes qui tendent à les abolir ; quoiqu'une copulation forcée puisse être féconde chez eux, comme chez l'homme, elle l'est bien moins sûrement qu'un coït volontaire.

C'est, dans l'espèce équestre, la raison générale de l'infertilité de la monte à la main, contre laquelle se sont élevés tant d'hippiatres, de Newcastle (1), de Solleysel (2), G. S. Winter (3), Garsault (4) et, de nos jours, Hartmann et Huzard père et fils ; les liens et le garrot produisent sur la jument l'effet du métier et de l'habitude sur la fille publique ; ils éteignent la chaleur, l'infécondité suit : *Il n'est pas rare de voir*, disait Huzard fils, *la moitié des juments saillies de cette manière tumultueuse, anormale même, ne pas retenir.*

Le second ordre de faits est l'action qu'exercent très-manifestement les degrés relatifs de l'orgasme érotique du père et de la mère sur la proportion de leurs représentations dans le mécanisme et le dynamisme du produit.

Pour juger de l'influence des inégalités de participation de l'un et de l'autre auteur à cette extase physique et morale du coït, il suffit d'un rappel aux principes qui précèdent.

Nous avons établi que le mécanisme et le dynamisme de l'être, c'est-à-dire les deux sphères de l'existence vitale

---

même, plusieurs avortent par le fait du métier ou de manœuvres criminelles.

(1) De Newcastle, *Méthode et invention nouvelle de dresser les chevaux*, trad. par Solleysel, in-4, Paris, 1677, ch. x, § 16, 17, 18.

(2) De Solleysel, *le Parfait mareschal*, etc.

(3) G. S. Winter, *Traité pour faire race de chevaux*, etc., traduit de la langue allemande en la latine, italienne et française, 1772, in-fol.

(4) M. F. A. de Garsault, *le Nouveau parfait mareschal ou la connaissance générale et universelle du cheval*, deuxième édition, Paris, 1746, 2e traité. Toutefois, en convenant des inconvénients de la monte à la main, de Gersault ne va pas, comme les auteurs précédents et suivants, jusqu'à la proscrire.

qu'exalte le coït sont, en principe, appelées à se reproduire toutes deux, sous tous leurs types, dans tous leurs éléments, dans tous leurs caractères (1).

Nous avons établi qu'elles l'étaient toutes deux dans la proportion de leur énergie de nature et de développement entre les deux êtres (2).

Nous avons établi, enfin, qu'elles ne l'étaient, quelle que fût leur puissance, que sous l'empire d'un état momentané d'orgasme et d'exaltation contagieuse de toutes les forces de la vie.

Il ne peut donc se faire que rien de ce qui altère, d'une part, la proportion des forces physiologiques et psychologiques entre les deux auteurs, de l'autre, celle du transport organique auquel l'acte exige qu'ils s'élèvent, soit inactif sur la proportion respective des représentations du père et de la mère; il ne peut pas se faire que rien de ce qui enlève ou ajoute au degré de cette exaltation, que rien de ce qui enlève ou de ce qui ajoute à l'intensité relative des caractères et des forces dont la vie reçoit l'expression, puisse être indifférent à la physionomie, à la fidélité, et à la profondeur des participations comparatives de l'un et de l'autre facteur.

La logique, sur ce point, est en parfait accord avec l'expérience et la tradition.

Le plus ou le moins de langueur, le plus ou le moins d'énergie de la participation, soit physique, soit morale, des deux sexes au coït, a été de tout temps regardée comme un principe des inégalités de leur répétition dans l'être qu'ils engendrent. C'est une des opinions les plus accréditées parmi les anciens : Empédocle, Hippocrate, Aris-

(1) T. I, 2e part., liv. II, ch. I et II.
(2) T. II, p. 261, 264.

tote, etc., l'ont admise. Pline (1), Alexandre de Tralles (2).
Edon Neuhs (3), Fien (4), Sinibaldi (5), etc., etc., font
même jouer le principal rôle à la disproportion du concours cérébral des deux auteurs à l'acte : le premier,
adoptant une idée d'Aristote, va jusqu'à rapporter à la
mobilité de l'imagination de l'homme dans le coït la
raison chimérique de la dissemblance entre les produits
et les producteurs, dissemblance selon lui, plus commune
chez les hommes qu'elle ne l'est chez les bêtes ; les autres,
contre toute logique, appliquent la même doctrine à la
théorie des contrastes si fréquents qu'offrent avec leurs
parents les fils des gens d'esprit et ceux des imbéciles ; et ne s'aperçoivent pas que, dans leur hypothèse,
si les hommes d'esprit peuvent, par distraction, ou,
comme ils le prétendent, par une abstraction mentale
dans le coït (6), faire des imbéciles, les sots, en apportant
toute leur attention à se reproduire, ne peuvent faire que
des imbéciles parfaits.

Sans suivre les anciens jusque dans ces errements,
les physiologistes et les observateurs modernes ont reconnu la vérité au fait qui en est la racine, c'est-à-dire
l'influence des degrés d'énergie de l'un et de l'autre auteur sur la génération, et par suite celle de toutes les
circonstances physiques ou morales où le coït a surpris les deux êtres : Hufeland (7), Spurzheim (8), Gi-

(1) *Histor. nat.*, lib. VII, cap. XII.
(2) Prim. lib., Problem. XXVIII.
(3) *Theatr. ingen. hum.*, lib. I, p. 334, 335.
(4) *De viribus imaginationis*, p. 221 à 223 et 336.
(5) Sinibaldi, *Geneanthropeiæ*, lib. VIII, tract. I, p. 335.
(6) Tous répètent à l'envi cette absurde hypothèse. Il semble, à les lire,
que les âmes d'élite choisissent ce moment pour traiter les plus hautes
questions politiques, ou philosophiques, et s'occuper d'affaires.
(7) Hufeland, *la Macrobiotique ou l'art de prolonger la vie*, p. 283.
(8) Spurzheim, *Essai sur l'éducation*, p. 21.

rou (1), Hofacker (2), Burdach (3), s'accordent sur cet empire de l'état comparatif de force et d'excitation momentanées dela vie entre les deux sexes.

Les deux sexes, dit Girou, sont plus ou moins prédisposés à la reproduction par les excitations des sens, de l'imagination, de la vie *extérieure*, en un mot, ou par l'exubérance de la vie *intérieure*, et chaque sexe se reproduit spécialement sous les influences de la vie prédominante à l'époque de l'accouplement (4). Burdach, comme lui, décerne la prépondérance à celui des deux sexes qui déploie le plus d'énergie, tant sous le rapport physique que sous le rapport de l'imagination dans l'acte, et le précédent auteur s'empare de ce principe pour faire varier l'effet de l'énergie supérieure, selon que l'exaltation dominante provient des sens, ou de l'exercice, de l'alimentation et du tempérament (5). Les vétérinaires confirment la même loi ; tout cheval qui se montre, dit Lafont–Pouloti, *paresseux à la monte*, fait perdre du temps aux cavalés et ne procrée que des individus faibles et mal constitués ; il faut s'en défaire (6). La nature, par d'autres voies, suit le même procédé d'élimination, elle éveille entre les mâles des espèces polygynes une jalousie et une rivalité terribles qui amènent toujours des luttes acharnées où le plus faible est vaincu et où le vainqueur seul règne sur le troupeau des femelles conquises ; il en est ainsi chez le Combattant, le Coq, le Petit Tétras, l'Outarde, etc., parmi les oiseaux ; chez le Bélier, le Bouquetin, le Cha-

(1) *Ouv. cit.*, p. 118.
(2) *Ueber die Eigenschaften,* etc., p. 101.
(3) *Ouv. cit.*, t. II, p. 279.
(4) *De la Génération, loç. cit.*
(5) Même ouvrage, p. 210 et 226-230.
(6) *Dictionnaire des sciences médicales*, t. XXX, p. 378.

mois, le Cerf, le Taureau, le Loup, le Phoque, le Lièvre, le Lapin, le Chat, le Putois, l'Écureuil, la Taupe, chez les Mammifères. Les générateurs faibles sont de cette manière exclus de la génération (1).

Mais comme la quantité *momentanée* de force et d'exaltation du père et de la mère, dans la copulation, est un élément presque incommensurable entre les deux facteurs, on peut demander, non pas quelles raisons, mais quels faits il existe à l'appui de la réalité et de la profondeur de cet ordre d'influences ; on peut demander comment se démontre l'action qu'exercent sur le physique et le moral du produit non-seulement l'énergie relative des deux facteurs dans leur accouplement, mais encore la nature de la disposition instantanée de corps ou d'âme qui vient s'y joindre ?

Toutes les preuves reposent sur la comparaison des qualités physiques ou morales du produit dans des circonstances de la génération diamétralement contraires : ainsi l'état mutuel *d'amour* ou *d'aversion* entre les deux facteurs.

Par une sorte d'accord, sanglante critique des mœurs ou des institutions, un grand nombre d'auteurs semblent s'être entendus pour faire du mariage et du concubinage les types naturels de ces états extrêmes :

Une tradition populaire, dit Roussel, veut que les enfants illégitimes aient plus d'esprit et de sagacité que les autres, etc. (2). Ce n'est pas simplement une tradition, c'est une opinion développée et regardée par plusieurs écrivains comme un fait positif et prouvé par l'histoire.

(1) Burdach, *Traité de physiologie*, t. II, p. 66.
(2) *Système physique et moral de la femme*, p. 195, 196.

Cardan (1), Vanini (2), Pontus Heuterus (3) et, plus tard, Le Camus (4), Virey (5), Demangeon (6), Grimaud et Martin Saint-Ange (7), ont adopté cette thèse, en se fondant, les uns sur l'expérience directe, les autres sur le nombre et le rang des bâtards, parmi les hommes célèbres. Il semble, en vérité, à les lire, qu'il suffise de naître hors mariage pour recevoir en naissant tous les dons de la figure et tous ceux du génie. Vanini, sur ce point, pousse la conviction jusqu'à l'enthousiasme, jusqu'à regretter de n'être pas un enfant de l'amour :

« O utinam! dit-il avec une licence que le latin seul peut
« rendre, ô utinam! (hoc erat somnium), extra legitimum
« ac connubialem thorum essem procreatus : ità enim
« progenitores mei in venerem incaluissent ardentius, ac
« cumulatim affatimque generosa semina contulissent è
« quibus ego formæ blanditiem et elegantiam, robustas
« corporis vires, mentemque innubilam consecutus fuis-
« sem! At quia conjugatorum sum soboles, his orbatus
« sum bonis : sanè pater meus, etc., etc. (8). » La raison
qu'il en donne est qu'il n'a point encore vu d'enfant naturel qui ne fût de la plus remarquable vigueur de corps ou d'âme et, au cynisme près du temps et du langage, son explication de ce fait digne de remarque, dans ce

(1) *De Subtilitate.*

(2) *De admirandis naturæ reginæ deæque mortalium arcanis,* lib. III, dialog. XLVIII, *De tactu et titillatione,* p. 320, 321.

(3) *Tractatus de liberâ hominis nativitate seu de liberis naturalibus.*

(4) *Médecine de l'esprit,* t. I, p. 310.

(5) *Art de perfectionner l'homme,* t. II, p. 95.

(6) *Du pouvoir de l'imagination,* p. 597.

(7) *Physiologie de la génération,* p. 250.

(8) *Ouv. cit., loc. cit.* — Suivent les détails des circonstances où il imagine avoir été engendré par ses parents.

qu'il a de réel, est la même qu'en proposent tous les autres auteurs, sans en excepter les physiologistes de ces dernières années (1) : tous, d'une commune voix, le rapportent, comme lui, à une exaltation plus intense et plus chaude de toutes les forces physiques et morales de la vie, chez le père et la mère, à l'instant du coït; tous disent avec lui, avec Le Camus, Roussel, Grimaud, Martin Saint-Ange, etc., que les fruits d'un amour où l'esprit et les sens sont au plus haut degré possible d'éréthisme, doivent porter une empreinte du transport érotique des facultés du corps et de l'âme déployées pour communiquer l'être; au lieu, pour nous servir de leurs expressions, que les enfants qui proviennent des embrassements langoureux d'un amour indolent, parce qu'il est licite et plein de sécurité, se ressentent de l'inertie d'âme et de la nonchalance avec laquelle ils ont été conçus (2).

D'autres auteurs, par une contradiction curieuse, s'emparent du même principe, c'est-à-dire de ce même empire des circonstances et des dispositions momentanées de l'acte, pour rejeter, les uns l'explication du fait, les autres le fait lui-même.

« D'où vient, dit Sinibald, que la très-grande partie des enfants naturels apportent à la vie des mœurs si dé-

(1) Il suffit de comparer leurs explications et celle de Vanini qui s'exprime en ces termes : « Cujus mihi ratio ea videtur esse, quod omnia largè et effusè ex paternis lumbis ac visceribus sunt consecuti, nec in furtivo illo ac clandestino concubitu, parcè, jejunè, tenuiter, sed affluenter naturæ munera illis infusa sunt. Cùm enim uterque avidè se explere libidine gestiat ac prodigaliter in amplexus atque oscula proruat, totisque viribus ac profusè in propagandâ sobole incumbat, *fit ut omnia quæ in conceptu necessaria sunt cumulatè perficiantur, nec quicquam in hoc negotio desideretur*, etc. » — *Op.* et *loc. cit.*, p. 320.

(2) Grimaud et Martin-Saint-Ange, *ouv. cit.*, p. 250. *Voy.* aussi Le Camus et Roussel, aux passages indiqués.

pravées ? Évidemment de ce que le coït illicite où ils ont puisé l'être s'accompagne de crainte, de sentiment de la faute, de remords de conscience, d'anxiété d'esprit : cet état de désordre passe dans le sang et la semence, et ne peut engendrer qu'une race désordonnée (1). »

Burdach, de nos jours, en partageant l'idée des auteurs précédents sur la grande influence des circonstances physiques et morales qui président à la génération, émet une opinion analogue, pour le fond, à celle de Sinibald. Il convient, il est vrai, que les enfants de l'amour ont plus d'esprit, de beauté et de santé que les autres, mais c'est pour ajouter qu'il ne faut point, par un euphémisme absurde, réserver surtout cette épithète aux enfants naturels, car l'expérience, dit-il, établit le contraire à l'égard des derniers (2).

Si l'on est, des deux parts, d'accord sur le principe, l'action des circonstances et des dispositions physiques et morales du père et de la mère à l'instant du coït, on ne l'est point, comme on le voit, sur la nature des faits qu'on choisit des deux parts pour en donner la preuve. Nous

(1) « Unde in semine et sanguine excitatus tumultus tumultuosam « quoque effingit progeniem. » Sinibaldi, *ouv. cit.*, p. 835.

(2) *Ouv. cit.*, t. II, p. 258. — On s'est appuyé pour soutenir la même thèse sur les enfants trouvés qui dans l'opinion de beaucoup de personnes sont naturellement plus disposés aux vices que les autres enfants. Nous ignorons si les comptes rendus de l'administration de la justice criminelle prouvent cette assertion ; mais le fait, fût-il vrai, n'a pas toute la portée qu'on lui a supposée. L'abandon d'un enfant témoigne en général d'une dégradation trop grande des deux parents pour qu'on puisse tenir compte de l'amour qu'ils s'inspirent, et il est bien plus simple de rapporter les vicieuses inclinations des fruits de semblables unions à l'hérédité du mauvais naturel de leurs pères et mères, qu'aux circonstances où ils ont été conçus. D'autre part, il est malheureusement prouvé qu'un très-grand nombre d'enfants trouvés sont des enfants légitimes. *Voy.* sur ce sujet Tanneguy Duchâtel, *De la Charité*, 1 vol. in 8.

sommes, sur ce point, entre deux thèses contraires : laquelle des deux admettre ?

L'une et l'autre sont vraies, l'une et l'autre sont fausses dans certaines limites.

Premièrement, il faut faire dans la constitution et dans le naturel des enfants légitimes ou illégitimes, la part du naturel et de la constitution du père et de la mère dont l'organisation reste plus ou moins active sur celle du produit, quels que soient les états et les circonstances où elle se transmette ; or, cette part en elle-même est indéterminable : elle exigerait une statistique exacte et le tableau comparé du signalement physique et moral des auteurs des deux catégories.

Ce n'est nullement, ensuite, la légitimité ni l'illégitimité des naissances en elles-mêmes qui décident la question : la réalité de l'empire de l'attraction et de la répulsion sympathiques des parents sur le produit admise, c'est l'état d'aversion ou d'amour réciproque du père et de la mère, qu'ils soient illégalement ou légalement unis.

Or, dans l'état des mœurs de nos jours, chez les peuples les plus civilisés, non-seulement dans les villes, mais encore et surtout au milieu des campagnes, on ne peut, sans fermer les yeux à la lumière, nier que le mariage soit, dans la grande et très-grande majorité des cas, autre chose qu'une affaire où l'intérêt a pris la place de l'attraction et de la sympathie mutuelle des deux personnes. Au lieu d'un nœud vital qui confonde deux âmes, ce n'est qu'un lacs d'argent serré sur deux fortunes. Si large que l'on fasse la part des exceptions où l'affection mutuelle des époux ratifie le contrat des familles, ou se développe par le lien si puissant des enfants, un grand nombre des derniers n'en est pas moins placé, quant aux circonstances et aux dispositions les plus essentielles de l'acte où ils puisent l'être, sous l'influence des plus vicieuses conditions, pour la santé, l'esprit, la beauté, ces présents du ciel et de la vie, qui engendrent l'amour et qui naissent de lui : « quand les parens ont de l'aversion l'un « pour l'autre, ils produisent, dit Burdach, des formes « désagréables ; leurs enfants sont moins vifs, ils sont « moins dispos. »

Dans le même état des mœurs, il est incontestable qu'un très-grand nombre d'enfants naturels sont conçus sous d'aussi malheureuses constellations et sont on ne peut plus improprement nommés *les enfants de l'amour ;* la dépravation et le goût de la débauche sont les tristes étoiles qui, la plupart du temps, président à leur naissance, sinistres influences, qui pénètrent de toutes parts leur organisation et y gravent partout leur déplorable empreinte, car la débauche et la dépravation n'engendrent le plus généralement que des êtres faibles de corps et faibles d'esprit.

Enfin, d'autres enfants naturels, en grand nombre, qui échappent à l'empire de toutes ces circonstances, rentrent tous, plus ou moins, dans les mêmes conditions de génération que les légitimes.

Si nous éliminons ainsi les deux extrêmes des opinions contraires, il ne reste de prouvé que le fait général sur lequel elles s'accordent : l'empire des circonstances et des dispositions physiques et morales du père et de la mère dans la copulation ; que la formalité légale ait consacré ou n'ait point consacré l'union des deux auteurs, ce qu'il y a de réellement actif dans les deux cas, sur le caractère de la vie qu'elle éveille, c'est, dans le coït même et indépendamment de la nature des auteurs, les états relatifs de force, de santé, d'âge, d'exaltation, d'aversion ou d'amour réciproque qu'ils s'inspirent.

Mais il existe de ce fait une autre démonstration plus décisive encore et qui sera présentée plus loin (1) dans cet ouvrage : nous verrons que non-seulement l'empire des circonstances et des dispositions momentanées de l'un ou de l'autre facteur influe sur l'énergie comparative des deux représentations, mais qu'il va quelquefois jusqu'à reproduire dans la progéniture les états de la vie du père ou de la mère à l'instant du coït.

§ II. — De la dérogation naturelle des auteurs aux conditions posées.

Si maintenant, de l'analyse des circonstances actives dans la génération sur la nature de l'être, on se reporte un moment aux conditions premières de leur équilibre entre les deux auteurs, on conçoit aussitôt tout ce que le principe de l'égalité d'influence des deux sexes sur l'organisation de la progéniture, laisse de place et crée de nécessité à l'accidentel.

D'après ce qu'on vient de lire, cet équilibre exige entre les deux parents : l'égalité de puissance de l'organisation ; l'égalité d'âge et de santé de la vie ; l'égalité d'action et d'exaltation de toutes les forces de l'être dans la copulation.

Ces trois conditions sont-elles, dans tous les cas, d'une exécution possible entre les deux êtres ? le père et la mère, d'espèce différente ou d'espèce semblable, les accomplissent-ils toutes d'une manière *absolue, constante* et *générale* dans leurs accouplements ?

______

(1) Voir à la partie suivante, au point où nous traitons de la répétition séminale des états momentanés de la vie.

I. — Impossibilité de l'exécution *constante* et *générale* des conditions
posées.

1° Rien de plus simple, à ce qu'il semble, dans une
même race, dans une même espèce, que d'assortir les
âges; mais l'âge ne répond point toujours, chez les auteurs, à une même époque de la puberté et, tout en tenant compte des données générales qui fixent la moyenne
de son développement à un âge marqué pour chaque espèce ou race, il n'en est pas moins vrai que, dans ces limites mêmes, il se rencontre encore beaucoup d'individus
chez lesquels, au même âge, la puberté avance, et un
grand nombre d'autres chez lesquels elle retarde. L'as-
sortiment des âges n'est donc pas exempt de toute difficulté, et, réduit à lui seul, le chiffre des années expose à
des méprises (1).

2° Il n'est pas non plus si simple qu'on l'imagine d'assortir les états de vie et de santé des deux générateurs ; on
n'atteint point ce but en accouplant deux êtres qui se
portent bien, ni même en ajoutant à cette précaution celle
d'unir des tempéraments qui se ressemblent ; les tempéraments en apparence égaux ont des nuances infinies (2),
et telle influence qu'ils aient ou puissent avoir sur le caractère général de la vie, la bonne ou la mauvaise santé
des deux auteurs peut dépendre chez eux de causes très-
différentes ; la santé, d'autre part, n'est qu'un état relatif,
partiel, intermittent, et non point un état absolu, continu, ni intégral de l'être (3). Tels rapports qu'on sup-

(1) Voy. *l'Union agricole*, n. 182. — Gustave de Baëlen, *ouv. cit.*, p. 9.
— Lafont-Pouloti, *ouv. cit.*, p. 125.
(2) *Voy.* tome I, 2e part., liv. I, p. 112-120.
(3) Idem, part. II, liv. I, p. 115, 116.

pose ou qui puissent exister entre les types qu'elle affecte chez deux individus, on ne peut jamais répondre, qu'à un moment donné, de leur analogie et, pour ce moment même, que d'une manière plus ou moins approximative, parce qu'il n'existe pas d'identité possible, sur tous les points de l'être, entre les modes fonctionnels d'organisations essentiellement distinctes et toujours plus ou moins dissemblables entre elles.

3° L'appareillement des forces organiques de la vie, entre les deux auteurs, est une condition qui souffre peut-être encore plus d'obstacles à remplir. Nous ne parlons pas ici des obstacles qui peuvent tenir à ce qu'il y a de latent et d'incommensurable dans les énergies comparées des deux êtres ; nous parlons de ceux qui tiennent aux inégalités *patentes* et *constantes* de puissance organique des deux générateurs.

Entre générateurs d'une seule et même race, d'une seule et même espèce, les inégalités proviennent nécessairement de la nature des *sexes* ou de la nature des *individus*.

Les inégalités de puissance organique particulières aux *sexes* appartiennent à la classe des caractères *médiats* de la sexualité ; elles se rapportent à ceux de ces caractères qui sont attachés à la prépondérance, chez le mâle ou la femelle, d'une série d'éléments ou d'attributs de la vie communs à tous les deux. Variables à l'infini (1), selon les diverses classes du règne animal et, dans chaque classe, selon les genres et les espèces, il n'est point de partie du mécanisme ou du dynamisme des êtres où les faits ne nous montrent qu'elles soient applicables ; elles le sont à la taille, à toutes les proportions en largeur, en gros-

____

(1) Tom. II, 3ᵉ partie, p. 157.

seur, en longueur de la tête, du corps, des membres ou
des organes (1) ; elles le sont encore au développement relatif de toutes les facultés et de tous les instincts :

Tantôt les palpes, comme chez les *Arachnides*, tantôt
les antennes ou les pinces, comme dans le *Homard*, la
Langouste et les autres espèces du genre *Astacus* ; ou les
pattes de devant, comme chez d'autres *Crustacés* ; ou
celles de derrière, comme chez les *Cimbex* et les *Hydrophiles*; ou les ailes, comme chez les *Papillons*, l'*Abeille* et
une foule d'oiseaux ; ou les huppes, comme chez plusieurs *Ardea*, ou les cornes, comme chez le *Rhinocéros*,
le *Renne*, le *Bouquetin*, le *Chamois*, sont plus volumi-
neuses et plus fortes chez les mâles ; dans d'autres genres
et espèces, les pattes, comme chez les *Sphex*, ou les antennes, comme dans le *Cancer gammarus*, ou les serres et
les ailes, comme chez les *Rapaces*, ou les forces électriques, comme chez la *Torpille*, l'*Anguille de Surinham* (2),
ou les instincts et les facultés des femelles, comme chez
le *Cheval*, le *Chien*, le *Chat* et le *Renard*, dépassent en
développement et en force ceux des mâles. Dans notre espèce même, ainsi que dans la grande partie des mammifères, le pôle cérébral (3) et la capacité des principaux
viscères, le cœur, les poumons, le foie, l'estomac, la vessie,
le système osseux, le système musculaire, le système vasculaire, le système cutané, prédominent chez l'homme,
avec toutes les forces qui leur correspondent : la force
respiratoire, la force circulatoire, la force digestive, l'irritabilité, la puissance physique, la puissance motrice, la

(1) Id., id., *loc. cit.*
(2) Virey, *Histoire des mœurs des animaux*, t. I.
(3) Idem, *De la Physiologie dans ses rapports avec la philosophie*,
p. 87, 91.

puissance vocale, la puissance mentale ; tandis que le tissu cellulaire, le tissu adipeux, le système lymphatique, le système génital (1), le système nerveux de la vie intérieure (2), la sensibilité, l'instinct, sous toutes les formes, l'emportent chez la femme.

En transpirant ainsi, tantôt dans l'un, tantôt dans l'autre des systèmes de l'organisation, la sexualité investit tour à tour le mâle et la femelle d'une prépondérance qui, dans une même espèce, va d'un des sexes à l'autre, selon les parties, ou, pour les mêmes parties, d'un des sexes à l'autre, selon les espèces : le mâle est donc toujours plus fort que la femelle, à tel ou tel égard, et la femelle que le mâle, à tel autre égard.

Les inégalités de puissance organique qui dépendent uniquement des *individus* sont encore plus diverses, plus nombreuses, plus mobiles ; elles ne sont plus seulement variables selon les sexes, ni selon les espèces, mais, dans les mêmes sexes et les mêmes espèces, variables selon les êtres et sujettes à se porter indifféremment, du mâle à la femelle, sur tous les caractères *libres* ou *indépendants de la sexualité* (3). Or, comme il n'y a point de ressemblance de forme, si parfaite qu'elle puisse être, qui soit tout à la fois *absolue* et *totale* entre deux personnes ni qui puisse s'élever jusqu'à l'identité extérieure des deux êtres (4), il n'y a point non plus, il n'y a jamais, entre deux individus, de ressemblance de force qui soit sur tous les points *complète* et *générale*, ni, qui puisse s'élever jusqu'à l'identité intégrale et réelle des puissances des deux êtres ; l'énergie permanente des forces radicales

(1) Virey, *ouv. cit.*, p. 87, 91.
(2) Burdach, *ouv. cit.*, tom. I, p. 384, 385.
(3) *Voy.* plus haut, t. II, p. 66-175.
(4) Tom. I, p. 119, 120 et p. 572, 573.

diffère nécessairement et plus ou moins entre eux, comme entre tous les sujets, comme, chez le même sujet, diffère la proportion des forces agissantes dans les divers organes (1).

L'un et l'autre facteurs ont donc tous deux, en dehors des caractères *médiats* de la sexualité, la supériorité ou l'infériorité de puissance organique sur un point ou sur l'autre.

4° Mais dans l'hypothèse même d'une parfaite harmonie et d'une égalité parfaite entre tous les deux des forces de deux êtres, il reste une circonstance tout aussi décisive sur la prépondérance du père ou de la mère et qui, de sa nature, échappe à l'équilibre : c'est celle des états momentanés de la vie, à l'instant du coït.

Considérons-nous, dans chaque individu, les deux ordres de puissance que le coït exalte, l'activité *vitale*, l'activité *mentale*, nous voyons qu'elles sont rarement en harmonie, dans l'état le plus calme et le plus naturel ; elles manquent donc, dans tout être, de la première condition pour s'élever chez lui au même degré d'extase ;

Les considérons-nous chez deux individus différents, il devient plus difficile encore qu'elles s'équilibrent entre elles ;

Les considérons-nous, enfin, dans le coït, c'est à-dire dans l'orgasme le plus convulsif et le plus profond de la vie, nous devons nécessairement retrouver entre elles les mêmes disproportions dans chaque individu et, à plus forte raison, entre les deux sexes (2).

Il peut arriver et c'est d'expérience que, de la

____

(1) Tom. I, part. 2, liv. I, ch. I, p. 182-120.
(2) Girou, *Ouv. cit.*, p. 118.

part de chaque sexe, le coït s'accomplisse sous la prépondérance de l'une ou de l'autre forme d'activité de l'être ; il peut arriver que le mobile n'en soit point, chez le père et la mère, de la même nature ; que le premier soit placé sous l'empire du physique, la seconde sous celui du moral de l'amour : dans tous les cas, enfin, le principe en action fût-il le plus semblable entre les deux êtres, il peut exister dans l'exaltation et l'épanouissement des forces reproductives les plus extrêmes contrastes ; ces forces peuvent, pour l'instant, sous une forme ou sous l'autre, chez le père ou la mère, être dans l'inertie et elles y sont souvent, surtout dans l'un des sexes : la femelle peut ne faire que recevoir le mâle et la femme, par exemple, selon une énergique expression de Grimaud et de Martin Saint-Ange, ne pas aller au delà du *pati hominem* (1) ; ces forces, enfin, sont-elles érigées des deux parts, elles peuvent présenter, sous une forme ou sous l'autre, dans leur déploiement, des disproportions flagrantes d'énergie.

L'égalité complète de concours séminal et de participation dynamique des auteurs à la copulation est donc une circonstance qui, plus que toutes les autres, échappe à l'absolu et se soustrait toujours, dans un degré quelconque, à la loi d'équilibre : bien loin d'être constante ni d'être générale, elle n'est qu'exceptionnelle.

Quant à la réunion simultanée, chez deux individus distincts, de toutes les circonstances qu'on vient d'énumérer, on peut poser en fait qu'elle touche à l'impossible et qu'elle n'existe pas dans un seul cas donné ; les générateurs s'en écartent toujours sur un point ou sur

(1) *Ouv. cit., loc. cit.*

l'autre, et n'évitent même pas de s'en écarter : les passions, les caprices, les intérêts bouleversent ici toutes les
règles ; la jeunesse ouvre les bras à la décrépitude, la
force à la langueur, l'amour à l'aversion, la fleur de la
santé à la maladie, et ce dégoûtant hymen de toutes les
répulsions et des plus énergiques antipathies de corps et
d'âme entre les êtres est, dans l'ordre social, le déplorable fait qui se met, à tout moment, à la place de la loi
des rapports harmoniques de l'ordre naturel.

II. — Raison des deux formules de *l'inégalité d'action* des deux
facteurs et retour de ces formules au principe de la loi
d'égalité d'action du père et de la *mère.*

Ainsi donc l'équilibre, hors duquel il n'est point d'harmonie possible entre le principe absolu de la loi d'*égalité
d'action* du père et de la mère et son expression dans la
progéniture, se rompt, de mille manières, dans les circonstances de la génération, entre les deux auteurs : les
forces des deux sexes ne peuvent jamais être et ne sont,
par le fait, jamais égales entre elles : de toute nécessité,
les circonstances d'âge ou d'état de la vie, ou d'énergie
relative de l'organisation, ou de disposition et d'exaltation momentanées de l'être dans l'acte du coït, diffèrent
entre les parents, et il n'est aucune de ces dérogations
aux conditions posées qui n'ait ses conséquences, surtout
la dernière.

Tout est actif en elle, et la diversité des participations
et la diversité même de leur nature ; chaque sexe se reproduit spécialement sous l'empire de la vie prédominante
dans l'accouplement (1) et, si instantanées que soient les
additions ou les soustractions spontanées de puissance

(1) *De la Génération*, p. 118. — Girou dit même ailleurs, dans un ordre

entre les deux auteurs, dès qu'elles coïncident avec le moment même de l'incarnation des forces et de leurs types dans un nouvel être, il faut nécessairement qu'il en porte l'empreinte ; il faut que les états et que les degrés momentanés d'orgasme ou d'inertie de la vie, qui peuvent si complétement changer dans le coït toutes les proportions naturelles des forces appelées à se reproduire (1), se réfléchissent dans l'état et dans le degré des représentations.

Selon le degré dans lequel chaque espèce, chaque race, chaque sexe, chaque individu, satisfait, en un mot, ou ne satisfait pas à la condition absolue d'*équilibre* de toutes les circonstances où l'acte s'accomplit, il y a égalité ou inégalité variable à l'infini des participations du père et de la mère :

L'*équilibre* supposé *parfait* et *général* entre *toutes* les énergies respectives des deux êtres, *tous* les caractères de la nature physique et morale du produit dériveront également, dans leurs ressemblances et leurs dissemblances, des deux générateurs : les parts de l'un et de l'autre à chacune des formules d'ÉLECTION, de MÉLANGE et de COMBINAISON, seront toujours égales ;

L'*équilibre* supposé *total*, mais *imparfait*, entre les énergies unies des mêmes auteurs, *tous* les caractères de la nature physique et morale du produit participeront plus, dans leurs ressemblances et leurs dissemblances, de celui des auteurs dont la force l'emporte ; il prédominera dans

d'idées et de distinction que nous n'admettons pas entre la qualité d'action des deux sexes : « Le mâle et la femelle qui se reproduisent l'un sous « les influences de la vie *intérieure*, l'autre sous celles de la vie *extérieure*, « concourent l'un et l'autre à renverser l'ordre ordinaire de la trans- « mission des formes. »

(1) *Voy.* plus haut, p. 274-280.

toutes les formules d'ÉLECTION, de MÉLANGE et de COM-
BINAISON.

L'*équilibre*, enfin, supposé *partiel*, et, à divers degrés,
parfait, imparfait, nul, entre les deux énergies, l'être, selon la nature de chaque élément et le degré de chaque
force entre ses deux auteurs, portera sur tous les points
de la forme physique et de la forme morale de son existence, l'empreinte des caractères que chacune des trois
circonstances doit produire :

Sur les points identiques à ceux où, chez le père et la
mère, existait un parfait équilibre, régnera l'égalité des
participations de l'un et de l'autre facteurs à chacune des
formules ; sur les points identiques à ceux où l'équilibre
était imparfait, prédominera la part du père ou de la mère
à ces mêmes formules ; sur les points identiques à ceux
où la puissance du père ou de la mère aura naturellement
ou accidentellement fait défaut absolu au concours séminal, se représentera seule dans la faculté, dans la partie, ou dans l'organe du produit, l'action du seul auteur
actif dans l'impuissance ou l'inertie de l'autre.

1° — Rapport des conditions essentielles de la loi d'égalité d'action du
père et de la mère avec les origines des théories contraires.

Ces principes nous mettent sur la trace des causes d'une
foule d'opinions contradictoires entre elles et rebelles à
la loi que nous établissons.

Revenons en peu de mots sur ces hérésies, qui toutes
ont pour base une prétendue loi de prépondérance *partielle* ou *totale* de l'un ou de l'autre auteur :

Leur seul rapprochement est plein de révélations, et re-
place, pour ainsi dire, de lui-même, sur la voie de la vérité.

S'agit-il de la forme ? Nous avons vu Bomare et Lafont-
Pouloti (1) s'accorder à donner la prépondérance sur ce

____

(1) *Nouveau régime pour les Haras,* sect. 2, p. 21, et 4ᵉ part., p. 260.

point à la mère ; Vicq-d'Azyr et Grognier (1), la transporter au père ; nous voyons Sinclair (2) attribuer la même
prépondérance au mâle sur la taille, sur le poids et le volume du corps ; Valmont-Bomare, Lafont - Pouloti (3),
Cardini (4), Grognier (5), la rendre à la femelle sur la
taille, sur le poids, sur le volume du corps ; Sinclair, la
restituer au premier des deux sexes sur les membres et
sur les extrémités ; Vicq-d'Azyr, Lafont-Pouloti, Grognier, etc., en investir l'autre sexe sur les membres et
sur les extrémités ; Vicq-d'Azyr et divers agronomes, dé-
cerner à l'auteur masculin la prééminence sur l'organisation intérieure du produit ; Girou, la rapporter à l'auteur féminin sur l'organisation intérieure du produit ; le
même écrivain doter positivement le principe paternel
d'une supériorité de représentation sur tous les éléments
de la vie intellectuelle (6) ; sur les mêmes éléments de la
vie intellectuelle, Buffon, Fabricius, Burdach, Baillarger, etc. (7), doter d'une semblable supériorité de représentation le principe maternel, etc., etc. On a, en un
mot, alternativement enlevé et donné à chacun des deux
sexes la *prépondérance*, comme on leur a aussi enlevé et
donné l'*action exclusive* sur chacune des parties, chacun
des caractères (8) et, par suite, sur l'ensemble de l'organisation : car, d'organe en organe, de principe en principe, la contradiction a fait le tour de l'être.

(1) *Cours de multiplication et d'amélioration des espèces domestiques*,
ch. xv, p. 284.
(2) *Agriculture pratique et raisonnée*, t. I, p. 196.
(3) *Ouv. cit.*, p. 21.
(4) *Dictionnaire d'hippiatrique et d'équitation*. Paris, 1845, p. 633.
(5) *Ouv. cit., loc. cit.*
(6) *Philosophie physiologique*, ch. xviii, p. 310.
(7) *Recherches statistiques sur l'hérédité de la folie*. (*Bulletin de l'Acad.
royale de médecine*, t. XII, p. 760.)
(8) *Voy.* plus haut, t. II, liv. II, p. 78-79.

La contradiction est, chez d'autres auteurs, tombée, de prime saut, au nom de l'expérience et de l'observation, jusqu'à ce terme extrême : Garsault (1), Buffon (2), Sinclair (3) et plusieurs agronomes anglais (4) ont admis, comme Grognier (5), la prépondérance *fixe* et *générale* du mâle, particulièrement démontrée, d'après eux, dans les espèces du Cheval, du B<u>œuf</u> et de la Brebis ; Pichard (6), Mathieu (7), etc., etc., ont admis, au contraire, une prépondérance *générale* et *fixe* de la mère, spécialement prouvée, d'après le dernier, dans les espèces du Cheval, du Bœuf, de la Brebis.

On ne s'est point borné là : on en est arrivé à faire sur cette question, et sans y prendre garde, les uns du *spermatisme*, les autres de l'*ovisme* ; car nous ne saurions voir que des expressions de l'un ou de l'autre système dans ces conclusions diamétralement inverses auxquelles ont abouti les opinions contraires, pour les mêmes espèces, en faisant dériver exclusivement *la race* des deux sexes opposés.

Écho d'une opinion qui a longtemps régné en hippiatrie, Garsault, par exemple, traitant de l'espèce du Cheval, dit que l'on peut, pour la monte, choisir la cavale de quelque pays que ce soit, parce qu'elle n'est que la dépositaire de la race de l'étalon (8). Lafont-Pouloti, qui combat cependant ce que cette proposition lui semble avoir d'extrême,

(1) *Le nouveau parfait Mareschal*, etc., ch. iv.
(2) *Histoire naturelle*, t. VI, p. 276-277.
(3) *Ouv. cit., loc. cit.*
(4) *Mém. ouv.*, p. 196.
(5) *Cours sur la multiplication,* etc., p. 234.
(6) *Manuel des Haras*, p. 71.
(7) *De la femme au point de vue des appareils générateurs et nerveux*, etc.
(8) Garsault, *ouv. cit.*, 2ᵉ traité, chap. iv.

n'en formule pas moins le même principe en ces termes :
« D'après tous les faits recueillis et les expériences faites,
« il résulte que le *mâle* est le vrai modèle de son es-
« pèce » (1). « On aura beau vouloir, dit au contraire
Pichard, compter les races par les *mâles*, elles n'existent
que dans les *juments* indigènes : les *mâles*, comme dans
l'espèce humaine, établissent la différence des familles,
mais les *femelles* font le noyau des races (2). » Et, généralisant cette proposition, un récent écrivain écrit qu'à
la *femelle* serait dévolu le soin de conserver tous les types sortis des mains du Créateur ; que c'est elle, en un
mot, qui serait conservatrice du type de la race (3).

Ni l'une ni l'autre thèses ne se distinguent d'abord par
la nouveauté : la première a été, comme nous l'avons vu,
l'opinion dominante dans le Brahmanisme (4) et chez les
Égyptiens (5) ; la seconde, chez les Lydiens et les peuplades germaines (6). Toutes les deux se retrouvent explici-
tement au nombre des opinions discutées dans le Manava-
dharma-sastra ou lois de Manou (7) ; toutes les deux,
enfin, font partie intégrante des doctrines connues, l'une
sous le nom d'*ovisme*, l'autre de *spermatisme*, et dont la
fausseté est, comme l'ancienneté, si clairement démontrée qu'elle ne se discute pour ainsi dire plus (8).

Aussi ne s'agit-il plus ici pour nous de leur vérité, mais
de leur origine et de leur raison.

(1) *Ouv. cit.*, 2ᵉ section, p. 20.
(2) *Ouv. cit.*, ch. III, p. 71.
(3) Mathieu, *De la femme au point de vue des appareils générateurs et nerveux*, etc.
(4) *Voy.* t. I, p. 351.
(5) *Idem*, p. 369.
(6) T. I, 2ᵉ part., liv. II, ch. II, p. 368.
(7) T. II, 3ᵉ part., liv. II, ch. I, p. 67-78 et p. 108.
(8) T. II, *loc. cit.*, p. 76-78.

Pour remonter aux sources d'assertions si contraires au principe de la loi d'*égalité d'action* et si essentiellement incompatibles entre elles, il faut commencer par faire la part des faits et la part des systèmes : car, dans la recherche de la loi inconnue de *quantité d'action* du père et de la mère, on est évidemment tombé dans deux écueils : les uns ont prétendu, nous ne dirons pas résoudre, mais trancher la question à coups de systèmes et tomber sur la loi, d'emblée, d'autorité; les autres ont prétendu emporter la question à coups d'expériences instituées par eux-mêmes ou bornées à un nombre de cas déterminés ; d'autres ont trouvé moyen de combiner les écarts de l'une et de l'autre méthodes.

Le vice de la voie purement *systématique* a nécessairement été d'entraîner autant de solutions différentes qu'il y a eu de systèmes différents qui l'ont abordée : la cause de ses erreurs est dans les systèmes mêmes.

Les causes des erreurs de la voie *empirique* sont d'un tout autre ordre : toutes les objections qu'elle oppose à la loi d'*égalité d'action* du père et de la mère se résolvent en faits, et l'on conçoit très-bien que des esprits exacts, oubliant un instant le champ trop circonscrit de leurs observations ou de leurs expériences, aient cru, en se rendant à leurs conclusions, se rendre à la raison même. Mais il ne suffit pas de répondre : *ce sont des faits ;* indépendamment du *nombre* et de la *nature* des faits, il faut savoir *comment* on a procédé pour obtenir les faits sur lesquels on s'appuie. Or, c'est précisément ce point qui nous explique toutes les objections empiriques à la loi que nous avons formulée.

Ces objections tiennent : ou à l'oubli de l'une ou de l'autre des conditions précédemment posées, ou à la faute d'avoir expérimenté par le métissage et l'hybridation, ou aux deux fautes ensemble.

La part du premier ordre de causes à cet amas de contradictions qu'on a mis à la place de la loi véritable, a été immense : on n'a, pour ainsi dire, qu'à ouvrir les yeux pour voir que l'on procède comme si les circonstances quelconques où l'on opère étaient indifférentes et comme si la loi, quelle qu'elle fût, devait être *inconditionnelle*, car il n'est aucune de ses conditions les plus essentielles que l'on n'ait violée.

Il est clair qu'on conclut indistinctement, et en sens opposé, de tous les résultats, sans tenir compte d'elles.

On ne tient, en effet, dans les observations ou dans les conclusions que l'on base sur elles, aucune espèce de compte des degrés d'énergie purement individuelle des organisations : et nous avons, plus haut, vu que cet élément, qu'on ne fait presque jamais entrer dans la balance des actions respectives du père et de la mère, peut, dans les mêmes espèces, amener les résultats les plus contradictoires.

On n'a pas plus égard, dans les observations ou dans les conclusions que l'on base sur elles, à la diversité des états de santé et de développement de la vie chez les générateurs : tous les hippiâtres et les vétérinaires, quoique d'accord sur l'oubli complet de cette partie des lois de l'appareillement, même dans les Haras, où se marient les âges (1) et les états de santé actuelle (2) les plus divers, n'en concluent pas moins mais, en sens opposé, comme si toutes les règles avaient été suivies : seconde cause du contraste des faits et des doctrines.

(1) Pichard, *Manuel des Haras*, p. 124-125.—Lafont-Pouloti, *ouv. cit.*, *passim* et p. 182, p. 283. — Grognier, *ouv. cit.*, p. 205-210. — Gustave de Baëlen, *ouv. cit.*, p. 12.

(2) Buffon, *Histoire naturelle du cheval*, p. 276.

A-t-on du moins égard, dans les observations et dans les conclusions que l'on base sur elles, aux degrés relatifs de puissance érotique et d'exaltation momentanée de l'un et de l'autre facteurs? s'occupe-t-on d'établir entre leurs attractions, entre leurs actions, une sorte d'équilibre? On peut répondre : jamais.

Il serait fort difficile, sans doute, d'y parvenir d'une manière absolue : mais on ne le tente même pas, et l'on met de côté toutes les conditions propres à y réussir. La seule circonstance dont on se préoccupe jusqu'à certain point est l'état de chaleur, plus particulièrement de la part de la femelle, et souvent sans porter d'attention aux périodes de cet état lui-même, périodes si actives sur son intensité (1). On réduit tout à l'acte de l'accouplement et, dans l'accouplement, tout au machinalisme. On traite l'animal comme s'il n'avait besoin ni de spontanéité, ni de choix, ni de force, ni de disposition quelconque pour l'accomplir, au mépris de toutes les règles qui ont de l'influence non-seulement sur la part des représentations du père et de la mère, mais sur la nature même des qualités physiques et morales du produit. On supprime d'abord les antipathies et les sympathies de l'un ou de l'autre facteur, contre l'expérience qui, dans une foule de cas, montre chez ces animaux, comme préliminaire aux rapports sexuels, une élection d'êtres (2) : dans les espèces Équestre et Bovine, par exemple, ces sortes de préférences ou de répugnances vont jusqu'à déranger l'ordre de reproduction que l'on se propose. « Telle Vache, dit Baëlen, ne permettra jamais les approches de tel Taureau, tandis que tel Taureau s'épuisera avec elle et en

______

(1) Lafont-Pouloti, *ouv. cit.*, p. 136. — Grognier, *ouv. cit.*, p. 260.
(2) V. Bomare, *Dictionnaire d'histoire naturelle*, T. I, p. 518.

dédaignera d'autres, s'il est en liberté : on en a vu, même dans la monte à la main, témoigner une ardeur particulière pour certaines Vaches et ne remplir leurs fonctions qu'à regret, et comme malgré eux, vis-à-vis d'autres Vaches. Félix Villeroy cite un très-beau Taureau de sa basse-cour qui, lorsqu'on lui offrait une Vache maigre et crottée, faisait demi-tour en dépit des efforts des assistants, et gagnait rapidement la porte de l'étable (1). » Les mêmes prédilections sexuelles chez les Chevaux vont jusqu'à une espèce de monogamie : on voit des étalons qui s'éprennent d'une jument (2) et négligent toutes les autres. Hartmann parle d'un Cheval entier qui, dans l'espace de seize heures, saillit vingt fois la même poulinière. Huzard fils a vu, dans un haras parqué de Hongrie, un autre mâle épuisé par l'excès de ses saillies sur la même femelle : il le vit en fonctions et apprit du gardien que, depuis le matin, l'étalon en était à son seizième saut (3). Il n'est pas jusqu'aux Chiens, aux Coqs et aux Pigeons qui ne présentent les mêmes faits (4).

Comme si ce n'était pas assez de négliger dans les accouplements toutes ces circonstances, si actives cependant non-seulement sur la part des auteurs au produit, mais sur le fait de la fécondation elle-même (5), on pousse le

(1) Gustave de Baëlen, *Traité familier de la reproduction chez les espèces Chevaline et Bovine*, ch. xviii, Bruxelles, 1845, ch. i, p. 11-12.
(2) Lafont-Pouloti, *ouv. cit.*, p. 187.
(3) Grognier, *ouv. cit.*, p. 272.
(4) Le pigeon, mâle ou femelle, se sépare souvent du pigeon avec lequel on cherche à l'assortir, s'il ne lui convient pas. J'ai vu fuir une femelle que j'avais accouplée à un très-beau pigeon qui avait le plumage et la forme d'une corneille, quoiqu'elle eût pondu des œufs. Quant aux aversions et aux prédilections des coqs pour certaines poules, rien de plus ordinaire dans les basses-cours.
(5) Beaucoup d'étalons ou de juments ne sont inféconds que selon les

mépris des règles jusqu'à se mettre, de la part des deux sexes, dans des conditions de dégoût et d'impuissance, et jusqu'à recourir aux moyens les plus propres à rendre l'acte et l'agent odieux aux deux auteurs : on emploie la violence.

On l'emploie à l'égard des femelles : le système de la monte en main, que l'on préfère, chez l'espèce Chevaline, n'est qu'un procédé de force et de contrainte appliqué à la copulation et qui, pour la femelle, pour la fécondation, pour la progéniture, a nécessairement toutes les conséquences du plus vicieux état momentané dans l'acte (1).

Winter va jusqu'à dire que « la jument, une fois saillie de cette manière, doit l'être ainsi toujours parce qu'elle ne deviendra jamais amoureuse, mais plutôt ennemie des étalons, parce qu'elle conserve quelque chose en sa mémoire du premier assaut violent qu'elle a éprouvé (2). » Ce système n'est pas moins le plus généralement en vigueur de nos jours, ou du moins en France (3).

Mais on ne supprime pas seulement la liberté; on ne tient parfois nul compte, chez la femelle, de l'état de chaleur lui-même : des hippiâtres instruits, s'emparant d'expériences, faites en Angleterre et ailleurs, qui démontrent que, dans l'espèce Équestre, comme dans l'espèce Humaine (4), la violence réunie à l'absence de chaleur ou de dis-

---

étalons, ou selon les juments : « J'ai vu maintes fois, dit Lafont-Pouloti, « une cavale être inféconde avec un, deux, trois étalons, et devenir « pleine d'un quatrième, cela dépendant des rapports physiques qui sont « entre les individus. » *Ouv. cit.*, p. 130.

(1) *Voyez* plus haut, p. 265-280.

(2) Georges-Simon Winter, *Traité pour faire race de chevaux*, etc.

(3) Les Allemands ont heureusement substitué à ce procédé un procédé qui réunit aux seuls avantages de la monte en main tous les avantages de la monte en liberté.

(4) *Voy.* plus haut, p. 269-270.

position, n'est point une condition indispensable pour que la conception s'opère ; des hippiâtres, dis-je, ont donné le conseil de n'avoir point toujours égard à ce défaut de chaleur de la femelle, ni à la résistance naturelle qui le suit, et de la soumettre alors de vive force au coït (1).

On est moins circonspect encore envers les mâles : on les traite comme étant également et toujours disposés à couvrir, parce que, dans la plupart des espèces domestiques, la périodicité du rut chez les mâles est beaucoup moins marquée : de là cet incroyable abus de la saillie poussé à un excès contre lequel réclament tous les vétérinaires, et qui a entraîné cette monte singulière que nous ne saurions mieux nommer que *la monte au bâton*. Winter l'avait d'abord inventée pour les ânes : la recette infaillible pour forcer, d'après lui, « l'âne récalcitrant à « remplir son devoir est de lui administrer de bons coups « de bâton et de continuer cet exercice jusqu'à ce que « l'envie lui prenne d'étalonner ; et quand le baudet aura « fait son saut et qu'une heure après on lui représentera « la jument, qu'il refusera de faire ce qu'on souhaite, alors « il faudra recourir au susdit remède, et n'épargner « point le bâton (2). » Très-malheureusement la recette a trouvé dans les emportements, l'erreur, l'avidité des hommes de la campagne, toutes les dispositions pour la croire infaillible, et, du dos du baudet éreinté par le saut, le bâton est passé sur le dos de toute bête rebelle à l'érection, et plus spécialement sur le dos des Taureaux. On mène au malheureux Taureau banal du lieu toutes les Vaches d'une commune : épuisé d'une saillie qui ne s'in-

(1) Pichard, *Manuel des Haras*, p. 181. — Grognier reconnaît que dans ces cas, les produits sont inférieurs, *ouv. cit.*, p. 261.

(2) Georges-Simon Winter, *ouv. cit.*

terrompt pas, le pauvre animal, brisé, haletant, n'en pouvant plus, se refuse-t-il à la tâche, ou plutôt ses organes s'y dérobent—ils pour lui? force lui est de surmonter vite sa répugnance et de réduire, tant bien que mal, les organes au devoir; on lui montre le bâton.

Qu'attendre, dit Grognier, d'une saillie de ce genre, et faut-ils'étonner de l'extrême chétiveté du bétail français(1)?

Faut-il s'étonner, dirons-nous, à notre tour, que la loi véritable de *quantité d'action* du père et de la mère se soit dérobée aux investigations d'esprits qui n'ont point fait la part de cet oubli si général des règles, dans les observations ou les expériences auxquelles ils la demandent?

L'oubli devait avoir et, de fait, il a eu d'autant plus d'influence qu'on y a joint la faute de poursuivre la solution du problème par la voie de l'hybridation et du métissage.

Nous avons déjà dit, plus haut (2), en quoi cette faute énorme consistait. Tout croisement n'est qu'une lutte des *espèces* ou des *races* que représentent les sexes; mais il nous reste encore à expliquer comment ce système de recherches a tant contribué à ce ramas d'opinions et de contradictions qu'on a substitué au principe de la loi *d'égalité d'action* de l'un et de l'autre facteurs.

C'est qu'en réalité, dès que l'hybridation et le métissage ne sont qu'une autre forme de la lutte génitale dont nous avons parlé (3), à la seule différence que les *races* ou les *espèces* croisées prennent la place des *individus*, toutes les conditions de la loi d'égalité d'action des deux auteurs qui, dans la même espèce, ne sont applicables qu'aux *in-*

(1) Grognier, *ouv. cit.*, p. 286.
(2) T. II, p. 113-115, 117-121, 134-136.
(3) *Idem*, p. 260 et suiv.

dividus, s'appliquent, dans tout croisement, aux *espèces* et aux *races* que représentent les sexes.

En d'autres termes, les trois conditions essentielles d'énergie naturelle de l'*organisation*, d'énergie de *développement* et d'*état* de la vie, d'énergie d'*action* et d'*exaltation* momentanée de l'être (1), au lieu d'être identiques entre les *individus*, doivent être, dans tout croisement, identiques entre les *races* ou les *espèces* croisées.

Il n'est pas, en effet, une de ces circonstances qui n'ait sur les *espèces* ou les *races* croisées toute l'influence qu'elle a, dans une même espèce, sur les *individus*.

Ainsi, par exemple, les trois mêmes circonstances supposées identiques entre les *individus*, c'est-à-dire les facteurs qui représentent les races ou les espèces en lutte étant de même force, de même âge, de même santé, dans le même état de chaleur et de transport érotique, les quantités d'action du père et de la mère n'en seront ni plus semblables, ni plus égales entre elles.

Même dans ces conditions, la prépondérance appartiendra toujours, abstraction faite du sexe, à celui des deux *types* dont l'organisation a le plus d'énergie, ou à celui des deux dont la formation est la plus ancienne ; ou à celui des deux dont l'état de santé et de rusticité est le plus parfait ; ou à celui des deux dont la force génitale a naturellement le plus d'exaltation et le plus de puissance.

Tous ces points sont prouvés par l'expérience. Il est d'expérience que lorsque l'on croise deux espèces ou deux races, la race ou l'espèce de la constitution la plus énergique prédomine toujours dans les descendants (2). Il est

____

(1) *Voy.* plus haut, p. 260-280.

(2) Magne, dans Grognier, *ouv. cit.*, introduction, ch. xxvii. — Burdach, *Traité de physiologie*, t. II, p. 261-263. — Girou, *ouv. cit.*, p. 307.

d'expérience que, dans le règne végétal, dans le règne animal, lorsqu'on mêle deux races, l'une d'origine nouvelle, l'autre de vieille origine, la première s'efface et la seconde persiste, presque exclusivement, dans tous les produits (1).

Il est d'expérience encore que, dans le croisement, la supériorité d'énergie sexuelle qui dérive du type a la même influence.

La règle est, en un mot, que, dans le métissage ou l'hybridation, le type le plus ardent, le plus ancien, le plus stable, le plus vigoureux, le mieux constitué, qu'il soit représenté par un sexe ou par l'autre, soit celui qui l'emporte.

Là est l'explication de tous les faits de ce genre dont nous avons traité plus haut dans cet ouvrage (2); là est aussi la source des principes erronés et contradictoires qu'on en a déduits.

D'une part, en commettant la faute de procéder par le croisement des races ou celui des espèces (3), toutes les conditions de l'égalité d'action du père et de la mère, de délicates qu'elles sont dans les limites mêmes de l'unité d'espèce (4), deviennent impraticables, et, par la même raison, la prépondérance plus ou moins générale et plus ou moins complète d'un des types sur l'autre est inévitable.

D'une autre part, on peut dire qu'en procédant ainsi, on s'est autorisé purement et simplement de tous les faits produits sans tenir compte des règles ni s'enquérir des

____

(1) Grognier, *ouv. cit.*, *loc. cit.*, et p. 255. — Girou, *ouv. cit.*, *loc. cit.*
(2) T. II, liv. II, p. 111-118.
(3) Même tome, p. 122 et suiv.
(4) *Voy.* plus haut, p. 280-287.

causes de l'inégalité d'action qu'on observait. Il en est résulté qu'on a pris pour les lois de la participation du père et de la mère toutes les disproportions de représentation qui n'avaient d'origine que la violation des conditions prescrites dans la lutte des races ou des espèces entre elles.

A cette cause d'erreurs et à toutes celles déjà signalées, telles que celles de ne pas même renverser les expériences, ou de ne pas suivre les générations, etc. (1), s'en sont ajoutées deux qui ont achevé de mettre le désordre à son comble et de fourvoyer les meilleurs esprits.

2° — De la confusion des caractères *libres* avec les caractères *médiats* ou dépendants de la sexualité, dans l'estimation de la part relative d'action des deux auteurs.

La première a été de n'avoir point pris garde, dans cette prétendue balance des actions du père et de la mère, aux *caractères médiats de la sexualité*, caractères si divers entre les deux sexes, même d'espèce semblable, et qui, pour apprécier d'une manière juste la participation de l'un et de l'autre, exigent qu'on ait d'abord égard, dans toute comparaison, au *sexe du produit* (2).

En perdant de vue cette considération, on s'expose à trouver autant de formes distinctes de prépondérance du mâle ou de la femelle qu'on rencontre d'espèces et de caractères *médiats* de la sexualité.

Une foule d'opinions sur l'inégalité d'action des deux auteurs n'a point d'autre origine. Nous en citerons ici un exemple curieux. Il a beaucoup été question et l'on a même tiré mille inductions de la préférence marquée que, dans l'espèce Équestre, les Arabes professent pour

(1) T. II, p. 117.
(2) T. II, p. 163-164.

une noble extraction du côté des femelles, sur une noble extraction du côté paternel. Le fait est très-réel ; la préférence est juste, mais l'explication qu'on en donne ne l'est pas. Nous entendons parler ici des théories qui se sont emparées de l'opinion des Arabes comme d'une preuve empirique et traditionnelle de la prépondérance de l'action de la mère sur l'action du père dans la génération. Rien de plus faux que le fait, et nous ajouterons, rien de plus éloigné de l'idée des Arabes ; la base véritable de leur opinion tient au rapport intime de la vie du désert et de leur système de guerre avec toute une série de dispositions et de facultés natives qui, dans les races équestres d'Orient, sont plus marquées et plus éminentes du côté des femelles. Un privilége commun, chez ces races, aux juments, est de posséder autant et peut-être plus de vigueur que les étalons (1) ; elles ont sur ces derniers, aux yeux des Arabes, bien d'autres avantages : indépendamment des miracles de voltige auxquels le cheval arabe doit savoir se dresser, il doit savoir encore supporter la faim, supporter la soif et l'inclémence de l'air ; pouvoir, sans peine, rester bridé et sellé la nuit comme le jour ; faire, pendant plusieurs jours, vingt-cinq à trente lieues toutes les vingt-quatre heures, avec quelques livres d'orge et un peu de paille hachée pour toute nourriture, etc. Or, c'est *sur les femelles* que réussit le mieux cette rude éducation, et elles sont encore préférables pour la guerre, parce que leur hennissement, moins bruyant et plus rare, ne décèle pas l'Arabe embusqué (2).

L'opinion des Arabes et la prédilection qu'ils ont pour les juments et pour l'extraction du côté maternel, n'ont

(1) Grognier, *ouv. cit.*, p. 17.
(2) *Idem.*, *ouv. cit.*, p. 25.

donc, comme on le voit, rien de systématique ; elles tiennent uniquement aux services plus grands que les juments leur rendent et à l'estime plus haute qu'ils font, par cette raison, de la transmission des qualités des mères que de celles des pères, dans l'espèce Chevaline.

C'est par une raison analogue, qu'en France, dans le Haut-Poitou, la naissance d'une mule excite plus de joie que celle d'un mulet : avec autant de force, elle a plus de douceur, plus d'élégance et de docilité que lui ; elle a moins souvent que lui l'impuissante fantaisie de se reproduire ; enfin son prix de vente est d'un tiers supérieur à celui du mulet (1).

Dans l'un et l'autre cas, la préférence donnée à la femelle n'indique aucune prépondérance réelle de la femelle sur la progéniture, mais doit son origine aux *caractères médiats de la sexualité.*

L'explication s'applique à toutes les opinions de ce genre qui ont une base réelle dans les faits.

3° — De là confusion de la part relative du père et de la mère avec l'action du *nombre* et l'action du *climat.*

La seconde cause de méprise dont nous parlions plus haut, sur la part relative d'action des deux auteurs a été l'erreur bien plus généralement commise de rapporter à l'un ou à l'autre sexe, pour lui attribuer la prépondérance, des forces en principe étrangères ou du moins communes à tous les deux. On a, en d'autres termes, arbitrairement mêlé à l'influence du père ou à celle de la mère, les puissants éléments du *nombre* et du *climat.*

(1) Grognier, *ouv. cit.*, p. 77.

Avant de nous engager plus avant sur ce point, nous formulerons d'abord deux principes capitaux dans cette discussion :

Le premier principe est que : *toutes les autres chances supposées égales entre deux races croisées,* quel que soit le sexe qui les personnifie dans la génération, la race représentée par LE PLUS GRAND NOMBRE doit dominer d'abord et bientôt absorber la race représentée par LE PLUS PETIT NOMBRE ;

Le deuxième principe est que : *toutes les autres chances supposées les mêmes,* nous ne disons pas entre deux ESPÈCES, ni entre deux *variétés premières,* d'une même ESPÈCE (1), mais entre deux *races croisées,* et quel que soit le sexe qui les personnifie dans la génération, la race, à *nombre égal,* qui garde l'avantage de lutter sur le sol dont elle est le produit, qui représente, en un mot, le CLIMAT INDIGÈNE, doit d'abord dominer et bientôt absorber la race qui représente le CLIMAT EXOTIQUE.

L'un et l'autre principes sont d'une telle évidence, après les développements où nous sommes entré sur la loi de quantité d'action des deux auteurs, qu'ils se passeraient de preuves.

A. Il est clair, en effet, que les deux sexes ayant tous deux la même part à la nature physique et morale du produit (2), s'il arrive que l'on mêle, en nombre égal, les sexes mâle ou femelle d'une race aux sexes femelle ou mâle d'une autre race supposée de la même *énergie,* de la même *ancienneté,* de la même *rusticité,* de la même puissance de *constitution* et de *reproduction,* sur un sol dont elles sont toutes deux originaires, ou bien auquel

—————

(1) *Voy.* t. I, p. 60 et t. II, p. 308, note 2.
(2) Tom. II, ch. II, p. 109-176 et chap. III, art. 2, p. 258-324.

elles sont toutes deux étrangères, les représentations de chacune des deux races, tant que ces conditions de la lutte resteront les mêmes, se feront équilibre dans l'ensemble et la succession des produits.

S'il arrive, au contraire, dans les mêmes circonstances, que l'on transporte à l'une des deux races en lutte l'avantage du *nombre*, il est tout aussi clair que, par les mêmes raisons, la supériorité du *nombre* entraînera du côté de cette race la supériorité des représentations. La révolution ne sera point subite : les caractères des deux races représentées par des sexes contraires, se balanceront encore dans la première génération qui suivra la rupture d'équilibre; mais les produits issus de cette génération, métis intermédiaires entre les deux races, et réduits à chercher les mâles des femelles et les femelles des mâles dans la race du grand nombre, engendreront des fils qui seront aux trois quarts de cette dernière race, et qui seront seulement au quart de la première; leurs enfants, après eux, n'en seront qu'au seizième; leurs petits-enfants, au trente-deuxième; leurs arrière-enfants, au soixante-deuxième; et ces derniers vestiges, suivant une réduction croissante et continue, devront nécessairement finir par n'être plus, au bout d'un petit nombre de générations, que des quantités infinitésimales, dont l'assimilation depuis longtemps complète à la race du grand nombre ne trahira nulle part les traces imaginaires.

C'est d'après ces principes qu'on a, comme on l'a dit ailleurs (1), construit l'échelle de la dégradation par le croisement des races blanche et noire, dans l'espèce humaine.

Mais, en fait, l'absorption de la race inférieure dans la

____

(1) T. I, part. II, L. II, ch. I, p. 210-211.

race supérieure en nombre est ou du moins peut être bien autrement rapide que ne l'indiquent les chiffres, par l'excellente raison que la condition d'identité parfaite, pour l'une et l'autre race, de toutes les circonstances où la lutte s'accomplit, n'est jamais, entre deux races, qu'une pure hypothèse. A la disproportion du nombre se joint toujours la supériorité de puissance relative d'organisation, ou de constitution, ou de reproduction, ou d'ancienneté de l'une des deux races sur l'autre, et il peut arriver, dans de telles circonstances, que l'assimilation soit quelquefois complète dès la quatrième et même dès la troisième génération.

Nous en avons la preuve dans la rapidité du retour des mulets ou des bâtards d'espèces à l'une des espèces qui leur ont donné l'être, lorsqu'on se place envers eux dans les mêmes conditions, en mêlant, dans le système précédemment tracé, le bâtard à l'espèce du père ou de la mère : les hybrides du *Nicotiana rustica* et du *Nicotiana paniculata*, constamment fécondées, pendant un certain nombre de générations, par le *Nicotiana paniculata*, donnaient à Kœlreuter des plantes qui, de plus en plus, ressemblaient et bientôt finissaient par revenir à la dernière espèce (1). Le bâtard de Faisan et de Poule domestique, accouplé au Faisan, reproduit des Faisans (2) ; le produit de la Mule, fécondé par le Cheval, incline à revenir à l'espèce du Cheval (3); le Bison ou Bœuf à bosse, accouplé à l'espèce du Bœuf ordinaire, perd sa bosse dès la troisième généra-

____

(1) *Voy. Actes de l'Académie de St-Pétersbourg pour* 1775 et *Journal de physique*, tom. XXI, p. 285, et tom. XXIII, p. 100. — *Voy.* aussi *Fortsetzung*, t. III, p. 51.

(2) V. Bomare. — *Dictionnaire d'histoire naturelle*, t. IV, p. 81.

(3) Grognier, *ouv. cit.*, p. 81-83.

tion (1); la même rapidité de transformation par le croisement s'observe non-seulement entre les races, mais encore entre les variétés *premières* (2) : il paraît qu'il suffit de quatre générations constamment croisées, d'après le même système, pour faire passer le Nègre au Blanc, le Blanc au Noir (3). Il a suffi de trois, en Amérique, pour voir des mulâtres rentrer dans celle des deux races à laquelle ils s'allient (4). Les Hindous, eux-mêmes, malgré le rigorisme de leur esprit de caste, admettent, par la même voie, l'assimilation du Soûdrâ au Brahmane, et la réduction du Brahmane au Soûdrâ, au bout de la septième génération ; nous trouvons, en effet, dans le Manava-Dharma-Sastra ces curieuses stances :

« Si la fille *d'une* Soûdrâ et *d'un* Brahmane met au
« monde une *fille* qui s'unit de même à un Brahmane et
« *ainsi de suite*, la basse classe remontera au rang le
« plus distingué, à la septième génération.

« Un Soûdrâ peut aussi s'élever à la condition de
« Brahmane et le *fils* d'un Brahmane et d'une Soûdrâ
« descendre à celle de Soûdrâ *par une succession de ma-*
« *riages*; la même chose peut avoir lieu pour la lignée
« d'un Kchatriya et pour celle d'un Vaisya (5). »

Ainsi, treize cents ans avant l'ère chrétienne, les Hindous appliquaient à la dégradation et à l'anoblissement des races ou des castes de l'espèce humaine les principes qu'aujourd'hui les agronomes appliquent à l'amélioration des races de Chevaux, de Bœufs et de Brebis.

(1) Bomare, *ouv. cit.*, t. I, p. 511.
(2) *Voy.* tome I, part. I, p. 69, la distinction que nous établissons et que nous justifierons ailleurs, entre les races ou variétés premières, et les races secondes.
(3) Bomare, *ouv. cit.*, t. IX, p. 197-198.
(4) *Dictionnaire des sciences médicales*, t. XXXIV, p. 522.
(5) Manava-Dharma-Sastra, liv. X, stances 64-65, p. 488.

En suivant, en effet, envers les races diverses de ces animaux, ce système qui dénote, de la part des Hindous, une expérience aussi consommée de l'action de l'hérédité, on arrive fatalement aux mêmes résultats, à la réduction de races inférieures aux races supérieures, ou *vice versâ*. On voit, tous les jours, dans les espèces du Bœuf, du Cheval, de la Brebis, etc., le métis de *mâle* noble et de *femelle* commune, la métisse anoblie de la même origine, qui se reproduisent successivement dans la ligne *maternelle*, ramener les produits à la race inférieure ; on voit, tous les jours, dans les mêmes espèces, le métis de *mâle* noble et de *mère* commune, la métisse anoblie de la même origine, qui se reproduisent successivement dans la ligne *paternelle*, élever les produits à la race supérieure.

La combinaison inverse nous conduit, sous une forme opposée, aux mêmes conséquences :

Les métis et métisses de ces mêmes espèces, nés d'un *père* commun et d'une *mère* noble, qui viennent à s'allier successivement dans la ligne *paternelle*, abaissent le produit à la race vulgaire. Les métis et métisses de la même origine, qui viennent à s'allier successivement dans la ligne maternelle, élèvent le produit à la race la plus noble.

Dans ces quatre circonstances, l'effet est infaillible ; il n'y a d'incertain que le degré de pureté de l'assimilation et la quotité des générations qu'il faut pour le produire (1) ; dans ces quatre circonstances, le principe de l'effet obtenu est le même et se réduit toujours au premier principe (2) : *que le petit nombre, qu'il soit représenté par*

____

(1) *Voy.* plus haut, pag. 306-308.
(2) *Idem, loc. cit.*, p. 306.

un sexe ou par l'autre dans la génération, s'assimile au grand nombre.

B. La démonstration du deuxième principe est tout aussi formelle : la *race* qui représente le climat *indigène* doit, quel que soit le sexe qui la personnifie, et dans les conditions précédemment fixées (1), dominer et bientôt finir par absorber la race qui représente le climat *exotique.*

En formulant cette règle, nous avons tout d'abord pris soin de ne l'étendre qu'aux *races* proprement dites, ou variétés *secondes*, et d'en excepter les ESPÈCES et les variétés *premières*. Nous expliquerons ailleurs en quoi et pourquoi cette règle, si juste qu'elle soit, leur est inapplicable. Il ne s'agit ici que de donner la preuve de la règle elle-même, dans les limites où nous la circonscrivons.

Dans ces limites, elle est, disons-nous, exclusive aux *races* ou variétés d'origine *seconde.* Quelle est cette origine *seconde* dont nous parlons ? On peut la rapporter, d'une manière générale, à l'action du climat ; car c'est dans tous les cas de dépaysement, ou de substitution d'un climat exotique au climat indigène, que les variétés *secondes*, ou *races* proprement dites, prennent la plupart naissance. Elles ne sont, en d'autres termes, que des métamorphoses du type primordial des ESPÈCES ou des variétés *premières*, qui succèdent au changement des milieux pour lesquels les êtres étaient nés, et procèdent des agents inhérents aux milieux où on les transporte ; les airs, les lieux, les eaux, l'électricité, le calorique, la lumière, l'alimentation, sont les agents directs de ces métamorphoses ; toutes consistent dans une assimilation graduelle et transmise des divers caractères du climat d'ori-

(1) *Voy.* plus haut, p. 305.

gine à des caractères exclusivement dus au climat étranger.

La force qui produit cette révolution ne participe point seulement du génie, mais de l'immuabilité des agents qui l'opèrent ; stable comme le climat, uniforme comme lui, elle tend à se maintenir et, par la même raison, à s'exercer toujours de la même manière.

Cette double tendance se traduit, en effet, par la persistance, sous le même climat, des modifications constitutives des *races* ou variétés *secondes*, une fois qu'elles sont produites, et par la réduction, sous la même influence, des autres *races exotiques* de la même ESPÈCE à la *race indigène* :

a. L'assimilation peut être IMMÉDIATE, c'est-à-dire s'exercer, sans l'intervention de la *race indigène*, sur les types les plus purs de la *race exotique*, par l'action unique et directe du climat. S'il n'en était ainsi, les différentes *races* propres à chaque espèce pourraient toutes, transplantées dans un pays quelconque, garder leurs caractères, quelle qu'en fût l'origine. Les *races* Arabe, Barbe, Turque, Persane, Anglaise, Espagnole, Normande, Limousine, Navarraise, de l'espèce du Cheval, par exemple, pourraient se naturaliser et se perpétuer, toujours semblables à elles-mêmes, sur le même sol ; idée longtemps en vogue en Angleterre, en France, et dont Preseau de Dompierre fut l'ardent interprète. Mais des observations nombreuses et plausibles, non-seulement sur les *races* de l'espèce Équestre, mais sur celles des espèces Bovine, Ovine, Canine, etc., démontrent le contraire. Des Chevaux et des Juments de sang oriental n'ont laissé en France, où on ne les avait pas cependant mésalliés, que des Chevaux français, et cela dès la seconde, ou, au plus tard, dès la troisième génération (1). Des étalons et des juments du même sang n'ont jamais réussi à reproduire un cheval Arabe en Angleterre ; le premier produit est déjà modifié dans le sens de la *race* Anglaise (2). Les étalons et les juments de pur sang Anglais ne donnent de même naissance, en France et en Prusse, qu'à des Chevaux déjà inférieurs ou qui tendent à échanger leur type contre le type ordinaire (3). Des familles de Chevaux Normands ou Limousins, transplantées en Bretagne ou en Champagne, n'y ont d'autre postérité que des Chevaux Bretons ou des Chevaux Champenois ; encore ne sont-ils pas les plus beaux de ces races (4) ;

Même action de l'unique influence du climat sur l'espèce Bovine. Les Vaches et Taureaux de la pure race Suisse, transportés dans les plaines de la Lombardie, prennent, au bout d'un petit nombre de générations et sans mélange avec les races du pays, tous les caractères de la race Lombarde (5) ; mêmes résultats de la même influence chez les Chiens : en quatre générations, les races de Chiens d'Europe sont, à la Côte-d'Or, ramenés aux caractères de la race native ; leurs oreilles deviennent longues et droites comme celles du Renard ; ils cessent d'aboyer et ne font plus entendre qu'une sorte de hurlement ou de glapissement (6) ; mêmes résultats encore de la même influence sur l'espèce Ovine, malgré l'assertion

(1) Buffon, *Histoire naturelle*, t. VI, Le cheval, p. 288. — Valm. Bomare, *ouv. cit.*, t. III, p. 261. — Grognier, *ouv. cit.*, § III, p. XXXIV, et p. 220.

(2) Jh. de Turenne, *Haras et remontes*, p. 24.

(3) Pichard, *Manuel des Haras*, p. 51-55.

(4) Grognier, *ouv. cit.*, p. 220-221.

(5) Huzard, *Mémoire cit.*, p. 6.

(6) *New collection of voyages and travels*, London, 1745. Vol. II, p. 712, dans Wiseman, *ouv. cit.*, t. I, p. 143-144.

contraire d'un certain nombre de naturalistes qui avaient
soutenu que les races particulières de Moutons conser-
vaient leurs traits distinctifs sous l'action d'un climat
différent de celui dont elles sont indigènes : les Moutons,
en Guinée, se couvrent d'un poil brun clair ou noir comme
les Chiens, et ne trahissent leur espèce, aux yeux de
l'étranger, qu'à leurs bêlements (1) ; les Moutons à grosse
queue des Kirghis, que Pallas croyait invariables, perdent leur grosse queue dans les herbages secs et amers
des steppes de la Sibérie ; ils la perdent même dans les
pâturages d'Orenbourg, au bout de peu de générations (2).
Quant aux races de moutons Dishley ou Longwoods, si
on les enlève aux terrains gras, humides et marécageux,
où elles se développent dans toute leur beauté, elles se dé-
pouillent bientôt de tous leurs caractères pour revenir
aux types ordinaires du pays (3).

S'il est des exceptions, comme de fait il en est à
ces métamorphoses, ou à d'autres analogues cau-
sées par l'action IMMÉDIATE du climat, ces exceptions
tiennent : ou au peu de différence entre les deux climats
de la race *indigène* et de la race *exotique* ; ou à l'annu-
lation artificielle des différences de l'un et de l'autre
climats ; ou au trop petit nombre de générations qui se
sont succédé sous le ciel étranger (4).

b. L'assimilation de la race *exotique* à la race *indigène*
peut être MÉDIATE, c'est-à-dire se produire par le concours direct de la race *indigène* à l'action du climat sur
la race *exotique*. Cette métamorphose, à l'aide du croise-

(1) Smith, *Mew voyage to Guinea. London*, 1745, p. 147.
(2) Prichard, *Histoire naturelle de l'homme*, t. I, p. 59-60.
(3) Grognier, *ouv. cit.*, p. 141.
(4) Parmi ces exceptions, on peut ranger, entre autres, la race merine
de Naz et de la Saxe, ainsi que la race équestre anglaise.

ment, se fait rapidement dans les conditions que nous avons posées (1), c'est-à-dire lorsque, à part l'influence du climat, toutes les autres chances sont égales et semblables entre la race locale et la race étrangère ; la seconde est, en très-peu de générations, réduite à la première.

L'effet est plus sensible et plus probant encore dans la méthode inverse où l'on a pour but, comme on l'a tous les jours, la transformation, par la voie séminale, d'une race *indigène* en une race *exotique* : ce qui se passe, alors, révèle tout ce qu'il y a de force essentielle dans l'action du climat, et la démonstration est d'autant plus claire que l'action du climat est ici, non-seulement distincte de celle du nombre (2), mais en opposition absolue avec elle. L'étalon, en effet, capable de continuer dans sa patrie une race établie, ne l'est pas de fonder par le croisement, dans une autre contrée, la race qu'il représente. Son influence, si grande qu'elle soit sur le produit, ne saurait, à elle seule, prévaloir contre celle des tendances locales (3). Le type étranger ne se maintient contre elles qu'à la condition que la génération soit continuellement opérée par la race qu'il caractérise, c'est-à-dire qu'en mettant la puissance du nombre en lutte incessante avec celle du climat.

Mais telle est, alors même, la puissance du climat, qu'on se dispute encore sur la limite réelle où elle est vaincue et définitivement remplacée dans le produit par le type étranger. On dit qu'en certains cas il a suffi seulement de trois générations (4); d'après les expé-

(1) *Voy.* plus haut, page 305.
(2) *Voy.* p. 306.
(3) Grognier, *ouv. cit.*, p. 226.
(4) Grognier, *ouv. cit.*, p. 228.

riences de leurs prédécesseurs, Gilbert et ses contempo-
rains avancèrent, comme une vérité incontestable, que la
tendance des produits vers leurs ascendants ne remonte
jamais quatre degrés, et qu'on peut employer sans inconvénient à la reproduction les béliers du quatrième, s'ils
présentent d'ailleurs les qualités requises. C'était une
opinion généralement admise jusqu'en 1800 et que de
Lasteyrie partageait encore en 1802 (1). D'après Burdach,
il faut six générations, sans interruption, de fécondation
par la race la plus noble, pour l'assimilation complète
des deux races, dans l'espèce Ovine et l'espèce Chevaline (2). D'habiles éleveurs pensent qu'il en faut douze,
avant que les métis puissent être assimilés pour la reproduction à des béliers purs, fussent-ils en apparence absolument semblables à la race exotique (3). Morel de Vindé,
dans un mémoire lu à l'Académie des sciences en 1808,
va plus loin, et déclare, comme un fait dès cette époque
universellement reconnu, que jamais métis, dans l'espèce
Ovine, fût-il à la vingtième génération, ne peut arriver
à être un vrai Mérinos pur et que, si parfait qu'il soit en
apparence, s'il vient à servir d'étalon, il fera reculer progressivement le perfectionnement déjà obtenu dans
les troupeaux métis, ou abâtardira la race pure elle-
même (4). C'est le langage qu'Élysée Lefebvre tient de nos
jours, en recommandant de ne point allier entre eux les
métis de bêtes fines et de bêtes communes, en raison de
la tendance constante qu'ils conservent à redescendre
sans cesse vers le type inférieur, danger qui ne s'évite

(1) Chambon, *Traité de l'éducation des moutons*, t. II, p. 278.
(2) *Traité de physiologie*, t. II, p. 256.
(3) Grognier, *ouv. cit.*, p. 228-229.
(4) Chambon, *ouv. cit.*, t. II, p. 279.

qu'en renouvelant sans cesse les étalons de pur sang sur qui l'on peut compter (1).

Huzard fils soutient que la nature des espèces et des caractères, et celle des influences sous l'empire desquelles le métissage se fait, rendent le précepte vrai ou le rendent erroné (2); et que, dans les espèces Ovine et Chevaline, il y a lieu de se passer, à un certain degré de métissage bien suivi, des étalons purs de la race exotique, pour y substituer leurs derniers métis mâles (3). Mais des observations de Girou de Buzareingues militent contre l'extension de ce principe, si fondé qu'il puisse paraître et prouvent, qu'à l'égard de ces espèces mêmes, il faut tenir compte de la nature des races (4). Grognier s'en tient à dire qu'on ne sait pas encore par quelle succession de métissage on peut transporter dans une race les caractères d'une autre, au point d'être transmissibles (5).

Ce qui s'élève au-dessus de ces incertitudes, ce qui, pour tous, échappe à toute contestation, c'est le fait même dont toutes ces hypothèses ne peuvent ni limiter l'empire, ni fixer la durée; c'est la *tendance, sensible ou non,* dans *les races perfectionnées* par le *croisement*, A REDESCENDRE AU POINT D'OU ELLES SONT PARTIES (6), c'est-à-dire, en un mot, l'action du climat ; action si puissante, que, laissée à elle-même, aux seules conditions d'égalité de force et de nombre entre deux races, elle a promptement réduit à la race indigène toute race exotique : action si élastique et si persistante que, dans les conditions

<hr>

(1) *Maison rustique du XIVe siècle*, t. II. Paris, 1837, p. 520.
(2) *Mémoire cité*, p. 11 et 12.
(3) *Idem*, p. 26-27.
(4) *De la génération*, p. 307, note 45.
(5) *Ouv. cit.*, p. 225 et 230.
(6) *Idem, loc. cit.*

mêmes où l'égalité des chances n'existe plus, où elle lutte
à la fois contre l'hygiène et le nombre, écrasée ou plutôt
absorbée un instant par ces forces supérieures, non-seulement elle subsiste, malgré les apparences de la plus parfaite assimilation de la race *indigène* à la race *exotique*,
mais, refoulée plutôt qu'elle n'est anéantie, et puisant de
nouvelles forces dans sa compression, elle redouble d'é-
nergie au plus extrême degré de sa métamorphose (1),
et revient sur elle-même : la race perfectionnée perd,
sans cause apparente, les caractères d'emprunt de la
race *exotique*, et reproduit tous ceux de la race *indigène*.

Que l'action du climat soit donc IMMÉDIATE ou qu'elle
soit MÉDIATE, la première partie de la règle que nous voulons établir est prouvée : dans l'un et l'autre cas, il est incontestable que, dans les circonstances d'égalité parfaite
de toutes les chances de lutte, à part celle du climat, la
race qui représente le climat indigène doit d'abord dominer, et bientôt absorber la race qui représente le climat
exotique.

Un seul point du débat demeure en question, celui
de l'indépendance réelle où nous disons que l'influence
propre du *climat* est du *sexe*.

Cette indépendance, pour nous si positive, et pourtant
demeurée jusqu'ici si obscure, par le vice d'analyse
qu'on retrouve, à chaque pas, dans toutes ces questions,
cette indépendance où l'action du *sexe* est de l'action
du *climat*, ressort, dans sa vérité et sa simplicité, de
deux ordres de preuves : le premier applicable à l'action
IMMÉDIATE, le second à l'action MÉDIATE du climat :

____

(1) Ces retours spontanés de la race perfectionnée par un long métissage à la race indigène sont surtout remarquables dans l'espèce du
Cheval. *Voy.* Grognier, *ouv. cit.*, p. 230.

La preuve que l'influence particulière au sexe est essentiellement distincte de l'influence IMMÉDIATE du climat, c'est que la dernière s'exerce indifféremment sur le sexe *mâle* et sur le sexe *femelle* de la race exotique. Les deux sexes importés subissent, l'un comme l'autre, le travail préalable de l'acclimatation; les deux sexes importés subissent, l'un comme l'autre, dans leur postérité, la même forme ultérieure de dégénérescence; car tous deux, restés purs de toute mésalliance, reviennent, plus ou moins vite, dans leurs descendants, à la race du pays (1);

La preuve que l'influence particulière au sexe est essentiellement distincte de l'influence MÉDIATE du climat, c'est que la dernière s'exerce sur la race étrangère par le sexe *mâle* ou par le sexe *femelle* de la race indigène, et qu'elle s'exerce même, en deux voies opposées, sur chacun des deux sexes d'une race identique, selon qu'ils représentent la race exotique ou la race indigène :

Vient-on à transporter des *Taureaux* de la pure race de Suisse en Lombardie, pour les accoupler à des *Vaches* Lombardes? les métis reviennent vite à la race Lombarde, c'est-à-dire indigène, si l'on discontinue l'action de l'étalon Suisse (2).

Renverse-t-on l'expérience en ce qui touche au sexe, transporte-t-on de Suisse en Lombardie des *Vaches* de la même race Suisse, au lieu de *Taureaux*, pour accoupler ces Vaches à des Taureaux Lombards? le même fait se produit : les métis sont ramenés, en peu de générations, à la race Lombarde (3).

Renverse-t-on l'expérience, en ce qui touche au pays ?

(1) *Voy.* plus haut, p. 311-313.
(2) Huzard, *De quelques questions relatives au métissage dans les races des animaux domestiques,* p. 6.
(3) *Idem, Mém. cit.*, p. 9-11.

c'est-à-dire, au lieu de transporter, comme plus haut, les *vaches* ou les *taureaux* de la pure race bovine de Suisse en Lombardie, vient-on à transporter de Lombardie en Suisse des taureaux ou des vaches de la race Lombarde, pour les accoupler aux taureaux et aux vaches des montagnes des Grisons? comme c'est toujours, de fait, en pareille circonstance, le climat qui agit par l'intermédiaire de la race et du sexe qui le représente, l'effet, sous d'autres formes, sera toujours le même : les produits de ces mélanges, laissés dans le pays à l'action du régime et du climat de la Suisse, reviendront par les deux sexes au type Suisse, c'est-à-dire à la race indigène.

D'après le même principe, un habitant des Alpes ou des Pyrénées qui prend femme en Bretagne ou en Normandie, et qui se fixe dans le pays où il se marie, aura pour descendants, dans un cas des Normands, dans l'autre des Bretons ; un Picard peut devenir la souche de Limousins, le Champenois d'Alsaciens, l'Alsacien de Provençaux.

Il en sera de même, si l'émigration est du fait de la femme, en quelque lieu qu'elle aille et de quelque lieu qu'elle vienne, du moment qu'elle remplit les mêmes conditions, c'est-à-dire qu'elle épouse un Breton, un Picard, ou un Alsacien, ou un Champenois, ou un Provençal, ou tout autre indigène du pays qu'elle adopte : sa postérité reviendra à la race de l'homme dont elle accepte l'alliance et la patrie.

C'est en ce sens, et non dans le sens paradoxal qu'on lui a prêté (1), qu'il faut entendre le mot si vrai d'Étienne Pasquier : « La Gaule fait des Gaulois. »

La rapidité de la transformation, par l'un ou par

______

(1) Mathieu, *De la femme au point de vue des appareils générateurs et nerveux.*

l'autre sexe, est même surprenante ; nous avons été saisi, pour notre part, de voir des métis d'Anglais et de Français, élevés en Angleterre, n'avoir, pour ainsi dire, presque rien de Français, et cela dès la *première génération*.

Le second point de la règle, qui restait à prouver, reçoit ainsi des faits une démonstration qui nous semble sans réplique : l'action propre au climat est à la fois distincte et indépendante de l'influence propre à la sexualité et, dans les conditions précédemment posées (1), l'assimilation immédiate ou médiate de la race exotique à la race indigène s'opère également par le sexe *femelle*, ou par le sexe *mâle* de la race indigène, sur le sexe femelle et sur le sexe mâle de la race exotique.

Maintenant que nous avons ainsi dégagé l'influence du père et celle de la mère des deux forces distinctes du nombre et du climat, nous n'avons pas besoin de longs développements pour faire toucher au doigt les erreurs engendrées par la perpétuelle confusion de ces forces avec l'action du *mâle* ou celle de la *femelle* sur la nature physique et morale du produit :

Par la prépondérance que, dans la lutte des races, le *nombre* et le *climat* donnent à toute race pour laquelle ils combattent, on peut juger de celle que, dans la lutte des sexes, ils transportent au sexe qui les représente :

Il est de pleine évidence que, dans tout parallèle de l'énergie du père et de celle de la mère fondé sur le croisement, le sexe, quel qu'il soit, avec l'action duquel on confond l'action du *nombre* ou du *climat*, doit partout et toujours emporter la balance.

Dans la lutte des races, le concours des deux forces est

(1) Tom. II, p. 305.

irrésistible ; toute race qui a contre elle, dans la génération, le *nombre* et le *climat*, disparaît comme si le sol s'en-
tr'ouvrait sous ses pas. Voilà pourquoi tant d'invasions formidables, tant d'immigrations de races et de nations diverses, mais *inférieures en nombre* à la population qu'elles
avaient envahie, ont pu successivement passer sur un
pays, l'inonder un instant, s'y établir même et, malgré
les croisements les plus multipliés, n'y point laisser de
traces (1), à moins d'appartenir à des VARIÉTÉS PRE-
MIÈRES proprement dites, ou à des *races* d'une *force*,
d'une *rusticité*, d'une *ancienneté*, de beaucoup supérieures.

Mais un pareil concours n'admet guère d'équivoque ;
les causes sont trop claires, elles sont trop palpables, pour
que l'idée vienne à des esprits sagaces de mettre ici l'action de l'un ou de l'autre *sexe* à la place de celle des forces
réunies du *nombre* et du *climat*.

Il n'en est pas ainsi lorsque les deux puissances sont
disjointes et que le *nombre* est du côté d'un sexe, le *climat*, du côté de l'autre ; la confusion devient possible,
en divers sens.

C'est précisément dans cette position que le système général de perfectionnement des races par le croisement
place l'observateur, et c'est aux illusions d'un pareil point
de vue que tiennent les méprises dont nous voulons
parler.

Le système universellement préféré pour la transfor-

---

(1) Vérité pressentie, mais trop confusément énoncée par W. Edwards qui n'a point, selon nous, tenu suffisamment compte des
exceptions que la règle comporte. Voyez Edwards : *sur les caractères
physiologiques des races humaines considérées dans leurs rapports avec
l'histoire.* Paris, 1829.

mation d'une race *indigène* en une race *exotique* consiste dans cette méthode :

1° Prendre le mâle pour agent de l'amélioration et, dans ce but, n'importer que les seuls *étalons* de la race exotique, pour les accoupler aux *femelles* choisies de la race indigène ;

2° Réserver les seules *métisses*, ou produits *femelles* de ce premier croisement, pour la reproduction, et les accoupler, comme leurs mères, aux *mâles purs* de la race exotique ;

3° Procéder, en tout point, de la même manière, à l'égard des produits de ce second mélange, des produits du troisième et du quatrième, et indéfiniment, jusqu'à l'identification apparente de la race indigène à la race étrangère.

On reconnaît ici le système dont nous avons précédemment parlé, en traitant de l'action MÉDIATE du *climat* (1), et il n'est pas besoin d'une profonde analyse pour reconnaître encore la vérité de ce que nous en avons dit : que, dans cette méthode, la puissance du *nombre* est en opposition avec celle du *climat* :

La *femelle* y représente à la fois le *climat* et la race *indigène* : elle n'est pas exportée ; elle reste sur le sol où elle a pris naissance et sous les influences constantes du climat où sa race s'est formée ;

Le *mâle* y représente, au contraire, le *grand nombre* et la race *exotique* : la race *exotique*, puisqu'il est le seul sexe qu'on emprunte à cette race ; le *grand nombre*, puisqu'à chaque génération, un nombre toujours croissant de représentants, ou, si l'on aime mieux, d'unités organiques de la race du mâle, lutte contre des fractions de plus en plus petites et qui bientôt deviennent infinitésimales de l'unité

____

(1) Tome II, p. 313-317.

première de celle de la femelle (1). Après s'être trouvée une contre deux dès la seconde génération, elle est progressivement une contre trois, contre quatre, contre cinq, contre six, etc., selon le nombre des générations qui suivent.

Une telle combinaison ne peut manquer d'avoir les deux conséquences en apparence contraires et pourtant nécessaires qu'elle doit entraîner, à la condition de la stricte observance de toutes ces pratiques et de l'égalité parfaite de toutes les chances, hors la chance du *nombre* et celle du *climat*, entre les deux races en lutte :

La race exotique, c'est-à-dire du *grand nombre*, dont le *père* est le type, absorbe rapidement la race du *petit nombre*, c'est-à-dire indigène, dont le type est la *mère*; et, de ce point de vue, des auteurs n'allant pas au delà du fait, ont dit : le *mâle* a, par lui-même, la prépondérance ; le *mâle* donne la *race* (2).

Mais, au moindre mépris des prescriptions tracées, mais au moindre recours, et parfois (3) sans recours à des mâles *métis*, pour la reproduction de la race régénérée et depuis longtemps déjà semblable à celle du père, on voit, comme évoqués par une force magique, ressusciter les formes et les caractères du type en apparence aboli de la *mère*; et, de cet autre point de vue, d'autres auteurs, à leur tour, n'allant pas non plus au delà du fait, ont dit : la *femelle*, par elle-même, a la prépondérance ; la *femelle* donne la *race* (4).

Ni les uns ni les autres n'ont su se soustraire à l'illu-

(1) Voyez plus haut, tome II, p. 306.
(2) Voyez plus haut, tome II, p. 291-292.
(3) Grognier, *ouv. cit.*, p. 231.
(4) Voyez plus haut, tome II, p. 292.

sion, et voir que tout résultait ici du rôle que les sexes sont appelés à jouer dans cette combinaison, et nullement de l'énergie spéciale à chaque sexe :

On a fait abstraction, dans une théorie, de l'action du *grand nombre*, et l'on a rapporté cette action du *grand nombre* à la force du *père ;*

On a fait abstraction, dans l'autre théorie, de l'action du *climat*, et l'on a rapporté cette action du *climat* à la force de la *mère.*

Mais, en réalité, dans le premier cas, la prépondérance de la race *exotique* ne tient aucunement à ce qu'elle représente le *principe paternel*, mais uniquement à ce que, dans cette combinaison, le *principe paternel* représente le *grand nombre ;* et, réciproquement, dans le deuxième cas, la résurrection de la race *indigène* ne tient aucunement à ce qu'elle représente le *principe maternel,* mais uniquement à ce que, dans la combinaison, le *principe maternel* représente le *climat* (1).

Tous les doutes tomberaient, s'il en pouvait rester, en voyant, comme plus haut (2), des combinaisons opposées, c'est-à-dire où le type du *père* est celui du *climat*, et où le type de la *mère* est celui du *grand nombre*, amener précisément des résultats inverses. Car, contrairement à ce qu'ont écrit divers auteurs (3), la représentation exclusive du *climat*, et nous ajouterons la représentation exclusive du *grand nombre*, ne sont le privilége *permanent* d'aucun sexe, mais, selon la nature de la combinaison, passent indifféremment l'une du côté du *père*, l'autre du côté de la *mère*, ou toutes deux du côté d'un seul et

(1) Tome II, p. 322-323.
(2) Tome II, p. 318-319.
(3) Pichard. *Ouv. cit., passim.* — Matthieu, *ouv. cit.*

même sexe; et comme nous l'avons vu (1), suivant celui des sexes auquel elles appartiennent, selon que leur puissance s'ajoute à celle des *mâles* ou à celle des *femelles*, ou se divise entre eux, elles transportent avec elles, au père ou à la mère, une prépondérance ou force supérieure d'assimilation qui ne procède, en fait, ni d'un sexe ni de l'autre, et qu'on n'en a pas moins jusqu'ici confondue avec l'énergie propre de l'un ou de l'autre facteur.

§ IV. — Récapitulation et réduction finale de toutes les objections précédentes au principe d'égalité d'ACTION du père et de la mère.

L'intelligence exacte des faits dont on s'empare, pour combattre la loi *d'egalité d'action* du mâle et de la femelle, transforme, comme on le voit, les objections en preuves de la loi qu'on attaque ; tous, en la confirmant, rentrent dans son principe, et l'analyse nous donne jusqu'à la théorie des doctrines contraires. Nous l'avons démontré, ces dissidences ont pris naissance dans l'oubli de la condition essentielle de la loi *d'égalité d'action* du père et de la mère : l'*équilibre absolu*, entre les deux facteurs, *de toutes les circonstances où la lutte s'accomplit.*

a. A la faute de conclure du fait particulier au fait général, la plupart des auteurs ont joint le tort plus grave de faire abstraction des circonstances diverses, contraires ou favorables au principe de la loi, où le fait s'est produit;

b. Les uns, en renfermant la lutte des deux auteurs dans les limites de l'identité d'espèce, n'ont tenu nul compte, ni de l'énergie relative d'organisation, ni de l'énergie relative d'âge et d'état de la vie, ni de l'é-

(1) Voyez plus haut, p. 320-321.

nergie relative d'action et d'exaltation des deux *indi-vidus* (1);

c. Les autres, en procédant par le métissage, ou l'hy-bridation, ont d'abord oublié que, dans tout croisement, ce ne sont point les *sexes*, à proprement parler, mais seulement les *espèces* ou les *races* qui luttent, et ils n'ont pas eu plus d'égard, dans le croisement et dans ses ré-sultats, à l'inégalité de toutes les circonstances où la lutte s'établit : ils n'ont eu d'égard, ni à la différence de force naturelle et de rusticité, ni à la différence d'ancienneté re-lative, ni à la différence d'énergie érotique des *espèces* ou des *races* organiques mêlées ;

d. Ils ont également omis la distinction si fondamen-tale, dès qu'on veut faire la part d'action des deux sexes, entre les caractères *libres* et les caractères *médiats* et im-*médiats* de la sexualité ;

e. Enfin, par un vice absolu d'analyse, ils ont commis la faute d'une confusion perpétuelle de l'action du *père* et de la *mère* avec l'action du *nombre* et l'action du *climat.*

Ainsi se sont produites toutes les exceptions dont on a cru pouvoir s'armer contre la règle.

Les inégalités apparentes d'influence de l'action du *père* et de celle de la *mère* n'ont point d'autre origine. La loi d'é-galité exige l'équilibre de toutes les circonstances où luttent les deux sexes et, dans des cas sans nombre, il n'est point d'équilibre. De toute nécessité, ce défaut d'équilibre doit donc, dans les mêmes cas et par le principe même de la loi, se traduire en inégalité d'expression des auteurs.

En plaçant, au contraire, *dans toutes les conditions*

____

(1) Voyez plus haut, p. 260-280.

prescrites d'équilibre, deux sexes d'une même espèce et d'une même race, plus on considère, plus on généralise, plus on analyse l'action des deux sexes, plus on voit s'effacer, comme nous l'avons dit, les traces accidentelles de toute prépondérance d'un des sexes sur l'autre; plus on on voit reparaître, *en dehors des caractères médiats et immédiats de la sexualité*, cette moyenne générale des représentations du père et de la mère constatée par Girou chez les animaux (1) et si positivement reconnue par Buffon chez l'espèce humaine que, dans une disposition naturelle à étendre la loi dont elle procède aux autres espèces, il tenait justement pour suspecte, à l'égard de l'espèce du Cheval, les démentis formels que semblait lui donner l'expérience elle-même (2).

Son instinct, sur ce point, ne l'avait pas trompé(3).

Partout, en effet, et dans l'espèce Equestre comme dans toutes les autres, sitôt que l'égalité des chances est rétablie, se traduit à la fois à l'esprit et aux yeux, dans la succession des générations, et sous les mille formes des évolutions organiques de la vie, l'unique et véritable principe

(1) *De la Génération*, p. 212.

(2) « Au reste, écrivait-il, ces observations que l'on a faites sur les « produits des juments et qui semblent concourir toutes à prouver que, « dans les chevaux, le mâle influe beaucoup plus que la femelle sur la « progéniture, ne me paraissent pas encore suffisantes pour établir ce « fait d'une manière indubitable et irrévocable. Il ne serait pas impos- « sible que ces observations subsistassent et qu'en même temps et en « général les juments contribuassent autant que les chevaux au produit « de la génération, etc., etc. » Histoire naturelle, t. II, p. 276-277.

(3) L'exception apparente ne tient en effet, comme il le pressentait, qu'à la violation de toutes les conditions d'égalité des chances dans la lutte des sexes, à l'infériorité presque générale où se trouve la femelle (consulter à ce sujet Buffon, *loc. cit.* —Lafont-Pouloti, *ouv. cit.*, p. 122. — Grognier, *ouv. cit.*, p. 196. — Robineau de Bougon, *Mém. cit.*, p. 83-93-94, etc., etc.), et principalement à la confusion perpétuellement faite de l'action du *nombre* avec celle du *père*.

qui résolve toutes les exceptions; le seul, qui non-seulement renverse mais explique toutes les objections, le seul, enfin, qui reste et qui plane au-dessus de cet amas confus de contradictions et d'hypothèses sans nombre sur la prépondérance du père ou de la mère, le principe de la loi d'*égalité d'action* des deux générateurs sur la progéniture.

Pour nous résumer :

L'*égalité d'action* des deux générateurs ne peut être une loi *inconditionnelle;*

Elle sous-entend toujours, entre les deux parents, et veut, pour l'absolu de son expression, l'équilibre absolu de toutes les circonstances où la loi s'accomplit.

Les circonstances les plus directement puissantes sur l'œuvre merveilleuse à laquelle elle préside, tenant à l'énergie d'*organisation*, d'*état* et d'*action* du père et de la mère, celui des deux auteurs qui doit à la nature, à l'âge, ou au moment, le privilége d'une force et d'une exaltation supérieures, a sur l'autre l'avantage d'une plus grande part aux diverses formules constitutives de l'être, c'est-à-dire au MÉLANGE, à l'ÉLECTION ou à la COMBINAISON de tous les caractères émanés des parents;

Comme ces circonstances sont, dans la *même espèce,* sujettes à varier entre les *individus,* selon les personnes, les périodes de la vie, la santé du moment et les dispositions physiques et morales les plus fugitives de l'embrassement des sexes, il doit découler de ce principe même, dans la part relative d'action des deux sexes, selon les auteurs, dans la part relative d'action des mêmes auteurs selon les portées, et même très-souvent, dans la même portée selon les produits, des oppositions, des contradictions, des différences sans nombre ;

Comme les mêmes circonstances, entre *races* ou *espèces*

diverses, sont sujettes aux mêmes variations, de là, par le même principe, dans la part relative d'action des deux sexes, selon les *espèces* ou les *races* croisées ; dans la part relative d'action des mêmes sexes, entre les mêmes races ou les mêmes espèces, selon les croisements, selon les individus, selon les portées, selon les produits, des oppositions, des contradictions, des différences sans nombre.

Il arrive, en un mot, que la prépondérance du mâle ou de la femelle, que l'*inégalité* et la *variété* de leurs représentations dans la progéniture, conséquences nécessaires des imperfections ou de la rupture, entre les deux auteurs, de la *condition absolue d'équilibre*, se développent, en fait, du principe de la loi d'*égalité d'action* du père et de la mère sur la nature physique et morale du produit.

ARTICLE III.

De l'influence réciproque des lois de qualité et de quantité d'action des deux auteurs ou de la combinaison des formules entre elles.

§ I. — De la coordination naturelle des lois de la PROCRÉATION et de la nécessité de leur combinaison pour l'intelligence des faits qui en dérivent.

La voie analytique est indispensable pour la recherche et la découverte des lois, surtout quand il s'agit de ces lois si complexes de l'être et de la vie qui, à moins d'être saisies dans leurs premiers principes et dans leurs éléments les plus rudimentaires, restent confuses, obscures et indéterminables.

Mais, par la raison même que l'analyse conduit à la constatation de plusieurs ordres de faits, de plusieurs ordres de causes ou de principes d'action des divers phénomènes, que, presque nulle part, on ne trouve *une* loi, mais *des* lois en présence, il est une limite où la voie d'analyse devient insuffisante et où la voie contraire, la méthode synthétique, doit la remplacer. Cette limite est celle où il ne s'agit plus de saisir les principes ni les caractères distinctifs des lois, mais de se rendre compte de leurs relations et de leur part réciproque aux effets qu'elles produisent : on s'aperçoit alors, qu'elles sont en concours, qu'elles forment un système, une force d'ensemble, qui s'exprime en actions et en réactions de la nature de l'une sur la nature de l'autre, d'où dérivent toujours des faits *composés*, résultats mixtes de la coordination et de la combinaison de lois diverses entre elles.

L'interprétation de cet ordre de faits est dans l'intelligence des coordinations et des combinaisons mêmes qui les engendrent, et il en est ici des lois naturelles comme des lois civiles; la condition première pour dénouer les nœuds de ces complications est de comparer l'esprit, de grouper les principes, de coordonner les dispositions et d'étudier l'action simultanée des lois diverses dont elles procèdent.

Suivre la marche contraire, voir chaque loi en elle-même, et indépendamment de ses connexions avec les autres lois, c'est prendre le parti, quand l'effet se complique, de ne plus rien comprendre; or la plupart des faits vitaux sont composés.

Ce défaut de synthèse n'a peut-être pas moins égaré les esprits que le défaut d'analyse dans le labyrinthe des inextricables questions qui nous occupent.

Les lois d'INNÉITÉ et d'HÉRÉDITÉ, par exemple, sont toutes deux clairement démontrées; eh bien, séparons-les l'une de l'autre, en idée, et mettons-les, chacune à part et tour à tour, en présence des faits de la génération une partie de ces faits s'éclaire, mais une autre partie reste obscure, si obscure que l'ombre s'épaissit et revient jusqu'à celle qu'on croyait éclairée, et chacune de ces lois si simples, cependant, reste inintelligible. Nous ne supposons pas ici, nous racontons : c'est ainsi, qu'en effet, on avai⁺ procédé (1).

Remettons, au contraire, les deux lois en présence, comme elles sont en concours, devant les mêmes faits; les mêmes lois aussitôt se renvoient la lumière.

Nous ne supposons pas encore, nous prouvons; car nous avons donné (2) et nous donnerons plus loin, en traitant de la marche de l'INNÉITÉ et de l'HÉRÉDITÉ (3) des preuves sans réplique, que l'énigme jusqu'ici si indéchiffrable de la procréation n'a point d'autre théorie.

Vraies des lois primordiales de l'INNÉITÉ et de l'HÉRÉDITÉ, ces réflexions le sont des lois secondaires d'*universalité* et d'*égalité* d'action des deux auteurs :

Nous avons commencé par analyser les principes de ces lois (4); nous en avons analysé les conditions (5); nous en avons analysé les formules (6); nous avons donné même la raison théorique propre à chacune d'elles (7); les deux lois sont réelles, les conditions précises, les formules exactes, les raisons véritables; elles s'accommodent même à l'interprétation d'un grand nombre de faits, et cependant il reste un nombre considérable de faits qui leur échappent.

(1) Voyez tome I, passim, et p. 223.
(2) Tome I, *loc. cit.*, et tome II, p. 33-35, 223-225 et 242-243.
(3) Voyez plus loin IV partie, *loc. cit.*
(4) Tome II, III⁰ partie, chap. 3, p. 177-178 et 228-223.
(5) Tome II, III⁰ partie, p. 227-258 et 260-289.
(6) Tome II, p. 174-220.
(7) Tome II, p. 228-258 et 287-289.

Un simple rapprochement entre les cas de ce genre et les conditions des formules des deux lois d'*universalité* et d'*égalité* d'action des deux auteurs, telles que nous les avons plus haut exposées, le fera bien comprendre.

Dans le principe de la loi d'*universalité d'action* des deux auteurs, celles de ces formules qui lui appartiennent, l'ÉLECTION, le MÉLANGE et la COMBINAISON, ont, comme nous l'avons dit, pour condition spéciale ou raison d'existence :

La COMBINAISON, la *diversité harmonique* des auteurs ou des caractères (1);

Le MÉLANGE, la *parité* ou l'*analogie naturelle* des auteurs ou des caractères (2) ;

L'ÉLECTION, la *rencontre* d'attributs *exclusifs à un seu des deux sexes*, ou la *discordance* et la *désharmonie radicales* des auteurs ou des caractères (3).

Dans le principe de la loi d'*égalité d'action* du père e de la mère, l'ÉQUILIBRE de leur participation a pour condition *celui des circonstances où la lutte s'accomplit* (4); la PRÉPONDÉRANCE du père ou de la mère a pour condition la *rupture, en faveur de l'un ou de l'autre auteur, des divers éléments de cet* ÉQUILIBRE (5).

Rien de plus simple, à ce qu'il semble, ces principes posés, que de tracer d'avance l'échelle de proportion de influences du père et de celles de la mère, en appliquant la règle de ces conditions aux cas qu'on examine.

C'est ce que nous avons dû commencer par faire pour

(1) Tome II, p. 234-243.
(2) Tome II, p. 228-233.
(3) Tome II, p. 249-258.
(4) Tome II, p. 260-280.
(5) Tome II, p. 287-289.

donner la preuve des conditions spéciales aux formules des deux lois, vues *isolément* pour chacune des deux lois et *isolément* pour chacune des formules (1), et nous ne pensons pas que, dans de pareilles limites, il puisse rester de doute sur leur évidence ; tous les faits sont d'accord pour les confirmer.

Mais il n'est pas moins vrai qu'en partant des principes mêmes que ces faits démontrent et qu'en se renfermant *dans ces mêmes limites,* soit pour interpréter, soit pour prévoir l'action de chacun des deux sexes sur la nature physique ou morale d'un produit, on se trouve en présence des contradictions les plus inopinées, et que l'expérience semble souffler sur toutes ces règles comme sur des chimères.

C'est ici qu'en effet on voit intervenir ces résultats bizarres dont nous avons déjà parlé dans cet ouvrage (2).

1° Trois cas, tous trois contraires, du moins en apparence, aux règles indiquées, peuvent se produire dans le développement des formules de la loi d'*universalité d'action des deux auteurs* :

a. Dans des circonstances où, en conformité des précédentes règles et de l'expérience elle-même, toutes les conditions sont celles du MÉLANGE, c'est-à-dire dans celles où les caractères qui se correspondent chez le père et la mère sont *analogues* entre eux et de nature à se mêler dans l'organisation du futur produit, au lieu du MÉLANGE, c'est la COMBINAISON, ou, chose plus étrange, l'ÉLECTION qui s'observe;

b. Dans des circonstances où, d'après les mêmes rè-

(1) Tome II, p. 225 et suiv.
(2) Tome II, p. 254-255.

gles et la même expérience, les conditions sont celles de la COMBINAISON, c'est-à-dire dans celles où les *diversités* du père et de la mère, quoique trop contrastantes pour se mélanger, sont et se sont montrées mille fois, dans ces mêmes cas, *harmoniques* entre elles, il n'y aura point de COMBINAISON : le MÉLANGE ou l'ÉLECTION en prendra la place;

c. Dans d'autres circonstances où, d'après les mêmes règles et la même expérience, toutes les conditions sont celles de l'ÉLECTION, c'est-à-dire dans celles où les caractères sont ou particuliers à un seul des auteurs, ou si disparates qu'ils semblent et qu'ils se soient montrés, nombre de fois, incompatibles ensemble, au lieu de l'ÉLECTION, et, contre toute attente, ce sera le MÉLANGE ou la COMBINAISON qu'on verra survenir.

L'observation fournit de chacun des trois cas une foule d'exemples. On en trouve dans le transport de tous les éléments de l'être, de tous les attributs de sa nature physique, de sa nature morale.

Ils s'y produisent même sous les variations les plus singulières : les caractères les plus semblables des mêmes parties, les mêmes parties elles-mêmes, S'EXCLUENT, se MÊLENT ou se COMBINENT dans la génération, selon la seule nature des races ou des espèces, sans que *rien des règles précédentes l'explique.*

Il n'y a pas plus de différence, par exemple, entre l'oreille du Zèbre et l'oreille du Cheval, qu'entre celle du Cheval et celle de l'Anesse, et cependant l'oreille est exclusivement du Cheval dans le produit du premier croisement; elle est intermédiaire entre le Cheval et l'Anesse dans le produit de l'autre. Il n'y a pas plus de différence entre la queue de l'Ane et de la Jument, qu'entre la queue de la Louve et la queue du Chien, et cependant la queue est mixte dans les bâtards des deux dernières espèces, et tient exclusivement du père dans le Mulet.

Mais les couleurs font mieux ressortir les mêmes contrastes :

Les mêmes couleurs s'isolent, se combinent ou se mélangent par l'hybridation, selon les espèces de fleurs : le *rouge* et le *blanc*, qui se fondent en rose dans le Pavot, se mélangent en stries dans la Reine-Marguerite, en bordure dans le Primevère, en panachures dans la Tulipe (1), et s'isolent souvent tout à fait dans l'Œillet qui, d'autres fois, présente toutes ces variations de coloration sur les fleurs d'une même tige.

Nous retrouvons les mêmes accidents d'expression dans la transmission des couleurs animales ; prenons l'exemple de celle du *blanc* et du *noir*. Le blanc et le noir se changent en *gris* dans les Oies, dans les Bœufs, dans les Chevaux dont le père et la mère sont l'un de la première, l'autre, de la seconde de ces deux couleurs ; dans des cas analogues, chez l'espèce Ovine, les petits, en général, sont tout *blancs* ou tout *noirs* (2). On observe, au contraire, dans l'espèce du Pigeon, tous les genres de mélange et de combinaison des deux mêmes couleurs, etc. Les faons des Cerfs *blancs* et *bruns* ne sont point mouchetés, mais tout *blancs* ou tout *bruns* (3). Les métis de Faisan *blanc* et de Faisan *commun* sont toujours *panachés* (4).

Ce n'est point tout encore : tous ces cas différents peuvent se rencontrer, *pour les mêmes caractères*, nous ne

(1) H. Lecoq, *ouv. cit.*, p. 23.
(2) Burdach, tome II, p. 261.
(3) Burdach, *loc. cit.*
(4) V. Bomare, *Dict. d'hist. nat.*, art. Faisan.

disons point seulement dans une *même espèce*, ni dans une même *race*, mais dans les différents produits d'un *même couple*, mais dans les différents produits d'une *même portée;* nous ne faisons que rappeler ici les exemples des différents mélanges du blanc et du noir dans les croisements des deux variétés blanche et noire de l'espèce humaine (1), et l'exemple non moins singulier du mélange du *noir* et du *gris* dans les petits d'un Corbeau et d'une Corneille mantelée (2).

Enfin, chose plus digne encore de remarque et de nature à paraître bien extraordinaire, tous ces cas différents peuvent même apparaître, *pour les mêmes caractères* ou pour d'*analogues*, dans un *même produit* : les deux mêmes couleurs qui, dans une partie, vont s'EXCLURE, c'est-à-dire l'une se produire seule, au détriment de l'autre, dans une autre partie vont se MÉLANGER, dans d'autres se COMBINER intimement entre elles. Ce fait, qui se trahit ici par la coloration, et qui s'y manifeste surtout chez les oiseaux, s'observe, dans les autres classes, pour tous les caractères.

2° Des cas également contraires, en apparence, aux règles indiquées, peuvent aussi se produire dans le développement des formules de la loi d'*égalité* d'*action* du père et de la mère :

a. Dans les circonstances où l'estimation des forces réciproques du père et de la mère, et l'équilibre de toutes les circonstances actives sur la génération, donnent, d'après les règles précédentes, le droit de s'attendre à une ÉGALITÉ plus ou moins absolue des représentations, sur un grand nombre de points, au lieu de l'ÉGALITÉ; il y a PRÉPON-

(1) Tome II, p. 182-184.
(2) Burdach, *Traité de physiologie*, tome II, p. 262.

DÉRANCE des représentations de l'un ou de l'autre facteur.

b. Dans les circonstances où la prépondérance d'un
des sexes sur l'autre est le plus prononcée entre les deux
auteurs, où il y a rupture marquée de l'équilibre, au
lieu de la prépondérance générale des représentations de
l'auteur le plus fort sur l'auteur le plus faible, en violation des règles on voit prévaloir, non-seulement dans
le MÉLANGE ou la COMBINAISON, mais dans L'ÉLECTION
même, et sur plusieurs points, l'influence du plus faible sur celle du plus fort ; des systèmes, des organes, des
caractères communs en principe à tous deux, ou exclusifs même au premier des deux sexes, se gravent
dans le produit à son unique empreinte. C'est ainsi
qu'il arrive souvent, d'après Girou, que la femelle
d'une race inférieure en force à la race du mâle n'en
propage pas moins sa couleur exclusive à différents pro-
puits (1).

§ II. — De la combinaison de toutes les formules des lois de *qualité* et
de *quantité* d'action des deux auteurs.

Apparentes ou réelles, à quoi peuvent tenir ces contradictions des faits avec les lois d'*universalité* et d'*égalité*
d'action des deux auteurs et avec les conditions des formules empiriques de la génération, telles que nous les avons
nous-mêmes exposées ? A ce que nous n'avons fait jusqu'à présent agir les deux lois qu'*isolées*, et qu'en une
foule de cas, de la nature de ceux dont nous venons de
parler, les deux lois réagissent ensemble l'une sur l'autre et, se combinant entre elles, transforment les faits

____

(1) *De la Génération*, p. 217.

simples en faits composés : au lieu de dériver de l'action exclusive de l'une ou de l'autre loi, ils sont des *résultantes* de l'action réciproque des deux lois sur elles-mêmes et, comme nous l'avons dit, l'interprétation de cet ordre de faits n'est que dans l'intelligence des coordinations et des combinaisons des lois qui les engendrent.

Examinons donc les coordinations et les combinaisons possibles entre les deux lois d'*universalité* et d'*égalité* d'action des deux facteurs.

Nous sommes forcé de revenir ici sur leurs principes ou sur la condition absolue d'expression propre à chacune d'elles.

La condition de la loi d'*universalité* d'action des deux auteurs est, avons-nous dit, celle de *parité d'organisation* ou d'*uniformité naturelle* des deux êtres ;

La condition de la loi d'*égalité* d'action, entre les mêmes auteurs, est, avons-nous dit, celle d'*équilibre* des *forces*, ou d'*identité naturelle des puissances actives* des deux êtres.

Si maintenant nous reportons notre intelligence sur les chances de rencontre et de concours entre elles, il suffit de rapprocher les conditions de l'une de celles de l'autre pour voir qu'elles sont susceptibles de quatre ordres de rapports généraux, chez les êtres :

I. Il peut y avoir *parité* de nature et *inégalité* de force entre les deux auteurs ;

II. Il peut y avoir, entre les mêmes auteurs, *disparité* de nature, *égalité* de force ;

III. Il peut y avoir *égalité* de force et *parité* de nature ;

IV. Il peut y avoir *disparité* de nature, *inégalité* de force.

Comme on le doit comprendre, à chacune de ces quatre combinaisons autant de résultats différents correspondants, résultats qu'il suffit d'un retour aux principes établis des **deux** lois d'*universalité* et d'*égalité* d'action des deux auteurs pour prévoir et déduire.

Il n'est d'abord aucune de ces combinaisons où les lois primordiales de l'INNÉITÉ et de l'HÉRÉDITÉ ne puissent intervenir et où elles n'interviennent: 1° Si c'est l'INNÉITÉ, dont la COMBINAISON est à la fois l'unique et l'immense formule et dont la force intime, l'affinité, s'éveille dans la chimie des êtres comme dans celle des corps, aux modifications les plus insaisissables des éléments de la vie, voici les résultats logiques qu'elle doit avoir :

Dans ceux des quatre cas comme dans tous les cas où elle intervient, il y a COMBINAISON VITALE des attributs ou des éléments, quels qu'ils soient, des deux êtres; mais :

I. Dans le *premier* cas, l'auteur prépondérant exerce une influence relativement *plus grande* sur la COMBINAISON et prend une part *plus grande* à la composition du nouveau caractère;

II. Dans le deuxième cas, la participation au nouveau caractère est, au contraire, *égale* entre les deux facteurs;

III. Elle est encore *égale* entre eux dans le troisième;

IV. Et, dans le quatrième, comme dans le premier, redevient inégale et plus ou moins grande, du côté du facteur dont l'énergie l'emporte.

2° Que se passe-t-il, au contraire, dans tous ceux des mêmes cas que l'HÉRÉDITÉ est appelée à régir?

Voici, toujours d'après les précédentes règles et la combinaison des principes des mêmes lois, quelles modifications subissent ses formules :

I. Sur tous les points de l'être où les caractères naturels sont *semblables* et les forces *inégales* entre les deux auteurs, deux formules sont possibles, selon le plus ou le moins d'inégalité des deux énergies :

A un faible degré de différence entre elles, la formule de MÉLANGE, avec prépondérance des représentations de la force supérieure ;

A un très-haut degré de différence entre elles, l'ÉLECTION pure et simple, ou représentation exclusive dans l'être du système, de l'organe, de la fonction ou de la faculté du facteur qui l'emporte.

Il y en a mille preuves : le mâle qui appartient à une race plus forte que celle de la femelle, telle analogie qui puisse exister entre leurs caractères, n'est pas moins souvent le seul à transmettre sa forme, sa couleur, ou tout autre attribut aux produits des deux sexes : l'un ou l'autre facteur transmet seul, ou la tête, ou le tronc, ou les membres, ou les pieds, ou les mains, ou toute autre partie, du seul fait qu'il a la force supérieure : l'inégalité des forces a, dans ce cas, l'effet de la disparité profonde des caractères :

II. Sur tous les points de l'être où les caractères se trouvent *dissemblables* et les forces *égales* entre les deux auteurs, les deux mêmes formules sont encore possibles, c'est-à-dire L'ÉLECTION, ou le MÉLANGE au degré de *juxtaposition*, de *dissémination* ou de *fusion*, selon le plus ou le moins d'identité des forces et de disparité des éléments *divers*.

C'est à cet ordre de causes que nous rapportons les faits analogues à celui si curieux du nègre de Berlin, mari d'une femme blanche, dont les filles étaient noires et les garçons blancs : dans beaucoup d'autres de ce genre et sans d'autre raison appréciable que celle dont nous parlons ici, le produit représente une répartition exacte ou, pour mieux dire, une mosaïque vivante des caractères les plus *divers* des deux auteurs ; phénomène curieux dont le croisement des espèces, dans les règnes végétal et animal, nous a donné tant d'exemples, depuis celui des Hybrides des variétés de Melon, ou de l'hybride du Chou et du Radis noir, jusqu'à ceux des Mulets de Tarin et de Serine, de Chat et de Chien, d'Ours et de Chienne, de Taureau et de Jument qui nous ont présenté, dans l'ensemble et parfois dans une seule partie de la nature du produit, le tableau d'agrégations si extraordinaires.

III. Sur tous les points de l'être où les caractères sont *semblables* et les forces *égales* entre les auteurs, il y a MÉLANGE *égal*, au degré de *fusion*, de *dissémination* ou de *juxtaposition*, des représentations du père et de la mère, selon le plus ou le moins de perfection des deux conditions réunies ; ce qui peut entraîner, dans quelques circonstances, la reproduction plus ou moins intégrale par chacun des deux sexes d'organes pairs et semblables.

Nous ne regardons pas du moins comme impossible, que plusieurs monstruosités, de celles qui sont étrangères à la duplicité des germes, la polydactylie, la polymélie, n'aient cette origine.

IV. Enfin, sur les points de l'être où les caractères se trouvent *dissemblables* et les forces *inégales* entre les deux facteurs, les combinaisons possibles dans ces cas variant à l'infini, les formules applicables à ces combinaisons devront varier comme elles; seulement, quelle que soit celle des formules qui l'emporte, et soit qu'il existe plus de différence entre la nature des forces qu'entre celle des caractères, ou plus de différence entre celle des caractères qu'entre celle des forces, soit qu'il y ait, en un mot, ÉLECTION ou MÉLANGE, il y aura partout inégalité constante et générale des représentations exclusives ou communes à chacun des auteurs.

Ainsi donc, qu'il existe *disparité* de nature, *égalité* de force; ou *inégalité* de force, *parité* de nature; ou *parité* de nature et *égalité* de force; ou tout à la fois *inégalité* de force, *disparité* de nature; il n'existe, de fait, aucun cas où les lois primordiales de l'INNÉITÉ et de l'HÉRÉDITÉ, et les lois de *qualité* et de *quantité* d'action des deux auteurs n'agissent conformément à leur principe même.

Mais, sous peine de ne rien comprendre à l'action et à l'expression de ces lois dans les êtres, il faut avoir sans cesse présent à l'esprit, qu'il n'existe pas une des quatre combinaisons possibles de ces lois qui puisse, en aucun cas, être ni *permanente* ni *générale* entre deux facteurs;

Il ne se voit point deux individus dont *tous* les caractères soient *semblables*, en même temps que *toutes* les forces *égales*; il faudrait admettre une identité des individus qui n'existe pas;

Il ne se voit point davantage deux êtres dont *toutes* les forces vitales soient *égales* et *tous* les caractères naturels dissemblables; il n'y aurait point d'espèce, car l'uniformité d'organisation est un de ses caractères;

Il ne saurait non plus exister à la fois, entre deux individus, de parité absolue de *tous* les caractères et d'inégalité complète de *toutes* les forces ; il n'y aurait plus d'antagonisme de sexe, dont la base est toujours une différence d'organes ;

Il ne saurait enfin exister à la fois, entre deux individus, une inégalité de toutes les forces et une disparité générale de tous les caractères de l'être ;

Il n'y aurait plus de génération possible.

La réalité n'offre rien de semblable et nous ramène ici à des propositions déjà établies :

Dans l'ordre naturel de la procréation, ni la parité, ni la disparité ne sont *universelles* entre les deux facteurs : elles sont toutes deux *partielles* et relatives, l'une, à une série d'organes ou de facultés, l'autre, à une autre série de facultés ou d'organes du père et de la mère ;

Dans l'ordre naturel de la procréation, ni l'égalité, ni l'inégalité des forces ne peuvent être non plus *universelles* entre les deux facteurs : toutes deux sont aussi *partielles* et relatives, l'une à telle énergie ou à tel système, l'autre à tel autre système ou telle autre énergie du père et de la mère ;

Dans l'ordre naturel de la procréation, ni l'égalité, ni l'inégalité *partielles* des deux forces ne sont même *constantes* entre les deux facteurs : toutes deux sont *temporaires* et, dans les mêmes systèmes et les mêmes énergies, sujettes aux variations de l'état et du moment.

Ce n'est jamais, en un mot, que pour *certains* points, que pour *certains* caractères, et qu'à de *certains* moments de l'activité des êtres, et non pour *tous* les points, pour *tous* les caractères, ni pour *tous* les moments possibles de leur vie, que *chacune* des précédentes combinaisons existe dans le concours des sexes et entraîne avec elle le développement exclusif de la formule qui s'y lie.

Deux conséquences découlent de ce fait capital, toutes deux essentielles pour l'élucidation et l'intelligence de faits autrement obscurs et incompréhensibles de la procréation :

L'une est qu'il n'y a point d'hymen, entre deux êtres, qu'il n'y a même point de génération où le parallèle des deux générateurs, en portant à la fois sur tous les caractères du père et de la mère, ne doive rencontrer, entre les deux auteurs, *la réunion de* TOUTES *les combinaisons que nous venons de décrire :* TOUTES, nécessairement, *doivent* COEXISTER *et se représenter* SIMULTANÉMENT, à *différents* degrés et en *différents* points, comme disséminées entre les éléments de la nature physique et morale des deux sexes ;

La seconde conséquence, c'est, qu'en *thèse générale,* et par cette raison même, il ne faut ni chercher ni espérer trouver, dans AUCUN produit, l'expression *exclusive* d'AUCUNE des formules qui peuvent dériver de ces combinaisons : mais ces combinaisons, comme nous venons de le dire, étant TOUTES et TOUJOURS plus ou moins complétement RÉUNIES dans le concours du père et de la mère, on doit TOUJOURS s'attendre à une RÉUNION et comme à une sorte de RÉPARTITION *égale* ou *inégale,* entre les *différents* points de l'organisme du produit, des *diverses* formules propres à CHACUNE d'elles.

Nous revenons, ainsi, à cette conclusion première (1)

____

(1) Tome II, part. 3, chap. III, p. 219.

et dernière, comme à la résultante la plus rigoureusement exacte du concours de toutes les formules, et de toutes les règles et de toutes les lois :

Vue dans son ensemble, l'organisation n'est, à proprement dire, l'expression ABSOLUE d'*aucune* loi, d'*aucune* règle, ni d'*aucune* formule, mais l'ASSEMBLAGE *vivant* et *harmonique* de TOUTES : elle n'est, dans tout être, quel qu'il soit, qui procède de l'union sexuelle, qu'un *composé variable* d'ÉLECTIONS, de MÉLANGES et de COMBINAISONS des divers caractères *des deux générateurs.*

CHAPITRE CINQUIÈME.

DE L'INFLUENCE DES LOIS DE LA PROCRÉATION SUR LA SEXUALITÉ DE LA PROGÉNITURE.

A la question de la part d'influence relative du père et de la mère sur la nature physique et morale du produit succède une autre question, l'une des plus agitées, l'une des plus obscures, l'une des plus curieuses que l'hérédité nous appelle à débattre ; ce problème qui n'est guère qu'une seconde forme de celui dont nous venons d'offrir la solution, et sur lequel les lois que nous venons d'établir jettent, à ce qu'il nous semble, une complète lumière, est l'énigme de l'action des deux générateurs sur la sexualité de la progéniture.

Quel rapport y a-t-il entre les deux modes d'être de la sexualité et les lois précédentes de la procréation ?

ARTICLE I.

Des différents systèmes sur la part des auteurs au sexe du produit.

Les parents agissent-ils ou n'agissent-ils pas, par l'acte et dans l'instant de la fécondation, sur le sexe *normal* de l'être qu'ils engendrent? est-il mâle ou femelle du fait de ses auteurs?

Nous nous retrouvons ici, comme plus haut, en présence de deux doctrines contraires : une première qui rejette, une seconde qui admet l'action déterminante du père et de la mère sur la sexualité *normale* du produit.

§ I. — Systèmes négatifs de l'action déterminante du père et de la mère
sur la nature du sexe.

La doctrine négative de l'influence des auteurs sur le sexe du produit renferme plusieurs systèmes, non-seulement très-distincts, mais très-opposés sur la théorie de la détermination de la sexualité.

1° Dans un premier groupe rentrent tous les systèmes qui rattachent, en principe, la détermination *définitive* du sexe à des circonstances *postérieures à l'acte de la fécondation.*

De ce nombre est d'abord la théorie de l'*indétermination primordiale des sexes* soutenue par Ackermann. D'après cette hypothèse, l'embryon ne serait ni mâle ni femelle : le sexe primitivement nul dans le nouvel être, au lieu de remonter à l'origine même de la conception, résulterait plus tard du degré d'abondance de l'embryotrophe : il deviendrait femelle, lorsque la proportion de l'embryotrophe, relativement trop forte pour celle de l'oxygène, s'opposerait à sa complète coagulation ; il deviendrait mâle, quand l'excès d'oxygène rendrait ce même embryotrophe plus dur et plus solide (1).

Vient, ensuite, le système professé par Tiedemann (2) et adopté par d'autres illustres physiologistes, de la *féminilité originelle du sexe dans tous les embryons*. Dans cet ordre d'idées, le sexe masculin n'est qu'une émanation et qu'une ampliation physique ultérieure du sexe contraire.

Une troisième hypothèse, aussi incompatible que les deux précédentes avec toute action du père et de la mère sur le sexe du produit, est la théorie de *l'hermaphrodisme initial des germes* ou de la réunion des principes des deux sexes dans tous les embryons, doctrine soutenue par Knox (3) et, dans ces derniers temps, appuyée par Weber (4).

Le sexe définitif du produit dépendrait, selon ce premier auteur, de la prédominance d'un des sexes sur l'autre : mais leur dualité, selon le second auteur, laisserait toujours des traces dans les organes eux-mêmes.

2° D'autre part, sans admettre aucune de ces idées, et sans croire que le sexe dépende de circonstances postérieures à l'acte de la fécondation, une doctrine dernière, tout en reconnaissant qu'il a son origine dans la conception même, nie qu'il se détermine par aucune influence du père ni de la mère, et le soustrait à l'empire des forces individuelles de la génération : c'est la *théorie des causes impersonnelles de la sexualité*.

(1) Ackermann, *Infantis androgyni historia*, p. 58. — Burdach, *Physiologie*, t. II, p. 271. — (2) Tiedemann, *Anatomie der kopflosen missgeburten*, p. 80-88. — (3) Froriep, *Notizen*, t. XXIX, p. 53. — Burdach, loc. cit. — (4) E. H. Weber, *Zusätze zur lehre von Baue und den verrichtungen der Geschlechsorgane*, Leipzig, 1846.

§ II. — Systèmes affirmatifs de l'action déterminante du père et de la mère sur la nature du sexe.

En opposition avec tous ces systèmes, des auteurs, en grand nombre, se rallient au principe de l'action individuelle du père et de la mère sur la sexualité, mais ne sont nullement d'accord sur la nature des causes qui la déterminent.

Comme les précédentes, toutes les doctrines comprises dans cette catégorie portent l'empreinte profonde des diverses théories de la génération.

1° Le spermatisme antique qui attribuait au mâle toute la réalité de la procréation, devait nécessairement en faire dériver le sexe, avec tous les principes et tous les attributs de la nature physique et morale du produit : le mâle a donc été dépositaire des sexes, comme il l'était des germes. L'expression la plus nette et la plus absolue de cette théorie de la sexualité est le système d'Aristote aux yeux de qui la femelle n'est qu'un mâle inachevé, une sorte de monstre dont la génération est accidentelle et due à un défaut d'énergie séminale du père dans le coït (1). C'est la doctrine que l'on retrouve soutenue chez les Arabes par le célèbre Ibn-Roschd ou Averrhoës et, chose plus curieuse, chez les pères de l'Église, par saint Thomas d'Aquin, dont le langage (2) offre à peine une modification de celui d'Aristote.

---

(1) *De Generatione animalium*, IV, 3. — Et *Hist. animal.*, IV, 8. — (2) Voici ses expressions : fœmina per respectum ad naturam particularem, est *aliquid deficiens* et *occasionatum*, quia virtus activa, *quæ est in semine maris*, intendit producere simile perfectum secundum masculinum sexum ; sed quod fœmina generatur *hoc est propter virtutis activæ debilitatem*, vel propter aliquam materiæ indispositionem, vel etiam

Dans un autre ordre d'idées qui remonte, en principe, à la même théorie, le testicule droit a été regardé comme l'organe sécréteur de la semence mâle, le testicule gauche comme l'organe sécréteur de la semence femelle. Cette hypothèse, qui se perd dans la nuit des temps, et dont Plutarque fait honneur à Parménide, a eu pour interprète, en France, Michel Procope Couteau (1) dans le siècle dernier, et compte même de nos jours, chose extraordinaire, des partisans parmi des médecins instruits (2). Elle a donné naissance à une application aussi ancienne qu'elle du principe qu'elle pose, à l'art de procréer les sexes à volonté : la méthode consiste dans la ligature du testicule gauche pour engendrer des mâles, et dans la ligature du testicule droit pour produire des femelles ; précepte de Démocrite, d'Hippocrate, de Pline, de Columelle, de Didyme, et de plusieurs autres auteurs de l'antiquité (3), desquels il s'est transmis jusqu'à notre époque chez les agriculteurs et les vétérinaires (4).

2° L'ovisme, à son tour, venant à transporter au principe féminin, dans la génération, l'origine physique et morale de l'être, a dû logiquement lui transporter aussi l'origine des deux sexes : on est allé plus loin, et voulant, à tout prix, trouver dans les organes la raison matérielle de cette hypothétique détermination du sexe par la femelle, on a eu recours à des conceptions bizarres : les uns, comme nous le voyons chez Graaf, ont supposé une division de la cavité utérine en sept régions distinctes : trois

propter aliquam transmutationem ab extrinseco, etc. — (1) *L'art de faire des garçons*, par M***, Montpellier, 1 vol. in-12. — (2) Velpeau, *Traité élémentaire de l'art des accouchements*, t. I, p. 223. — (3) J.-B. Porta, *Magiæ naturalis*, lib. II, cap. xxi. — (4) Lafont-Pouloti, *ouv. cit.*, p. 221.

latérales droites exclusivement vouées à la formation des individus mâles ; trois latérales gauches, à celle des femelles ; une centrale, à celle des hermaphrodites (1) : les autres ont prétendu faire jouer aux ovaires le rôle que les spermatistes avaient, dès l'origine, fait jouer aux testicules : dans ce second système, soutenu d'abord par Henke (2) et plus tard par Millot (3), l'ovaire droit est devenu l'organe de dépôt des embryons mâles, l'ovaire gauche, celui des embryons femelles et, selon la position de la femme dans le coït, selon celui des côtés fécondés par le sperme, la femme devient mère de filles ou de garçons. Quelques auteurs insistent sur la nécessité d'unir les deux méthodes et tiennent à la fois et à la ligature d'un des testicules, et à la position à donner aux femelles dans la copulation (4).

Hufeland et Sinclair, si éloignés d'ailleurs de se rallier à l'ovisme d'une manière absolue, n'en rapportent pas moins aux femelles le principe de la sexualité ; le premier, par la raison que, chez les Poissons, les œufs fécondés avec la même laitance donnent naissance à des mâles comme à des femelles (1); le second, parce que les femmes engendrent, selon lui, les unes plus de filles, les autres plus de garçons, et qu'on n'observerait rien de semblable chez les hommes.

3° Un troisième système, également opposé à l'idée d'une action *exclusive* du père et à celle d'une action *ex-*

---

(1) Reg. de Graaf, *de Mulierum organis generationi inservientibus*, édit. de Leyde, 1777, p. 234. — Et Manget, *Bibliotheca anatomica*, t. I, p. 599. — (2) *Vœllig entdecktes Geheimniss der natur in Erzungung des menschen*, Brunswick, 1786, in-8. — (3) *L'art de procréer les sexes à volonté, ou système complet de génération*, Paris, 1800, in-8. — (4) J.-B. Porta, *ouv. cit.*, c. XXI. — Vanini, *op. cit.*, 252. — (1) *Journal der praktischen Heilkunde*, 1820, cap. I.

clusive de la mère sur la sexualité, les admet, en principe, tous deux à la produire et la fait dériver du concours des deux sexes ; elle est mâle ou femelle selon que la femelle ou que le mâle domine dans la formation de l'être.

Mais ici se rencontrent encore des opinions contradictoires entre elles, deux surtout dans lesquelles peuvent se résumer et se fondre les autres :

L'une de ces doctrines investit chaque sexe de la faculté d'engendrer les deux sexes : elle décerne, en un mot, au père et à la mère le don de procréer l'un comme l'autre des mâles, l'un comme l'autre des femelles ;

En investissant le mâle et la femelle du privilége d'agir sur la sexualité, l'autre doctrine n'attribue à chacun des deux sexes, d'autre faculté que celle de reproduire le sien.

A. La première théorie est celle que professait l'école Hippocratique dans l'antiquité et que Girou de Buzareingues a ressuscitée, sous une forme nouvelle, à l'époque moderne.

Le fait que beaucoup de femmes qui n'ont eu que des filles d'un premier mari ont des garçons d'un second, celui que beaucoup d'hommes qui n'ont eu que des filles d'une première femme ont des fils d'une seconde, ou des filles s'ils ont eu des fils de la première ; les ressemblances croisées de la fille avec le père, du fils avec la mère ; tous ces faits, très-réels et très-ordinaires, semblaient à Hippocrate, ou du moins aux auteurs de différents traités publiés sous son nom, la preuve d'une puissance inhérente à chaque sexe d'engendrer les deux sexes et, pour se l'expliquer, ils imaginaient dans chacun deux semences : une semence mâle, une semence femelle (1).

(1) Hippocrate, *De Geniturâ ex interpretatione Fœsii*, Francofurti,

Cette manière de concevoir la sexualité est un point de doctrine commun à toute l'école.

Mais l'unité d'idée, chez les Hippocratiques, ne va pas, ou du moins ne nous paraît pas aller, dans cette question, plus loin que ce principe :

L'auteur des traités *de geniturâ* et *de naturâ pueri* qui, d'après l'homme le plus compétent de nos jours, en cette matière (1), ne forment qu'un seul ouvrage maladroitement coupé et ne sont point d'Hippocrate, cet auteur n'admet point, ou ne semble point admettre de distinction de siége dans le système génital, entre les deux semences : il ne fait entre elles qu'une différence de forces ; la plus forte, dans chaque sexe, est celle dont l'attribut est de procréer les mâles ; la plus faible, dans chaque sexe, est celle dont l'attribut est de produire des femelles.

Les auteurs du traité *de Superfetatione*, des livres II et VI des *Épidémies* et de la section V des aphorismes, localisent chaque semence dans une région distincte de l'appareil sexuel : la semence mâle appartient à la partie droite, la semence femelle, à la partie gauche des organes génitaux du père et de la mère (2).

La même différence entre les deux doctrines se retrouve dans les raisons par lesquelles elles expliquent la détermination de la sexualité :

1624, p. 233 et seq. — (1) Selon l'opinion positive de l'auteur de la dernière et savante traduction des œuvres d'Hippocrate, M. E. Littré, les traités *de geniturâ, de natura pueri, de morbis mulierum,* et le quatrième livre des maladies, sont d'un même auteur, qui n'est point Hippocrate. — (2) OEuvres complètes d'Hippocrate, *traduction nouvelle,* par E. Littré, t. V, p. 19. — Argument. et Epid. II, 3, 17, p. 117. — Épid. VI, 2, 25, p. 291. — Id., 4, 21, p. 313. — Id. 3, 6. p. 345. — *Voy.* de plus *Aphorismes,* sect. V, 38 et 48, et *De Superfetatione,* sect. III, p. 665.

Selon les deux théories, la prépondérance des semences masculines ou des semences féminines, dans la génération, détermine le sexe :

Mais, d'après la dernière, la prépondérance est nécessairement relative à celui des côtés qui l'emporte : pour procréer des mâles, elle doit appartenir aux liqueurs qui émanent du testicule droit et de la partie droite de la matrice; pour produire des femelles, elle doit appartenir aux liqueurs qui découlent du testicule gauche et de la partie gauche de la matrice ; la matrice est béante à gauche ou à droite, après la menstruation (1); à droite, région plus forte et plus chaude, s'engendrent et se tiennent de préférence les mâles; à gauche, région plus faible et plus froide , les femelles (2) ; de là le recours à l'antique procédé :

Désire-t-on une fille? il faut se lier le testicule gauche; un garçon? se lier le testicule droit.

La doctrine de l'auteur du *de Geniturâ* s'abstient de ces emprunts aux doctrines d'Empédocle et de Parménide (3); elle ne tient, ou du moins elle ne paraît tenir aucun compte des côtés d'où découlent les semences, et ne fait dépendre le sexe que de la prépondérance des semences masculines ou des semences féminines des deux générateurs :

Le mélange des deux plus fortes, ou des masculines, donne naissance à des mâles; le mélange des deux

______

(1) Littré, *ouv. cit.*, t. V. — (2) Id., *loc. cit.*, p. 19 et 291. — Et Galien, *De usu part. corp. hum.*, Ludg., 1550, t. I, l. xiv, p. 646. — (3) La doctrine Hippocratique sur la localisation des sexes dans l'utérus est extraite d'un vers d'Empédocle, rapporté par Galien (E. Littré, *ouv. cit.*, t. I, p. 19). Quant au partage des sexes entre les deux testicules, c'est une opinion aussi fort ancienne, et dont le premier organe, du moins d'après Plutarque, serait Démocrite.

plus faibles, ou des féminines, naissance à des femelles.

Dans la lutte des deux semences de nature contraire, le sexe est déterminé par la nature de celle dont la vigueur et la profusion l'emportent :

Si la semence faible ou féminine domine ainsi la semence forte ou masculine du père et de la mère, il naît une fille ; si c'est la forte qui prend le dessus sur la faible, il naît un garçon (1).

La théorie du *de Naturâ pueri*, sur l'uniformité ou la diversité de sexe chez les jumeaux, est en pleine concordance avec cette théorie et justifie l'idée qu'elles sont bien l'une et l'autre d'un seul et même auteur :

« Chez la femme, chez l'homme, chez tout individu de toute espèce animale, la semence a, dit-il, tantôt plus de faiblesse, tantôt plus d'énergie et l'éjaculation ne s'en fait pas d'un seul jet, mais d'un second, d'un troisième : il est impossible que celle du premier jet et celle du dernier aient la même vigueur ; *quel que soit le côté de la matrice* où pénètre la semence la plus épaisse et la plus vigoureuse, il s'y engendre un mâle ; *quel que soit le côté* où se porte la plus fluide et la moins énergique, il y naît une femelle : si la plus vigoureuse arrive aux *deux côtés*, deux mâles se procréent ; si c'est la plus débile, se procréent deux femelles (2). »

Le traité *de diætâ* offre de la formation et du sexe de jumeaux une raison analogue et donne aux mêmes principes d'autres développements : les deux côtés ou lobes supposés de la matrice sont-ils tous deux béants à son

____

(1) *De Genitura, loc. cit.* — (2) Hipp., *De Naturâ pueri*, sect. III.

orifice, au moment du coït, et sécrètent-ils tous deux en abondance une semence énergique, il se forme des jumeaux ; la semence sécrétée *par les deux côtés* est-elle masculine, les jumeaux sont mâles ; est-elle féminine, les jumeaux sont femelles ;

Le concours des semences masculines des deux sexes à la formation de l'être n'engendre pas seulement des mâles, mais des hommes doués de la beauté de l'esprit et de la vigueur du corps, si le vice du régime ne nuit point à l'essor de leur développement ;

Le concours de la semence masculine du père et de la semence féminine de la mère, quand toutefois la semence masculine garde la prépondérance, produit encore des mâles, mais d'une beauté moindre que les hommes qui précèdent ;

Enfin, le concours des semences masculines de la mère et féminines du père où la première domine, produit des androgynes ou hommes efféminés (1).

Des siècles avant l'auteur dont nous allons parler, l'Arabe Ibn-Sina, autrement Avicenne, fondait sur ces doctrines, soutenues du grand nom d'Hippocrate, une théorie des signes caractéristiques des hommes et des femmes aptes à produire des mâles, et des hommes et des femmes aptes à faire des femelles :

L'*Alhanim*, dit-il, ou l'homme prédestiné à procréer des mâles, est d'une grande force physique ; il joint à la souplesse la fermeté des chairs ; il a le sperme épais, abondant, les testicules gros, les veines apparentes, un très-énergique appétit vénérien ; il ne ressent point de fatigue

(1) Hipp., *De Diætâ*, liv. I.

du coït ; il est sujet à des pollutions spontanées, et sa semence s'écoule du testicule droit, le premier développé à son adolescence (1).

Les traits systématiques dans le portrait de la femme propre à créer des mâles se rapportent à ceux-là ; tout, évidemment, s'y base sur l'idée que la femme douée du don d'émettre, de préférence, la semence virile, doit offrir, dans son sexe, les caractères les plus analogues possibles à la virilité. Aussi l'auteur arabe défend-il d'écouter ceux qui disent que la femme, pour être apte à procréer des mâles, doit manquer de l'énergie du fluide séminal ; elle doit, au contraire, avoir la semence épaisse ; elle doit être jeune, de coloration et de formes régulières, n'accuser ni mollesse, ni pesanteur de corps, avoir les yeux tournés légèrement vers le brun, les veines extérieures, les sens et les mouvements en parfaite harmonie, le naturel heureux, l'esprit gai, la digestion bonne, le ventre exempt de l'habitude de la constipation, exempt de celle du relâchement ; le col de la matrice en opposition directe avec la vulve, les menstrues précoces, mais ni fluides, ni crues, ni aqueuses, ni brûlées, et la conception prompte, par la force et l'ardeur du tempérament, le peu de développement de graisse et le peu d'humidité de son utérus.

Nous ne rappelons ces traits des tableaux d'Avicenne qu'en raison des rapports qu'ils présentent avec ceux des tableaux de Girou qui leur correspondent.

Quoique très-différente sur des points essentiels de celle d'Hippocrate, la théorie de l'auteur *de la Généra-*

____

(1) Confér. avec Hippocr., liv. IV, 4, 31, dans E. [Littré, *ouv. cit.*, p. 313.

tion n'en repose pas moins sur le même principe, celui de la faculté qu'il décerne à chaque sexe d'engendrer les deux sexes.

La nouveauté des bases de cette autre théorie, les observations dont elle s'autorise, le crédit que des expériences curieuses lui ont donné, tout en impose ici l'exposition sommaire.

Dans tout individu, quel que soit son sexe, Girou distingue deux vies :

La première est la vie qu'il nomme *extérieure;* le poumon en est le centre; le système nerveux de la vie animale et le système musculaire en sont les instruments; le mouvement, la volonté et l'intelligence en sont les attributs;

La seconde vie est celle qu'il nomme *intérieure;* le foie en est le foyer; le tissu cellulaire, le système digestif, le grand sympathique et tout le système nerveux de la vie organique en sont les appareils; la sensibilité interne, le sentiment, l'assimilation, la végétation, en sont les puissances.

Chacune de ces deux vies est douée de la faculté de se reproduire; chacune d'elles a dans l'être, quel que soit son sexe, ses organes exclusifs de reproduction; chacune en détermine elle-même la naissance et reçoit de leur développement un surcroît d'énergie.

L'ovaire et la matrice chez le sexe féminin, le testicule, les vésicules séminales, les prostates chez le sexe masculin, forment l'appareil spécial de reproduction de la vie *intérieure;*

Le pénis et les glandes de Cowper, chez le mâle, le clitoris et le tissu érectile du vagin, chez la femelle, forment l'appareil spécial de reproduction de la vie *extérieure* (1).

Ces deux systèmes d'organes sont tous deux sécrétoires et concourent à fournir par leurs sécrétions, chacun en ce qui le concerne, les éléments vitaux des représentations électriques latentes dans le sperme et l'ovule.

Chacune des deux vies, chez le père et la mère, tend à régénérer, dans la formation de l'être, les organes du sexe qui la représente et qui émane d'elle; et, réciproquement, ces organes doivent tendre à l'y reproduire.

En tendant à reproduire la vie dont ils ressortent, les organes sexuels de la vie *intérieure,* le testicule et l'ovaire, deviennent positifs dans le développement de la sexualité; ils inclinent à transmettre, le testicule le sexe mâle, l'ovaire le sexe femelle, aux principes du germe.

Les organes sexuels de la vie *extérieure,* le pénis et le clitoris, au contraire, sont tous deux négatifs dans le développement de la sexualité et tendent, le pénis chez le mâle, à laisser prévaloir le sexe femelle et, chez la femelle, le clitoris, à laisser prévaloir le sexe mâle dans les représentations.

Par ce double système de forces et d'organes, chacun des deux sexes peut donc déterminer là procréation de l'un et de l'autre sexe (2). Toutefois, la tendance de chaque sexe à produire des mâles ou des femelles dépend de celle des deux vies qui prédomine dans l'être; ces deux vies ne sont point également réparties entre les deux sexes; la vie *extérieure* est en plus chez le mâle, en moins chez la femelle; la vie *intérieure* en plus chez la femelle, et en moins chez le mâle. Chaque sexe incline ainsi, dans l'or-

(1) *De la Génération,* chap. v, vi, vii et viii, *passim.* — (2) *De la Génération,* p. 2, 93, 201, 215.

dre naturel, à reproduire en excès la vie qui lui est propre, à reproduire en défaut celle de l'autre sexe.

Mais ces proportions ordinaires des deux vies peuvent offrir dans l'être, selon les individus, selon les circonstances, des variations qui tiennent, tantôt à sa nature, et tantôt à l'état de son organisation. Ces variations sont telles, que l'un, comme l'autre sexe, peut se trouver placé sous la prépondérance de la vie *extérieure,* sous la prépondérance de la vie *intérieure.*

Sous la prépondérance de la vie *intérieure* et des organes sexuels qui lui correspondent (le testicule, l'ovaire), le sexe mâle tend à engendrer des mâles, le sexe femelle, des femelles ;

Sous la prépondérance de la vie *extérieure* et des organes sexuels qui lui correspondent (le pénis, le clitoris), le sexe mâle tend à produire des femelles, le sexe femelle, des mâles ;

Enfin, dans tous les cas, la détermination définitive du sexe dépend de celle qui prévaut de la vie *intérieure* du père et de la mère, lorsqu'elles ne tendent point à produire un même sexe (1).

Mais Girou ne limite point aux deux générateurs l'action déterminante sur le sexe du produit ; il l'étend aux aïeux : chacun des ascendants combinés dans un être est représenté plus ou moins puissamment, mais toujours complétement, dans les formations reproductrices de l'être ; d'où il suit que les formes, sous l'influence desquelles se fait la reproduction, doivent rappeler les formes latentes, même sexuelles, avec lesquelles elles ont une étroite connexion, et qui ont autrefois fait partie du même

(1) *Ouv. cit.,* p. 291.

tout. Cette reproduction du sexe des ascendants du père ou de la mère n'est, en un mot, pour lui, qu'une simple conséquence de la loi de reproduction des formes des aïeux disparues pendant une ou deux générations (1).

Ce n'est point tout encore : rapprochant de ces idées sur la sexualité les considérations qui le portent à regarder le foie comme le foyer de la vie *intérieure*, le poumon comme celui de la vie *extérieure*, Girou pose en principe :

Que les affections du foie, chez le mâle et la femelle, altérant la puissance de reproduction de la vie *intérieure*, altèrent chez le mâle la reproduction des mâles, chez la femelle la reproduction des femelles ;

Et que les affections du poumon, diminuant, chez l'un et chez l'autre sexe, la régénération de la vie *extérieure*, nuisent dans le sexe mâle à la faculté de procréer des femelles, dans le sexe femelle, à la faculté de procréer des mâles.

Telle est la théorie dont Girou de Buzareingues fait à l'art d'engendrer les sexes à volonté une application fort étudiée et dont on peut ainsi résumer les préceptes :

Désire-t-on des mâles?

La femelle à choisir doit être ou jeune, ou vieille, épuisée au moment du coït par le part ou par l'allaitement, être plutôt maigre que grasse, ressembler à son père, avoir le front large, et n'entrer en chaleur que par l'excitation de la présence du mâle et non par l'influence d'une large nourriture ;

Le mâle doit être dans son parfait développement, ni trop jeune, ni trop vieux, d'une grande force musculaire, en bel état de santé, ressembler à son père de forme et de

____

(1) *Ouv. cit.*, p. 201. — *Voyez* plus haut, p. 351.

couleur, avoir le front étroit et les testicules gros relativement à la verge.

Désire-t-on des femelles?

La femelle doit être dans la vigueur de l'âge, en bel
état de santé, remise des fatigues du part et de l'allaitement, et de la gestation, et de l'exercice ; ressembler à sa
mère ; avoir le bassin large et le front étroit, et n'entrer
en chaleur que par l'effet direct du tempérament et de
la nourriture ;

Le mâle doit, au contraire, être sous l'influence de
l'excitation des sens et non de l'abondance de la nourriture ; être très-jeune ou vieux, fatigué d'une ou deux
saillies antérieures avec d'autres femelles ; ressembler à sa
mère, avoir le front large et la verge grande relativement
aux testicules.

L'auteur va plus loin et, à l'aide des préceptes déduits
de sa théorie, il propose les moyens non-seulement d'obtenir à volonté plus de mâles ou plus de femelles, mais
encore d'obtenir que ces productions, au sexe en quelque
sorte prédéterminé, ressemblent, à volonté, au père ou à
la mère (1).

B. L'autre groupe de doctrines repousse également
les deux derniers systèmes ; selon ces doctrines, la matière séminale a une manière d'être et des qualités relatives au sexe de chaque individu, comme elle en a qui se
rapportent à son espèce ; la semence de l'homme n'est
propre qu'à produire un autre homme; la semence de la
femme qu'à produire une autre femme; chaque sexe, en
un mot, n'a que le don exclusif de transmettre son sexe et
le produit est femelle ou mâle selon celui dont l'ascendant
l'emporte.

(1) *Ouv. cit.*, chap. ix.

Mais la prépondérance du père ou de la mère, dans la génération, peut être de bien des sortes, et l'on n'est point d'accord sur l'espèce de celle qui décide du sexe.

D'après une opinion très-accréditée, le sexe dépend de l'énergie supérieure de la vie, c'est-à-dire du degré relatif de vigueur du père et de la mère. Celui dont la puissance d'organisation naturelle domine, détermine le sexe. Les hommes robustes, dit-on, engendrent plus de garçons avec des femmes faibles, les hommes faibles, plus de filles avec des femmes plus fortes et plus développées qu'eux et, dans les circonstances contraires, on voit le contraire. Des observations répétées de Girou (1) offrent à l'appui de cette thèse de nombreux arguments ; de ses expériences sur les plantes dioïques il semble ressortir que les plantes faibles fournissent plus de femelles, les plantes fortes plus de mâles ; le résultat des mêmes expériences est le même chez les animaux ; chez les Gallinacés d'une même espèce et d'une même race, chez les espèces Équestre et Ovine, partout et presque toujours, il a vu l'ascendant dont la force prédomine donner le sexe aux produits (2). Girou se croit même en droit, d'après la théorie et les faits qu'il expose, d'établir en principe que l'énergie *motrice* est la force spéciale dont la prépondérance donne naissance aux mâles ; l'énergie *sensitive*, la force spéciale dont la prépondérance engendre les femelles (3).

Dans l'opinion d'Oken (4), la cause déterminante de la

<hr>

(1) C. D. Delaunay, *Nouveau système sur la génération de l'homme et celle de l'oiseau*, Paris, 1726, p. 26. — Roussel, *Système physique et moral de la femme*, p. 189-191. — (2) Demangeon, *Anthropogénèse*, p. 66-67, 74, 292. — Burdach, *ouv. cit.*, t. II, p. 275. — (3) *Ouv. cit.*, ch. vii, p. 118-195 et p. 204. — (4) *Ouv. cit.*, p. 85, 92, 198, 809 et suiv. — Oken, *Die Zeigung*, p. 138. — Burdach, *ouv. cit.*, p. 275.

nature du sexe dans la génération n'est ni le degré relatif de la vigueur du père et de celle de la mère, ni le degré relatif de l'énergie *sensitive* et de l'énergie *motrice*, mais le degré de développement et de force comparative des deux sexualités ; l'homme aux traits féminins, joint à une femme douée de toute la perfection des attributs de son sexe, engendre surtout des filles ; l'homme dont le type est mâle, uni à une femme d'une apparence virile, engendre des garçons (1). On cite une jument du haras de Rodez, la *Fatime*, qui, douée du système musculaire le plus prononcé, de 1807 à 1812, mit bas jusqu'à cinq mâles (2).

Mais de toutes les opinions qui se rattachent au principe de ce groupe de doctrines, la plus ancienne peut-être et la plus générale est celle qui tient moins de compte de l'énergie respective des forces naturelles dont chacune fait dépendre le sexe du produit, que du degré d'action et d'exaltation que le père et la mère déploient dans l'acte même. On peut poser en fait que toutes les doctrines qui croient à l'influence du mâle et de la femelle sur la sexualité admettent également l'empire des circonstances momentanées sur elle : la foi générale est que celui des auteurs dont le transport érotique s'élève au plus haut point de puissance et d'extase des facultés physiques ou morales de la vie, transmet son sexe à l'être (3). On est allé plus loin et, avant Hippocrate, on prétendait déjà trouver dans l'émission des matières séminales, la mesure et l'expression proportionnelle des forces respectives déployées par le père et la mère dans la génération : le Manava-Dharma-

<hr>

(1) Wolstein, *Ueber das Paaren und Verpaaren des menschen*, p. 21.—
(2) Girou, *ouv. cit.*, p. 148. — (3) Schneegass, *Ueber die Erzeugung*, p. 134.

Sastra dit textuellement : « Un enfant mâle est engendré,
« si la semence de l'homme est en plus grande quantité;
« lorsque le contraire a lieu, c'est une fille ; une égale
« coopération produit un eunuque (1). » Les écrivains
modernes ne croient plus qu'aux proportions purement
dynamiques et, comme le dit Burdach, les quantités ici
sont incommensurables.

Des différents systèmes que nous venons d'exposer, il
n'en est aucun qui n'ajoute à l'action de la cause qu'il
suppose immédiate et réelle de la sexualité, le concours
d'influences accessoires, pour les uns, principales pour les
autres. Ces influences sont celles du régime, de l'âge, des
saisons de l'année, du climat, de la race, des lieux, et de
l'état de la fortune publique.

1° La plupart des auteurs qui croient à l'action des
causes individuelles sur le sexe du produit, attachent au
régime du père et de la mère une importance extrême.
L'hypothèse que le régime froid, aqueux, émollient, dans
le boire et le manger, profite de préférence à la santé des
femmes, le régime chaud et sec à la santé des hommes,
inspire à Hippocrate le précepte qu'il donne de varier le
caractère de l'alimentation, selon celui des sexes qu'on
désire obtenir; d'adopter, dans le but d'engendrer des
femelles, une nourriture aqueuse; dans le but d'avoir
des mâles, une nourriture chaude (2). Dioscoride y joi-
gnait l'usage de certains breuvages, de certains animaux
et de certaines plantes (3) ; Avicenne celui des divers sti-
mulants des organes génitaux (4). Nous retrouvons dans
Cardan, dans Pierre Bailly, dans Hurat, dans Venette, la

---

(1) *Manava Dharma-Sastra*, liv. III, § 49. — (2) *De victus ratione*,
lib. I, sect. IV.—(3) *Voy.* sur ce sujet J.-B. Porta, *Phytognomonica*, lib. III,
ap. XLIV et XLV, — (4) Sinibaldi, *Geneanthropeiæ*, p. 847-853.

même théorie et le même précepte. Ils conseillent encore, pour procréer des mâles, l'exercice sans fatigue, la sobriété, la modération dans l'usage du coït (1). Hœsch insiste de plus sur la nécessité de débiliter la femme (2). Girou a combiné très-méthodiquement ces différents préceptes. Son système de régime est de préparer l'auteur du sexe qu'on désire à la copulation par une large nourriture, et par l'éloignement de la fatigue musculaire et de celle du coït ; de soumettre, au contraire, à une nourriture excitante, et de rompre, par l'exercice et la répétition de la saillie, l'auteur du sexe opposé ; procédé que Huzard dissuade, dans l'intérêt des races et de la santé des individus, les agronomes de suivre (3).

2° Dans l'esprit d'un grand nombre de physiologistes, les périodes de la vie ont encore plus d'empire ; l'âge des parents devient la cause prépondérante, la cause décisive du sexe du produit (4) ; mais les opinions se divisent, entre eux, sur le point de savoir si c'est l'âge *relatif* du père et de la mère, ou l'âge *absolu* qui a cette influence ; cette seconde thèse est celle des anciens et se basait sur ce fait parfaitement connu d'eux, et soigneusement recueilli par Avicenne (5), que, dans l'extrême jeunesse et dans la vieillesse, les hommes, en général, n'engendrent que des filles et n'engendrent guère de mâles qu'à leur maturité ; plusieurs modernes aussi soutiennent avec Zacchias (6) la même opinion ; ils l'ont appuyée d'obser-

<hr>

(1) Cardan, *De Subtilitate*, lib. XII, p. 219. — P. Bailly, *ouv. cit.*, p. 613. — Venette, *ouv. cit.*, t. II, p. 209. — (2) Hœsch, *Versuch einer neuen Zeugungsthcorie*, p. 121. — (3) Girou, *De la Génération*, p. 147, 159, 226, 230. — Huzard, *Des Haras domestiques*, p. 186. — Heusinger, *Zeitschrift*, t. II, p. 446. — (4) Girou, *ouv. cit.* — Quetelet, *sur l'Homme et le développement de ses facultés*, t. II, p. 57. — Muller, *Manuel de physiologie*, t. II, p. 759. — (5) *De Animal.*, lib. XVIII. — (6) P. Zacchias, *Quæstiones médico-legales*, lib. I, tit. v, quæst. 8.

vations faites sur les animaux : les pucerons, au printemps, dans leur première jeunesse, engendrent des femelles, des femelles et des mâles en automne où ils touchent à leur âge mur, et ils ne pondent plus que des œufs femelles l'hiver, à la fin de leur vie. Il en serait à peu près ainsi des abeilles : l'abeille qui s'accouple de très-bonne heure commence, à ce qu'assure Huber, par pondre des œufs de femelles ; fécondée plus tard, elle pond des œufs de mâles ; plus tard encore, elle ne donne que des œufs de bourdon (1). Girou est arrivé aux mêmes résultats ; trop jeunes ou trop âgées, il a vu les femelles d'animaux domestiques, chevaux, bœufs et brebis, lui donner plus de mâles ; trop jeunes ou trop âgés, il a vu les mâles de ces mêmes espèces lui donner plus de femelles. Ses recherches historiques confirmeraient les mêmes règles pour l'humanité ; du moins, établissent-elles que les hommes mariés jeunes ont eu plus de filles qu'ils n'ont eu de garçons ; ceux qui se sont mariés dans un âge avancé, plus de garçons que de filles ; ceux qui ont épousé plusieurs femmes, plus de garçons des second et troisième lit que du premier ; ceux qui ont épousé des veuves, au contraire, moins de garçons que de filles (2).

Hofacker (3), en Allemagne, Sadler, en Angleterre, s'attachent à l'influence de l'âge relatif ; les curieux résultats des recherches du premier sur les états civils de la ville de Tubingue peuvent se résumer en trois propositions :

Les âges sont-ils semblables entre les deux auteurs ? ils engendrent plus de filles ;

____

(1) *Traité de physiologie*, traduit par Jourdan, t. II, p. 276. — (2) Girou, *ouv. cit.*, p. 133, 146, 158, 226, 250, 297. — (3) Hofacker, Ueber die Eigenschaften, Welche sich bei Menschen und thieren von den Eltern auf die Nachkommen vererben, p. 51. — *Annales d'hygiène*, juillet 1829.

Sont-ils différents?

Si l'âge de la mère l'emporte sur l'âge du père, ils donnent également naissance à plus de filles ; si l'âge du père l'emporte sur l'âge de la mère, ils donnent plus de garçons, et plus le nombre des années du père dépasse celui des années de la mère, plus le nombre proportionnel des garçons s'élève.

Les conclusions de Sadler (1) concordent avec celles-là. Il rejette l'influence de l'âge *absolu* sur l'inégalité des naissances des deux sexes ; on n'observe, selon lui, aucune différence dans la faculté de produire des enfants d'un sexe plutôt que d'un autre, quand on ne considère l'âge du père ou de la mère que séparément : la différence ne tient qu'à l'âge *relatif* (2).

Girou insiste aussi vivement sur son empire, et fait, comme on l'a vu plus haut, l'application de cet ordre d'influences à l'art de procréer les sexes à volonté.

3° L'idée d'une action des époques du mois et des différents jours de la période menstruelle sur le sexe du produit est de l'antiquité la plus reculée. Le code des lois de Manou prescrit à l'Hindou de s'approcher de sa femme « dans la saison propice à l'enfantement, *annoncée*, dit « le code, par l'*écoulement sanguin* : seize jours et seize « nuits, chaque mois, *à partir du moment où le sang se* « *montre*, avec quatre jours distincts, interdits par les « gens de bien, forment ce qu'on appelle la saison natu- « relle des femmes. De ces *seize nuits* les quatre pre- « mières sont défendues, ainsi que la onzième et la « treizième ; les dix autres nuits sont approuvées : les « nuits paires, *parmi ces dix dernières*, sont favorables à

(1) Sadler, *The law of population*, London, 1830, t. II, p. 343. — (2) Quetelet, *ouv. cit.*, p. 52.

« la procréation des fils, et les nuits impaires, à celle des
« filles ; en conséquence, celui qui désire un fils doit
« s'approcher de sa femme dans la saison favorable et
« pendant ces nuits paires. » Toutefois, le code proscrit
les rapports sexuels, la nuit de la nouvelle lune, la huitième, celle de la pleine lune, et la quatorzième, même
lorsque ces nuits tombent dans la saison favorable (1).

Hésiode donne des conseils analogues aux Grecs : les
dixième, seizième et vingtième jours du mois sont les
jours d'élection pour produire des garçons ; ils ne
conviennent point, non plus que le sixième, pour engendrer des filles ; il n'indique comme propre à leur génération que le quatorzième jour (2). Hippocrate, ou plutôt
l'auteur du livre ancien de la *Superfétation*, indique
comme propice, pour obtenir des mâles, le moment de
la cessation absolue des règles, et pour procréer des
femelles, le moment où les règles, qui ont beaucoup
coulé, ne sont pas disparues (3). Avicenne n'accorde
point à l'époque menstruelle une moins grande importance : pour lui, du premier au cinquième jour des règles, du huitième au onzième, la femme qui conçoit,
conçoit un garçon ; du cinquième au huitième, elle conçoit une fille ; au delà du onzième jour, un Hermaphrodite (4). Venette aussi croyait tenir de l'expérience que,
si les femmes qui ont des règles modérées viennent à
concevoir après leur écoulement, elles donnent, pour
l'ordinaire, naissance à des garçons ; que, si elles ont, au
contraire, des règles abondantes et qu'elles conçoivent
avant ou sitôt qu'elles finissent, elles font toujours des

(1) Même ouvrage, *loc. cit.*, st. 45, 46, 47, 48 et liv. IV, st. 40 et 47. —
(2) Sinibaldi, *Geneanthropeiæ*, p. 853. — (3) *De Superfetatione*, sect. III.
— (4) Liq. III, fen. 21, tract. I, cap. XII.

filles (1). Il n'est pas cependant allé si loin que Bailly qui, plein de foi dans l'empire des constellations sur la sexualité, soutient l'opinion « qu'une heure plus tôt ou plus tard sert à faire fils ou fille (2). »

A notre époque même, où l'on a constaté l'influence positive de l'époque menstruelle sur la fécondation, il se trouve des auteurs qui, comme Osiander, admettent une relation entre ses périodes et le sexe du produit ; ce dernier écrivain prétend, en effet, qu'il s'engendre plus de filles dans les premiers quinze jours qui succèdent aux règles et durant la pleine lune ; plus de garçons, au contraire, durant la nouvelle lune et la dernière quinzaine de la menstruation. Venette, quant à la lune, émet l'idée inverse.

2° Les époques de l'année, selon d'autres auteurs, auraient également sur le sexe du produit une influence marquée ; cette opinion se retrouve dans l'antique division en signes mâles ou femelles des signes du Zodiaque au nombre des signes mâles les astrologues comptaient le Bélier, les Gémeaux, le Lion, la Balance, le Sagittaire, le Verseau ; dans les signes femelles, ils rangeaient le Taureau, le Cancer, la Vierge, le Scorpion, le Capricorne, les Poissons (3).

L'idée qui fait le fond de cette opinion n'est pas abandonnée complétement des modernes. Dans les expériences de Mauz, sur les végétaux dioïques, le sexe féminin dominait au milieu de l'hiver ; la diœcie masculine, au milieu de l'été ; la dichogamie androgynique, au commen-

____

(1) *De la Génération de l'homme*, t. I, p. 211. — (2) *Paradoxes phy siologiques*, p. 623. — (3) Sinibaldi, *Geneanthropei*, p. 846.

cement du printemps ; la dichogamie, gynandrique, à la fin de l'automne ; l'hermaphrodisme homogamique, au commencement et à la fin de l'été (1).

Chez les animaux, l'hiver, selon Virey, est favorable à la génération des filles, l'été, à celle des mâles (2). Les recherches de Bailly et de Riecke tendraient à prouver le contraire : suivant le premier, dont les calculs n'embrassent pas moins d'une série de cent années des actes de naissance, en France, il naîtrait plus de garçons en hiver qu'au mois de mars et qu'au mois de juillet (3) ; suivant le second, dont les observations se restreignent à Wurtemberg, et encore à une courte période de cinq années, les mois de mai, d'octobre, de novembre et de décembre, furent ceux où se procréèrent le plus d'enfants mâles ; ceux de janvier, février, mars, avril et août, les mois où il y en eut le moins d'engendrés (4). En opposition avec tous ces calculs, Fourier nie l'influence des époques de l'année (5) ; d'autres croient à une action de l'année elle-même : comme il y a des années qui donnent incomparablement plus de naissances, comme il s'en trouve même où, dans l'espèce humaine (6) et chez les animaux, particulièrement dans l'espèce Bovine (7), les naissances multiples sont en plus grand nombre, on a cru remarquer qu'il est de même des années où les femelles ne font presque que des femelles, d'autres années, que des mâles (8).

(1) Sprengel, *Neue entdeckungen*, t. III, p. 342 ; dans Burdach, t. II, p. 271. — (2) *L'art de perfectionner l'homme*, t. I, p. 87. — (3) *Annales des sciences naturelles*, t. V, p. 47. —(4) Hofacker, *ouv. cit.*, p. 157. — Burdach, *ouv. cit.*, t. II, p. 280.—(5) *Annales des sciences naturelles*, t. V, p. 26. — (6) *Dictionnaire des sciences médicales*, t. XIX, p. 388. — Stark, *Archiv fuer die Geburtschuelfe*, t. I, cap. I, p. 186. — (7) Sinclair, *l'Agriculture pratique et raisonnée*, tome I, p. 197. — (8) Pierre Bailly, *Paradoxes physiologiques*, pages 623-624.

Nous verrons plus bas que la remarque est vraie, dans certaines limites de temps et de lieux.

5° La foi dans l'influence des climats sur le sexe n'est pas moins répandue, n'est pas moins reculée ; cette influence serait particulièrement due, dans l'idée des anciens, aux deux actions contraires du Nord et du Midi sur l'énergie sexuelle. Ils étendaient aux vents cet empire des climats : le climat et les vents du Midi, énervant les facultés vitales, frappaient, dans leur esprit, du même attiédissement et de la même langueur, la masculinité dont la vigueur est le type, et ne lui laissaient que la force d'engendrer des femelles ; les mâles, au contraire, naissaient à l'âpre haleine de la froide et tonique température du Nord. Pline, Columelle, Ælien, se passent, pour ainsi dire, de la main à la main, cette doctrine empruntée aux écrits d'Aristote (1), qui la devait lui-même à des traditions en vogue, à son époque, parmi les bergers Grecs. Nos anciens agronomes étaient tous plus ou moins imbus de la même croyance ; tous les gens de la campagne pensent encore aujourd'hui que, si l'on conduit aux mâles les Vaches ou les Brebis quand le vent du Nord souffle et dans une saison plutôt sèche et froide que chaude et humide, le part fournit plus de mâles que si la conception a lieu sous l'influence d'un état opposé de l'atmosphère (2). Venette , Virey , Demangeon (3), etc., ont cru à cette action opposée des climats du Nord et du Midi sur la sexualité, et admettent qu'il naît plus de femelles au Midi, plus de mâles au Nord.

---

(1) Aristote, *de Generat. animal.*, lib. II, cap. II. — Et *de Histor. anim.*, lib. VI, cap. XIX. — (2) Velpeau, *Traité élémentaire de l'art des accouchements*, t. I, p. 225. — (3) Venette, *ouv. cit.*, t. II, p. 213. — Virey, *Dictionn. des scienc. méd.*, t. XIV, p. 489. — Demangeon; *Anthropogénèse*, p. 168.

On cite, en effet, des calculs à l'appui de l'opinion qu'il naît plus de femmes que d'hommes dans les pays chauds ; on dit que la proportion des hommes à celle des femmes est de 1 : 1,10 à la Nouvelle-Hollande ; de 1 : 1,16 au Caire ; de 1 : 1,20 à Quito, au Japon, aux Indes-Orientales ; de 1 : 1,25 au Mexique et dans le centre de l'Asie, et de 1 : 1,40 en Amérique, parmi les Guarines (1). Mais d'après de Potter, il ne naît point plus de filles que de garçons en Orient (2) ; d'après les documents fournis par de Humboldt, sur la proportion des naissances des deux sexes, dans l'Amérique Méridionale, il naîtrait cent garçons pour cent quatre-vingt-dix-sept filles ; mais, comme le dit Burdach, toutes ces évaluations manquent de précision et, faute de recensement et de tables des naissances régulièrement dressées, restent toutes plus ou moins approximatives.

En Europe, au contraire, où ces deux conditions d'une statistique exacte se trouvent réunies, les calculs sur ce point méritent plus de confiance. Les recherches du capitaine Bicker, qui embrassent plus de 70,000,000 d'observations, donnent sur l'intervention supposée des climats, dans la proportion des naissances des deux sexes, les résultats qui suivent : la proportion des naissances des filles serait à celle des garçons, en Russie, comme 100 à 108,9 ; à 107,71 dans le Milanais ; à 107,7 dans le Mecklembourg ; à 106,44 dans les Pays-Bas ; à 106,27 dans le Brandebourg et la Poméranie ; à 106,18 dans le royaume de Sicile ; à 106,10 dans l'empire Autrichien ; à 106,5 en Saxe et en Silésie ; à 103,86 en

(1) *Dictionnaire des sciences naturelles*, t. XIV, p. 582. — (2) *Philosoph. transact.*, t. XLIX, p. 1, p. 96.

Westphalie et dans les provinces Rhénanes; à 106,69
dans le Wurtemberg; à 105,38 en Bohème; à 104,75
dans la Grande-Bretagne; à 104,62 dans le royaume
de Suède (1).

Burdach croit que ces chiffres ne permettent point de
méconnaître l'influence du climat (2); cependant les calculs auxquels on s'est livré pour apprécier, en France,
cette influence sur la proportion des naissances, ne l'ont
point confirmée: de 1817 à 1845, la supériorité du nombre
des garçons ne s'y est point montrée plus grande dans le
nord qu'elle n'est dans le midi (3). Benoiston de Château-
neuf affirme, qu'aussitôt que les observations se généra-
lisent, il devient manifeste que la nature suit d'autres lois.

Une loi véritable, car elle est à la fois constante et
générale, semble du moins dominer toutes les anomalies
et fixer, au milieu de tous les accidents, les rapports des
naissances de l'un et de l'autre sexe, lorsqu'on fait abstraction des cas particuliers et que la statistique opère
sur de grands nombres (4): que l'on multiplie le nombre
des naissances d'une faible population, en additionnant
celles d'un grand nombre d'années, ou que l'on embrasse
de grandes populations, en se restreignant à de plus
courtes périodes, le résultat est le même (5): les naissances des filles sont à celles des garçons dans la proportion moyenne de 100, 105 ou 106,00; elles sont moindres
d'un *seizième* (6).

<hr>

(1) A. Quetelet, *sur l'Homme et le développement de ses facultés* ou *Essai de physique sociale*, Paris, 1835, t. I, p. 43-44. — (2) *Traité de physiologie*, traduit par Jourdan, t. II, p. 274. — (3) *Annuaire du bureau des
longitudes de 1838*, p. 162. — (4) Sussmich, *Gœttliche ordnung in den
Verœnderungen des menschlichen geschlechts*, t. 2, p. 241. — Burdach,
loc. cit. — (5) Burdach, *loc. cit.* — Quetelet, *ouv. cit.*, *loc. cit.* — (6) *Annuaire du bureau des longitudes*, 1844, p. 187.

Mais, en le régissant, cette loi ne détruit point le fait des variations plus ou moins étendues de la proportion normale des naissances des deux sexes.

6° Si l'on en croit Bicker, c'est dans le sang, dans la race des populations que résideraient les forces ou les causes, quelles qu'elles soient, de la plus grande partie de ces variations; Burdach ne doute point de la réalité de cette influence des races et leur attribue une part de l'action apparente des climats (1); chez les animaux, il est, d'après Girou, dans une même espèce, des races où les mâles, d'autres où les femelles naissent en plus grand nombre : ainsi, chez la race Antennaise du Mouton, le sexe masculin domine dans les produits. Les étalons des contrées méridionales font, d'après le même auteur, naître plus de femelles que de mâles, lorsqu'ils sont alliés à des femelles de pays septentrionaux : sur 112 étalons, dont 12 seulement arabes, le rapport des femelles aux mâles a été :

Parmi les productions non arabes :: 1,000 : 993.

Parmi les productions arabes :: 1,000 : 888.

Dans leurs premières alliances avec les brebis Françaises, les Mérinos donnèrent des résultats semblables; on en a vu de semblables dans l'espèce humaine: des recherches historiques de Girou, il résulte que les hommes du Midi, qui se sont alliés à des femmes du Nord, ont eu plus de filles que de garçons, lorsque aucune autre circonstance n'a dû influer sur le sexe des enfants; et des hommes du Nord, qui ont épousé des femmes du Midi, plus de garçons que de filles (2); ces inégalités dans la proportion des naissances des deux sexes seraient surtout remarquables parmi la race Juive; d'après les calculs de

____

(1) *Ouv. cit.*, t. II, p. 274. — (2) *De la Génération*, p. 148-149, 298.

Bicker, d'Hufeland et de Valentin, le nombre des naissances masculines s'élèverait, chez eux, bien au delà du chiffre indiqué par la loi générale des naissances dont nous avons parlé et, d'après Bicker, la proportion des filles aux garçons serait de 100 : 113 (1); de 1813 à 1820, il naquit au cap de Bonne-Espérance, chez les Européens, 6,780 filles et 6,604 garçons = 100 : 97; parmi les esclaves, 2,826 filles et 2,936 garçons = 100 : 103 (2).

D'autres variations étranges de la même loi semblent tenir aux lieux : les unes, permanentes, viennent de causes inhérentes à la diversité de la population des villes et des campagnes; le nombre relatif des naissances masculines est moindre dans les villes, phénomène dont Girou étend le caractère et qu'il veut rattacher à la diversité des occupations; il fait de la société trois classes professionnelles : la première, formée des individus dont les occupations tendent à développer les qualités physiques; la seconde, de ceux dont les occupations tendent à les énerver; la troisième, de ceux dont les occupations sont d'une nature mixte; le nombre proportionnel des naissances masculines, dans la première classe, serait plus fort que celui que présente la France; plus petit, dans la seconde; égal à celui des naissances féminines dans la troisième (3).

D'autres variations locales de la même loi sont comme passagères, et changent chaque année de lieu: en France, dans l'intervalle de vingt-neuf années, de 1817 à 1845, il est arrivé quarante fois que les naissances annuelles des filles ont surpassé le nombre des naissances des

____

(1) Burdach, *loc. cit.* — (2) Quetelet, *ouv. cit.*, t. I, p. 44. — (3) *Bulletin de Ferussac*, t. XII, p. 3. — Quetelet, *ouv. cit.*, p. 50.

garçons dans quelques départements : trois fois dans les *Basses-Alpes*; trois fois dans les *Hautes-Alpes*; une fois dans les *Ardennes*; une fois dans les *Bouches-du-Rhône*; deux fois dans le *Cher*; trois fois dans la *Corrèze*; quatre fois dans la *Corse*; une fois dans la *Côte-d'Or*; une fois dans la *Dordogne*; une fois dans le *Finistère*; deux fois dans l'*Hérault*; une fois dans l'*Isère*, une fois dans la *Haute-Loire*; une fois dans la *Loire-Inférieure*; une fois dans le *Loiret*; quatre fois dans le *Lot-et-Garonne*; une fois dans la *Manche*; deux fois dans la *Marne*; une fois dans les *Pyrénées-Orientales*; une fois dans le *Rhône*; deux fois dans la *Haute-Saône*; une fois dans le *Var*; deux fois dans l'*Yonne* (1); mais, d'après Hufeland (2), ces oscillations entreraient dans le mouvement de la loi générale : la proportion normale des naissances féminines aux naissances masculines de 100 : 106, régnerait une quinzaine d'années dans les villages; un an, dans une ville d'étendue médiocre; quatre mois, dans une ville de cinquante mille habitants; une semaine, dans une ville de deux cent mille âmes ; un jour, dans un état de dix millions d'habitants (3).

7° L'état civil, aussi, exerce sur la loi de rapport des naissances des mâles et des femelles une perturbation constante et singulière : la prépondérance normale des garçons sur le nombre des filles, qui se retrouve jusque dans le relevé des naissances des enfants morts-nés (4), s'altère sensiblement dans le chiffre des naissances des enfants naturels; tous les documents s'accordent à donner un nombre relativement plus élevé des garçons, dans la

---

(1) *Annuaire du bureau des longitudes* pour 1848, p. 161. — (2) *Journal der praktischen heilkunde*, 1820, p. 1. — (3) Burdach, *ouv. cit.*, p. 282. — (4) *Annuaire du bureau des longitudes*, 1848, p. 160.

classe des enfants légitimes, que dans celle des illégitimes :
les calculs de Bicker pour une grande partie des pays de
l'Europe (1) ; ceux de Babbage pour la Prusse, pour le
royaume de Naples et la Westphalie (2); ceux de Poisson
et de Mathieu pour la France (3), concluent tous également
ment à ce fait ; les naissances des filles, au lieu d'être par
rapport à celles des garçons, dans la proportion de 100 :
106, varient de 100 : 104, 103, 102 et même 100. En
France, de 1817 à 1845, le chiffre des naissances naturelles a donné 1,027,402 garçons et 987,449 filles (4).

8° Relativement à l'action de la fortune publique, à celle
des états de bien-être et de misère des populations, influence qu'on pensait devoir être très-grande sur la proportion des naissances des deux sexes, les recherches que
nécessite une question si complexe laissent encore dans
le doute sur la part à lui faire. D'un travail de ce genre en-
trepris par Bailly pour la ville de Celles, canton pauvre et
stérile, il résulte bien que la proportion des naissances
des filles s'y trouve plus forte que celle des naissances des
garçons : mais le résultat ne prouve rien, au delà des limites du canton, en admettant encore, ce que l'on ne peut
admettre que, dans ces limites mêmes, la loi des variations
des naissances des deux sexes, dans l'enceinte des mêmes
lieux, par le seul fait du temps, autorise à y croire en
dehors des années que les calculs embrassent. D'une
autre part, les recherches et les observations, faites beaucoup plus en grand, du docteur Villermé, repoussent ces
conclusions ; ses chiffres tendent à prouver que, dans les

<hr>

(1) *Annales d'hygiène*, Paris, 1832, t. VIII, p. 445. — (2) *Bibliothèque
universelle de Genève*, 1839, p. 140 et suiv. — (3) *Mémoires de l'Académie
des sciences*, t. IX, p. 239. — (4) *Annuaire du bureau des longitudes
pour 1848*, p. 160-161.

départements les plus malheureux de France, tels que la Sologne, la proportion relative des naissances masculines est aussi forte que dans les villes les plus riches et les mieux situées ; qu'elle est de même aussi forte chez les paysans et chez les montagnards de l'Écosse qui vivent dans une profonde misère, se nourrissant de haricots et de pommes de terre, que chez les habitants opulents de la ville et des environs de Londres (1).

Il n'est pas enfin jusqu'à la force de la civilisation dont on n'ait invoqué l'action sur le nombre des naissances respectives des filles et des garçons. Dans les nouveaux Etats de l'Amérique du Nord (Alabama, Mississipi), on a compté 70,038 filles pour 76,067 garçons = 100 : 108 ;

Tandis que les anciens États ont donné 153,384 filles contre 158,113 garçons = 100 : 103 ;

Et les six grandes villes 38,223 filles, 38,319 garçons = 100 : 100,2.

Il paraîtrait donc, dit Burdach (2), que ce n'est pas seulement la diminution des forces physiques, mais encore le progrès de la civilisation qui restreint le nombre des naissances masculines.

ARTICLE II.

Critique des systèmes sur la part des auteurs au sexe du produit, et démonstration de l'action déterminante des lois et des formules de la procréation sur la sexualité.

Il nous reste maintenant à faire à tous ces cas et à toutes ces doctrines, l'application critique et méthodique des lois de la procréation sur la sexualité.

(1) Velpeau, *ouv. cit.*, t. I, p. 127. — (2) *Ouv. cit.*, t. II, p. 279.

§ I. — Critique des systèmes négatifs de l'action du père et de la mère sur
la nature du sexe.

Des trois premiers systèmes qui rejettent l'influence
du père et de la mère sur le caractère de la sexualité, il
n'en est aucun qui soutienne l'épreuve de la discussion.

Ils tombent tous les trois devant la double erreur des
principes et des faits qui leur servent de base.

L'erreur des faits s'explique, en quelque sorte, d'elle-
même : en les examinant, on en trouve la raison.

1° — Celle de la théorie de l'*indétermination primordiale des sexes,* soutenue par Ackermann, se révèle tout
d'abord : elle doit son origine à la physionomie de l'une
des époques de la vie embryonaire et à l'observation de
cas exceptionnels qu'on a traduits en règle.

Il est vrai et très-vrai, qu'à un moment donné de l'évolution de l'être, il n'existe point de détermination apparente de sexe. Cette période de *latence,* si l'on peut ainsi
dire, ne se limite même point à cet intervalle de temps
où les organes sexuels ne se manifestent pas ou ne constituent que des masses indifférentes (1) ; elle se prolonge
au delà de leur apparition par un instant d'arrêt et d'hésitation extérieure de la vie entre les caractères distinctifs
des deux sexes. Durant les premiers temps, les deux
organes internes qui élaborent le germe, l'ovaire et le
testicule, de même que les parties génitales externes,
n'offrent point de signes auxquels on puisse les distinguer (2). Leur analogie est surtout remarquable dans

(1) Rathke, *Beitræge zur geschichte der Thierwelt,* t. IV, p. 131. —
(2) Bischoff, *Traité du développement de l'homme et des mammifères,*
2ᵉ partie, p. 255. — Tiedemann, *ouv. cit.* — Muller, *Manuel de physiologie,* trad. par Jourdan, Paris, 1845, t. II, p. 743.

certaines espèces, telles que celles du Porc et de la Brebis,
selon Rathke ; du Lapin, selon Weber (1). Mais cette
indifférence de l'être entre les deux sexes, n'est relative
qu'à ce point de la vie embryonaire ; elle tient à la loi
même de l'évolution des différents organes, qui se fait par
degrés et ne peut commencer par être d'abord complète ;
l'illusion, en un mot, provient du simple défaut de développement des parties. Mais, pour être un instant latents
et uniformes, il ne s'ensuit point que les caractères sexuels
soient primordialement indéterminés, car on en pourrait
dire autant de tous les organes. Il suffit, en effet, de se
rapprocher de quelques degrés de plus des premiers
commencements, dans l'embryogénie, pour voir les rudiments de tous les organes offrir le même phénomène, et
leurs linéaments disparaître un à un dans une masse
commune qui ne révèle rien de la nature de l'organe, ni
même de la nature spécifique de l'être. Personne, en
effet, ne serait en état de distinguer l'un de l'autre les
premiers rudiments du poumon et du foie (2). Personne
ne le serait, dans les premiers moments de la vie embryonaire, de distinguer si l'être sera Poisson, Grenouille,
Oiseau ou Mammifère ; en lui cependant réside une force
intérieure et décisive, quoique inaccessible aux sens, qui
imprime à l'avance une direction fixe, un type déterminé
à tous les développements ultérieurs de l'être (3). De
même les rudiments des organes génitaux, malgré la
ressemblance primitive de formes qu'ils offrent chez les
deux sexes, n'en possèdent pas moins, dès ce moment,

(1) Weber, *Mémoire cité*, p. 65-66. Tab. V, fig. 23, pl. CL. — (2) Bischoff, *ouv. cit.*, p. 355-356. — (3) Burdach, *Traité de physiologie*, t. III,
p. 580.

les forces qui décident à l'avance de la nature ultérieure et finale du sexe.

L'idée d'en attribuer la détermination, comme l'a fait Ackermann, aux proportions relatives de l'embryotrophe (1), celle de Geoffroy-Saint-Hilaire de la faire dépendre du degré de parallélisme de la marche des deux branches de l'artère spermatique et de la terminaison de la seconde des deux branches au commencement ou à la fin de l'oviducte (2), n'ont point l'ombre d'un fondement. Les œufs petits ou gros, dans la classe des Oiseaux, donnent indifféremment des mâles et des femelles (3) ; quoique les femelles des Phasmes soient de moitié plus grosses que les mâles, Muller n'a trouvé aucune différence entre les œufs des deux sexes (4). La même chose a été remarquée dans la *Phalæna dispar*, et autres insectes (5). La théorie de Geoffroy Saint-Hilaire n'est qu'une substitution de la cause à l'effet ; il ne se forme point un épididyme, l'ovaire ne se transforme point en testicule, le sexe, en un mot, ne *devient* point mâle, parce que la seconde branche de l'artère spermatique descend parallèlement avec la première et vient se rendre au commencement de l'oviducte ; ce parallélisme, cette direction et cette terminaison s'opèrent, parce qu'ils doivent s'opérer du fait que le sexe est mâle. Il ne se forme point de cornes de matrice, le sexe ne *devient* point femelle, parce que les deux branches de l'artère spermatique divergent dès leur naissance, et que la seconde vient se rendre à la

(1) Ackermann, *Infantis androgyni historia*, loc. cit. — (2) Geoffroy-Saint-Hilaire, *Philosophie anatomique*, t. II. *Des Monstruosités humaines*, Paris, 1823, p. 359. — (3) Girou de Buzareingues, *de la Génération*, p. 231. — (4) *Nova acta naturæ curiosorum*, t. XII, p. 644. — (5) Burdach, *ouv. cit.*, t. III, p. 582.

fin de l'oviducte; cette divergence a lieu, cette direction et cette terminaison existent, parce qu'elles doivent être telles, dès que le sexe est femelle.

Il n'est point, en un mot, d'*indétermination* véritable des sexes ; il existe seulement un premier moment de la vie où les sexes, quoique prédéterminés, n'apparaissent point encore, et un second moment où ils n'ont pas acquis leurs caractères distincts. L'embryon animal renferme en lui-même la raison suffisante de sa sexualité. Sous ce point de vue, dit Bischoff (1), il faut s'en référer à l'autorité de Carus (2), de Rathke (3) et de Burdach (4) qui regardent la différence sexuelle comme trop profondément enracinée dans l'organisme, pour que le germe n'en porte point l'empreinte, quoiqu'elle ne s'aperçoive point d'abord.

2° — La doctrine de Tiedemann ou de la *féminité primordiale du sexe* chez les embryons, n'est qu'une seconde erreur dont la raison se trouve à un autre point de vue de l'évolution du germe, et qui, comme la première, repose sur une fausse base et sur un faux principe :

La base fausse est le fond de la doctrine elle-même, la féminité primordiale du sexe chez les embryons ;

Le faux principe est l'idée de la mutabilité ou de la conversion d'un sexe en un autre sexe.

L'observation des phases de la vie embryonaire rend parfaitement compte de la théorie de Tiedemann ; le sexe mâle de l'homme et des animaux des espèces supérieures affecte, dans le principe, et par le seul défaut de développement des signes de la masculinité, une analogie plus

---

(1) Bischoff, *Traité du développement de l'homme et des mammifères,* loc. cit. — (2) Carus, *Lehrbuch der gynœkologie,* t. I, p. 49. —(3) *Beitræge zur geschichte der Thierwelt,* t. III, p. 124. — (4) *Ouv. cit.,* t. III, p. 580.

ou moins apparente avec le type femelle (1). C'est cette analogie qui a trompé Tiedemann ; il en a méconnu la limite, la cause et le caractère : au lieu de voir dans cette ressemblance d'un instant entre les deux sexes un rapport transitoire et commun à tous deux, il s'est pour ainsi dire enfermé dans ce moment de l'évolution du germe, n'a vu que l'une des faces de la conformité, celle du type mâle avec le type femelle, et a posé en règle la féminité primordiale du sexe dans tous les embryons.

Rien de plus illusoire : l'analogie ne tient qu'à la phase et non pas à la nature du sexe et l'induction de Tiedemann est fausse tout à la fois pour le moment qui suit et pour le moment même de l'évolution sur lequel il se fonde. On pourrait, au même titre, et avec plus de raison, établir en principe la masculinité première de tous les germes, et si l'on s'en fiait à des analogies trompeuses et passagères, on serait tenté d'y croire (2). Des recherches plus exactes ont, en effet, prouvé que le sexe masculin non-seulement n'a, ni ne prend d'abord les formes réelles du sexe féminin, mais que ce serait plutôt le sexe féminin qui tendrait, dans le principe, à se rapprocher des siennes, comme le clitoris, les ovaires accessoires, l'abouchement des oviductes dans l'urètre, le pourraient faire penser ; mais, de fait, et comme le dit avec raison Burdach (3), tout se réduit ici à une ressemblance originellement plus grande entre les sexes, conformité première par laquelle ils passent avant de parvenir aux types définitifs de leur nature propre et différentielle.

(1) Tiedemann, *ouv. cit.*, p. 80-88.—Isid. Geoffroy-Saint-Hilaire, *Histoire générale et particulière des anomalies*, t. II, p. 44. — Burdach, *ouv. cit.*, t. I, p. 251. — Bischoff, *ouv. cit.*, p. 256. — (2) Velpeau, *Traité élémentaire de l'art des accouchements*, t. 1, p. 306. — (3) *Ouv. cit.*, t. III, p. 580.

L'hypothèse de Tiedemann n'allait à rien moins qu'à ériger en loi, dans le règne animal, le fait à peine soutenable dans le règne végétal, de la mutabilité et de la métamorphose accidentelle des sexes : l'être passait réellement d'un sexe à l'autre sexe ; l'embryon femelle devenait embryon mâle ; théorie monstrueuse qui, même chez les plantes, n'est point démontrée, et qui, l'eût-elle été pleinement comme on l'a dit, n'eût point légitimé les conclusions absurdes tirées d'un règne à l'autre.

On a pu voir, sans doute, comme dans les expériences de Mauz et de Raspail, le genre d'exposition, les accidents de l'ombre ou de la lumière, de la chaleur ou du froid, de la sécheresse ou de l'humidité du sol, le mode de sémination, le degré de fumure, le degré d'enfouissement des graines, déterminer chez des plantes dioïques, d'étranges transformations dans la sexualité première du végétal (1). Mais, en s'en emparant, en prétendant conclure d'un règne à l'autre règne, on a oublié que les deux règnes, en ceci, ne sont point comparables (2) ; on a oublié ce qu'avaient entrevu Ray, Lahire (3) et Buffon (4), ce que reconnaît maintenant l'école philosophique des botanistes modernes, du Petit-Thouars (5), de Tristan (6), de Candolle (7), Dunal (8), Nœper, Rigaud (9), Poiteau, Meyen et Charles Gaudichaud (10), le sagace et profond organe de

<hr>

(1) Sprengel, *Neue entdeckungen*, t. III, p. 242-349. — V. Bomare, *Dict. d'hist. nat.*, t. IV, art. DATTIER. — Raspail, *Nouveau système de physiologie végétale*, Paris, 1837, 2 vol. in-8. — (2) Meyen, dans Burdach, *ouv. cit.*, t. I, p. 251-257. — (3, *Mémoires de l'Académ. des scienc.*, 1708, — (4) *Discours sur la reproduction en général.* — (5) *Essais sur la végétation* ou *Journal de physique*, 1811, t. XXIV, p. 398. — (6) *Journal de physique*, 1813, t. LXXV, p. 401. — (7) *Organ. végét.*, t. II, p. 228. — (8) *Considér. org. fleurs*, Montpellier, 1829, in-4. — (9) Mémoire lu à l'Académie des sciences, 22 août 1831. — (10) *Observations sur l'ascension de la sève.* (*Annales des sciences naturelles*, septembre 1836.) —

la nouvelle doctrine phytologique; on a oublié, dis-je,
que le végétal n'est qu'un être collectif et n'a point de
véritable individualité; qu'il n'est qu'une succession et
qu'une métamorphose d'individus primaires, feuilles,
cellules, mérithalles, sépales, gemmes ou bourgeons, de
quelque nom qu'on les nomme, êtres protéiformes et
d'abord homogènes, dont les caractères les plus déterminés
tiennent principalement à la place qu'ils occupent dans
la série totale et dont l'essence sexuelle est l'hermaphrodisme. Il n'est pas jusqu'aux dioïques eux-mêmes qui
n'offrent les rudiments du sexe qui leur manque aux lieux
mêmes où ce sexe aurait dû exister. Entre les transformations, prétendues ou réelles, des organes génitaux d'êtres
ainsi composés et celles des mêmes organes chez les animaux, il y a nécessairement toute la distance qu'il y a
entre la sexualité de ces deux classes d'êtres. La sexualité
du végétal est double; elle est collective, multiple, transitoire et locale comme lui; elle appartient moins à la
tige qu'au bourgeon; elle peut comme le bourgeon naître,
se développer, changer sur la même tige; mais ces mutations, même les plus singulières, chez des individus passagers dont l'essence est d'être hermaphrodites, n'ont ni
ne peuvent jamais, par cette raison même, avoir le caractère qu'on leur a supposé; elles sont simplement des
générations de nouveaux individus qui, formés sous l'empire de nouvelles conditions, ou nés de nouveaux points
de la tige principale, fleurissent à leur manière; ou plutôt
elles ne sont que des avortements ou des développements,

*Recherches générales sur l'organographie, la physiologie et l'organogénie
des végétaux*, Paris, 1841, in-4, et particulièrement, ses *Recherches générales sur la physiologie et l'organogénie des végétaux*. (Comptes rendus de l'Académie des sciences, du 27 juin 1842.)

les uns simultanés, les autres successifs, des organes des deux sexes manifestes ou latents dans l'essence de la plante.

Il n'y a donc pas encore ici de vraie *transmutation* de sexe.

D'autres auteurs vont plus loin : dans le règne végétal même, il existe d'après eux une tendance initiale et caractéristique de la sexualité et, dans les mutations que les circonstances les plus actives opèrent, une limite qu'on oublie : ces circonstances en peuvent étendre ou restreindre, mais non pas abolir la direction première. Les pieds mâles de chanvre qu'on mutile ne se couvrent que de fleurs hermaphrodites et non de fleurs femelles ; les plantes femelles dont on active l'accroissement ne donnent également que des fleurs hermaphrodites et non des fleurs mâles (1).

Quant au règne animal, chez les classes supérieures et dans l'espèce humaine où la sexualité est une, générale, permanente et fait corps avec l'essence de l'être, du moment que l'existence individuelle a déjà commencé, les circonstances du dehors sont sans aucune action sur son caractère, et il n'est au pouvoir d'aucun ordre de causes *postérieures à l'acte de la fécondation* de la transformer. Des embryons de l'un et de l'autre sexe se développent simultanément, l'un à côté de l'autre ; d'œufs soumis au même mode de traitement, éclosent des oiseaux des deux sexes ; chez les insectes mêmes, comme chez les abeilles, les circonstances de l'incubation peuvent agir sur la taille, la grosseur et le plus ou moins complet développement

(1) Autenrieth, *Disquisitio de discrimine sexuali jam in seminibus plantarum dioicarum apparente*, p. 7.

de l'abeille ; mais jamais elles n'opèrent de métamorphose
d'un sexe en un autre sexe (1). Cette métamorphose n'est
prouvée nulle part chez les animaux ; loin de là, elle est
partout, dans cette classe d'êtres, en opposition patente
avec les faits et la logique elle-même ; car le grand argument sur lequel Tiedemann se fonde pour l'établir, la ressemblance primordiale du sexe mâle avec le sexe femelle,
à un moment quelconque de l'évolution du germe, n'est
pas, comme on l'a vu, une raison plus plausible de la transition d'un sexe à l'autre sexe, que la ressemblance de tous
les Vertébrés, dans les premiers temps de la vie embryonaire, n'est une preuve admissible de la transition utéro-
fœtale d'une espèce à une autre.

3° La troisième théorie, celle de Knox et de Weber,
ou de la *dualité primordiale des sexes dans les embryons*,
est beaucoup plus spécieuse, et parce qu'elle ne vient
point, comme les deux premières, se briser tout d'abord
contre un principe faux, et parce qu'elle repose sur un
ordre de faits parfaitement démontrés. L'hermaphrodisme est la loi véritable de la sexualité pour une très-
grande partie de la série animale.

La question est de savoir s'il ne serait pas, de même,
la loi latente de celle où il n'apparaît pas.

C'est ce problème que Knox et Weber résolvent affirmativement. Dans les espèces qui ne semblent point hermaphrodites, l'unité de sexe, selon le premier auteur,
serait point, on l'a vu, un fait initial ; elle serait une
phase seconde de la sexualité et le résultat final de la
lutte des deux sexes premièrement réunis dans l'embryon
lui-même, lutte où le plus puissant et le plus dominant

____

(1) Burdach, *Traité de physiologie*, t. III, p. 581.

entraînerait l'absorption et la disparition des éléments de l'autre. Cette théorie de Knox est plutôt dogmatique que démonstrative. La dualité première des sexes dans les germes, telle qu'il la soutient, n'est qu'une pure hypothèse ; et la raison finale de la prédominance réglée et dévolue tour à tour, en quelque sorte, à chacun des deux sexes, dans un aussi grand nombre d'espèces animales, reste à déterminer. L'auteur se tait sur elle.

L'argumentation de Weber (1), au contraire, est tout anatomique et donnerait un corps au système de Knox, sans donner plus de lumière sur la cause première et déterminante de la réduction de sexes primitivement doubles à un sexe unique. Chez l'homme et chez les mâles de plusieurs mammifères, le cheval, le porc, le chien, le castor, le chat, le lapin, Weber a cru pouvoir établir, comme une règle, la coexistence de l'appareil masculin de la génération et de l'organe principal de la sexualité féminine, l'utérus. Mais l'argumentation de l'anatomiste allemand roule tout à la fois sur un vice de logique et sur une erreur de fait ; comme nous pensons, plus tard, en donner la preuve, l'organe de l'existence duquel Weber s'appuie n'est pas etne peut pas être l'utérus, et l'identité qu'il prétend démontrer entre les deux organes est purement idéale, et en opposition tout aussi radicale avec l'observation qu'avec le grand principe de la scission des sexes dans les classes supérieures de l'animalité. Les Mollusques, spécialement les Ptéropodes et les Gastéropodes, forment dans le règne animal la limite extrême de la réunion régulière des deux sexes dans l'individu. La répartition des

(1) E. Weber, *mém. cit.*

sexes chez les animaux a été, dit Muller, réglée de telle
manière que les Articulés et les Vertébrés n'offrent aucune trace d'hermaphrodisme *normal* (1). Rathke a ren-
versé l'exception apparente que Home (2) avait cru trouver chez les *petromyzons* et chez les *myxines* dans la classe
des Poissons, en prouvant l'existence des mâles, dans ces
espèces, et faisant voir des reins dans les prétendus testicules des femelles (3). Il y a plus encore; bien loin que
le progrès continu de l'étude et de l'inspection des êtres
tende à développer le champ de l'hermaphrodisme, il tend
à le restreindre : plus l'anatomie se perfectionne et s'é-
claire par le microscope, mieux on reconnaît, ainsi que
Quatrefages vient de le constater dans l'*astérie rouge* et
dans l'*holothurie tubuleuse*, que beaucoup d'animaux in--
férieurs, regardés comme hermaphrodites, rentrent dans
la classe des animaux à sexes séparés.

L'antagonisme entre la masculinité et la féminité devient d'autant plus visible, d'autant plus absolu, d'autant
plus général, qu'on s'élève davantage dans la série des
êtres.

La sexualité *individuelle* ou la répartition de l'appareil mâle et de l'appareil femelle de la génération sur
des individus différents, cette loi générale de tous les
Vertébrés, n'est, par cette raison même, nulle part si développée que dans l'espèce humaine, et la séparation radicale des deux sexes n'apparaît point seulement dans
les organes locaux de la génération. Comme dans toutes
les espèces où la diversité individuelle arrive à un haut
point de manifestation, elle s'étend plus ou moins au

<hr>

(1) Muller, *Manuel de physiologie*, t. II, p. 590. — (2) *Philosop. transact.*, 1815, p. 265. — (3) *Bemerkungen ueber den innern Bau der Pricke*,
p. 57. Dans Burdach, t. I, p. 271.

reste de l'organisme, et la vie tout entière prend, comme le dit Burdach, un caractère sexuel.

Aucun des trois premiers systèmes dont le principe est contraire à l'action du père et de la mère sur la sexualité, ne soutient donc l'examen.

Les sexes ne sont point primordialement indéterminés,

Les sexes ne sont point primordialement femelles ;

Il n'y a point de transition d'un sexe à l'autre sexe ;

Il n'y a point davantage de réunion normale des sexes mâle et femelle dans les classes supérieures de l'animalité.

Tout tend, au contraire, à la consécration d'un fait subversif de toutes ces hypothèses : la détermination simultanée, dans l'être, du sexe et de la vie.

La ruine définitive de toutes les théories de la préformation et de l'évolution organique des germes ne permet plus de reporter l'origine du sexe à l'époque antérieure à la fécondation ; l'impossibilité des trois théories que nous venons de combattre, défend de la reporter à l'époque postérieure ; il faut donc qu'elle soit celle de la fécondation même.

Nous regardons, pour notre part, comme irréfutable, la série de preuves qu'en accumule Burdach : elles peuvent se résumer dans les trois suivantes :

La première est le moment de l'apparition des organes sexuels qui, comme l'ont démontré Meckel (1), Rathke et Muller (2), se rapproche d'autant plus de la fécondation qu'on s'élève plus haut dans l'échelle des êtres ; la fleur où se développent les organes sexuels, ne se développe elle-même que dans le plus complet pa-

____

(1) Meckel, *Manuel d'anatomie*, t. III. — (2) Muller, *Dissertatio de genitalium evolutione*; Halle, 1815, in-4.

nouissement de la vie ; chez le plus grand nombre des Invertébrés, et parmi les Poissons chez les Vertébrés, les mêmes organes sexuels, imperceptibles dans l'œuf, ne se manifestent qu'après l'éclosion ; ils paraissent au contraire de très-bonne heure dans l'œuf, dans les classes des Oiseaux et des Mammifères ; dès le cinquième jour de l'incubation, dans celui du poulet, et à une époque proportionnellement plus précoce chez l'homme que chez aucun animal (1) : d'après Tiedemann (2), Bischoff (3), Muller (4), ils s'y montrent dès la fin de la cinquième semaine, et il n'y a que les cas de monstruosité poussée au plus haut point où l'on n'en voit point de trace (5) ;

La seconde preuve se déduit des manifestations de la sexualité indépendamment de ses organes eux-mêmes ; le sexe, d'après Autenrieth, se caractériserait, chez les plantes dioïques, jusque dans les graines. La masculinité s'y révèle d'abord à la forme peu oblongue et au poids relativement plus lourd des graines mâles ; elle se reconnaît ensuite au travail plus rapide de la germination, ainsi qu'à la longueur proportionnellement plus grande de la radicule que des cotylédons (6). Les caractères sexuels indépendants de ceux des organes locaux de la génération ne sont pas, d'après Sœmmering, moins prononcés chez l'homme : les sexes opposés affectent une différence si visible des formes, dans l'embryon humain, qu'elle suffit à elle seule à indiquer le sexe (7) ; or, comme le dit Burdach, les organes génitaux sont trop

____

(1) Burdach, *ouv. cit.*, p. 579. — (2) Tiedemann, *Anatomie der Kopslosen missgeburten*, p. 81. — (3) Bischoff, *Traité du développement de l'homme et des mammifères*, p. 375. — (4) Muller, *Manuel de physiologie*, t. II, p. 743. — (5) Meckel, *Handbuch der patholog. anatomie*, t. I, p. 656. — (6) Antenrieth, *ouv. cit.*, p. 18-20. — (7) Sœmmering, *Icones embryonum*, p. 4. — Burdach, *ouv. cit., loc. cit.*

insignifiants, ils sont trop inactifs, dans les premiers temps de la vie embryonaire, pour pouvoir exercer cette profonde influence sur tout l'ensemble de l'être, et l'on ne peut voir en eux que l'expression locale du caractère sexuel qui, né avec la vie, et en puissance dans le germe, dès la fécondation, se révèle de lui-même dans l'évolution des différents organes ;

Un troisième ordre de preuves, plus décisif encore, qui porte sur une époque de la formation de l'être où les sens n'atteignent plus, vient de l'hérédité même ; il vient de l'empire des circonstances de la génération sur les caractères et sur les attributs de l'individualité qui, dans les classes élevées de l'animalité, fait, comme nous l'avons vu, partie du sexe même. Cet empire si profond, dont tout porte les traits, n'est point seulement pour nous la démonstration que la sexualité est en puissance dans l'être, avant l'apparition d'aucun de ses organes, elle est, à tous les yeux, la preuve irrécusable qu'avec tous les principes et tous les attributs de la nature spécifique et individuelle, la sexualité remonte jusqu'à l'acte de la fécondation et coïncide avec l'explosion de la vie.

Nous nous trouvons ainsi forcément ramené au principe des doctrines qui, contrairement à celles que nous venons d'exposer, rattachent à l'action d'influences *générales* ou *particulières* sur la fécondation, la détermination du sexe du produit.

Le système des influences générales est celui des causes *impersonnelles*, le système des influences particulières, celui des causes *personnelles* de la sexualité.

§ II. — Critique des théories des causes *impersonnelles* et des causes *personnelles* de la sexualité, ou des divers systèmes de l'action *spécifique* et *individuelle* du père et de la mère sur la nature du sexe.

La sexualité est-elle ou n'est-elle pas soumise à l'action de causes *impersonnelles*? C'est une question complexe et dont il faut d'abord dégager avec soin les divers éléments.

Qu'entend-on, premièrement, par causes *impersonnelles*? toutes les influences qui, dans le père et la mère, exercent sur le sexe une action exclusive et indépendante des individus.

Au premier coup d'œil, elles semblent en grand nombre : l'espèce, la race, les lieux, les saisons, les climats, etc. ; mais, dès que l'on procède à leur analyse avec toute la rigueur de la définition, on ne tarde pas à voir qu'elles sont, pour la plupart, d'une nature mixte et, qu'à proprement dire, il en est tout au plus une seule, l'*espèce*, dont l'influence soit pure d'individualité.

Nous ne nous occuperons donc ici que de la dernière, l'appréciation des autres ne devant venir, dans l'ordre méthodique des matières, qu'à la suite de celle des causes *personnelles* de la sexualité.

Ainsi limitée, la question de l'existence des causes *impersonnelles* de la sexualité se réduit à cette question : La sexualité est-elle ou n'est-elle pas généralement soumise à la loi de l'espèce?

Elle est profondément soumise à cette loi :

a. Elle l'est quant au système de reproduction : dans toutes les espèces dont le type normal de génération est l'hermaphrodisme, les sexes naissent doubles ; dans toutes les espèces à sexes séparés, les sexes naissent simples ;

b. Elle l'est quant à la forme de son organisme : les sexes, dans chaque espèce, se transmettent sous les formes départies à l'espèce, formes dont les variétés sont tout à la fois si nombreuses et si fixes dans la série des êtres (1);

c. Elle l'est, d'une manière tout aussi positive, quant à la proportion du nombre des deux sexes : dans le chanvre et dans d'autres végétaux dioïques, les pieds femelles sont aux pieds mâles : : 1 : 4 : dans les animaux, chaque espèce d'animal a sa proportion particulière : chez les Ascarides lombricoïdes il y a, d'après J. Cloquet, quatre femelles pour un mâle; cinq dans l'Échinorhynque; six, suivant Cuvier, dans les Céphalopodes; quinze, selon Ramdohr, parmi les Daphnies; un mâle, d'après Lyonnet, contre quatre femelles parmi les Phalènes et, d'après Meissecke, chez les Lépidoptères et parmi la plupart des autres Insectes. Suivant Bloch, il y aurait une fois au moins autant de mâles que de femelles dans un grand nombre d'espèces parmi les Poissons et, dans d'autres espèces, les mâles seraient si rares, que l'on a prétendu qu'il n'y en avait point. Ils sont également rares dans un grand nombre d'Oiseaux, chez les Palmipèdes, plusieurs Gallinacés; ils le sont encore chez beaucoup de Mammifères, et en particulier chez les Ruminants, les Rongeurs, les Amphibies, et certains Carnassiers, tels que le chat, où leur nombre serait, d'après Frisch, à celui des femelles : : 1 : 20. On voit, au contraire, chez les Oiseaux de proie, chez quelques Gallinacés, Palmipèdes et Passereaux, chez plusieurs Mammifères, Carnassiers, et aussi chez les Quadrumanes, les sexes égaux en nombre, où comme chez l'homme, le nombre

---

(1) Flourens, *Cours sur la génération, l'ovologie et l'embryogénie*, 1836, 1 vol. in-4, p. 42-50, 75-81, et Burdach, t. I, p. 397 et suiv

des mâles dépasser un peu le nombre des femelles (1);

d. La sexualité se trouve encore soumise à la loi des espèces, quant aux époques réglées de son développement et de son activité. La puberté (2), le rut (3), varient d'âge et de saison, la copulation d'heure (4), selon les espèces, et de même que Linné et Lamarck ont dressé, pour le règne végétal, d'après le mois et l'heure d'épanouissement des fleurs, le calendrier et l'horloge de Flore, on peut aussi dresser, pour le règne animal, le calendrier et l'horloge de Vénus; car l'année n'a pas de mois, et le jour n'a pas d'heure qui, chez les animaux, ne soit le temps d'élection, le moment de l'entrée en chaleur et celui de l'accouplement d'espèces déterminées;

e. La prolongation et la fréquence de l'acte (5), la fécondité, le nombre des portées, le nombre des œufs ou des petits (6), le temps de la gestation ou de l'incubation (7), et jusqu'à la durée de l'aptitude à concevoir et à engendrer (8), tout est également constant, réglé, varié, d'après la même loi, c'est-à-dire d'après celle du type *spécifique* de la sexualité.

La sexualité et tous ses caractères, et tous ses attributs, et tous ses phénomènes, rentrent donc, sans nul doute, chez les individus, sous l'empire immédiat de la cause impersonnelle qui institue, maintient et propage l'espèce; elle subit, en un mot, dans toute l'échelle des êtres, la loi d'hérédité du type *spécifique* de l'organisation. On peut dire, en ce sens, que la nature du sexe est sous sa

(1) Burdach, *ouv. cit.*, t. I, p. 358-359, et t. II, p. 282. — (2) Prichard, *Histoire naturelle de l'homme*, t. I, p. 88. — (3) Burdach, *ouv. cit.*, t. II, p. 30-32. — (4) Idem, *ouv. cit.*, t. II, p. 141. — (5) Idem, *ouv. cit.*, t. II, p. 167. — (6) Idem, *ouv. cit.*, t. II, p. 103, 106. — (7) Prichard, *ouv. cit.*, t. I, *loc. cit.* — (8) Burdach, *ouv. cit.*, p. 108.

dépendance, c'est-à-dire que le sexe des produits ne peut faire d'exception générale ni constante à cette loi ; mais il importe de ne point se tromper sur ses limites. Si active qu'elle soit sur la sexualité, la loi d'hérédité du type *spécifique* ne peut, à l'égard du sexe ni d'aucun autre système organique de la vie, s'étendre au delà du type *spécifique* lui-même : elle ne peut, en d'autres termes, dans la génération, régir, au nom de l'espèce, ce qu'il n'appartient point à l'espèce de régir. Toute la question est donc de déterminer le point de la sexualité où l'espèce s'arrête, et ce point, en ce qui touche à la *nature* du sexe, est facile à fixer.

Il est relatif au mode de propagation des espèces diverses et change pour chacune d'elles. Dans celles de ces espèces qui sont hermaphrodites, il ne va pas plus loin que l'hermaphrodisme ; dans celles de ces espèces où le sexe est divisé, il ne va pas plus loin que la division des sexes. L'action de l'espèce sur la nature du sexe finit, dans le premier cas, à la génération d'êtres à sexe double, c'est-à-dire de produits qui soient tout à la fois *et* mâles *et* femelles ;

L'action de l'espèce sur la nature du sexe finit, dans le second cas, à la génération d'êtres à sexe unique, c'est-à-dire de produits qui soient exclusivement *ou* mâles *ou* femelles.

Rien ne nous la démontre, au delà de cette borne, et cette démonstration de l'influence d'un ordre de causes *générales* sur la sexualité n'implique nullement, de soi, la négation d'un ordre de causes *particulières*. Il en résulte bien que c'est l'espèce qui règle et décide *à elle seule* que, chez les animaux à sexes séparés, tous les produits devront être mâles ou femelles ; il n'en résulte point et rien n'établit que, dans chaque naissance, c'est l'espèce qui règle et décide *à elle seule* si le produit sera mâle *ou* s'il sera femelle, parce que l'espèce comprend à la fois les deux sexes ; aucun des deux n'est plus son expression que l'autre, et, quel que soit celui qui l'emporte dans l'être, la sexualité reste fidèle à ses lois.

Avant de poser en règle, dans la sexualité, cette action prétendue de l'espèce au delà d'elle-même et la négation des causes *individuelles* du sexe du produit, il reste encore deux points du problème à résoudre :

1° La sexualité est-elle ou n'est-elle point partie intégrante du type *individuel?*

2° Est-elle ou n'est-elle point soumise à la loi de l'hérédité de ce type *individuel* dans l'être?

Ce sont ces deux questions qui servent d'introduction à l'examen critique des différents systèmes sur les causes *personnelles* de la sexualité, que nous allons débattre.

Critique des théories des causes personnelles de la sexualité.

Toutes ces théories ont, en effet, pour base le principe de l'essence individuelle du sexe et de sa dépendance de la loi d'hérédité du type individuel.

Nous sommes dispensé de nous appesantir sur le premier article : c'est un point éclairci : dans les classes supérieures de l'animalité, le sexe est le premier des traits individuels de l'être ; il n'y est point local, il n'y est point temporaire, ni consécutif, comme il l'est dans la plante ; il y est primitif, il y est permanent, il y est général ; si primitif qu'il date de la conception même ; si permanent qu'il dure aussi longtemps que la vie ; si général que, dès le moment où la forme prend un caractère, il est reconnaissable à la diversité de la configuration, de la proportion et de toute la structure apparente de l'être, en dehors et au delà des instruments locaux de la génération; il s'étend, en un mot, à toute la personne; il en est l'âme et le corps, le principe et la fin ; il l'inspire, il l'anime, il l'empreint tout entière.

L'autre point mérite à peine plus de discussion : la question qu'il soulève se réduit, en effet, à ces termes fort simples : Les *caractères propres et distinctifs des sexes sont-ils ou ne sont-ils pas soumis aux lois premières de la* PROCRÉATION *dont ils sont les organes?*

Ils n'offrent point d'abord de raison de s'y soustraire? Qu'est-ce que le sexe en lui-même? un organisme, une force ; tous les caractères d'organisme et de force sont indistinctement appelés à se reproduire, sous la double influence de l'action de l'*espèce*, de l'action de l'*individu*. Ce ne serait donc que par la plus inconcevable des anomalies que la sexualité échapperait à cette loi, ou il faut supposer que cette loi n'est pour tous les autres systèmes de force et d'organisme , qu'une simple apparence, qu'une pure chimère.

La dernière hypothèse est inadmissible : les faits ne laissent de doute ni sur l'hérédité du type *spécifique*, ni sur l'hérédité du type *individuel* de tous les autres éléments et attributs de la vie.

Pour admettre la première hypothèse, il serait besoin d'une masse de preuves et de faits qui montrassent que, contre toute logique et par une exception dont on ne peut se rendre compte, la sexualité dérogeât à cette loi.

Examinons, toutefois, indépendamment de toute explication et de toute raison plausibles, si cette dérogation exceptionnelle existe.

Il est clair, tout d'abord, et nous venons de le voir, que, sous le type *spécifique*, elle n'existe pas ; très-positivement la sexualité obéit à la loi de l'hérédité d'espèce.

L'exception du moins se produit-elle sous le type *individuel?*

En aucune manière;

Elle ne s'y produit point, et nous l'avons prouvé, dans toutes les espèces à sexes séparés, pour une première série de ses caractères, les caractères *médiats* de la sexualité; nous les avons trouvés tous, et sans exception, soumis à l'action de l'hérédité du type *individuel*. Nous ne pouvons que renvoyer à la démonstration que nous en avons donnée.

Elle ne se produit point, et nous l'avons aussi positivement prouvé, dans les mêmes espèces, pour une seconde série plus essentielle encore de ses caractères, celle des attributs que nous avons nommés caractères *immédiats* de la sexualité :

Nos preuves se déduisent de l'hérédité, sous le type individuel, des plus fondamentaux des attributs de cet ordre, c'est-à-dire des organes et des fonctions de la génération elle-même.

Nul doute, quant à l'hérédité des fonctions: nous avons vu se transmettre par la voie séminale ce qu'il y a, non pas seulement de plus individuel, mais de plus exceptionnel, de plus erratique en elles : les degrés personnels de l'ardeur érotique, l'heure précoce ou tardive de son premier éveil, les dépravations de l'instinct sexuel, les proportions diverses de la fécondité, la prédisposition à produire des jumeaux (1), enfin, si l'on en croit les graves témoignages de Gleichen , de Sinclair, de Girou, l'aptitude à créer des mâles ou des femelles (2).

Nul doute, non plus, quant à l'hérédité des organes eux-mêmes ; elle résulte clairement de l'hérédité de leurs anomalies, soit qu'elles portent sur la forme, le volume ou les vices de quelques-unes des pièces de l'appareil génital; soit que, plus remarquables encore, elles portent sur le nombre de ces organes eux-mêmes. Nous avons en effet cité, non pas seulement des cas d'hérédité de l'épispadias et de l'hypospadias, nous en avons aussi cité de l'hérédité de la monorchidie, de la triorchidie; il est bien avéré que le nombre en plus ou en moins des testicules, peut se propager aux enfants, comme le nombre en plus ou en moins des mamelles (3).

La réalité de l'action *individuelle* sur le sexe du produit est donc, de toute manière, un point hors de question. Il ressortira plus clairement encore de la suite de ce travail : ce que la sexualité a de plus personnel, à commencer par la nature du sexe lui-même, le fait, comme on l'a vu, le plus primordial de l'individualité dans les classes supérieures, est soumis à la loi commune d'hérédité de tous les autres caractères individuels de l'être. L'action *spécifique* sur la sexualité n'a rien de plus réel ni de mieux démontré. C'est donc une grande erreur que d'avoir prétendu opposer l'un à l'autre les deux ordres d'influences, comme si elles devaient être inconciliables entre elles, quand elles sont, au contraire, en concours harmonique

***

(1) T. I, p. 324. — (2) Burdach, *Traité de physiologie*, t. II, p. 273. — (3) T. I, p. 247.

et réglé de puissance sur tous les caractères de la sexualité, comme sur tous les autres caractères de la vie.

Le principe de l'action du type *individuel* sur la sexualité ainsi établi, reste à déterminer, entre tant de systèmes basés sur ce principe, quel est le véritable, c'est-à-dire celui qui nous donne la théorie réelle de la sexualité.

Nous procéderons par simple élimination à l'égard d'un assez grand nombre de ces systèmes. Il en est en effet qui se passent de critique et qu'on peut écarter presque sans examen.

I. — Critique des théories de l'action *exclusive* du mâle ou de la femelle sur la génération du sexe du produit.

Dans cette catégorie rentrent, premièrement, toutes les théories qui rapportent à l'action *exclusive* d'un des sexes la détermination du sexe du produit : de ce nombre sont celles qui ne nous représentent que des applications des doctrines de l'ovisme ou du spermatisme à la sexualité.

Tous les systèmes fondés sur de pareilles bases sont d'abord entraînés dans la ruine des principes sur lesquels ils se fondent.

Le vice de ces principes n'est plus à discuter ; nous l'avons démontré : dans l'état de la science, l'hypothèse de l'ovisme et celle du spermatisme croulent également sous le poids de la logique et de l'expérience.

Les mêmes systèmes tombent ensuite devant l'erreur radicale des faits ou des explications qu'ils prétendent ériger en preuves de leurs doctrines :

Ainsi, dans le spermatisme, la répartition des sexes mâle et femelle entre les deux testicules ; ainsi, dans l'ovisme, la même distribution des sexes entre les deux cornes de l'utérus, ou entre l'ovaire gauche et l'ovaire droit, ne soutiennent même pas un instant l'examen.

Ambroise Paré, Diemerbroek, Verheyen, Alberti, Franco, Massa, Hoffmann, Thomas Bartholin, Vesale, Guillaume Harvey, etc., ont prouvé par des faits, contre l'antique opinion soutenue par Démocrite, que des hommes, après la perte d'un testicule, n'en procréaient pas moins des enfants des deux sexes : un homme dont parle Graaf, après l'extirpation du testicule gauche, donna le jour à des filles ; plusieurs autres, munis d'un testicule unique, engendraient également des filles et des garçons (1), argument que Millot ne manque point d'opposer à ses antagonistes (2) ; mais Millot, à son tour, oubliait que des faits d'une valeur identique avaient la même puissance contre sa théorie, ou, pour parler plus juste, contre son hypothèse renouvelée d'Empédocle, car on en suit les traces jusqu'à cet auteur dans l'antiquité. Les observations de Venette, de Cyprian, de Dubois, de Jadelot, de Granville, de Velpeau, etc., les expériences directes sur les lapines, qu'on doit à Legallois, sont décisives contre elle. L'ablation d'un ovaire faite par cet auteur aux femelles de lapin ne les empêchait point d'engendrer des fœtus de sexes différents (3). Des fœtus mâles se sont rencontrés à gauche, et des fœtus femelles à droite, chez des femmes mortes avant leur délivrance (4). D'autres auteurs ont vu des femmes, affectées d'une profonde désorganisation de l'ovaire gauche ou droit, donner : les premières, le jour à

______

(1) Haller, *Elementa physiologiæ*, t. VIII, p. 79. — (2) Millot, *l'Art de procréer des sexes à volonté*, part. 4, p. 240 et suiv. — (3) Velpeau, *Traité élémentaire de l'art des accouchements*, t. I, p. 223. — (4) Demangeon, *Anthropogénèse*, p. 292.

des garçons ; les secondes, à des filles (1). D'autres ont vu
se produire, dans des grossesses doubles, chez des femmes
atteintes des mêmes maladies, des enfants des deux
sexes. Jadelot (2) et Granville (3) citent des cas de ce
genre :

Une femme dont la trompe droite de Fallope avait été
détruite, à ce que dit Cyprian, n'en accoucha pas moins
d'un garçon et d'une fille (4) ; Venette dit également avoir
rencontré quelquefois chez des femmes, à la dissection,
'un seul et même côté, une fille et un garçon (5), et les
naturalistes savent que dans les espèces, où l'organe utérin est vraiment biboté, la même corne est souvent remplie, en même temps, par des fœtus mâles et des fœtus
femelles (6).

Quant aux deux hypothèses de Hufeland et de Sinclair,
qui ont toutes deux de commun, avec celle qui précède,
l'idée de faire dépendre du seul sexe femelle les sexes des
produits, la double réfutation de Burdach est plausible : il
répond au premier : que les œufs, chez les Poissons, n'offrent pas plus, en eux-mêmes, indépendamment de la fécondation, de différences sexuelles, que n'en offre le
sperme et que, si l'on en suppose une insensible en eux,
on n'est pas moins fondé à en supposer une semblable
dans la laitance ; il réplique au second que, si certaines
femmes font, les unes plus de filles, les autres plus de
garçons, il est faux que les mâles, et dans l'espèce humaine et chez les animaux, n'aient point, comme il le
croit, le même privilége (7) : Les Hippocratiques et une

(1) *Dictionnaire des sciences médicales*, t. XXXIX, p. 9. — Velpeau,
ouv. cit., t. I, p. 224. — (2) *Dict. des sc. méd.*, t. XXXIX, p. 10. —
(3) *Philosophic. transact.*, 1818, p. 308. — (4) Demangeon, *ouv. cit.*,
p. 292. — (5) Venette, *Génération de l'homme*, 4e partie, p. 206. —
(6) Velpeau, *ouv. cit.*, *loc. cit.* — (7) Burdach, *ouv. cit.*, t. II, p. 273.

foule d'auteurs qui les ont répétés, l'ont, comme observation, étendu aux deux sexes : Gleichen et Girou ont constaté le même fait dans l'espèce Équestre, et le dernier auteur tire des faits analogues à celui sur lequel s'est appuyé Sinclair, d'autres conclusions (1).

II — Critique des théories de l'action de chaque sexe sur la génération des deux sexes du produit.

Dans le nombre des systèmes à éliminer des théories possibles, viennent encore se ranger ceux qui ont décerné à chaque sexe le pouvoir d'engendrer les deux sexes ; malgré l'autorité des noms qui les appuient, la critique y rencontre, comme dans les précédents, et des vices de principe, et des erreurs de fait.

Le vice du principe n'est point sans doute ici dans le principe même ; il est dans son abus et dans son extension à des cas qu'il n'est point appelé à régir.

La faculté prêtée à chacun des deux sexes d'engendrer les deux sexes présuppose d'abord une condition première, c'est qu'il les contienne ; la règle est absolue : dans toutes les espèces où chaque individu est apte à propager, soit simultanément, soit successivement les sexes mâle ou femelle, il renferme les deux sexes.

Le principe est donc vrai pour toutes ces espèces dont la réunion individuelle des sexes est la loi naturelle ; mais, pour qu'il soit de même applicable aux espèces à sexes séparés, il faut qu'elles reconnaissent, au fond, la même loi, c'est-à-dire que, chez elles, la division des sexes n'existe qu'en apparence, et que l'individu accomplisse la règle de dualité sexuelle en réalité ou en puissance dans l'être.

(1) Girou, *de la Génération*, p. 147, 148.

Les systèmes anciens ou modernes qui se rattachent à cette opinion, sont donc perpétuellement, sous peine d'inconséquence, forcés de démontrer ou d'imaginer partout l'hermaphrodisme.

Les Hippocratiques et Girou de Buzareingues ont instinctivement obéi, en idée, à cette nécessité logique de l'hypothèse ; ils ont tenté de produire des preuves anatomiques et des preuves empiriques de cette prétendue dualité sexuelle chez l'homme et l'animal des classes supérieures.

Les preuves *anatomiques* des premiers se réduisent à une pure chimère, celle de la semence mâle et de la semence femelle, dont ils dotent chaque sexe ; mais il est par trop clair que cette double semence ne saurait exister dans l'être sans les deux sexes ou sans leurs organes : or, les organes doubles, les sexes doubles, les semences doubles, sont encore à trouver ; le recours aux hypothèses réunies d'Empédocle et de Démocrite ne démontre, de la part des Hippocratiques qui les ont adoptées, qu'un sentiment des preuves qui manquent à leur système.

A défaut des organes distinctifs des deux sexes, dont la réunion ne se rencontre nulle part, hors de l'hermaphrodisme, dans la nature de l'être, ils scindent en deux fractions l'unité de chaque sexe, et donnent aux deux moitiés d'un sexe identique les noms imaginaires de sexes différents.

Plus laborieuses encore et plus alambiquées, les preuves *anatomiques*, invoquées par Girou à l'appui du même fait, n'en sont pas plus solides. Lui aussi a compris que la dualité de force reproductive, dont il dote chaque sexe, appelait dans chaque sexe les doubles instruments des fonctions qu'il suppose, et ne les trouvant non plus ni dans lesexe mâle, ni dans le sexe femelle, il est réduit aussi à les imaginer, et, pour donner une base positive à son rêve, à dédoubler chaque sexe en organes masculins et organes féminins de la génération. Toute cette partie de son argumentation se juge, en quelque sorte, par l'exposition même : ni l'anatomie, ni la physiologie, ni l'expérience, n'autorisent l'étrange antagonisme sexuel que le besoin logique de sa théorie le porte à établir entre le pénis et le testicule des mâles, entre le clitoris et l'ovaire des femelles ; et il faut vraiment toute la subtilité et tout l'aveuglement de l'esprit de système, pour métamorphoser en appareils spéciaux de sexes différents les pièces différentes d'un seul et même sexe, et pour attribuer aux simples instruments d'intromission ou d'excitation des deux sexes, des fonctions séminales et reproductrices de l'appareil mâle et de l'appareil femelle.

Weber n'est point tombé dans ces énormités, en cherchant dans un sexe les rudiments de l'autre, mais il s'est tout à la fois mépris sur la nature des organes où il croit trouver ces rudiments, et sur l'existence des rudiments eux-mêmes.

La raison organique manque donc également à toutes ces hypothèses : les preuves *anatomiques* sont chimériques ou nulles.

Les preuves *empiriques* semblent plus spécieuses, et cependant aucune d'elles ne soutient l'examen :

Le fait que l'on voit les mêmes hommes engendrer des fils avec une femme, des filles avec une autre et, réciproquement, des femmes avoir des filles d'un premier mariage, des garçons d'un second, ne démontre nullement ce que l'auteur du *De genitura* suppose : que chaque sexe a le pouvoir de produire les deux sexes ; l'objection que chaque sexe aurait la faculté de se féconder et d'engendrer sans l'autre (1) manque, il est vrai, de base ; un grand nombre d'animaux hermaphrodites transmettent leur double sexe, sans se féconder eux-mêmes (2) ; tout le vice de l'argument est dans la suppression de l'action d'un des auteurs et dans l'attribution au père ou à la mère d'un résultat qui tient au concours des deux sexes.

Du moment qu'on se trouve en présence des deux sexes et qu'il existe entre eux une lutte séminale, rien ne peut établir que les cas où le mâle semble produire des femelles ne tiennent, au contraire, à des conditions personnelles où la femelle domine et communique son sexe ; rien, non plus, ne démontre que les cas où la femelle semble produire des mâles, ne soient ceux où le mâle doive à des conditions de force individuelle de vaincre dans la lutte, et de transmettre, à son tour, son sexe à ses produits.

L'erreur est, en un mot, de prendre pour absolu un fait tout *relatif*, qui dépend, ou du moins qui peut dépendre des forces respectives des parents.

Le second argument, que les mêmes auteurs empruntent au fait si curieux de l'hérédité croisée, celui des ressemblances du père avec la fille, de la mère avec le fils, n'a point plus de portée. La valeur que lui ont gratuitement supposée et Girou de Buzareingues et les Hippocratiques, provient de la confusion que les uns et les autres ont faite des caractères soumis à l'action de la sexualité et des caractères libres ou indépendants d'elle.

Nous n'avons pas besoin de nous appesantir sur cette distinction si fondamentale, nous en avons plus haut

_____

(1) Demangeon, *Anthropogénèse*, p. 56 note. — (2) Muller, *Manue de physiologie*, trad. par Jourdan, Paris, 1845, t. II, p 591.

établi le principe. Il nous suffira d'en rappeler ici deux faits essentiels :

Les caractères *libres* entrent pour une part, et pour une grande part, dans les ressemblances des enfants aux parents : ils passent d'un sexe à l'autre, se croisent ou ne se croisent pas, selon les mille accidents de puissance, d'état et d'action des parents, etc.; mais, en général, sous l'empire d'une force *étrangère au principe de la sexualité.*

Mais en est-il ainsi des caractères *médiats* ou *immédiats* des sexes? nous avons vu le contraire :

Par un curieux contraste avec l'ordre qu'elle suit dans la propagation des caractères *libres*, où elle va, tour à tour, et indifféremment, d'un sexe à l'autre sexe, l'hérédité suit, à l'égard du transport des caractères *médiats*, un ordre tout contraire.

Sa marche, ici, n'a plus rien de facultatif : elle ne varie point; elle est régulière, uniforme et fixe : à la seule exception des cas d'anomalie, les caractères propres à chacun des deux sexes se transmettent *exclusivement* aux sexes de même nom : les caractères mâles aux seuls produits mâles; les caractères femelles aux seuls produits femelles.

On comprend, aussitôt, pourquoi l'oubli complet de cette distinction a causé la méprise des auteurs anciens et de l'auteur moderne : de la transmission des caractères *libres* de l'un à l'autre sexe, ils ont cru logiquement pouvoir induire celle des caractères *médiats* et *immédiats* des sexes; confusion énorme : le transport des premiers est sous l'empire direct des conditions de force, d'état et d'action du type individuel, et soustrait à la loi de la sexualité;

le transport des seconds est sous l'action constante de la sexualité et n'a d'autre loi qu'elle.

La ressemblance croisée des caractères *libres* n'est donc, ni ne peut être le symbole organique d'une réunion latente des sexes mâle et femelle dans l'individu, parce que ces caractères sont étrangers à la loi d'action et de transmission de la sexualité.

La ressemblance croisée des caractères *médiats* ou *immédiats* des sexes aurait, au contraire, la valeur d'expression et de démonstration que n'a point la première, si elle était réelle ; mais, dans toutes les espèces à sexes divisés, elle ne se produit point, ou elle ne se produit que par un accident qui confirme la règle de l'unité essentielle et personnelle du sexe dans cette série d'êtres.

La loi de transmission de tous les phénomènes et de tous les attributs distinctifs des sexes est, en effet, d'une telle régularité, elle est d'une telle constance, dans toutes les espèces des classes supérieures de l'animalité, que, si l'un des caractères propres ou *médiats* d'un sexe y fait exception et se transporte à l'autre sexe, on est de ce seul fait, nous le prouverons ailleurs, autorisé à croire que cette anomalie, si légère qu'elle semble, de la sexualité s'étend à d'autres organes. Il y a présomption fondée d'*hermaphrodisme*.

Les deux ordres de faits, si réels qu'ils soient, qui forment la substance des arguments de Girou et des Hippocratiques, n'ont donc point la valeur et n'ont point davantage la signification qu'ils leur ont supposée ; ils ne démontrent point, ce qu'ils ont prétendu leur faire démontrer : que chaque sexe soit en puissance ou en réalité dans le sexe contraire ; que chaque sexe ait le pouvoir d'engendrer les deux sexes.

Mais la portée logique de la loi de transport que nous venons de rappeler, va plus loin que la ruine de tous les arguments sur lesquels ils avaient appuyé leur système : la même distinction si fondamentale, que personne jusqu'ici n'avait faite dans la marche de l'hérédité, ni encore appliquée à l'élucidation de ce point si obscur de la génération, est tout à la fois la démonstration la plus empirique et la plus rationnelle de la fausseté absolue du système lui-même.

Il n'est plus devant elle d'illusion possible; il devient évident qu'aucun sexe ne renferme l'autre sexe en puissance; que chaque sexe ne peut transmettre que son sexe.

S'il n'en était ainsi, il n'y aurait point de loi de transmission spéciale des caractères *médiats* de la sexualité, parce qu'elle n'aurait point de raison d'existence;

S'il n'en était ainsi, le sexe qui aurait la faculté latente de transmettre au produit les caractères même *immédiats* d'un sexe différent du sien, c'est-à-dire, la femelle l'appareil masculin, le mâle l'appareil femelle de la génération, aurait, *à fortiori*, celle de lui transmettre les caractères *médiats* du sexe contraire au sien et dont il lui aurait donné les organes.

Or, puisque, par une loi constante et régulière, à part les exceptions de l'hermaphrodisme, aucun sexe ne transporte les caractères *médiats* d'une sexualité qui n'est pas la sienne, il est clair qu'il n'a point les caractères *médiats* de ce sexe en puissance;

S'il ne les a point, il est clair qu'il n'a pas davantage en puissance le groupe des caractères *immédiats* de ce sexe : c'est-à-dire que chaque sexe ne contient, ne représente et ne transporte que les seuls et uniques attributs *médiats* ou *immédiats* de la sexualité qui lui est exclusive.

La démonstration arrive donc, sur ce point, à l'évidence même : l'expérience, la logique, s'accordent à nous dire que, dans toutes les espèces où l'hérédité suit la loi précédente de propagation des caractères *médiats* de la sexualité, loi qui s'étend à toute la série des espèces à sexes divisés, l'hypothèse de Girou et des Hippocratiques sur la dualité individuelle des sexes n'est qu'une pure chimère.

III. Critique des théories de la génération *exclusive* de chaque sexe par le sexe du même nom.

Il ne reste donc plus devant nous qu'un principe, celui des systèmes de la génération exclusive de chaque sexe par le sexe du même nom. Dans la ruine commune de tous les principes des autres théories, il devient, en effet, le principe nécessaire.

Nous nous trouvons ici en face de deux questions :

a. Entre tant d'éléments et de forces de l'être, lequel est l'*origine* de la génération du sexe qu'il représente?

b. Entre tant de causes présumées, quelle est la cause réelle de la détermination du sexe du produit?

Sur le premier point, il est une distinction préliminaire à faire et que l'on n'a point faite, une méthode à suivre et qu'on n'a point suivie, quoique cette méthode et cette distinction dussent mettre sur la voie de la vérité.

Dans ce chaos d'origines apparentes ou réelles de la génération individuelle du sexe, on ne peut se dégager de celles qui sont illusoires, pour se rapprocher de la véritable, qu'à la condition d'établir une ligne de démarcation entre les influences de nature *directe* et les influences de nature *indirecte* sur la sexualité.

L'influence *directe* est celle qui, par elle-même, et indépendamment de toutes les autres causes, suffit à la complète reproduction du sexe ;

L'influence *indirecte* est celle qui, si active qu'elle soit ou qu'elle paraisse, ne peut, ni par elle-même, ni sans la première, suffire à la complète reproduction du sexe.

Mais comment arriver à la séparation des deux ordres d'influences?

Par un retour au principe le plus fondamental de l'hérédité :

Ce principe est que le *semblable*, dans la procréation, est *la source du semblable :* universelle loi de tous les phénomènes de l'hérédité ou de l'imitation séminale de la vie.

D'après cette loi, l'agent *immédiat* et *direct* de la reproduction d'un élément quelconque ou d'un attribut de l'être, est cet attribut ou cet élément même dans l'être dont il procède : la VIE, par cette raison, considérée en soi, dans son absolu, et indépendamment de l'innombrable variété des types qu'elle revêt et des formes qu'elle anime, est, dans toute la série des êtres organisés, le seul principe *direct* de la reproduction séminale de la VIE ; l'ESPÈCE, forme dérivée et partielle de la VIE, le seul principe *direct* de la reproduction séminale de l'ESPÈCE ; l'INDIVIDU de même, forme dérivée et partielle de l'ESPÈCE, le seul principe *direct* de la reproduction de l'INDIVIDU.

La même loi s'applique et descend aux détails de tout ce que le type *individuel* de l'être renferme de plus abstrait, de plus élémentaire, de plus particulier comme de plus général : ainsi, la quotité de vie qui le compose, la vitalité, est dans l'individu la seule source *directe* de la reproduction de la vitalité ; la forme, la seule source *directe* de la reproduction de la forme ; les couleurs, des couleurs ; les caractères, enfin, des moindres caractères, etc.

Partout, en un mot, se retrouve le principe que *le semblable* est le principe *du semblable ;* partout, d'après ce principe, se justifie la règle que, pour tracer une ligne de démarcation, entre la cause *immédiate* et les causes *médiates* de la reproduction d'un ordre de phénomènes ou d'attributs quelconques de l'organisation, c'est le *semblable* seulement qu'il s'agit de trouver. Le semblable est partout la source de lui-même.

Cette méthode, étendue à la recherche du principe de la sexualité, nous donne immédiatement la solution voulue ; non-seulement elle nous rend compte des opinions qui nous l'obscurcissaient, mais encore elle les classe :

Parmi les influences *indirectes* prennent rang toutes les influences possibles sur la vie. Les influences *directes* sur la sexualité se réduisent à une seule, la sexualité même.

Le sexe des parents est, en effet, le seul des éléments de l'être qui soit le semblable du sexe du produit ; le seul qui, par lui-même, suffise à se reproduire, et sans le concours duquel toutes les autres causes ne puissent rien sur le sexe.

Cette conclusion est en parfait accord avec une des lois de la physiologie :

D'après cette loi, qui est celle de tous les systèmes et de tous les organes, chaque système, chaque organe, par la raison qu'il a son existence distincte dans l'existence totale de l'individu, a sa vie spéciale, son activité propre, dans l'activité et la vie générales. «C'est une opinion absolument fausse, dit à ce sujet Burdach, que celle qui fait croire qu'un organe tire d'un autre la puissance de mettre en jeu l'activité qui lui est propre. Toute vie, quoique ayant des conditions extérieures, repose nécessairement sur une cause interne, et l'organisme, malgré sa dépendance des choses du dehors, n'est organisme qu'en raison de son existence propre et spontanée ; de même chaque organe a en lui-même la raison suffisante de son activité spéciale ; ses liaisons avec tout l'ensemble de l'organisme ne sont que la condition de sa vitalité en général et l'action des autres organes sur lui ne fait que l'exciter à manifester, à déployer son mode d'action propre (1). »

Du fait que chaque système, chaque organe, chaque point de l'économie, est à lui-même la source immédiate et directe de son activité, il doit l'être également de la puissance qu'il a de se reproduire.

La sexualité ne fait point d'exception à cette loi générale de tous les éléments de la nature de l'être.

Elle aussi constitue un appareil local, un système distinct de forces et d'organes dans la vie générale ; elle aussi, par cette cause a son activité propre et particulière. Quelle que soit la nature de cette activité, les principes de la règle que nous venons d'exposer demandent qu'elle n'ait d'empire direct sur le transport d'aucun des éléments *libres* ou indépendants de la sexualité ;

Les mêmes principes exigent qu'elle exerce un empire direct sur le transport de tous les éléments *propres* ou dépendants de la sexualité ;

C'est là précisément ce que l'observation, ce que l'analyse prouvent.

Nous avons, tout d'abord, posé cette première règle : la sexualité, en elle-même, c'est-à-dire en tant que distincte de l'espèce, de la race, de l'individu, est sans action spéciale sur les représentations qui ne font point partie de ses caractères (2).

(1) Burd., *ouv. cit.* — (2) T. II, p. 125-126.

Nous avons également établi, par avance, cette seconde règle :

La sexualité jouit d'une action spéciale sur les représentations qui font partie réelle de ses caractères (1).

Nul doute n'est possible sur ce premier principe ; nous en avons, plus haut, accumulé les preuves.

Nul doute n'est, non plus, possible sur le second ; tout ce que nous avons dit, plus haut, de l'action du type individuel sur la sexualité, est une démonstration de l'action exclusive du sexe sur le sexe. L'influence du type individuel sur lui n'est, en effet, réelle, qu'à la condition de compter le sexe au nombre de ses attributs ; c'est donc, dans tous les cas, la sexualité qui se reproduit elle-même. Le mâle tend à faire un mâle, la femelle une femelle, aussi nécessairement que l'être d'une espèce, un être de son espèce.

Les principes ne sont point les seuls à l'établir ; l'expérience en fournit la preuve irréfragable et nous l'avons donnée en formulant la loi de propagation des caractères *médiats* de la sexualité :

Comment attribuer, soit à la force vitale, soit au développement du système musculaire, soit à l'âge relatif, soit à l'âge absolu, soit au genre du régime, le transport au produit des appendices sexuels : les bois, les cornes, la barbe, les crêtes, les huppes, les éperons ou les traits distinctifs des formes ou des couleurs, dont il est si visible par cette loi constante qu'il n'y a qu'une cause, le transport du sexe mâle ou du sexe femelle ; comment, quand il est si clair et si visible qu'il l'est par cette loi, que la sexualité est, en effet, l'unique cause directe du transport de

(1) T. II, p. 160-176.

tous les attributs secondaires qui lui servent d'expression dans les êtres, comment, non pas admettre, mais imaginer même qu'elle ne le soit pas de la propagation de l'appareil principal dont tous ces attributs accessoires dépendent.

Du moment où le sexe est le principe du transport des caractères *médiats* de la sexualité, il est bien évident qu'il l'est de ses caractères *immédiats*, en un mot, qu'il l'est de toutes ses fonctions, qu'il l'est de tous ses organes.

Cette loi de transmission des traits secondaires et des appendices des systèmes différents de la génération, jette donc sur cette partie, jusqu'ici si obscure, de l'hérédité la plus vive lumière. Si elle n'avait été si complétement omise, elle eût, à elle seule fixé, l'incertitude générale des esprits sur la sexualité.

A elle seule, en effet, elle exclut toutes les causes *indirectes* que l'on a tour à tour présentées comme la cause *directe* de transmission du sexe. A elle seule elle révèle, non pas seulement l'action de la sexualité sur la sexualité, mais, par l'ordre qu'elle suit dans la reproduction de ses attributs *médiats*, la loi positive et patente du transport de tous ses caractères. A elle seule, enfin, elle prouve que chaque sexe n'agit que sur son sexe, et ne procrée que lui-même.

Ce fait bien établi, tout s'explique ; la cause de la détermination *individuelle* du sexe dans chaque être est trouvée ; elle vient de la même source ; *elle tient uniquement à la sexualité ;* et pour s'en expliquer toutes les vicissitudes, il suffit d'appliquer à la lutte des deux sexes les principes appliqués à la lutte des espèces, à celle des races, à celle des individus : les principes des lois d'*universalité* et d'*égalité* d'action des deux auteurs.

Chacune de ces lois, ayant ses conditions, appelle immédiatement son ordre de questions :

Devant la lutte des deux sexualités contraires, celui de la première loi dont la condition est la *parité de tous les caractères* (t. II, p. 228) se résume en ces termes : les organes mâles et femelles sont-ils semblables ou dissemblables ?

Celui de la seconde loi dont la condition est le *parfait équilibre* entre les deux auteurs de toutes les circonstances *où la lutte s'accomplit* (t. II, p. 260), se réduit à ces mots : les forces sexuelles du mâle et de la femelle sont-elles égales entre elles ?

1° De la solution de la première question dépend le choix de la formule de la première loi qui doit intervenir dans le transport du sexe des auteurs au produit, et cette solution est aussitôt donnée que la question posée : dans toutes les espèces à sexes divisés, l'appareil femelle et l'appareil mâle de la génération sont deux systèmes toujours plus ou moins dissemblables.

Les circonstances de cette dissemblance sont même telles qu'elles doivent éliminer la COMBINAISON et le MÉLANGE du nombre des formules possibles, puisque la loi de l'espèce, pour cette série d'êtres, veut que les deux sexes y soient constamment séparés :

Les mêmes circonstances sont, au contraire, telles qu'elles doivent être, pour remplir toutes les conditions de l'intervention de la formule qui reste, la formule d'ÉLECTION ;

Elles remplissent d'abord celle de *disparité*, poussée à un point qui repousse toutes les formes de MÉLANGE, la dissémination, la fusion, la jonction *normale* des deux systèmes (t. II, p. 246);

Elles remplissent celle de *désharmonie*, à un point qui repousse toute *combinaison normale* des deux systèmes et les rend l'un et l'autre incompatibles ensemble (t. II, p. 248);

Elles remplissent même celle de l'unité *exclusive* de chaque appareil, chaque sexe n'appartenant dans l'individu qu'à un seul des auteurs (t. II, p. 250).

Tout se réunit donc pour que, placée en face de deux organismes sexuels que les lois de l'espèce et de la génération lui défendent] d'unir et qui se repoussent d'eux-mêmes, la nature *opte* pour l'un, à l'exclusion de l'autre; pour que l'ÉLECTION devienne, en d'autres termes, la formule du transport de la sexualité.

L'expérience est ici dans le plus parfait accord avec la théorie; dans cet ordre de faits, la formule d'ÉLECTION est en effet la règle.

2° Le principe de la loi d'*universalité d'action* des deux auteurs s'applique donc, de tout point, à la sexualité; mais il ne nous donne point la raison de l'option d'un sexe plutôt que de l'autre, ni des vicissitudes plus ou moins singulières que, dans les transmissions individuelles du sexe, l'ÉLECTION semble offrir.

L'explication plausible de ces variations est dans l'application à la sexualité de la loi d'*égalité d'action* des deux auteurs, et dans la solution de la question qu'elle amène : *les forces sexuelles du mâle et celles de la femelle sont-elles égales entre elles?*

Elles ne le sont pas :

L'énergie respective de chaque sexe diffère, selon les espèces, les races, les individus.

Il est beaucoup d'espèces, c'est même le grand nombre,

où la sexualité du mâle prédomine; c'est le mâle dont l'érotisme, chez la plupart d'entre elles, a le plus de violence, le plus de puissance, le plus de persistance; c'est le mâle qui choisit, qui attaque, qui poursuit et qui dompte la femelle; c'est le mâle, enfin, qui entre en rut toutes les fois que les femelles y sont. La femelle, au contraire, moins vive et moins ardente, dans ces mêmes espèces, éprouve, en général, moins vivement le désir de la copulation, ne cède qu'à l'excitation ou qu'à la contrainte, et n'entre le plus souvent en rut qu'au temps réglé.

Il est d'autres espèces, mais en plus petit nombre, où la femelle témoigne d'une plus grande ardeur d'énergie sexuelle et d'une plus grande impétuosité d'instinct. On le voit chez les abeilles, les guêpes, les fourmis, et chez beaucoup d'autres insectes, où les femelles provoquent et excitent les mâles; où les mâles, froids et comme engourdis, ne s'accouplent qu'échauffés par leurs agaceries et par leurs caresses. Chez les Mammifères mêmes, la femelle du Cochon entre en rut avant le mâle, grimpe sur ses compagnes, recherche le verrat, l'excite par ses grognements et ses coups de boutoirs, et va au-devant de lui quand elle est déjà pleine. Les femelles du Lama et du Guanaco poursuivent le mâle, le mordent et le frappent jusqu'à ce qu'il cède (1).

Le nombre proportionnel des mâles et des femelles, selon les espèces, nous offre une autre série de preuves du même fait (t. II, p. 394).

L'énergie respective des sexes n'est pas moins variable selon les races :

Il en est d'elle ainsi que de la fécondité. En Prusse, par

(1) Burdach, t. II, p. 65.

exemple, où chaque mariage donne, en moyenne, 3,4 enfants parmi les chrétiens, chaque mariage en donne 5,2 parmi les juifs (1), et nous avons plus haut trouvé chez les deux races la même disproportion dans le nombre relatif des naissances des deux sexes : chez les Israélites, les naissances masculines sont de beaucoup plus nombreuses. Le même fait est aussi, comme nous l'avons vu, d'observation constante chez des races d'animaux, et particulièrement dans la race antennaise chez l'espèce ovine.

Mais il est plus commun et plus remarquable encore sous le type *individuel :*

Rien ne diffère plus que l'énergie sexuelle de personne à personne entre sexes semblables, et de mâle à femelle entre sexes contraires :

Médiats ou *immédiats*, tous les caractères de la sexualité en fournissent la preuve.

Dans une première classe d'êtres, ces deux ordres d'attributs atteignent au plus parfait degré de développement, d'expression et de puissance ; l'être est, pour ainsi dire, pénétré tout entier, organes et fonctions, caractères généraux et caractères locaux, du sexe qu'il représente ;

Chez d'autres individus, les instruments directs de la génération sont aussi au degré d'évolution convenable, mais ils existent seuls ; la sexualité ne se répand pas au delà de l'appareil immédiat de la reproduction ; rien, en dehors de leur sphère, membres, buste, visage, physionomie de l'être, ne trahit sa nature : elle est locale en lui comme elle l'est dans la plante ;

Chez d'autres individus, l'appareil local même, sans être affecté d'aucune imperfection, ni atteint d'impuis-

____

(1) Burdach, t. II, p. 117.

sance, reste cependant au-dessous des proportions normales, et demeure incomplet dans son développement.

Le dynamisme sexuel présente dans ces trois cas les mêmes différences : sa puissance y répond au degré d'expression de ses caractères ; le rapprochement des sexes met chaque classe en rapports variables avec elle-même ou avec les autres classes : les individus de la dernière avec ceux de la première, ceux de la première avec ceux de la seconde, ceux de la seconde avec ceux de la troisième.

Dans toutes les rencontres possibles d'énergies si disparates entre elles, la condition de la loi d'*égalité* d'action, celle de l'équilibre, entre les deux auteurs, de toutes les circonstances où la lutte s'accomplit, ne peut être toujours remplie.

La règle doit, au contraire, être une disproportion plus ou moins grande des forces sexuelles comme des autres forces du mâle et de la femelle, et la condition de l'*égalité d'action*, restant toujours la même, en s'appliquant ici à la sexualité, et n'étant pas remplie, il en doit être ici de la sexualité comme il en est ailleurs de l'individualité (1) : la sexualité dont l'*organisation*, l'*état* ou l'*action*, a le plus d'énergie, détermine le sexe.

1° Le sexe du produit provient, en général, de la première circonstance, de la force supérieure d'organisation de la sexualité, soit mâle, soit femelle. C'est un fait des plus anciennement constatés, et qui se vérifie dans les rapports divers des trois principaux types que nous reconnaissons, chez les individus, à l'énergie sexuelle.

Le degré de perfection ou d'imperfection de ses caractères est tantôt relatif, tantôt absolu.

____

(1) Voy. t. II, p. 260-289.

Dans l'un et l'autre cas, le résultat est le même : le mâle et la femelle transmettent d'autant plus certainement leur sexe, que le mâle est plus mâle, la femelle plus femelle : que la sexualité pénètre, en d'autres termes, plus avant dans la vie et dans l'essence de l'être.

L'accouplement d'auteurs dont les types sexuels sont plus ou moins parfaits et les forces sexuelles à peu près les mêmes, ne permet point à ce principe de la génération de ressortir dans les faits d'une manière assez claire ; mais dans l'union d'auteurs dont le type sexuel et tous ses attributs, très-incomplets chez l'un, sont très-complets chez l'autre, il ne reste aucun doute ; les preuves sont palpables :

La sexualité dont l'organisation a le moins de puissance cède sans cesse à l'autre la propagation des attributs médiats et immédiats du sexe : on rencontre tous les jours et chez les animaux et dans l'espèce humaine des exemples de ce genre : on y voit des mâles, on y voit des femelles dont la sexualité est d'une telle faiblesse qu'elle laisse prévaloir presque constamment le sexe opposé. On y voit, au contraire, des mâles et des femelles dont la sexualité est d'une telle prépondérance que les uns, dans certains accouplements seulement, les autres dans presque tous, font prévaloir leur sexe.

Ainsi s'explique pour nous ce que disait Hippocrate de certains mariages, et ce que l'on observe même de certaines familles, où les deux sexes semblent comme prédisposés à donner uniquement des filles ou des garçons.

Ces prédispositions sont-elles *relatives*? Nous avons expliqué ce qu'on en devait penser :

Les prédispositions des femmes à ne procréer que des garçons ou que des filles, des hommes à ne procréer que des filles ou que des garçons ne dépendent alors que des forces respectives du sexe mâle et du sexe femelle des deux générateurs.

Ces prédispositions sont-elles *absolues*, c'est-à-dire *semblent-elles* tenir exclusivement à un seul des auteurs, abstraction faite de l'autre, et s'exercer chacune sur le sexe contraire ?

Dans ceux de ces mariages, dans celles de ces familles où les hommes engendrent en quelque sorte par eux-mêmes ou paraissent engendrer exclusivement des filles, leur masculinité, à un degré quelconque, est toujours imparfaite : elle descend chez eux au-dessous du type normal ;

Dans ceux de ces mariages, dans celles de ces familles où les femmes engendrent ou paraissent engendrer des garçons par elles-mêmes, leur fémininité, à un degré quelconque, est toujours imparfaite ; elle descend chez elles au-dessous du type normal.

Ces faits se concilient de tout point avec ceux dont s'autorisent Bailly, Wolstein et Girou : le premier remarquait qu'on voit souvent des hommes débiles, délicats et maladifs faire des garçons quand ils ont des femmes vertueuses, *hommasses* et saines (1) ; le second, que l'union d'un homme aux traits efféminés avec une femme douée de toute la perfection des attributs de son sexe, engendre surtout des filles ; que celle d'un homme d'une virilité prononcée, avec une virago, donne surtout des garçons (2). Nous croyons enfin trouver dans le même principe l'explication de ce fait qu'avance et qu'interprète, à contre-sens, le troisième : le mâle ou la femelle qui ressemble à son père tend à produire des mâles ; la femelle ou

<hr>

(1) Pierre Bailly, *ouv. cit.*, p. 617. — (2) Voy. plus haut, t. II, p. 363.

le mâle qui ressemble à sa mère, à produire des femelles (1).

La ressemblance de la fille au père, lorsque le père a le type viril, est un premier degré de masculinité naturelle chez la fille; la ressemblance du fils à la mère, quand la mère a le type féminin, est un premier degré de fémininité naturelle chez le fils ; elles doivent donc l'une comme l'autre être considérées comme autant d'omissions ou d'arrêts de développement de la sexualité, et par suite comme autant de déperditions de sa puissance innée de se reproduire.

Nous admettons enfin et nous expliquons par ces mêmes principes l'action du volume et du développement des organes médiats ou immédiats des sexes sur le sexe du produit. Mais il faut prendre garde de franchir la limite de cet ordre d'influences. Nous ne l'admettons ici que dans la proportion nécessaire à l'état de perfection des parties, nous ne l'admettons point relativement à celle du volume en lui-même. Au delà de certaines limites, le volume de ces parties n'est pas, à nos yeux, une expression plus sûre de l'énergie du sexe, que le volume du cerveau ne l'est de l'énergie de l'intelligence. Nous ne sommes point seuls de cette opinion, et tandis que Girou veut, comme nous l'avons dit, que l'étalon, pour engendrer des mâles, ait de gros testicules, Columelle demande qu'il les ait petits, et Lafont Pouloti déclare qu'il n'y attache aucune importance.

L'objection que l'on voit des individus faibles communiquer leur sexe, n'atteint point le principe que nous défendons; elle ne retombe que sur la théorie qui veut faire émaner le sexe de la prépondérance de force générale, ou

(1) *De la Génération*, p. 123.

de vigueur relative de l'un des deux auteurs, c'est-à-dire sur une cause tout à fait *indirecte* de la sexualité.

Cette thèse si longuement développée par Girou, malgré les expériences nombreuses dont il l'appuie, est radicalement fausse.

Nombre de fois, il est vrai, le sexe de l'auteur le plus robuste l'emporte. Nous admettons le fait, mais Girou s'est mépris sur son explication. Il n'en résulte pas que ce soit l'énergie supérieure de la force générale qui, dans ces cas-là mêmes, détermine le sexe : la transmission du sexe par le plus robuste dépend de la relation ordinaire qui existe, à la puberté, entre le degré de vigueur naturelle de la vie et l'énergie d'action des fonctions sexuelles. La force générale n'agit que d'une manière tout à fait *indirecte* par l'action qu'elle exerce, soit en plus, soit en moins sur la sexualité ; chose si vraie que rien n'est moins rare que de voir, comme Burdach l'oppose avec pleine raison à cette hypothèse, le sexe représenté par l'être le plus chétif se transmettre au produit (1).

Le plus ou moins de vigueur des parents ne peut être et n'est jamais la cause *immédiate* du sexe.

Nous en dirons autant de l'influence qu'attribue Girou de Buzareingues au développement de la force motrice ou musculaire sur la transmission du sexe mâle au produit. On voit bien, en effet, dans un grand nombre de cas chez l'homme, chez l'animal dans une foule d'espèces, les mâles ou les femelles, d'un système musculaire fortement prononcé, engendrer plus de mâles ; les femelles et les mâles d'un système musculaire faiblement accusé, engendrer plus de femelles. Mais Girou s'est encore complète-

____

(1) Burdach, t. II, p. 275.

ment mépris sur la raison du fait : elle tient à un principe qu'il a perdu de vue dans son curieux travail, celui de la distinction et de la valeur propre des caractères *médiats* de la sexualité :

La prépondérance du système musculaire et de son énergie est un des appendices ou caractères *médiats* du sexe masculin d'un grand nombre d'espèces :

Il est donc naturel que, dans toutes ces espèces, le degré d'énergie de la masculinité corresponde au degré de son développement, et qu'on puisse prendre la mesure de l'une sur celle de l'autre, puisqu'elle en est l'indice. Mais la motilité, en elle-même, n'est pas plus déterminante du sexe que la barbe de l'homme, que la crête du coq, que la queue du paon, que la huppe, les aigrettes, les couleurs d'une foule d'oiseaux ; comme les couleurs, les aigrettes, les huppes, les crêtes ou la barbe, elle n'est qu'un simple signe caractéristique de la masculinité. Si le principe sur lequel Girou se fonde ici avait été réel, il aurait conduit, selon les espèces, à deux résultats diamétralement contraires : dans toutes les espèces où la prépondérance de l'énergie musculaire et de la force motrice est l'attribut des mâles, elle eût déterminé le transport séminal du sexe mâle au produit, et dans les espèces où la prépondérance d'énergie musculaire et de force motrice appartient aux femelles, elle eût déterminé le transport séminal du sexe femelle à l'être.

L'erreur de Girou de Buzareingues est ici d'avoir pris l'expression organique de la cause pour la cause elle-même ; mais cette erreur, en soi, n'est qu'une preuve de plus que la sexualité est le seul et unique principe déterminant de la sexualité, puisque son énergie est telle qu'elle semble s'étendre même à ses attributs, même à ses caractères.

2° Résulte-t-il, toutefois, du principe posé, que le sexe dont la puissance d'organisation est supérieure à l'autre, soit celui qui toujours le transporte au produit ?

Non. La force organique de la sexualité, chez les individus même où elle s'élève à la plus haute puissance, n'est point toujours égale ni semblable à elle-même ; elle peut se développer, elle peut se condenser, elle peut se dissiper ; elle varie, en un mot, selon ses états.

Un des plus influents sur ses mutations est celui de ses états qui procède de l'âge : les forces relatives ou absolues des sexes sont toujours plus ou moins dans sa dépendance ; l'âge éveille, l'âge augmente, l'âge restreint l'énergie de la sexualité. La fécondité nous donne une mesure de sa puissance sur elle ; dans les premiers temps de l'aptitude des sexes à la procréation, la fécondité est peu développée ; elle est, quand l'âge arrive à sa maturité, dans sa plus haute puissance, et, à dater de ce point, elle baisse avec lui ; cette règle est constatée par les proportions croissantes et décroissantes du nombre des petits, sous l'influence de l'âge, dans une foule d'espèces, l'Élan, l'Ours, le Cochon, le Hamster, etc.; elle s'applique même aux entomostracés (1) ; elle s'applique, enfin, à l'espèce humaine. On compte, dans les mariages sur lesquels Sadler établit ses calculs, 4,40 enfants, lorsque la femme est au-dessous de seize ans ; 4,65 lorsque l'âge de la femme est de seize à vingt ans ; 5,21 de vingt à vingt-trois ans ; 5,45 de vingt-quatre à vingt-sept.

La sexualité, relativement à l'âge, suit les mêmes pé-

____

(1) Burdach, t. II, p. 118.

riodes, périodes qui se mesurent au sexe des enfants : faible au commencement et au déclin de l'âge, la sexualité atteint, vers son milieu, au point le plus élevé de son énergie. Ainsi s'explique pour nous l'opinion des anciens que les hommes très-jeunes et que les hommes très-vieux engendrent surtout des filles : dans le premier cas, la virilité n'a pas encore atteint la limite nécessaire à son développement et, dans le second cas, elle l'a dépassée ; ainsi s'expliquent encore ceux des résultats d'Hofacker et de Girou (1), qui se rapportent à l'action de l'âge *absolu;* la progression du nombre des mâles avec celui des années du père, la progression du nombre des filles avec celui des années de la mère ; ainsi s'explique enfin la règle de l'action de l'âge *relatif* établie par Sadler, que sur la moyenne du nombre total des naissances, le sexe de la mère ou le sexe du père l'emporte selon celui des deux côtés où se trouve l'excès de l'âge.

Mais nous rectifierons le précepte en ces termes : *Toutes les autres forces et les autres conditions de la sexualité étant égales entre elles,* l'âge le plus avancé, dans les limites où la sexualité n'est pas encore en décroissance, détermine le sexe.

Tout ce qu'il y a de vrai de l'influence de l'âge se réduit donc encore à la force essentielle de la sexualité.

Des faits d'un tout autre ordre viennent, après ces derniers, témoigner de cette action positive et *directe* que, dans tous les cas, la sexualité exerce sur elle-même :

La détermination du sexe du produit peut dépendre, en effet, et dépend très-souvent, de l'état d'épuisement ou de condensation de la sexualité de l'un des deux facteurs.

____

(1) Girou, *de la Génération,* p. 133 et suiv., 146, 158, 226, 230.

Le premier fait qui le démontre est, dans notre opinion, le fait attesté par Bueck et Carus, de la prépondérance des naissances féminines chez les primipares ; le résultat est ici absolument tel que le veut la théorie : les mariages, en Europe, aux termes de la loi, ne se faisant qu'à l'âge de la nubilité véritable des filles, la fémininité reçoit, *dans ces conditions*, de son premier élan et de sa virginité concentrée sur elle-même, une force d'impulsion et d'assimilation qui se caractérise dans la transmission de son sexe au produit.

Le même phénomène a été constaté chez les animaux : les premières portées donnent plus de femelles que de mâles dans l'espèce ovine, et il en est de même des Brebis les premières à entrer en chaleur (1).

Une autre démonstration du même ordre d'influences est l'action si directe du commerce sexuel sur le sexe des auteurs et le sexe du produit :

La modération dans l'union sexuelle est une des conditions les plus essentielles pour que chacun des sexes garde son caractère.

L'abus du coït, chez le mâle et la femelle, suffit au développement de la fémininité chez le premier, de la masculinité chez la dernière. Ce n'est pas un des moins curieux résultats de la prostitution dans l'espèce humaine et de la répétition des accouplements chez les animaux ; et Girou, en tirant la même conclusion que Tiedemann du développement de la masculinité, si fréquent chez la femme après l'âge critique, y trouve même une raison de croire que le mâle est latent dans la femelle, puisque l'exercice immodéré des organes sexuels l'y développe.

(1) Girou, *ouv. cit.*, p. 188 et p. 154, 172, 175.

Mais l'abus du coït ne borne point son action à celle qu'il exerce sur le caractère des êtres qui s'y livrent; il agit également sur le caractère de la sexualité transmise à leur produit : la conséquence directe des déperditions et de l'énervation de la puissance sexuelle, de la part d'un auteur, est de laisser prévaloir dans la progéniture le sexe de l'auteur contraire.

La modération dans l'union sexuelle est en effet une des conditions essentielles pour la transmission de son sexe au produit.

Burdach incline même à voir dans la rareté des rapports sexuels de la femme avec l'homme dans la polygamie, l'explication du fait très-problématique de la prépondérance des naissances féminines chez les peuples polygames; l'explication du fait opposé, l'augmentation du nombre des naissances masculines, dans les revues, les temps de guerre, et les autres circonstances de grands rassemblements d'hommes tient, dans son opinion, à la cause contraire. Il est un autre fait qui vient à l'appui de la même opinion : les brebis éloignées une année du bélier et qu'on nomme dans l'idiôme de l'Aveyron *turgos*, donnent, l'année d'après, plus de femelles que de mâles : en 1826, les *turgos* d'un troupeau donnèrent contre quinze mâles vingt et une femelles; les autres ne donnèrent que quarante-deux femelles contre cinquante-trois mâles (1).

Tous ces faits sont pour nous harmoniques entre eux, tous s'interprètent d'eux-mêmes, dès que l'on part du principe que la prépondérance de la sexualité est la seule et unique cause directe du transport de l'un ou de l'autre sexe à l'être.

(1) *Ouv. cit.*, p. 138.

L'objection que Burdach élève contre ce principe n'en est qu'une preuve nouvelle : cette objection est que les femmes les plus fécondes, celles par conséquent, dit-il, chez lesquelles la sexualité est le plus développée, sont précisément celles qui mettent au monde le plus de gar-çons (1) : le fait est exact et nous l'avons nous-même observé pour notre part dans plusieurs familles ; mais Burdach oublie un point essentiel, c'est que la fécondité n'est point nécessairement du fait d'un seul auteur, qu'elle peut tenir au père aussi bien qu'à la mère, et il en a lui-même cité quelques exemples : il oublie un autre point encore plus important et sur lequel Girou de Buzarein-gues insiste : c'est l'action d'épuisement que les grossesses répétées exercent chez les femelles sur la sexualité (2); il est donc naturel, et conforme au principe que nous dé-fendons, que la fémininité, ainsi fatiguée de tant d'enfante-ments, laisse, dans son impuissance, dominer sur le sexe un sexe mis à l'abri de cette lassitude et demeuré plus frais et plus vigoureux qu'elle.

3° Il arrive cependant, en opposition à ce que l'on vient de dire, des cas où non-seulement d'après l'appa-rence, mais d'après l'expérience, la sexualité la moins énergique détermine le sexe.

Cette détermination, pour être accidentelle, ne dévie point de la loi de la sexualité ; mais au lieu d'émaner de l'énergie naturelle d'organisation et de développement de la sexualité, elle dépend de son état de force instanta-née ; elle tient, en un mot, à l'exaltation subite de la plus

<hr>

(1) *Ouv. cit.*, t. II, p. 276. — Voy. aussi Girou, p. 295, 296. —(2) Gi-rou, *ouv. cit.*, p. 296.

faible, dans la dépression de l'autre : il en est, en effet, de la puissance sexuelle comme des autres puissances ; elle n'est point constamment, dans le même individu, semblable à elle-même ; elle subit l'influence du jour et du moment, et il est peu de couples où la sexualité supérieure la veille ne puisse jamais cesser de l'être le lendemain. Il y a là une cause de perturbation qui mêle ses éléments aux autres éléments de la loi des naissances et dont cette loi défend d'éliminer l'action sur le sexe du produit : il est en harmonie avec son principe que ce sexe soit celui de l'auteur qui, dans l'acte où la vie tout entière est sous l'inspiration de la sexualité, puise dans l'extase de l'acte la force de l'accomplir avec le plus d'énergie.

Quant à toutes les autres causes, énumérées plus haut, sur lesquelles on émet tant d'opinions contraires, nous n'en rejetons aucune, nous les acceptons toutes, mais comme *accessoires*, mais comme *indirectes*, et dans certaines limités où elles rentrent toujours dans la cause *directe*, dans la sexualité : la sexualité est l'unique et vraie puissance par laquelle elles opèrent, en la sollicitant, en la fortifiant, ou en l'affaiblissant, en la jetant en un mot, ou dans l'exaltation ou dans l'atonie : l'alimentation, le régime, les saisons, les lieux, les heures, les années, tout agit ou du moins peut agir sur le sexe des deux générateurs de diverses manières, mais n'agit sur le sexe de la progéniture qu'en ôtant ou donnant certaine quantité de force à la sexualité du père ou de la mère.

La règle est générale : elle est même de nature à expliquer, pour nous, l'étrange désaccord que la proportion des sexes des enfants illégitimes présente avec celle des sexes des enfants légitimes : le nombre des filles

est plus grand chez les naturels. Burdach propose de ce
fait une première raison qui nous semble vraie dans ce
qu'elle peut comprendre : c'est, dans cette classe d'enfants, le plus grand nombre relatif des premières naissances; nous admettons encore jusqu'à certain point
l'autre raison qu'il donne, que les rapprochements com-
plets y sont plus rares. Mais Burdach nous paraît tenir
trop peu de compte des influences morales et physiques
auxquelles se rattache, plus ou moins, de la part de la
femme, l'illégitimité dans les conceptions.

Les femmes sont sévèrement astreintes, dans nos
mœurs, aux lois les plus rigides des convenances sociales et,
si libres qu'elles soient, pour rompre le joug pesant sous
lequel elles plient et qui tient à l'instinct de la pudeur de
leur sexe, il faut, nécessairement, dans toutes les conditions, la fatalité de positions critiques, trop fréquentes
au milieu du perpétuel malaise et des révolutions sociales de notre époque; ou il faut l'entraînement et la fascination de passions naturelles qui toutes, chez la femme,
sont en harmonie avec le développement de la sexualité :

Dans le premier cas, les sexes des enfants naturels ren-
treront dans la proportion régulière de ceux des naissances légitimes ;

Dans le second cas, ils en sortiront, en vertu de la
même loi qui en fait sortir les naissances premières ils
devront exprimer, de la part de la femme, le surplus
d'influence de la sexualité, qui doit être chez la femme
portée jusqu'à son comble pour rompre, en un instant
d'extase et de délire, le joug de la convenance, celui de
l'habitude, celui de l'intérêt.

Du moins est-ce ainsi que nous comprenons ce fait : il
rentre, comme tous les autres, dans notre théorie de la

cause déterminante du sexe du produit; c'est ici, comme plus haut, la sexualité qui se régénère elle-même : c'est ici, comme plus haut, la sexualité la plus énergique qui, en vertu de la loi et des conditions de l'égalité d'action du père et de la mère, décide de l'option nécessaire de la vie entre celui des deux sexes que la vie doit reproduire.

QUATRIÈME PARTIE.

DE L'INFLUENCE DES LOIS DE LA PROCRÉATION SUR LES
MUTATIONS OU MODIFICATIONS ACQUISES DE
LA NATURE PRIMORDIALE DES ÊTRES.

Il n'a encore été question, dans cet ouvrage, de l'action des lois de la PROCRÉATION, que sur les caractères du type originel ou primordial des êtres : nous n'avons, en d'autres termes, suivi le développement et l'application de ces lois qu'à l'égard de l'organisation supposée libre et pure de modification et d'altération de sa nature première.

Mais ce point de vue est toujours, ou plus ou moins fictif, ou plus ou moins borné; une foule d'influences interviennent sans cesse dans les évolutions de l'organisation, mèlent leurs impulsions à ses impulsions, leurs forces à ses forces, et se l'identifiant, tendent à modifier son type initial et à substituer à sa nature première une nature seconde : point d'élément de l'être qu'elles ne puissent atteindre ; point de mode de la vie qu'elles ne puissent altérer; point de forme, pour ainsi dire, qu'elles ne puissent prendre.

Quels que soient, cependant, et l'origine, et le nombre, et la variété, et la physionomie de ces métamorphoses, toutes rentrent dans deux classes essentiellement distinctes, selon le caractère des modifications qu'elles impriment à l'espèce, c'est-à-dire à la loi d'institution de l'être :

La première classe est celle des modifications qui portent sur le *type* spécifique de l'être; la seconde classe est celle des modifications qui portent sur l'*état* spécifique de la vie.

Chaque espèce, en effet, constitue, par elle-même, un ordre de caractères fixes et déterminés, qui naissent, se maintiennent et se perpétuent d'eux-mêmes, dans la génération, à travers les mille formes et les mille successions des individus : le *type* spécifique est cet ordre, est cette loi d'institution première des caractères physiques et moraux des espèces.

Chaque espèce doit, de plus, à son institution, une loi d'*état* normal et d'ordre régulier des fonctions et des actes départis à la vie; loi tout aussi constante, tout aussi générale, tout aussi continue et où elle tend aussi sans cesse à revenir, au milieu des écarts de la génération et de la succession des individus, comme elle tend à revenir au *type* spécifique de leur organisme.

L'*état* spécifique est cette loi de santé, est cet ordre primordial d'harmonie, d'équilibre et d'action régulière de la vie des espèces.

Les modifications acquises qui appartiennent à chacune des deux classes, sont donc, comme nous le disions, de nature très-distincte :

Celles de la première classe, ou déviations du *type* spécifique de l'être, se composent exclusivement des modifications et aberrations de la loi des caractères; toutes sont physiologiques; toutes sont, en elles-mêmes, étrangères aux désordres et aux lésions morbides;

Celles de la seconde classe, ou déviations de l'*état* spécifique de l'être, se composent exclusivement des modifications et aberrations de la loi des fonctions et de l'activité régulière de la vie ; toutes, au contraire des autres, sont pathologiques ; toutes, par elles-mêmes, constituent des désordres ou des lésions morbides et, vues dans leur ensemble, renferment le cadre entier de la nosologie.

Ici se dresse, devant nous, une autre face de problème :

Les modifications ou caractères acquis, quels qu'ils soient en eux-mêmes, qui développent dans les êtres une nature seconde, sont-ils ou ne sont-ils pas soumis aux mêmes lois de la PROCRÉATION que nous venons de voir régir, sans exception, tous les caractères ou traits originels de la nature première ?

Question ténébreuse, pleine de difficultés, pleine de controverses, et qui touche à la fois aux points les plus obscurs de la physiologie et de la pathologie de l'hérédité.

Elle s'applique, en effet, à chacune des deux classes de modifications que nous venons d'établir ; aux modifications du *type* et de l'*état* spécifiques des êtres.

LIVRE PREMIER.

DE L'INFLUENCE DES LOIS DE LA PROCRÉATION SUR LES DÉVIATIONS
OU MODIFICATIONS DU TYPE PRIMORDIAL OU SPÉCIFIQUE
DES ÊTRES.

Tel degré d'importance et de curiosité que la question présente, sous cette forme première, après les développements où nous sommes entré sur la propagation de tous les éléments et de tous les caractères *physiologiques* des êtres, elle n'est, cependant, pour nous, que d'un intérêt purement secondaire; nous l'avons, en partie, traitée sans en parler. Nous verrons, en effet plus bas, qu'un très-grand nombre de ces caractères, que nous avons montrés soumis à toutes les lois de la procréation, n'appartiennent point au type *primitif* de la vie et rentrent dans la classe des modifications postérieures ou *acquises* de l'organisation.

Mais, en nous permettant plus de concision et de rapidité sur toutes celles de ces modifications qui rentrent dans les limites de la première classe et appartiennent au *type* spécifique des êtres, notre travail antérieur ne nous dispense pas de résumer ici les principes et les faits les plus essentiels de ce point du débat : et parce qu'ils réclament une exposition distincte et séparée, et parce qu'ils se lient, par d'intimes rapports, avec la forme seconde de la même question, à laquelle nous devons tous ses développements, celle des déviations ou modifications de l'*état* spécifique, qui est celle de l'histoire de l'hérédité dans les maladies.

CHAPITRE PREMIER.

DE L'ACTION DE L'INNÉITÉ SUR LE DÉVELOPPEMENT DES MODIFICATIONS DU TYPE SPÉCIFIQUE.

La première des deux lois de la PROCRÉATION, la loi d'INNÉITÉ, a-t-elle ou n'a-t-elle pas une part aux déviations et modifications du *type* spécifique?

Pour éclaircir ce fait qui, comme tous ceux qui touchent à la PROCRÉATION, soulève des questions de cause et d'origine, il est deux autres questions préalables à résoudre : celle de l'origine et de la nature des causes des modifications physiologiques de l'être : celle du mode et de l'époque de leur développement.

Muller leur reconnaît deux ordres distincts de causes : des causes *extérieures*, des causes *intérieures* : Les premières sont, pour lui, l'alimentation, le climat, l'élévation au-dessus du niveau de la mer, etc.; les secondes reposent sur l'organisme même.

Ces dernières, à ses yeux, ont, pour caractère, d'être indépendantes des influences externes et de dériver d'un cercle de variations que chaque espèce animale ou végétale renferme : cercle de variations dont chaque individu de l'espèce recèle, en soi, le pouvoir de produire telle ou telle partie. De là, selon lui, toutes les différences de formes qui peuvent naître d'un seul et même couple, comme d'un seul et même acte générateur; parce que l'individu n'est point tenu de n'engendrer des êtres qu'à son image et que, s'il procrée, *c'est toujours sous l'empire des lois qui régissent l'espèce, en général*(1).

____

(1) Muller, *Manuel de physiologie*, trad. par Jourdan, t. II, p. 763.

Rien de plus vrai ; mais Muller s'arrête à l'action et se tait sur la nature de *ces lois qui régissent l'espèce en général*, et qui, nous l'avons dit ailleurs, ne se limitent pas à l'espèce elle-même (1): en dotant chaque espèce d'une certaine aptitude ou puissance inhérente de métamorphose, il ne s'explique pas davantage sur la cause et l'origine première de cette faculté si extraordinaire qu'il reconnaît en elle ; il ne dit pas pourquoi l'espèce la possède : en l'étendant de l'espèce à l'individu, du moins dans les limites départies à l'espèce, il oublie de nous dire comment l'individu, ou pour mieux dire, la vie, dans le concours des deux sexes, sous les formes innombrables des monstruosités et des anomalies, l'étend à des limites que l'espèce ne comprend plus ; en nous disant, enfin, que cette cause intérieure de modification du type primordial est, ce qu'elle est réellement, liée à l'organisme, il se tient dans le même vague, il ne la nomme pas.

Notre travail antérieur nous donne le droit d'être plus précis sur tous ces points :

Les lois dont parle Muller, lois qui ne régissent pas uniquement l'ESPÈCE, mais la reproduction de la vie, en général, sont celles que nous avons nommées nous-même, ailleurs, l'une la loi du DIVERS, l'autre la loi du SEMBLABLE : les lois d'IMITATION et d'IMAGINATION organiques de la vie (tome Ier, pages 80, 96 et 607-623) ;

La raison pour laquelle les ESPÈCES sont soumises, dans leur fixité même, à une plus ou moins grande série de variations, a son principe en elles :

L'uniformité et la perpétuité, dans la succession de

(1) T. I, p. 134, 165, 186.

leurs caractères, tiennent à l'éternelle et universelle activité vitale de la première loi ;

La mutabilité, la série de variations, de modifications, d'anomalies sans nombre de leurs caractères, tiennent à l'éternelle et à l'universelle activité vitale de la seconde loi ;

La raison pour laquelle le type *individuel* engendre, mais n'engendre pas d'une manière continue, à l'image de lui-même, c'est qu'il procrée toujours sous l'empire des deux lois qui régissent l'ESPÈCE et qui, participant de la génération, deviennent : celle du SEMBLABLE, la loi d'HÉRÉDITÉ, ou d'uniformité, et celle du DIVERS, la loi d'INNÉITÉ ou de variété, dans la reproduction séminale de l'être ;

La raison pour laquelle la cause de variation et de modification, que Muller nomme *intérieure*, est indépendante de toute cause extérieure et liée à l'organisme, c'est qu'elle est une des lois de cet organisme, et que, comme le principe qui l'anime, elle agit et opère d'elle-même :

Le nom de cette cause est donc celui de cette loi, la loi d'INNÉITÉ ou de l'activité spontanée du divers dans la reproduction séminale de la vie.

Ce retour sur les doctrines émises dans la première partie de ce travail, tend d'abord à disjoindre, bien plus profondément que ne l'a fait Muller, les deux ordres de causes de modification qu'il admet dans les êtres :

A la distinction d'une cause *intérieure* et d'une cause *extérieure* de modification de la nature première, il substitue celle d'un principe essentiel de toute variation et des impulsions ou causes occasionnelles qui le sollicitent.

Ce principe essentiel n'est autre que la loi que nous avons nommée, la loi d'INNÉITÉ, cette force d'activité spontanée du divers dans la génération et la nature de l'être, la même que Muller nomme cause *intérieure*, parce qu'elle agit sans nulle influence du dehors.

Quant aux impulsions ou causes occasionnelles, les mêmes que Muller nomme causes *extérieures*, on peut les diviser en physiques et morales :

Les causes occasionnelles, ou circonstances physiques, comprennent les climats, les airs, les eaux, les lieux, l'électricité, le calorique, la lumière et les mille éléments de l'alimentation :

Les causes occasionnelles, ou circonstances morales, comprennent les influences de l'éducation, des habitudes, des mœurs, et des modes d'exercice des organes, des fonctions et des forces de la vie.

Les modifications ou déviations du type spécifique des êtres portent toujours l'empreinte d'une de ces origines : considérées en dehors des êtres où elles surviennent, les unes, celles qui se développent sous l'unique impulsion du principe essentiel de toute variation, sont si indé-pendantes des circonstances externes, qu'elles paraissent sans cause ; les autres ont leur raison sensible dans l'ac-tion de quelqu'un des agents ou de tous les agents du second ordre de causes ; d'autres, l'ont dans l'action visible d'une partie ou de la totalité des agents du troi-sième.

1° Poser, quant aux premières, c'est-à-dire, quant à celles des modifications de la nature première qui dépen-dent de la seule force de l'organisme, la question si la loi de l'INNÉITÉ prend part à leur développement, c'est poser une question dès ce moment résolue : la loi d'IN-NÉITÉ, est l'unique principe de cette force qui tend à la diversité dans la génération, d'une manière spontanée, et indépendamment de toute espèce d'influence ou de cause extérieure ; elle seule a cette puissance d'engendrer, par elle-même, le divers du semblable, non-seulement sans le concours des impulsions du dehors, mais dans les circonstances où les conditions externes et internes lui semblent le plus contraires ; quel que soit le degré de l'uniformité des milieux ; quel que soit celui de l'analogie des agents et des forces par lesquelles elle opère : dans les circonstances d'identité de climat, d'exposition, de lieu ; dans celles d'identité et d'espèce, et de race, et de famille, et de couple, et de parfaite ressemblance des deux auteurs eux-mêmes (t. I, pag. 104, 122, 173 et 610).

Nous avons esquissé, dans le tome Ier de ce livre, le tableau général des modifications de cet ordre que la loi d'INNÉITÉ provoque : les unes, inépuisables, ne s'attaquant qu'aux seuls et uniques caractères du type individuel, donnant à chaque être sa personnalité de nature et de forme ; les autres, altérant ou métamorphosant le type des variétés, des races, des espèces même : nous ne pouvons, sur ce point, que renvoyer à cette partie de notre travail.

Mais il reste un second point que nous devons éclaircir :

2° Cette loi d'INNÉITÉ ou de l'activité spontanée du DIVERS, dans la génération, si puissante d'elle-même, sans l'appui d'aucune cause, ni d'aucune influence autre que celles de la vie, opère-t-elle également par l'intermédiaire et avec le concours des causes et des agents extérieurs qu'elle domine et dont elle se passe ? Agit-elle, en un mot, sur la production des deux autres classes de modification, sur celles qui sont dues à l'empire extérieur de circonstances physiques ou de circonstances morales ?

La question, à vrai dire, semble à peine une question : si, dans les conditions les plus défavorables, l'INNÉITÉ déploie une telle énergie, on doit pressentir que, dans les conditions où tout la sollicite, où tout lui vient en aide, où les causes extérieures de variation des êtres sont dans la plus parfaite harmonie avec elle, les climats, les lieux, l'éducation, les mœurs, les habitudes, les genres d'exercice des organes, elle doit intervenir dans le développement des variations de cet ordre, avec une nouvelle force, une nouvelle puissance :

Mais, il reste à prouver qu'elle en est le principe, et ici ce ne sont point ces mutations elles-mêmes, c'est le *mode* et l'*époque* de leur développement qu'il faut interroger.

Les modifications d'origine externe reconnaissent deux modes distincts de formation, et chacun de ces modes remonte à une époque différente de la vie :

Le premier appartient à l'origine de l'être; il a son point de départ dans la génération et dans les circonstances qui agissent sur elle; c'est le mode *médiat*, ou *congénial* de développement des modifications de cause extérieure; nous nommons *médiates* toutes les mutations qu'il détermine dans la nature des êtres, parce qu'elles ne s'y produisent que par l'intermédiaire de leurs générateurs.

Le second mode appartient à l'époque postérieure à la naissance de l'être; il a son point de départ dans toutes les influences qui s'exercent sur l'être arrivé à la vie : c'est le mode *immédiat* ou *graduel* de développement des modifications de causes extérieures : nous nommons *immédiates* toutes les mutations qu'il détermine dans la nature des êtres, parce qu'elles s'y produisent sans l'intermédiaire de leurs générateurs.

§ I. — De l'action de l'innéité dans les métamorphoses *médiates* ou
congéniales, d'oirigne externe.

Le mode *congénial* de modification de la nature première, sous l'impulsion de causes ou d'influences externes,
est l'une des voies les plus fréquentes des mutations spécifiques de la vie. Il est, cependant, celui qni a le moins,
peut-être, fixé l'attention : on confond avec lui, tantôt le
mode *spontané*, et tantôt le mode *immédiat* ou *consécutif*
de variation des êtres :

Il est profondément distinct du premier, en ce que le
premier, comme nous venons de le dire, se développe
sans cause externe, sous l'unique impulsion d'une des
lois de la vie ;

Il est profondément distinct du second, en ce que les
causes externes, dont il dépend, opèrent par l'acte et
dans l'instant de la génération.

Les faits, du reste, éclairent d'une vive lumière toutes
ces différences :

1° Beaucoup d'espèces et de races, laissées à elles-
mêmes, dans leur lieu d'origine et sous l'empire des
causes et des circonstances où elles se sont produites,
paraissent immuables ; leur fixité est telle qu'elle ne laisse
de place qu'aux simples différences du type individuel, et
que les individus, sous leurs différences mêmes, sont
presque tous semblables : les générations se pressent et
se succèdent en vain ; l'innéité n'a point la force d'agir
sur elles, sans le concours d'impulsions et de forces extérieures ; elles conservent, en un mot, l'uniformité et
l'immobilité de leurs caractères : les métamorphoses et les
variations du type spécifique n'y sont point *spontanées* ;

2° Soumet-on à l'empire des causes générales de modification ces types organiques dont la stabilité semble inébranlable ? Les change-t-on de milieu, de sol, de climat, de mode et de régime de vie ? Leur organisation en souffre plus ou moins, mais les individus, transportés et soumis à ces conditions nouvelles d'existence, n'offrent aucune variation sensible de l'espèce ou de la race première; leur type originel reste toujours le même; les plus énergiques agents de métamorphose sont sans action directe, et semblent impuissants chez tous ceux de ces êtres qui n'en subissent l'empire qu'après leur naissance ;

Les modifications du type SPÉCIFIQUE n'y sont point *immédiates* ou *consécutives.*

3° Mais, si ces mêmes êtres qui, une fois nés, résistent à toutes les influences de modification auxquelles on les expose, viennent à engendrer sous l'empire immédiat de ces mêmes influences, l'INNÉITÉ, aidée des causes extérieures qui la sollicitent, et dont les impulsions animent sans l'ébranler la nature des parents, donne tout à coup à ces impulsions, par l'acte et dans l'instant de la génération. une force contagieuse ; elle opère subitement , dans le nouvel être, à travers l'organisme du père et de la mère, les métamorphoses que toutes les circonstances et influences externes et que l'innéité même , réduite à ses seules forces, étaient demeurées inhabiles à produire; les mutations, enfin, qu'aucune action *directe* n'a pu déterminer chez les producteurs, éclatent dans les produits:

Les modifications *médiates* ou *congéniales,* d'origine externe, prennent ainsi naissance.

Nous n'avons que l'embarras du choix pour les exemples; les faits les plus curieux se pressent sous notre plume : pour ne parler ici que des seules influences des circonstances physiques, les variations les plus opposées de la force, de la taille, de la couleur, la beauté, la laideur, la perfection et l'imperfection des sens, le degré d'intelligence, tous les caractères du *type* spécifique et, comme nous le verrons, ceux même de l'*état* spécifique de l'être, peuvent, indépendamment de la nature des parents, provenir uniquement des climats ou des lieux où ils donnent le jour; les circonstances physiques du monde extérieur où les parents engendrent exercent, en un mot, sur la progéniture, une influence semblable ou analogue à celle des conditions vitales et physiologiques (t. II, p. 265-280) du père et de la mère, à l'instant du rapport conjugal des deux sexes; nul doute n'est possible :

1° Si puissants qu'on suppose les agents extérieurs de modification, il est évidemment un âge de puberté et de maturité de l'individu, où ils sont et doivent être incapables de produire des variations réelles et directes de certains caractères de la vie;

2° Ils sont et doivent être tout aussi impuissants, à tout âge de la vie, à déterminer de ces métamorphoses *immédiates* et *complètes* sur des individus qui ne font que subir un instant leur action et que traverser la sphère de leurs influences.

Or, il est avéré que, dans l'un et l'autre cas, toutes les variations, toutes les métamorphoses, que les circonstances physiques ou morales des milieux, n'ont pas le temps ou le pouvoir d'engendrer chez les pères, peuvent naître chez les produits du fait qu'ils ont été conçus sous leur empire. La forme, par exemple, au delà de certain âge, ne saurait plus changer, chez les générateurs, dans quelque climat ou lieu qu'on les transporte ; mais elle peut changer, selon la nature du lieu, dans la progéniture :

Nous avons vu, plus haut, des Chevaux de pur sang

Arabe, étalons et juments, sans rien perdre de leur type, sans aucune mésalliance, n'avoir en Angleterre que des produits anglais, en France que des Français ; nous avons aussi vu des familles entières de la race Limousine et de la race Normande, n'engendrer, en Bretagne, dans les mêmes circonstances, que des chevaux de la race inférieure du pays. Il est d'expérience que ces mêmes étalons, que ces mêmes juments qui ne donnent que des poulains défectueux dans un lieu, en donnent, au contraire, de très-beaux dans un autre (1). Ce fait est en harmonie avec l'opinion que, dans notre espèce même, les caractères des formes, la beauté, la couleur, ne dérivent point toujours de la nature des parents, mais qu'ils peuvent être aussi des émanations du ciel et du pays où les enfants sont nés. La taille des animaux nous offre un autre exemple du même phénomène : ceux des quadrupèdes de nos climats d'Europe qui passent en Amérique, dont toutes les espèces et les races indigènes sont d'une taille beaucoup moins élevée que les nôtres, engendrent, sous l'influence du climat, sans rien perdre de leurs proportions natives, des produits plus petits qu'eux. La coloration est encore plus féconde en faits de la même nature : on sait généralement que, de tous les caractères du type spécifique, elle est le plus prompt peut-être à varier sous l'influence de causes de modification très-diverses, selon les races et les espèces ; pour s'en faire une idée, il suffit de rapprocher les couleurs de plusieurs espèces déterminées, à l'état sauvage, des couleurs de ces mêmes espèces devenues domestiques : que de métamorphoses ! mais comment se développent-elles ? est-ce *toujours*, comme on le croit, par

(1) T. II, p. 312. — Lafont-Pouloti, *ouv. cit.*, p. 130.

de successives et lentes transformations d'une couleur dans une autre, ou par de continuelles et lentes dégradations des teintes originelles ? Non : dans une foule de cas, les individus qui, soumis à l'empire des causes ou des agents modificateurs, ne présentent encore aucune altération de la couleur naturelle, engendrent subitement, sous l'empire de ces causes, des produits d'une couleur différente de la leur.

Nous en avons la preuve dans les métamorphoses de la même nature qui s'observent, tous les jours, soit chez les animaux, soit chez les végétaux. Le Dahlia, transporté de la Nouvelle-Hollande sous le climat de l'Europe, est demeuré plusieurs années sans varier ; puis, tout à coup, de graines recueillies sur les plants de couleur uniforme, sont nées les variétés qui, à l'exception du vert et du bleu, réfléchissent aujourd'hui tous les rayons du prisme. Le cheval, le bœuf, le chien, nous présentent une foule de changements du même genre et sur lesquels il est inutile d'insister. Indubitablement, c'est le mode de formation d'un grand nombre de nos races et de nos variétés, soit du règne animal, soit du règne végétal. Dans l'opinion de nos plus savants pomologistes (1) on ne peut plus admettre l'idée, longtemps en vogue, que la plupart des races ou variétés de fruits que nous possédons, seraient dues à l'effort graduel et continu de greffes successives ; elles sont, en général, nées du changement de climat, de sol, ou d'exposition des races et des espèces, et sorties du semis de graines recueillies sur des individus ainsi transportés, quoique n'offrant pas eux-mêmes de variation causée par l'action du climat.

(1) Puvis, *de la Dégénération et de l'extinction des variétés de végétaux*, etc., p. 87-88. — A. Poiteau, *Théorie* van Mons, p. 14 et suiv.

L'art, maintenant, a recours à ce mode de formation, pour développer, dans l'un comme dans l'autre règne, des variétés nouvelles. Lorsque ces variétés ne naissent point d'elles-mêmes, qu'il ne s'en présente point chez les générateurs, il suffit de modifier les circonstances physiques des milieux où ils vivent, l'air, le sol, le climat, le genre de nutrition, le mode d'activité, pour que leurs descendants offrent, presque certainement, de nouveaux caractères (1).

Ce mode *congénial* ou *médiat* d'action de la loi d'INNÉITÉ, sous l'impulsion de causes et de conditions externes, n'est pas, malheureusement, moins fécond à produire des mutations de l'*état* que des variations du *type* spécifique des êtres. Il étend son empire à la pathologie, et telle est l'énergie de cette force d'innovation et de transpiration médiate des influences du monde extérieur, dans l'acte et dans l'instant où s'engendre la vie, qu'il peut, comme nous le verrons, dépendre du lieu où l'on a reçu l'être, de naître sourd-muet de père et de mère qui entendent et qui parlent; de naître idiot, ou crétin, de parents intelligents; ou, comme ces enfants, frappés dans l'utérus du mal épidémique ou endémique qui a respecté leur mère, de naître atteints de formes diverses de maladies puisées aux sources de l'être, et pourtant tout à fait étrangères aux auteurs.

§ II. — De l'action de l'INNÉITÉ dans les métamorphoses *immédiates* ou graduelles d'origine externe.

Les modifications *immédiates* ou *graduelles*, d'origine externe, offrent, ainsi qu'on l'a vu, et d'autres caractères et des modes différents de se produire chez les êtres.

(1) Magne, dans Grognier, *ouv. cit.*, Introd., p. xxix. — H. Lecoq, *De la fécondation naturelle et artificielle des végétaux*, p. 15. — Poiteau, *Mém. cit.*, p. 14.

1º Les causes qui les développent se passent du concours de la génération et ne commencent d'agir qu'après la naissance ; 2º elles agissent par elles-mêmes, et d'une manière directe, sur les individus soumis à leur empire ; 3º elles ne sont point soudaines, mais lentes et progressives dans l'effet qu'elles opèrent.

A ces différences-près, tout est analogie entre les deux classes de modifications : elles découlent des mêmes circonstances extérieures, soit physiques soit morales, offrent les mêmes phénomènes de métamorphose de la nature première, et se portent sur les mêmes éléments de la vie, les formes, le volume, la taille, la couleur, les facultés des sens, les instincts, les degrés, les modes d'intelligence et les états de l'être.

Toutefois, il reste un point important à résoudre : c'est celui de la part que la loi d'INNÉITÉ, si active sur la classe des modifications congéniales des être, peut prendre au développement des modifications qui ne le sont pas.

Étrangères, à ce qu'il semble, par leur origine, à la génération, on doit naturellement être tenté de les croire indépendantes d'une loi qui a sa source en elle.

Le problème se réduit à une question de fait. Si cette dernière classe de modifications est indépendante des lois de génération de la nature première et du caractère propre et particulier qu'elles impriment à la vie, il est clair que les causes et agents extérieurs qui les déterminent, ayant toutes en elles-mêmes le principe de leurs forces et de leurs actions, les mêmes natures de causes auront sur tous les êtres, quels que soient les espèces et les individus, le même degré d'empire, et qu'elles détermineront, chez tous, les mêmes effets de métamorphose.

Il n'est rien de moins conforme à l'observation.

a. Toutes les espèces n'ont point la même aptitude ou, si l'on veut, la même élasticité de variation *graduelle*, sous l'action immédiate des causes et des agents de modification. A côté de tant d'arbres, d'arbustes et de fleurs, qui se modifient, sous les moindres influences de sol, d'exposition, de température, d'ombre ou de lumière, etc., le kælreuteria, le platane, le seigle, la tubéreuse, etc., demeurent presque immuables (1). L'espèce du lièvre, chez les animaux, est beaucoup moins variable que celle du lapin; l'espèce de la chèvre l'est aussi beaucoup moins, sous l'action extérieure des mêmes circonstances, que celle de la brebis; l'espèce du chat, moins que celle du chien; l'espèce de l'âne, moins que celle du cheval : l'une compte, pour ainsi dire, autant de races que de lieux d'acclimatation, que de genres d'exercice ou de nourriture; la nature opiniâtre de l'autre a résisté jusqu'à changer, à peine, même dans les conditions de servitude la plus dure; elle résiste également aux plus mauvais traitements, à l'action du climat, de l'alimentation, des habitudes de vie. Plus tenaces encore, et plus immuables, d'autres espèces, en grand nombre, malgré tous les efforts et toutes les tentatives de *domestication*, si l'on peut ainsi dire, n'éprouvent aucun effet de cette cause si puissante de modification et restent toujours sauvages.

b. Toutes les espèces, même les plus variables, ne varient pas sous l'empire immédiat des mêmes causes : l'influence du climat et des localités, parmi nos animaux domestiques, s'exerce spécialement sur le Cheval; celle de la nourriture, sur le Bœuf; celle de la domesticité, sur le Chien (2), etc.

c. Toutes les espèces variables, sous l'empire immédiat

(1) Puvis, *Mém. cit*, p. 37. — (2) Grognier, *ouv. cit.*, p. 7.

du même ordre de causes, n'éprouvent point d'une même cause, le même caractère de modifications : les variations de l'espèce du Mouton portent principalement sur la laine, etc. ; celles du Bœuf, sur la taille, sur la forme, la longueur, la brièveté ou même l'absence complète de cornes ; celles du Cheval, sur les formes, la taille, la couleur ; celles du Chien, sur les genres de caractère. Si, dans l'espèce Bovine, dont les meilleures races chétivement nourries se rabougrissent rapidement, la taille et le développement tiennent à l'abondance de la nourriture, il n'en est ainsi, ni dans l'espèce Ovine, ni dans l'espèce Équestre. Abondamment ou parcimonieusement nourris, dans leur premier âge, élevés sur de gras ou de maigres pâturages, les Chevaux et les Moutons n'en arrivent pas moins, à peu près, à la taille affectée à leur race (1). Mais le climat, mais le sol, mais les moindres changements de caractère des lieux, modifient leurs formes. Chez l'homme, au contraire, on a remarqué que les formes du corps, dans les diverses races, semblaient se modifier plutôt sous l'influence des habitudes de vie que sous celle du climat. D'après les mêmes auteurs, les variations de couleur, dans l'espèce humaine, auraient la cause inverse : elles tiendraient au climat, à l'élévation du pays au-dessus du niveau de la mer, à la plus ou moins grande distance de la côte (2) ; tandis que chez les races d'animaux domestiques, le Cheval, le Bœuf, la Chèvre, la Brebis, le Chien, etc., la domesticité serait la cause essentielle des métamorphoses de la couleur première (3), etc.

Les individus, soit dans les mêmes races, soit dans les

____

(1) Grognier, *loc. cit.*, et p. 85. — (2) Prichard, *Histoire naturelle de l'homme*, t. I, p. 144-146. — (3) V. Bomare, *Dict. d'hist. nat.*, t. XII, p. 71-72.

mêmes espèces, selon l'âge, selon le sexe, selon l'idiosyncrasie, n'offrent pas moins de degrés, de modes et de
différences de sensibilité à l'action immédiate de modification des agents extérieurs, même les plus identiques.

C'est en vain, en un mot, qu'on voudrait obtenir de
l'influence *directe* des circonstances physiques ou morales
sur les êtres, des modifications ou des variations dont ces
êtres n'auraient point l'aptitude en eux-mêmes ; leur organisation en règle le caractère, l'étendue, la limite : tout
changement, quel qu'il soit, quel qu'en soit l'agent, quel
qu'en soit l'élément, dépend de leur nature ; et cette nature elle-même, sous le type *spécifique*, sous l'*individuel*,
dépend, dans son principe, de la génération qui l'a insti-
tuée, et, en elle, d'une des lois primordiales qui régissent la génération même. Or, la disposition que la nature des êtres montre ainsi à varier, et le caractère de
modification qu'elle incline à recevoir de l'influence directe des circonstances diverses qui agissent sur elle, ne
sauraient naître en elle de celle des deux lois de la génération qui tend à maintenir comme elle tend à transmettre le SEMBLABLE dans la vie : ils y procèdent donc,
de toute nécessité, de la seconde loi, de l'essence et de
l'action du principe du DIVERS dans l'institution de l'être :
ils découlent, en un mot, de l'INNÉITÉ elle-même.

Pour nous résumer, spontanée, provoquée, médiate ou
immédiate, toute modification, toute variation, toute altération du *type* originel est subordonnée, et dans son
existence, et dans son étendue, et dans son caractère, à une
aptitude interne ou faculté latente de l'organisme qui remonte toujours à cette loi première, à ce principe formateur
dont l'impulsion commence à l'origine de l'être, mais s'é-
tend, au delà d'elle, à toutes les époques de l'être et de la vie :

1° Il développe les unes, les modifications *spontanées*, de lui-même , sans le concours de causes ni d'agents extérieurs, par l'acte et dans l'instant de la génération ;

2° Il développe les secondes, les modifications *médiates* ou *congéniales*, sous l'empire du même acte et dans le même instant, mais avec le concours de causes extérieures qui n'agissent elles-mêmes que par l'intermédiaire des deux générateurs ;

3° Il développe les troisièmes, les modifications *immédiates* ou *consécutives*, par l'aptitude qu'il donne encore, dans le même acte et dans le même instant, à l'organisation d'être, à toutes les époques ultérieures de la vie, variable par elle-même, sous l'impulsion directe des circonstances diverses qui la sollicitent, mais toujours en raison du degré naturel de sensibilité et de la faculté de métamorphose qu'il inocule en elle.

Il n'existe, en un mot, relativement à lui, entre les trois classes de modifications, d'autres différences que celles du temps et des moyens qu'il prend pour les produire.

L'influence de l'une des deux lois générales de la procréation, ou de l'INNÉITÉ, sur les variations et modifications de la nature première, ainsi établie, reste la question de l'action et de l'influence de l'autre loi, la loi d'HÉRÉDITÉ sur elles.

Quels que soient la nature et le caractère de ces variations et déviations du *type* spécifique des êtres, spontanées, provoquées, médiates ou immédiates, se limitent-elles aux seuls individus où elles se sont produites, ou se transmettent-elles à leur postérité ?

CHAPITRE II.

DE L'ACTION DE LA LOI DE L'HÉRÉDITÉ SUR LES MODIFICATIONS DU TYPE SPÉCIFIQUE.

« La question de l'*hérédité des modifications acquises*, dit le professeur Flourens, est une des plus importantes et des plus vastes de la physiologie générale (1). » Nous sommes malheureusement, par son étendue même, forcé de la restreindre, malgré son importance, aux plus justes limites, devant tant d'autres questions auxquelles nous devons laisser leur place dans ce travail.

Des trois classes de modifications du *type* spécifique que nous venons d'indiquer, il en est deux premières, les modifications de nature spontanée, les modifications médiates ou congéniales, d'origine externe, dont l'hérédité ne permet pas le doute.

1° Les métamorphoses ou modifications spontanées, celles même qui par leur caractère forment des anomalies, plusieurs de celles qui forment des monstruosités, se propagent par la voie de la génération qui les a produites. Nous en avons multiplié les exemples (t. I., pages 291, 239).

2° De toute nécessité et de pleine évidence, les modifications *médiates* ou *congéniales*, d'origine externe, produites par la même loi et par la même voie de la génération, quoique avec le concours de causes et d'influences inutiles aux premières, se transmettent comme elles. Il règne sur ce point un accord général.

3° Il n'en est pas ainsi à l'égard des troisièmes : les modifications *immédiates* ou *directes*, d'origine externe, celles que l'on regarde à tort, plus exclusivement, comme de nature acquise :

La plus grande division d'opinions et d'idées existe sur la question du fait et des limites de leur hérédité.

Un grand nombre d'auteurs, de ceux même qui admettent l'hérédité de tous les caractères du type originel des

____

(1) Flourens, *Résumé analytique des observations* de Frédéric Cuvier *sur l'instinct et l'intelligence des animaux*, Paris, 1841, p. 112.

êtres, révoquent en doute celle de tous les caractères du type consécutif, ou de la nature seconde qu'ils doivent à l'action *directe* des circonstances où ils se développent. Au nombre des plus remarquables soutiens de cette opinion s'est rangé, un instant, le docteur Prichard lui-même, qui devait si complétement changer d'avis plus tard : dans un premier ouvrage, il établissait, en règle générale, que les modifications ou variétés *connées* de la nature des êtres, les mêmes que nous nommons *médiates* ou *congéniales*, sont aptes à se transmettre par la voie séminale ; mais que les changements produits par une cause extérieure dans la nature première, se bornent à l'individu et n'ont point d'influence sur sa postérité (1).

Selon cette doctrine, les ressemblances des êtres avec les caractères *acquis* de leurs auteurs, ne sont dues qu'à l'empire des mêmes circonstances ; morales, elles proviennent de l'imitation, de la même éducation, des mêmes habitudes, du même temps, des mêmes mœurs ; physiques, elles découlent de la puissance des mêmes agents extérieurs, des mêmes lieux, du même sol, du même genre de vie ; les unes et les autres, en un mot, sont soustraites à la génération et complétement libres de l'action des ancêtres.

D'autres naturalistes, célèbres à divers titres, de Maillet (2), Robinet (3), Buffon, Lamarck (4), Virey, Geoffroy-St-Hilaire, Fréd. Cuvier, Flourens (5), Girou, Bur-

---

(1) Prichard, *Researches into the physical history of man*, 2ᵉ éd., vol. II, p. 458.—(2) De Maillet, *Telliamed ou entretiens d'un philosophe indien avec un missionnaire français sur la diminution de la mer*, 2 vol. in-12. — (3) Robinet, *Considération philosophique de la gradation naturelle des formes de l'être*, etc., ch. 1 et *De la nature.* — (4) Lamarck, *Philosophie zoologique*, t. 1, p. 235. — (5) *Ouv. cit.*, p. 115 et suiv.

dach (1), Muller (2), etc., défendent la thèse contraire.
Tous professent l'opinion que les modifications directes
ou immédiates de cause extérieure sont héréditaires.
En opposition avec le principe émis dans la règle de
Prichard, Lamarck avait ainsi formulé cette loi:

« Tout ce que la nature a fait acquérir ou perdre
aux individus, par l'influence des circonstances où leur
race se trouve depuis longtemps exposée, et par conséquent par l'influence prédominante de tel organe, ou
par celle du défaut constant d'usage de telle partie, elle
le conserve par la génération aux nouveaux individus qui
en proviennent, pourvu que les changements acquis
soient communs aux deux sexes ou à ceux qui ont produit ces nouveaux individus (3). »

La contradiction ne peut être plus formelle.

En présence d'opinions aussi divergentes sur une question de fait, il n'est de solution possible que celle des
faits : il faut la demander à l'observation et à l'expérience.

ARTICLE I.

De l'hérédité des modifications directes ou immédiates de la nature physique.

Toute modification de ce genre doit commencer par
l'individu : examinons d'abord si, chez l'individu, les
plus élémentaires des modifications de la nature physique, celles qui proviennent de l'âge ou de l'action du
temps et de la durée de la vie, sont héréditaires.

§ I. — Hérédité des modifications immédiates qui proviennent des époques de la vie.

L'expérience a depuis longtemps démontré que l'or-

____

(1) Burdach, *Traité de physiologie,* t. II, p. 251. — (2) Muller,
Manuel de physiologie, t. II, p. 763. — (3) *Ouvr. cité,* t. I, ch. VII, p. 290.

ganisation réfléchit l'image des époques de la vie où elle a pris naissance; les produits héritent des caractères de l'âge de leurs générateurs.

1° Tous les traits de la jeunesse peuvent ainsi passer du père et de la mère dans le nouvel être.

C'est une observation faite très-anciennement, que, dans toutes les espèces, les mâles ou les femelles encore dans leur croissance, engendrent des produits chétifs, de petite taille, et qui s'arrêtent d'eux-mêmes dans leur développement. Les œufs des jeunes Poules sont petits, quelle que soit la vigueur du Coq qui les a fécondées; les Agneaux, les Chevreaux, les Veaux, et les Poulains échappés de très-jeunes pères ou de très-jeunes mères, restent, la plupart, au-dessous des proportions de l'espèce, débiles, lymphatiques, et assez souvent même incapables d'allaitement (1) : ils sont, comme dit Huzard, privés des qualités que les pères et les mères n'ont pu leur transmettre, puisque les pères et mères ne les ont pas encore. On ne peut, au reste, juger toujours, dès la naissance, les fruits d'accouplements aussi prématurés, parce que la jeunesse a d'autres caractères, et que ces caractères, la beauté de la forme, la grâce, la souplesse, trompeuses apparences, se propagent de même et brillent dans les produits pendant les premiers temps (2). La jeunesse extrême des parents, et surtout de la mère, lègue chez l'homme, aux enfants, un semblable héritage, fait qu'Aristote avait si bien mis en lumière dès l'antiquité dans son Traité de l'histoire des

<hr>

(1) Aristot., *Hist. animal.*, lib. v, cap. 14, et lib. vi, cap. 22. — Prichard, *ouv. cit.*, p. 124-125. — Huzard, *ouv. cit.*, p. 165 et 345. — Burdach, *ouv. cit.*, t. II, p. 259. — Grognier, *ouv. cit.*, p. 205-209. — (2) Huzard, *ouv. cit.*, *loc. cit.* — Grognier, *loc. cit.*

animaux , et sur lequel il a également insisté dans sa Politique. Il avait fait, dès lors cette observation qui devait se vérifier bien des fois après lui et sous d'autres climats , que, dans toutes les villes de la Grèce où l'usage était de marier les filles et les garçons, dès leur adolescence, les enfants étaient tous chétifs et au-dessous de la taille ordinaire (1). Le premier chirurgien du dernier roi de Pologne, Delafontaine , attribue de même aux unions prématurées des juifs, dans ce dernier pays, l'extrême débilité physique que, de tous temps, on y remarquait en eux et leur progéniture (2). Montesquieu, pour la France, rapporte un fait semblable : la crainte du service militaire décida une foule de jeunes gens à contracter mariage, quoiqu'à peine pubères ; ces unions furent fécondes ; mais les maladies et la misère privèrent rapidement la France de la génération qu'elles avaient produite. Les malheureuses années de 1812 et 1813 devaient nous rendre, plus tard, témoins d'un même spectacle : la loi de la conscription, poussée alors jusqu'à la dernière rigueur, entraîna les familles, déjà si décimées, à marier leurs enfants, longtemps avant l'époque de la nubilité. Ces tristes mariages ne donnèrent presque tous naissance qu'à des enfants sans taille, sans apparence, sans vigueur corporelle. Jamais les conseils de révision ne motivèrent plus de réformes sur la débilité physique des conscrits, que dans les deux classes de 1833 et 1834, classes correspondantes à 1813 et 1814 (3).

2° La maturité et les caractères acquis du développement et de la constitution qui lui correspondent, par-

<hr>

(1) Aristot., *Histor. anim.*, *loc. cit.* et *Politic.*, lib. vii. — (2) Grimaud et Martin-Saint-Ange , *ouv. cit.*, p. 427. — (3) Da Gama Machado, *Théorie des ressemblances*, etc., p. 76.

ticipent de cette loi d'hérédité de l'âge. Tous les produits d'auteurs dans la vigueur de l'âge réfléchissent
plus ou moins la perfection des formes et de l'organisation de ce moment de la vie : le Cerf issu de parents
qui ne sont déjà plus jeunes, acquiert plus rapidement son bois, l'a plus beau, et le rut chez lui devance
de plusieurs semaines le rut des autres cerfs. Burdach voit
dans le même ordre de causes la raison de la supériorité si souvent remarquée de talents et d'aptitudes que
les cadets, chez l'homme, ont sur leurs aînés (1). De
là, sans doute aussi, chez les peuples guerriers, l'o-
bligation tantôt imposée par la loi et tantôt par les mœurs,
de ne se marier que tard. Les historiens romains rapportent à cet usage la vigueur naturelle et l'esprit de
liberté des anciens habitants de la Germanie (2). Gio-
vanni Botero attribuait de même, il y a deux siècles,
aux mariages un peu tardifs, la beauté du sang à Raguse
et à Gravosa (3).

3° La vieillesse, enfin, se reproduit aussi, à l'image
d'elle-même. Comme l'adolescence, force encore incomplète, en anticipant l'heure de la propagation, ne peut, en
général, communiquer à l'être, tous ceux des caractères
de l'organisation, qui sont, pour ainsi dire, au futur de
la vie et qu'elle n'a pas encore, la vieillesse, au déclin, et
nous dirions presque au passé de la vie, ne saurait propager les attributs d'un âge où elle a cessé d'être et
des dons qu'elle n'a plus. Les agneaux qui sont nés
d'une vieille brebis et d'un vieux bélier n'ont que très-
peu de laine et cette laine est grossière, et d'après Co-

____

(1) Burdach, *Traité de physiologie*, t. II, p. 259. — (2) Id., t. V, p. 44.
— (3) Grimaud et Martin-Saint-Ange, *ouv. cit.*, p. 428.

lumelle ils sont souvent stériles (1) ; les poulains engendrés de vieux étalons et de vieilles juments, ont les salières creuses, comme les vieux chevaux, et ils ont, ainsi qu'eux, des poils blancs aux sourcils, dès leur neuvième année (2). Dans notre espèce même, les enfants issus de pères et de mères trop âgés, ont quelque chose de morne et de mélancolique étranger à l'enfance ; ils apportent à la vie une faiblesse native, une prédisposition fréquente au rachitisme et aux hémorroïdes (3), et parfois, dès le berceau, dans les traits, dans les formes, dans les yeux retirés jusqu'au fond des orbites (4), des traces apparentes de la caducité ; quelques-uns, en naissant, sont déjà des vieillards : J'ai vu, dit Hufeland, quelques-uns de ces malheureux couverts de rides et présentant tous les caractères extérieurs de la décrépitude (5). La femme d'un des cochers du feu roi Charles X, mère de plusieurs enfants de trente à quarante ans, et près d'atteindre elle-même à soixante-cinq ans, sans avoir éprouvé aucun trouble sensible dans la menstruation, devient tout à coup grosse, à la grande surprise de tous ses enfants, de son mari, d'elle-même ; la grossesse suit son cours et l'accouchement arrive à son terme ordinaire ; mais le produit portait dans toute sa personne les signes manifestes de la sénilité de ses générateurs. Sigaud de Lafond rapporte un fait plus curieux : Marguerite Cribsowna, morte le 12 janvier 1763, à l'âge de 108 ans, dans le hameau de Conino, en Russie, s'était, âgée déjà de 94 ans, mariée, en troisièmes noces, à un

---

(1) Chambon, *ouv. cit.*, t. I, p. 105 et t. II, p. 50. — (2) Buffon, *Histoire naturelle du cheval*. — (3) Burdach, *ouv. cit.*, t. II, p. 260. — (4) Hufeland, *l'Art de prolonger la vie de l'homme*, p. 280. — (5) Laurent Joubert, *des Erreurs populaires et propos vulgaires touchant la médecine* ; Lyon, 1608, in-32, p. 205.

vieillard lui-même âgé de 105 ans, Gaspard Raycoul,
du village de Ciwoulsin : de cette union étaient nés trois
enfants qui vivaient à la mort de leur mère ; mais ces
tristes enfants avaient les cheveux blancs ; ils n'avaient
point eu de dents et leurs gencives offraient le vide qu'en
laisse la perte ; ils ne vivaient que de pain et de légumes ;
assez grands pour leur âge, ils avaient le dos courbé,
le teint flétri, et tous les autres symptômes de la décrépitude (1).

§ II. — Hérédité des autres modifications *immédiates* de cause ou
d'origine externe.

Cette force séminale de propagation des caractères acquis des trois âges de la vie ne s'arrête point aux seules impressions du temps sur le type de l'être ; elle s'étend à
celles de toutes les autres causes directes de mutation de
la nature première ; elle reproduit indifféremment les modifications *immédiates* et *graduelles* de tous les éléments, de
toutes les origines : celles qui naissent du climat, celles
qui naissent des lieux, celles qui naissent du régime, ou de
la nourriture, ou de l'éducation, ou des habitudes, ou
d'une combinaison de toutes ces causes entre elles.

Ces modifications portent nécessairement ou sur la
proportion ou sur la nature même des caractères physiques : les premières sont toujours des modifications de
développement ou de *réduction* ; les secondes, toujours
des modifications de *métamorphose* des caractères natifs
de l'organisation.

A. — De l'hérédité des modifications de *métamorphose* des caractères
physiques.

1° A la tête de toutes les modifications de *métamor-*

(1) Sigaud de Lafond, *Dict. des merveilles de la nature*, t. II, p. 162.

phose des caractères physiques s'offrent celles des formes. Toutes sont transmissibles, et, dans beaucoup d'espèces, cette transmission, plus ou moins générale et plus ou moins constante, est devenue l'origine de races distinctes entre elles.

Il en est qui ne dérivent que de l'hérédité des modes d'activité habituelle des auteurs et de leur genre de vie : telles sont celles qui composent, dans l'espèce Équestre, les différences acquises entre les races de trait et les races de course, différences qui s'étendent à tout le squelette (1) ; telles sont celles qui, chez l'homme, se forment et se propagent individuellement, par le long exercice de certaines professions, ou qui, dans une même race, et sous un même climat, tiennent à l'habitude de certaines impressions ou de certains services :

Wisemann assure, d'après de graves autorités, qu'aux États-Unis, ceux des esclaves qui, depuis trois générations, sont demeurés attachés au service domestique, ont le nez moins déprimé, les lèvres moins saillantes, et la chevelure plus longue, à chaque génération ; tandis que les esclaves qui travaillent aux champs ne perdent presque rien de leurs formes originelles (2). D'Orbigny et Broc (3), témoins oculaires, ont remarqué l'un et l'autre, entre les Guaranis libres et les Guaranis esclaves du Paraguay, de Corrientes et de Bolivia, des contrastes analogues : les uns ont la tristesse, l'abattement, l'apathie incarnés dans les traits ; ils ne semblent ni sentir, ni penser, ni comprendre ; les autres ont la figure douce, intéressante, pleine d'esprit et de fierté. Jackson a trouvé, entre ceux des Arabes du royaume de Maroc qui habitent

(1) Prichard, *ouv. cit.*, t. I, p. 63. — (2) Id., t. II, p. 175. — (3) Broc, *Essai sur les races humaines*, p. 113.

les villes et les Bédouins des plaines qui vivent sous la tente, la même opposition dans la physionomie (1). Broc signale, aussi, entre les Indiens des plaines et ceux des montagnes, des différences sensibles dans le volume et la forme de certaines parties, et, entre autres, du front : Le front de l'Indien des plaines, que la chaleur accable, est moins avancé et plus étroit que celui de l'Indien soumis à la température plus ou moins rigoureuse des lieux élevés ; et cependant, d'après Broc, le peu de développement des facultés mentales est égal dans les deux fractions de la même race (2).

D'autres modifications héréditaires des formes, et particulièrement des formes de la tête, résultent également de la domesticité chez les animaux, de la civilisation dans l'espèce humaine.

D'après le docteur Lauvergne, la tête des familles montagnardes, qui sont descendues dans les plaines, prend du développement, au bout d'un petit nombre de générations, et tourne graduellement à la dépression du sommet du cerveau : l'excès de civilisation aplatit, dit-il, le cerveau supérieur (3).

Selon le docteur Prichard, l'action héréditaire de la même influence sur les formes de la tête, se reconnaîtrait à trois types graduels des caractères du crâne, et chacun répondrait à un genre différent de vie et d'état social :

Le type *prognathe* de la tête, forme dont l'allongement en museau des mâchoires est le trait principal, dominerait chez les peuples en plein état sauvage et à la vie de chasseurs, tels que les tribus les plus dégradées de l'Afrique et de l'Australie ;

(1) Jackson, *An account of the empire of Marocco*, London, 1811, p. 18. — (2) *Ouv. cit., loc. cit.* — (3) H. Lauvergne, *les Forçats*, p. 315.

Le type *pyramidal* de la tête dominerait chez les races pastorales et à la vie nomade, telles que les Esquimaux, les Lapons, les Samoyèdes, les Mongols;

Le type *elliptique* ou ovale de la tête serait la forme distinctive et caractéristique des peuples civilisés.

Par ces trois formes auraient successivement passé les mêmes nations, entre autres celle des Turcs, dont les tribus nomades de l'Asie centrale offrent, encore aujourd'hui, à un très-haut degré, le type *pyramidal;* tandis que la partie civilisée de ce peuple, établie depuis huit siècles dans l'empire Ottoman et l'empire Persan, et dont la masse n'a point contracté d'union hors de son propre sein, a tout à fait changé de caractère de tête et complétement acquis le type européen (1). Il a été aussi question d'un accroissement de capacité du crâne, chez les populations nègres de Saint-Domingue, depuis leur violent retour à la liberté et leur élévation à la vie civile.

Mais il reste toujours, ici, deux inconnues premières à dégager, quant à l'espèce humaine : l'origine première des variétés et races, et la forme première de tête de chacune d'elles.

La démonstration est bien autrement claire, quant aux animaux : ici, plus l'ombre d'un doute :

Les différences de forme que Daubenton avait signalées, entre la tête du cochon domestique et celle du sanglier, ont été retrouvées par Roulin, dans les plaines qui s'étendent à l'est de la Cordillière des Andes, entre la tête du cochon domestique et la tête du cochon marron, ou sanglier redevenu sauvage : la tête du dernier s'est remarquablement élargie et relevée à la partie supérieure (2). Il

(1) Prichard, *ouv. cit.*, t. II, p. 144-147. — (2) *Mémoires présentés par*

en est à peu près ainsi de la tête des chevaux rendus à leur ancienne liberté des déserts : selon Pennant et Pallas(1), ils ont la tête plus grande et le front plus voûté que la race domestique. Mais un des caractères de la forme sur lequel, dans la plus grande partie des espèces assouplies à l'usage de l'homme, la domesticité laisse la plus forte empreinte, est la forme des oreilles : de droites et d'érigées qu'elles sont naturellement, chez la plupart des bêtes, dans leur état sauvage, elles sont devenues pendantes, comme chez le chien, chez la brebis des Kirghiz (2), chez le cochon de Guinée, et jusque chez certaines races de chat, en Chine (3).

A ces causes immédiates de modification héréditaire des formes, se joignent l'action des lieux et l'action des climats, dont la force directe de métamorphose est si remarquable, sur tous les caractères physiques de la peau et de ses expansions, les cornes et les poils : les premières se contournent de diverses manières, dans une même espèce, selon les races qu'elle forme et les lieux qu'elle habite ; les seconds subissent de plus curieuses conversions : ils se bouclent, ils s'érigent, ou ils se transforment, tantôt la laine en poil, tantôt le poil en laine. D'après l'évêque Heber, les chiens et les chevaux, conduits de l'Inde dans les montagnes de Cachemire, sont bientôt couverts de laine, comme la chèvre à duvet de châle de ces climats (4). Aux Antilles, au contraire, en Guinée (5), au Pérou, au Chili (6),

divers savants à l'Académie des sciences de l'Institut de France, Paris, 1835, in-4, t. VI, p. 821 et suiv.

(1) Pennant, *Histoire des quadrupèdes*. — Pallas, *Reise durch Siberien* etc., dans Prichard, *ouv. cit.*, p. 63. — (2) Muller, *ouv. cit.*, t. II, p. 764. — (3) V. Bomare, *Dict. d'hist. nat.*, t. III, p. 260 et t. XII, p. 61. — (4) Heber, *Narrative of a journey through the upper provinces of India*, 2e éd., London, 1828, vol. II, p. 219. — (5) Smith, *New voyage to Guinea*, London, 1745, p. 147. — (6) Muller, *Manuel de physiologie*, t. II, p. 765.

et dans la vallée de la Magdeleine, entre la chaîne orientale et la chaîne moyenne de la Cordillière (1), la laine des moutons se convertit en poil.

2o Mais les plus remarquables des modifications de métamorphose du système cutané sont celles de la couleur : elles sont même d'une nature si extraordinaire, qu'elles ont dû donner, à une foule d'auteurs et de naturalistes anciens et modernes, l'idée de mutations, les unes impossibles, les autres indémontrées, de la couleur première des espèces et des races. Telle est, pour nous, l'idée qui ne voit dans les couleurs des variétés humaines, que des dégradations successives et transmises d'une teinte originelle, noire selon ceux-ci ; blanche, selon ceux-là ; rouge selon quelques autres. Mais, si profonde que soit notre conviction, nous nous bornons ici à l'émettre, en raison de la longue série d'arguments qu'elle appelle. Nous en renvoyons la démonstration à un prochain ouvrage.

Nous croyons donc devoir éliminer, comme preuves des modifications acquises de la couleur et de leur hérédité, toutes celles qui se rapportent à des conversions prétendues des couleurs des variétés premières, les unes dans les autres.

Il nous suffit de celles des modifications de la coloration qui sont indubitables, comme celles qui se développent graduellement et se transmettent, dans une seule et même race, par la diversité et l'action des climats. De ce nombre sont les curieuses mutations que présente, selon les lieux, la coloration de races évidemment les mêmes. Les faits les mieux prouvés de ce genre, qu'on puisse choisir, parmi une foule d'autres, sont ceux que l'abbé Dubois, Fraser, Prichard, Broc, etc., citent de la race Hindoue.

(1) Prichard, *ouv. cit.*, t. I, p. 50.

Dans l'Amérique du Sud, et particulièrement dans la Colombie, où d'immenses différences d'élévation au-dessus du niveau de la mer et de température, se rencontrent à des distances très-peu considérables, conditions les plus propres pour produire des changements de coloration dans les divers groupes d'habitants d'un pays, Broc a vu les Indiens offrir, selon les lieux, malgré la plus visible identité de race, une diversité de couleur qu'on ne peut attribuer qu'à l'action des agents extérieurs. L'Indien des lieux élevés a des cheveux les plus noirs, le teint pâle et décoloré comme un cadavre ; l'Indien de la plaine, ou le *calentano*, a le teint basané ou cuivré, et les cheveux d'un noir fauve (1). Les émigrations de familles indiennes qui, dans l'Hindoustan, ont, à diverses époques, quitté le plat pays, pour se fixer, depuis des siècles, dans des cantons élevés de l'Himalaya, près des sources sacrées de la Jumna et du Gange, confirment la vérité de cette observation. Sous l'influence d'une plus froide température, les Hindous émigrés sont devenus très-blancs, ont souvent les yeux bleus, la barbe et les cheveux frisés, châtains ou roux (2). Il en est ainsi des Siah-Posh ou Kafirs, qui habitent les hautes régions du Kohistan, où ils sont établis depuis nombre de siècles : Monststuart, Elphinstone et Alexandre Burnes disent qu'ils sont aujourd'hui d'une beauté remarquable et qu'ils ont les sourcils arqués et le teint blanc.

Des faits d'une même nature se présentent, en grand nombre, chez les animaux ; l'espèce du chien a pris, selon les climats, les lieux, la domesticité, les caractères les plus variés de coloration (3) : ceux de ces animaux qui

(1) Broc, *Essai sur les races humaines*, p. 112. — (2) James Baillie Fraser, *Travels in the Himalaya*. — Prichard, *ouv. cit.*, p. 229. — (3) V. Bomare, *Dict. univ. d'hist. nat.*, t. XII, p. 70.

sont transportés d'Europe à la Côte-d'Or, revêtent graduellement, en quatre générations, la couleur du Renard (1). Le cochon a perdu la robe du sanglier et a changé du noir au blanc, sous l'influence des lieux tempérés, en devenant domestique ; il est revenu du blanc au noir, en Amérique, où il a repris les mœurs et tous les caractères externes du sanglier (2). Dans d'autres régions de la même contrée où le bœuf est redevenu sauvage, il a aussi perdu cette variété de couleurs qui, sous notre climat, caractérise ses races dans l'état domestique ; tous les individus de l'espèce ont les parties supérieures d'un brun rouge et le reste du corps noir. Le cheval est, comme lui, revenu, au Paraguai, à une couleur unique, avec la vie sauvage ; tandis que le cheval demeuré domestique y offre, comme ailleurs, des couleurs variées, tous les chevaux libres y sont châtains ou bai-bruns (3).

II. — De l'hérédité des modifications de proportion des caractères physiques.

Les modifications acquises de *proportion* s'engendrent par les mêmes causes et subissent les mêmes lois que les modifications de *métamorphose* des caractères physiques :

1° Il n'est, pour ainsi dire, point de partie des êtres qui ne soit susceptible de développement ; il suffit de l'action graduelle et continue de certaines conditions.

2° Il n'est point de développement acquis qui, sous l'empire des mêmes conditions, ne soit transmissible.

a. La génération reproduit ceux qui tiennent à l'in-

(1) *New general collection of voyages and travels*, London, 1745, t. II, p. 712. — (2) Roulin, *Mém. cit.*, et Prichard, *ouv. cit.*, t. I, p. 39. — (3) Don Felix de Azara, *Voyages dans l'Amérique méridionale*, t. I, p. 374-378.

fluence des lieux : Chez les moutons de Perse, de Chine, de Tartarie, la queue s'est transformée en un double lobe de graisse ; chez les moutons de Syrie et de Barbarie , elle est restée longue, mais chargée d'une grosse masse de tissu adipeux (1). Le lapin, que l'on dit originaire d'Espagne, a pris lui-même une queue longue, dans la Tartarie ; le porc, un ventre pendant et de courtes jambes, en Chine (2). Les cochons d'Europe qui furent transportés par les Espagnols, en 1509, dans l'île de Cubagua, célèbre à cette époque par sa pêcherie de perles, ont dégénéré en une race monstrueuse qui a des pinces d'une demi-palme de longueur (3) ; la même espèce acquiert, à ce que dit Sturm, ses plus grandes dimensions dans les contrées basses : plus son habitation est élevée, plus son corps devient petit et trapu, son col épais, son train de derrière arrondi (4). Le même contraste frappe, dans l'espèce du lièvre et dans celle du lapin, entre ceux des pays de plaine et des pays de montagnes.

Un des plus curieux faits du même genre d'influence et de transmission, dans l'espèce humaine, est celui signalé de la désharmonie du tronc, relativement aux membres inférieurs, chez les Aymaras et chez les Incas, si la cause indiquée par d'Orbigny (5) peut être admise comme véritable : ces races, de taille moyenne, portent un tronc d'une longueur disproportionnée sur des jambes très-courtes ; cette difformité serait, selon d'Orbigny, d'origine acquise et due au développement anormal du poumon, et par suite, du thorax, sous l'action incessante

_____

(1) Cuvier, *Règne animal*, t. I, p. 278. — (2) V. Bomare, *Dict. univ. d'hist. nat.*, t. XII, p. 61. — (3) Prichard, *ouv. cit.*, t. I, p. 42. — (4) Muller, *Manuel de physiologie*, t. II, p. 765. — (5) D'Orbigny, *l'Homme américain considéré sous les rapports physiques et moraux*, Paris, 1839, 2 vol. in-8.

d'inspirations forcées par la raréfaction de l'air à de grandes hauteurs. Il resterait toutefois à prouver que les races Aymaras et Incas ne sont point primitives et que la disproportion qui existe entre le tronc et les extrémités n'appartient point, chez elles, au type primordial.

b. La génération reproduit également les modifications de développement acquises par la culture, l'alimentation, et le régime de vie.

Dans le règne végétal, c'est à l'hérédité des modifications de cette nature qu'on doit, à n'en pouvoir douter, la plus grande partie de nos céréales, de nos légumes, de nos fruits ; les expériences modernes de Van-Mons et de Vilmorin ont appris jusqu'au nombre de générations et d'années nécessaires, pour les élever ainsi successivement, de l'état sauvage au rang de substances alimentaires. Trois générations, d'après Vilmorin, suffisent pour la carotte (1) ; trois générations qui comprennent quinze années suffisent, d'après Van-Mons, pour les arbres à noyau, pêchers, abricotiers, pruniers, cerisiers ; quatre générations qui comprennent vingt années, pour l'espèce du pommier ; pour celle du poirier, cinq générations qui renferment un espace de quarante-deux ans (2).

Dans le règne animal, on sait de quelles merveilles le principe d'hérédité des développements acquis par le régime de vie est devenu l'instrument, entre les mains fécondes de l'industrie anglaise, et quelle augmentation de taille et de poids du bétail a suivi, dans ce pays, le progrès ascendant de l'agriculture. De 1732 à 1826, le poids moyen d'un bœuf, viande nette, s'est élevé de 410 livres jusqu'à 700 livres, pour les Trois-Royaumes (3). Mais, qu'est-ce que

____

(1) *Bulletin des séances de la Société royale et centrale d'agriculture*, onzième série, t. II, p. 540. — (2) Poiteau, *Mém. cité*, p. 19. — (3) Gro-

ce résultat, à côté des miracles opérés par Backwell ; à côté
de ces races, pour ainsi dire sans os et sans pattes, telles que
celles des Dishley et des Cotteswold, ces cylindres mou-
vants de laine et de graisse ; à côté de ces races spéciales
de boucherie, dont les Anglais ont su fixer les caractères,
par voie de génération, et jusque diriger la graisse vers
les parties préférées des gourmets ?

 c. Dans notre espèce même, le transport séminal des développements physiques, dus à la quantité et à la qualité
de la nourriture, suffit à lui seul pour différencier profondément les classes d'une seule et même race. Des auteurs ont donné cette explication de la supériorité réelle
ou supposée de vigueur corporelle des hommes de race
noble sur les hommes d'origine vulgaire, au moyen âge.
Volney, à notre époque, dit avoir remarqué une différence, de ce genre entre les gens de basse extraction et les
cheiks, parmi les Bédouins : les derniers, qui se nourrissent mieux que leurs pauvres sujets qui vivent avec
six onces de nourriture par jour, sont reconnaissables à
leur plus haute taille, à leur meilleure mine, à leur force
plus grande (1). Une distinction semblable avait été faite
par Forster, entre les gens de la classe du peuple et ceux de
la classe des chefs ou les Areas, chez les Taïtiens (2). Mais
elle est encore plus apparente, entre les races des peuples
civilisés et celles des peuples sauvages : et les expériences
positives de Péron sur les naturels de l'Australie, de Ti-
mor et de la Tasmanie ; celles de Mackensie, de Lewis et
de Clark sur les indigènes de l'Amérique (3), démontrent

gnier, *Cours de multiplication et de perfectionnement des principaux
animaux domestiques*, p. 119, 140, 580.

 (1) *Voyage en Égypte et en Syrie*, Paris, 1787, t. I, p. 359. — (2) *Observations faites pendant un voyage autour du monde*, Londres, 1778,
p. 229. — (3) Prichard, *ouv. cit.*, t. I, p. 174.

quelle supériorité de développement et de vigueur musculaire les trois conditions de quantité, de qualité et de continuité de la nourriture, donnent aux Européens sur les tribus sauvages.

3° D'après les mêmes principes, il n'est point de partie de l'organisation qui, sous l'action graduelle et continuelle de certaines circonstances, ne puisse se réduire ; il n'est point de réduction acquise qui, sous l'empire de ces mêmes circonstances, ne soit transmissible.

Telle est, sous l'influence de la mauvaise qualité ou de l'insuffisance de l'alimentation, la diminution héréditaire de tout l'appareil musculaire dont il vient d'être question, chez les races sauvages ; ces races, ainsi que celles des nations qui ne vivent que de substances empruntées au règne végétal, ont les membres grêles, maigres et allongés. L'abbé Dubois explique ainsi la maigreur et la gracilité de corps, chez les Hindous , et particulièrement dans la caste des Brahmanes, condamnés comme ils sont à une vie d'abstinence (1); le professeur Gerdy donne la même raison de la disproportion si extraordinaire des membres avec le corps chez les Australasiens (2).

La diminution et la déperdition d'autres caractères se transmettent, de la même manière, sous l'influence des causes de diverse nature qui les ont produites : ainsi va diminuant héréditairement la taille des animaux à cornes des zones tempérées, transportés d'Angleterre aux Indes-Orientales (3); celle des chevaux transportés dans quelques lieux élevés de la Colombie (4) ; celle des poulains suisses transportés en Savoie (5) ; celle de l'âne, du

(1) Dubois, *Mœurs, institutions et cérémonies des peuples de l'Inde*, Paris, 1825, 2 vol. in-8. — (2) Broc, *Essai sur les races humaines*, p. 94. — (3) Muller, *Manuel de physiologie*, t. II, p. 765.—(4) Prichard, *ouv. cit.*, t. I, p. 49. — (5) *Revue agricole*, juillet 1839, p. 490.

bœuf, du chameau, du lama, sous l'action continue de la domesticité (1). Ainsi vont décroissant, de génération en génération, les énormes mamelles de nos chèvres et de nos vaches, sous le climat d'Amérique (2); ainsi disparaît, dans les herbages secs et amers des steppes de la Sibérie, le volume de la queue, chez les moutons Kirghis (3); ainsi se raccourcissent la queue des chevaux rendus à la liberté, les défenses du cochon devenu domestique ; ainsi se raréfient ou se perdent même diverses expansions cutanées : les plumes, comme chez les poules de la Colombie ; les poils, comme chez les bœufs dits *pelones* de certaines contrées du même pays, et comme chez les chiens turcs ou calougos (4) ; les cornes, comme chez diverses races ovines, ou bovines, et jusqu'au croupion chez les gallinacés (5).

§ III. — De l'hérédité des modifications acquises des fonctions.

Mais ce ne sont point seulement les systèmes, les parties, ni les organes des êtres, ce sont les fonctions qui subissent, d'une manière manifeste, la loi de propagation des modifications *immédiates* du type.

Nous citerons, premièrement, comme transmissibles, les modifications fonctionnelles qui dépendent des habitudes, prises ou des influences du séjour antérieur.

Les plantes exotiques gardent d'abord l'habitude de s'ouvrir à l'heure même du lever du soleil dans leur climat natal et de se fermer à celle où il s'y couche : mais elles reprennent toujours plus ou moins vite le type diurne

(1) Isid. Geoffroy-Saint-Hilaire, *Hist. générale et particulière des anomalies*, t. I, p. 223. — Broc, *Mém. cit.*, p. 20. — (2) Prichard, *ouv. cit.*, t. I, p. 46. — (3) Id., *ouv. cit.*, t. I, p. 64. — (4) Roulin, *Mém. cité*, dans la collection des Mémoires présentés à l'Institut de France, t. VI, *loc. cit.* — (5) *Transact. philos.*, ann. 1693, p. 992.

de nos climats (1). Les animaux sauvages retenus dans une chambre, les oiseaux apportés de pays étrangers, éprouvent de même la mue à l'époque où ils l'eussent éprouvée en plein air, ou dans le pays natal : mais les chiens, les chats, les oiseaux de volière que l'homme a fait sortir de leurs habitudes d'espèce, depuis un grand nombre de générations, n'ont la mue ni si forte, ni si régulière (2). L'oie d'Égypte, qui d'abord ne pondait au Muséum qu'aux mois où elle pondait sur les bords du Nil, a fini par donner des produits dont la ponte correspond aux époques convenables sous notre climat. Le docteur Joseph Brown témoigne de la même action du séjour antérieur, sur la physionomie des caractères transmis dans l'espèce humaine. Il a vu, plusieurs fois, chez des individus dont le séjour antérieur dans les pays chauds, avait profondément modifié la figure et la constitution, les enfants qui naissaient, après ce long séjour, reproduire la nature seconde de leurs parents, au lieu d'en réfléchir la nature première (3).

D'autres modifications permanentes des fonctions de la vie organique et de la vie animale peuvent être le résultat d'une perturbation dans les habitudes, ou dans les circonstances susceptibles d'agir sur l'économie, telles que celles du climat, des modes d'activité journalière des organes, et particulièrement de la domesticité.

La génération propage et maintient toutes les anomalies fonctionnelles que développent ces diverses influences.

De ce nombre est d'abord, dans certaines espèces de-

____

(1) Burdach, *Traité de physiologie*, t. V, p. 189. — (2) Id., même volume, p. 290. — (3) *Cyclopedia of practical medicine*, vol. II, p. 419.

venues domestiques, la continuité de la sécrétion lactée.
La pratique de traire les vaches et les chèvres, depuis le
moment où elles deviennent fécondes jusqu'à celui où
elles cessent de l'être, répétée, en Europe, chez les individus, pendant une longue suite de générations, a produit sur ces races ce résultat d'y rendre la sécrétion du
lait une fonction permanente : les mamelles ont acquis
un énorme volume et le lait y afflue, longtemps après que
le nourrisson est élevé. Mais, en Colombie, l'abondance
du bétail et diverses circonstances ayant déterminé une
interruption de cette ancienne habitude, il a suffi d'un
petit nombre de générations pour que la nature revînt à
son type normal : on n'y peut, aujourd'hui, avoir de
lait d'une vache qu'en lui laissant son veau : on l'en sépare le soir, pour avoir, le matin, le lait amassé la
nuit (1).

L'accélération du développement, de l'aptitude organique à se reproduire, de celle à prendre la graisse, la pré-
cipitation des phases de la vie, l'accroissement acquis de la
fécondité, nous représentent de même, dans plusieurs
autres races , des modifications transmises des fonctions.
La rapidité de croissance des moutons à longue laine
d'Angleterre est telle que, dès la seconde année, ils prennent la graisse ; la vache de Durham est tombée en
vieillesse et doit être engraissée à un âge où les races
communes terminent à peine leur accroissement (2).

Quant au développement de la fécondité, sous l'action
propagée de la domesticité, c'est une des trois lois de la
fécondité formulées par Buffon (3).

<hr>

(1) Roulin, *Mém. cit.* — (2) Grognier, *ouv. cit.*, consid. génér., X, § 2,
et p. 140. — (3) Flourens, *Buffon, Histoire de ses travaux et de ses idées,*
Paris, 1844, p. 112.

Parmi les oiseaux libres, il n'y a point d'espèce d'une fécondité comparable à celle d'une poule bien nourrie, ou de la Loxie fasciée dont la ponte est aussi continuelle en cage (1). Il paraît, dit Burdach, que l'on doit regarder comme de simples effets de la domesticité, la faculté qu'ont de se propager, parfois, la chèvre en mai, le cochon en automne, le chat en janvier, mai et septembre (2). Le chien libre, le sanglier, souche de notre cochon domestique, l'aperea, souche du cochon d'Inde, n'ont qu'une portée par an : le premier de cinq ou six petits, le second de huit ou dix, le troisième seulement d'un petit ou de deux ; le chien domestique de grande taille a par an, deux portées, et chacune de douze à dix-neuf petits ; le cochon, deux portées de quinze à vingt petits ; le cochon d'Inde, huit portées et jusqu'à huit, jusqu'à douze petits par portée (3).

Le changement de climat peut aussi imprimer à la fécondité une impulsion de ce genre et l'hérédité la transmettre de même : don Félix d'Azara nous apprend que, dans l'Amérique du Sud, les brebis et les chèvres ont deux portées par an et que leur produit annuel est au moins de deux ou trois petits (4).

Par contre, la même cause peut suspendre, pendant quelques générations, l'effet de l'impulsion héréditaire acquise. La fécondité des oies introduites sur le plateau de Bogota, d'après le docteur Roulin, fut, dans les premiers temps, gravement altérée : les pontes étaient rares ; les œufs en petit nombre ; un quart tout au plus parvenait à éclore et plus de la moitié des jeunes oisons

<hr>

(1) Da Gama Machado, *Théorie des ressemblances,* part. II, p. 92. — (2) *Ouv. cit.,* t. II, p. 87. — (3) Flourens, *ouv. cit., loc. cit.* — (4) Prichard, *ouv. cit.,* p. 51.

mouraient dans le premier mois ; mais, de génération en génération, la fécondité tendit progressivement à revenir au même point qu'en Europe : les gallinacés transportés à Cusco avaient présenté à Garcilasso un phénomène semblable.

ARTICLE II.

DE L'HÉRÉDITÉ DES MODIFICATIONS DIRECTES OU IMMÉDIATES DE LA NATURE MORALE.

Il est une autre classe plus curieuse encore de modifications et dont l'hérédité, d'abord inaperçue ou révoquée en doute, est devenue aussi claire et aussi positive que celle des caractères les plus matériels de la nature physique ; c'est la série entière des modifications acquises du dynamisme ou de la nature morale.

L'hérédité régit, chez les animaux, toutes les déviations du type des instincts.

1° La preuve, tout à lafois la plus élémentaire et la plus évidente qu'on en puisse donner, est la différence sensible qui s'observe, chez une même espèce, dans le naturel des petits d'animaux domestiques et d'animaux sauvages.

Les mœurs, les habitudes, les inclinations des animaux, une fois devenus domestiques, se distinguent, dès la naissance, de celles de leurs congénères qui sont restés sauvages. Ces différences transmises éclatent spontanément dans l'instinct des petits, non-seulement sans l'action de la domesticité, ou de l'éducation, mais en dépit d'elle. Tente-t-on de faire couver par des canes domestiques des œufs de canes sauvages ? à peine sortis de l'œuf, les canetons obéissent à l'instinct de leur race et prennent leur volée ; et si l'on réussit à en retenir quelques-uns pour la reproduction, il faut attendre plusieurs générations, avant d'en obtenir des canards domestiques (1). Le naturel d'un petit sanglier enlevé, en naissant, à sa mère, ne ressemble nullement à celui d'un petit cochon du même âge. La même différence a été observée entre les petits des lapins devenus domestiques et des lapins sauvages : enlevés dès la naissance au ventre de leur mère, nourris à la cuillère, et élevés dans la même captivité que les autres, les derniers ne peuvent point se confondre avec eux, ils ne sont point privés (2). Les haras libres ou sauvages, donnent lieu à des observations du même genre, dans l'espèce équestre : on ne dresse qu'à grand'peine les produits de ces haras ; et même après avoir été assouplis, ils sont encore bien plus indociles que les chevaux qui sont nés domestiques. Il n'est pas même jusqu'aux métis de chevaux sauvages et de juments domestiques (3), ou de renne domestique ou de renne sauvage (4), dont les produits ne gardent cette indocilité et n'aient besoin de trois ou quatre générations pour perdre entièrement les habitudes farouches de l'état de nature.

Le même contraste s'observe dans l'espèce humaine, entre le naturel des enfants nés de peuples civilisés et le naturel des enfants de peuplades ou de tribus barbares. Tandis que les premiers se plient instinctivement aux mœurs et aux usages de la société, les jeunes sauvages, à de rares exceptions près, se prêtent mal au joug de la civilisation, ou n'en prennent que les dehors et se sentent malheureux d'y être assujettis (5) : à peine maîtres d'eux-mêmes, comme le loup et le renard enlevés jeunes au terrier, ils retournent aux âpres et libres jouissances de

____

(1) Grognier, *ouv. cit.*, p. 237. — (2) Prich., *ouv. cit.*, t. I, p. 82-99. — (3) Grognier, *ouv. cit.*, p. 179 et *ubi supra*. — (4) V. Bomare, *Dict. univ. d'hist. nat.*, t. XII, p. 278. — (5) Burdach, *ouv. cit.*, t. II, p. 253.

la vie sauvage. En 1666, époque à-laquelle le général Van-pima gouvernait Batavia, un jeune Cafre tombé aux mains des Hollandais, à quelque distance du cap de Bonne-Espérance, fut amené dans cette ville. On y prit tous les soins de son éducation , et dans l'intervalle de sept à huit années, il parvint à parler le hollandais et le portugais dans la perfection. Mais rien ne le détournait de l'idée fixe d'aller retrouver sa patrie ; et le général, cédant à son désir, finit par donner l'ordre de l'y reconduire, pourvu de linge et d'habits, dans l'espoir qu'il pourrait servir d'intermédiaire au commerce des Cafres avec les Hollandais. Mais à peine arrive-t-il au cap, qu'il jette ses habits à la mer, prend la fuite, et retourne avec les autres Cafres manger de la chair crue, sans que la reconnaissance lui parût inspirer le moindre penchant à revenir près de ses bienfaiteurs (1). Les annales des voyages citent cent faits de ce genre.

2° Le transport séminal des modifications acquises des instincts, ressort d'autres observations curieuses que l'on a faites, sur les transformations héréditaires des mœurs d'espèces restées sauvages. D'après Georges Leroy, dans les lieux où l'on fait une chaude guerre aux renards, les jeunes renards, avant d'avoir pu acquérir aucune expérience, se montrent, dès leur première sortie du terrier, plus précautionnés, plus rusés, plus défiants, que les vieux dans les lieux où l'on ne leur tend pas de piéges. Cette observation, qui est incontestable, était pour Georges Leroy, la démonstration absolue d'un langage chez ces animaux : car, disait-il, comment pourraient-ils, sans cela, acquérir cette science de précautions, qui suppose une suite de faits con-

____

(1) Broc, *Essai sur les races humaines*, p. 81.

nus, de comparaisons faites, de jugements portés(1)? Frédéric Cuvier donnait le mot de l'énigme échappé à Leroy, en rattachant le fait à l'hérédité des modifications acquises des instincts (2). Th. B. Knight qui s'est occupé, soixante ans, d'observations suivies sur cet ordre de faits, dit que, dans cet intervalle, les mœurs de la bécasse ont éprouvé de grands changements en Angleterre, et que la crainte de l'homme est, pendant cette période, devenue bien plus puissante, par sa transmission à travers une série de générations. Le même auteur a suivi des traces de changements analogues de mœurs jusque chez les abeilles (3).

3º Mais c'est principalement dans le développement et la transmission des habitudes acquises des espèces domestiques, que ce principe remarquable touche à l'évidence même : la plupart des penchants et des aptitudes caractéristiques des races de différentes espèces domestiques, n'ont d'autre origine que l'hérédité des habitudes acquises des premiers parents.

On remarque , dit Robinet, que les bêtes ne perdent l'uniformité de leur instinct, pour le transformer en bizarrerie, qu'à mesure qu'elles approchent de l'homme, comme s'il leur communiquait son esprit (4).

Il n'est aucune espèce où ce phénomène soit aussi manifeste que dans celle du chien. D'après Buffon, Dupont de Nemours (5), Hancock (6), Knight, il doit une grande partie de ses qualités actuelles au commerce de l'homme,

(1) Georges Leroy, *Lettres philosophiques sur l'intelligence et la perfectibilité des animaux*, p. 86. — (2) *Annales du Muséum*, t. XI, p. 463. — (3) *L'Institut*, première section, 1837, nº 220, p. 324. — (4) J. B. Robinet, *de la Nature*, t. IV, p. 163. — (5) Dupont de Nemours, *Philosophie du bonheur*, p. 258. — (6) Th. Hancock, *Essay of instinct*, London, in-8.

et d'après Isidore Geoffroy Saint-Hilaire, le degré même de la *domestication*, si l'on peut ainsi dire, est presque partout proportionnel au degré de la civilisation de l'homme (1). Des auteurs ont même dit qu'il avait acquis de l'homme une lueur de raison et un semblant de voix.

L'aboiement du chien ne serait, d'après eux, qu'une imitation de la parole humaine. Des faits très-positifs semblent, du moins, attester que dans l'état de nature, et chose plus curieuse, chez les peuples grossiers, comme les Nègres, les Lapons (2), les chiens n'aboient pas. Les chiens redevenus libres dans les Antilles, dans les îles situées près de la côte du Chili, dans les plaines des pampas, ne savent que hurler. Il en était ainsi des deux chiens que Mackensie avait amenés des contrées occidentales de l'Amérique en Angleterre; ils n'aboyèrent jamais, tandis qu'un chien né d'eux en Europe, aboyait (3). Selon le docteur Roulin, les chats auraient aussi perdu, en Amérique, ces miaulements incommodes dont, la nuit, ils fatiguent les oreilles, en Europe.

L'aboiement et le miaulement ne seraient donc que des modifications transmises de la voix de ces deux espèces.

Dans d'autres espèces abondent les faits d'hérédité des modifications acquises du mouvement : Les poulains provenant de père et de mère bien dressés, naissent souvent avec une aptitude marquée au service du manége (4); des écuyers ont même proposé de n'admettre à la reproduction que des sujets déjà exercés dans les cirques (5). Huzard fils demande, avec plus de raison, qu'on ne

____

(1) Is. Geoff. Saint-Hilaire, *Histoire générale et particulière des anomalies*, t. I, p. 219.—(2) V. Bomare, *Dict. univ. d'hist. nat.*, t. XII, p. 70.— (3) Prichard, *ouv. cit.*, t. I, p. 48. — (4) Buffon, *Histoire naturelle du cheval.* — Burdach, *ouv. cit*, t. II, p. 252. — (5) Grognier, *ouv. cit*, p. 239.

prenne dans chaque race pour étalons que ceux qui ont donné des preuves de leur aptitude aux différents travaux que leur conformation permet d'en exiger (1). La paresse du bœuf suisse, l'art de traîner avec sûreté la charrue sur les crêtes des rochers, au bord des précipices, sont aussi l'un et l'autre des modifications héréditaires des races (2). Hofacker a suivi jusqu'aux moindres détails, comme nous l'avons dit, la démonstration de cette hérédité des aptitudes acquises de la force et de l'adresse de l'activité motrice chez les animaux, et nous avons, ailleurs (t. I, p. 599), cité divers exemples de l'hérédité des caractères acquis et des tics du mouvement dans notre propre espèce. D'après Pariset, la transmission irait jusqu'aux habitudes des mouvements de la main qui déterminent les genres divers de l'écriture (3). Avant Pariset, Bichat avait cru voir, dans l'usage exclusif de la main droite, chez l'homme, une habitude sociale (4); et par un paradoxe plus incroyable encore, d'autres physiologistes avaient, avant Bichat, soutenu que la station était une position extra-naturelle dans l'espèce humaine, et qu'ainsi que les singes, les hommes primitifs marchaient sur les quatre membres (5).

4° La génération, enfin, peut reproduire jusqu'aux effets de l'éducation des auteurs; elle peut reproduire, chez les animaux, les nouvelles directions données à leur instinct, les qualités nouvelles, les facultés acquises, qui sont le résultat de l'éducation et de l'instruction antérieures des pères : cette transmission s'étend jusqu'au mode d'ap-

(1) Huzard, *ouv. cit.*, p. 165. — (2) Grognier, *ouv. cit.*, *ubi supra.* — (3) *Comptes rendus de l'Académie des sciences* du 5 avril 1847. — (4) X. Bichat, *Recherches sur la vie et la mort*, art. iii, § 1. — (5) Virey, *de la Physiologie dans ses rapports avec la philosophie*, p. 127.

titude spéciale que le système d'éducation développe.

Il n'est rien, sur ce point, de plus démonstratif que les faits si curieux rapportés par Knight et le docteur Roulin. D'après le dernier auteur, la première fois qu'on mène au bois, en Amérique, les descendants de chiens dressés, de longue date, à la périlleuse chasse du pécari, ils savent, comme leurs pères, et sans nulle instruction, la tactique à suivre. Les chiens d'autres races qui ne la savent point, si vigoureux qu'ils soient, sont d'abord dévorés (1). Knight s'assura, par des expériences répétées, qu'un terrier dont les parents avaient eu l'habitude de faire la guerre aux putois, montrait immédiatement, à l'odeur du putois, sans même voir l'animal, la plus violente colère ; un épagneul élevé avec les terriers, tout à fait impassible à l'odeur du putois, poursuivit la première bécasse qu'il aperçut, avec des cris de joie (2). Plus les chiens couchants ont été dressés à aller à l'eau, plus leurs petits témoignent de penchant à s'y jeter (3); et dès sa première sortie, le jeune chien braque, issu d'une race bien élevée, dédaigne les animaux dont il s'accommoderait, pour ne s'attacher qu'au gibier de nos tables, qu'il arrête comme son père, sans l'avoir vu chasser.

Le mulet de chien et de louve, menace les mendiants et gens portant bâton (4). Les poneys norwégiens, dont les ancêtres avaient, en Norwége, l'habitude d'obéir à la voix, et non pas à la bride, ne peuvent être amenés à prendre la dernière habitude, et restent excessivement dociles au commandement. Il est, en un mot, parfaitement avéré que chez les animaux, toutes les facultés

____

(1) Roulin, *Mém. cité.* — (2) Prichard, *ouv. cité*, t. I, p. 94. — (3) Burdach, *ouv. cit.*, t. II, p. 262. — (4) Girou, *Philosophie physiologique*, p. 218.

lement spontanée de la puberté. D'après Is. Geoffroy Saint-Hilaire, la dernière serait plus fréquente chez les filles, l'autre chez les garçons (1).

Dans ceux de ces phénomènes qui se rapportent aux garçons, le développement prématuré de la taille marche presque toujours parallèlement avec celui des attributs de la virilité.

La science compte un assez grand nombre de ces faits qui, séparés de la seule cause qui les explique, sont de nature à paraître bien extraordinaires.

Il en est quelques-uns d'une haute antiquité. Nous voyons dans la Bible (2) Pharès engendrer Ezron à 9 ans; Salomon, Roboam à l'âge de 11 ans; Achaz, Ézéchias à l'âge de 10 ans. Mais ces cas, supposés authentiques, se compliquent de l'action du climat. Un second fait, aussi très-ancien, de ce genre, est rapporté par Pline : c'est celui si connu de l'enfant de Salamine, mort à 3 ans, pubère et haut de trois coudées (3); mais il est raconté sur témoignage d'autrui.

Des auteurs plus modernes en citent d'incontestables :

Un enfant du nom de Jacques Viala, né dans un hameau de l'ancien diocèse d'Alais, et d'un tempérament robuste, sans avoir présenté rien d'extraordinaire qu'un violent appétit, se développe subitement à quatre ans et demi, en force musculaire, en grosseur et en taille; à cinq ans, il atteint quatre pieds trois pouces de haut, la voix mue et prend le caractère d'une pleine et forte basse-taille; la barbe paraît; le pubis se couvre de poils, et à *six ans* il a tous les signes extérieurs d'une puberté complète (4).

(1) Idem, t. I, p. 195. — (2) *Rois*, liv. III et IV. — (3) *Hist. natur.*, lib. VII, chap. 15. — (4) Sigaud de Lafond, *Dict. des merveilles de la nature*

Moreau, de la Sarthe, rapporte le fait d'un autre enfant, pubère, comme celui-ci, à l'âge de *six ans* : des poils forts et nombreux couvraient tout le pubis ; les testicules étaient les plus volumineux qu'un adulte puisse avoir, et il était d'une force extraordinaire (1). Un troisième enfant, des environs du mont Saint-Claude, dans le Jura, marche dès le sixième mois ; est apte, dès *quatre ans*, à la génération, et, dès *sept*, a la barbe et la taille d'un homme fait (2). Un quatrième enfant, cité par Gerberon, né avec de longs cheveux, est pubère, haut de trois pieds, et couvert de poils, aux organes sexuels, dès *trois ans et demi* (3). On doit à Riboli une observation analogue, plus récente, chez un autre enfant de *trois ans, quatre mois* (4). Un fait semblable vient d'être observé à Cambrai (5). Mais la virilité peut être plus rapprochée encore de la naissance : Un enfant né dans le bourg de Teirzovits, à sept milles de Prague, et nommé Jacques Sima, commença, dès *trois ans*, à avoir de la barbe, et il était déjà si robuste, à cet âge, qu'il battait le grain en grange, et soutenait les travaux les plus pénibles des champs (6). Un autre, né à Cahors, le 23 juillet 1753, qui n'avait en naissant rien d'extraordinaire, mais dont la taille prit un développement subit, avait aussi, à l'âge de *trois ans*, les organes génitaux de l'homme de trente ans le mieux organisé, une forte voix de basse-taille, et, à quatre ans, un très-vif appétit vénérien (7).

L'Académie des sciences fit paraître devant elle, en 1736, un enfant de sept ans, nommé Noël Fichet, né à Fresnay-le-

(1) Fournier dans le *Dict. des sciences médicales*, t. IV, p. 202. — (2) *Hist. de l'Académie de 1666 à 1669*, t. II, p. 235. — (3) *Supplément du Journal des savants*, n° 15, février 1672 et *Collect. acad.*, t. I, p. 267. — (4) *Gaz. médicale de Paris*, 7 décembre 1844. — (5) *Bulletin de l'Académie de médecine*, t. VI, p. 622. — (6) Sigaud de Lafont, *ouv. cit.*, p. 453. — (7) *Ancien journal de médecine*, t. X, p. 37.

Buzard, aux environs de Falaise; cet enfant, qui était alors haut de quatre pieds, huit pouces, quatre lignes, était d'une force vraiment extraordinaire, et avait commencé à donner, dès *deux ans*, des signes de puberté (1). En 1806, d'après Dupuytren, la société médicale établie, à cette époque, dans le sein de la Faculté de Médecine de Paris, eut aussi sous les yeux un enfant de trois ans et demi, très-robuste, de trois pieds et demi de haut, pesant cinquante-sept livres, pubère, et chez lequel la puberté avait commencé à se montrer, avant l'âge de *deux ans* (2); enfin, Presle-Duplessis rapporte un cas, peut-être plus surprenant : l'enfant, nommé Savin, était, à sa naissance, d'un volume ordinaire; mais l'ossification du crâne était déjà tellement avancée, qu'il existait à peine trace des fontanelles. La puberté s'annonce dès l'âge de *dix-huit mois*; la voix devient rauque et forte; les mamelons se tuméfient; les organes génitaux prennent plus de volume et se couvrent d'un duvet dense; toutes les forces s'accroissent; à *trois ans, un mois*, sa taille était déjà de trois pieds, trois pouces; son poids, de quarante-neuf livres; il avait vingt dents, une moustache naissante à la lèvre supérieure, la peau un peu velue, les hanches bien dessinées et très-développées, les traits rudes, la voix forte, les testicules très-gros, le pénis de trois pouces de long dans le repos, de cinq dans l'érection, assez souvent suivie d'éjaculation; enfin, un poil épais et frisé entourait toutes ces parties (3).

2° Les phénomènes de ce genre sont peut-être plus remarquables encore chez les filles, et plus démonstratifs,

____

(1) *Hist. de l'Académie pour* 1736, p. 56. — (2) Isid. Geoffroy-Saint-Hilaire, *ouv. cit.*, ubi suprà. — (3) *Journal complémentaire des sciences médicales*, t. VIII, p. 277.

parce qu'on en suit chez elles la manifestation, de degré en degré, jusqu'à la naissance même.

Un mémoire fort curieux du docteur Dezeimeris (1), où l'on trouve recueillis une grande partie des cas de menstruation précoce épars dans les auteurs, est riche en faits de ce genre. Des exemples, empruntés aux docteurs Susewind, Dieffenbach, d'Outrepont, Carus, Schaefer, Louis Robert, J. Lebeau, Descuret, Comarmond, Bourjot Saint-Hilaire, Clarke, Carrière, etc., offrent, sous tous les climats, des observations d'apparition soudaine de la menstruation, chez des filles de *sept* ans ; chez des filles de *trois* ans ; chez des filles de *deux* ans, de *dix-huit* mois, d'*un* an, de *neuf* mois, de *trois* mois.

Dans tous les faits de cet ordre recueillis par l'auteur, la menstruation a été précédée de tous les signes physiques de la puberté : le développement des mamelles et du mont de Vénus ; l'apparition de poils aux aisselles, au pubis, etc.; l'accroissement hâtif de la taille et de la chevelure, phénomène que Is. Geoffroy Saint-Hilaire (2) avait cru, chez les filles, être exceptionnel.

Nous ne sommes pas encore aux dernières limites : des observations plus anciennes, rapprochant, de plus en plus, le phénomène de sa source et de son explication , nous montrent, chez les filles, la manifestation de la puberté, dès la naissance même : Sinibaldi rapporte, d'après Albert le Grand , l'exemple d'une fille venue au monde menstruée , les mamelles développées comme une fille adulte , les aisselles et le mont de Vénus couverts de poils (3). Rucker parle d'une autre dont les règles parurent le troisième, le cinquième et le neuvième jour, après

<hr>

(1) Dans l'*Expérience,* t. III.—(2) Isid. Geoffroy-Saint-Hilaire, *ouv. cit.,* t. I, p. 199. — (3) Sinibaldi, *Geneanthropeia,* lib. vi, p. 717.

sa naissance, mais qui mourut bientôt dans les convulsions (1). Les règles d'une autre coulèrent, d'après Müller, trois jours après qu'elle était née, et reparurent ensuite de quinze jours en quinze jours. Kerkrin a vu aussi une jeune fille sujette, dès sa naissance, aux règles (2). Le chirurgien Baillot, de Linières, vit une autre petite fille de Bernon, en Champagne, née au mois de septembre 1756, apporter, en naissant, tous les signes extérieurs de la puberté (3).

Arrivé à ce point, il n'est déjà plus possible de douter que le phénomène ne tienne à une disposition *congéniale* de l'être. Raciborski l'avoue, mais se trompe évidemment sur la nature de cette prédisposition, lorsqu'il l'attribue à une maturité prématurée des œufs, entraînant à sa suite l'hémorrhagie menstruelle, et le cortége des autres signes de la puberté (4). Dans cette hypothèse même, cette maturité prématurée des œufs ne serait qu'un effet, dont il resterait toujours à pénétrer la cause : cette cause, quelle qu'elle soit, doit être, nécessairement, de la même nature que celle qui détermine cet effet chez l'adulte, c'est-à-dire être l'état de puberté lui-même. Or, comme cet état ne peut ici découler de circonstances externes, qu'il tient à une disposition congéniale qui ne peut avoir sa source première dans le produit, il faut, évidemment, qu'il l'ait dans ses auteurs, et que, d'après la loi de l'hérédité (5), il l'ait, en ceux-ci, dans la transmission de leur état actuel, c'est-à-dire, par le fait, dans l'hérédité de la puberté même.

(1) *Commerc. Norimb.*, 1734, p. 347. — Casimir Medicus, *Traité des maladies périodiques sans fièvre*, § LVI. — (2) Casimir Medicus, *ouv. cit.*, p. 186. — (3) Sigaud de Lafont, *ouv. cit.*, t. I, p. 443. — (4) Raciborski, *Expérience*, nº du 24 août 1841. — (5) Voy. t. II, p. 490.

Il n'est point, pour nous, d'autre théorie possible; et celle proposée par Raciborski, outre les raisons données de son insuffisance, tombe devant deux autres faits : l'impossibilité de son application aux mêmes phénomènes, chez le sexe masculin ; l'impossibilité de son application à des formes différentes de la précocité, spécialement à celles de la précocité de l'intelligence, dont on a des exemples tout aussi merveilleux (1), et qui ne sont pour nous qu'une seconde forme de l'hérédité de l'état actuel, celle de l'hérédité de l'état de raison, ou de la puberté d'esprit des père et mère.

Nous touchons, en ce moment, au point culminant de notre démonstration. D'autres phénomènes, en prouvant l'influence de répétition de l'état présent de la vie, vont nous permettre de prendre la nature sur le fait, dans le coït même :

1º Une violence mécanique exercée sur la mère, dans la copulation, peut se transmettre au produit : une chienne est éreintée, pendant l'accouplement, par un coup violent sur la moelle épinière, et elle reste, plusieurs jours, paralysée de tout le train de derrière. Des huit petits qu'elle met bas, tous, à l'exception d'un qui ressemble à son père, ont le train de derrière, ou défectueux, ou mal conformé, ou d'une extrême faiblesse : à l'un manquent les extrémités postérieures ; l'autre les a grêles ou courtes ; un autre ne peut mouvoir que celles de devant (2).

S'il en est ainsi des lésions accidentelles, que ne devons-nous pas croire de l'influence des états si divers du physique et du moral de l'être, dans l'acte et dans l'instant où se reproduit la vie? N'est-ce pas un indice, une

<hr>

(1) Sigaud de Lafont, *ouv. cit.*, t. I, p. 454. — (2) Girou, *de la Génération*, p. 127.

preuve directe, que c'est bien à cet acte, que c'est à cet instant, et à l'hérédité de l'état sous l'empire duquel il s'accomplit, que l'on doit rapporter toute cette série de faits si extraordinaires, mais dont le merveilleux tombe, devant l'évidence de l'explication que nous présentons ici? L'hérédité d'état donnerait même à penser que, pour tous ceux des cas de puberté précoce, dont nous avons cité des exemples chez des filles où la menstruation débute à la naissance, la conception s'est faite sous l'empire immédiat de la menstruation.

2° L'hérédité d'état se révèle sous une autre forme, dans la propagation des troubles physiologiques de l'ivresse aux enfants conçus dans son délire. Les Grecs avaient traduit le fait en allégorie : ils faisaient naître Vulcain difforme de Jupiter enivré de nectar. Ils semblent, en effet, avoir très-bien connu l'hébétude des enfants engendrés dans l'ivresse. « Jeune homme, disait Diogène à un enfant stupide, ton père était bien ivre quand ta mère t'a conçu. » En admettant même ce que dit Galien, que la nature, en lutte contre les suites de nos vices et de nos égarements, s'oppose, en général, à ce que les enfants nés de parents en ivresse soient frappés d'idiotisme, il n'en est pas moins vrai que les caractères principaux de l'ivresse, quand l'ivresse est féconde, sont transmissibles :

Un de ses caractères les plus habituels est une obtusion de la sensibilité générale, qui peut être poussée jusqu'au dernier degré d'anesthésie. Les enfants, procréés dans l'ivresse des parents, offrent souvent, d'après Hofacker (1) et Burdach (2), cette même obtusion de la sensibilité.

Un autre caractère pathognomonique de l'ébriété, est

____

(1) Hofacker, *Ueber die Eigenschaften*, etc., p. 101. — (2) *Traité de physiologie*, t. II, p. 259.

un certain degré de perversion et même de suspension des sens et de l'intelligence. Les hommes ivres voient mal, n'entendent pas bien, et ne comprennent pas mieux qu'ils n'entendent et ne voient : les enfants procréés dans cet état d'absence momentanée d'esprit et d'hébétude mentale, naissent souvent imbéciles ou complétement idiots (1). « Quelque difficile qu'il soit de rassembler des faits, à cet égard, je pourrais cependant citer, dit Hufeland, des exemples d'enfants engendrés dans l'ivresse, qui sont ainsi restés, toute leur vie, imbéciles (2). » Une idiote du nom de Brickton, dont il est question dans Esquirol, était née d'une mère bien portante et d'un père habituellement ivre (3). Des mères d'enfants idiots ont affirmé à Édouard Seguin que leur mari était dans un état d'ivresse prononcée, au moment de la conception (4). Nous tenons nous-même ce fait d'un membre de la famille où il s'est produit : une femme du Monistrol donnait, d'abord, le jour à de très-beaux enfants ; elle se livre, tout à coup, avec frénésie, à la passion de l'eau-de-vie ; l'ivresse devient chez elle un état ordinaire : elle n'engendre plus que des enfants rabougris, dépourvus de vigueur, de formes désagréables, de marche vacillante, d'intelligence torpide, et qui succombent tous. Ce n'est point tout : d'après Rœch, si à l'ébriété dans la conception, se joint l'influence des lieux où règne le crétinisme, les enfants ne naissent point simplement idiots, ils naissent crétins (5).

Mais il est d'autres états, plus transitoires encore, comme les passions ou les affections morales, sous l'in-

(1) Cardan, *de Subtilitate*, lib. xviii, p. 292. — (2) Hufeland, l'*Art de prolonger la vie de l'homme*, p. 288. — (3) Esquirol, *des Maladies mentales*, Paris, 1838, t. II, p. 382. — (4) Edouard Seguin, *Traitement moral, hygiène et éducation des idiots*, Paris, 1846, p. 181. — (5) Rœsch, *Untersuchungen ueber den kretinismus*, Erlangen, 1844.

fluence desquels s'exerce le coït, et qui, si passagers qu'ils soient, peuvent transpirer dans le nouvel être, et se réveiller chez lui en impressions natives, par une réminiscence héréditaire de l'âme. Animés, en quelque sorte, de la contagion de l'acte auquel ils président, ils ont, dit-on, le pouvoir de déterminer le caractère et la trempe d'esprit de l'enfant (1). Ainsi, la conception, sous la passion de l'envie, dispose, d'après Cardan, l'enfant à cette passion; et la conception, dans un état de tristesse, le dispose à la tristesse (2). Cette conviction antique dictait à Hésiode le précepte de s'abstenir du coït, au retour de cérémonies funèbres, de crainte de transmettre à l'enfant l'impression de mélancolie qu'elles laissent au fond de l'âme (3). « Puisqu'un extrême produit des extrêmes, pourquoi, dit Hufeland, n'admettrait-on pas qu'un enfant engendré, dans un moment de mauvaise humeur ou d'incommodité, se ressentira lui-même, plus ou moins, de cette disposition (4)? « Un des enfants adultérins de Louis XIV, conçu dans une crise de larmes et de remords de madame de Montespan, que les cérémonies religieuses du jubilé avaient provoquée, garda, toute sa vie, un caractère qui le fit nommer des courtisans : l'enfant du Jubilé. Da Gama Machado affirme que d'autres enfants « conçus sous l'impression physique de certains coupables et des tableaux de leurs crimes, ont porté plus tard leur tête sur l'échafaud, pour le même crime (5); » et il insiste par cette raison, sur le danger de laisser les femmes assister aux débats criminels. C'est dans le même ordre d'idées que Girou de Bu-

____

(1) Fienus, *de Viribus imaginationis*, p. 221, et Roussel. — (2) Cardan, *de Subtilitate*, ubi suprà. — (3) *De Operibus et viribus*, lib. II.—(4) Hufeland, *ouv. cit.*, ubi suprà. — (5) Da Gama Machado, *Théorie des ressemblances*, part. II, p. 140.

zareingues a combattu la thèse de J.-J. Rousseau, qu'un roi doit laisser son fils libre d'épouser toute femme, en sympathie de goût et d'humeur avec lui , *fût-elle fille du bourreau :* « Je craindrais, dit Girou, que, placés sur le trône, les enfants d'une pareille union ne devinssent, un jour, les bourreaux de leurs sujets (1). »

Pour nous, nous conclurons par dire avec Hufeland, que l'état momentané, dans la génération, est un point beaucoup plus essentiel qu'on ne le croit d'ordinaire, et que son influence peut être décisive sur la nature physique ou morale de l'enfant.

En un mot, le principe d'après lequel la vie se régénère à l'image de l'être qu'elle anime, est le principe d'après lequel elle se reproduit, à l'image de ce qu'elle est en lui, dans le moment où elle se régénère. Un auteur est allé, sur ce point, jusqu'à dire que le présent de la vie est le seul temps de l'être dont la génération répète les caractères : « *non enim animal generat sibi simile secundum id quod fuit aut erit, sed secundum id quod in actu est* (2). »

En démontrant l'erreur de cette impuissance prétendue du passé et du futur de l'être à se reproduire, l'expérience confirme, en tout, la faculté que Vallesius avait décernée au présent. (3)

Il en est, en effet, de la répétition organique de la vie par la génération, comme il en est de la représentation artificielle des formes par la photographie. L'image électrique que grave la lumière, n'est point simplement celle du visage et des traits, mais celle de l'impression et de l'expression de l'âme, au moment où ils sont saisis par le soleil : il en est de même, en nous, de l'image que vivifie la

_____

(1) Girou, *Philosophie physiologique,* p. 312. — (2) Franciscus Vallesius, *Sac. philosoph.,* cap. II. — Dans Sinibaldi, p. 838. — (3) Id. *loc. cit.*

magique lumière de notre existence. L'éclair qui la propage et qui la réfléchit, ne transmet point seulement l'empreinte du type physique et moral de notre être ; il transmet, avec elle, l'expression latente de la physionomie qu'il surprend à la vie, dans l'instant où le plaisir en féconde l'extase. Mais, dans la merveilleuse invention de Daguerre, la représentation est instantanée dans tous ses effets, et la ressemblance immédiate et réelle ; dans l'œuvre plus merveilleuse de la génération, l'image est au futur, et la ressemblance est dans le devenir.

LIVRE SECOND.

DE L'INFLUENCE DES LOIS DE LA PROCRÉATION SUR LES DÉVIATIONS
DE L'ÉTAT SPÉCIFIQUE OU MODIFICATIONS PATHOLOGIQUES
DES ÊTRES.

En rangeant dans la classe des déviations de l'ordre et de la loi des espèces, les modifications pathologiques des êtres, nous n'avons point émis une doctrine nouvelle. Un grand nombre d'auteurs, philosophes ou médecins, sont arrivés, comme nous, et longtemps avant nous, à considérer toutes les maladies sous le même caractère; mais si la conclusion est semblable, si tous s'accordent à reconnaître la santé comme l'état d'institution des êtres, les raisons qu'ils en donnent ne se ressemblent pas.

Celles de plusieurs auteurs sont, ou métaphysiques, ou purement religieuses : les uns, comme Baader, imaginent un état primitif de l'homme, une sorte d'âge d'or des êtres et de la vie, tel que le paradis terrestre des chrétiens, où l'organisme avait toute la perfection de son type idéal, la plus irréprochable correction des formes, l'éternelle jeunesse de l'éternelle beauté, où il ne connaissait ni souffrance, ni laideur, ni déclin, ni mort. Toutes ces perturbations de l'ordre divin de la nature, de l'ordre légitime, de l'ordre primitif, sont la suite du mal ou de la chute de l'homme ; elles n'affligeaient pas le monde avant le péché (1). Des esprits, positifs à tant d'autres égards,

(1) *Dict. des sciences philosophiques*, t. I, p. 268.]

Haller (1), Pujol de Castres (2), imbus des mêmes idées, redescendent au déluge, et reportent à cette date l'origine des causes de l'abréviation de l'existence humaine, et la génération de la maladie.

Les raisons objectées par d'autres auteurs, sont d'un tout autre ordre ; elles sont physiologiques : Portal (3), Petit (4), Virey (5), Geoffroy Saint-Hilaire (6), etc., admettent, il est vrai, avec les précédents, que les germes des végétaux et des animaux sont tous émanés purs et réguliers de la main du Créateur ; ils conviennent, avec eux, que le plus haut degré de perfection des formes, des fonctions organiques, et des facultés de l'âme, est l'état primordial ou naturel de l'homme ; ils leur accordent, encore, que les difformités, les monstruosités, et les maladies, sont des altérations consécutives des troubles de cet ordre primitif. Mais ce n'est, ni au déluge, ni à la violation de la loi divine, c'est à la violation de la loi naturelle et de toutes les conditions de l'harmonie première des énergies vitales, c'est à l'impulsion des milieux, des agents, et des causes innombrables qui modifient les êtres, qu'ils attribuent tous ces désordres successifs.

Nous aussi, nous disons : non, l'espèce n'est point née cancéreuse, scrofuleuse, ni tuberculeuse ; elle n'est point née goutteuse ; elle n'est point née dartreuse, ni syphilitique, ni épileptique ; elle n'est née, ni aveugle, ni sourde, ni muette, ni idiote, ni folle, etc., etc. Ce n'est point, en un mot, dans l'espèce, que le mal peut avoir son principe ;

----

(1) Haller, *Eléments physiologiques*, lib. xxx, sect. 2, § 2. — (2) Pujol de Castres, *Œuvres de médecine pratique*, t. II, p. 272. — (3) Portal, *Considérations sur la nature et le traitement des maladies de famille.* — (4) Petit, *Essai sur les maladies héréditaires*, 3ᵉ part., p. 58. — (5) Virey, *Dict. des sciences médicales*, t. XXXIV, p. 140. — (6) Geoffroy-Saint-Hilaire, *Philosophie anatomique*, p. 495.

et nous n'avons ici nul besoin d'invoquer un état antérieur de la vie sur la terre et de la nature des êtres, pour en donner la preuve. Il suffit d'un rappel à l'essence de l'espèce, pour le démontrer. On reconnaît, à l'instant, que ce n'est point seulement à l'époque primordiale de l'institution des types de l'existence, mais à toutes les époques, mais de nos jours, mais toujours, que la maladie est une crise de la vie étrangère à l'espèce, et que nature, origine, cause, entre elles, tout diffère.

· 1° Le contraste de nature ne peut aller plus loin : il se manifeste, et par l'antagonisme absolu des tendances, et par l'opposition flagrante des phénomènes et des caractères :

La tendance de l'espèce est la tendance à l'ordre et à la permanence du type et de l'état d'institution de la vie : celle de la maladie est la tendance au trouble et à la destruction de l'ordre fonctionnel et de l'état vital ;

Le caractère de l'espèce est de répéter, dans l'être, l'universel, le semblable, et le permanent du type d'existence qu'elle révèle. Si donc la maladie rentrait dans son principe, tout individu, comme type d'une espèce, serait aussi fatalement condamné au principe et aux formes successives ou simultanées de toutes les maladies, que, dans l'humanité, il l'est à naître avec deux pieds, deux mains, et tous les autres caractères spécifiques de l'homme. Toutes les affections qui affligent l'espèce, deviendraient autant de phases nécessaires et normales de son développement ; il serait astreint à les traverser toutes, de la naissance à la mort, dans un ordre régulier, comme le développement naturel des organes, et comme les autres phases physiologiques de l'évolution de l'être. Or, l'organisation n'offre, dans aucune espèce, un pareil phénomène : non-seulement il n'est point d'espèce dont tous les mem-

bres soient appelés à souffrir de tous les genres de maux
qui peuvent l'accabler, mais nous ne reconnaissons à aucune maladie, dans aucune espèce, cette nature *spécifique*
dont nous parlons ici : il n'en est aucune, proprement dite,
qui frappe, d'une manière constante, tous les individus,
quels que soient l'espèce et les lieux, les climats et les époques où ils vivent. A de telles conditions, il n'y aurait point
d'existence possible : nul être n'arriverait même à respirer.

L'opposition, entre les caractères de l'espèce et les caractères de la maladie, est telle que la lutte est permanente entre elles, et que la maladie, en altérant l'*état*, dé-
grade jusqu'au *type* de l'espèce qu'elle attaque. C'est ainsi
que, d'après Serres, les lésions organiques ne seraient
qu'un retour de la structure des organes vers leur structure première, à l'une des époques de la vie embryonnaire (1); ainsi que, d'après Bourgery, l'économie malade
ne présenterait plus tels organes en entier, mais seulement telles fractions d'organes analogues de ceux des animaux (2); ainsi, enfin, qu'en dehors de toutes les hypothèses, l'observation directe nous montre, incessamment,
les transsubstantiations, les dégénérescences, les métamorphoses (3), comme autant d'expressions et de suites morbides des perturbations de l'ordre physiologique, ou de
l'état *spécifique* d'institution de la vie.

2° L'origine de l'espèce ne diffère pas moins, que son
essence, de celle de la maladie : l'espèce, évidemment, est
d'une autre date qu'elle. L'ordre physiologique ou l'état de
santé, identique à l'état *spécifique* des êtres, comme règle et

(1) Serres, *Recherches d'anatomie transcendante et pathologique*, Paris, 1832, p. 130-144. — (2) Bourgery, *Traité d'anatomie*. — (3) Andral,
Précis d'anatomie pathologique; Cruveilhier, *Traité d'anatomie pathologique générale*, Paris, 1849, t. Ier.

comme loi, est préexistant ; l'état pathologique, comme trouble de la loi et accident de la règle, est consécutif. Nous n'avons pas encore besoin, pour le prouver, de soulever le voile de l'origine des êtres, ni de remonter aux premiers commencements des espèces vivantes ; il suffit de jeter un regard sur l'histoire de la maladie, et d'interroger l'ordre d'évolution de ses phénomènes, tel qu'il se développe de nos jours, sous nos yeux.

L'histoire nous apprend que, comme il n'est, ni ne fut jamais de maladie, qui remplît la première condition de tout attribut spécifique, celle de s'étendre à tous les membres de l'espèce, il n'est ni ne fut non plus jamais de maladie, qui remplît la seconde : celle d'être de tous les lieux, et de tous les temps où existe l'espèce. Les diverses maladies propres à chaque espèce ne sont pas, en effet, toutes de la même date, ni toutes des mêmes climats : le fait des endémies et des épidémies en porte témoignage. Le mal est, pour ainsi dire, en travail incessant de métamorphose. Nous assistons nous-mêmes à ces transformations; de nouvelles formes morbides naissent, d'anciennes s'éteignent. Les maladies, enfin, comme l'a judicieusement dit E. Littré, ont leur géographie et leur chronologie (1).

3° Une démonstration dernière de leur nature anormale, par rapport à l'essence de l'espèce, jaillit de l'étiologie ou de l'étude de leurs causes. L'expérience, en effet, nous prouve qu'il n'est pas plus, dans le sens où nous parlons, de cause *spécifique*, que de forme *spécifique* de la maladie; qu'il n'est pas, en d'autres termes, de cause pathologique, dont l'énergie s'étende à toute une espèce, ni qui ait le pouvoir de développer, chez tous, et toujours, la série des

----

(1) E. Littré, *OEuvres complètes d'Hippocrate*, traduction nouvelle, etc., t. V, p. 506-507.

phénomènes morbides dont elle est le principe. L'espèce vit, en santé, sous l'empire de ces mêmes conditions qui semblent les sources pathogéniques de toutes les affections qui dévorent ses membres, comme si les causes étaient inertes en elles-mêmes. Ne les voyons-nous pas, même dans les endémies et les épidémies les plus désastreuses, nulles chez la plupart, variables dans leurs effets et leur intensité chez ceux où elles agissent, et n'agissant encore qu'à la condition d'une prédisposition latente de l'organisme, qui, dans l'ordre, n'est pas un état de l'espèce, mais une affinité de l'individu?

Rejetées par leur nature, par leur origine, par leur cause, de la sphère du type spécifique, les maladies rentrent donc, sans exception, dans celle du type individuel.

Reste à déterminer sous quel caractère. Nous sommes ici en présence de trois opinions opposées :

Une première classe d'auteurs, préoccupés surtout de ce caractère d'écart et d'aberration de la loi de l'espèce, qu'offrent les maladies, les font toutes rentrer dans la classe générale des anomalies. C'est ainsi qu'Otto les a réparties dans les dix groupes qu'il forme des vices ou déviations. Le septième groupe, sous le titre : *Déviations relatives à la consistance;* le huitième, sous celui : *Déviations relatives à la continuité;* et le neuvième, sous celui : *Déviations relatives à la texture,* se rapportent exclusivement à la pathologie (1). Le professeur Serres, se ralliant, en principe, à la même opinion, et admettant aussi les maladies au nombre des anomalies, établit cependant cette distinction d'espèce ou de nature entre elles : l'aberration de la *forme* produirait, d'après lui, la monstruosité; l'a-

____

(1) Otto, *Lehrbuch der pathologischen anatomie,* t. I, Berlin, 1830.

berration de *structure* donnerait, au contraire, naissance aux maladies (1).

Une seconde classe d'auteurs, qui renferme la plupart des pathologistes, arrivant, par la voie directement inverse, à la même conclusion de l'identité des deux ordres de phénomènes, ne joint point la maladie aux anomalies, mais les anomalies à la maladie. Ainsi, Roche et Sanson font, des anomalies, la douzième classe de leur classification première des maladies, et les désignent sous le nom de « *vices de conformation*, ou de *modifications congéniales*, ou *acquises* de l'organisation, produites par un arrêt, ou par un excès de développement, ou par l'influence d'un état morbide (2). » Plus récemment encore, le professeur Trinquier, de Montpellier, renversant le principe de la distinction du professeur Serres, entre l'aberration de la *forme* et l'aberration de la structure, établit qu'il n'est point d'altération de la *forme* sans celle de la *texture;* que la forme étant une des manifestations du mode de texture et d'organisation, on peut affirmer que ses altérations sont le résultat d'un état pathologique prochain ou éloigné, et que toute difformité, d'après cela, appartient à l'ordre pathologique (3).

Une dernière classe d'auteurs, sans nier que les lésions pathologiques ne soient de véritables écarts du type normal des êtres, repousse le principe de l'assimilation des affections morbides aux anomalies. « La maladie, dit Burdach, est une lutte de la vie individuelle avec elle-même, dans laquelle le libre exercice et l'harmonie des fonctions sont troublés. L'anomalie, même poussée au plus haut de-

(1) Serres, *Recherches d'anatomie transcendante*, ubi supra. — (2) Roche et Sanson, *Nouveaux éléments de pathologie*, Paris, 1844, t. I, p. 35. — (3) *Gazette médicale de Montpellier*, 15 janv. 1844.

gré, comme, par exemple, dans le cas d'absence des membres ou de coalition de deux individus, n'est donc point encore une maladie, et ne peut être qu'un élément de maladie (1). » Mais Is. Geoffroy-Saint-Hilaire est l'auteur qui a le plus vivement soutenu la doctrine que les lésions morbides et les anomalies organiques forment deux genres de déviations distinctes, en raison des contrastes qu'il établit entre elles. Elles diffèrent, selon lui, et de nature et d'époque de développement : d'époque, car d'après lui, l'anomalie survient *pendant* la formation ou le développement des différents organes ; la maladie survient *après* leur développement et leur formation ; de nature, car pour lui, dans leur nature intime, les déviations tératologiques sont des *formations*, des développements inachevés, des *malformations;* les altérations sont des *déformations.* La maladie, enfin, est tout ce qui trouble la santé, indépendamment de toute modification organique appréciable. L'anomalie est toute modification insolite dans la formation ou le développement des organes (2).

Nous ne pouvons, pour notre part, nous rallier, d'une manière absolue, à aucune de ces trois opinions. Toutes ont, à nos yeux, une part de vérité, et une part d'erreur :

1° La maladie, en soi, ne remplissant aucune des trois conditions des attributs d'espèce, l'*universalité*, l'*uniformité*, la *perpétuité* de la représentation, dans la nature de l'être, mais allant, au contraire, par tous ses phénomènes, en sens inverse du but et de la loi de l'espèce, il est indubitable, d'abord, qu'elle doit rentrer dans la catégorie des anomalies ou déviations du type *spécifique* des

____

(1) Burdach, *Traité de physiologie,* trad. par Jourdan, t. VIII, p. 558. — (2) Is. Geoffroy-Saint-Hilaire, *Hist. générale et particulière des anomalies,* t. II, p. 347.

êtres ; il est clair qu'elle en a tous les caractères.

Nous sommes, sur ce point, de l'opinion d'Otto, de Serres, et autres auteurs ; et les objections que soulève, contre ce fait, Is. Geoffroy-Saint-Hilaire, sont sans base. En ce sens il n'est point une *seule* des distinctions de *nature* et d'*époque* qu'il croit établir entre l'anomalie et la maladie, qui soit justifiée :

Toutes les anomalies ne se forment point *pendant* le développement des organes. Is. Geoffroy-Saint-Hilaire est lui-même forcé de faire exception pour une partie d'elles ;

Toutes les maladies ne se forment point *après* le développement des organes ; il en est plusieurs, les unes congéniales, les autres héréditaires, telles que la cécité, la surdi-mutité, etc., dont la formation coïncide avec celle des organes qu'elles altèrent ;

Toutes les altérations pathologiques ne sont point nécessairement des *déformations* : il en est, telles que celles de la syphilis, de certains genres d'ichthyose, et d'autres affections hétéroplastiques, qui se caractérisent par des excroissances, par des pullulations, par des exubérances, et qui constituent, de fait, comme ces anomalies, des *formations* et même des *malformations*.

2° D'autre part, en reconnaissant, contre l'opinion du docte naturaliste, que les maladies rentrent essentiellement, par rapport à l'espèce, à titre d'aberration de la nature première, dans les anomalies, nous n'en sommes pas moins, avec le même auteur, et contre la plupart des pathologistes, de l'avis qu'il existe des différences profondes, entre ces deux espèces de déviations du type spécifique des êtres.

Comme l'a très-bien senti le professeur Serres, il y a, en effet, une ligne réelle de démarcation à établir entre elles.

Nous ne pouvons, toutefois, admettre celle qu'il propose et ranger, avec lui, les anomalies dans les aberrations de la *conformation*, et les maladies dans les aberrations de la *structure*.

Cette distinction tombe, devant l'objection du professeur Trinquier, qu'il n'existe point d'aberration de la *forme* sans celle de la *structure*.

Mais, il est tout aussi impossible d'accorder au professeur Trinquier, que toutes les aberrations de la *structure* et de la *forme* soient des maladies. Il est incontestable, ainsi que le démontrent Is. Geoffroy-Saint-Hilaire et Burdach, qu'une foule d'aberrations de l'une et de l'autre espèce n'ont point ce caractère.

La véritable ligne de démarcation à établir entre elles, doit précisément tendre à séparer celles qui ont ce caractère, de celles qui ne l'ont pas. Elle doit, en d'autres termes, être dans la limite qui existe entre l'ordre physiologique et l'ordre pathologique des êtres.

La grande discussion soulevée, à cet égard, tient à la confusion faite par les médecins et les naturalistes, entre le *type* et l'*état* d'institution de la vie; et ici nous revenons aux grandes divisions que nous avons posées, quelques pages plus haut :

Les déviations du TYPE et celles de l'ÉTAT spécifique de la vie sont toutes également des anomalies, parce que toutes sont, en fait, des écarts de l'espèce, parce que toutes sont, en fait, des aberrations de sa nature première; mais toutes ne forment point une seule et unique classe de déviations;

Selon le mode de l'être spécifique qu'elles altèrent, elles se rangent dans l'une ou dans l'autre des deux classes où se distribuent toutes les anomalies.

Les unes, quelles qu'elles soient, quelque forme qu'elles prennent, restent physiologiques. Elles n'attaquent que le *type* spécifique de l'être; elles ne renversent point l'ordre fonctionnel; elles ne détruisent point la santé ou l'*état spécifique* de la vie.

Les autres, au contraire, n'altèrent point tout d'abord ni directement le *type*, mais troublent directement et tout d'abord l'*état spécifique* de l'être, mais compromettent toutes, à différents degrés, la santé et la vie.

A ces différences près, tout est, évidemment, analogue entre elles.

Les unes et les autres sont des anomalies; les unes et les autres se rapportent exclusivement au type *individuel*; les unes et les autres sont, dans le type *individuel*, des modifications acquises de la nature primordiale des êtres.

Maintenant, reconnaissent-elles également, toutes deux dans la génération, les mêmes origines? y procèdent-elles, toutes deux, de ces deux mêmes lois de l'INNÉITÉ et de l'HÉRÉDITÉ, que nous avons vues régir, sans exception, tous les phénomènes et tous les caractères originels des êtres?

La question est déjà résolue, pour la classe des modifications physiologiques ou des anomalies du TYPE spécifique, et résolue, pour elle, par l'affirmative.

Elle n'est plus à résoudre que pour la seconde classe, celle des anomalies de l'ÉTAT *spécifique*, celle des *maladies*, et le problème ici se formule en ces termes : Existe-t-il aussi une INNÉITÉ et une HÉRÉDITÉ pathologiques de l'être? Les lois de l'INNÉITÉ et de l'HÉRÉDITÉ ont-elles, en d'autres termes, une forme morbide?

C'est à l'affirmation, et nous pouvons le dire, à la démonstration de ces deux grands faits, que nous allons consacrer les chapitres qui suivent.

CHAPITRE PREMIER.

DE L'ACTION DE LA LOI DE L'INNÉITÉ SUR LES DÉVIATIONS DE L'ÉTAT
SPÉCIFIQUE OU MODIFICATIONS PATHOLOGIQUES DES ÊTRES.

Existe-t-il une INNÉITÉ morbide? La loi de l'INNÉITÉ peut-elle, en d'autres termes, avoir une influence sur la génération de la maladie?

Cette question se réduit à la question suivante : les produits peuvent-ils devoir à l'acte même où ils puisent la vie, le principe d'affections étrangères aux auteurs?

Nous avons déjà vu que les enfants peuvent naître frappés d'anomalies inconnues aux parents, et de modifications du *type* spécifique nouvelles dans leur famille. Les faits, comme on va le voir, donnent la même réponse, pour toute la série des modifications de l'*état* spécifique; ils ne laissent planer aucun doute sur l'action de la loi de l'INNÉITÉ dans le développement des affections morbides.

Mais, pour bien comprendre toute l'étendue du rôle qu'elle est appelée à jouer dans la génération de ces affections, il faut analyser les principaux états ou degrés par lesquels ces affections passent, et les origines séminales que chacun de ces états ou degrés de la maladie est susceptible d'avoir.

ARTICLE I.

Des formes et des états d'origine séminale de la maladie.

Les affections morbides ou déviations de l'*état* spécifique des êtres, si nombreuses qu'en soient les espèces, si variables qu'en soient les symptômes, si différentes qu'en soient les causes occasionnelles, n'en présentent pas moins, dans leur génération et leur évolution, des points d'analogie incontestable entre elles. Elles ont les mêmes modes de formation première; elles ont les mêmes phases de développement.

§ I. — Des trois états ou phases de perturbation de *l'état spécifique*.

Le trouble pathologique de l'état primordial et normal de la vie ne se révèle point, d'abord, en général, chez l'être, dans toute la plénitude de son développement. Il est progressif dans son évolution, et la perturbation qui le caractérise a trois *modes* bien distincts :

1° Le plus élémentaire et le plus général est l'état d'*aptitude idiosyncrasique* à la maladie, susceptibilité de l'organisation qui, sans être ni le germe de la maladie, ni la maladie même, en est le premier principe, parce qu'il imprime dans l'être une sensibilité anormale à l'action des causes qui la développent, et qu'il le rend ainsi propre à la contracter. C'est la *disposition organique* de Petit (1), à la maladie, celle qu'il définit « un état particulier de l'économie entière ou seulement de quelques organes, durant lequel les fonctions s'exercent de telle manière que, si l'individu vient à se trouver placé au milieu d'un ordre déterminé de circonstances, il se produit aussitôt un état maladif. » Dans les mêmes circonstances, cet état maladif ne se produit point chez les individus où cette disposition n'existe pas; fait très-digne d'attention, qu'atteste au médecin l'expérience journalière, et qui se vérifie pour les espèces les plus diverses d'affections et jusque sous l'empire des causes les plus ardentes des épidémies, ou des endémies, ou des contagions, sans en excepter, comme on l'a vu plus haut (T. I, pag. 251), la rougeole, la variole, ni la

---

(1) A. Petit, *Essai sur les maladies héréditaires*, p. 36.

syphilis même, dans la première fureur de son invasion.

Toutefois, si puissante que soit cette aptitude, et quoique la première des causes prédisposantes à la maladie, elle a pour caractère de ne jamais suffire d'elle-même à la produire, et de nécessiter, pour la génération de l'état morbide, le concours réuni de la cause efficiente et de l'occasionnelle.

2° La seconde phase du trouble de l'*état spécifique* de l'économie ou de la perturbation pathologique de l'être, est l'*état séminal* ou *rudimentaire* de la maladie. Cet état *séminal* n'est point, comme on l'a dit, par une confusion habituelle de cette phase avec la première, une *prédisposition* pure et simple à une forme quelconque d'affections. C'est la *préexistence* de la maladie, son *principe essentiel*, sa *semence*, son *germe; germe* qui, dans l'organisme, vit à l'état latent où sont, à la naissance, d'autres éléments de l'économie : les dents, les cheveux, la barbe, les plumes, les couleurs, et divers attributs médiats ou immédiats de la sexualité. Tout germe, en effet, a pour caractère de recéler en soi, comme le dit Burdach, une disposition intérieure à un développement déterminé. Or, cette disposition intérieure à un développement déterminé est précisément ce qui différencie le *principe séminal* des espèces morbides, de la simple aptitude ou prédisposition à la maladie. A l'instar des graines qui germent dans le sol, ou des éléments organiques de l'être dont nous venons de parler, le principe séminal des espèces morbides renferme, avec l'espèce qu'il contient en puissance, une force d'impulsion qui jaillit de lui-même. Il présuppose l'action de la cause *efficiente* de la maladie, et il n'a plus besoin que de causes *occasionnelles* pour se développer; encore semble-t-il même s'en affranchir parfois et se développer, tant est réelle et vive son énergie interne, d'une manière spontanée.

3° La troisième et dernière phase de la déviation pathologique de l'être, est la transition de cet état latent à l'état patent de la maladie. C'est la maladie même, c'est l'épanouissement de son principe séminal, avec tout le cortége des formes, des symptômes et des lésions propres à l'espèce morbide.

Nous allons, maintenant, démontrer qu'il n'est pas une seule de ces phases de perturbation de l'état primordial et normal de la vie, qui n'ait ou ne puisse avoir dans la génération diverses origines.

§ II. — Des différents modes d'origine séminale des affections morbides.

Lorsqu'on remonte aux sources de ces différents modes de manifestation du désordre morbide, et que l'on cherche à fixer la date initiale de leur invasion dans l'économie, on reconnaît vite, pour une foule de cas, l'impossibilité de la rapporter à aucune des époques consécutives à la génération de l'être, et il est évident que, pour l'individu, leur origine est celle de l'acte et de l'instant où il reçoit la vie.

Dans le nombre des faits morbides dont le principe s'élève ainsi jusqu'au moment de la fécondation, il en est de deux genres : un premier, où les phases de la même maladie qui atteint le produit, ont atteint les auteurs ou leurs ascendants, soit en ligne directe, soit en collatérale; un second, où les phases de la maladie qui frappe le produit, leur ont toujours été complétement étrangères.

A l'égard du second ordre de faits, l'observation et l'analyse assignent à chacun des états du trouble pathologique que cet ordre renferme, trois origines possibles :

1o Dans un premier cas, les enfants naissent malades, ou prédisposés à la maladie, de parents en santé, soumis aux lois de l'hygiène, procréant, sous l'empire des meilleures conditions, et qui, *examinés chacun à part*, ne laissent supposer d'autre cause, soit externe, soit interne, de la disposition ou de l'affection morbide de leurs produits, que la désharmonie ou le vice de l'union des deux tempéraments. Les faits de ce genre abondent dans les anomalies. Nous en avons ailleurs cité divers exemples, (t. I, pag. 134, 165, 170) : entre autres, l'observation si remarquable de Kuhn, où l'on voit un père et une mère, tous deux très-bien constitués, issus tous deux de familles d'une santé parfaite, intelligents tous deux, donner le jour à des nains, à des impuissants, à des idiots, à des cataleptiques ; dans une autre famille dont parle Gintrac, un père de tempérament lymphatico-sanguin, d'une brillante santé, une mère grande, pâle, blonde, sans affection strumeuse, tous deux de vie régulière, n'ayant ni l'un ni l'autre ni parents scrofuleux, ni parents rachitiques, engendrent deux rachitiques et un scrofuleux (1). Gintrac a vu, de même, certaines combinaisons de tempéraments nerveux et pléthoriques conduire au développement de l'épilepsie (2). Séguin dit, également, que l'on a vu des cas où le contraste excessif entre les tempéraments des deux générateurs, tel qu'entre celui d'un père extrêmement nerveux et celui d'une mère extrêmement sanguine, avait paru donner naissance à l'idiotie (3). Bien d'autres affections semblent se produire ainsi, dans la génération, d'une manière

(1) Gintrac, *De l'influence de l'hérédité sur la production de la surexcitation nerveuse*, etc., p. 6. — (2) Edouard Séguin, *Traitement moral, hygiène et éducation des idiots*, Paris, 1846, p. 181. — (3) *Gaz. méd.*, t. XII, p. 399.

spontanée. Nous ne rappellerons pas plusieurs observations de ce mode de formation que nous avons rapportées, les unes relatives à l'akyanoblepsie, les autres à la surdi-mutité, les autres à l'ichthyose, etc. ; mais il en est une fort intéressante du docteur Tavernier, qui a sa place ici. Le 10 septembre 1844, ce médecin présentait à l'Académie de médecine de Paris deux enfants, l'un âgé de trois ans, l'autre de six mois, tous les deux atteints de lèpre générale et congénitale ; un troisième enfant, issu des mêmes parents, d'un âge intermédiaire entre les deux lépreux, est tout à fait exempt de la maladie : les deux parents n'en ont jamais été atteints (1).

2° Dans un second cas, les enfants naissent encore malades ou disposés à la maladie, de parents bien portants mais soumis, à l'instant ou avant l'instant de la génération, à l'action variable de conditions mauvaises et de causes pathologiques : impuissantes sur les père et mère, elles ont agi, par leur intermédiaire et par leur organisme, pour produire leur effet morbide sur les enfants, dans l'acte ou après l'acte où ils puisent la vie. Il se passe, à l'égard des modifications *pathologiques* des êtres, ce que nous avons vu se passer à l'égard des modifications *physiologiques* produites par l'influence des lieux.

Diverses affections frappent ainsi l'enfant, dans la vie utérine, sans atteindre la mère, comme d'autres frappent la mère, sans atteindre l'enfant (2). « Quoi de plus surprenant, disait, à ce sujet, Pariset, qu'une femme grosse qui n'a pas la peste et qui met au monde un enfant qui a la peste ! qu'une femme grosse qui a la peste, et qui met au monde un enfant qui ne l'a pas ! » Les fièvres d'accès,

____

(1) *Bulletin de l'Académie de médecine*, t. IX, p. 1177. — (2) Haller, *Elementa physiologiæ*, t. VIII, p. 247.

l'éruption varioleuse offrent des faits du même genre. Une femme de 37 ans, d'une constitution robuste, accouche, le 3 juin 1846, un mois avant terme, d'un enfant mâle, vivant ; le nouveau-né présente des signes manifestes d'exanthème varioleux, et meurt, le neuvième jour, de cette maladie. La mère, heureusement vaccinée dès l'enfance, n'avait éprouvé d'autre indisposition qu'une chaleur brûlante et douloureuse, à la région épigastrique, avec état fébrile, surtout pendant la nuit, dans les derniers six jours avant sa délivrance ; les couches n'en eurent pas moins une issue favorable (1). Dans une épidémie de petite vérole, Ebel vit une autre femme qui, une quinzaine de jours avant d'accoucher, éprouva des malaises et sentit son enfant remuer avec violence : celui-ci vint au monde avec des boutons varioliques, en état de pleine suppuration, et qui se multiplièrent encore, le deuxième et le troisième jour après la naissance (2). Kessler et Watson ont vu, dans d'autres cas, des femmes qui s'étaient tenues, dans leur grossesse, auprès de personnes atteintes de variole, engendrer des enfants portant, ou des boutons, ou des cicatrices de petite vérole. Jenner a observé des faits analogues (3).

Les phénomènes de ce genre ne sont point limités au temps de la grossesse : ils peuvent dater de l'acte qui la détermine :

Laurent Joubert range parmi les origines de la goutte des produits, le coït du soir, après un excès de table, chez les producteurs (4).

(1) *Gaz. médicale de Paris*, 2ᵉ série, t. VIII, p. 528. — (2) Grasmeyer, *de Conceptione*, p. 32. — (3) *Philosoph. transact.*, nº 493, p. 235. Burdach, *Traité de physiologie*, t. II, p. 487. — (4) Laurent Joubert, *des Erreurs populaires et propos vulgaires touchant la médecine*, ch. VII, p. 177.

D'après Lepelletier et Sat Deygallières (1), il n'est pas nécessaire que le père ou la mère soient scrofuleux, pour donner le jour à des scrofuleux ; il suffit, que les parents se trouvent dans des circonstances capables d'exercer une funeste influence sur la fécondation. Telle serait, d'après Lalouette, la conception pendant l'écoulement des règles, opinion que Lepelletier a vérifiée deux fois (2). Telle est, encore, la conception survenue dans des lieux favorables à la génération de l'état scrofuleux : un portier qui demeurait dans une loge très-humide eut de sa femme, très-forte et très-saine, dit Leroi, un enfant qui naquit avec tous les signes de la diathèse strumeuse (3). Rien de mieux avéré, pour d'autres affections, que ce génie des lieux, où certaines espèces morbides sont endémiques, à frapper les enfants conçus sous leur empire, du mal qu'ils n'ont point eu l'énergie de produire chez les générateurs. L'expérience a montré aux médecins de Savoie, que les hommes les plus sains, qui viennent habiter et se marier dans les lieux où les goîtres sont fréquents, peuvent donner le jour à des enfants crétins. Procréent-ils dans d'autres lieux, les enfants naissent exempts de crétinisme (4). Le docteur Dubini confirme les deux faits ; on voit, d'après lui, non pas uniquement des parents bien portants, mais des parents crétins, avoir des enfants sains, dès qu'ils se transportent dans des localités soumises à de meilleures conditions hygiéniques. Mais on observe aussi le contraire, dans le cas inverse : deux époux piémontais, le mari et la femme, tous deux d'un

(1) Sat-Deygallières, *Théorie nouvelle de la maladie scrofuleuse*, p. 148. — (2) *Dict. des sciences médicales*, art. *Scrofules*. — (3) Alphonse Leroi, *Médecine maternelle*, p. 203. — (4) Piorry, *de l'Hérédité dans les maladies*, p. 21, et Portal, *ouv. cit.*

esprit vif, étant venus demeurer dans une chaumière basse, située au fond de l'une des vallées d'Aoste où l'air est stagnant, procréèrent des crétins. Un militaire marié à une femme bien portante, habitait Cosmayor : il y avait eu une nombreuse famille, de bonne santé, de bonne constitution ; il vient se fixer près d'Aoste : il engendre des crétins (1). On a constaté, dans la génération de la surdi-mutité, l'action de la même loi. Il a déjà été question, dans cet ouvrage, d'un individu dont les enfants naissaient entendants et parlants à Paris, et sourds-muets à Bordeaux. Les recherches statistiques, faites à l'institution des sourds-muets de Paris, établissent qu'un grand nombre de pères et de mères d'enfants sourds-muets, habitaient, au moment de la naissance des enfants, des rez-de-chaussée humides, ou des usines placées sur des nappes d'eau stagnante. Les montagnes très-élevées sur lesquelles l'air est rare, le voisinage des forêts où règne l'humidité, ont les mêmes dangers : les époux M....., sur huit enfants, comptaient cinq enfants sourds-muets ; quatre de ces derniers et deux enfants parlants avaient reçu le jour à Rebrechien, maison dite du Jeu de paume, et située auprès de la forêt d'Orléans, dans un endroit élevé et d'apparence saine : toutefois, les personnes qui l'avaient habitée avant les époux M..... y avaient procréé trois enfants sur lesquels deux étaient sourds-muets (2). Comme le dit très-bien le professeur Piorry, l'influence endémique qui n'a d'abord agi, par la génération, que sur l'individu qui en est le produit, peut finir par agir sur les dispositions morbides de toute une race (3) : l'histoire des maladies locales ou endémiques nous

(1) *Gaz. médicale de Paris*, 3ᵉ série, t. I, p. 50. — (2) Puybonnieux, *ouv. cit.*, ch. 1, p. 30. — (3) Piorry, *Mém. cit.*, p. 21.

fournit, en effet, d'après le docteur Prichard, un certain nombre de faits qui prouvent que des populations, qui ont demeuré, pendant plusieurs générations, dans une certaine contrée, ont acquis une constitution différente de celle qu'avaient leurs ancêtres, quand ils s'y sont établis : des maladies auxquelles les premiers colons n'étaient pas sujets apparaissent parmi eux. La disposition à contracter de telles affections n'existe, dans la race, qu'après un séjour constant, pendant plusieurs générations, dans les contrées où ces maladies sont endémiques ; mais, à la fin, la race est entièrement acclimatée, et aussi susceptible que les autres habitants, des maladies auxquelles ces derniers sont depuis longtemps sujets (1). »

3° Dans une troisième série de faits, les enfants naissent malades ou prédisposés à la maladie, de parents malades eux-mêmes ou prédisposés à la maladie ; mais les affections ou prédispositions morbides des enfants sont d'une autre nature que les affections ou prédispositions morbides de leurs auteurs.

La génération n'offre point de phénomène qui ait plus attiré l'attention des médecins que cette transformation singulière qu'elle exerce dans les maladies. Elle n'en a point, d'autre part, qui les divise plus complétement sur sa cause, sur son origine, sur son étendue, sur son caractère, en raison des questions de pathogénie et d'étiologie comparée qu'il soulève. Il soulève, en effet, le problème si obscur et si débattu de la métamorphose des espèces morbides.

Cette métamorphose est d'une double nature : elle peut n'être qu'une simple transmutation des formes d'une

____

(1) Prichard, *Histoire naturelle de l'homme*, t. I, p. 89.

même maladie; elle peut, au contraire, être une transmutation de l'espèce morbide elle-même.

La plupart des auteurs, nous pourrions dire tous, ont
eu le tort de ne voir exclusivement, en elle, que l'une ou
que l'autre face. Nous espérons, plus loin, mettre dans tout
son jour le vice des deux systèmes et de leurs inductions;
nous nous bornons, maintenant, à poser en principe, en
attendant la preuve, que les deux ordres de faits sont indubitables, que la génération opère également des conversions de *forme*, et des conversions de *nature* spécifique,
dans les maladies.

Il ne s'agit, ici, que de la dernière de ces transformations; c'est exclusivement d'elle, c'est de la transmutation
de l'*espèce*, et non point de la *forme* morbide, que nous
entendons parler, comme de la troisième origine possible
des affections séminales du produit.

La métamorphose dont il est question s'opère de deux
manières : ou par l'unique action de la génération sur la
disposition ou l'espèce morbide d'un des générateurs, ce
qui arrive dans ceux de ces cas où un seul des auteurs est
malade; ou par la réaction qu'elle détermine entre les dispositions ou les espèces morbides des deux générateurs,
ce qui arrive dans ceux de ces cas où le père et la mère
ont chacun leur diathèse, chacun leur maladie.

Les faits de ces deux genres de transmutation se présentent, à tout moment, à l'observation; les auteurs en
fourmillent.

Ainsi une foule d'entre eux, Baillou, Astruc, Bouvart,
Baader, Lalouette, Pujol (1), Baumes (2), Hufeland (3),

<hr />

(1) Pujol de Castres, *OEuvres diverses, Essai sur le vice scrofuleux*,
p. 30-34. — (2) Baumes, *Traité du vice scrofuleux*, p. 20. — (3) Hufeland, *l'Art de prolonger la vie de l'homme*, p. 283.

Portal (1), Lamauve (2), Poilroux (3), Sat-Deygallières (4), Ricord (5), Lugol, Giraudeau de Saint-Gervais, etc., citent, comme des plus communes, la transformation de la syphilis du père, ou de la mère, en scrofule, dans l'enfant ; quelques-uns même inclinent à croire que la scrofule n'a point d'autre origine ; d'autres, pour ne point admettre de transmutation, veulent que la syphilis et la scrofule ne soient originellement qu'une même maladie ; d'autres, forcés de convenir d'une différence première et radicale entre elles, et, dans une foule de cas, du transport séminal de chacune, sous des formes qui lui sont exclusives, limitent, comme Baumes, comme Poilroux, comme Ricord, à de certaines périodes de la syphilis des générateurs, et, selon le dernier auteur, à l'unique période des accidents tertiaires, cette métamorphose de l'espèce morbide, dans la progéniture. La scrofule, à son tour, d'après les mêmes auteurs, a ses transformations ; selon Portal et Poilroux, elle crée le rachitisme : des parents scrofuleux engendrent des enfants atteints de gibbosité, de déviations des membres, de ramollissement des os, de rétrécissement de la cavité thoracique ; elle crée la phthisie : des parents scrofuleux ont des enfants phthisiques ; des parents phthisiques ont des enfants scrofuleux, conversions si fréquentes, que des médecins modernes, à l'exemple de Portal, tels que le docteur Gola (6), Rilliet et Barthez (7), croient, malgré l'évidence, à l'identité de ces deux maladies. La même affection des parents peut devenir, selon

(1) *Essai sur les maladies de famille*, etc. — (2) Mahon, *médecine clinique*, 1 vol. in-8, Paris, 1804, p. 455. — (3) Poilroux, *Recherches sur les maladies chroniques*, p. 287. — (4) Sat-Deygallières, *ouv. cit.*, p. 155. — (5) *Gazette des Hôpitaux*, 2e série, t. VIII, p. 13. — (6) *Gazette médicale*, 3e série, t. III, p. 106. — (7) Rilliet et Barthez, *Traité clinique et pratique des maladies des enfants*, t. III.

Pujol, l'origine du scorbut des enfants (1); d'après les mêmes auteurs, elle peut l'être du squirre ; elle peut l'être du cancer, de l'hydropisie, de l'asthme, de la paralysie, de l'apoplexie, de la goutte (2), du craniotabes (3), des hémorrhagies, etc. Il n'est point, enfin, pour tout dire d'un mot, une seule espèce morbide, la syphilis, la scrofule, la goutte, ou toute autre diathèse, ou maladie de l'un ou de l'autre facteur, que la génération ne puisse convertir, dans la progéniture, en toute espèce de formes et d'affections morbides étrangères aux parents. (Voy. plus bas, chap. II, sect. I, § VIII).

ARTICLE II.

De l'action de l'INNÉITÉ sur toutes les origines et sur toutes les phases de perturbation de *l'état spécifique*.

Nous voyons concourir aux déviations de *l'état* spécifique des êtres, les mêmes circonstances que l'on voit concourir aux déviations de leur *type* spécifique. Les causes qui font les races et les variétés des espèces naturelles, les causes qui participent à la génération des modifications physiologiques, sont celles qui participent à la génération des modifications pathologiques, celles qui développent les espèces morbides. Nous voyons les anomalies de la première classe prendre naissance, sous l'action des aliments, des temps, des climats, ou des lieux ; nous voyons la seconde classe d'anomalies prendre également naissance, sous l'empire immédiat de ces mêmes influences. Les cadres nosologiques renferment, en effet, les maladies d'époque, dont les plus remarquables sont les *épidémies* ;

____

(1) Pujol, *Essai sur le rachitis.* — Poilroux, *ouv. cit.*, p. 288. — (2) Pujol, Portal, Poilroux, *Oper.* et *loc. cit.* — (3) *Gazette médicale*, t. XIII, p. 186.

les maladies de climat, les maladies de lieu ou les *endé-mies;* enfin, d'autres maladies, en grand nombre, qui tiennent à l'alimentation.

Il est impossible qu'il existe entre deux classes, aussi essentiellement distinctes, de phénomènes, une plus évidente analogie de causes. Toutefois, ce n'est point l'unique, qui se rencontre entre elles : l'analogie s'étend, des causes aux origines séminales, qu'elles puisent, toutes deux, dans les lois de la formation de l'être :

1° Les modifications *physiologiques* peuvent naître, disions-nous, dans la reproduction, d'une manière spontanée; c'est-à-dire, se produire par une force interne, et indépendamment de toute cause extérieure, sous l'empire et dans l'acte de la génération : les modifications *pathologiques*, les affections morbides, peuvent, nous venons de le voir, reconnaître cette même et première origine.

2° Les modifications *physiologiques*, avons-nous dit encore, peuvent provenir d'une source externe et médiate, qui remonte à ce même moment, c'est-à-dire, se produire, dans l'acte et dans l'instant de la génération, sous l'empire d'influences qui passent, en quelque sorte, par l'intermédiaire des deux générateurs, pour arriver à l'être : les modifications *pathologiques*, les affections morbides, sont, nous venons de le voir, susceptibles d'avoir cette seconde origine.

3° Les modifications *physiologiques* peuvent, disions-nous enfin, être d'origine externe, et de cause, en apparence, immédiate, c'est-à-dire provenir d'influences du dehors, et de circonstances directement actives sur le produit lui-même, et pourtant remonter, dans leur premier principe, à l'action séminale; les modifications *pathologiques*, les affections morbides, peuvent encore, on l'a vu, à l'état d'aptitude ou de prédisposition, remonter, quoiqu'elles semblent acquises par le produit, à cette même origine.

Sous chacune de ces formes, l'INNÉITÉ nous est apparue, comme une loi qui régit toutes les espèces de déviation du *type* spécifique, qui précèdent.

Examinons, maintenant, si, sous les mêmes formes, elle n'est pas également une loi, dont les espèces de déviation de l'*état* spécifique dérivent.

§ I. — De l'action de l'INNÉITÉ sur les trois origines séminales des affections morbides.

Du moment où les causes d'un ordre de phénomènes, d'un ordre de caractères, remontent à l'acte même de la fécondation, source première de l'être, nécessairement cet ordre, en vertu des principes que nous avons posés, doit y dépendre de l'une des deux lois générales de la procréation, les lois d'INNÉITÉ et d'HÉRÉDITÉ.

Démontrés justes et vrais, pour la série entière des faits physiologiques, ces principes le sont, pour la série entière des faits pathologiques. Toute la question est donc ici de préciser quelle est celle des deux lois d'où découlent les trois origines séminales d'affections morbides, que nous venons d'indiquer.

1° De la réduction prétendue de ces trois origines à la loi d'HÉRÉDITÉ morbide.

Un grand nombre d'auteurs ont réuni, pêle-mêle, tous les phénomènes qui procèdent de ces trois origines, dans les faits d'hérédité morbide, et les citent, sans cesse et indistinctement, comme des preuves à l'appui du transport séminal des diverses maladies.

A l'égard de ceux de ces faits qui dérivent de la pre-

mière ou de la seconde des trois origines, ils en donnent
pour raison : qu'ils procèdent de l'acte de la reproduction ; qu'ils se présentent souvent dans la même famille ;
qu'ils frappent même les produits des mêmes générateurs.

A l'égard de ceux de ces faits qui dérivent de la troisième origine, ils ajoutent, qu'ils ne sont qu'un simple
changement de forme de la maladie, ou des maladies,
du père et de la mère.

Ils ne voient, en un mot, dans les deux premiers cas,
qu'une sorte d'hérédité, en ligne collatérale (1); ils ne
voient, dans le dernier, que de l'hérédité de métamorphose (2).

D'autres auteurs sentent très-bien, qu'il existe, entre
les faits héréditaires et ceux dont il est question, de
grandes différences , différences parfaitement saisies par
Gaubius (3), par Portal (4), par Piorry (5). D'autres sont
allés plus loin ; et, dans leur conviction de l'impossibilité
logique de les réduire à l'hérédité, ils s'en sont emparés,
comme d'arguments contraires à l'hérédité même : ainsi
ont raisonné, Louis (6) parmi les médecins, et différents
auteurs, chez les vétérinaires ; mais, comme ces objections
rentrent dans celles dirigées contre l'hérédité morbide
en général, nous en renverrons l'examen à ce point de
notre travail : nous ne combattrons, ici, que la réduction
prétendue à la loi de l'hérédité, des faits pathologiques,
issus de l'une ou de l'autre des trois sources qui précèdent.

La raison que ces faits appartiennent à la loi de l'héré--

(1) Gintrac, *de l'Influence de l'hérédité*, etc., p. 5. — (2) Portal et Poilroux, *Op. et loc. cit.* — (3) Gaubius, *Pathologie*, traduction de Sue. —
(4) *Essai sur les maladies de famille.* — (5) Piorry, *Mém. cit.*, p. 12, 91.
— (6) Louis, *Dissertation sur la question : Comment se font les maladies
héréditaires ?* p. 20, 34.

dité, parce qu'ils ont leur principe dans la génération,est une suite de l'erreur qui s'obstine à ne voir dans la génération qu'une seule de ces lois, la loi de l'hérédité, et, en pathologie, comme en physiologie, fait abstraction de l'autre;

La seconde raison: qu'ils sont héréditaires, et qu'ils représentent une forme collatérale de l'hérédité, parce qu'ils peuvent atteindre, dans la ligne indirecte, plusieurs membres, frères et sœurs, cousines et cousins de la même famille, n'a pas plus de valeur.

Nous admettons l'action de l'hérédité, en ligne collatérale, pour tous les phénomènes morbides, comme pour tous ceux qui ne le sont pas, mais à des conditions que nous avons formulées (t. II, pag. 33,) et qui tiennent à l'essence de l'hérédité. L'hérédité, en soi, est la transmission séminale du semblable : elle ne peut, à ce titre, être l'origine première d'aucun ordre de faits : elle ne peut jamais être qu'une origine seconde : elle suppose, en d'autres termes, etnécessite toujours la préexistence, dans les ascendants, soit en ligne directe, soit en ligne indirecte, du phénomène transmis : partout où ce précédent ne se trouve, dans aucun des auteurs paternels ou maternels de l'être, l'hérédité n'est pas ; et, dans les circonstances, dont il s'agit ici, c'est la loi opposée de la génération, c'est l'INNÉITÉ, qui en a pris la place. Dans le développement des faits pathologiques, comme dans le développement des faits physiologiques, la ligne qui les sépare, reste toujours la même : dans un cas, comme dans l'autre, c'est toujours la question : *les parents avaient-ils ou n'avaient-ils pas présenté la même forme, ou la même nature, de phénomène vital?*

Un caractère commun aux trois ordres de faits dont

nous cherchons maintenant à pénétrer l'essence, caractère sur lequel nous avons, constamment et partout, insisté, est précisément cette absence radicale de préexistence, chez les ascendants, de la disposition ou de l'affection morbide : nous avons, constamment et partout, fait ressortir ce point capital, que, dans chacune des trois origines séminales de la maladie, le précédent du mal, ou de l'espèce morbide, manquait chez les auteurs.

Il manque, évidemment, quant à la première, où la génération du mal est spontanée, et survient, en l'absence de toute cause externe, et dans les conditions réelles de santé du père et de la mère ;

Il manque à la seconde, où le mal se développe, il est vrai, sous l'empire de causes pathologiques, mais où ces causes sont demeurées impuissantes sur les générateurs ;

Il manque à la troisième, où les générateurs sont, au contraire, atteints, l'un ou l'autre, ou tous deux, d'un précédent morbide, mais qui n'est point, chez eux, de la même nature que le mal du produit :

Ce dernier point, toutefois, soulève une objection qui mérite examen ; elle naît de la théorie de Portal et de Poilroux, sur les métamorphoses des formes pathologiques; dans la supposition, commune à ces auteurs, où toutes les affections séminales qui procèdent d'une autre maladie, ne seraient que des formes d'une seule et même espèce morbide, il serait incontestable que tous les faits rentrant dans cette catégorie, auraient l'hérédité pour unique origine.

Mais, dans cette hypothèse, il reste l'identité des espèces morbides dérivées, à prouver :

Là est la grande lacune du système de Portal, de Poilroux, et de tous les auteurs qui, sur la foi du maître, ont. souvent, à l'aveugle, adopté sa doctrine.

Le vice en est palpable, et nous sommes surpris qu'il ait si complétement échappé, jusqu'ici, à la pénétration des pathologistes : l'erreur de ce système est la confusion de l'identité de la *cause* avec l'identité de la *maladie.*

S'il est un point de doctrine, nettement établi, en pathologie, à l'égard de toutes celles des affections qui sont plus ou moins étrangères à la génération, c'est que l'identité d'une cause, quelle qu'elle soit, de la maladie, n'entraîne pas, par elle-même, l'identité de nature de la maladie : la même cause extérieure, mille observations, mille expériences l'attestent, peut devenir l'origine de maladies le plus essentiellement distinctes. Or, parce qu'une chute à l'eau, une suppression subite de transpiration, etc., provoquent, chez un sujet, une simple bronchite ; chez l'autre, un rhumatisme ; chez l'autre, une pleurésie, ou une pneumonie, ou une phthisie aiguë ; une fièvre intermittente, ou une méningite, ou une péritonite, ou une hydropisie, chez un quatrième ; une gastrite, un ictère, ou un accès de goutte, chez un dernier, il n'est pas un médecin qui se croie autorisé à conclure, de ce que tous ces effets morbides dérivent d'une même espèce de cause déterminante, que toutes ces maladies, si diverses qu'elles semblent, ne sont cependant qu'une seule et même maladie.

Il en est, à cet égard, des causes *intérieures,* comme des causes *extérieures* du phénomène morbide : la même cause *intérieure* est apte à développer des affections d'espèces les plus diverses entre elles.

La même loi s'applique, et c'est ici surtout que se manifeste l'erreur du système de Portal, à toutes les affections dont la génération peut être le principe.

La maladie ou les maladies des parents, dans la génération, ne représentent qu'un ordre de causes ou de conditions *internes* des maladies qui peuvent frapper le germe ;
un second ordre de causes *internes* dérive des lois de la
génération même. Du concours de ces causes, dans la fécondation, comme, après la naissance, de celui des autres
causes, dont nous venons de parler, procèdent une foule
d'espèces d'affections séminales : et, ici, comme là, du fait
qu'une seule et même condition *interne ;* du fait qu'en
d'autres termes une même nature d'affection du père, ou
de la mère, ou de tous deux, détermine, dans le produit,
des affections d'espèces fort différentes entre elles, il n'y
a pas de logique, ni de raison, à conclure que, si diverses
qu'elles semblent, toutes les espèces morbides, sorties de
la même source, ne constituent qu'une seule et même maladie : ici, comme là, la même cause intérieure, la même
maladie, peut être l'origine d'affections différentes et d'affections semblables ; et pour décider de la diversité, ou de
l'identité, des espèces morbides, ainsi développées, ce n'est
point l'identité, ou la diversité des causes génératrices,
c'est la diversité, ou l'identité des espèces engendrées,
qu'il faut interroger.

Nous ne reconnaissons ce dernier caractère, celui d'i-
dentité, entre deux maladies, de forme différente, qu'à ces
trois conditions : 1° De provenir, toutes deux, d'une seule
et même cause ; 2° de suffire, mutuellement, et *indépendamment de la génération*, à se reproduire l'une l'autre,
et à se transformer, mutuellement, l'une en l'autre, chez le
même sujet ; 3° de céder au même système général de traitement.

Toutes les affections, si diverses qu'elles semblent, qui
remplissent, à la fois, ces trois conditions, ne sont, évi-

demment, nous le reconnaissons, que de simples mutations de forme, d'une seule et même espèce pathologique.

Dans toute autre circonstance, et tel rapport de cause
et d'origine première, qui paraisse exister, entre deux affections, les différences de forme qui les caractérisent,
quoique émanées de l'acte de la génération, ne représentent plus de simples métamorphoses d'expression d'une
seule et même maladie, mais des diversités réelles d'espèce morbide.

Nous ne regardons donc point, et il est impossible, à
nos yeux, de regarder, quoi qu'on en ait dit, comme d'espèce identique, la syphilis et la scrofule, la scrofule et
le scorbut, la scrofule et la pellagre, la scrofule et la
phthisie, le tubercule et le cancer, les dartres et la vérole, etc., etc., telles alliances qu'elles puissent contracter entre elles, telle communauté de source qu'elles aient,
ou puissent avoir, dans la génération, telle analogie même
de formes qu'elles présentent. Il n'est pas, en effet, une
seule de ces diverses affections qui, chez un même sujet,
puisse naître et se développer, après la naissance, sous
l'empire d'une même cause *effective* et *directe;* chacune
d'elles a la sienne. La cause de la scrofule, par exemple,
n'est point celle de la syphilis; celle de la syphilis, n'est
point celle du cancer; celle du cancer, n'est point celle du
scorbut; celle du scorbut, n'est point celle du diabète; celle
du diabète, n'est point celle de la pellagre; faits si positifs
qu'il est même plusieurs de ces espèces morbides, dont
l'observation prouve l'antagonisme. Il n'est pas, d'autre
part, une seule de ces espèces morbides qui suffise, chez
le même sujet, et sans l'intermédiaire de la génération, à
reproduire l'autre, ni qui se transforme en elle : on ne

voit point le cancer se changer, *spontanément*, en goutte,
ni en vérole, la vérole en cancer, la phthisie en scorbut, le
scorbut en diabète, etc. ; enfin, il n'est aucune de ces espèces morbides, dont le traitement repose sur les mêmes
moyens.

Quant aux analogies, exagérées d'ailleurs, de formes
et d'apparences, qui existent entre elles, et que l'école de
Portal élève à la valeur de preuves positives de leur identité, il n'est point d'argument qui ait moins de portée.
L'analogie de formes ne démontre pas mieux l'identité
d'espèce, en pathologie, qu'elle ne la démontre, en zoologie, où des formes extérieures, très-voisines et parfois
presque semblables entre elles, telles que celles du loup
et du chien, du lièvre et du lapin, se rapportent souvent à
des espèces le plus essentiellement distinctes : la même
forme apparente de névropathie peut être d'espèce goutteuse, chez un premier malade; scrofuleuse, chez un second; dartreuse, chez un troisième; et chez un quatrième,
purement syphilitique.

La condition qui manque aux deux premières des trois
origines séminales de la maladie, manque donc, comme
nous le disions plus haut, à la troisième ; si, dans cette
dernière, le précédent du mal existe, en ligne directe, ou en
ligne indirecte, chez les ascendants, ce précédent n'est
pas celui d'une seule et même nature d'affection, il n'est
pas celui d'une même espèce morbide.

Du défaut radical de cette condition essentielle de la loi
de l'hérédité, la préexistence antérieure du semblable,
chez les générateurs, défaut qui est celui de ces trois origines, résulte évidemment, que l'hérédité n'est le principe
d'aucune d'elles.

Reste à déterminer, à défaut de cette loi, de quelle autre elles découlent.

2° De la réduction réelle de ces trois origines séminales à la loi de l'innéité *morbide.*

Cette autre, nécessairement, est identique à celle, dans laquelle rentrent les faits purement physiologiques qui procèdent de chacune de ces trois origines. Tous les faits de cet ordre, qui échappent à la loi de l'hérédité, dans la génération, nous sont apparus comme émanant, en elle, de la loi opposée, comme ayant, en un mot, dans l'innéité, leur principe et leur cause.

Tout nous montre, également, l'innéité comme cause et principe des trois origines identiques des phénomènes morbides.

Toutes les trois en remplissent les mêmes conditions; toutes les trois en portent le même caractère ; dans toutes, le phénomène procède directement de la génération ; dans toutes, il est absent chez les générateurs.

Il n'est pas jusqu'au mode d'agir de cette loi, dans chacun des trois cas, que la théorie ne donne. Il n'existe, en effet, aucun de ces trois cas où, derrière le principe originaire du mal, la loi d'innéité morbide, nous ne trouvions, comme voie et moyen de création séminale du fait pathologique, le mode d'opération qui la caractérise, la formule spéciale de l'innéité, dans la chimie des corps ; dans la chimie des êtres, la *combinaison* (t. II, p. 214, 235).

L'innéité procède par la *combinaison* dans chacune des trois origines séminales de la maladie :

a. La *combinaison* est l'instrument visible, ou mode d'opération, de l'innéité morbide, dans le premier des trois cas, où la maladie s'engendre spontanément dans le produit d'auteurs qui, vus, chacun à part, sont d'une santé parfaite. Comme, dans la théorie des interférences, deux rayons de lumière peuvent, en se rencontrant, de certaine manière, créer de l'obscurité, de même la rencontre vitale et la fusion de deux constitutions saines peuvent donner naissance, dans certaines conditions, qui sont précisément celles indiquées plus haut, à une troisième morbide. Il se passe alors, comme nous l'avons dit, dans la génération, un fait analogue à celui qui se passe dans le rapprochement chimique du charbon et des gaz hydrogène et azote, chacun isolément, sans action délétère sur notre économie, mais qui, mis en contact, dans certaines proportions, donnent naissance au plus foudroyant des poisons, à l'acide prussique.

b. La *combinaison* est l'instrument visible ou mode d'opération de l'INNÉITÉ morbide, dans le second des trois cas ; elle intervient, alors, non plus, comme dans le premier, par l'action spontanée des principes séminaux du père et de la mère, mais par l'action des causes morbides extérieures sur ces mêmes principes.

c. La *combinaison* est encore l'instrument ou mode d'opération de l'INNÉITÉ morbide, dans le dernier des cas : elle n'intervient plus, alors, par l'influence de causes morbides externes, entre les éléments physiologiques des êtres, mais dans des circonstances de causes morbides internes; mais, entre les éléments de l'état pathologique du père, ou de la mère, ou de l'un et de l'autre auteur.

Nous avions donc raison de le dire : l'INNÉITÉ ne donne point seulement la raison de ces trois espèces d'origine séminale de la maladie, toutes trois si complétement inexplicables sans elle, toutes trois productrices d'espèces pathologiques inconnues aux parents, et toutes trois, à ce titre, étrangères à la loi de l'HÉRÉDITÉ dans la génération; elle donne jusqu'à la clef de leur mécanisme.

§ II. — De l'action de l'INNÉITÉ sur chacune des phases d'origine séminale des affections morbides.

Quant à chacune des phases de développement, que nous avons reconnues à la perturbation de l'*état* physiologique, l'action de l'INNÉITÉ, démontrée si puissante, sur les sources séminales du phénomène morbide, ne laisse point de doute qu'elle n'ait la même force, le même empire, sur elles.

Pour en donner la preuve, il suffit d'établir, qu'il n'est aucune des phases de l'épanouissement du phénomène morbide, qui ne puisse remonter, dans la génération, à ces trois origines ; et cette preuve est faite : faite pour l'aptitude à la maladie, faite pour le germe de la maladie, faite enfin pour la maladie elle-même ; le seul point de la question, qui reste à éclaircir, est celui de savoir si l'INNÉITÉ a le même degré d'action, sur chacune de ces phases de déviation de l'*état* spécifique de l'être.

1o De l'INNÉITÉ de la maladie.

L'expérience répond par la négative : on se ferait, en effet, une très-fausse idée de la part de la loi de l'INNÉITÉ à la génération des faits pathologiques, si on la mesurait à celle qu'elle paraît prendre au dernier des trois termes de la maladie, à la génération de la maladie elle-même. Cette part s'arrêterait à celles des affections qui se caractérisent, dès l'heure de la naissance, ou que l'enfant apporte développées à la vie ; elle ne comprendrait, en un mot, que la sphère des maladies dites *congéniales*, et ne l'embrasserait même pas tout entière. Cette dénomination renferme, en effet, plus d'un ordre de causes ; on y a rattaché pêle-mêle des affections qui, par leur origine, se rapportent à deux classes : l'une des maladies transmises, pendant le cours de la vie utérine, *après la conception*, de la mère au fœtus, et qui peuvent reconnaître une foule de causes ; l'autre, des maladies qui tirent leur principe de la *conception même*.

La première des deux classes est évidemment étrangère à la loi de l'INNÉITÉ ; elle n'est, de soi, qu'une forme de contagion morbide.

Il n'en est pas ainsi de la seconde classe ; elle a évidemment tous les caractères de l'INNÉITÉ. Mais jusqu'à quel point est-elle, ou n'est-elle pas, étendue, sous cette forme ?

C'est à la nature, au nombre, à la fréquence des maladies, qui peuvent se développer ainsi, à nous en instruire.

L'observation démontre que ce mode de production est des plus limités. Par un contraste marqué avec les déviations ou anomalies du *type* spécifique, dont la plupart atteignent leur développement, avant la naissance du produit, très-peu de déviations ou anomalies de l'*état* spécifique, très-peu de maladies, sont manifestes, à l'heure de la naissance de l'être ; on ne cite guère, comme faisant exception à cette règle, que la surdi-mutité, l'akyanoblepsie, la cyanose, l'idiotie, certains cas de crétinisme, de scrofule, de tubercule, d'affections cutanées, de syphilides, de cancer (1), etc., etc.

Si l'INNÉITÉ morbide se bornait à la seule et unique classe des affections, que l'enfant apporte, ainsi développées à la vie, si elle n'était, enfin, que l'INNÉITÉ de la maladie elle-même, son action serait donc infiniment restreinte.

____

(1) Voy. Billard, *Traité des maladies des enfants nouveau-nés.*

Mais c'est, quand on s'élève à l'étiologie du phénomène morbide; c'est, lorsqu'on étudie, en deçà du terme extrême de son épanouissement, les phases antérieures de son évolution, et que l'on examine l'influence de la loi de l'innéité, sur la génération de la *prédisposition* et de l'état latent de la maladie, c'est alors, qu'on découvre, alors qu'on reconnaît toute l'immensité de cet ordre de causes.

2° De l'innéité du *germe* ou de l'état latent de la maladie.

L'infinité du rôle de la loi d'innéité, dans la génération de la maladie, se révèle, en effet, devant le fait si clair, et si bien constaté, de l'insuffisance des causes dites effectives et occasionnelles, à produire, par elles-mêmes, et, indépendamment de prédispositions ou d'aptitudes internes, le phénomène morbide.

L'insuffisance résulte : 1° de la nullité d'action pathologique des causes effectives et occasionnelles, même dans les endémies, dans les épidémies, dans les contagions, les plus virulentes, sur la majorité des individus ; 2° de la diversité des phénomènes morbides, développés par une seule et même cause effective ou occasionnelle, en raison de la nature des idiosyncrasies et des dispositions individuelles ; 3° enfin, du développement, très-souvent spontané, du fait pathologique, et en l'absence de causes occasionnelles du mal ; remarque, nombre de fois, faite par Bayle et Cayol, à l'égard du cancer (1) ; par Esquirol (2), par Bayle (3), par Ellis (4), etc., à l'égard de l'aliénation mentale ; par Rœsch et Dubini, dans le crétinisme ; par Calderini (5), dans la pel-

(1) *Dict. des sciences médicales*, t. III, art. *Cancer*. — (2) Esquirol, *des maladies mentales*, t. I, p. 76. — (3) A. L. J. Bayle, *Traité des maladies du cerveau et de ses membranes*, p. 407. — (4) W. C. Ellis, *Traité de l'aliénation mentale*, traduit de l'anglais, par Archambault, 1840, p. 73. — (5) *Gazette médicale de Paris*, loc. cit.

large, et par une foule d'autres auteurs, à l'égard d'une foule d'autres maladies.

Une telle impuissance des causes effectives, et des déterminantes, réduites à elles-mêmes, impuissance de nature à frapper d'autant plus qu'on observe davantage, qu'on observe mieux, et qu'on s'élève plus haut, dans l'intelligence du phénomène morbide, entraîne nécessairement l'esprit à rapporter, pour un grand nombre de cas, le principe initial du fait pathologique, à l'organisme même; comme l'ont très-bien compris Leprieur (1) et Fuster (2).

Mais l'impulsion logique ne s'arrête point là, et pour d'autres esprits, plus analystes encore, ramener ainsi le germe du mal à l'organisme, c'est, pour une masse de cas, le ramener aux sources de l'être, c'est le ramener à l'instant de la génération.

Ainsi l'a fait, entre autres, Silvestre Rattray (3) ; ainsi l'ont fait Prichard (4), Fodéré (5), Piorry (6), etc., tous d'accord pour restreindre l'énergie, beaucoup trop généralement admise, et trop exagérée, des causes excitatrices, et pour faire remonter, jusqu'à l'acte séminal, les éléments primaires des affections morbides. C'est exclusivement sur ces éléments qu'agissent, selon Prichard, les causes déterminantes : elles n'engendrent point le mal, il préexistait; elles lui donnent l'éveil : « On croit généralement, dit, dans le même sens, mais avec plus de réserve, le professeur Piorry, on croit qu'une maladie qui se développe

<hr>

(1) Leprieur, *l'Homme considéré dans ses rapports avec l'atmosphère*, t. II, p. 130. — (2) Fuster, *des Maladies de la France*, p. 51. — (3) *Theatrum sympatheticum*, p. 61. — (4) *Researches into the physical history of man*, vol. II, p. 537. — (5) Fodéré, *Essai médico-légal sur les diverses espèces de folie vraie, simulée et raisonnée*, p. 185. — (6) *De l'hérédité dans les maladies*, ch. II, p. 143.

II.   35

actuellement, avec des symptômes aigus, est en rapport avec une cause plus ou moins active que l'on a notée. Or l'étude de l'hérédité dans les maladies, conduit souvent à une tout autre manière de voir, et démontre que, dans mainte circonstance, cette cause active n'a été que l'occasion du développement d'une cause cachée et latente qui dépendait de l'organisme lui-même ; de là des applications nombreuses à d'autres causes prédisposantes et occasionnelles, et des analogies puissantes, qui peuvent porter un grand jour sur l'étiologie, considérée en général. »

Par malheur, la plupart des auteurs engagés dans cette voie lumineuse, qui est évidemment, pour un grand nombre de faits, celle de la vérité, ont commis un oubli qui a rejeté dans l'ombre un côté de la question, qu'il fallait éclaircir ; ils ont négligé de faire, dans l'étiologie, la part des phénomènes dont nous parlons ici ; ils n'ont pas aperçu l'immense série de cas où les générateurs sont exempts, l'un et l'autre, de précédent morbide ; et ils ont laissé même à l'écart ceux que Gintrac (1) dit être, avec raison, d'expérience journalière, où le contraste est formel, entre les dispositions morbides des pères et mères et celles de leurs produits, entre celles des frères et sœurs. Il en est résulté, qu'en remontant jusqu'à l'acte de la génération, pour y trouver le germe originaire du mal, ou de la disposition à la maladie, ils ont identifié le principe séminal du fait pathologique à l'HÉRÉDITÉ seule, c'est-à-dire à une loi dont, en tout cas d'absence ou d'extrême différence du précédent morbide chez les générateurs, il ne pouvait dépendre.

(1) Gintrac, *Mém. cit.*, p. 9.

A l'inverse des auteurs qui commettent la faute de cette confusion, nous pensons, et il est manifeste, que tous ceux de ces cas où le fait pathologique ne peut reconnaître, par l'une ou par l'autre raison, l'HÉRÉDITÉ pour cause, il a son point de départ dans la loi opposée, la loi d'INNÉITÉ, et que, du fait qu'il remonte à la fécondation, il dérive, en elle, d'une des trois origines séminales indiquées.

On le voit, à cette hauteur, l'INNÉITÉ morbide est une source du mal, qui n'a plus de limites, elle est dans l'infini : elle s'offre à notre esprit, comme une cause première, une cause génératrice, non plus simplement de la maladie, non plus même du germe de la maladie, mais jusque de l'aptitude à la maladie, mais de la vulnérabilité morbide. Il n'y a plus, dès lors, à se demander, quelles sont les affections qui peuvent découler de la loi de l'INNÉITÉ, et des trois origines séminales qu'elle affecte, dans la génération des faits pathologiques, mais bien plutôt, quelles sont celles qui n'en peuvent jamais, en aucun cas, dépendre ; car, si l'on excepte les accidents, les plaies, les maladies de cause mécanique ou toxique, il n'existe point de forme, ni d'espèce de trouble de l'état physiologique ou normal de la vie, qui n'en puisse émaner.

Dans toutes les affections, en effet, l'aptitude, le germe de la maladie, la maladie elle-même, peuvent avoir, chez le produit, leur point initial, dans l'acte et dans l'instant de la fécondation, et reconnaître pour cause : ou la simple réaction, la simple désharmonie des deux tempéraments du père et de la mère ; ou le rapprochement du père et de la mère sous l'empire insensible des causes génératrices de phénomènes morbides ; ou la réaction des précédents morbides du père ou de la mère, ou de l'un et de l'autre auteur.

Ces trois sources séminales s'étendent à la pathologie tout entière.

Les espèces morbides, les plus imprévues, les plus oppo-sées, les plus inexplicables, peuvent spontanément naître de la première;

Toutes les espèces morbides, qui peuvent se produire directement dans l'être, sous l'empire *immédiat* de causes déterminées, peuvent naître de la seconde, c'est-à-dire de l'action *médiate* des mêmes causes sur la progéniture, et par l'intermédiaire des deux générateurs;

Toutes les espèces morbides, qui peuvent, chez un sujet, naître, hors le sein de la mère, de la combinaison de deux maladies, peuvent naître, dans le produit, de la troisième origine; ou, en d'autres termes, de la combinaison des mêmes maladies, dans le rapport séminal de l'un et de l'autre auteur.

Enfin, si nous faisons abstraction de ces trois procédés, très-distincts, que suit l'INNÉITÉ, dans la génération de l'aptitude, du germe, ou de l'affection morbides, pour ne nous arrêter qu'au caractère commun de l'*innéité* même, nous voyons qu'il n'est point de classes de maladie où il ne s'applique, et dont il ne se montre le principe pos-sible.

C'est lui, d'abord, qui trace la ligne fondamentale de démarcation, entre les maladies de *famille* et les maladies *héréditaires*, deux classes d'affections, aussi mal à propos confondues qu'opposées, par les auteurs, entre elles; elles n'ont de commun ensemble que leur point de départ dans la génération; mais chacune y procède d'une loi diffé-rente:

Les maladies de *famille* sont des affections séminales qui n'ont point de précédent morbide, dans la famille

qu'elles frappent, et qui commencent, en elle, par la progéniture : toutes dérivent de la loi d'INNÉITÉ morbide ;

Les maladies *héréditaires* sont des affections séminales
qui ont toutes des précédents morbides, dans la famille
qu'elles frappent, et qui ont commencé par les générateurs : toutes dérivent de la loi d'HÉRÉDITÉ morbide.

Ces deux classes de faits pathologiques n'ont donc que
le commencement, ou l'origine première, de dissemblable
entre elles, dissemblance qui n'existe, qu'à un moment
donné ; car une foule d'affections *héréditaires* commencent par être de *famille* ; et, si nous exceptons des dernières, celles qui sont, comme la stérilité, incompatibles
avec la reproduction de l'être, ou qui détruisent la vie
avant la puberté, toute maladie de *famille* peut être *héréditaire*.

Le nombre des maladies de *famille* est immense (1),
mais n'exprime pas encore toute l'étendue de la part de
la loi d'INNÉITÉ, à la génération des phénomènes morbides. Cette dénomination ne s'applique qu'aux cas où
l'INNÉITÉ frappe, simultanément, ou successivement, de la
même affection, plusieurs membres d'une famille ; mais la
foule des cas où elle n'atteint qu'un membre d'une génération, mais la foule de ceux où elle prédispose chaque
membre, dès l'instant où il reçoit la vie, à une espèce
distincte d'affection morbide, ne procède pas moins de ce
même principe, et n'en garde pas moins le même caractère.

Il peut appartenir à toutes les diathèses ; toutes peuvent
être congéniales (2), c'est-à-dire dériver de la génération.

La diathèse cancéreuse reconnaît, positivement, dans

(1) Voy. Portal, *Essai sur les maladies de famille*. — (2) J. L. Gaillard,
Histoire générale des sept diathèses, dans la *Gazette médicale*, 3ᵉ série,
t. I, p. 263.

une masse de faits, cette espèce d'origine ; elle est, évidemment, celle d'une grande partie des observations recueillies par Récamier (1), et que Piorry (2) sépare, avec raison, de celles d'hérédité morbide, par le motif plausible que les parents, dans ces cas, n'avaient jamais été affectés de cancer.

La diathèse goutteuse s'établit fréquemment, de la même manière ; Louis s'est même emparé de ce mode de production congéniale de la goutte et de la gravelle, comme d'un argument, contre l'hérédité de cette maladie. « Nous avons, ne manque-t-il pas de dire, des observations d'enfants venus au monde, ayant des sables et des pierres dans la vessie, quoique les parents ne fussent, en aucune façon, attaqués de cette maladie, ni d'aucun symptôme qui puisse y avoir le moindre trait (3). » Duringe est aussi positif sur ce point, qu'il soit possible de l'être : Il existe, dit-il, et l'expérience m'en a fourni les preuves les plus complètes, une disposition *innée* à la goutte, disposition qui n'est point l'effet de tel ou tel agent nuisible, mais qui tient à la constitution primitive de l'individu, chez lequel elle se manifeste (4).

La cause originelle de la syphilis est indéterminée : toutefois, divers auteurs ont conjecturé que la génération est une des sources premières où elle a pris naissance, et regardent encore la prédisposition native du sujet, comme une des conditions pour la contracter.

Quant aux diathèses strumeuse, tuberculeuse, dartreuse, etc., nul doute n'est possible ; toutes ont, ou peu-

(1) J. A. Récamier, *Recherches sur le traitement du cancer par la compression et sur l'histoire générale de la même maladie*; 2 vol. in-8 — (2) Piorry, *Mém. cit.*, p. 90. — (3) A. Louis, *Mém. cit.*, p. 34. — (4) Duringe, *Monographie de la goutte*, 2e éd., p. 100.

vent avoir, dans l'INNÉITÉ, leur point initial. Les recherches de Fournet (1), et les observations de Piorry et d'une
foule d'autres pathologistes, le prouvent de la phthisie ; les
travaux de Lugol (2), qui va jusqu'à voir, dans les scrofuleux, une sorte de variété séminale de l'espèce, le prouvent de la scrofule, et l'expérience clinique de Calderini
le porte également ,à rejeter toute autre cause de la pellagre, que celle d'une disposition puisée dans la naissance.
Rœsch a émis une doctrine analogue sur le crétinisme ;
Esquirol (3), Dubuisson (4) Bayle (5), Séguin (6), regardent de même l'idiotie, comme ayant son principe dans la
génération.

Si nous redescendons, maintenant, aux affections dont
l'évolution, plus tardive, ne survient qu'à une date plus ou
moins avancée de la vie, le nombre des maladies dont
l'INNÉITÉ peut être l'origine est, à proprement dire, le
nombre des maladies même : il embrasse, en effet, toutes
les phlegmasies, toutes les affections d'organe et de fonction de la respiration, de la circulation, de la digestion,
des voies sécrétoires, de toutes celles des systèmes cutané,
muqueux, musculaire, osseux, lymphatique et nerveux (7).
Les auteurs ont surtout insisté sur cette voie de formation séminale, des troubles et des lésions du dernier système : Cerise l'admet, pour toutes les formes qu'il établit
de la surexcitabilité nerveuse (8); Whytt, en termes gé-

(1) Fournet, *Recherches cliniques sur l'auscultation et sur la phthisie
pulmonaire*, t. II, p. 12. — (2) Lugol, *Recherches et observations sur la
maladie scrofuleuse*, 1844, 1 vol. in-8. — (3) Esquirol, *des Maladies
mentales*, t. II, p. 341. — (4) Dubuisson, *des Vésanies ou maladies mentales*. Paris, 1816, 1 vol. in-8°, p. 283-284. — (5) A. L. J. Bayle, *ouv. cit.*,
Introd., p. xxvi. — (6) Séguin, *ouv. cit.*, p. 181. — (7) Lafon, *Philosophie médicale*, etc., *passim*. — (8) Cerise, *de la Surexcitabilité nerveuse*, passim.

néraux, pour toute la série des affections nerveuses com·
prises sous le nom de vapeurs (1); Armstrong, Underwood,
Odier, John Cheyne, Gaultier de Elaubry, Itard, Coindet,
Brachet (2), Rilliet et Barthez , l'ont notée, comme une
des origines, les plus dignes d'attention, de l'hydrocéphalite, ou méningite tuberculeuse des enfants, et Stahl (3)
Armstrong (4), Maisonneuve (5), Amman (6), Stengel (7),
Gintrac (8), etc., de l'épilepsie; tous les nosographes,
enfin, Lafon, surtout, et Portal, la reconnaissent comme
une source commune de tous les genres possibles de névropathie : névralgies, névroses de toutes les espèces et
de toutes les formes, crampes, convulsions, hystérie, hypocondrie, suicide, etc.; aliénation mentale, partout, la
condition de prédisposition, partout, la circonstance de
nature, séminale ou d'origine *innée*, de la prédisposition,
a été remarquée et souvent signalée, comme la cause essentielle et la raison première du phénomène morbide; ainsi
l'ont fait, entre autres, Esquirol (9), Bayle (10), Ellis (11),
mais surtout Fodéré, dont nous ne pouvons mieux faire
que de rapporter ici l'opinion textuelle, sur la part de cette
cause, dans le développement de tous les genres de folie.

« On ne saurait ignorer, dit-il, que l'on doit à une disposition particulière de naître poëte, musicien, orateur,
mécanicien, comédien, mime, etc., talents qu'on ne donne
pas, qu'on n'acquiert pas, mais qu'on perfectionne, en
soumettant à des règles ces dons naturels. C'est là l'ori-

(1) Whitt, *les Vapeurs et maladies nerveuses,* trad. par Lehègue De
Presle , t. I, p. 377. — (2) J. L. Brachet., *Essai sur l'hydrocéphalite,*
p. 81. — (3) *De hœreditariâ dispositione ad varios affectus.* Halæ,
1706. p. 48. — (4) *Medical commentaries.* T. IX, p. 817. — (5) *Recherches sur l'épilepsie,* p. 100. — (6) *Revue médicale.* 1828. T. IV, p. 102.
— (7) *Bulletin des sciences médicales de Ferussac.* T. XIII, p. 176. —
(8) Voy. Gentrac, *ouv. cit.,* p. 125. — (9) *Ouv. cit.,* t. I, p. 76 et *passim.*
— (10) *Ouv. cit.,* p. 407. — (11) *Traité de l'aliénation mentale,* p. 71.

gine de ce qu'on nomme proprement *talent*, *génie*, toujours plus voisins de la singularité, de l'irrégularité des mœurs, de l'exaltation, de la folie, que le commun des hommes, soumis à des principes positifs. L'aliénation mentale n'est, en effet, le plus souvent, si je dois en croire mes observations, qu'un progrès de cette disposition, que nous portons avec nous, à diverses maladies : —disposition *sine quâ non*, puisque, heureusement, tant de passions et tant de causes morales, que nous assignons à la folie, sont inséparables de l'humanité, sans qu'il en résulte pour tous, les mêmes effets ; disposition qui se remarque déjà, dès le bas âge, par des inclinations particulières, la bizarrerie des goûts et du caractère, mais qui n'éclate qu'après la vingtième année, époque où les organes ont pris leur accroissement ; qu'on pressent souvent, par la nature du regard, la couleur de la peau, par la prédominance de certains goûts, ou de certains penchants, et autres signes extérieurs ; tandis que, d'autres fois, rien n'avait été assez saillant pour être aperçu (1). »

Un trait manque à ce tableau du rôle et de l'importance des prédispositions natives, dans le développement de toutes les folies, nous pourrions ajouter, et de toutes les maladies, car leur importance, leur rôle y est le même ; ce trait, essentiel au point qui nous occupe, est le caractère toujours *inné*, dans le principe, et non *héréditaire*, comme on commet sans cesse l'énormité de le croire, des prédispositions morbides, quelles qu'elles soient : nous ne saurions trop le redire, l'HÉRÉDITÉ, de soi, n'est ni le premier principe, ni l'origine de rien ; elle ne commence pas plus les prédispositions et les maladies, qu'elle ne com-

<hr>

(1) Fodéré, *Essai médico-légal sur les diverses espèces de folie*, p. 66.

mence les formes, les couleurs, les organes, les instincts, les penchants, les facultés des êtres; elle les continue, elle les transmet, dans la génération des faits pathologiques, ainsi que dans celle des faits physiologiques; l'INNÉITÉ seule crée, seule commence les choses, sans dérivation, sans préexistence, sans précédent d'elles-mêmes, et, très-souvent, en opposition radicale avec les ascendants des côtés paternel et maternel de la postérité qu'elle frappe. Ce caractère n'a point échappé à Bottex, qui sans s'être rendu compte de la loi séminale dont il était l'indice, n'en est pas moins amené, par ses observations, à signaler ce fait de spontanéité, cette fréquence de contraste, dont il cite des exemples, entre les dispositions natives des enfants aux diverses espèces d'aliénation mentale, et les dispositions morales de leurs auteurs (1). Gintrac, très-étonné de cet ordre de faits, en relate, avec surprise, plusieurs cas remarquables (2).

Mais nous nous arrêtons à cette esquisse rapide, parce que les maladies, les prédispositions, et les aptitudes à la maladie, une fois ainsi ramenées à leur source première, c'est-à-dire l'action de l'INNÉITÉ, dans la génération des phénomènes morbides, le concours de cette loi à leur développement, sous le nom d'origine *congéniale* ou de cause *native* des maladies, est, depuis longtemps, un point acquis à la science.

Nous avons hâte d'en venir à l'autre point de la question, l'HÉRÉDITÉ morbide.

______

(1) Alex. Bottex, *Médecine légale des aliénés*, p. 9. — (2) Gintrac, *ouv. cit.*, p. 87-91.

CHAPITRE II.

DE L'ACTION DE LA LOI DE L'HÉRÉDITÉ SUR LES DÉVIATIONS DE L'ÉTAT
SPÉCIFIQUE OU MODIFICATIONS PATHOLOGIQUES DES ÊTRES.

L'action de l'HÉRÉDITÉ sur le développement de l'*état* morbide, et sur les mille espèces de modifications pathologiques des êtres, n'est point une découverte que puisse revendiquer la science moderne : la tradition s'en perd dans la nuit des temps ; l'observation en semble presque aussi reculée que l'origine de l'art ; elle est de toutes les époques, elle est de tous les lieux, elle est de tous les peuples. Un des vieux monuments d'une civilisation, de treize siècles, au moins, antérieure à notre ère, le code sacré des Hindous, le Manava-Dharma-Sastra, nous en a offert plus d'un vestige (t. I, p. 348) : nous y avons trouvé l'indication formelle de l'hérédité des hémorrhoïdes, de celle de la phthisie, de celle de la lèpre blanche, de l'éléphantiasis, de l'épilepsie, etc., à côté de celle de l'hérédité des principes et des caractères de la nature morale. Nous retrouvons la même foi, dans l'extension morbide de cette loi de la vie, chez les médecins Grecs ; la même, chez les Latins ; la même, chez les Allemands, chez les Italiens, chez les Espagnols, les Français, les Anglais, peuples, qui tous ont un mot, pour caractériser les maladies issues de cette origine : les Grecs les nomment νοσοι κληρονομικαι ; les Latins, *morbi hæreditarii* ; les Allemands, *Erbkankhreiten, erbliche Krankheiten* ; les Italiens, *malattie ereditarie* ; les Espagnols, *enfermedades hereditarias* ; les Anglais, *hereditary diseases* ; les Français, *maladies ou maux héréditaires.*

Mais, l'uniformité d'opinion, dont témoigne cette homonymie, quant au fait d'existence de l'hérédité morbide, ne se retrouve plus, sur une foule d'autres points de cette énigmatique et grave question : les plus grandes différences se rencontrent dans la manière de la considérer, comme sur la nature, l'action, et l'étendue de la loi qu'elle révèle, dans la génération des faits pathologiques.

PREMIÈRE SECTION.

De la nature, de l'action, de l'étendue, et des formes de l'hérédité morbide.

Le dissentiment, partout si manifeste, entre les divers auteurs, sur ces principaux points, est, comme nous l'avons dit, dès notre introduction (t. I, p. xiii), on ne peut plus remarquable entre les médecins anciens et les médecins modernes.

Deux tendances opposées signalent, à cet égard, les deux époques de l'art.

La doctrine générale de l'antiquité est l'assimilation, la plus absolue, de la *génération* à l'*hérédité*, et sa conséquence, peut-être sa raison, une foi indistincte à l'hérédité de toutes les maladies. Les anciens, ou du moins les plus célèbres d'entre eux, et particulièrement les Hippocratiques, les regardent toutes, à peu près indifféremment, comme soumises, en principe, à cette loi de la vie. Soutenue de l'autorité et du nom des grands maîtres, cette opinion a même prévalu, dans l'esprit de la plupart des médecins, jusqu'au commencement du dix-septième siècle, époque où l'on voit poindre la théorie contraire, qui s'étend à nos jours.

Cette théorie se divise en autant de systèmes, qu'il existe de formes et de degrés possibles de restriction du principe large et simple émis par les anciens.

Le plus en opposition de tous avec ce principe, le plus

radical dans son antagonisme, est la célèbre thèse de Louis et de Brown : c'est la négation, la plus absolue, la plus catégorique, de toute espèce, et de toute forme d'hérédité morbide.

Un second système, beaucoup plus répandu, se fonde sur une distinction entre l'hérédité de la *prédisposition* et l'hérédité de la *maladie* : il admet la première, il repousse l'autre.

Un troisième système reconnaît, ou rejette, et l'hérédité de la *maladie*, et l'hérédité de la *prédisposition*, selon le mode de formation et l'origine première de l'affection morbide ; il reconnaît le fait de l'hérédité des maladies *innées*, c'est-à-dire de toutes celles qui remontent, dans l'être, à l'acte où il reçoit la vie ; il nie l'hérédité des maladies *acquises*, c'est-à-dire de toutes celles qui ont une autre date que la fécondation ou la naissance de l'être, et qui se forment, en lui, de la naissance à la mort.

Selon un autre système, il n'est de distinction légitime à fonder, quant à l'hérédité de la maladie, qu'entre l'état *aigu* et l'état *chronique* des affections morbides : les affections *chroniques* sont héréditaires, les affections *aiguës* ne le sont pas.

Enfin, selon un cinquième et dernier système, l'hérédité ne s'attache, d'une manière exclusive, ni à la forme aiguë, ni à la forme chronique, mais à la nature même de la maladie. Dans cette manière de voir, l'hérédité n'est plus qu'un caractère, ou mode de propagation qui peut appartenir, ou n'appartenir pas, à la maladie, selon son espèce ; et il n'y a, sur ce point, d'autre distinction à faire, que celle des espèces morbides que l'hérédité régit, et des espèces morbides qu'elle ne régit pas.

Nous allons, maintenant, procéder d'une manière sommaire, à la critique de toutes ces opinions, sur la pathologie de l'hérédité. Nous serons d'autant plus bref, et d'autant plus précis, que toutes ces questions ont leur solution, dans les développements où nous sommes entré, sur les faits et les lois de l'hérédité physiologique, et que nous n'avons plus qu'une simple application à en faire aux principes et aux phénomènes de l'hérédité morbide.

ARTICLE I.

De l'hérédité morbide en général.

L'ordre le plus favorable à l'élucidation des difficultés que les systèmes restrictifs de l'hérédité soulèvent est, à ce qu'il nous semble, l'ordre même où nous venons de les exposer.

§ I. — Critique des raisons négatives de la loi d'hérédité morbide.

Le plus absolu de tous, celui de la négation de l'hérédité morbide, est celui qui résiste le moins à l'examen.

Les raisons qu'il dirige contre l'extension de la loi de l'hérédité à la maladie, sont d'une triple nature : les premières sont déduites de diverses théories de la génération ; les secondes, de théories de la maladie ; les troisièmes, de théories de l'hérédité.

Louis qui, de tous les auteurs, est celui qui, peut-être, a poussé le plus loin l'étrange paradoxe de la négation de l'hérédité morbide, lui oppose, à la fois, et la théorie de la préformation ou de l'emboîtement des germes, et la théorie de l'épigénèse, toutes deux, selon lui, inconciliables avec la possibilité d'une altération primitive des germes : les germes ne peuvent être originellement malades, à ses yeux, ni dans l'une, ni dans l'autre de ces hypothèses (1) ; dans la première, parce qu'ils remontent jusqu'à l'époque de la création des premiers parents, qui les ont reçus purs des mains du Créateur ; dans la seconde, parce que l'organisation du nouvel être, étant toujours instantanée, il n'existerait point, à proprement parler, de germes dans les aïeux, et que leurs maladies ne pourraient, en l'absence des germes, être transmissibles à leur postérité : les désordres de l'économie animale doivent donc tous s'acquérir, particulièrement, par chaque personne, tous être individuels.

Les objections tirées de la pathogénie ne sont pas plus plausibles.

Le premier argument de ce genre, que Louis oppose à l'hérédité de la maladie, est l'influence des causes, non-seulement postérieures à la fécondation, mais indépendantes d'elle, sur l'acquisition et le développement des affections morbides : l'action de l'imitation sur la propagation de l'ivrognerie des pères aux enfants ; celle des vices de régime sur la production de la goutte, ou de la pierre, chez une partie des membres de la même famille ; celle même du hasard, ou de la contagion, sur l'apparition successive de la phthisie pulmonaire, chez les produits d'auteurs atteints du même mal, etc.

Son second argument dérive des conséquences qu'il croit devoir suivre le transport séminal de toute disposition pathologique au germe : cette disposition ne saurait, d'après lui, affecter les liquides, parce qu'un vice humoral entraînerait, d'abord, la destruction du germe ; parce qu'un vice humoral ne semble point pouvoir être une cause déterminée de telle affection ; que le même vice humoral

____

(1) A. Louis, *Dissertation* sur la question : *Comment se fait la transmission des maladies héréditaires*, Paris, 1759, p. 23.

peut en produire plusieurs, très-dissemblables entre elles, de même que beaucoup de causes différentes peuvent produire la même maladie. Cette disposition pathologique du germe ne saurait également affecter les solides, parce qu'elle est inconcevable, parce qu'elle ne manquerait pas de s'y manifester, dès leur origine, dans la formation même des parties organiques, et par le développement des vaisseaux destinés à les composer.

Les objections déduites de l'hérédité elle-même, en partie basées sur l'observation, ont, du moins, un fondement qui manque aux précédentes.

Elles peuvent se résumer dans les trois suivantes :

1° Tous les enfants ne sont pas sujets à hériter du mal de leurs auteurs ; les uns peuvent être atteints, les autres peuvent être exempts de cette succession ;

2° La succession morbide n'est pas toujours directe ;

3° Les enfants peuvent puiser, dans la génération, des prédispositions maladives qui peuvent être étrangères aux parents, et qui, par cette raison, tout en ayant leur source dans la fécondation, ne sont pas héréditaires (1).

Ces objections dernières se réduisent, comme on le voit, au défaut de *constance*, d'*universalité*, et de *continuité* dans la succession, et à l'opposition de l'innéité à l'hérédité morbide.

Les autres, c'est-à-dire celles déduites des théories de la génération et de la pathogénie, semblent à peine mériter un instant d'examen :

La théorie, dite de l'emboîtement des germes, est abandonnée, et d'une fausseté aujourd'hui démontrée : il n'y a point de germe avant la fécondation. Mais dans l'hypo-

____

(1) Louis, *Mém. cité*, p. 34.

thèse même de la vérité de cette théorie, la conclusion que Louis tirait de cette doctrine, contre l'hérédité, manquait de justesse ; les germes, si purs qu'ils fussent, transmis aux premiers hommes des mains du Créateur, ne seraient point, de ce seul fait, des germes inaltérables ; soumis à l'influence de toutes les circonstances actives sur la vie, à la nécessité de l'impulsion fécondante de la génération pour se développer, ils devraient, logiquement, subir l'atteinte des causes qui, dans la succession des temps et des personnes, auraient déterminé les désordres actuels de l'économie, et, d'après la loi de l'hérédité des modifications acquises, les transmettre. Cette idée est si simple et si naturelle, qu'elle est venue à l'esprit de tous ceux des partisans de l'hérédité morbide, qui admettent la doctrine de la préformation originelle des germes (1).

L'induction que Louis tire de l'épigénèse, n'est pas plus favorable à la thèse qu'il soutient. L'argument, qu'il y a, dans toute génération, une création nouvelle, n'établit nullement que les auteurs organiques de la formation de l'être, que le père et la mère, qui lui donnent l'existence, qui ont une si grande part à tous les caractères de sa nature physique et de sa nature morale, n'en aient aucune à ses dispositions morbides, et ne lui transmettent aucun germe pathologique. Le fait de l'indépendance absolue du produit, de toute espèce d'affection de ses producteurs, devant le fait, si général, et si bien démontré, de sa complète dépendance de tous les autres éléments de leur organisation, de leur type spécifique, de leur type individuel, et jusque de leur état momentané, dans l'acte où ils lui donnent la vie, était un phénomène assez miraculeux, pour mériter la peine d'une démonstration.

(1) Pujol, *loc. cit.* — Petit, *Mém. cit.*, p. 53-55.

Mais la démonstration était impossible. Dire que les maladies sont toutes individuelles, dans leur origine, qu'elles sont toutes, des désordres acquis de l'économie ; établir l'influence de toutes les classes de causes sur leur production, celle des habitudes, de l'alimentation, de l'habitation, des écarts de régime, de l'exemple, de la contagion, et de tous les genres d'excès, ce n'est point renverser, ce n'est pas même attaquer l'hérédité morbide.

Il n'est pas un de ces faits, qui soit incompatible avec la loi qu'elle pose ; pas un, qu'elle n'accepte, dans certaines limites ; pas un, dont, dans certaines limites, elle ne s'empare.

Oui, toutes les causes, externes ou internes, peuvent agir, indépendamment de l'hérédité ;

Oui, les maladies, *par rapport à l'espèce*, peuvent être considérées toutes, sans exception, comme d'origine acquise ; toutes sont, à nos yeux, nous l'avons reconnu dans la définition que nous en avons donnée (t. II, p. 508-512), des modifications de l'*état* spécifique.

Mais il n'est point vrai que toutes les maladies soient acquises, *par rapport à l'individu*, dans le sens où Louis raisonne. Il n'est point vrai qu'elles soient toutes consécutives, dans leur premier principe, à la naissance de l'être. Nous nous sommes déjà surabondamment expliqué sur ce point : les unes, antérieures à son développement, peuvent dériver de l'acte et de l'instant même où l'être reçoit la vie, sous l'empire d'influences agissant médiatement par les générateurs ; les autres, postérieures à la formation de l'être, celles que Louis nomme *acquises*, se développent plus tard chez l'individu, sous l'empire immédiat des causes perturbatrices de l'*état* spécifique.

D'ailleurs, dans l'hypothèse où raisonne Louis, le point

fondamental n'était point d'établir, que toutes les maladies peuvent reconnaître d'autres causes que l'hérédité ; il était d'établir que l'hérédité n'est jamais, et ne peut jamais être cette cause.

Le point fondamental n'était point d'établir, que toutes les maladies sont d'origine acquise ; mais que, du fait qu'elles sont d'origine acquise, toutes sont intransmissibles par la voie séminale.

Louis s'en tient, sur ces points, à l'affirmation, et son affirmation se brise contre deux faits dont la logique renverse tout cet ordre d'idées : l'un, est l'hérédité, si pleinement démontrée, des modifications du TYPE spécifique, que nous avons vues toutes, soit *innées,* soit *acquises,* se transmettre par la voie de la génération (t. II, p. 439-506) ; l'autre, est l'autorité de la tradition et de l'observation, qui prouve que ces diverses modifications de l'ÉTAT spécifique, soit *innées,* soit *acquises,* suivent, en tout, la même loi.

Nous ne discuterons point l'argument que, si le principe de l'hérédité morbide affectait les liquides, le germe serait frappé de mort ; ni celui que, si ce principe affectait les solides, l'hérédité devrait s'imprimer, en quelque sorte, en traces organiques, dans les parties vivantes, dès la formation de l'être. D'abord, répétons-le, il n'y a point de *germe,* proprement dit, avant la fécondation ; ensuite, comme le dit avec raison Piorry, on ne voit pas plus pourquoi un vice humoral détruirait un germe, que l'on ne voit pourquoi les altérations des liquides feraient périr un homme (1). Quant à l'autre hypothèse, celle de l'altération des solides, comme source des maladies du germe, rien ne dispenserait d'abord, en thèse générale, l'hérédité

____

(1) Piorry, *Mém. cit.,* p. 30.

de suivre la loi d'évolution successive qui régit tous les éléments de l'être, et de ne se révéler, qu'au temps et qu'au degré de développement marqué, selon la partie, l'organe, ou l'âge, qu'elle doit atteindre. D'autre part, nous voyons, dans la reproduction des anomalies, l'hérédité remplir cette condition même d'expression congéniale, que lui impose Louis, et se manifester, dans tous les caractères de l'organisation, dans le rapport, le nombre, l'arrangement, la forme, la couleur des parties, dès la naissance de l'être (t. I, p. 291).

Quant aux objections dernières, que Louis et les autres auteurs qui, s'acharnant à nier, d'une manière absolue, le transport séminal de la maladie, dirigent contre cette loi, le *défaut* de *constance*, de *continuité*, d'*universalité de la succession*, l'*opposition de la loi de l'*INNÉITÉ à l'HÉRÉDITÉ morbide, elles sont d'une autre nature et d'une autre portée ; et nous aurions longuement à les débattre ici, si, sous une autre forme, et lorsqu'il s'est agi de l'hérédité physiologique, et particulièrement de l'hérédité mentale, nous ne les avions déjà pleinement réfutées (t. I, p. 612-620).

Toutes, comme nous l'avons vu, reposent sur l'ignorance radicale des principes et des phénomènes de la procréation. Les erreurs de Louis et des partisans de son opinion, sur ces points délicats de la pathologie, sont celles, précédemment combattues, de Lordat et d'une foule d'autres auteurs, sur les mêmes questions de la physiologie de l'hérédité. Il est tout aussi peu rationnel d'opposer, ainsi que le fait Louis, ainsi que le font, de nos jours encore, plusieurs médecins et vétérinaires (1), l'INNÉITÉ mor-

---

(1) Hurtrel d'Arboval, *Dictionnaire de médecine, de chirurgie et d'hygiène vétérinaires*, Paris, 1838, t. III, p. 57.

bide à l'HÉRÉDITÉ morbide, que l'INNÉITÉ physiologique à l'HÉRÉDITÉ physiologique. La loi d'INNÉITÉ n'est pas plus exclusive, n'est pas plus négative de la loi d'HÉRÉDITÉ, dans la génération des différents désordres de l'économie, que dans la génération des caractères normaux de la nature physique et de la nature morale, où nous avons montré l'harmonie du concours de l'une et de l'autre loi (t. I, p. 172; t. II, p. 225, 329, 344).

Le développement des deux ordres de phénomènes est soumis à l'action parallèle de ces lois : congéniales ou acquises, les modifications de l'*état*, comme celles du *type* spécifique des êtres, les maladies, comme les anomalies, peuvent, en d'autres termes, reconnaître les deux sources de l'INNÉITÉ et de l'HÉRÉDITÉ.

Les autres conditions, que Louis prétend imposer au transport séminal des affections morbides, ne sont pas moins étrangères à la loi véritable de l'hérédité elle-même :

L'hérédité morbide, sous peine de ne pas être, n'est pas plus astreinte que l'hérédité physiologique, à attaquer, *toujours* et *indistinctement*, *tous* les enfants du même père et de la même mère ; *tous* les membres de la même génération ;

L'hérédité morbide, sous peine de ne pas être, n'est pas plus astreinte que l'hérédité physiologique, à la continuité dans la succession, c'est-à-dire à frapper, sans interruption, chaque génération, l'une à la suite de l'autre.

A de telles conditions, il n'y aurait pas plus d'hérédité physique, d'hérédité morale, d'hérédité mentale, qu'il n'y aurait d'hérédité pathologique (t. I, p. 172, 446, 502, etc.).

L'hérédité serait, nous l'avons dit ailleurs, une pure chimère, elle n'existerait pas.

Mais l'hérédité existe, et se manifeste, dans les états de santé et de maladie, dans la propagation des caractères natifs, des caractères acquis de l'organisation, dans la propagation des troubles et des désordres de l'économie, et partout, elle existe, et se manifeste, en dehors de toutes ces conditions arbitraires ; partout, elle se produit, avec ces omissions, ces interruptions, ces anomalies, qui, bien loin de fournir des objections contre elle, font partie de ses règles, font partie de ses preuves, et témoignent toujours de la dualité des lois et de la dualité des auteurs (t. I, p. 197 et 574) qui concourent à la formation de l'être.

Ainsi croule, de toutes parts, l'échafaudage de Louis ; ainsi tombent, en principe, et même avant d'entrer dans l'exposition si accablante des faits, toutes les allégations et tous les arguments des auteurs qui, comme lui, ont combattu le principe de l'hérédité morbide. La négation de cette loi, sur de pareilles raisons, devant son évidence, devant le simple témoignage de la tradition, de l'observation, et de l'expérience d'une innombrable suite d'auteurs, d'années, de faits, n'a d'autre valeur que celle d'un simple paradoxe, fondé, tout à la fois, sur l'esprit de système, sur l'ignorance des lois de la procréation et l'inintelligence des phénomènes de l'hérédité elle-même.

§ II. — Critique de la négation de l'hérédité de la maladie elle-même, et de sa restriction à l'hérédité de prédisposition.

Si les partisans de la négation *absolue* de la loi de l'hérédité morbide sont en très-petit nombre, il n'en est pas ainsi des auteurs qui adoptent le principe d'une restriction générale à cette loi, dont nous allons parler.

L'hérédité morbide ne se montre point, d'ordinaire, dès l'heure de la naissance, avec tout l'appareil des signes, des symptômes, et des lésions propres à chaque type d'affection pathologique de l'être ; elle n'est point, en un mot, le transport congénial de la maladie elle-même : elle a besoin de temps pour son développement, et ne se manifeste, qu'après un intervalle, indéterminé ou déterminé, selon l'espèce morbide, et relatif, alors, aux diverses époques d'évolution des âges, l'enfance, la jeunesse, l'âge mûr, la vieillesse, phases proches ou éloignées de son explosion, dans l'ordre chronologique des affections spéciales à chacune des périodes successives de la vie. Ce temps d'occultation des phénomènes morbides, quelle qu'en soit la nature, a été désigné sous le terme générique de *prédisposition*, et il a donné lieu à une distinction que l'on a regardée comme fondamentale, entre l'hérédité de la *prédisposition* et l'hérédité de la *maladie*.

« Les auteurs, dit Louis, pensent que les parents ne transmettent à leurs enfants, que la *disposition* à telle ou telle maladie ; c'est cette *disposition* que ces auteurs croient héréditaire, en sorte que les parents peuvent l'avoir reçue de leurs aïeux, et la transmettre à leur postérité, sans avoir eux-mêmes jamais été attaqués de la maladie que cette disposition pouvait produire, parce que leur tempérament particulier et les différents usages qu'ils ont faits des choses non naturelles, ont pu changer en eux cette mauvaise disposition (1). »

Petit (2), Adams (3), Poilroux (4), Roche et Sanson (5),

---

(1) Louis, *ouv. cit.*, p. 48. — (2) Petit, *Essai sur les maladies héréditaires*, p. 32. — (3) *A philosophical dissertation on the hereditary peculiarities of the human constitution*. — (4) J. Poilroux, *Nouvelles recherches sur les maladies chroniques*, p. 245. — (5) Roche et Sanson, *Nouveaux éléments de pathologie*, t. I, p. 5.

Jos. Brown (1), Piorry (2), Gintrac (3), Gaussail (4), etc., parmi les médecins ; Huzard fils (5), Hurtrel d'Arboval (6), Grognier (7), etc., chez les vétérinaires, tiennent tous, sur ce point, ou du moins semblent tous tenir le même langage. Burdach, lui-même, paraît incliner vers cette vieille distinction de Stahl ; mais, comme son opinion réfléchit et résume les nuances de celles des autres, tout en différant d'elles sur des points essentiels, nous la rapporterons ici textuellement : « Ce ne sont pas tant les maladies elles-mêmes, dit-il, que les prédispositions aux maladies, qui se transmettent par voie d'hérédité ; ainsi, par exemple, les enfants nés de parents atteints d'affection syphilitique viennent au monde, *non pas frappés de la syphilis,* mais *débiles* et *prédisposés* à une foule de maladies qui altèrent le travail de la nutrition. Il s'établit, dans la structure et la vitalité du fruit, une proportion semblable à celle des parents, qui se rapproche de telle ou telle anomalie, et qui, sous l'influence de certaines circonstances ou causes occasionnelles, dégénère en telle ou telle maladie ; cette prédisposition n'est donc qu'une tendance que les circonstances peuvent restreindre ou développer. Ordinairement, elle ne dépasse pas les bornes d'un certain âge de la vie, qui imprime à l'organisation le caractère précisément en rapport avec l'anomalie, pour laquelle il existe une propension héréditaire (8). »

Mais cette apparente unanimité des auteurs, sur ce

(1) *Cyclopædia of practical medicine,* vol. II, p. 417, 419. — (2) Piorry, *de l'Hérédité dans les maladies,* p. 22. — (3) Gintrac, *de l'Influence de l'hérédité,* etc., p. 4. — (4) Gaussail, *de l'Influence de l'hérédité,* etc., p. 52, 226. — (5) Huzard fils, *des Haras domestiques en France,* p. 168. — (6) Hurtrel d'Arboval, *ouv. cit.,* t. III, p. 57. — (7) Grognier, *Cours sur la multiplication et le perfectionnement des animaux domestiques,* p. 24. — (8) *Ouv. cit., loc. cit.*

point, n'en cache pas moins, au fond, trois doctrines contraires : celle des auteurs qui pensent que, malgré cette distinction et derrière elle, il y a l'hérédité de la maladie elle-même ; celle des auteurs qui, dupes du sens littéral de cette distinction, ne croient qu'à l'hérédité de la prédisposition ou simple tendance morbide ; celle, enfin, des auteurs qui, comme Louis, s'emparent de cette limitation du transport séminal de la maladie à une simple tendance, pour rejeter, d'une manière absolue, le fait de l'hérédité pathologique elle-même.

Disons-le tout d'abord, ce n'est point le principe de cette distinction, ce n'est que sa vicieuse interprétation, et son application à la restriction ou à la négation de l'hérédité morbide, que nous entendons combattre.

Dans ce but, ce qu'il importe, est de définir le mot de *prédisposition*, et de préciser, en dehors de toutes les discussions, sur la nature intime de l'état qu'il indique, le sens positif où les auteurs le prennent.

Les auteurs le prennent, d'une manière générale, en trois sens différents : la prédisposition n'exprime, pour les uns, qu'une sorte d'état de susceptibilité pathologique ou de simple propension aux affections morbides ; elle exprime, pour les autres, l'état latent ou de germe de ces affections ; pour d'autres, enfin, elle est indistinctement et confusément, et l'aptitude, et le germe et la maladie.

Il est, maintenant, facile de s'expliquer, comment et pourquoi les auteurs, ont tiré du principe de cette distinction, des conclusions aussi radicalement contraires, sur les limites et même sur la réalité du transport séminal de la maladie.

Parmi ceux qui n'ont pris la prédisposition que dans le sens de simple susceptibilité ou d'aptitude morbide, les adversaires, quand même, de la loi d'hérédité pathologique, ont dit : l'aptitude n'est point une forme pathologique; elle n'est point un état morbide déterminé; elle n'en constitue aucun essentiellement, n'en développe aucun nécessairement, d'elle-même, ni sans concours ultérieur des causes génératrices du mal; le transport séminal de la prédisposition ainsi différente, ainsi éloignée de la maladie, ne prouverait donc pas celui de la maladie ; fût-il établi, il n'existerait point, à proprement parler, d'hérédité morbide (1).

Les partisans de la loi d'hérédité morbide, qui raisonnent dans l'esprit de cette argumentation, comme Roche et Sanson, Sat-Deygallières (2), la plus grande partie de l'école de Broussais, et différents organes de la science vétérinaire (3), répondent: « Il est vrai, que la prédisposition n'est qu'une simple tendance à la maladie, et non la maladie ; mais l'hérédité de cette prédisposition est un fait établi, et ce fait est, à lui seul, la raison suffisante et la démonstration de l'hérédité morbide, car cette hérédité n'a ni ne peut avoir d'autre mode d'existence. Le transport de l'affection elle-même, ou de son principe, est *une de ces erreurs qui ne soutiennent pas, un instant, l'examen* (4). »

Ce n'est pas une erreur, répliquent, à leur tour, ceux des autres partisans de l'hérédité morbide, qui rattachent à l'idée de prédisposition, celle de l'état latent de la maladie. Le transport séminal de la prédisposition implique, le plus souvent, celui d'une forme précise et d'une espèce

(1) *Voy.* Louis, *Mém. cité*, p. 18.—(2) Sat-Deygallières, *Théorie nouvelle de la maladie scrofuleuse*, p. 147. — (3) Hurtrel d'Arboval, *Dictionnaire de médecine, de chirurgie et d'hygiène vétérinaire*, t. III, p. 57 et suiv. — (4) Roche et Sanson, *Nouveaux éléments de pathologie*, t. I, p. 5.

réelle de trouble pathologique ; et s'il est vrai que, dans un grand nombre de cas, le développement du mal, ainsi propagé des parents aux enfants, demande l'impulsion et l'action ultérieure des causes les plus directes du phénomène morbide, dans un grand nombre d'autres, il lui suffit de l'action des causes les plus légères, de causes occasionnelles, et il arrive même trop souvent qu'il s'en passe (1). Il arrive que rien n'en peut, ni empêcher, ni reculer l'explosion ; fatalité terrible, dont l'hérédité de toutes les affections, et particulièrement celle de la phthisie, celle de l'épilepsie, celle de l'aliénation, etc., nous offrent tant d'exemples. L'erreur, s'il en est une, est donc celle de prétendre que l'hérédité morbide n'est, uniquement, que le transport d'une simple susceptibilité pathologique, d'une tendance éventuelle et indéterminée à la maladie. Cette hérédité n'est point, il est vrai, l'hérédité de la maladie elle-même, mais elle est réellement, elle est essentiellement, l'hérédité du germe, ou principe, quel qu'il soit, virulent ou non, des espèces morbides.

Enfin ceux des auteurs qui prennent, confusément et indistinctement, la prédisposition dans l'un et l'autre sens, ceux qui ne se rendent pas compte de la diversité de ses acceptions, et c'est le plus grand nombre, admettent, rejettent, et mêlent, à quelques pages de distance, chacune de ces doctrines, si contradictoires, sur la nature de la prédisposition et la limite de l'hérédité morbide.

On trouve donc, ainsi que nous le disions d'abord, sur l'hérédité de la prédisposition, le même conflit d'opinions, que sur l'essence de la prédisposition même. Une pre-

____

(1) Poilroux, *ouv. cit.*, p. 243. — Gintrac, *Mém. cit.*, p. 4. — Gaussail, *Mém. cit.*, p. 237, etc. — W. C. Ellis, *Traité de l'aliénation mentale*, Paris, 1840, 1 vol. in-8, p. 73, etc., etc.

mière doctrine repousse l'hérédité de la prédisposition, et comme simple tendance à la maladie, et comme démonstration de l'hérédité morbide ; une seconde, sous le nom de transport séminal de la prédisposition, n'admet que l'hérédité de la propension morbide, mais rejette bien loin, et comme une chimère, l'hérédité du germe des espèces morbides ; une dernière, reconnaît, sous le nom d'hérédité de la prédisposition, l'hérédité du germe des espèces morbides, mais nie l'hérédité des maladies elles-mêmes.

Laquelle de ces doctrines recèle l'expression pure de la vérité ?

L'explication, que nous avons donnée, des trois époques ou phases de l'évolution du trouble pathologique (t. II, p. 519), donne la solution de la difficulté première qui les sépare, celle de l'acceptation et de la portée du terme *prédisposition*. Il est clair que ce terme, tel qu'elles l'interprètent, ne se limite, ni dans le sens, ni dans le fait, à une seule des trois définitions diverses qu'elles en proposent, et que chacune de ces définitions répond à l'un des trois états que nous avons signalés, dans la génération du phénomène morbide : le premier, ou prédisposition proprement dite, à l'état d'aptitude ou de propension interne à la maladie ; le second, à l'état de germe ou d'incubation latente du principe de la maladie ; le troisième, à l'état d'épanouissement du germe ou de manifestation de la maladie.

On ne peut donc opposer aucune de ces trois définitions aux autres : aucune d'elles n'est ni ne peut être exclusive des autres ; il arrive seulement que, dans le défaut d'analyse de faits, et par le vice de rigueur du langage, le même mot a servi de commune expression à trois états distincts ou phases successives du phénomène morbide.

L'origine de ce point du débat a été l'erreur de les vouloir toutes alternativement restreindre à un seul fait, comme à un terme unique.

L'expérience est d'accord avec la théorie, pour donner une aussi complète solution de l'autre point du débat, c'est-à-dire des disputes sur l'hérédité des trois degrés divers de la maladie, compris sous le mot de prédisposition morbide.

Les faits ne permettent, ni d'opposer le principe de la distinction, entre la transmission de la prédisposition et la transmission de la maladie, à la loi de l'hérédité pathologique, ni même d'opposer, comme le font, tous les jours, presque tous les auteurs, le fait de l'hérédité d'un de ces états au fait de l'hérédité des autres.

Il en est, sur ce point, de la loi d'HÉRÉDITÉ, ainsi que de la loi d'INNÉITÉ morbide.

Nous avons vu la loi d'INNÉITÉ régir la génération de chacun de ces trois degrés de l'évolution du phénomène morbide. Nous allons voir, maintenant, la loi d'HÉRÉDITÉ en régir le transport, et transmettre également la prédisposition ou simple aptitude, le germe ou l'état latent, le développement complet ou l'état manifeste et caractéristique de la maladie.

I. — Hérédité de la prédisposition ou simple aptitude à la maladie.

La prédisposition ou aptitude morbide revêt, avons-nous dit, plus haut, une double forme, une forme *spécifique*, une forme *individuelle*.

1° La première consiste, dans le rapport existant, entre les diverses espèces d'affection morbide, et les diverses espèces naturelles des êtres. Parmi les dernières, toute espèce qui n'est point soumise, par une tendance inhérente à son type, à l'influence de telle ou de telle nature de mal, y demeure insensible, et reste impunément exposée à l'action, la plus immédiate et la plus énergique, des causes qui le produisent. Ainsi, dans l'innombrable série des maladies, il en est dont plusieurs espèces ne souffrent pas, d'autres, dont souffrent, également, un certain nombre d'espèces, d'autres, qui n'en frappent qu'une seule : La fièvre typhoïde, la fièvre intermittente, la rougeole, la scarlatine, la variole, n'ont point encore été observées, jusqu'ici, chez les animaux, et l'on a vainement tenté de leur inoculer la syphilis.

On peut donc dire, en ce sens, que toute affection, quels qu'en soient l'origine et le caractère, tient, dans chaque espèce, à une diathèse; car elle y a toujours, pour racine organique, une prédisposition morbide de l'espèce elle-même.

Sous cette forme première, aucun doute n'est possible; la prédisposition morbide suit les lois du transport séminal; l'hérédité maintient, dans toute nature d'êtres, les voies particulières ouvertes, chez chacune d'elles, aux troubles pathologiques de l'économie. Pour ne parler ici que de l'humanité, le plus grand nombre des maladies qui l'attaquent, ont été, comme le dit avec raison Tessier (1), décrites par des médecins de siècles, de pays, de systèmes différents : or, toutes ces descriptions, pour celles des maladies qui ont un nom, concordent parfaitement entre elles. Les affections dont souffrent ou périssent les hommes, au milieu de nos jours, sont, en général, à très-peu d'exceptions et de différences près relatives au climat, aux lieux, et aux saisons (2), les mêmes dont ils souffraient, ou dont ils périssaient, sous les yeux d'Hippocrate. On re-

(1) Tessier, *Mémoire lu à l'Académie des sciences*, séance du 9 décembre 1846. — (2) Voy. Fuster, *des Maladies de la France dans leurs rapports avec les saisons*, passim.

trouve encore, en Grèce, les fièvres intermittentes et rémittentes de la Grèce d'autrefois ; on reconnaît encore, au
lit du malade, les mêmes états morbides qu'on trouve désignés, dans les Évangiles, dans les écrits bibliques (1),
dans les lois de Manou. L'hérédité met, en un mot, dans le
transport de ces traits *spécifiques* de la douleur et de la
mort, de chaque nature d'êtres, la même fidélité et la
même constance, que dans le transport des traits et des
caractères *spécifiques* de leur organisation ; et telle est la
sûreté de cette succession, et la stabilité du rapport établi,
entre l'un et l'autre ordre de ces caractères, que des auteurs ont cru pouvoir poser en fait, l'immutabilité des espèces morbides, et d'autres y trouver une forme nouvelle
de consécration, et une contre-preuve pathologique, de la
réalité et de la fixité des espèces naturelles.

2° La prédisposition *individuelle* nous représente, dans
une sphère beaucoup plus variable, les mêmes phénomènes.

Comme toute espèce zoologique n'est point condamnée
à subir l'action, indistincte et générale, de toutes les affections morbides, tous les individus d'une espèce ne sont
pas également vulnérables à l'influence de toutes les maladies auxquelles cette espèce est sujette : nous l'avons dit,
ailleurs, l'espèce périrait ; la sensibilité particulière aux
causes qui produisent chaque forme de trouble pathologique, n'existe, ou ne se développe, qu'à certaines conditions
de susceptibilité ou de prédisposition idiosyncrasique,
et que chez un certain nombre des membres qui la composent.

Mais, une fois éveillée ou développée, chez eux, par la

____

(1) Th. Bartholin, *de Morbis biblicis.*

génération, la prédisposition est dans l'individu, comme dans l'espèce, sujette à se transmettre par elle.

Cette hérédité de la prédisposition pathologique, n'a point, à nos yeux, d'exception. On l'a observée, d'une manière générale, dans toutes les natures d'affection morbide et, partout, sous les traits qui la caractérisent, ceux d'une vulnérabilité particulière de certains systèmes, d'une tendance marquée, mais indéterminée, à certaines maladies, d'une sensibilité spéciale à l'action nécessaire, cependant, des causes qui la produisent.

Les médecins l'ont reconnue, sous des signes distinctifs et différentiels, dans le transport séminal des diverses diathèses, à la génération desquelles nous avons vu que l'INNÉITÉ préside.

Ils l'ont reconnue : dans l'hérédité de la diathèse scrofuleuse (1), et tuberculeuse (2) ; dans l'hérédité de la diathèse goutteuse et rhumatismale (3) ; dans l'hérédité de la diathèse cancéreuse (4), de la diathèse herpétique (5), de

---

(1) Baumes, *Traité sur le vice scrofuleux et sur les maladies qui en proviennent*, 1 vol. in-8, 2ᵉ éd., p. 37. — Fournier et Begin, dans *Dict. des sciences médic.*, art. SCROF. — Sat-Deygallières, *ouv. cit.*, p. 146.— Roche et Sanson, *ouv. cit.*, Baudelocque, H. Lebert, *Traité pratique des maladies scrofuleuses et tuberculeuses*, Paris, 1849, in-8. — (2) Fourcault, *Causes générales des maladies chroniques, spécialement de la phthisie pulmonaire*, 1 vol. in-8, p. 111. — Fournet, *Recherches cliniques sur l'auscultation et sur la phthisie pulmonaire*, t. II, p. 12, 18. — Rilliet et Barthez, *Traité clinique et pratique des maladies des enfants*, t. III. — Bricquet, *Recherches statistiques sur l'étiologie de la phthisie pulmonaire*, etc., etc. — (3) Ch. L. Liger, *Traité de la goutte*, 1 vol. in-12, p. 61, 63. — Guilbert, *de la Goutte et des maladies goutteuses*, p. 107. — Duringe, *Monographie de la goutte*, p. 100.—Piorry, *de l'Hérédité dans les maladies*, p. 79. — (4) Roche et Sanson, *ouv. cit.*, t. III, p. 218.— Récamier, *ouv. cit.*, *loc. cit.* — Piorry, *ouv. cit.*, p. 92. — (5) P. Rayer, *Traité théorique et pratique des maladies de la peau*, 2ᵉ éd., passim. — C. M. Gibert, *Traité pratique des maladies spéciales de la peau*, 1 vol. in-8, 2ᵉ éd., p. 19, etc.

la diathèse scorbutique (1), et jusque de la diathèse syphilitique (2). Nous avons vu, plus haut, la condition de cette
même prédisposition, sembler indispensable à la transmission d'autres affections, tout aussi contagieuses, telles que
la scarlatine, la rougeole, la variole, etc., qui ne peuvent,
ni se contracter, ni même s'*inoculer*, dans certaines familles, et qui, chez d'autres familles, se contractent, deux
et trois fois (t. I, p. 252).

Les auteurs sont d'accord, pour reconnaître le fait du
transport séminal de la *prédisposition*, proprement dite, à
toutes les autres espèces ou formes de désordre morbide,
et la plupart de ceux qui tiennent rigoureusement à la
distinction, entre l'hérédité de la *prédisposition* et l'hérédité du *germe* ou de l'*état latent* de la maladie, soit qu'ils
admettent, soit qu'ils rejettent la seconde, rattachent la
première, ou à l'hérédité de la constitution et du tempérament, ou à l'hérédité de l'idiosyncrasie, ou à celle d'un
état valétudinaire (3) : « Puisqu'il a été établi, dit Piorry,
que les constitutions, les tempéraments, sont souvent légués par les parents à leur progéniture, il en résultera ma-
nifestement que déjà il existe, pour les enfants, une aptitude
aux maladies en rapport avec ces constitutions, ces tempéraments ; c'est ainsi que l'homme sanguin, ou avec prédominance marquée de l'appareil circulatoire, sera, plus
qu'un autre, disposé à la pléthore sanguine, et probablement aux phlegmasies ; c'est ainsi que, chez les sujets faibles, dont le cœur est peu actif, dont les chairs sont molles,

_____

(1) Petit, *Mém. cité*, p. 19. — Gaillard, *Histoire générale des sept diathèses* dans la *Gazette médicale*, 3e série, t. I, p. 264. — (2) Giraudeau de
Saint-Gervais, *Traité des maladies vénériennes*, 2e édit., p. 117. Voir
notre t. I, p. 251. — (3) Petit, *Mém. cit.*, p. 19. — Burdach, *ouv. cit.*,
t. II, *loc. cit.* — Huzard, *ouv. cit.*, p. 168. — Grognier, *ouv. cit.*
p. 241.

et les ganglions lymphatiques développés, il y aura une
tendance marquée aux affections scrofuleuses ; c'est ainsi
que les hommes qui présentent une prédominance hépa-
tique, et un état dit bilieux, seront, plus que d'autres, disposés à des affections en rapport avec cette constitution :
c'est ainsi, surtout, qu'une femme mince et nerveuse aura
une aptitude plus grande aux affections névralgiques de
diverses formes (1). » Cullen (2), Dubuisson (3), Esquirol (4), Marc (5), Foville (6), Ellis (7), Heinroth (8) etc., insistent, de même, sur cette relation des constitutions et des
tempéraments, avec les propensions aux formes particulières d'aliénation mentale : ils signalent tous la fréquence
de la prédisposition du tempérament sanguin, ou nervoso-
sanguin à la manie, celle du tempérament bilieux à l'hypocondrie et à la mélancolie, du bilioso-nerveux à la ly-
pemanie, du lymphatique à l'idiotie et à la démence. Tous
signalent, aussi, l'hérédité de ces prédispositions :

« Indépendamment de l'expérience, dit Ellis, l'analogie
conduirait à conclure, qu'il est très-probable que la même
tendance à une action morbifique, qui existe dans d'autres
parties du corps, doit aussi se retrouver dans le cerveau ;
si nous trouvons que des enfants ressemblent à leurs parents, par la conformation générale du corps, par les traits
du visage, par le teint, la couleur des yeux, les cheveux,
li est très-raisonnable de conclure qu'il existera une res-

<hr>

(1) Piorry, *de l'Hérédité dans les maladies, loc. cit.* — (2) Ulysse Tré-
lat, *Recherches historiques sur la folie*, p. 116. — (3) J. R. J. Dubuisson,
des Vésanies ou maladies mentales, p. 27. — (4) Esquirol, *des Maladies
mentales*, t. II, p. 29, 138, 237, 429. — (5) Marc, *de la Folie considérée
dans ses rapports avec les questions médico-judiciaires*, t. I, p. 381. —
(6) Foville, dans *Dictionnaire de médecine et de chirurgie pratique*, t. I,
p. 503. — (7) W. C. Ellis, *Traité de l'aliénation mentale*, p. 69, 71. —
(8) F. Leuret, *du Traitement moral de la folie*, Paris, 1840, 1 vol. in-8,
p. 146.

semblance analogue dans la disposition du cerveau et du système nerveux (1). »

Le transport séminal de la *prédisposition* aux diverses affections ou espèces morbides, est, en un mot, de toutes les formes d'activité et de manifestation de la loi de l'hérédité pathologique, celle qui a provoqué le moins de dissentiment. Elle est admise de tous les auteurs qui acceptent, dans une limite quelconque, l'influence de cette loi, avouée, de nos jours, de l'immense majorité des pathologistes de tous les pays, de toutes les écoles, de tous les systèmes, et reconnue, enfin, et de ceux qui professent, et de ceux qui rejettent la participation de l'hérédité aux autres phases ou degrés de développement de la maladie.

Mais l'hérédité de la *prédisposition*, ainsi limitée à la simple aptitude, à la simple vulnérabilité morbide, ne peut évidemment aller au delà de la preuve de l'hérédité de l'aptitude elle-même ; elle ne démontre pas, elle ne peut démontrer, celle de la maladie.

D'autre part, pour en induire, ainsi que le fait Louis, la négation même du principe et du fait de l'hérédité morbide, il faudrait démontrer que l'hérédité morbide ne consiste qu'en elle, et qu'il n'y a jamais, ni transport séminal du *germe* ou de l'état *latent* de la maladie, ni transport séminal de la *maladie* elle-même.

2° Hérédité du germe ou de l'état *latent* de la maladie.

Mais, malgré l'assertion de Louis, corroborée de celle de Roche et Sanson, et des autres organes de l'école de Broussais, dans leur guerre contre ce qu'ils nomment les *entités* morbides, il est faux que jamais l'hérédité ne soit celle du *germe* ou de l'état *latent* de la maladie. C'est la

____

(1) Ellis, *ouv. cit.*, *loc. cit.*

égation de cette forme d'hérédité des troubles pathologiques, qui ne soutient pas, un instant, l'examen.

Il suffit d'avoir présents à l'esprit les traits différentiels
et caractéristiques de la *prédisposition*, pour ne pouvoir
douter que, dans une foule de cas, la génération ne propage autre chose qu'elle.

Tels que nous les avons exposés dans ce livre, ces traits
se réduisent à trois :

1° L'absence primitive de toute forme essentielle et déterminée d'état pathologique ; 2° la nature éventuelle et
nullement fatale de son développement ; 3° la nécessité du
concours d'une cause effective et directe, autre que l'hérédité, pour l'évolution du phénomène morbide.

On ne peut donc, en aucune manière, considérer,
comme faits d'hérédité de simple *prédisposition* pathologique, les cas où le principe pathologique transmis recèle
essentiellement, non plus une *tendance*, mais une *espèce*
morbide ;

On ne peut considérer, comme hérédité de simple *prédisposition*, les cas, en si grand nombre, où les caractères
et indices précurseurs de cette espèce morbide, se mêlent
même aux caractères organiques de la vie, où ils impriment aux formes, à la physionomie, aux penchants, aux
humeurs, et jusqu'au regard, jusqu'à la couleur de la
peau, une expression si vive, qu'elle permet, non-seulement d'en deviner la nature, mais de prédire l'instant de
son invasion ;

On ne peut considérer, comme hérédité de simple *prédisposition*, les cas, en si grand nombre, où le mal transmis se développe, non sous l'empire ni avec le concours
des causes génératrices de l'espèce morbide, mais sous
l'excitation de causes insuffisantes, de causes occasion-

nelles, de causes accidentelles, et, sans l'hérédité, desti-
tuées du pouvoir de jamais le produire ;

On ne peut considérer, comme hérédité de simple *prédisposition*, les cas, en si grand nombre, où le mal transmis se développe, même sans l'impulsion de causes extérieures, sans aucune autre raison explicable que celle de
sa préexistence ; ceux enfin où il tend à son évolution,
d'une manière si fatale et si spontanée, que, malgré tous
les obstacles, malgré la réunion de toutes les circonstances
propres à l'étouffer , l'explosion en est comme irrésistible.

Or, il n'est pas besoin d'un long examen, ni d'un long
parallèle pour voir que ces diverses catégories renferment
la grande et, très-grande majorité des cas, les mieux
constatés, de l'hérédité morbide, et spécialement de ceux
présentés comme exemples d'hérédité de la *prédisposition* :

1o Dans la plupart des faits de ce genre, la prétendue
prédisposition offre, souvent dès l'enfance, des indices
précurseurs et caractéristiques de l'espèce morbide , dont
elle est, pour chaque être, la raison essentielle, et déjà
manifeste, à des yeux exercés ; c'est, d'après Baumes (1)
et Petit (2), le cas pour la scrofule, d'après une foule
d'auteurs, le cas pour la phthisie ; d'après Cullen, Barthez, Guilbert (3), pour la goutte ; d'après Fodéré (4),
Esquirol, etc., pour l'aliénation, etc., etc. » Cette fâcheuse
transmission, dit le dernier auteur, presque dans les
mêmes termes que Fodéré, se peint sur la physionomie,

____

(1) Baumes, *Traité sur le vice scrofuleux et sur les maladies qui en
proviennent*, 2e éd., p. 5. — (2) Petit, *ouv. cit.*, p. 37. — (3) Guilbert,
de la Goutte et des maladies goutteuses, p. 102. — (4) Fodéré, *Essai
médico-légal*, etc., p. 66.

dans les formes extérieures, dans les idées, les passions, les habitudes, les penchants des personnes qui doivent en être les victimes. Averti par quelques-uns de ces signes, il m'est même arrivé, quelquefois, d'annoncer un accès de folie, plusieurs années avant qu'il éclatât (1); »

2° Dans la plupart des faits d'hérédité morbide, les causes apparentes ne rendent point, à elles seules, raison de la maladie : tous les auteurs conviennent, tantôt de l'insuffisance ou de l'impuissance des causes à l'expliquer, et tantôt de l'absence de toute espèce de causes : ceux mêmes qui n'admettent que l'hérédité de prédisposition, sont contraints de se rendre à l'évidence de ce fait de pathologie, si ordinaire chez l'homme et chez l'animal : « *Sans être héréditaires*, dit Huzard, la plupart des affections des viscères, laissent dans les productions provenant d'animaux attaqués, une disposition à contracter ces mêmes maladies, *aux moindres causes* (2). » — « Si les dispositions ont beaucoup de force, disent d'autres vétérinaires, *de faibles circonstances suffiront pour décider les affections dites héréditaires.* C'est ainsi qu'un coup d'air capable de causer, tout au plus, une légère ophthalmie à un cheval ordinaire, détermine la fluxion périodique, sur celui qui est issu de parents affectés de cette grave maladie (3). » — Si la médecine compte aussi quelques auteurs qui se font, de la même manière, illusion par les mots, d'autres] vont plus droit au fait : Piorry, qui est du nombre de ceux qui ont le mieux saisi ce point de la question, ne manque pas de signaler, comme un des caractères les plus généraux de l'hérédité morbide, l'insuffisance et la légèreté des causes occasionnelles des maux dont elle est

(1) Esquirol, *des maladies mentales*, t. I, p. 65. — (2) Huzard, *des Haras en France*, p. 168. — (3) Grognier, *ouv. cit.*, p. 241.

le principe (1); Cazauvieilh insiste sur le défaut de motifs plausibles, comme sur un des traits essentiels des suicides auxquels elle prédispose (2); le langage d'Esquirol est aussi positif, sur le développement de la prédisposition à l'aliénation (3); celui de Bayle (4), celui d'Ellis est plus explicite, encore : « Bien souvent, dit le médecin en chef de l'asile d'Hanwell, en questionnant sur les causes de l'explosion de la folie, les amis et les surveillants des malades, qui ne les avaient pas quittés depuis plusieurs années, ils ne faisaient pas d'autre réponse que celle-ci : *Nous ne connaissons pas d'autres raisons, si ce n'est que leurs parents étaient de même avant eux.* » Et, en effet, après une investigation minutieuse, nous n'avons pas découvert d'autre cause physique ou morale (5). »

3° Et, enfin, dans un grand et trop grand nombre de faits d'hérédité morbide, non-seulement l'impulsion héréditaire se montre l'unique cause effective de la maladie, mais il n'est au pouvoir d'aucune nature d'obstacles, d'aucun système d'actions et d'influences de l'art, de prévenir le développement, ni d'arrêter le progrès du mal, une fois transmis : quoi qu'on fasse, quoi qu'on tente, il suit ses périodes, et ainsi qu'on l'observe tant de fois dans la phthisie, dans la goutte, dans la manie suicide (6), dans l'épilepsie (7), dans les diverses formes d'aliénation mentale (8), etc., etc., l'être est prédestiné à en être la

____

(1) Piorry, *de l'Hérédité dans les maladies*, p. 103, 133, 137. — (2) Cazauvieilh, *du Suicide, de l'aliénation mentale, et des crimes contre les personnes*, p. 16, 22. — (3) Esquirol, *des Maladies mentales*, t. I, p. 76.— (4) A. L. J. Bayle, *Traité des maladies du cerveau et de ses membranes.* Paris, 1826, 1 vol. in-8, p. 427. — (5) W. C. Ellis, *Traité de l'aliénation mentale*, p. 73. — (6) Cazauvieilh, *ouv. cit.*, passim. — (7) Gaussail, *de l'Influence de l'hérédité sur la production de la surexcitabilité nerveuse*, p. 108. — (8) Ellis, *ouv. cit.*, p. 73.

proie, et reste, jusqu'à la fin, sous l'empire invincible de la fatalité qui le condamne à mourir.

Il est clair que tous ceux des faits d'hérédité, qui rentrent, soit dans l'une, soit dans plusieurs de ces diverses catégories, qu'on les rapporte ou non à l'hérédité de simple *prédisposition*, ne lui appartiennent pas : Il est clair que l'hérédité de tempérament, que celle de constitution, d'idiosyncrasie, etc., etc., dont Heinroth, entre autres (1), fait un si grand abus, pour nier l'hérédité de l'aliénation mentale, ne les expliquent pas : Il est clair, en un mot, que toutes les circonstances où ils se produisent, ne sont jamais, comme le dit avec raison Piorry, *que l'occasion du développement d'une cause cachée et latente qui dépendait de l'organisme lui-même* (2).

Mais à quoi tient cette cause, et quel est son principe ?

Nous ne voulons pas entrer ici dans le débat, depuis si longtemps soulevé, sur sa nature intime : nous ne disons pas qu'elle est, ou n'est pas un virus : qu'elle est, ou qu'elle n'est pas un vice de la structure, une lésion des solides, un trouble des liquides, une adynamie du système nerveux, une susceptibilité générale ou spéciale de l'économie, une modification de la vitalité d'un ou de plusieurs organes, etc.; nous ne disons même pas, qu'elle est ou qu'elle n'est pas ces différentes choses, selon la nature des cas, l'espèce des maladies, etc. ; nous allons droit au fait pathologique, qui reste identique et constant, sous ces définitions : Nous répétons nettement que, quelle qu'en soit l'essence, cette cause n'est autre chose que l'*état rudimentaire*, que l'*état séminal de la maladie elle-même* :

____

(1) Leuret, *ouv. cit.*, p. 147. — (2) Piorry, *ouv. cit.*, p. 146.

et, sans nous arrêter aux objections de Louis (1), de Petit (2) et de Sersiron, que Piorry a succinctement et pleinement réfutées (3), nous dirons que, pour nous, elle constitue, elle forme, elle représente l'hérédité du *germe*.

Nul doute, à nos yeux, n'est possible sur ce point : la génération reproduit, dans notre esprit, tout aussi réellement le principe essentiel des espèces morbides, qu'elle reproduit celui des espèces naturelles : ce principe essentiel, ce *germe* est dans les unes, ce qu'il est dans les autres, aux différences près de forme, de nature, et de composition intime qui les séparent ; dans les unes et les autres, il est également, selon la définition du germe par Burdach, *une disposition intérieure à un développement déterminé* (4), ou, pour être plus précis, au développement d'un type spécifique identique à celui qui l'engendre.

Nier que cette disposition intérieure soit un *germe*, parce que son expansion demande le concours de divers éléments et circonstances externes, parce qu'il a besoin de temps pour son évolution, qu'il n'apparaît qu'après un certain intervalle, à des époques, ou fixes, ou indéterminées, ou parce qu'il est, parfois, susceptible d'arrêt, et même d'extinction, ou de métamorphose, c'est oublier que ce sont là, autant de caractères, autant de phénomènes, autant de conditions de l'évolution du germe zoologique lui-même : lui aussi a besoin de l'influence d'agents et de circonstances externes, lui aussi a besoin de temps pour son développement, lui aussi a ses phases, régulières et irrégulières, de progrès et de manifestation,

____

(1) *Mém. cit.*, *loc. cit.* — (2) Petit, *Essai sur les maladies héréditaires*, p. 28. — (3) Piorry, *Mém. cit.*, p. 73. — (4) Burdach, *Traité de physiologie*, trad. par Jourdan, t. II, p. 310.

comme il a ses arrêts, ses perturbations, ses transformations, ses disparitions.

Poussant donc, de ce point de vue, jusqu'à sa positive
et logique conséquence, l'assimilation, démontrée par les
faits, du principe séminal des espèces morbides, au principe séminal des espèces naturelles, notre conclusion est
que, de même que le germe des dernières, une fois fécondé, est déjà, en puissance, l'être même de l'espèce
vivante dont il provient, le germe, une fois propagé, des
secondes, est, en puissance, la maladie elle-même, ou l'essence de l'espèce morbide qui l'a transmis.

L'erreur des opinions contraires, erreur commune à
d'excellents esprits, tient tout à la fois, et à des théories
abusives sur l'essence de la maladie, et à des théories
tout aussi peu fondées, sur l'évolution de l'hérédité physiologique elle-même.

Le vice des premières est la faute de ne voir la maladie
qu'au terme de son développement, et de l'identifier au
type définitif de ses lésions fonctionnelles et anatomiques :

Dans cet ordre d'idées, les uns veulent réduire le phénomène morbide à l'existence et à la manifestation de ses signes
et de ses symptômes ; d'autres ne le reconnaissent qu'à la
condition d'une altération primitive des organes ; d'autres,
que devant ses effets, d'autres, que devant ses produits : le
tubercule, par exemple, dans la phthisie ; le calcul dans la
pierre ; les dépôts tophacés des articulations dans la goutte ;
l'éruption dans les fièvres éruptives ; les ulcérations des
glandes de Peyer dans la fièvre typhoïde ; l'hydropisie
dans l'albuminurie, etc.

De ces conceptions étroites de la nature essentielle de
la maladie, dérive la prétention logique de n'en reconnaître l'hérédité, que devant le transport congénial des

signes, des symptômes, des lésions, ou même des produits morbides qui, dans cet ordre d'idées, la caractérisent. On en vient à demander, à la phthisie, la reproduction native dans l'enfant des ulcérations ou du tubercule ; à la pierre, celle du calcul ; à la goutte, celle des concrétions ; aux dermatoses, celle des formes spécifiques qui les manifestent, et aux diverses espèces de névropathie ou d'aliénation mentale, les altérations, si variées de nature et de siége, du cerveau ou des autres parties du système nerveux, auxquelles tant de doctrines opposées les rapportent.

Mais la philosophie médicale, c'est-à-dire l'observation élevée jusqu'à l'intelligence des phénomènes morbides, repousse, de tout point, cette idée erronée de la maladie ; elle n'admet pas, qu'on retranche de son essence et de son développement, ni cette partie d'elle-même qui engendre le reste, ni cette période de temps et de travail intérieur où elle demeure latente, et qui correspond, dans le germe zoologique, à l'incubation. L'essence de la maladie est à la fois distincte, comme l'a bien dit Chomel, et des phénomènes qui décèlent sa présence, et de la lésion organique qu'on reconnaît à l'ouverture du corps, à moins que la lésion ne soit l'effet d'un agent, ou physique, ou chimique (1) ; elle est primitivement dans le trouble pathologique de l'économie, dans l'aberration de l'état spécifique ou normal des solides, des liquides, ou des fonctions vitales, quelle qu'en soit la nature, qui précède et produit les signes, les symptômes, et les altérations consécutives du mal.

Sans doute, entre le point inappréciable aux sens et,

____

(1) Chomel, *Éléments de pathologie générale*, 2ᵉ édit.

dans une foule de cas, imperceptible à l'être, où le trouble pathologique de l'économie commence, et le point où il atteint la dernière expression de ses désordres fonctionnels et anatomiques, il y a bien des degrés ; sans doute, en d'autres termes, son évolution affecte, successivement, diverses phases, diverses formes, différents états, et l'expérience, l'histoire et le traitement du mal, obligent à tenir compte de toutes ces périodes ; mais il n'est pas moins vrai que, du premier moment où l'aberration de l'état spécifique de la vie s'est produite, la maladie est née, l'espèce morbide existe, qu'elle existe, en principe, à toutes les périodes, sous chaque phase, sous chaque forme, sous chaque état d'évolution du mal.

Par la même raison, la maladie, ainsi ramenée à son essence, et disjointe des symptômes et des altérations qu'elle détermine plus tard, la seule hérédité de son *germe*, ou principe, l'hérédité de tout mode, quel qu'il soit, qu'elle affecte, de tout degré qu'elle parcourt, est, indépendamment du transport congénial de symptômes et de lésions appréciables, la preuve de l'hérédité de la maladie, puisque ce principe, ce mode, ce degré de l'affection, représente et recèle, par le fait, l'espèce morbide elle-même : seulement l'hérédité, dans ces cas, suit la loi la plus ordinaire de l'évolution des faits pathologiques ; elle n'en reproduit, d'abord, que les formes premières, et il n'y a pas, alors, plus lieu de s'étonner de ne trouver, dans le fœtus, avant, ou dans l'enfant, après la naissance, le développement complet de l'affection transmise, qu'il n'y a lieu d'être surpris de ne point voir l'enfant naître toujours adulte, ou la plante sortir tout d'abord de la terre, chargée de fleurs et de fruits. La surprise ici ne devrait être réservée que pour les cas contraires : eux seuls, devant la règle, sont dans l'exception ; car la maladie étant, en général, latente dans son principe, et l'hérédité elle-même ne transmettant, d'ordinaire, au début, que l'essence des phénomènes, et se conformant ensuite à l'ordre préétabli de leur évolution, la véritable règle de l'hérédité morbide doit être le transport congénial du germe, ou de l'état latent, et non celui de l'état patent et de l'expression définitive du mal.

Le système opposé, sur la nature intime de la maladie et de sa reproduction par la voie séminale, ne va pas seulement, droit et positivement, contre l'autorité des principes et des faits, à la négation la plus explicite de l'hérédité des espèces morbides, il tend, aussi nettement, et c'est le second fait qui nous reste à prouver, à la négation de l'hérédité physiologique elle-même.

On comprend tout d'abord que, de ce point de vue tout anatomique, où la maladie n'existe, pendant la vie, qu'à la condition, ou plutôt qu'au moment de l'épanouissement des lésions de fonction et d'organe qu'elle développe, où, à l'autopsie, elle ne se démontre, que dans les altérations matérielles des parties, ou que dans les produits pathologiques qu'elle crée ; on comprend, dis-je, combien se rétrécit la sphère de l'hérédité morbide, combien il est facile de révoquer en doute, avec une apparence de raison, et au nom du témoignage des sens, le transport séminal de toutes les affections du cadre nosologique.

Il est manifeste que, dans la grande et la très-grande majorité des cas, l'hérédité morbide ne satisfait point à la condition que cette conception erronée lui impose, la condition de se retrouver toute formée, et comme en substance, dans toute la plénitude de ses signes et de ses désordres, non-seulement chez l'enfant, mais chez le fœtus même.

Mais il est aussi clair, et il est étonnant que les pathologistes qui adoptent ce système abusif n'aient pas vu, que sa conséquence logique et nécessaire serait le renversement de toutes les formes d'hérédité naturelle, de l'hérédité de l'espèce et de l'individu.

Pour admettre, en effet, dans un pareil système, l'une ou l'autre de ces formes de l'hérédité, il ne suffirait pas que l'être fût, au berceau, au moment de la naissance, tout ce qu'il doit être, et tout ce qu'il sera dans sa nature d'être : dans cette confusion de l'être et du devenir, il faudrait plus encore; il faudrait qu'il n'y eût, dans la ressemblance de l'être, soit avec son espèce, soit avec ses auteurs, aucune interruption, aucune succession, dans le sein même de la vie intra-utérine; que son évolution, en d'autres termes, n'eût point d'âge, et qu'il fût, réellement, au plus tard à dater de la fécondation, ce qu'il était, en idée, dans la théorie si complétement détruite de l'emboîtement du germe, la miniature complète et parfaite de l'être, en un mot qu'il sortît adulte, en quelque sorte, de la conception même.

Voilà la conséquence absurde, et cependant rigoureusement logique, où conduit cette doctrine.

Or, à de telles conditions, dans combien de circonstances serait-il possible de dire qu'il y ait hérédité de l'espèce, hérédité de l'individu?

1° On sait toute la série de vicissitudes et de métamorphoses *apparentes*, d'espèce, de sexe, et de ressemblance, que subit l'embryon des classes supérieures, celui des VERTÉBRÉS : les conversions réelles de forme et d'existence, qu'avant d'être complète, parcourt l'évolution des IN-

transformations, à ressembler aux parents, et à devenir ce qu'ils doivent être eux-mêmes.

Il n'y aurait pas plus d'hérédité d'espèce dans une foule presque aussi nombreuse d'autres animaux, pour toute la série d'organes et d'éléments qui, à l'instar des formes, des couleurs, des penchants, restent rudimentaires, ou latents, au sortir de la vie utérine. On dirait de la première des deux catégories que, du fait qu'à l'instant de la génération, ou que dans les premiers temps de la vie embryonnaire, ou qu'au premier degré de la métamorphose du produit, rien de visible et de réel, rien de définitif, n'apparaît dans le germe, ou dans la chrysalide, à l'image spécifique du type procréateur, il ne résulte pas, à proprement parler, de la génération, d'hérédité d'espèce, mais une simple tendance ou prédisposition naturelle à son type ; on dirait, des espèces de la seconde catégorie, qu'il n'existe non plus qu'une simple tendance, ou prédisposition, au développement de tous ceux des caractères que l'être n'a point apportés tout formés à la vie. On nierait, chez les unes l'hérédité des formes ; chez d'autres celle des couleurs ; chez d'autres celle d'organes ou de parties essentielles de chaque nature d'êtres.

2° A la même condition d'être *congéniale*, il y aurait encore moins d'hérédité du type individuel. Comme le dit Roussel, l'enfant ne ressemble point aux parents, en naissant (1) ; la conformité de traits physiques, physiologiques, ou psychologiques, qu'il doit avoir, un jour, avec le père ou la mère, n'existe point d'abord, et il ne l'acquiert que successivement, avec l'évolution des parties, des organes, des fonctions, des instincts, ou des facultés où elle

____

(1) Roussel, *Système physique et moral de la femme*, part. II, p. 193.

est attachée. De ce que cette ressemblance, si saisissante, de tous les traits individuels de la physionomie, ne se développe point non plus, instantanément, par la génération, de ce qu'elle ne précède point, de ce qu'elle ne suit même, point immédiatement, la naissance de l'enfant, on aurait le même droit de contester qu'elle provînt de la génération; le même droit d'affirmer qu'elle n'est pas un principe essentiel et parfait de la nature du produit, mais une simple impulsion, une possibilité, une éventualité organique de la vie; le même droit d'en rapporter le développement à l'action d'influences et de causes ultérieures; de nier, enfin, qu'elle soit l'hérédité elle-même.

Ici, encore, on voit que, par une inconséquence qui se retrouve, à chaque pas, dans l'histoire de la loi que nous exposons, on impose à l'hérédité pathologique, des conditions que l'hérédité physiologique ne comporte pas :

1° Rejeter, comme on l'a fait, comme on le fait encore, si dogmatiquement, et traiter d'hypothèse indigne d'examen, le fait de l'hérédité du germe pathologique, de l'hérédité de l'*état latent* de la maladie, c'est, sans y prendre garde, rejeter l'hérédité du germe physiologique , c'est traiter d'hypothèse indigne d'examen, l'hérédité de l'*état latent* de tous les principes, de tous les éléments organiques des êtres;

2° Prétendre limiter à une simple tendance, ce transport séminal, dans toute la série des phénomènes morbides, en le couvrant du mot de *prédisposition*, prétendre, pour admettre l'hérédité du mal, que le mal sorte adulte de la génération, comme Minerve tout armée du cerveau de Jupiter, ce n'est pas seulement refuser le temps et l'espace à l'évolution des phénomènes morbides, c'est les supprimer à l'évolution des phénomènes vitaux, c'est imposer à toute l'organisation, la loi de naître toute formée, et de sortir, elle aussi, adulte, du sein de la vie.

Nous avons donc le droit de le répéter : le vice du système que nous venons de combattre, sur la transmission des espèces morbides, le sens exclusif qu'il donne à la distinction de l'hérédité de la *prédisposition* et de l'hérédité de la *maladie*, est tout à la fois, une erreur sur l'essence de la maladie, une erreur sur l'essence de l'hérédité : en croyant n'attaquer que le transport séminal des espèces morbides, il bouleverse les lois du transport séminal de tous les caractères ; en niant l'hérédité de la maladie, au nom de l'hérédité de la *prédisposition*, il méconnaît que le mode d'hérédité, qu'il nomme de ce dernier nom, n'est, à certains égards, et sous une certaine face, où il s'applique à tous les traits physiologiques ou pathologiques de l'organisation, que la période latente ou que l'*état de germe et d'incubation* des phénomèmes transmis.

En ce sens, il est vrai de dire, avec Burdach, que, « même sous le rapport des maladies, les parents donnent moins à leurs enfants ce qu'eux-mêmes sont, que la disposition à devenir ce qu'eux-mêmes sont devenus (1). » Mais, si universelle que semble cette règle, elle n'est point absolue ; et ce serait une erreur de croire, comme Gintrac, que, « *dans aucun cas, il n'y a communication* immédiate de la maladie ; qu'il n'y a que transmission de l'aptitude à la contracter (2). » Cette règle, comme presque toutes, a ses exceptions : nous les avons montrées, sous une première forme, dans le transport *congénial* de l'état de dé-

---

(1) Burdach, *Traité de physiologie*, trad. par Jourdan, t. II, *loc. cit.* — (2) Gintrac, *de l'Influence de l'hérédité*, etc., p. 149.

veloppement de l'organisation des auteurs aux produits ;
nous allons les retrouver, sous une seconde forme, dans
le transport *congénial* de l'état de développement et d'é-
panouissement de la maladie.

3° De l'hérédité de l'état *patent* ou de développement de la maladie.

Ces cas si remarquables, réfutation dernière et si décisive de l'hypothèse de Louis et de l'école de Broussais, sur
la nature de la prédisposition, tout en donnant la preuve
empirique et directe de la propagation séminale du germe
et de l'essence même de la maladie, sont bien moins, en
effet, une dérivation nécessaire du principe de l'hérédié
morbide, qu'une application bien autrement restreinte
d'un de ses corollaires : celui de l'hérédité de l'*état présent*
de la vie.

Les faits dont il s'agit représentent, à nos yeux, dans
la reproduction des modifications pathologiques des êtres,
ceux aussi singuliers dont la reproduction des modifications physiologiques nous a offert plus d'un exemple : nous
avons vu la vie (t. II, p. 489-506) se réfléchir dans les formes, les parties, les organes, les fonctions, les instincts, à
l'image de l'âge et jusque du moment et de la disposition
de l'état naturel où elle se régénère ; elle peut se répéter,
à l'image des désordres, et des altérations caractéristiques
des différents états morbides où elle engendre.

Il existe, en effet, des cas en certain nombre où, en
opposition à la règle générale de l'évolution ultérieure
des germes et des caractères de la maladie, l'hérédité affecte le mode de transmission qu'elle suit dans la plupart
des anomalies, et se révèle, chez l'enfant, et même chez le
fœtus, par la reproduction immédiate des signes et des
altérations pathognomoniques de l'espèce morbide.

Des observations de ce genre ont été faites, chez les animaux, par les vétérinaires. On a vu, plusieurs fois, à l'école d'Alfort, la jument et le poulain offrir, à l'ouverture du corps, toutes les lésions qui distinguent la morve (1); on a, d'après Dupuy, constaté le même fait chez un taureau et chez une génisse, relativement aux lésions caractéristiques de la pommelière (2) ; on en a rencontré d'analogues, dans le transport des entozoaires : les expériences d'Hervieu, répétées à Alfort, ne permettent plus de douter du transport congénial de la ladrerie (3). Le plus important des faits rapportés par Dupuy ne laisse point la ressource de recourir à une communication de la maladie de la mère au produit, pendant le cours de la vie intra-utérine : un porc, venu d'une ferme où le mal régnait, couvrit une truie exempte de cette affection ; des petits furent plus ou moins atteints de ladrerie; un d'eux fut tué, à l'âge de six semaines, et il se rencontra des hydatides dans le foie, ainsi que dans les muscles. On a même trouvé des vers intestinaux dans des fœtus de vache, de chat, de mouton, de chien : Hippocrate, Brendel, Séller, ont également vu des enfants naître avec des vers intestinaux (4), et nous avons reconnu leur transmission héréditaire chez l'homme (t. I, pag. 258).

Selon quelques auteurs, il n'est pas démontré que la petite vérole elle-même ne soit pas aussi sujette au transport congénial, et il ne faudrait point expliquer, constamment, par une contagion utéro-fœtale, les cas assez peu rares où les enfants naissants ou morts-nés, comme J. Hunter en cite des exemples, offrent des marques évi-

(1) *Dictionnaire usuel de chirurgie et de médecine vétérinaire*, t. I, p. 610. — (2) Dupuy, *Traité sur l'affection tuberculeuse.* — (3) *Dictionnaire usuel de chirurgie*, etc., loc. cit. — (4) Piorry, *Mém. cit.*, p. 95.

dentes et plus ou moins anciennes de cette maladie (1).

La phthisie est positivement dans le même cas. Baillie, Bayle, Cruveilhier, etc., ont rencontré des tubercules chez les fœtus ; Bricheteau en conclut qu'ils peuvent préexister, chez l'homme, à la naissance ; Joseph Brown, qu'ils proviennent, dans les cas de ce genre, de l'hérédité (2). Rilliet et Barthez (3), et Barrier (4), en ont aussi constaté l'existence, à des époques plus ou moins rapprochées de la naissance des enfants ; on peut, enfin, ranger, selon Fourcault, dans trois groupes, les sujets disposés héréditairement à la phthisie : les uns reçoivent la constitution lymphatique de leurs parents ; les autres, la diathèse ou la cachexie tuberculeuse ; et d'autres, enfin, offrent, à la fois, le tempérament lymphatique, la cachexie, et des tubercules qu'ils apportent en naissant (5). Cette maladie peut donc offrir la réunion des trois degrés distincts de l'hérédité morbide : l'hérédité de la *prédisposition*, l'hérédité du *germe* ou de l'*état latent* de la maladie, l'hérédité de la maladie elle-même.

Le rachitisme pourrait, aussi, d'après Dugès, se développer, dès la vie intra-utérine, et selon Lhéritier, atteindre les sujets, par voie de propagation, dès la première enfance (6). Le goître et le crétinisme offrent le même phénomène. D'après Esquirol, ceux des enfants qui ne sont point nés crétins, mais qui doivent le devenir, naissent avec un petit goître, tettent difficilement, sont bouffis et toujours assoupis (7) ; Roesch dit, au contraire, que

---

(1) *Cyclopedia of practical medicine*, vol. II, p. 418. — (2) Id., *loc. cit.* — (3) Rilliet et Barthez, *ouv. cit.* — (4) Barrier, *Traité pratique des maladies de l'enfance*, 2 v. in-8. — (5) A. Fourcault, *Causes générales des maladies chroniques et spécialement de la phthisie pulmonaire*, ch. VII, p. 111. — (6) Piorry, *Mém. cit.*, p. 124. — (7) Esquirol, *des Maladies mentales*, t. II, p. 359.

plusieurs des enfants qui doivent devenir crétins, naissent vifs et sont dispos, pendant les premiers mois, mais que d'autres aussi sont déjà de véritables crétins, en venant au monde (1).

L'idiotie et la surdi-mutité, affections qui compliquent souvent le crétinisme, étant de leur nature, la première souvent (2), et la seconde toujours congéniales, présentent nécessairement, l'une toujours, l'autre souvent, dans leur transmission, le même caractère (3).

Ce caractère est peut-être, aussi fréquemment, celui de l'hérédité des convulsions (4) ; il l'est même moins, rarement qu'on ne croit de l'hérédité de l'épilepsie, dont les accès n'ont point, chez les très-jeunes enfants, une forme clairement distincte des simples mouvements cloniques (5). La plupart des médecins ont observé des cas de propagation congéniale des derniers : Baumes a vu mourir, pendant l'allaitement, d'attaques d'éclampsie, une fille dont la mère ressentait dans les bras, à l'approche des règles, des mouvements convulsifs (6). De tous les enfants morts dont il est question, dans le relevé des recherches de Bouchet et Cazauvieilh, à la Salpêtrière, sur l'hérédité de l'épilepsie, le plus âgé n'avait que quatorze ans ; tous les autres avaient succombé fort jeunes, et presque tous, au rapport des mères, dans les convulsions (7).

L'hérédité de l'asthme, de l'hémorrhaphylie, et des affections calculeuses, [peut encore offrir des faits semblables : Duchamp a vu une femme asthmatique et replète

<hr>

(4) Rœsch, *Untersuchungen ueber den Kretinismus*, Erlangen, 1844. — (2) Esquirol, *des Maladies mentales*, t. II, p. 222. — (3) Voy. t. I, et Edouard Séguin, *Traitement moral, hygiène et éducation des idiots et autres enfants arriérés*, p. 181. — (4) Gintrac, *Mém. cit.*, p. 118. — (5) Esquirol, *ouv. cit.*, t. II, p. 278. — (6) Baumes, *Traité des convulsions*, Paris, 1805, p. 7. — (7) *Archives de médecine*, t. X, p. 39.

donner le jour à une fille qui, depuis sa naissance jusqu'à l'âge de dix-huit mois, eut la respiration râlante et suffocante, au point de faire toujours désespérer d'elle (1).

Mahon a vu périr, avant l'âge de deux ans, avec tous les signes de l'infection dartreuse, deux enfants nés d'un père et d'une mère dartreux (2). Le transport séminal de l'hémorrhaphylie des *bluters* ou hommes saignants, chez les Grisons, se manifeste quelquefois dès le berceau, ou peu de temps après la naissance (3). Brendel a vu périr dans les convulsions deux enfants, l'un de deux jours, l'autre de huit, en rendant de petits calculs (4), et Hoffmann rapporte l'histoire d'une princesse affectée de la pierre, et mère d'un enfant dans la vessie duquel on reconnut, le vingtième jour après sa naissance, la présence d'un calcul très-volumineux (5).

Enfin, et malgré l'assertion de Burdach (6), qui veut que les enfants nés de parents atteints de la syphilis ne viennent point au monde frappés de cette maladie, mais simplement débiles et prédisposés à une foule d'affections qui altèrent le travail de la nutrition, la syphilis, peut-être, est, avec la phthisie, de toutes les espèces morbides, celle dont l'hérédité affecte le plus souvent, et le plus positivement, la forme congéniale : « souvent on voit sortir les petits enfants du ventre de leur mère, ayant cette maladie, dit Ambroise Paré, et tôt après, avoir plusieurs pustules sur leur corps (7). » Les observations recueillies par Schenck, par Rosen, par Girard (8), par Hunter, par

<hr>

(1) Duchamp, *Maladies de la croissance*, p. 108. — (2) Mahon, *OEuvres posthumes*, p. 402. — (3) *Gaz. des hôpitaux*, 2e série, t. VIII, p. 593. — (4) *De calculis natalibus*, opusc., p. 59. — (5) Piorry, *Mém. cit.*, p. 106. — (6) *Traité de physiologie*, t. II, p. 250. — (7) *OEuvres d'Ambroise Paré*, nouvelle édition, Paris, 1840, t. II, p. 598. — (8) Girard, *Lupiologie* ou *Traité des loupes*, p. 363.

Mahon (1), et par Fodéré (2); celles plus récentes de Hey (3), et de Brown, en Angleterre, de Cullerier, de Lagneau, de Rayer (4), de Gibert, de Trousseau (5), de Piorry (6), etc., en France, démontrent, qu'en effet, l'enfant peut, non-seulement tenir de la génération, mais offrir, *en naissant*, les signes manifestes et caractéristiques des formes primitives, secondaires, et tertiaires de la syphilis.

Mais nous croyons devoir renvoyer au moment où nous traiterons de l'hérédité de la syphilis, l'exposition de ces faits et l'élucidation des questions qu'ils soulèvent, parce qu'elle nous entraînerait dans des discussions plus ou moins étrangères au seul fait qu'il importe ici de mettre en lumière, le transport congénial des signes et des symptômes caractéristiques des espèces morbides. Il nous suffit qu'il soit, dès ce moment, hors de doute.

Ce fait établi, on voit que, loin d'être bornée à la transmission d'une simple aptitude pathologique, d'une sensibilité plus ou moins spéciale, plus ou moins étendue, à l'influence des causes génératrices du mal, chez les ascendants, l'HÉRÉDITÉ morbide admet, embrasse, et réalise tous les sens du mot prédisposition, propage tous les états du trouble pathologique dont l'INNÉITÉ peut être le principe, et se manifeste, enfin, comme l'INNÉITÉ même (t. II, p. 540), sous chacune des trois formes que nous avons reconnues à l'évolution de la maladie, la *prédisposition*, l'*état latent* ou de germe, et l'*état patent* ou de développement de l'espèce morbide.

<hr>

(1) Mahon, *OEuvres posthumes*, p. 417-424, etc. — (2) Fodéré, *Traité de médecine légale*, t. V, § 11, 31.—(3) *Cyclopedia of practical medicine*, vol. II, p. 417. — (4) Rayer, *Traité théorique et pratique des maladies de la peau.* — (5) *Gazette des Hôpitaux*, t. VIII, 2º série, p. 13. — Id. p. 49. — (6) Piorry, *Mém. cit.*, p. 77.

Ainsi tombe, devant l'analyse et les faits, le principe des négations et des restrictions que des doctrines basées sur la distinction de l'hérédité de la prédisposition et de l'hérédité de la maladie, imposent à la loi du transport séminal des modifications pathologiques de l'être.

§ III. — Critique de la négation de l'hérédité des maladies *acquises*, ou de la restriction du transport séminal aux maladies *innées*.

Les restrictions fondées sur la distinction entre l'origine *innée* et l'origine *acquise* des phénomènes morbides, ont-elles plus de valeur? n'y a-t-il, en d'autres termes, de soumises à la loi de l'hérédité, que les maladies dont le germe remonte à la naissance de l'être, ou cette loi s'étend-elle, de même, aux maladies de cause et de date postérieures ?

L'observation, d'après J. Brown, n'a pas encore décidé la question de la transmission, par voie héréditaire, des affections qui tiennent à l'action manifeste d'une cause consécutive à la génération (1).

Les avis, il est vrai, sont très-profondément divisés sur ce point :

En tête de tous ceux qui se sont prononcés pour la négative, se présente encore Louis. Il lui a semblé si impossible d'admettre le fait de l'hérédité des maladies *acquises*, qu'il s'est efforcé de prêter ce caractère à toutes les maladies, comme preuve décisive qu'elles ne se transmettent pas (2).

La majorité des vétérinaires est, encore aujourd'hui, dans la même opinion, et comme Bourgelat, est disposée à nier le transport séminal des affections *acquises*, et spé-

____

(1) *Cyclopedia of practical medicine*, vol. II, *loc. cit.* — (2) Louis, *Dissertation sur la question*, etc., p. 27.

cialement de celles d'origine externe, chez les animaux. Prichard, dans un ouvrage précédemment cité (1), avait aussi émis une doctrine analogue, avec cette différence, qu'au lieu de prêter, comme Louis, à toutes les espèces de trouble pathologique, une origine *acquise*, pour prouver qu'aucune d'elles n'était héréditaire, il donnait à toutes celles qui sont héréditaires, une origine *innée*. Tout en critiquant cette vue systématique, tout en regardant même, comme beaucoup plus probable, que les maladies acquises, ou d'origine externe, peuvent être transmises par la génération, Joseph Brown reste dans le doute (2); Zimmermann (3), Tissot, Pomme (4), Pujol (5), Fodéré (6), Petit (7), et plusieurs autres auteurs, Burdach (8), Gintrac (9), Gaussail (10), etc., se prononcent nettement pour l'affirmative.

La question se résout par un simple rappel aux faits et aux principes.

En principe, il est clair que la négation de l'hérédité des maladies acquises, pour tous ceux qui admettent, dans un degré quelconque, l'hérédité morbide, est dépourvue de base; elle tombe, d'abord, devant l'autorité logique de deux faits généraux que nous avons établis :

Le premier est celui de la nature essentielle des affections morbides : toutes sont, comme nous l'avons exposé (t. II, p. 512), des modifications *acquises* des espèces;

(1) Prichard, *Researches into the physical history of man*, 2e éd., vol. II, p. 536 et suiv. — (2) *Cyclopedia of practical medicine*, vol. II, *loc. cit.* — (3) Zimmermann, *Traité de l'expérience*, t. III, p. 342. — (4) Pomme, *Traité des affections vaporeuses des deux sexes*, t. I, p. 12, t. II, p. 386, 390. — (5) Pujol, *OEuvres diverses*, t. II, p. 273. — (6) Fodéré, *Traité de médecine légale*, 2e édit., t. V, p. 362. — (7) *Essai sur les maladies héréditaires*, p. 55. — (8) *Traité de physiologie*, t. II, p. 252. — (9) Gintrac, *de l'Influence de l'hérédité*, etc., p. 7. — (10) Gaussail, *de l'Influence de l'hérédité*, etc., p. 54.

Le second fait est celui de l'hérédité des modifications d'origine *acquise* : toutes celles du *type* primordial des êtres se sont montrées soumises, dans les espèces et dans les individus, au transport séminal.

En remontant à l'essence des affections morbides, il n'y a donc point lieu à la distinction qu'on établit entre elles : elles n'offrent, en principe, sur ce premier point, d'autre différence que celle de la date de la modification qui les caractérise.

La même distinction ne peut être plus légitime, sur ce second point, qu'à la condition que la loi démontrée de l'hérédité des modifications du *type* spécifique, ne soit point applicable aux modifications de l'*état* spécifique, c'est-à-dire à celles mêmes des altérations de la nature première qui forment les maladies (t. II, p. 516-517) : or nous venons de voir, qu'en thèse générale, il n'en était rien, et que tous les degrés du trouble pathologique obéissaient au cours du transport séminal.

La logique, d'abord, quant à l'hérédité, n'a donc point d'exception à faire, à titre d'acquises, entre les diverses classes d'affections morbides. L'expérience en a-t-elle davantage? Non. La base empirique manque à cette exception, comme la base logique.

Nous en trouvons un ordre bien remarquable de preuves, dans plusieurs phénomènes de la domesticité chez les animaux :

Les genres si différents de modifications que l'industrie humaine a imprimées au type primordial des espèces aujourd'hui domestiques ne sont, ni tous des progrès et des perfectionnements, ni tous des dépravations de leur nature; l'homme, suivant les espèces, suivant les qualités et les dispositions qu'il cultive en elles, modifie leur nature en deux sens opposés :

1° Il en est, telles que celles du chien et du cheval, dont les caractères et les penchants d'espèce se trouvent précisément ceux que son intérêt d'utilité, de service, de goût, de luxe ou de plaisir, le porte à rechercher en elles; il donne, par les mêmes causes, la même direction aux modifications qu'il détermine en elles. Loin d'altérer, ni le *type*, ni l'*état* spécifique de l'organisation, la domesticité ne tend, dans ces espèces, qu'à la conservation, à la reproduction, et au développement des qualités d'espèce ou de nature première ;

Les modifications *acquises*, de ce genre, sont toutes *physiologiques*.

2° Il est, au contraire, d'autres espèces, telles que celles du bœuf, du porc, du mouton, en un mot de tout le gros bétail, où l'intérêt de l'homme est de déterminer des modifications d'instincts et d'éléments, qui, toutes en harmonie avec les appétits ou les nécessités de son organisation, sont en opposition avec celle des espèces sur lesquelles il opère. L'action domestique que l'homme exerce ainsi, sur tout le gros bétail, s'éloigne d'autant plus, du *type* et de l'*état* spécifique de la vie, qu'elle approche plus du but ; les améliorations, très-réelles pour l'homme, dont elle est le principe, ne sont, pour l'animal, qu'une détérioration de la constitution, une dégénérescence de la santé normale, une source, une forme réelle de phénomènes morbides ;

Très-positivement, les modifications *acquises* de cette classe sont *pathologiques* (1).

____

(1) Huzard, *Mém. cit.*, p. 17-19, et Grognier, *ouv. cit.*, p. 607.

Or, physiologiques ou pathologiques, il y a continuation, par la reproduction, de l'état, d'origine ou de cause extérieure, qui les caractérise (1); morbides ou non morbides, la génération transmet également, des auteurs aux produits, les modifications amenées par le régime, le sol, le climat, les moyens hygiéniques.

Il est même des cas où l'on prend, en quelque sorte, la nature sur le fait, soit en découvrant, chez les ascendants la cause génératrice des phénomènes transmis, soit en assistant à la transmission immédiate aux produits, d'un mal spontanément formé chez les parents. C'est ainsi que Hamon, savant vétérinaire du dépôt d'étalons de Lamballe, assigne positivement aux vices de l'élevage, au défaut absolu de régime, au manque de soin, à l'abus des ssaignée, l'origine de la fluxion périodique, maladie du cheval qui, une fois formée, est soumise à la loi du transport séminal (2). Il en peut être ainsi de la mélanose : on emploie à la monte un jeune étalon, sous poil blanc, et il donne d'abord, de bons produits : il vient ensuite à être atteint de mélanose : *à dater de cette époque*, tous ceux de ses dérivés, mâles ou femelles, qui se trouvent à hériter de son poil, sont atteints de mélanose : tous les autres, noirs ou bais, gris-rouan ou gris de fer, en sont exempts, ainsi que leur postérité (3). Brugnoné, en 1781, a vu régner dans un haras, et se transmettre ainsi, héréditairement, une maladie qu'il nomme hémorrhoïdale, mais qui n'était, selon d'autres vétérinaires, que la même affection (4).

Nul doute, à nos yeux, qu'il n'en puisse être de même de toutes les maladies, chez les animaux.

(1) Id., *loc. cit.* — Rocquet, *Projet d'un essai sur la vitalité*, p. 208. — (2) *Bulletin des sciences de la société royale et centrale d'agriculture*, t. V, p. 57. — (3) Grognier, *ouv. cit.*, p 247. — (4) *Dictionnaire usuel de chirurgie et de médecine vétérinaire*, t. I, p. 608.

L'expérience donne le droit d'ajouter, et chez l'homme : « Tant de causes, dit Petit, exercent leur influence sur son organisation et la modifient sans cesse, que les dispositions maladives ont dû nécessairement se multiplier, et comme la plupart de ces causes agissent d'une manière lente et continue, elles préparent des dispositions profondes qui, par leur lenteur à se former, s'identifient en quelque sorte avec l'organisation, et deviennent dès lors susceptibles d'être transmises par voie de génération (1). »

Ainsi, d'après lui, toute disposition organique, amenée par des causes physiques ou morales qui, soit à raison de la *durée* de leur action, soit à raison de leur *intensité*, ont produit une profonde modification de l'économie, devient, pour ainsi dire, partie inhérente de l'individu, une sorte de condition harmonique de son existence et, par conséquent, susceptible d'être transmise, comme le tempérament et les idiosyncrasies de toutes espèces.

C'est ce qu'avait nettement établi Fodéré : « Naîtrions-nous, de parents sains, jouissant de l'harmonie pleine et entière des fonctions, mille accidents de la vie peuvent, dit-il, déranger en nous cette harmonie, affaiblir ou exalter (ce qui produit par la suite le même effet) un de nos organes, et nous transmettons ensuite ce défaut d'équilibre aux enfants que nous procréons.

Ainsi les circonstances et le genre de vie développent-ils, chez les pères, des dispositions aux affections cérébrales et hépatiques, à la manie, à l'apoplexie, etc. ; de là, conséquemment, des générations d'apoplectiques, de maniaques, d'hépatitiques. Un autre, issu de parents sains, reçoit un coup à la poitrine, ou exerce une profes-

____

(1) Petit, *Essai sur les maladies héréditaires*, p. 54.

sion qui use à la longue cet organe ; de là, une génération d'êtres qui auront la poitrine faible, etc. »

Et Fodéré confirme ces principes par des faits : il fut consulté, à Aspremont, pour un malade atteint de lèpre sporadique, à la suite de courses répétées, dans des lieux arides et difficiles ; cet homme avait donné le jour à une fille, alors âgée de dix-huit ans, qui devint lépreuse comme lui.

Un autre individu, né de parents sains, et ne présentant lui-même aucune disposition de naissance à la pierre, ni à la gravelle, mais chez lequel l'usage prolongé de coquillages, pour alimentation, était, selon Fodéré, la cause du développement de cette maladie, transmit cette affection cruelle à ses enfants. Un troisième, capitaine de vaisseau marchand, devait à sa vie de marin des rhumatismes et des dispositions à la gravelle : son fils, homme d'ailleurs fort et vigoureux, eut le malheur d'hériter de cette maladie acquise, et celui de la transmettre à ses propres enfants (1).

Les observations recueillies par Fournet justifient l'opinion (2) de Petit, qu'il en est ainsi de la phthisie, avec cette différence déjà faite par Chavet (2), entre la phthisie *acquise* et la phthisie *innée*, que l'hérédité de la première serait d'une gravité et d'une fréquence moindres que celle de l'autre (4).

Les prédispositions aux affections morbides du système nerveux, chez les enfants issus de parents épuisés par l'excès des travaux de l'intelligence (5) nous offrent,

______

(1) Fodéré, *Traité de médecine légale*, 2ᵉ éd., t. V, p. 117, 362. — (2) Petit, *ouv. cit.*, p. 55. — (3) Chavet, *de la Phthisie héréditaire*, Munster, 1787. — *Journal de médecine*, Paris, 1788, t. LXXV, p. 325. — (4) Fournet, *ouv. cit.*, t. II, ch. II, p. 412-418. — Voy. aussi Barrier, *ouv. cit.* — (5) Virey, *de la Physiologie dans ses rapports avec la philosophie*, p. 146.

d'après Brigham (1), une autre démonstration de ce même principe.

Ellis exprime la crainte qu'il n'en soit ainsi de la précocité, suite de l'excitation trop hâtive de l'esprit chez les générateurs, et que l'excitation prématurée et trop constante du cerveau, avant que l'organisation n'ait acquis assez de développement, n'expose la génération future aux maladies de cet organe et du système nerveux en général (2). De Brieude, et plus tard Joseph Brown, ont fait des remarques analogues sur la transmission des désordres morbides de l'innervation et de l'intelligence dus au simple changement des lieux et du climat; le premier de ces auteurs, dans sa *Topographie médicale de l'Auvergne* (3) rapporte que, chez tous ceux de ses habitans qui avaient, chaque année, l'habitude d'émigrer, les uns en Espagne, les autres en Portugal, les autres en Amérique, l'air et les aliments de ces nouveaux climats, les différents métiers qu'ils y exerçaient, les mœurs qu'ils y puisaient, toutes ces causes réunies, déterminaient en eux une telle altération de la constitution, qu'ils formaient, au retour, une nouvelle espèce d'hommes, et portaient un changement visible dans la génération qui les suivait. Les belles femmes de Crandelle et des environs ne doivent, d'après lui, leur sensibilité nerveuse qu'au long séjour de leurs pères dans les provinces brûlantes de l'Espagne.

Malheureusement, l'action de ce climat ardent et de la vie qu'ils y menaient ne s'arrêtait pas là : la plupart revenaient atteints d'hypocondrie, ou la tête dérangée, quelques-uns maniaques, et ils communiquaient à leurs

(1) *The medico-chirurgical review*, oct. 1841. — *Gaz. médicale de Paris*, 15 janv. 1842.— (2) Ellis, *Traité de l'aliénation mentale*, p. 70, 73. — (3) *Mémoires de la société royale de médecine*, Paris, 1783, p. 257.

descendants une disposition héréditaire à toutes les maladies nerveuses, et de Brieude a vu l'aliénation, ainsi acquise en Espagne, devenir héréditaire (1).

Il en peut être de même du phénomène morbide le plus passager, et un simple accident des parents peut causer une idiosyncrasie chez les descendants. La fille d'une femme, chez laquelle une saignée avait entraîné des suites fâcheuses, ne pouvait se faire une égratignure à la peau, sans déterminer une forte hémorrhagie, et sans tomber dans une excessive faiblesse (2). Un homme, qui n'était point né épileptique, se fracasse les vertèbres dorsales, dans une chute qu'il fait du haut d'un chêne : il lui reste, à la suite de cet accident, une contraction spasmodique des membres, qui persiste des années et qui n'est point encore parfaitement guérie lorsqu'il vient à se marier ; son fils, arrivé à l'âge de puberté, devient épileptique (3).

La syphilis, enfin, porte au dernier degré d'évidence le transport par la génération, des maladies acquises. Nous voyons, tous les jours, l'affection vénérienne naître chez les parents, par la voie contagieuse, et se transmettre aux enfants, par la voie séminale ; et ce cas, à nos yeux, n'est pas une exception. Nous répéterons ici, de l'homme, ce que nous disions plus haut de l'animal ; nous dirons, qu'à certains égards, il en doit être ainsi, chez l'un et chez l'autre, de toutes les affections, par ces raisons plausibles : qu'il faut un commencement à toutes les maladies ; que toutes, comme nous le verrons, sont héréditaires ; et que l'hérédité, simple loi de transport du mal une fois

____

(1) *Mémoires de la Société royale de médecine*, 1782-1783, p. 298, 324. — (2) *Dictionnaire des sciences médicales*, t. IV, p. 190. — (3) G. L. Durius, *Ephém. d'Allem.*, déc. 3, an. 9, 10 ; obs. 126.

produit, ne peut être l'origine première d'aucune d'elles (t. II, p. 553).

Aux différences près qui constituent l'essence des faits pathologiques, l'hérédité morbide suit donc, sur ce point, comme sur ceux qui précèdent, les mêmes lois que l'hérédité physiologique : la génération reproduit, également, les modifications acquises de l'*état*, les modifications acquises du *type* des êtres.

§ IV. — Critique de la négation de l'hérédité des maladies *aiguës*, ou de la restriction du transport séminal aux maladies *chroniques*.

Si elle ne fait, ainsi, dans le transport séminal, aucune acception de l'origine première des affections morbides, la génération n'en fait-elle pas au moins, entre leur forme aiguë et leur forme chronique?

Des auteurs ont admis, d'autres ont repoussé le principe de cette distinction dans l'hérédité de la maladie.

Les premiers, dans les rangs desquels se rencontrent Sennert, Ethmuller, Maurice Hoffmann, Poilroux, etc., restreignent l'hérédité aux maladies chroniques : mais le dernier écrivain est, de tous ceux qui ont embrassé cette doctrine, celui qui l'a soutenue avec le plus de vigueur.

« Nous ne comprenons, dit-il, dans la classe des affections héréditaires, que les maladies qui ont une marche chronique. Nous pensons même que *le caractère d'hérédité exclut celui d'une marche aiguë, et qu'il suffit qu'une maladie soit héréditaire, pour qu'elle réunisse tous les traits des affections lentes.* » La raison qu'il en donne, est que les maladies aiguës n'opèrent dans les individus que des changements fugaces, des impressions peu profondes, qui ne peuvent subsister dans les organes, pour être transmises ensuite d'une manière héréditaire. D'après ces principes, il refuse d'admettre, dans le cadre des maladies de famille, toute affection qui offre le type aigu, etc. Contre le sentiment de Mercurialis, il ne fait même point d'exception en faveur des fièvres éruptives (1).

Malgré la prétention de Poilroux, de reproduire, sur ce point, l'opinion générale des modernes, des médecins de notre époque, en grand nombre, et d'une grande autorité, Pujol, Fodéré, Portal, Petit, Piorry, etc., sont loin d'adopter ce système : les uns, tels que Petit (2) et Piorry (3), reconnaissent seulement moins de fréquence dans l'hérédité des affections aiguës, que dans celle des affections chroniques ; les autres les soumettent, indistinctement, au transport séminal.

Il n'y a pas lieu d'hésiter, un instant, entre les deux doctrines : soumise à l'épreuve des faits et des principes, la thèse de Poilroux ne soutient pas l'examen.

La première objection à lui opposer, tient à la ligne même de démarcation, que cette doctrine élève entre les deux ordres d'affections qu'elle sépare : c'est la difficulté, de tracer la limite où, comme le dit Piorry, finit l'état aigu et où le chronique commence : c'est, de plus, la transition de l'un à l'autre état, des mêmes espèces morbides. Les diverses natures d'affections nerveuses, les différentes formes de l'aliénation, la goutte, la syphilis, la phthisie elle-même, une foule d'autres maladies, se présentent, tantôt sous l'un, tantôt sous l'autre aspect ; ce qui rend impossible, en fait, d'en rattacher, d'une manière exclusive, la propagation, ni à l'hérédité des maladies aiguës, ni à l'hérédité des maladies chroniques.

(1) Poilroux, *Recherches sur les maladies chroniques*, p. 245-249. — (2) Petit, *Essai sur les maladies héréditaires*, p. 32. — (8) Piorry, *de l'Hérédité dans les maladies*, p. 60.

La secoude objection à la restriction de Poilroux, est le vide des deux raisons anatomiques qu'il donne pour base à sa doctrine : « Que les maladies aiguës n'opèrent dans les individus que des *changements fugaces, des impressions peu profondes ; que ces impressions, ou changements, ne peuvent subsister assez longtemps dans les organes, pour être transmis ensuite d'une manière héréditaire.* »

On ne peut que s'étonner, devant de tels arguments, qu'un médecin d'expérience et de vue, comme Poilroux, ait pu les accueillir ; car il est impossible à la philosophie de la science de les admettre.

1° Toutes les maladies *aiguës* ont leurs lésions, comme elles ont leurs symptômes : lésions soit fonctionnelles, soit anatomiques, de forme, de caractère, d'étendue variables, mais dont l'observation la plus élémentaire défend au médecin, de quelque nom qu'il les nomme, de dire, comme expression d'un fait général, qu'elles sont *peu profondes.*

Elles sont malheureusement si profondes, qu'elles amènent, selon leur gravité, depuis la perturbation jusqu'à l'abolition de la faculté vitale, depuis la plus légère altération jusqu'à la plus complète décomposition du tissu ou de l'organe : les hépatisations, les indurations, les ulcérations, la gangrène des viscères ; les adhérences des méninges, des plèvres, du péricarde, et du péritoine ; les épanchements terribles qui les accompagnent ; les dilatations, les oblitérations, les dégénérescences des diverses parties, etc. ; enfin, l'histoire entière des terminaisons des affections aiguës, et de la plus grave de toutes ces terminaisons, est là pour l'attester, leurs *impressions,* selon l'expression adoucie de Poilroux, sont si profondes qu'elles tuent.

2° Ces mêmes *impressions,* ou pour employer le mot propre, ces lésions fonctionnelles ou anatomiques des affections aiguës, et non pas seulement celles dont il vient d'être question, qui menacent la vie ou qui donnent la mort, mais encore les moins graves, laissent des traces après elles. Les maladies aiguës ne sont pas, en un mot, comme Poilroux ici le donnerait à entendre, un simple trouble de l'état physiologique; elles sont une véritable modification qui, loin d'être passagère, reste dans l'organisme, avec des caractères plus ou moins prononcés, selon la nature, selon l'intensité, selon la durée, et le mode de terminaison de l'affection morbide.

Nous en avons la preuve, dans la tendance marquée que toute maladie aiguë, même lorsqu'elle n'entraîne pas une altération profonde de l'économie, crée, dans le même sujet, à la récidive, s'il est dans la nature de la maladie de se répéter; fait dont la méningite, dont la pneumonie, dont la pleurésie, dont tant d'autres affections, nous donnent, chaque jour, l'exemple;

Nous en avons encore une preuve, dans la tendance de la maladie aiguë, guérie en apparence, à se reproduire, à la moindre influence, sous la forme chronique;

Nous en avons enfin la preuve anatomique, dans l'inspection microscopique de l'état où toute affection, si peu grave qu'elle soit, où toute guérison, si complète qu'elle semble, laissent l'économie. Jamais, selon Bourgery, résumant sur ce point l'ensemble de ses études personnelles et de celles d'autres savants modernes, la disparition des phénomènes morbides ne laisserait l'organisme dans l'état primitif où ils l'auraient trouvé. La maladie, et même la guérison, auraient toujours pour résultat une altération caractérisée par un retour des parties affectées à un type inférieur de l'organisation, telle qu'elle est dans le cours de la vie embryonnaire, ou de la vie sénile, ou chez des êtres situés à des degrés plus bas de l'échelle animale.

« En sens contraire de la formation embryonnaire où, dit-il, le développement des organes se fait, en général, par une série ascendante de phases intermédiaires, en passant par les organismes inférieurs pour arriver au mammifère et à l'homme, dans la vieillesse et la maladie, le déclin et la destruction se font aussi, en général, par une série de phases intermédiaires, mais alors descendantes, de l'homme vers les organismes inférieurs ; et, de même que l'embryon renferme des organes qui simulent dans un corps humain des fractions dépareillées d'organismes inférieurs, le malade et le vieillard renferment, non plus tels organes en entier, mais seulement telles fractions d'organes analogues de ceux des animaux.

« La conséquence bien nette de ces observations, c'est que, dans toute maladie quelconque, il n'y a pas de guérison absolue, comme on l'entend ; car, où la maladie a passé, la guérison n'est plus qu'un retour à la viabilité par un organisme permanent inférieur. Si ces effets ne sont pas appréciables dans les degrés inférieurs, ils n'en sont pas moins certains. Toute maladie, même *la plus légère*, laisse des traces plus ou moins percevables, et la durée de l'ensemble, ou le fond de la viabilité, en est diminué d'autant. La congestion la plus éphémère amène, pour le moins, une tendance à la dilatation des plus petits capillaires, comme il s'en montre partout sous le microscope. Si elle se répète fréquemment, elle ne tarde pas à produire un état variqueux, visible par sa teinte violacée, quand il se prononce à l'extérieur, par exemple sur la peau du visage, et qui, pour les viscères, s'annonce lentement par des langueurs dans les fonctions, signes avant-coureurs des altérations organiques : augmentez les effets, et vous voyez, peu à peu, se dérouler tout lé tableau de la séméiologie et de l'anatomie pathologique (1). »

A ces réfutations, à nos yeux, si plausibles, des arguments de Poilroux, il n'en manque qu'une dernière, c'est la preuve empirique de l'hérédité des maladies aiguës.

Il nous la donne lui-même, et il nous la donne dans l'exemple qu'il invoque comme décisif contre elle : le transport séminal de la syphilis. Il distingue d'abord, dans le mal vénérien, la forme primitive, et qu'il appelle *aiguë*, d'invasion du mal, forme caractérisée par la blennorrhagie, l'orchite, les chancres, les bubons, et tous les autres signes d'une affection vive et plus ou moins rapide; et la forme *chronique* ou constitutionnelle de la même maladie, la seule qui lui semble, dans l'action qu'elle exerce sur l'organisation, remplir les conditions de force et de durée nécessaires, d'après lui, à l'hérédité des phénomènes morbides. Or, les affections de cette forme seconde de la syphilis, n'ont qu'une marche très-lente, et ne présentent plus, dit-il, que les traits les plus saillants des maladies chroniques, caractères encore plus marqués chez les enfants, qui reçoivent de leurs parents ce funeste héritage. L'héritage, s'il fallait l'en croire, se bornerait à celui d'un état valétudinaire, de la faiblesse, d'une mauvaise constitution, et de prédisposition à nombre de maladies d'une très-longue durée (2).

Poilroux, comme on le voit, ne choisit ses exemples de l'hérédité de la syphilis que dans la série, du reste, assez nombreuse, des cas où il n'existe pas d'hérédité patente

(1) Bourgery, *Traité d'anatomie, de l'Anatomie du système nerveux*, Introduction. — (2) Poilroux, *ouv. cit.*, p. 248.

de la syphilis ; il ignore, ou du moins il oublie tous les autres. Ce sont précisément ceux qui ruinent à la fois, et le principe qu'il avance, et la preuve qu'il en donne, les cas de reproduction séminale des symptômes et des caractères, non-seulement de la période chronique de la vérole, tels que les exostoses et les formes pustuleuses, ulcéreuses ou tuberculeuses de la syphilis ; mais de la période aiguë, l'ophthalmie vénérienne, la blennorrhagie, les chancres, les bubons, phénomènes aujourd'hui parfaitement reconnus de source héréditaire, et, comme nous l'avons dit, constatés jusque chez des nouveau-nés.

Mais le transport séminal des maladies aiguës, ne se limite point, très-malheureusement, à cette seule affection ; et pressé par les faits, Poilroux lui-même, ici, s'embarrasse dans sa thèse. Après avoir ainsi, et si maladroitement, évoqué contre elle, l'argument péremptoire de la *syphilis*, il est successivement forcé, pour la soutenir, d'éliminer les faits qui, pour Mercurialis, pour Pujol de Castres, pour Fodéré, etc., démontrent le transport séminal des affections aiguës de nature éruptive, contagieuse, endémique, ou épidémique, la petite vérole, la rougeole, la peste. Il est forcé de rejeter, comme insignifiants, par l'unique raison que ces maladies attaquent indistinctement toute l'espèce humaine, les arguments si graves de l'inaptitude la plus absolue, la plus évidemment héréditaire, de certaines familles, à tous les procédés de contagion naturelle, et d'inoculation artificielle du mal ; la sensibilité excessive et aussi héréditaire, chez d'autres, à leur moindre influence ; leur gravité ou leur bénignité plus grande, et même l'anomalie de leur double ou de leur triple répétition chez elles (t. I, page 253).

Il est, enfin, réduit à sacrifier presque le principe de sa thèse, en finissant par ne plus reprocher aux faits cités par les auteurs, sur l'hérédité des maladies aiguës, que d'être trop peu concluants, ou trop peu nombreux, et de faire une trop faible exception, dans sa manière de considérer les choses, pour lui enlever le droit d'exclure hardiment les affections aiguës de la catégorie des maux héréditaires (1).

Le premier reproche, d'être *peu concluants*, retombe sur lui-même ; il retombe à la fois, comme nous l'avons vu, sur les arguments de fait, et sur les arguments de doctrine, qu'il a donnés pour base à son système. C'est la thèse opposée qui a pour elle l'appui de la séméiologie et de l'anatomie, l'autorité des noms, des principes, des exemples les plus démonstratifs. Indépendamment des faits si *concluants* de l'hérédité des symptômes primitifs de la syphilis, de ceux tout aussi probants, pour l'esprit dégagé de l'esprit de système, de l'hérédité des fièvres éruptives, d'autres observations mettent, aussi complétement, hors de doute, le transport de la forme aiguë d'une foule d'autres espèces morbides. On a constaté l'hérédité de celle de plusieurs affections du système cutané, telles que l'eczéma, le psoriasis, le lichen agrius (2), etc. Fodéré n'en a pas même excepté la gale, dont il dit avoir vu, nombre de fois, chez les Juifs, race malpropre et galeuse, les fils de pères porteurs d'une gale habituelle, couverts à leur naissance (3). Une foule d'auteurs attestent l'hérédité du croup (4). Portal (5), Petit (6), Piorry, ont reconnu et

<hr>

(1) Poilroux, *ouv. cit.*, p. 248, 249. — (2) Piorry, *de l'Hérédité dans les maladies.* — (3) Fodéré, *Traité de médecine légale*, t. V, p. 360. — (4) V. Desruelles, *Traité du croup*, au chapitre des *Causes.* — (5) Portal, *Considérations sur les maladies héréditaires*, p. 60. — (6) Petit, *Essais sur les maladies héréditaires*, p. 87.

prouvé, le dernier, d'une manière positive et directe, le transport séminal des phlegmasies aiguës liées à l'état couenneux ; il a rencontré chez les pères, chez les sœurs, chez les frères, les prédispositions aux mêmes accidents de l'hypérémie : sur quarante-huit cas de pléthore, recueillis dans les hôpitaux, on a vu, quatre fois, les parents présenter le même état organique (1). Le même auteur rapporte des cas où la bronchite (2), où la phthisie aiguë, où la pleurésie, où la pneumonie même, se sont ainsi transmises par la génération. Dans le relevé statistique de ses observations sur les deux dernières maladies, nous voyons, sur quarante-cinq cas de pleurésie, l'hérédité constatée six fois, et sur cent vingt-deux cas de pneumonie, quatre fois : proportions qui ne lui semblent si disproportionnées, que par les lacunes forcées du commémoratif. Les proportions relatives des cas d'hérédité dans le rhumatisme articulaire aigu, d'après le relevé des chiffres réunis de Chomel, de Patouillet, et de Piorry lui-même, sont, au contraire, énormes : sur cent soixante-cinq cas de rhumatisme, on n'en compte pas moins de quatre-vingt-un, près de la moitié des cas, où l'hérédité a été constatée (3). Bayle (4), Fournet (5), Aubanel et Thoré, ont de même démontré, par les faits et les chiffres, le transport séminal des congestions actives des principaux viscères, et des affections aiguës qu'elles déterminent. Fournet, sur vingt-deux cas de congestion active du poumon, a trouvé quatre malades, dont la disposition aux mêmes affections faisait partie de l'histoire morbide de la famille.

---

(1) Piorry, *Mém. cit.*, p. 61. — (2) Id., p. 99. — (3) Piorry, *ouv. cit.*, p. 62, 129, 135. — (4) Bayle, *Traité des maladies du cerveau et de ses membranes*, passim. — (5) Fournet, *Recherches cliniques sur l'auscultation et la phthisie pulmonaire.*

Bayle, qui a rencontré l'hérédité dans près de la moitié des cas d'aliénation mentale que renferme son livre, indique, presque dans tous, l'hérédité de la congestion cérébrale comme le point de départ de tous les autres désordres de l'intelligence; et l'on sait que, s'il fallait admettre la doctrine d'autres pathologistes, Broussais (1), Scipion Pinel (2), Belhomme (3), etc., la plupart des formes de l'aliénation, dont l'hérédité est le mieux démontrée, ne seraient que des variétés, tantôt aiguës et tantôt chroniques, de l'encéphalite. L'hérédité de l'encéphalite aiguë proprement dite, elle-même (4), et celle d'autres suites morbides, tout aussi fréquentes et souvent immédiates de la congestion active du cerveau, les convulsions, ou l'apoplexie, ne laissent pas un doute. Gintrac, enfin, insiste longuement sur la tendance de la forme aiguë de l'état qu'il nomme ataxique et de l'hydrocéphalite, à se propager dans certaines familles (5).

Nous croyons inutile de pousser plus avant la réfutation de la doctrine de Poilroux, sur ce premier point. Le fait de l'hérédité des maladies aiguës nous semble désormais hors de discussion, et les observations qui lui servent de preuves ont, à nos yeux, autant de poids et de valeur que celles sur lesquelles se base le fait de l'hérédité des maladies chroniques.

Mais il reste un second point plus obscur du débat : leur transport séminal a-t-il la même fréquence? ou, comme Poilroux l'affirme, celui des affections aiguës serait-il rare

---

(1) Broussais, *de l'Irritation ou de la folie.* — (2) Scipion Pinel, *Physiologie de l'homme aliéné*, Paris, 1833, 1 vol. in-8, chap. VI et VII. — (3) Belhomme, *Nouvelles recherches sur le cerveau des aliénés affectés de paralysie.* — (4) Piorry, *Mém. cit.*, p. 108. — (5) Gintrac, *de l'Influence de l'hérédité*, etc., p. 68, 71.

au point de n'être guère qu'un fait insignifiant, et dont on ait le droit de ne tenir nul compte?

Sans tomber dans une telle exagération, plusieurs auteurs, et même Petit (1) et Piorry (2), inclinent à penser que l'hérédité des maladies aiguës est beaucoup moins commune que l'hérédité des maladies chroniques.

La solution de ce point change, selon qu'il s'agit de l'hé·rédité de la *prédisposition*, de l'hérédité de l'*état séminal*, ou de l'hérédité de la *maladie elle-même*.

1°S'agit-il du transport de la pure et simple *prédisposition*, de l'aptitude, en un mot, il suffit de remonter à l'étiologie des affections aiguës, et de comparer le nombre de ces maladies à celui des maladies chroniques, pour reconnaître que l'hérédité de la tendance organique aux secondes, ne peut avoir plus de fréquence que celle de la tendance aux premières. Combien existe-t-il, en effet, d'affections aiguës, dont on puisse dire qu'elles tiennent, exclusivement, à une cause unique et exempte de toute prédisposition? La science, comme on l'a vu plus haut, (t. II, p. 512, 519), répond aucune: Aucune ne se reproduit en thèse, générale, qu'à la condition d'une prédisposition, qui est le premier degré et le premier élément du phénomène morbide. Or, comment et pourquoi ce principe nécessaire échapperait-il, du fait de la nature aiguë de l'affection qu'il prépare, à la loi générale de l'hérédité des prédispositions? Il est d'expérience, comme il est de logique, qu'il n'y échappe pas; et, s'il semble s'y soustraire, en dehors des circonstances où il ne reconnaît point l'innéité pour cause, c'est, ou par les lacunes du commémoratif, ou parce qu'il est de l'essence de la *prédisposition*, innée ou trans-

______

(1) Petit, *Mém. cit.*, p.32. — (2) *Mém. cit.*, p. 60.

mise, d'exiger le concours de causes occasionnelles, derrière lesquelles l'action des lois d'innéité et d'hérédité se cache. Nous ne nous bornons donc point à dire, avec Piorry, que l'hérédité exerce une action remarquable sur les aptitudes à *beaucoup* de maladies aiguës: nous disons qu'elle *peut* exercer cette action remarquable sur toutes ; et que, comme leur nombre égale au moins celui des affections chroniques, le transport séminal de l'aptitude aux unes, n'a ni ne peut avoir plus de fréquence que celui de l'aptitude aux autres.

2° A l'égard du transport séminal du *germe* ou de l'*état* latent de la maladie, on est presque fondé à tenir le même langage : du moins ne voyons-nous pas de raison pour laquelle, la loi d'hérédité n'aurait point sur le germe des maladies aiguës, la même étendue et la même généralité d'action, que sur les simples tendances qui y prédisposent: d'autre part, si les chiffres n'autorisent pas à le dire, ils n'autorisent pas non plus à le nier. Les relevés statistiques, sur ce point de la question, sont trop insignifiants pour permettre de conclure, avec maturité, dans un sens ni dans l'autre, et les arguments qu'on leur substitue ne les remplacent pas. Toutefois, et dès ce moment, les résultats divers où les chiffres ont conduit, selon les maladies, donneraient à penser que, sous la forme aiguë, comme sous la forme chronique des faits pathologiques, le nombre proportionnel des cas d'hérédité peut dépendre, avant tout, de l'espèce morbide. Est-il, par exemple, beaucoup d'affections chroniques, dont le chiffre d'hérédité dépasse celui du rhumatisme articulaire aigu ?

3° S'agit-il, au contraire, de l'hérédité de la maladie elle-même, forme, comme nous l'avons vu, si exceptionnelle, du transport séminal, on ne peut disconvenir que, sans être exclusive aux affections chroniques, elle ne leur appartienne, moins rarement encore, qu'aux affections aiguës.

Sur ce point, nul doute, et le fait est ce qu'il doit être ; il est, en d'autres termes, conforme à deux principes : le premier, déjà posé, que, dans la génération, l'être doit, avant tout, posséder pour transmettre ; le second, que l'état actuel permette le coït, pour la transmission.

La rareté relative de l'hérédité de la maladie elle-même, dans la propagation des affections aiguës, n'a point d'autre origine ; elle provient de la rareté de la fécondation, et même de l'impuissance, à peu près générale, du coït, sous l'empire de la plupart d'entre elles ; elle dérive du fait, que nous avons plus haut établi, du transport de *l'état actuel ou momentané de l'être*, par la voie séminale ; l'état aigu passé, en vertu de cette règle, il n'y a plus lieu à sa transmission, à la condition de la cure radicale de la maladie, et de la suppression de la cause organique qui l'a déterminée.

La raison de la plus grande fréquence de l'hérédité de la prédisposition, dans toute la série des affections aiguës, procède du même principe : elle tient encore à l'*hérédité des états*.

Dans les exceptions que l'impuissance du coït rencontre, de la part de l'un ou de l'autre auteur, en pareille circonstance, il n'est que deux moments où le coït survienne : l'un, est dans la période d'incubation du mal, avant que l'affection n'ait encore pris sa forme ; et l'autre, est au moment de sa terminaison, époque où très-souvent l'érotisme s'éveille.

Dans le premier cas, la maladie, n'étant encore que dans

son germe, suit la forme ordinaire de l'hérédité morbide et ne transmet que son germe.

Dans le second, il ne reste que des débris du mal et de la forme aiguë qu'il avait présentée ; et cette forme, ainsi modifiée ou détruite, il ne peut y avoir, au cas même où le principe en survive dans l'être, que la reproduction de ce principe, et non celle d'une forme qui n'est plus.

Comme il faut, en un mot, que les maladies aiguës soient à certaine période de leur exaltation, pour être contagieuses, il faut aussi qu'elles soient saisies par le coït, dans toute la plénitude de leur énergie morbide, pour être héréditaires. Or, lorsque la dernière est à son apogée, l'érotisme, dont l'extase est la condition essentielle de l'action de la force génératrice, et de la reproduction de tous les caractères et de tous les phénomènes, quels qu'ils soient, de la vie, vaincu par la douleur ou par l'oppression de toutes les puissances de l'être en lutte contre le mal, resté dans l'inertie et tombe à son déclin.

§ V.— Critique de la restriction de l'hérédité morbide à des classes ou espèces morbides déterminées.

Ainsi donc s'évanouissent, à la double lumière des faits et des principes, les grandes catégories d'exceptions, plus ou moins absolues, à la loi d'hérédité morbide : celle de la négation du transport séminal de toute maladie ; celle de la négation du transport séminal, de la prédisposition, du germe ou de l'état latent de la maladie, et de la maladie même ; celle de la négation du transport séminal des affections acquises ; celle de la négation du transport séminal des affections aiguës. Il ne reste, devant nous, qu'une restriction dernière, la classe d'exceptions relatives à telle ou telle nature d'*espèces* morbides.

Nous avons vu, plus haut, que, dans la foule des médecins qui admettent le principe et l'intervention de l'hérédité dans les maladies, il en est, en effet, un grand nombre qui entendent borner son influence à une série d'espèces morbides déterminées.

Le premier écueil où vienne se heurter cette doctrine, est celui de la limite qu'elle s'efforce d'élever, entre celles de ces espèces qui sont héréditaires, et celles qui ne le sont pas.

La division profonde qui règne entre les auteurs, sur la distinction à établir entre elles, suffirait, à elle seule, à nous en démontrer le vide et l'arbitraire.

Une première classe d'auteurs, dont Tinchant (1) et Virey (2) font partie, a exclu du transport séminal, toute espèce d'affection autre que les affections générales de l'être. La raison dogmatique de cette ligne idéale de démarcation, est déduite de l'idée que la reproduction est elle-même une fonction générale de la vie, à laquelle toutes les forces, toutes les parties conspirent, et qui ne peut, dès lors, régénérer que celles des maladies qui ont le même caractère d'universalité, et qui touchent, comme elle, à tous les points de l'être. Dans cette manière de voir, point d'hérédité des affections locales, soit externes, soit internes, d'aucune des régions, d'aucun des appareils, ni d'aucun des organes, ni de celles du cerveau, ni de celles du poumon, ni de celles du cœur, de l'estomac, du foie, du pancréas, de la rate, de la vessie, etc., ni d'aucun élément partiel de l'organisme.

Une autre classe d'auteurs a cru faire un grand pas, en étendant le cercle de l'hérédité morbide, jusqu'aux affec-

(1) Tinchant, *Doctrine nouvelle sur la reproduction de l'homme*, Paris, 1822, p. 57. — *Nouveau dictionnaire d'histoire naturelle*, t. XII, p. 587.

des principaux systèmes. C'est ainsi que Poilroux compose ses trois groupes de maux héréditaires, des maladies spéciales au système nerveux, au système lymphatique, et, enfin, aux systèmes fibreux et musculaire (1).

Une dernière classe d'auteurs, la plus nombreuse de toutes, reconnaît, en principe, la possibilité du transport séminal des affections locales, mais se subdivise en toute une série d'opinions divergentes, sur l'espèce de celles de ces maladies qui ne sont pas soumises, et de celles qui sont soumises à ce transport.

Il n'est, certes, besoin, ni de longues réflexions, ni d'un long examen, pour voir qu'il n'est pas une de ces limitations qui ne manque de base ; elles croulent, l'une sur l'autre, à la moindre pression de l'analyse et des faits :

1° Rien de plus évident que l'erreur de la première, ou de la restriction de l'hérédité morbide aux seules affections générales de la vie. Le principe en est faux, ou plutôt il est clair que le principe vrai dont elle s'autorise, celui d'Hippocrate sur la reproduction, ne légitime en rien l'induction qu'elle en tire. Le concours de toutes les forces, et de tous les éléments de la vie, au grand acte de la génération, laisse à chaque force, laisse à chaque élément, leur faculté propre de s'y représenter, puisqu'ils n'y participent que pour se reproduire; il comporte aussi bien la répétition de la partie que du tout, celle des caractères locaux, que des caractères universels de l'être ; il n'y a pas, en un mot, en pathologie, plus de raison logique d'admettre le principe de la distinction qu'on prétend établir, entre la transmission de l'une et de l'autre classe de ces phénomènes morbides, que, l'expérience à part, il n'en existerait

d'admettre le principe d'une distinction entre l'hérédité des éléments locaux et celle des éléments généraux de la forme, de la couleur, de la structure, et des autres caractères physiologiques de l'être. L'observation ici, fait, sur tous les points, défaut comme la raison; et cette première ligne de démarcation tombe d'abord, devant l'évidence et le nombre des cas de transport séminal des anomalies de la tête, de l'œil, de l'oreille, des lèvres, du palais, des mains, des pieds, des doigts, des orteils, du coccyx, des moindres parties (t. I, p. 305, 329, 392, 432); elle tombe, enfin, devant l'évidence et le nombre des cas de transport séminal des affections les plus locales de l'organisme.

2° La seconde ligne absolue de démarcation, celle qui entend borner l'hérédité, sinon aux seules maladies générales de la vie, du moins aux affections générales des systèmes, ne résiste pas mieux aux mêmes observations, ni aux mêmes arguments; il n'est point de logique qui la fonde, et il est une masse de faits de transport séminal d'affections limitées aux moindres éléments de l'être, qui la renversent; nous n'avons pas ici à les énumérer.

3° Reste donc la troisième et dernière ligne de démarcation, celle que nous nommerions volontiers *empirique*, parce que, laissant de côté la question de la nature locale ou générale de chaque maladie, l'école qui l'adopte, prétend ne s'en tenir qu'à l'expérience pure, pour déterminer celles des espèces morbides qui sont héréditaires, et celles qui ne le sont pas. Cette troisième ligne, dis-je, a-t-elle mieux rencontré et fixé la limite infranchissable entre elles?

Reconnaissons, d'abord, que la voie était bonne et, dans le premier chaos des faits, l'unique à suivre; mais regarder n'est pas voir. L'expérience elle-même a des conditions de temps, d'espace, et de lumière; et, faute de durée, d'horizon, de point de vue, au lieu, de pénétrer la vérité des choses, elle n'en saisit plus que des accidents ; au lieu de mettre l'union, elle met dans les esprits, la division qu'elle trouve dans les phénomènes.

Cette division, poussée jusqu'aux dernières limites, est, comme nous l'allons voir, le premier résultat où ait conduit l'idée de baser sur l'expérience une barrière à élever, entre celles des affections qui ne sont pas soumises et celles qui sont soumises au transport séminal.

Il suffit d'une seule question pour s'en convaincre : quelles sont les maladies dont cette méthode affirme, les maladies dont elle nie l'hérédité ?

Si l'on s'en tient, d'abord, sans aucune critique, sans aucune analyse, à un nombre donné d'affections et d'auteurs, il règne, sur ce point, une apparence d'accord entre les médecins, une apparence d'accord entre les vétérinaires.

Les vétérinaires qui, selon Hurtrel d'Arboval (1), croient peut-être, plus que les médecins, à l'hérédité des affections morbides, regardent, en général, comme héréditaires, chez les animaux, la phthisie pulmonaire (2), la pousse, le cornage (3), la fluxion périodique (4), les maux d'yeux essentiels (5), la myopie, les coliques, les hémorrhoïdes, la mélanose (6), la morve, la pommelière, les vers, la ladrerie (7), les prédispositions à la plupart des affections

______

(1) Hurtrel d'Arboval, *Dictionnaire de médecine vétérinaire*, t. III, p. 57. — (2) Dupuy, *Traité sur l'affection tuberculeuse.* — Grognier, *ouv. cit.*, p. 245. — (3) Grognier, *ouv. cit.* — *Journal des haras*, t. II, p. 155. — (4) Huzard père, *Instruction pour l'amélioration des chevaux de France.* Paris, 1802. — Huzard fils, *des Haras.* — Mangin, *Recueil de médecine vétérinaire*, t. V, p. 636. — (5) Bourgelat, *Extérieur du cheval*, p. 446. — (6) Lafont-Pouloti, *Nouveau régime pour les haras*, p. 326. — (7) Dupuy, *Traité sur l'affection tuberculeuse, loc. cit.*

viscérales (1), les eaux aux jambes, et les maladies cutanées (2).

Les espèces morbides dont l'hérédité, chez l'homme, est le plus généralement admise par les médecins qui, comme Petit, Poilroux, et une foule d'autres, se rangent à ce système de limitation, sont la syphilis, la phthisie, la scrofule, le rachitisme, la goutte, le rhumatisme, les dartres, les affections squirreuses et cancéreuses, l'asthme, les hémorroïdes, la néphrite calculeuse, l'ascite, la cataracte, la myopie, la surdi-mutité, l'apoplexie, les convulsions, l'épilepsie, l'hystérie, la folie, et certaines maladies organiques des viscères (3).

Mais sitôt qu'on étend, soit la liste des auteurs, soit la liste des espèces morbides, sitôt même que l'on examine les procédés suivis pour former la dernière, sitôt enfin qu'on pèse les considérations qui dictent l'exclusion des autres maladies, tout accord disparaît : l'arbitraire de toutes ces limitations, le vide des raisons sur lesquelles elles se fondent ; les dissidences profondes des médecins, sur le nombre et sur le caractère des affections qui doivent, ou ne doivent pas rentrer sous la dépendance de l'hérédité morbide, se montrent dans tout leur jour.

En suivant, en effet, d'auteurs en auteurs, et d'espèces en espèces, les luttes d'opinions sur la nature de celles dont on doit admettre, ou dont on doit rejeter le transport séminal, on arrive, à la fois, à deux résultats :

Il se trouve, d'abord, que l'exclusion frappant, selon chaque médecin, tantôt tel ordre, tantôt tel autre de ma-

(1) Huzard fils, *des Haras, ouv. cit.* — (2) *Dictionnaire usuel de chirurgie et de médecine vétérinaires,* t. I, p. 608-611. — (3) Portal, *Mémoire sur la nature et le traitement de plusieurs maladies,* t. III, p. 181. — Petit, *ouv. cit.* — Poilroux, *ouv. cit.,* p. 254.

ladies, l'exception finit, au point de vue de l'ensemble, par devenir la règle, et, d'espèce en espèce, la négation variable de l'hérédité d'une partie d'entre elles, par les embrasser toutes. L'élimination n'a rien respecté ; elle n'a pas respecté une seule des maladies énumérées plus haut, pas une seule de celles dont le transport séminal est le plus indubitable. On a successivement et contradictoirement nié l'hérédité de chaque diathèse; l'hérédité de la phthisie, de la scrofule (1), de la syphilis (2), du cancer, de la goutte, et du rhumatisme : on a nié, on nie, encore aujourd'hui même, ceux-ci, l'hérédité de l'épilepsie (3), ceux-là de l'hystérie, ceux-là de l'hypocondrie, d'autres enfin de toutes les formes de l'aliénation (4), et ainsi de tous les autres types de la maladie.

Ce premier résultat nous ramène, en détail, et comme pas à pas, à la doctrine de Louis, à la négation absolue et totale de l'hérédité morbide.

Il se trouve, d'autre part, que marchant en sens contraire, et passant, elle aussi, successivement et contradictoirement, selon chaque médecin, d'une nature à une autre nature d'affection, l'affirmation, d'abord plus ou moins limitée, de l'hérédité d'un certain nombre d'entre elles, a fini, à son tour, d'espèce en espèce, au point de vue de l'ensemble, par les comprendre toutes ; et ce second résultat nous ramène, en détail, et comme pas à pas, à la doctrine antique, renouvelée par Pujol, celle de l'hérédité de toutes les natures d'affection morbide.

(1) White, *A treatise on struma or scrofula, commonly called the king's evil*, Lond., 1784, in-8. — Voy. aussi *Dict. des sciences méd.*, art. *Scrofule*. — (2) Jourdan, *Traité de la maladie vénérienne*. — (3) Doussin-Dubreuil, *de l'Épilepsie*, p. 172. — (4) Heinroth, *de Voluntate medici medicamento insaniæ, hypothesis*, Lips., 1818, et les notes du même auteur dans la traduction allemande des *Maladies mentales* d'Esquirol, par Hille, de Dresde, Leipz. 1837.

On voit que l'affirmation et que la négation ont, en un mot, porté sur les mêmes maladies ; on voit que les mêmes espèces morbides ont, tour à tour, au gré des opinions, et par le seul changement des observateurs, passé d'une classe à l'autre, de celle des maladies qui sont héréditaires à celle des maladies qui ne le sont pas, et *vice versâ*.

A ne considérer que les décisions des auteurs en elles-mêmes, sans s'occuper des causes qui les ont motivées, on peut donc, au même titre et indistinctement, admettre ou rejeter l'hérédité de toutes les espèces morbides : de ce point de vue, en effet, qu'il s'agisse, soit de l'une, soit de l'autre catégorie, il n'existe pas plus de motif d'élection, que de motif d'exclusion, à l'égard d'aucune d'elles.

Il faut remonter aux causes d'élimination ou d'option des auteurs, pour se prononcer dans l'un ou l'autre sens.

Le résultat où cette autre recherche nous amène, n'est pas moins instructif.

1° Parcourt-on l'ensemble des raisons alléguées par les pathologistes, contre l'hérédité de chaque maladie, on passe la revue de toutes les objections dirigées contre la loi de l'hérédité elle-même. Il se trouve, en d'autres termes, que l'on a, tour à tour, appliqué à chacune, pour en contester le transport séminal, les arguments que Louis invoquait contre toutes, et les autres raisons, tant de fois soulevées, contre la reproduction de tous les caractères, même physiologiques, du type individuel. On lit à tout instant : telle ou telle maladie n'est pas héréditaire, parce que les parents d'un grand nombre d'enfants atteints de la maladie n'en sont point affectés ; telle ou telle maladie n'est pas héréditaire, parce que *tous* les enfants des mêmes

père et mère atteints de la maladie, n'en sont pas attaqués ;
telle ou telle maladie n'est pas héréditaire, parce qu'elle
n'a point offert de continuité dans sa transmission, que
toutes les générations de la même famille ne l'ont point
présentée ; telle ou telle maladie n'est pas héréditaire,
parce qu'elle ne s'est produite, dans la même famille,
qu'en ligne collatérale ; telle ou telle maladie n'est point
héréditaire, parce qu'elle ne s'observe point chez l'enfant
au berceau ; telle maladie, enfin, n'est pas héréditaire, ou
parce qu'elle est *innée*, ou parce qu'elle est *acquise*, ou
parce qu'elle est *aiguë*, ou par toute autre de ces objections qui ne prouvent, de la part de l'auteur, si grave
qu'à d'autres égards soit son autorité, si grand que soit
son savoir, que l'ignorance des deux lois de la procréation
et l'inintelligence, plus ou moins absolue, de l'hérédité
elle-même.

Énumérer ces arguments, c'est les juger : tous
rentrent dans le cercle de ceux déjà réfutés, cent fois,
dans cet ouvrage (1), et sur lesquels il serait superflu
d'insister.

2° Parcourt-on, d'autre part, l'ensemble des raisons,
données par d'autres auteurs, comme démonstratives de
l'hérédité de chaque espèce morbide en particulier, on
passe, en quelque sorte, espèce par espèce, la revue successive, ou simultanée, de tous les caractères et de tous les
phénomènes de l'hérédité morbide en général. Nulle part,
en d'autres termes, on n'a sous les yeux d'hérédité constante, ni toujours congéniale, ni toujours immédiate, ni
même toujours directe, d'aucune maladie ; mais on revoit
partout, c'est-à-dire tour à tour, dans chaque maladie,

____

(1) Voy. t. I, *passim* et spécialement p. 172, 190, 197, 446, 502, 564,
575, 607-622 ; et t. II, p. 29, 39, 225, 329, 344, et *passim*.

le fait fondamental et pathognomonique de l'hérédité, la succession du mal dans la même famille, sous toutes les variétés de forme, de marche, d'accidents, que l'hérédité comporte, et qui sont de l'essence de cette loi de la vie.

Nous nous retrouvons donc, d'espèce en espèce, ramenés sur ce second point, comme sur le premier, aux conclusions contraires de Louis et de Pujol : l'affirmation de toutes, la négation de toutes les espèces morbides ; mais, ici, les doctrines jugent les conclusions, et leur ôtent ou leur donnent toute leur valeur :

La fausseté absolue de la doctrine de Louis rejaillit nécessairement sur toutes les négations qui lui servent de base. Appliquées, tour à tour, au transport séminal de chaque affection, elles ne sauraient avoir plus de poids, ni plus de fondement, contre l'hérédité d'aucune maladie, que contre l'hérédité morbide en général ; erronées envers l'une, elles le sont envers l'autre, et, par suite, envers toutes. La conséquence directe est qu'il n'y a point, d'abord, de raison de nier la propagation séminale d'aucune d'elles.

La justesse, au contraire, et la solidité des preuves de principe et de fait, qui démontrent cette loi de reproduction de la maladie, restent les mêmes à l'égard de toute maladie. Rigoureuses et vraies, de l'hérédité morbide en général, elles le sont également de l'hérédité de chaque espèce morbide à laquelle elles s'appliquent, et, ainsi appliquées successivement à toutes, elles démontrent finalement l'hérédité de toutes.

Cette conclusion logique est aussi celle des faits, mais à la condition de savoir les observer et de savoir les comprendre. Or, il le faut bien dire, le point de vue où l'on se place ne permet, le plus souvent, ni de comprendre, ni de voir.

Le vice de ce point de vue est le même que celui qui fausse, si complétement, dans notre opinion, la théorie de la contagion morbide. Nous pensons, avec le docteur Félix Jacquot (1), que les divergences qui, depuis si longtemps, existent dans la science, sur cette dernière question, tiennent à l'acceptation d'un principe faux : ce faux principe est, pour nous, de croire qu'une maladie est nécessairement et exclusivement contagieuse, de soi, ou non contagieuse, et de scinder, ainsi, d'après un caractère purement éventuel, en deux classes arbitraires, l'ensemble des maladies. L'hérédité qui tient à la contagion par tant d'analogies, que Fodéré tendait à l'y assimiler (2), est restée jusqu'ici le sujet d'une même méprise. On a perpétuellement commis la faute de ne voir en elle qu'un accident, un simple caractère, propre ou étranger à la nature intime de chaque affection, au lieu de voir en elle, ce qu'elle est réellement, un mode général de propagation, dérivé d'une loi générale de la vie, et appelé à régir toutes les espèces morbides, mais pouvant, cependant, selon des circonstances relatives aux conditions d'action de son principe, servir ou ne pas servir d'impulsion à la même espèce de maladie.

Égaré dans cette voie, on devait nécessairement se poser, comme on l'a fait, devant chaque maladie, la question perpétuelle : est-elle ou n'est-elle pas soumise à l'influence de l'hérédité? Cette question, à son tour, diversement soluble et très-différemment résolue, selon

____

(1) Félix Jacquot, *sur la Contagion*, Paris, 1844. — (2) Fodéré, *Traité de médecine légale*, t. V, § 131, p. 368.

le champ de l'observation, la durée de l'expérience, la lumière, le coup d'œil, et enfin la doctrine de chaque observateur, devait finir par amener, de contradictions en contradictions, une scission de toutes les espèces morbides en deux catégories : l'une, des maladies qui sont héréditaires, l'autre, des maladies qui ne le sont pas. Mais ainsi condamnés, d'abord à concevoir, puis à déterminer la ligne qui les sépare, force était aux médecins, mis en présence des faits, et semblables aux enfants qui voient finir le ciel où l'horizon commence, de ne pouvoir s'entendre sur les limites d'une ligne qui n'existe pas.

Cette ligne disparue, on n'a plus devant soi que le système des anciens, celui de l'hérédité de toutes les maladies; et comme l'expérience, en revenant sur les faits, revient sur ses écarts, la tendance manifeste des investigations et des recherches modernes, qui se renouvellent sans cesse, sur chaque espèce morbide, rapproche, de plus en plus, les esprits du principe de cette conclusion : la science vétérinaire reconnaît, dès ce moment, ce qu'il y a d'insuffisant, de vague, d'incomplet, dans les notions que donnent les auteurs, sur l'espèce et le nombre des affections morbides héréditaires, chez les animaux ; elle soupçonne le cadre, déjà pourtant si vaste, de ces maladies, de ne manquer d'offrir une tout autre étendue, que par ces raisons plausibles : que les animaux sont mal observés, les maladies héréditaires mal connues, et leur filiation trop facile à se perdre, par les intermittences ou sauts de génération de l'hérédité morbide (1). La science médicale en arrive au même point, et recommence à tenir

_____

(1) *Dictionnaire usuel de chirurgie et de medecine vétérinaires*, t. I, p. 607.

le langage de Pujol: « A la rigueur, finit par avouer Piorry, on pourrait considérer la plupart des maladies comme héréditaires, puisqu'il n'en est guère qui ne soient liées à certains états organiques   et que les circonstances organiques sont susceptibles de se transmettre par hérédité. Il est au moins vrai que cette dernière influence agit énergiquement, et à sa manière, sur la marche et la durée même d'une maladie non héréditaire (1). »

De là à l'opinion large et simple des anciens, même pour les esprits les plus réfractaires, il n'y a plus qu'un pas : pour nous, il est franchi, dans les limites où nous acceptons leur doctrine. Nous en avons trouvé la confirmation, partout où la doctrine contraire trouve un écueil : dans les principes de la détermination des espèces morbides qui sont héréditaires, et de celles qui ne le sont pas ; dans les résultats que l'application de ces principes a produits ; dans les motifs donnés pour et contre l'admission des mêmes espèces morbides dans l'une et l'autre classe ; dans le vice de l'aperçu qui dicte ces restrictions ; dans l'étiologie, l'origine, et l'essence de la maladie ; dans les phénomènes, la nature, et les lois de l'hérédité elle-même.

Un dernier point, toutefois, semble rester à résoudre : du principe général de l'hérédité de toutes les espèces morbides, doit-on induire l'égale transmissibilité de toutes ces espèces ?

C'est une autre question, que l'on confond souvent avec la première, et qui est susceptible d'une tout autre solution : toutes les maladies ne sont communicables, ni par la contagion, ni par l'hérédité, à un degré semblable. L'auteur dont nous parlions plus haut, Félix Jacquot,

____

(1) Piorry, *de l'Hérédité dans les maladies*, p. 127.

s'est efforcé de dresser une sorte d'échelle de la contagion des espèces morbides. D'autres auteurs, avant lui et après lui, entre autres, Hoffmann, Pujol (1), Poilroux (2), Piorry (3), Gintrac (4), ont également tenté de dresser une échelle de l'hérédité de celles des maladies dont ils ont reconnu le transport séminal, et ils ont appuyé, les uns sur les données de leur expérience, les autres sur des idées purement théoriques, chacun de ses degrés.

1° Pujol, qui semble admettre la classification adoptée par Hoffmann, forme son premier échelon des affections spéciales aux différents viscères, et fonde les différences de transmissibilité qu'il établit entre elles, sur l'inégalité de ton et de laxité de la structure des organes. Il place, au premier rang de ces affections, les affections de la tête; il place, au second rang, celles de la poitrine, et au troisième rang, celles de l'abdomen. Les diverses affections morbides du cerveau, les maladies mentales, la manie, l'épilepsie, l'apoplexie, les convulsions, les troubles vaporeux et hypocondriaques, viennent donc en première ligne; les diverses affections du poumon, la phthisie, l'hémoptysie, l'asthme, et les hydatides des organes thoraciques, en seconde ligne; les diverses affections de l'estomac, du foie et de ses attenances, l'ascite, les maladies de la rate, des reins, de la matrice, en troisième.

Sur un autre échelon se rangent les affections générales, disposées dans cet ordre descendant : la goutte, les dartres, la lèpre, le rachitisme, la scrofule, la syphilis, et le rhumatisme.

(1) Pujol, *OEuvres de médecine, Essai sur les maladies héréditaires*, t. II, p. 293 et suiv.—(2) Poilroux, *Nouvelles recherches sur les maladies chroniques*, p. 259. — (3) Piorry, *Mém. cit.*, p. 127. — (4) Gintrac, *de l'Influence de l'hérédité*, etc., p. 148.

Enfin, à l'échelon le plus inférieur de l'hérédité morbide, se placent toutes les espèces d'affections fébriles et d'affections aiguës, et certaines maladies locales, les exostoses, la cécité, le squirre, le cancer, les verrues, les varices et les anévrismes.

3° Poilroux, dont le cadre n'admet que les maladies chroniques, et dont la théorie tend à faire des dernières l'apanage à peu près exclusif des systèmes nerveux et lymphatique, applique cette hypothèse à la distribution des maux héréditaires. Le premier des trois ordres de sa catégorie comprend les affections du système nerveux ; le second, les affections du système lymphatique ; le dernier, les affections musculaires et fibreuses, telles que les anévrismes du cœur et des vaisseaux, la goutte, la gravelle, et le rhumatisme chronique.

Piorry et Gintrac ne présentent, au contraire, que comme le résultat de leurs observations, ou de celles des autres, l'échelle qu'ils ont dressée de l'hérédité morbide.

4° Les faits, selon le premier, échelonneraient ainsi, quant à l'hérédité, les espèces morbides : l'asthme, l'apoplexie, l'épilepsie, la folie, la phthisie, le cancer, l'emphysème du poumon ; viendraient en dernier lieu les maladies aiguës.

5° Les faits, selon le second, qui s'est limité presque exclusivement aux affections nerveuses, permettraient d'établir les degrés suivants :

Dans une première série, prennent place, la monomanie suicide, la manie, la lypémanie, la névropathie ;

Dans une seconde, les convulsions, l'épilepsie, l'hystérie, l'hypocondrie, l'œnomanie, les palpitations de cœur, la gastralgie, le mérycisme ;

Dans une troisième, la chorée, le somnambulisme, la

monomanie homicide, la théomanie, la démonomanie, la chorémanie, les névralgies, l'asthme, le spasme du larynx et celui de l'œsophage ;

Dans une quatrième, l'état ataxique aigu, l'apoplexie nerveuse, le trismus des nouveau-nés;

Enfin, la pyromanie, la zoomanie, la catalepsie, le tétanos, n'auraient donné presque aucune preuve de transport séminal.

Le simple rapprochement de ces conclusions, si peu harmoniques entre elles, nous semble de nature à mettre sur la voie de la vérité.

Et, d'abord, la question n'est point de celles qu'il dépende d'un principe de résoudre. C'est, dans notre opinion, une question de faits et de chiffres, une de celles, en un mot, à laquelle, selon nous, la méthode numérique est la seule applicable.

Pujol et Poilroux ont, en ce sens, commis, tous deux, la double faute de subordonner à l'esprit de système une solution du ressort de la statistique, et de nous présenter, comme la double expression des faits et des principes, l'expression opposée d'hypothèses arbitraires.

En évitant cette faute, Piorry et Gintrac qui, tous deux, ont compris, par quel point la question devait être abordée, qu'il ne fallait ici, comme l'a dit ce premier, que multiplier les observations et choisir celles qui sont les plus importantes et les plus avérées, ont, à ce qu'il nous semble, omis tous deux de tenir compte, dans leur calcul, de la fréquence relative de chaque espèce morbide, élément qui suffit à lui seul pour changer bien des résultats. Ils auraient un autre tort, si leurs conclusions prétendaient, sur ce point, être définitives : ce serait de devancer l'instant de sa solution. La diversité de leurs conclusions montrerait, à elle seule, que l'heure n'en est point venue ; elle ne viendra que le jour, sans doute, encore lointain, où l'expérience des hommes et celle des années auront accumulé le nombre de faits et de chiffres nécessaires pour fixer le rapport absolu de la fréquence relative de chaque maladie à sa transmission par l'hérédité. Alors, mais seulement alors, chaque affection, se classant à son rang, et dans l'ordre réel de transmissibilité que les chiffres comparatifs lui auront assigné, la véritable échelle de l'hérédité morbide se construira d'elle-même. Le seul point, qu'à nos yeux, nous soyons dès ce moment en droit d'affirmer, c'est que *toutes* les maladies y auront une place.

§ VI. — Critique des conséquences erronées du principe de l'hérédité de *toutes* les maladies, ou de l'oubli des *deux* lois de la procréation dans la transmission des affections morbides.

L'hérédité morbide, en effet, a pour nous toute l'étendue d'action qu'elle a pour les anciens, en ce sens qu'elle s'applique, ou qu'elle peut s'appliquer, à toutes les maladies : limitée à ce fait, elle est évidemment, nous venons de le prouver, l'expression même des choses, une vue large et simple de la vérité.

Mais nous nous arrêtons, pour notre part, à ce point de la doctrine antique sur l'hérédité. Un principe erroné vicie, à nos yeux, le reste du système ; et ce principe, à peine est-il maintenant besoin de le signaler (1), c'est l'assimilation de la GÉNÉRATION à l'HÉRÉDITÉ, et la réduction à cette dernière loi de toutes les sources séminales de la maladie.

Nous n'avons plus à en démontrer l'erreur. Nous l'a-

___

(1) Voy. t. I, Introduct., p. xiii.

vons démontrée, en vingt passages de ce livre : faux en physiologie où, comme nous l'avons vu, il avait mis le chaos et rendu impossible, même aux meilleurs exprits, l'intelligence des faits, la découverte des lois (1), ce système n'est pas moins faux en pathologie, où nous avons reconnu (t. II, pag. 540) trois modes d'activité séminale à la loi de l'INNÉITÉ morbide, et où la suppression de cette triple initiative de l'un des deux principes de la procréation, a nécessairement dû produire le même désordre.

De même qu'en écartant l'action de l'INNÉITÉ ou de la DIVERSITÉ, dans la génération des caractères physiques et moraux de la vie, on ne peut, ni supprimer le développement, ni transformer l'essence de ceux de ces caractères dont elle est l'origine ; de même, en écartant l'action de l'INNÉITÉ, dans la génération des espèces morbides, on ne peut ni supprimer le développement, ni transformer l'essence des faits pathologiques dont elle est le principe : loin de là ; cette arbitraire élimination, dans un cas comme dans l'autre, a deux mêmes résultats :

Le premier, est de répandre la même obscurité sur les sources séminales des faits pathologiques, que sur celles des faits physiologiques, de rendre, en d'autres termes, incompréhensible, le système tout entier de la génération des états de santé et de maladie ; le second résultat est de jeter les esprits dans les mêmes voies contraires, pour en trouver l'énigme.

Du moment, en effet, où la théorie de l'unité de loi vient à prendre la place de la dualité positive des lois de

____

(1) Tom. I, p. 80-94, 607-623, p. 225, 242, 330-381; t. II, p. 175, 225, 242, 331 et *passim*.

la procréation, elle a pour conséquence implicite d'imposer à la loi, quelle qu'elle soit, qu'elle déclare unique, la triple condition d'*universalité*, d'*uniformité* et de *continuité* dans la succession, corollaires naturels de l'unité de loi et de l'unité d'action ; et cette nécessité logique devient la cause d'une scission absolue dans les opinions, selon celle des deux lois séminales à laquelle on a identifié la génération même.

Est-ce l'HÉRÉDITÉ qu'on lui assimile, et qu'on déclare l'unique origine séminale des affections morbides ? on demande, à l'instant, à l'hérédité d'étendre son influence sur tous les éléments; d'atteindre tous les produits, tous les sexes, toutes les générations ; de remplir, en un mot, toutes les conditions de la procréation, dont elle résume alors l'action pathologique, et de se montrer aussi universelle, aussi régulière, aussi continue qu'elle (1). Mais comme l'évolution de l'hérédité pathologique ne satisfait pas mieux à la nécessité de ces conditions, que celle de l'hérédité physiologique ; qu'elle présente, ainsi qu'elle, les caractères les plus opposés à ceux-là, des variétés de forme, de marche et d'action, des intermittences ou des interruptions de toutes les natures, des lacunes de systèmes, des omissions de produits, de sexes, de générations, elle provoque aussitôt les mêmes objections, les mêmes doutes, et enfin les mêmes négations qu'elle.

Nous venons de voir, qu'en effet, l'on avait procédé de la même manière, envers l'une qu'envers l'autre.

Les uns, c'est le plus grand nombre, ne rencontrant, ainsi, dans une ou plusieurs classes d'affections mor-

_____

(1) Sersiron, *de l'Hérédité des maladies;* et Piorry, *ouv. cit.*, p. 14.

bides, l'hérédité, que sous ce type désordonné, et l'y voyant toujours plus ou moins incomplète, erratique ou bizarre, inconstante à sévir, infidèle à se suivre, ont refusé de reconnaître, à de tels accidents, la loi d'hérédité dans ces maladies : les autres, ne la voyant présenter nulle part, dans la pathologie, un autre caractère, ne l'y ont admise nulle part.

De là, toute la série des contestations et des restrictions que nous venons de combattre, et qui nous ont remis tour à tour sous les yeux, celles dont l'hérédité physiologique elle-même avait été le sujet (Tom. I, p. 611). Nous avons vu nier, dans plusieurs ou dans toutes les espèces morbides, l'origine séminale de son signe essentiel, *la similitude de l'affection transmise* ; nous lui avons vu substituer toutes les causes externes ou internes étrangères au principe, ou postérieures à l'acte de la fécondation : l'uniformité de lieu, de climat, d'habitation, de régime, de mœurs, de vie, l'influence endémique ou épidémique, etc. Nous lui avons vu opposer, comme à l'autre, de n'être pas intégrale, de n'être pas absolue, de n'être pas continue, de rentrer dans l'espèce (1). Nous avons, enfin, vu nier son essence même : nous avons vu, devant la part incontestable de la génération au développement des affections morbides, s'emparer des lacunes et de tous les accidents de l'HÉRÉDITÉ, pour rapporter cette part exclusive à l'action de la diversité ; pour réduire à cette action ou à celle du hasard, toute uniformité quelconque qui s'y déploie, et faire ainsi de la loi de l'INNÉITÉ, l'unique source séminale de toutes les maladies (2).

---

(1) Louis, *Mém. cit.*, passim. — Poilroux, *ouv. cit.*, p. 246. — (2) Voy plus haut 3ᵉ partie, passim.—Voy. aussi Ruybonnieux, *Mutisme et surdité*, p. 85.

Mais cette autre théorie de l'unité de loi, cette assimilation, tout aussi exclusive, tout aussi abusive, de la génération à l'un de ses principes, en écartant et en dénaturant la part de l'hérédité aux affections morbides, n'a fait que transporter à la diversité les mêmes conditions ; or la diversité ne les remplit pas mieux, dans le développement de l'état pathologique, que dans celui du type physiologique de l'être (t. I, pag. 609). Ici, comme là, elle manque sans cesse aux conditions de l'unité de loi ; ici, comme là, elle n'offre ni *généralité*, ni *régularité*, ni *continuité* dans son évolution ; ici, comme là, elle est en présence permanente de l'ordre de faits qu'elle conteste, la succession de la similitude morbide ; ici, comme là, devant l'action séminale de l'uniformité sur la génération de la maladie, on a nié l'origine, on a nié la cause, on a nié l'action et l'essence séminales de la diversité, dans la génération de la maladie ; ici, comme là, on l'a attribuée, à son tour, à des causes étrangères ou postérieures à l'acte de la fécondation, traitée d'accidentelle, d'anomale, d'erratique, de métamorphose de l'uniformité même (1) ; ici, enfin, comme là, on a voulu ramener à la source exclusive de l'hérédité tous ses caractères, rapporter au principe de cette unique loi (2), toutes les affections dont la procréation est la source commune, et réduire finalement toutes les formes morbides, comme toutes les formes normales du DIVERS au SEMBLABLE.

Il en a, en un mot, été, sur tous les points de la pathologie de la génération, comme il en a été de sa physiologie : on en a tour à tour reconnu, tour à tour obscurci chaque face (t. I, pag. 607) ; on n'a admis une loi que

____

(1) Portal, *ouv. cit.*, passim. — (2) Piorry, *de l'Hérédité dans les maladies*, p. 15 et 31.

pour contester l'autre, au lieu de reconnaître et d'admettre à la fois, les deux faces, les deux lois. Il en est résulté que, comme l'on avait alternativement vu dans chacune d'elles, l'origine exclusive de tous les caractères différents ou semblables de l'organisation, on y a vu de même, alternativement, l'origine exclusive de toutes les espèces semblables ou différentes de la maladie. C'est ainsi que chaque loi a perdu, tout ensemble, son type et sa limite, et s'est trouvée placée sous le joug de conditions qui ne sont pas les siennes : l'*universalité*, la *régularité*, l'*uniformité*, la *continuité* dans la succession, n'appartiennent, en effet, soit à l'une, soit à l'autre, que dans une hypothèse : celle de la théorie, de l'unité de loi de la procréation, et de l'assimilation absolue, soit de l'une, soit de l'autre, à son principe.

C'est dans cette hypothèse que l'on a constamment raisonné jusqu'ici : et dans cette hypothèse, ni l'une ni l'autre ne peut satisfaire, à elle seule, à ces conditions; ni l'une ni l'autre n'a de preuves; ni l'une ni l'autre n'a de limites de caractères, ni de limites de temps.

Limites, caractères, preuves, conditions, tout apparaît, s'éclaire, se concilie, s'explique dans la thèse opposée, la théorie réelle, celle d'unité de principe, mais de dualité des formes séminales de la vie, celle de parallélisme, d'existence et d'action des lois d'INNÉITÉ et d'HÉRÉDITÉ, dans la génération de tous les phénomènes de l'état pathologique, comme dans tous ceux du type physiologique des êtres.

Cette dualité transforme tous les termes du problème: les conditions logiques de l'une et de l'autre loi changent, à l'instant même ; et l'on voit que l'expression morbide de chacune d'elles, comme son expression normale, est ce qu'elle doit être.

Du moment, en effet, où, à l'instar des simples caractères de la vie, les troubles pathologiques ont deux origines séminales au lieu d'une, et que la génération de la maladie peut procéder de l'une ou de l'autre, comme celle de l'être, l'*universalité*, la *régularité*, la *continuité*, dans la propagation des phénomènes morbides, cessent d'être les corollaires nécessaires de la loi de l'INNÉITÉ ou de l'HÉRÉDITÉ, pour redevenir ceux de la PROCRÉATION qui les comprend toutes deux, et dont toutes deux dérivent : de ce même moment, au contraire, l'*irrégularité*, les *in-termittences*, les *lacunes* de tout genre, se transforment en accidents logiques de chacune d'elles. Chacune d'elles, en un mot, avec la faculté d'être, partout et toujours, dans la nature de l'être, une cause perturbatrice, n'y trouve pas moins partout et toujours une limite. Cette limite, il est vrai, n'est aucune de celles qu'on a supposées : ce n'est point une limite de système organique, ni de siége, ni de degré, ni de forme, ni de nature d'affection mor-bide ; chacune peut transporter le mal dans tous les systèmes, occuper tous les siéges, régir tous les degrés, affecter toutes les formes, s'identifier à toutes les espèces possibles de la maladie : comme achèvera, plus loin, de nous le dévoiler, leur merveilleux système de marche et de durée, leur limite véritable est leur dualité même ; elles se servent, mutuellement, dans l'unité et dans la suc-cession de l'être, de mesure et de borne.

Dans cette théorie qui, c'est notre conviction la plus inébranlable, est l'expression logique et positive des faits, il n'y a plus, comme on le voit, à suivre les vieux errements, à disputer sans cesse sur la nature innée ou héréditaire d'aucune espèce morbide. Ainsi que les simples traits de l'organisation, toutes peuvent être innées, toutes être héréditaires; comme la génération du type physiologique, la génération de l'état pathologique revêt successivement, alternativement, ou simultanément, ce double caractère; les lois d'INNÉITÉ et d'HÉRÉDITÉ redeviennent, en un mot, dans la génération des phénomènes morbides, ce qu'elles se sont montrées l'une et l'autre à nos yeux, ce qu'elles sont l'une et l'autre, dans la génération des phénomènes physiques et moraux de la vie, les deux sources séminales, les deux types, les deux formes de la procréation.

§ VII. — Critique des théories de transmutation héréditaire de toutes les formes de maladie, ou de l'oubli des deux lois de la procréation dans la *métamorphose* des espèces morbides.

L'oubli de cette dualité organique des lois de la procréation ne s'est pas arrêté à la transmission, il s'est étendu à la métamorphose des formes séminales de la maladie; et ici, comme là, il est devenu le principe des théories les plus erronées sur l'essence et les bornes de l'hérédité, sur l'essence et les bornes des espèces morbides.

L'assimilation de la procréation à l'hérédité dans la genèse des êtres, en poussant les esprits à voir l'hérédité dans des conditions, et sous des expressions qui ne sont pas les siennes, en les entretenant dans l'idée abusive de la réduction de toutes les formes séminales du divers au semblable, du semblable au divers, avait donné naissance à une doctrine, longtemps en vogue chez les anciens, et qui n'est pas encore complétement disparue de la zoologie, celle de transmutation des espèces naturelles. La même théorie, mère des mêmes erreurs, a conduit les esprits à une hypothèse complétement analogue en pathogénie : celle de transmutation des espèces morbides.

« Il est, dit Piorry, une difficulté des plus graves, dans les questions relatives à la transmission des maladies par hérédité, et sur laquelle il faut bien insister : on admet généralement que certaines affections dont les parents étaient atteints, peuvent se transporter des pères aux enfants, en prenant une forme nouvelle, en se modifiant de telle sorte, qu'elles offrent dans les seconds un aspect tout différent de celui qu'elles avaient chez les premiers (1). »

Les développements où nous sommes entré déjà sur cette matière (Tom. II, p. 528), sont de nature à beaucoup simplifier la question.

En procédant toujours dans l'hypothèse d'une seule et unique loi de la génération, rien de plus inextricable qu'un pareil problème.

La solution varie, en effet, de la manière la plus absolue, selon que la question s'applique à l'action indistincte des deux lois de la GÉNÉRATION, ou à l'action distincte de l'*hérédité* proprement dite.

L'applique-t-on, par exemple, à la GÉNÉRATION dans les termes qui suivent : est-il au pouvoir de la GÉNÉRATION d'opérer, chez le produit, une transmutation véritable d'espèce de la maladie du père ou de la mère? Elle se résout, pour nous, par l'affirmative. En pathologie comme en physiologie, la GÉNÉRATION ne se borne point seulement à *répéter*, elle *crée*, et nous avons longuement exposé les principes et les faits qui le prouvent (2). Prise dans sa synthèse, elle représente partout et toujours l'action

(1) Piorry, *de l'Hérédité dans les maladies*, p. 14, 27, 32, 127. —
(2) Tom. II, 4ᵉ partie, liv.

réunie des deux lois, l'*hérédité* et l'*innéité* morbides, et nous avons montré comment la dernière pouvait faire émaner, non pas seulement d'une affection déterminée, ni même d'une prédisposition pathologique du père ou de la mère, mais de la simple rencontre de leurs constitutions, de leurs tempéraments, ou de leurs diathèses, des espèces morbides étrangères aux auteurs (Tom. II, p. 540). Il en résulte que, si l'on assimile l'action de l'*hérédité* à celle de la GÉNÉRATION, et qu'on identifie ainsi, sans le savoir, l'*innéité* à l'*hérédité* morbide, en réduisant au seul principe de la dernière, toutes les affections qui dérivent des deux sources séminales réunies, l'hérédité paraît acquérir, à l'instant, sur la transformation comme sur le développement de toutes les affections, une puissance sans limites, et il semble que d'une forme quelconque de maladie du père ou de la mère, puissent sortir, chez le produit, toutes les formes possibles de la maladie Dans cet ordre d'idées, il n'y a point de raison pour ne point faire provenir, comme Portal (1) et Poilroux (2), toutes les affections séminales d'une seule et unique affection, et originellement toutes les espèces morbides d'une seule espèce morbide ; pour ne pas ajouter foi complète, en un mot, à toutes les espèces de métamorphoses dont tant de médecins voient dans l'hérédité la cause et le principe.

Applique-t-on, au contraire, à la loi exclusive de l'*hérédité* la même question, et la formule-t-on dans ces mêmes termes :

Est-il au pouvoir de l'*hérédité* d'opérer dans le produit une transmutation véritable d'*espèce* de la maladie ?

(1) Portal, *ouv. cit.*, passim. — (2) Poilroux, *Nouvelles recherches sur les maladies chroniques*, p. 265.

Elle se résout, nettement, par la négative : il suffit d'en revenir à ce fait élémentaire, que l'*hérédité*, de soi, n'est, ni la cause première, ni l'origine de rien. On ne saurait trop le redire : en pathologie, comme en zoologie, elle ne commence pas, elle n'institue pas, elle n'engendre pas ; simple répétition vitale des phénomènes, son essence est de laisser aux faits pathologiques, comme aux physiologiques, qu'elle renouvelle, leur nature et leur type (T. I, p. 457).

Les deux lois, en d'autres termes, celles de l'*innéité* et de l'*hérédité*, rencontrent l'une et l'autre, dans leurs métamorphoses, comme dans toutes leurs actions, les bornes de leur principe et celles de leurs formules :

Véritable Protée de la génération, la loi de l'*innéité* ou de l'incarnation du divers dans la vie, trouve dans ce principe, trouve dans son immense et magique formule, la *combinaison* (Tom. II, p. 214, 225 et 540), la source et l'instrument de cette inépuisable série de conversions, qu'il est dans son essence de développer sur tous les points où elle opère : elle va donc, transformant tous les éléments, tous les attributs, tous les modes de la vie où son action se porte ; et quel que soit l'état de santé ou de maladie où elle intervienne, elle ne procède jamais que par transmutation et par épigénèse. Les métamorphoses morbides qu'elle engendre s'étendent, en un mot, jusqu'au type spécifique, jusqu'à l'essence même de la maladie.

La loi de l'*hérédité* ou de l'incarnation du semblable dans la vie, trouve, au contraire, dans la nature de son principe, dans celle de ses formules, bien autrement restreintes et bien autrement fixes, l'*élection* (1) ou le *mélange* (2), une perpétuelle limite aux transformations

____

(1) Tom. II, p. 195 — (2) Id., p. 207.

qu'elle peut opérer : son principe lui défend, dans les plus grands excès de ses variations, de sortir du semblable : ses formules , dont la règle est de laisser à tout phénomène qu'elles transportent, sa ressemblance à lui-même (1), l'obligent à le reproduire. Elle ne peut donc pas plus dénaturer l'essence de l'espèce pathologique, que celle de l'espèce physiologique de l'être, en propageant ses traits. Tout ce qu'elle peut, par elle-même, c'est d'élire, c'est de mêler, c'est de disséminer ou de juxtaposer, c'est de répartir enfin et d'entrelacer (Tom. II, p. 207-214), d'une manière plus ou moins régulière ou bizarre, *mais en les maintenant*, les caractères du type ou de l'état, quel qu'il soit, morbide ou non morbide, qu'elle reproduit. Toutes les autres natures de transformation pathologique qui semblent naître de l'hérédité, ne proviennent jamais, comme nous le verrons plus bas, que du type et de l'essence de l'affection elle-même; les métamorphoses dont elle est le principe, se bornent, en un mot, à de simples mutations de la forme et de l'expression, mais rentrent toutes dans l'espèce de la maladie.

Dans la théorie de la métamorphose, comme dans la théorie de la génération des affections morbides, il faut donc, sous peine des plus grossières erreurs, en revenir au principe de la distinction radicale des deux lois.

Incontestablement , c'est dans la confusion de ces lois et des limites d'action de chacune d'elles, qu'est l'origine première des doctrines opposées , sur la métamorphose séminale des diverses natures de maladies. Dès qu'on ne sépare point la loi d'*innéité* de la loi d'*hérédité* dans la génération, on voit émaner d'elle, et passer pêle-mêle des auteurs aux produits, toutes les mutations imaginables de

____

(1) Tom. II, p. 225.

forme, toutes les mutations imaginables de type de l'état pathologique. Il était donc tout simple, que, d'un pareil point de vue, devant ce protéisme perpétuel du mal, sous la puissance magique de la génération, les uns, l'assimilant à l'hérédité même, aient logiquement conclu à la transmutation héréditaire de toutes les espèces morbides ; les autres, plus frappés de la diversité absolue des espèces, et se l'exagérant par ces mutations, aient, au contraire, conclu à la négation de toute métamorphose séminale, et quelques-uns, à la négation de l'hérédité même des espèces morbides.

Mais, outre cette cause première, les contradictions des doctrines sur ce point, reconnaissent encore une seconde origine : c'est l'action de ces deux mêmes lois, de l'*innéité* et de l'*hérédité*, sur l'hybridation des espèces morbides ; c'est, en d'autres termes, la part qu'elles prennent, sans cesse, à l'alliance séminale de maladies de nature différente entre elles.

Ces deux lois, en effet, peuvent intervenir dans deux cas très-distincts :

Dans un premier cas, une espèce unique d'affection morbide frappe un seul des auteurs, ou les atteint tous deux.

Dans un second cas, différentes espèces d'affection morbide frappent un seul des auteurs, ou les atteignent tous deux.

Quelque soit le mode de conversion qu'exerce, dans le premier des deux cas, la loi d'*innéité* ou d'*hérédité*, sur la nature première de la maladie, qu'elle soit exclusive à un seul des auteurs, ou commune à tous deux, du fait qu'elle est unique, la métamorphose de type ou d'expression garde le caractère absolu d'unité et de simplicité de la maladie première : l'*espèce* nouvelle ou la *forme* seconde de la maladie, est, en d'autres termes, pure dans les produits, comme dans les auteurs, du mélange d'aucune autre affection morbide.

Mais, dans le second cas, les métamorphoses d'essence ou d'expression des diverses natures d'affection des auteurs, sont au contraire sujettes à être composées : les *espèces* nouvelles ou les *formes* secondes que la génération substitue , alors, aux *espèces* ou aux *formes* premières des maladies du père et de la mère, ne sont presque jamais pures ni simples dans les produits ; elles se compliquent toujours , plus ou moins, du principe et de l'expression d'autres affections morbides.

C'est ce point, laissé dans l'ombre, c'est cette complication, dont on a jusqu'ici mal saisi la nature, qui, avec le faux système de l'unité de loi de la procréation, a répandu peut-être le plus d'obscurité sur l'origine, l'essence, et la transmutation séminale des diverses espèces pathologiques : nous allons le prouver.

Dans le deuxième cas dont il s'agit ici, que des espèces diverses de maladie existent simultanément, chez un seul des auteurs ou chez les deux auteurs, il est inévitable, que ces espèces différentes d'affection morbide, soient simultanément soumises à l'influence de la génération. Comment se comporte alors la génération à l'égard des espèces diverses de maladie? Comme à l'égard de tous les autres phénomènes organiques de la vie : elles ne sont, en effet, pour elle, et ne peuvent être, que de simples caractères du type individuel, exclusifs ou communs à chacun des auteurs, et qui doivent suivre, comme tels, les lois d'innéité et d'hérédité des autres caractères.

La seule question réelle est de déterminer ce qui résulte de l'action de ces deux lois sur ces diverses espèces morbides ?

Cela dépend de la manière d'être et d'agir de ces diverses espèces morbides, les unes envers les autres, et des conditions qu'elles remplissent à l'égard des lois et des formules de la génération.

Voyons d'abord quel est, indépendamment de ces lois, et de leurs formules, le résultat de leur rencontre dans un même organisme.

« La manière d'agir de diverses diathèses qui se rencontrent ensemble dans un même organisme, se manifeste surtout dans les exanthèmes : tantôt, dit Burdach (1), les deux diathèses déploient simultanément le mode d'action propre à chacune d'elles, comme, par exemple, la variole chez un sujet atteint de la syphilis ; tantôt elles se modifient l'une l'autre, et en produisent une troisième, comme on voit des dartres prendre un caractère scrofuleux, arthritique, ou syphilitique ; parfois, enfin, l'une d'elles étouffe l'autre par antagonisme, et la gale, par exemple, disparaît, pendant la scarlatine, pour reparaître après (2). »

Le résultat de la rencontre séminale des diverses affections morbides est encore plus variable :

Les différentes espèces pathologiques, ainsi mises en contact entre elles par l'union sexuelle, se trouvent, en effet, les unes envers les autres, dans toutes les conditions de rapport séminal des différentes espèces naturelles, qui viennent à se rapprocher dans la génération. Comme elles, elles se croisent ; comme elles, elles se fécondent ; comme

(1) Burdach, *Traité de physiologie*, traduit par Jourdan, t. VIII, p. 563. — (2) P. Rayer, *Traité des maladies de la peau*, 2ᵉ édit., Paris, 1835, t. I, p. 457.

elles, elles peuvent aussi engendrer des métis. Elles représentent, enfin, toutes les circonstances d'une véritable hybridation morbide ; et cette hybridation est susceptible d'avoir, en pathologie, les mêmes résultats que l'hybridation physiologique des êtres, en zoologie.

Elle est, dans les deux cas, régie par les mêmes lois.

Du moment où diverses espèces pathologiques, animées de l'énergie propre de chaque auteur, entrent en lutte séminale et en concours vital de représentation, dans le futur produit, il faut bien, en effet, et de toute nécessité, que, comme les espèces naturelles placées dans les mêmes circonstances, elles obéissent aux lois de la génération dont elles subissent l'empire, et que leur expression morbide dans le nouvel être, se résolve en l'une ou l'autre des formules de ces lois, l'*élection*, le *mélange* ou la *combinaison* des caractères ramenés aux sources de la vie.

Il faut bien, d'autre part, que cette hybridation des espèces morbides soit sujette à offrir, dans les mêmes circonstances, toutes les variations qu'il est dans la nature des formules d'imprimer au produit du croisement de types dissemblables, selon les conditions qu'ils remplissent, à l'égard de ces mêmes formules et des lois qui en règlent l'expression dans les êtres.

1° En vertu de la règle d'*universalité d'action* de chaque auteur, selon l'analogie, selon l'opposition, ou selon l'harmonie des espèces morbides en concours séminal, (Tom. II, p. 227-258), le produit pourra donc et devra revêtir, dans toute hybridation d'espèces pathologiques, comme dans tout croisement d'espèces zoologiques, l'un de ces trois caractères :

Ou il ne présentera que l'expression d'une seule des espèces morbides en concours séminal ; l'*élection* sem blera pure de toutes les autres ; ou il présentera un *mélange*, aux degrés divers de fusion, de dissémination, ou de simple agrégation, des signes et des symptômes distincts des différentes espèces morbides en lutte ; ou il présentera une *combinaison* des espèces morbides en un type étranger au type de chacune d'elles.

2° En vertu de la règle d'*égalité d'action* du père et de la mère, dont nous avons plus haut exposé les principes (Tom. II, p. 260), la prépondérance relative de chaque espèce variera, d'autre part, dans chacun des trois cas :

D'après l'énergie relative de chaque auteur, et toutes les circonstances qui agissent sur elle (Tom. II, p. 260-280) ;

D'après l'énergie relative des différentes espèces morbides elles-mêmes, et toutes les circonstances qui agissent sur elles (Tom. II, *loc. cit.*) ;

Enfin, d'après le concours de toutes ces conditions (Tom. II, p. 337-345).

De là, des mutations infinies dans la forme ou dans l'essence première des maladies en soi les mieux déterminées ; de là tout un essaim de complications et d'hybridations pathologiques, qui sont de nature à tromper l'œil le plus exercé, sur le caractère et l'origine réelle de l'affection transmise ; de là, enfin, l'opinion, qui semble, de ce point de vue, appuyée sur les faits, d'une transmutation séminale des diverses affections entre elles.

Voici, en effet, comment se produit l'erreur, dans chacun des trois cas :

Dans le premier, le plus simple, celui de l'*élection* séminale d'une seule des espèces pathologiques en lutte, il peut arriver que l'attention n'ait été frappée, chez les auteurs, que de l'existence de celles qui ne sont point transmises ; et de deux choses l'une : ou l'on perdra, alors, l'hérédité de vue, et l'on verra dans le mal transmis une maladie étrangère aux auteurs ; ou l'on ne verra dans la maladie transmise, qu'une métamorphose de l'affection unique qu'on avait reconnue chez l'un ou l'autre auteur.

Le deuxième cas, bien autrement complexe, celui du *mélange* des diverses maladies en concours de transport, ramène, sans plus de fondement, et en quelque manière irrésistiblement, sitôt que l'on s'écarte des principes, à l'idée de cette transmutation des espèces morbides. Cette idée n'y vient pas seulement des mutations de forme ou d'expression, que chacune des espèces qui prennent part au mélange peut, selon sa nature, recevoir de l'action de l'hérédité; elle vient, par-dessus tout, de l'illusion si facile à naître, en pareil cas, du *mélange* lui-même, des apparences alors si trompeuses que donnent au phénomène transmis la juxtàposition, la dissémination ou la fusion des affections diverses; elle vient, enfin, de la difficulté réelle, dans l'entrelacement quelquefois si bizarre de leurs expressions, de faire la part distincte de chaque espèce morbide.

Dans toutes ces circonstances, l'hybridation morbide en impose sans cesse pour ce qui n'existe pas.

Ainsi, ne reconnaît-on, d'une manière distincte, qu'un seul des types transmis, et qui soit demeuré latent chez les auteurs, ce qui s'observe surtout dans les cas de mélange, avec prépondance d'une des espèces morbides dans la progéniture ? on croit naturellement à la métamorphose de l'une des espèces constatées chez le père ou la mère, en l'espèce dont on saisit les traits et qu'on a sous les yeux.

Ne reconnaît-on, d'une manière distincte, aucun des types transmis, ce qui s'observe surtout dans le mélange au degré de *fusion* des caractères (t. II, p. 207), on peut également croire à la métamorphose d'une des espèces morbides du père ou de la mère, dans le type mixte et commun où toutes se réfléchissent.

Enfin, et à plus forte raison, le troisième cas, celui de *combinaison* réelle, chez le produit des différentes espèces morbides des deux auteurs, en une nouvelle espèce étrangère à tous deux, doit-il donner l'idée d'une transmutation séminale du mal, puisqu'il en opère une : la seule erreur, en ce cas, est, comme nous l'avons dit, de se tromper sur la loi qui en est l'origine ; c'est, en d'autres termes, d'en rapporter le principe à l'HÉRÉDITÉ, au lieu de le rapporter à l'INNÉITÉ dans la génération ; c'est, en un mot, de ne point reconnaître dans cette métamorphose, ce qu'elle est réellement, une pure et simple épigénèse morbide.

Ces considérations nous semblent de nature à jeter quelque jour sur des points, en ce moment très-vivement débattus, de la pathogénie, tels que la théorie des causes et de l'essence de certaines affections, et, en particulier, des diverses diathèses, la goutte, la scrofule, le tubercule, le cancer, les dartres, la syphilis, le diabète, la pellagre, etc.

Plusieurs pathologistes refusent, comme on le sait, à la plupart d'elles, une origine et une existence propres. On les a toutes fait dériver, tour à tour, comme Lugol la scrofule (1), de l'action exclusive de la génération ; on les y a toutes fait alternativement provenir l'une de l'autre : la goutte de la syphilis, le

____

(1) Lugol, *Recherches et observations sur la maladie scrofuleuse ;* Paris, 1844. 1 vol. in-8.

tubercule de la goutte, la pellagre du diabète, la scrofule du tubercule, etc., etc., et *vice versâ*; on a surtout donné pour raison de cette dernière sorte de métamorphose, que les tumeurs strumeuses, sans même en excepter celles du cou, renfermaient de vrais tubercules (1), ou que les tubercules pulmonaires se compliquaient souvent d'engorgement strumeux des ganglions lymphatiques du cou et de ceux du mésentère.

D'autres pathologistes soutiennent, au contraire, que chacune de ces diathèses a une existence *sui generis*, une source entièrement indépendante des autres, et qui peut l'être même de la génération. Les uns, comme récemment encore le docteur Hérard, répondent aux arguments contraires que la scrofule, par exemple, offre des caractères le microscope prouve être entièrement différents de ceux que du tubercule: d'autres, avec le professeur Fouquier (2), avec Legendre (3), etc., que les rapports que l'on a voulu établir entre ces deux états morbides, comme représentant deux époques ou périodes différentes d'une même affection (4), n'existent pas, dans un très-grand nombre de cas ; que beaucoup d'individus, présentant des engorgements scrofuleux les plus prononcés des ganglions du cou ou du mésentère, ne deviennent point phthisiques ; que beaucoup d'autres portent des tubercules dans le poumon, et n'ont jamais offert aucun engorgement des glandes cervicales: plusieurs autres, enfin, que tous les engorgements ganglionnaires du cou ne renferment point de tubercules.

Les résultats possibles de l'hybridation morbide, rap-

---

(1) Rilliet et Barthez, *Traité clinique et pratique des maladies des enfants*, t. III. — Lugol, *ouv. cit.*, passim, etc. — (2) *Gaz. des hôpitaux*, 12 février 1842. — (3) *Clinique des hôpitaux des enfants*, 15 décembre 1845. — (4) *Gazette médicale de Paris*, 3ᵉ série, t. III, p. 106.

prochés d'autres faits que nous avons établis sur l'origine et le mode de développement des modifications pathologiques des êtres (1), conduisent, à nos yeux, à deux conclusions de nature à concilier les deux thèses contraires :

La première, en complète concordance avec la dernière de ces deux thèses, c'est que toutes les diathèses, comme les faits le mettent aujourd'hui hors de doute, de la phthisie (2), de la scrofule (3), du rachitisme, de la goutte, du diabète, de la pellagre, du scorbut, de la lèpre, de l'albuminurie (4), etc., etc., bien que souvent émanées de la génération, peuvent devoir leur principe à des causes extérieures indépendantes d'elle, et, sous leur forme *simple*, reconnaître chacune, originellement, un ordre spécial de causes, un caractère propre, une nature, enfin, *sui generis*. Telle est, en effet, l'induction directe des analyses chimiques et des inspections microscopiques qui, comme celles de Calderini, prouvent la différence essentielle du diabète et de la pellagre; (5), ou comme les recherches analogues d'Hérard, celle de la scrofule et de la phthisie; telle est également l'induction à tirer de tous les cas d'existence isolée et distincte des signes, des symptômes, et des altérations de chaque diathèse.

La seconde conclusion, en harmonie avec les faits qui servent de base à l'opinion inverse, et qui prouvent une sorte de communion et de promiscuité de leurs signes, de leurs symptômes, et de leurs lésions, c'est que ces

<hr>

(1) Tom. II, 4e part., 2o sect., liv. i. — (2) Fournet, *Recherches cliniques sur l'auscultation et sur la phthisie pulmonaire*, t. I et II, passim. — Fourcault, *Causes générales des maladies chroniques*, p. 41, 67, 80, etc. — (3) Baumès, *Traité sur le vice scrofuleux*, art. ii, p. 187, 197. — Fourcault, *ouv. cit.*, p. 41 et 80, 86. — (4) Fourcault, *ouv. cit.*, passim. — (5) *Annali universali di medicina*, 1847. — *Gazette médicale de Paris*, 3e série, t. III, p. 89.

mêmes diathèses peuvent revêtir une forme *composée*, et devoir à l'hybridation mutuelle de leurs principes dans la génération, une nature mixte, résultat du mélange ou de la combinaison morbide des caractères.

Rien de plus incontestable, d'abord, que la fréquence de ces hybridations dans un même organisme, et que leur développement indépendant de l'acte de la génération ; elles ont, sous cette forme, attiré l'attention d'une foule d'observateurs expérimentés. Souvent, comme dit Fourcault, les mêmes personnes sont atteintes du rachitisme, des scrofules et de la phthisie (1). D'autres fois, c'est la phthisie tuberculeuse qui vient à se compliquer de l'albuminurie, ou l'albuminurie de la scrofule : et l'on voit, dans le premier cas, se joindre aux altérations de la maladie de Bright, l'infiltration tuberculeuse des reins, des bassinets, des uretères, de la vessie, du canal de l'urètre ; on trouve, dans le second cas, les mêmes os affectés d'altération du sang, de carie, de tubercules (2). Dans d'autres cas, et selon que telle ou telle dyscrasie prédomine, l'ophthalmie présente un aspect spécial, et le tissu même des os cariés semble affecter une forme propre aux diverses espèces de cachexie (3). Nous avons vu, plus haut, les mêmes complications de marche et d'action entre leurs expressions exanthématiques (4).

Strack, Lalouette, Petit, et particulièrement Baumes (5), se sont même efforcés de donner la description des principales nuances de ces alliances morbides ; et il suffit de

(1) *Ouv. cit.*, p. 86. — (2) P. Rayer, *Traité des maladies des reins et des altérations urinaires*, Paris, 1839-1841, 3 vol. ; et Fourcault, *ouv. cit.*, p. 187, 189. — (3) Burdach, *Traité de physiologie*, trad. par Jourdan, t. VIII, p. 856. — (4) Burdach, *Traité de physiologie*, t. VIII, p. 523. — (5) Baumes, *Traité sur le vice scrofuleux*, § 114. — (6) *Idem*, p. 123, 127 et suiv. et 218.

jeter les yeux sur les tableaux que le dernier auteur trace des caractères symptomatologiques de ces hybridations, soit de la scrofule et du rachitisme, soit de la scrofule et de la syphilis, soit du vice herpétique et de la scrofule, ou de la scrofule et du scorbut, pour y reconnaître les analogues de l'hybridation naturelle des espèces animales ou végétales entre elles. (Voy. t. II, p. 195-220.)

Rien de plus fréquent, d'autre part, que la rencontre de toutes ces mêmes dyscrasies dans l'union sexuelle ; rien de plus commun que l'alliance d'un tuberculeux et d'un syphilitique, ou d'un syphilitique et d'un scrofuleux, ou d'un scrofuleux et d'un tuberculeux, ou d'un scrofuleux et d'un rachitique, ou encore d'un goutteux et d'un diabétique, ou d'un diabétique et d'un pellagreux, etc. Rien, enfin, de très-rare, d'après ce qu'on vient de voir, dans la réunion de plusieurs de ces vices *acquis*, chez un seul des deux générateurs, spécialement de la phthisie et de la goutte, de la scrofule et de la syphilis. Les circonstances de l'hybridation séminale des affections morbides se présentent, en un mot, sous mille formes, dans le rapport conjugal des familles; et, de toute nécessité, la fréquence de semblables croisements pathologiques entraîne celle des effets que ces croisements engendrent, c'est-à-dire la *fusion*, la *dissémination*, la simple *agrégation* ou la *combinaison*, et, pour tout dire d'un mot, la métamorphose apparente ou réelle de toutes les cachexies. De là toutes les espèces possibles de mélange et d'entrelacement; de là toute cette série d'affections composées et de diathèses complexes, qui abusent à la fois sur l'origine première et sur la nature propre de ces mêmes affections et de ces mêmes diathèses.

Les différentes formules de l'hybridation des espèces

morbides peuvent même se présenter toutes, successivement, dans les enfants du même père et de la même mère.

Prenons une maladie à son commencement, la goutte par exemple, qui vient à se produire dans un tempérament sanguin, chez une personne douée par ailleurs d'une excellente constitution, et affranchie de toute autre forme de maladie :

Cet homme épouse une femme d'un tempérament lymphatique, affectée du vice scrofuleux, et qui compte plusieurs phthisiques dans sa famille ; il en a des enfants: que pourrra-t-il survenir, d'après les lois connues de la génération?

Premièrement, que, parmi ses enfants, il y en ait d'une brillante santé : une partie, en effet, pourra n'hériter que de la constitution primitive du père, sans hériter de la goutte, et ne devoir à la mère que les formes et les traits ;

D'autres seront moins heureux : ils hériteront de la goutte et de la constitution du côté paternel ;

Un troisième recevra le tempérament lymphatique de sa mère, le germe tuberculeux de ses ascendants, et le vice goutteux du père ;

Un quatrième aura le vice goutteux du père et, en même temps, le vice scrofuleux de la mère ;

Enfin, chez un cinquième, la phthisie compliquera le tempérament sanguin, et le principe goutteux du côté paternel.

Le transport simultané des diverses diathèses pourra revêtir une forme différente, dans les trois derniers cas : Des deux diathèses mêlées, l'une, celle de la mère, dominera celle du père, chez le troisième enfant; chez le quatrième enfant, ce sera l'opposé : le vice goutteux du père dominera le vice scrofuleux de la mère ; chez le dernier produit, les deux diathèses seront réparties de manière à se faire, dans leur fusion, dans leur agrégation, ou leur combinaison, une sorte d'équilibre.

Qu'en peut-il résulter, quant à l'étiologie des affections transmises ? ce que nous montre l'histoire des théories sur elles, que, selon le système préconçu du médecin, selon le degré de connaissance de la généalogie pathologique de l'une et de l'autre famille, selon la précision du diagnostic différentiel, enfin, selon que l'une des diathèses unies prédomine sur l'autre, ou s'entrelace et se mêle plus ou moins également à la nature de l'être, les uns en induiront la métamorphose de la goutte en tubercule ; les autres, de la scrofule en goutte ou en phthisie ; d'autres, enfin, l'unité d'essence et d'origine d'affections qui présentent une telle association de leurs signes et de leurs lésions dans un même organisme.

Il n'en est pas moins vrai qu'on n'aura sous les yeux, dans ces différents cas, que des hybrides d'affections distinctes, et qu'aucune des diathèses transmises au même produit ne sera pure de l'autre. Le vice goutteux compliquera le vice tuberculeux ; le vice tuberculeux, le vice scrofuleux, ou *vice versâ* ; et la seule conclusion légitime à tirer de l'union de leurs types et de leurs altérations, c'est que la complication, ainsi introduite par la génération dans les germes des espèces morbides, doit se retrouver dans leurs formes et dans leurs symptômes.

Les faits analogues dont on s'est emparé, tels que le développement de tubercules au fond des tumeurs scrofuleuses, ou du concours des signes de la diathèse strumeuse et de l'albuminurie, ou de ceux de la pellagre et du diabète, etc., ne prouvent donc, *par eux-mêmes*, que la coexistence ou que l'hybridation de ces dyscrasies. On n'en saurait pas plus induire l'identité des deux diathèses morbides, ou la transmutation d'une des diathèses en l'autre, que les faits correspondants de l'hybridation des espèces naturelles ne permettent d'en induire la mutabilité ou l'identité des espèces animales ou végétales croisées. (Tom. II, p. 244 et suiv.)

C'est là une des erreurs radicales des systèmes de Pujol, de Portal, de Poilroux et des auteurs qui, comme eux, ont voulu se reporter au point de vue de la génération, et résoudre par elle la question d'origine et d'essence primitive des diverses maladies. De ce point de vue, il n'est pas de maladie qu'on ne puisse ramener à une autre, de maladie à laquelle ne soient réductibles toutes les maladies. La théorie de leur identité première et de la métamorphose illimitée de toutes, en naît naturellement ; mais, en réalité, et d'après les principes que nous venons d'exposer, il n'appartient point à la génération, source de complication et d'altération, comme de répétition, des formes pathologiques, de résoudre le problème de la diversité ou de l'uniformité d'espèce des maladies. Ces sortes de questions doivent se décider indépendamment d'elle : c'est, alors, la forme simple et pure de chaque espèce morbide, en elle-même ; ce sont les causes, les siéges, les symptômes, les lésions de celles que l'on compare ; c'est, en un mot, leur type propre et différentiel, et non celui que la propagation leur donne, ni les complications de toutes les natures dont elle est l'origine, qu'il faut interroger.

Pour nous résumer :

De la théorie des lois de la procréation et de celle de leurs formules, dérivent ces conclusions :

1° La **procréation** peut être le principe de deux classes bien distinctes de métamorphoses des maladies du père, ou de la mère, ou de tous deux, dans la progéniture.

La première classe de ces métamorphoses est celle de la *forme*, la seconde est celle de l'*espèce* des affections morbides des deux générateurs.

2° Les métamorphoses de l'une et de l'autre classe sont simples ou composées.

3° Les métamorphoses simples sont celles qui résultent du transport séminal d'une seule espèce morbide, ou d'une seule forme morbide des auteurs au produit :

a. Les métamorphoses simples de la *forme* antérieure de la maladie du père ou de la mère dans le fruit, n'en altèrent point l'essence ; elles ne représentent qu'une substitution d'une expression première à une autre expression de la même maladie ; et, comme elles ne cessent point ainsi de représenter une seule et même espèce pathologique, elles rentrent toutes dans la loi de l'HÉRÉDITÉ morbide ;

b. Les métamorphoses simples de l'*espèce* pathologique du père ou de la mère dans la progéniture constituent, au contraire, de nouvelles affections nées de la combinaison des éléments morbides des deux générateurs ; elles procèdent toutes d'une véritable épigénèse ; et, comme elles représentent, en réalité, d'autres types de maladie, de nouvelles formations pathologiques, elles rentrent toutes dans la loi de l'INNÉITÉ morbide.

4° Les métamorphoses composées, de la *forme* ou de l'*espèce* morbide, sont celles qui résultent du transport simultané de plusieurs espèces morbides du père ou de la mère, ou de tous deux, au produit : croisements pathologiques qui subissent les mêmes lois, affectent les mêmes formules, revêtent les mêmes expressions que le croisement des espèces naturelles, et représentent, enfin, tous les caractères d'une véritable hybridation morbide.

§ VIII. — Des deux formes générales de l'hérédité morbide, ou de
l'hérédité de *similitude* et de l'hérédité de *métamorphose*.

Le principe que la loi du semblable a le pouvoir d'imprimer chez les êtres, aux affections transmises, une certaine nature de métamorphose, nous oblige à reconnaître une double expression de l'hérédité morbide.

La première est celle de la transmission, sous une forme semblable, de la maladie des auteurs aux produits : nous la désignerons sous le nom d'hérédité d'*uniformité* ou de *similitude*.

La seconde est celle de la transmission, sous une forme différente, de la maladie des auteurs aux produits : nous la désignerons sous le nom d'hérédité de *diversité* ou de *métamorphose*.

I. — Il serait inutile d'insister sur les signes propres et différentiels de l'hérédité de *similitude*, ils se réduisent tous à un seul caractère : *le caractère du mal chez les générateurs.*

II. — Il n'en est pas ainsi de l'hérédité de *métamorphose* : elle revêt mille aspects ; et il est important, dans toute cette série de transformations dont plusieurs reconnaissent une tout autre loi (t. II, p. 528 et 647-649), de fixer la nature et la limite de celles qui lui appartiennent.

En vertu des principes que nous avons posés, toutes les conversions que l'hérédité peut déterminer dans les maladies ont pour caractère et pour règle absolue, dans les plus grands excès de leurs variations, de ne point sortir du type de l'espèce morbide.

Si l'on veut donc connaître la nature, les principes et

les bornes précises de ces métamorphoses , c'est aux espèces morbides qu'il les faut demander :

1° Vues, *indépendamment de l'hérédité*, les métamorphoses des espèces morbides ne sont, en général, que des mutations de formes, de siége ou de lésion, propres à chaque maladie.

Nous leur reconnaissons quatre sources principales :

La mutabilité, ou, si l'on aime mieux, le protéisme même de l'espèce morbide ;

Le génie métastatique de l'espèce morbide ;

Le degré d'évolution de l'espèce morbide ;

L'idiosyncrasie personnelle de l'être qu'atteint l'espèce morbide.

La limite de toutes les transformations que ces causes, séparées ou réunies, opèrent dans un mal identique, est de même celle du type et de l'essence du mal.

2° Les métamorphosés *dépendantes de l'action de l'hérédité* dans les maladies, ont les mêmes caractères, les mêmes origines et les mêmes limites.

Toutes rentrent, en principe, dans cette règle générale : *Le protéisme de l'hérédité pathologique, ou, en d'autres termes, la mutabilité de formes, de siége, de lésion, qu'elle peut engendrer, dans le transport séminal de chaque espèce morbide, a toute l'étendue de la mutabilité de forme, de siége et de lésion de l'espèce morbide elle-même, indépendamment de l'hérédité.*

Rien de plus simple et de plus clair, dans l'application, qu'un pareil principe.

Il en résulte d'abord que, pour connaître, à l'avance, toutes les expressions que l'HÉRÉDITÉ peut imprimer au type quelconque d'une maladie du père ou de la mère, il suffit de connaître les expressions possibles du type spécifique de cette maladie. La pathologie donne, en un mot, sans recours à la génération, la clef de tous les modes de métamorphose dont l'hérédité peut être l'origine, dans toute la série des espèces morbides.

Il en résulte, ensuite, qu'on ne peut assigner à l'hérédité de toutes les maladies une seule et même limite de métamorphose, par la raison plausible que la variabilité de représentation diffère dans chacune d'elles.

Il en est, en effet, des espèces morbides, comme des naturelles, dont les unes, telles que celles du chien, présentent une foule de variétés distinctes, et sont inépuisables en transformations; dont les autres, telles que celles du chat, semblent immuables. Ainsi, nombre d'affections, comme la variole, ne changent guère qu'en degré, et n'ont qu'une seule et même manifestation pathognomonique; nombre d'autres, comme la scrofule, comme le rhumatisme, la goutte, la syphilis, etc., reconnaissent une foule d'expressions spécifiques.

Il est donc essentiel, dans le diagnostic de l'hérédité morbide, de distinguer toujours le type spécifique du mal, de ses expressions.

Partout l'hérédité du principe du mal, quelle qu'en soit l'expression, entraîne et représente celle de la maladie. Le mal ne cesse pas plus d'être héréditaire, qu'il ne saurait cesser d'être contagieux, pour n'être point fidèle à l'image antérieure et première de lui-même.

Nous en trouvons l'exemple dans l'un et l'autre mode de propagation de la syphilis, où il arrive souvent que, sans perdre sa nature, l'affection se transmette au contact immédiat, d'un sujet à un autre, en prenant d'autres formes.

Ainsi l'on voit des chancres, quoique des praticiens

d'ailleurs fort distingués, tels que le docteur Ricord, prétendent le contraire, développer, au lieu de chancres, la blennorrhagie ; on voit, *vice versâ*, la blennorrhagie développer des chancres, ou d'autres phénomènes de la syphilis.

L'hérédité de ce mal donne lieu, comme les faits le prouvent, aux mêmes substitutions de l'expression morbide. Les formes primitives de l'infection transmise des parents aux enfants se changent, chez les derniers, en formes secondaires, ou même en formes tertiaires de l'affection vénérienne.

Nous reconnaîtrons plus loin qu'il en peut être ainsi de beaucoup d'autres maladies.

On peut donc établir, en thèse générale, qu'une espèce morbide est d'autant plus sujette aux métamorphoses héréditaires :

1° Qu'elle compte un nombre plus grand de caractères distincts, et de formes substitutives indépendantes entre elles ;

2° Qu'elle est plus générale, c'est-à-dire qu'elle attaque plus d'organes, de tissus, ou de systèmes de l'être ;

3° Qu'elle est, de sa nature, plus métastatique ou, en d'autres termes, plus sujette à s'étendre ou à se déplacer ;

4° Et, enfin, qu'elle présente, sous l'empire de ces causes distinctes ou combinées, plus de métamorphoses indépendantes de toute action héréditaire.

Ces principes établis, il n'est point difficile de reconnaître que, de toutes les affections morbides, les classes de maladies qui doivent, au plus haut point, remplir ces conditions, sont celle des maladies constitutionnelles, et celle des maladies du système nerveux, dont nous allons parler.

ARTICLE II.

De l'hérédité morbide dans le système nerveux en particulier.

Avant de traiter de l'action de l'hérédité sur les maladies du système nerveux, il est un premier point sur lequel il importe de nous expliquer : quelles sont les affections propres à ce système ?

La question est moins simple qu'elle ne le semble d'abord ; et pour en mieux juger la complexité, il suffit, en quelque sorte, d'en renverser les termes, et de la présenter sous cette autre forme : quelles sont les maladies étrangères à ce système ?

La réponse la plus vraie à cette forme seconde de la question serait, évidemment, aucune : le premier à paraître (1), le système nerveux n'est, à proprement dire, indépendant de rien dans l'économie : anatomiquement, il est présent partout, enlace tous les tissus, tous les appareils, tous les éléments de l'être, mêle ses fibres à leurs fibres, et se termine avec eux dans cette inextricable trame où l'œil perd les traces du mécanisme. C'est au point que, devant cette ubiquité, Oliva Sambuco, Sylvius, Glisson, Willis, Boerhaave (2) ont prétendu lui faire remplir le rôle du sang, que sa formation précède, et recéler le principe de la composition ou de la nutrition de l'organisme entier ; que d'autres même, tels que Lafon (3), Virey (4)

(1) Burdach, *Traité de physiologie*, trad. par Jourdan, t. III, p. 380, 381. — Bischoff, *Traité du développement de l'homme et des mammifères*, p. 249. — Virey, *de la Physiologie dans ses rapports avec la philosophie*, p. 78. — (2) Haller, *Elementa physiol.*, t. IV, p. 404. — Prochaska, *Opera minora*, t. II, p. 140. — Burdach, *ouv. cité*, t. VIII, p. 409. — (3) Lafon, *Philosophie médicale ou principes fondamentaux de l'art de maintenir et de rétablir la santé de l'homme*, p. 29, 45, 74 et suiv. — (4) Virey, *Dictionnaire des sciences médicales*, t. LII, art. *Sperme*.

et Oken (1), n'ont vu, dans tous les autres systèmes, que des expansions ou des départements du système nerveux, et en ont fait la trame constitutive de l'être.

Physiologiquement, le même système intervient dans toutes les fonctions et participe à toutes les activités dynamiques de la vie (2) ; c'est encore à ce point que d'autres auteurs, Dœllinger, Eberle, Gmelin, Lucæ, Baumgœrtnen (3) et Lafon, ont identifié à des modes d'action ou à de simples phénomènes de la force nerveuse, les premiers une partie, le dernier, la totalité des phénomènes et des modes d'action de la force vitale.

Si nous nous élevons à ce point de vue du rôle et de l'importance du système nerveux, dans la génération et la composition de tous les tissus, dans les opérations physiques, chimiques, psychiques, dynamiques, de la vie, comme il se retrouve partout, comme il agit en tout, comme il est élément, ou partie, ou principe, ou instrument de tout, il doit nécessairement apparaître comme ayant une participation et un rôle analogues dans les lésions de fonctions qu'il concourt à remplir, dans les lésions de tissus qu'il concourt à former.

D'une part, par cette raison, toute perturbation d'un organe ou d'un acte de l'économie, si étrangère qu'elle semble au système nerveux, doit toujours plus ou moins retentir dans le système et plus ou moins vivement réagir sur ses actes. D'autre part, toute affection, toute perturbation spéciale de ce système, doit toujours plus ou moins s'étendre aux autres systèmes, doit plus ou moins

<hr>

(1) *Lehrbuch der Naturphilosophie*, Iéna 1831, 2e éd., p. 255 et suiv. — (2) Mágendie, *Leçons sur le système nerveux*, t. I, p. 40. — (3) Voy. Monro, *Observations on the structure and functions of the nervous system*, p. 27, 34. — Burdach, *ouv. cit.*, t. VIII, p. 500.

vivement réagir sur leurs actes : elle peut porter le désordre dans la respiration, dans la circulation, dans la digestion, dans toutes les sécrétions ; elle peut, immédiatement ou consécutivement, bouleverser toutes les lois, toutes les actions physiques et chimiques de la vie, et devenir ainsi l'origine de tous les genres possibles de trouble et d'altération pathologique de l'être, même des plus éloignés, des plus indépendants, en apparence du moins, de l'innervation.

Toutes les maladies peuvent donc être regardées comme maladies nerveuses, si l'on entend donner indifféremment le nom de nerveuses à toutes les affections où elle intervient.

Un certain nombre d'auteurs adoptent cet ordre d'idées, et professent la doctrine de l'identification plus ou moins absolue de la maladie elle-même à la névropathie. Les uns, comme Robert (1), lui assimilent toutes les affections chroniques ; les autres, comme récemment Baumes (2), toutes les affections du système cutané ; d'autres encore, comme Grognier (3), les principes ou germes de toutes les espèces morbides *héréditaires* : ce qui, de fait, équivaut, puisque toutes sont soumises à l'hérédité, à déclarer nerveuses toutes les maladies ; d'autres enfin, comme Lafon, esprit d'une logique plus haute et plus hardie, réduisent, sans exception, toutes les altérations de fonction ou de tissu de l'économie à des altérations de tissu ou de fonction du système nerveux.

« Les états non naturels, les constitutions, les tempéraments, les modifications de l'être et les maladies ne sont

<hr>

(1) Robert, *Traité de médecine*, t. II. — (2) *Gazette médicale de Paris*, 26 octobre 1844. — (3) Grognier, *Cours de multiplication et de perfectionnement etc.*, p. 241.

jamais, dit-il, manifestées à nos sens que par les actions, les fonctions et les produits désordonnés du système nerveux : or, quelles que soient les causes, ces maladies ne sont jamais que les lésions mêmes de cet organe. Les altérations des substances fluides, liquides, molles, solidifiées, interposées dans ce système, ne peuvent donc être que les causes ou les effets des lésions mêmes du système nerveux. Les maladies sont donc ainsi toujours des lésions du système nerveux vivant et animé : elles ne consistent que dans ces lésions : ces lésions sont donc l'objet direct de l'art de guérir (1). »

Mais il est évident que, dans ces théories, le système nerveux tient la place de la vie ; on en a substitué les éléments, les forces, les actions, et les lois, aux lois, aux actions, aux éléments, aux forces de l'unité de l'être, conclusions qui ne sont rationnelles que dans l'hypothèse de Lafon, de Virey et d'Oken.

Sitôt qu'on abandonne cette manière de voir, et on ne peut l'accepter, à moins de déclarer purement nominales jusqu'aux distinctions et aux démarcations de nature et d'essence que l'anatomie reconnaît entre les divers systèmes, le cadre des affections nerveuses se rétrécit et s'arrête aux limites des lésions organiques et des troubles fonctionnels de l'innervation elle-même.

De ce point de vue plus simple, et plus conforme aux faits, nous sommes naturellement conduit à reconnaître deux classes principales d'affections morbides :

La première est celle des affections morbides qui ont leur cause, leur siége et leur expression dans le système nerveux, c'est-à-dire dont il est le principe ou l'organe ;

La seconde classe est celle des affections morbides qui,

(1) Lafon, ouv. cit., p. 233-241 et 257.

tout en se maintenant en relation sympathique avec le même système, n'ont cependant en lui, ni leur cause, ni leur siége, ni leur expression.

Toutes les maladies nerveuses, proprement dites, rentrent évidemment dans la première de ces deux catégories : c'est donc, exclusivement, de l'action des deux formes de l'hérédité sur les affections de cette catégorie, que nous allons traiter.

§ I. — De l'hérédité de *similitude* ou d'*uniformité* des maladies nerveuses.

Nous arrivons ici à un point complétement éclairci de l'histoire de l'hérédité morbide : il l'est, par le principe, conforme à l'opinion générale des anciens et que nous croyons avoir pleinement démontré, de l'hérédité de toutes les maladies ; il l'est, par les travaux et les recherches des modernes. La plupart des auteurs se sont même détournés des mille difficultés qui se présentent de front, dans cet inextricable labyrinthe de questions, pour n'insister que sur ce simple point de fait, partie plus accessible et, en quelque manière, mécanique, du problème. Mais cette partie, du moins, leur doit d'être arrivée à sa solution : la question de l'hérédité de *similitude* des affections nerveuses est désormais une question résolue, à la fois, en principe et en fait, et n'est plus, à nos yeux, qu'une sorte de lieu commun de la pathologie.

Nous nous hâterons donc de présenter ici le résumé succinct des faits et des recherches qui ont élucidé cette forme de la question, pour passer à des points de l'hérédité morbide qui n'ont rien perdu, ni de leur obscurité, ni de leur aspérité, ni de leur importance.

Piorry formule ainsi le principe général de l'hérédité

des affections nerveuses : « toute maladie que l'on suppo-
sera être en rapport avec l'innervation, pourra être, en
partie, le résultat d'une aptitude héréditaire (1). »

D'innombrables observations le démontrent. Les mêmes
observations démontrent cette seconde formule de la
même règle :

Toutes les maladies nerveuses des parents peuvent se
reproduire sous une forme *semblable*, chez leurs descendants.

C'est de cet ordre de faits que nous allons passer une
rapide revue. Au milieu du conflit des opinions qui ré-
gnent sur l'essence et le siége des maladies nerveuses,
l'ordre d'exposition qui nous semble le plus clair et le
moins systématique, est celui des fonctions de l'innervation elle-même, ou des activités générales de la vie auxquelles elle participe : la respiration, la circulation, l'assimilation, la sensibilité, la motilité et l'intelligence. Nous
suivrons donc cet ordre, et nous adopterons, pour dési-
gnation des troubles exclusivement nerveux de ces fonctions, quelle qu'en soit la nature, l'expression générique
de *névropathies*.

I. — De l'hérédité des névropathies de la respiration.

Les névropathies de la respiration rentrent, presque
exclusivement, dans les divers degrés d'une seule maladie,
ceux de l'asthme essentiel ou nerveux des auteurs.

Cet asthme existe-t-il? est-il héréditaire?

1° Plusieurs médecins modernes répondent négative-
ment, sur le premier point. Il en est, en effet, comme le
docteur Rostan, qui contestent l'existence de l'asthme es-

(1) Piorry, *de l'Hérédité dans les maladies*, p. 45.

sentiel, et regardent tous les désordres de la respiration comme symptomatiques d'affections organiques ou inflammatoires du poumon ou du cœur.

La question se réduit à des termes fort simples :

Le système nerveux intervient-il dans la respiration? S'il y intervient, peut-il y devenir primitivement malade? les fonctions qu'il remplit peuvent-elles, en d'autres termes, être altérées par suite d'une lésion qui, d'*abord*, n'atteigne que lui-même?

Tels sont les éléments réels de la question ; pour nous, ils la résolvent.

L'anatomie (1) et la physiologie (2) démontrent toute la part que prend le système nerveux aux organes et aux actes physiques et chimiques de la respiration. L'histoire et l'expérience de toutes les affections du même système démontrent qu'il est susceptible d'être primitivement malade, dans toutes les régions et dans tous les organes où il se distribue. L'observation directe, celle des émotions, celle des passions (3), celle des causes souvent purement morales de l'asthme (4), comme de la simple dyspnée, la nature des symptômes, la marche des accès, prouvent que le poumon ne peut faire et ne fait pas exception à cette règle.

Le dissentiment des auteurs, sur ce point, ne tient qu'à l'inconcevable oubli de ces notions, et qu'à la confusion de la double nature, ou des diverses époques de la maladie.

Il en est, en effet, de l'asthme, comme il en est de l'a-

---

(1) *Annales françaises et étrangères d'anatomie*, Paris, 1837, t. I, p. 315 et suiv. — Muller, *Physiologie du système nerveux*, t. I, p. 321. (2) Muller, *ouv. cit.*, p. 543. — Burdach, *Traité de physiologie*, t. IX, p. 485-494. — Magendie, *Leçons*, t. I, p. 169. — (3) Burdach, *ouv. cit.*, t. IX, p. 555. — (4) *Dictionnaire de médecine et de chirurgie pratiques*, art. *Asthme.*

liénation : il existe une période de l'un comme de l'autre,
lorsqu'elles sont tout deux simples, où, à la nécropsie,
aucune altération apparente n'existe dans le système nerveux même. Il est une autre période où, en raison de la
durée de la maladie et de la répétition des accès, entretenues par l'erreur du traitement, les écarts de régime, ou
l'abandon du mal à lui-même, le trouble, d'abord exclusivement nerveux dans son principe, comme toute névropathie qui se prolonge, réagit sur les autres éléments de
l'organe, ou se propage même à un autre organe, et cause
des lésions du poumon et du cœur.

D'autres fois, selon les cas et selon les personnes, il
peut même se faire, dès la première période, qu'il s'en
complique; et il arrive, alors, comme dans la seconde,
qu'on voit dans les lésions les causes des symptômes dont
elles sont les effets.

Enfin, dans une dernière catégorie de faits, l'asthme
n'est réellement, et dès son origine, qu'un symptôme de
lésions du poumon ou du cœur.

Mais, si ordinaires que soient ces derniers cas, les considérations précédentes, et des faits récemment recueillis (1), et dans la plus complète harmonie avec elles, prouvent, dès qu'on en tient compte, que l'élément nerveux
est bien plus fréquemment actif que des auteurs modernes ne l'avaient cru, dans la production de cette maladie.

Nous lui reconnaissons donc deux natures bien distinctes. L'une, simple névropathie de la respiration, n'est
liée, dans l'origine, à aucune affection organique du
cœur ni du poumon : c'est l'asthme *essentiel* ou nerveux

_____

(1) Dumont, *Considérations sur l'emphysème et l'asthme*, dissert.
in-4. — *Recherches médicales sur la nature et le traitement de la maladie connue sous le nom d'asthme.* (*Journal hebdomadaire*, 1835, p. 149).

des auteurs ; l'autre, consécutive, est constamment liée à une autre affection du poumon ou du cœur : c'est l'asthme *symptomatique.*

2° Le second point, la question du transport séminal de cette maladie, quel qu'en soit le caractère, n'a point déterminé le même dissentiment. Tous les auteurs qui ont admis l'hérédité croient à celle de l'asthme : Pujol de Castres, Portal, Petit, Poilroux, Roche et Sanson (1) et Brown (2) le rangent, expressément, dans les catégories arbitraires qu'ils dressent des affections soumises à cette dernière loi : nombre d'observations prouvent, en effet, l'action qu'elle exerce sur lui.

Les attaques d'asthme fréquemment renouvelées, et qui reviennent après une guérison apparente, dit, en thèse générale, le professeur Piorry, font présumer l'existence d'une aptitude léguée par la génération (3). On en cite beaucoup de cas. Duchamp a vu la fille d'une femme dypsnéique apporter en naissant la même maladie (4). Alibert rapporte l'histoire d'une famille dont l'asthme attaquait les membres à quarante ans (5). Floyer a recueilli un autre fait analogue (6). Lefèvre, dont nous venons de rappeler le travail sur cette affection, doit lui-même à son père le principe du même mal (7). Un autre médecin, père de trois enfants sujets à d'effrayants accès de suffocation et que rien n'explique, avait été lui-même sujet, d'après Careaux, à des accidents semblables dans son enfance (8). Gintrac a rapporté un fait presque identique :

(1) Roche et Sanson, *ouv. cit.*, t. I, p. 333. — (2) *Cyclopedia of practical medicine*, vol. II, p. 419. — (3) Piorry, *de l'Hérédité dans les maladies*, p. 57. — (4) Duchamp, *Maladies de la croissance*, p. 108. — (5) Alibert, *Nosologie naturelle*, t. I, p. 243. — (6) Floyer, *Traité de l'asthme*, p. 23. — (7) *Journal hebdomadaire*, 1835, t. III, p. 97. — (8) *Gazette des hôpitaux*, t. VIII, p. 27.

unavocat, jouissant d'ailleurs d'une bonne santé, était, six ou sept fois par an, depuis six années, saisi, dans son sommeil, d'une vive et subite constriction du larynx ; il se plaignait, criait, s'agitait et se réveillait comme suffoqué : le mal cédait à l'instant ; un de ses enfants, âgé d'un an, d'un teint pâle, peu gras, mais rarement malade, à l'occasion d'une simple contrariété, de cris, ou d'une quinte de toux, était pris également d'une sorte d'étranglement, par suite d'une contriction spasmodique et subite des voies respiratoires (1). On doit, enfin, aux recherches statistiques de Piorry les résultats suivants qui dénotent une très-grande fréquence de l'influence de l'hérédité dans cette maladie (2) : sur trente-deux cas d'asthme relevés chez des femmes de la Salpétrière, *vingt-deux* avaient été transmis par les parents ; et sur ces vingt-deux cas, sept particulièrement étaient dignes d'attention :

Une première femme avait sa mère, deux frères et un oncle maternel atteints de la même affection; une seconde, sa mère, deux frères et quatre sœurs ; une troisième, son père et sa mère et de plus trois oncles maternels ; une quatrième, son père, sa fille, une sœur.

Dans le cinquième cas, le mal s'était transmis directement à quatre générations, de la mère à la fille, à la petite-fille, et à l'arrière-petite-fille.

La sixième femme avait perdu de cette maladie son père, sa mère, un frère et deux sœurs, tous morts à l'Hôtel-Dieu.

La septième avait successivement perdu, de la même affection, sept membres de sa famille, sa mère, sa grand'mère

____

(1) Gintrac, *de l'Influence de l'hérédité sur la production de la surexcitation nerveuse,* p. 132. — (2) Piorry, *de l'Hérédité dans les maladies,* p. 101.

trois oncles maternels, une tante maternelle et un frère.

En présence de tels faits, nous répèterons avec le professeur Piorry, qu'il serait bien difficile de révoquer en doute l'action de l'hérédité sur l'asthme en général.

II. — De l'hérédité des névropathies de la circulation.

L'hérédité peut-elle, de même, être le principe d'affections nerveuses de la circulation? et d'abord, y a-t-il des affections du cœur et de la circulation essentiellement nerveuses?

Cette question nous ramène au problème, si vivement agité de nos jours, de la participation du système nerveux aux phénomènes de cette grande fonction de la vie.

Une classe d'auteurs admet, une autre classe rejette la part de l'influx nerveux à l'acte circulatoire.

Dans la première se rangent : Landi, qui met dans le cœur l'origine des nerfs; Willis, qui attribue ses mouvements au cerveau et surtout au cervelet; Legallois, qui les rapporte à la moelle épinière (1); Brachet (2) et Muller (3) qui les font provenir du nerf grand sympathique, etc.

Dans la seconde classe se trouvent Sœmmerring et Behrens, qui nient, non pas seulement la sensibilité, mais même l'existence de nerfs propres du cœur; Haller, qui rattache à l'irritabilité ses mouvements rhythmiques; Burdach, qui veut que la force motrice du cœur réside, d'après le même principe, dans ses fibres musculaires, et qui pense que tous ceux des auteurs modernes qui ont voulu replacer les mouvements du cœur sous la dépendance de l'innervation, font un pas rétrograde (4).

(1) Legallois, *Expériences sur le principe de la vie*, p. 84-102. — (2) Brachet, *Recherches expérimentales sur le système nerveux ganglionnaire*, p. 120. — (3) Muller, *Physiologie du système nerveux*, t. I, p. 531-542. — (4) Burdach, *Traité de physiologie*, t. VII, p. 61.

Les raisons qu'il en donne sont, d'une part, l'existence du cœur et des fonctions de la circulation chez les monstres acéphales (1); de l'autre, la persistance des battements du cœur, pendant plus ou moins de temps, sans changements notables, après la ligature, après la section, après la destruction, après l'ablation de chacune des parties du système nerveux auxquelles on les rapporte. Des vivisections faites sur des grenouilles, des tortues, des poissons, des poules, des canards, des lapins et des chiens, témoigneraient, qu'en effet, ils persistent, après toutes ces opérations, sur la dixième paire (2) sur le cerveau (3) et le cervelet (4), sur la moelle épinière (5), sur les ganglions cervicaux, les nerfs cardiaques et le grand sympathique (6). D'autres expériences même prouvent qu'ils persistent après l'enlèvement du cœur de la poitrine (7).

Décisives contre toutes celles de ces hypothèses de l'action nerveuse du cœur, qui rentrent dans les systèmes de Willis et de Legallois, ces raisons cessent de l'être contre celle de Brachet, depuis les travaux de Muller. Il en résulte, d'abord, comme le conclut Muller, que la source de tout mouvement automatique des muscles organiques, comme celle de tout mouvement volontaire, réside dans

(1) Senac, *Traité du cœur*, p. 118. — Sarlandière, *Mémoires sur la circulation du sang*, p. 12. — (2) Haller, *Element. physiol.*, t. III, p. 409. — Bichat, *Recherches sur la vie et la mort*, p. 334. — (3) Spallanzani, *Expériences sur la circulation*, p. 333, 342. — Senac, *ouv. cit.*, t. II, p. 115, 120. — Haller, *Opera minora*, t. I, p. 233. — (4) Burdach, *Vom Baue des Gehirns*, t. III, p. 422. — (5) Senac, *ouv. cit.*, p. 120. — Haller, *Element. physiol.*, t. I, p. 465. — Spallanzani, *ouv. cit.*, p. 388. — Orfila, *Toxicologie générale*, t. II, p. 313. — Flourens, *Recherches expérimentales sur les propriétés et les fonctions du système nerveux*, p. 189, 196. — (6) Haller, *ouv. cit.*, t. I, p. 463. — Magendie, *Précis élémentaire de physiologie*, t. II, p. 328. — (7) *Elément. physiol.*, t. I, p. 461-472. — Muller, *Physiologie du système nerveux*, t. I, p. 535.

une impulsion du système nerveux. Il en résulte, de plus, que la cause finale du rhythme de ces mouvements, contrairement à la théorie de Burdach, n'est pas dans la nature des fibres musculaires, mais dans celle du système nerveux appartenant aux muscles organiques, ou, en d'autres termes, dans le grand sympathique. Il en résulte, encore, que l'aptitude du grand sympathique à produire des mouvements périodiques, non-seulement dans le cœur, mais dans d'autres organes, ne se limite point à ses gros ganglions, mais qu'elle s'étend encore à ses moindres parties, dans le sein de chaque organe. Il en résulte, enfin, que le nerf grand sympathique agirait à l'égard du principe nerveux, comme un corps demi-conducteur à l'égard du principe électrique, c'est à-dire qu'au lieu de dégager et de perdre instantanément le fluide nerveux, il lui serait donné de le retenir en lui-même, et de ne point le laisser s'échapper librement.

Ainsi, d'après Muller, s'explique pourquoi le cœur, le canal intestinal, l'ovaire de la tortue, etc., continuent d'observer un rhythme déterminé, même après leur complète séparation du corps (1) ; et c'est, comme on le voit, la justification de l'idée de Senac qui attribuait, dans ce cas, les mouvements de l'organe à une action des nerfs de la substance du cœur (2).

Il est donc, désormais, impossible de nier l'influx de l'innervation dans les fonctions du cœur, puisqu'il en est la source. Burdach même vient à peine de rejeter cette action sur les mouvements du cœur, que l'expérience le force de la reconnaître sur la circulation, et de restituer au système nerveux de la vie animale, sur les battements

(1) Muller, *ouv. cit.*, t. I, p. 537-541. — (2) Senac, *ouv. cit.*, p. 132.

et les mouvements pathétiques de ce même organe, tout l'empire qu'il accorde au système nerveux de la vie organique et de la vie animale sur ses battements et ses mouvements fonctionnels.

Nous ne saurions mieux faire que de citer ici textuellement ce passage :

« L'état du moral et le battement du cœur se correspondent, dit-il, de la manière la plus exacte : le calme, ou l'excitation de l'un, met l'autre dans ces mêmes conditions ; les affections rendent les mouvements du cœur tumultueux : quand elles sont très-vives, elles causent la syncope ; leur durée prolongée, ou leur répétition fréquente, entraîne des lésions organiques du cœur, ou exaspère celles qui existaient déjà ; elle peut même causer la rupture de l'organe. Toutes les fois que nous éprouvons une émotion, nous ressentons, au cœur, quelque chose de particulier que le langage commun explique parfaitement, en disant que la joie fait bondir le cœur, que le chagrin le ronge, que les soucis le minent, que la douleur le serre ou l'oppresse. Les ouvertures des cadavres ont même fait quelquefois découvrir des dilatations du cœur après le chagrin, l'atrophie de cet organe après des soucis prolongés, et son inflammation après la nostalgie. Les états du moral que nous représentons, sous l'image d'un surcroît de contraction ou d'expansion, sont accompagnés de mouvements du cœur qui représentent matériellement ces altérations. Ainsi la crainte refoule le sang vers l'intérieur, l'effroi amène une paralysie momentanée du cœur, la surprise enraye ses mouvements, l'appréhension et l'inquiétude l'affaiblissent à tel point qu'il ne coule que peu de sang par l'ouverture de la veine. » Et il cite, pour conclure, deux faits fort remarquables, qui prouvent que ces sortes d'effets momentanés des émotions morales sur le cœur, peuvent être parfois visibles encore sur le cadavre. Le premier est celui de ce malheureux mort d'une compression de colère provoquée par un roi, et dont Harvey trouva le cœur encore énormément dilaté ; le second est celui d'un criminel mort, en luttant avec rage contre l'exécuteur, au moment du supplice, et dont Testa trouva le cœur si contracté qu'il restait à peine trace de cavité interne.

Comment, si les fonctions du cœur étaient placées si complétement en dehors de l'innervation, que l'a soutenu Burdach, comment eût-il été donné aux passions, aux moindres émotions qui ont leur source en elle, de produire sur le cœur, de ces effets qui ont l'instantanéité de la foudre et tuent comme elle ?

Comment, ensuite, admettre sur la ciculation, une action fonctionnelle de l'innervation, qui serait étrangère à son premier organe ?

Dans une telle discordance entre la logique des faits et celle des opinions, entre l'expérience directe et la théorie, nous n'aurions pas seulement refusé d'ajouter foi à la physiologie, nous aurions donné tort à l'anatomie même, ou plutôt à nos sens, s'ils ne nous avaient point montré de nerfs dans le cœur.

Mais la démonstration de Muller, en justifiant la théorie de Brachet, remet tout en harmonie : l'action fonctionnelle et l'action pathétique de l'innervation sur la circulation, de l'innervation sur les mouvements du cœur.

Elle détruit, en même temps, toutes les objections tirées de l'anatomie et de la physiologie, contre le développement de maladies nerveuses de ce grand appareil.

Reste seulement à savoir si l'observation en confirme l'existence et permet d'y admettre, comme dans les autres systèmes organiques de la vie, des lésions de fonction et des lésions de tissu.

Les lésions de tissu ne font doute pour personne et sont en dehors du point qu'il s'agit d'éclaircir. Rappelons seulement, avec Corvisart et Bouillaud (1), l'espèce de toute-puissance des diverses affections morales à les produire. La question est de savoir si plusieurs des symptômes ou troubles fonctionnels caractéristiques des lésions de tissu, peuvent, sous une forme morbide, être indépendants d'elles ; et si, sous cette forme, dans cette indépendance de toute autre affection que celle du système nerveux, ils peuvent être régis par l'hérédité.

La pathologie répond, sur ces deux points, par l'affirmative :

1° Il existe des lésions purement nerveuses du cœur et de la circulation. Avec divers auteurs nous en reconnaissons au moins trois principales : les palpitations, la syncope, et enfin, l'angine de poitrine, depuis la simple douleur précordiale jusqu'à la plus haute expression des phénomènes morbides qui la caractérisent.

« Ses mouvements tumultueux, ses palpitations, dit, en parlant du cœur, le docteur Gintrac, peuvent reconnaître pour cause une simple lésion de l'innervation : les jeunes gens, les femmes, les personnes d'un tempérament nerveux, celles dont le sang a subi dans sa quantité ou dans sa composition des changements notables, sont sujets à ce genre d'affection (2). » Gaussail tient le même lan-

---

(1) *Traité clinique des maladies du cœur*, Paris, 1841, 2 vol. in-8. —
(2) Gintrac, *de l'Influence de l'hérédité sur la production de la surexcitation nerveuse*, etc., p. 180.

gage (1) ; et l'auteur précédent rapproche, avec raison, de cette sorte de troubles, les pulsations variables de siége, mais le plus souvent sensibles à l'épigastre, de la nature de celles qui inquiètent si fort les hypocondriaques, et dont Allan Burns rapporte l'origine à l'excitement nerveux des parois vasculaires (2).

Nous n'insisterons pas sur la syncope. On sait trop généralement qu'elle est, dans nombre de cas, indépendante de toute affection organique, et souvent sous l'empire des causes les plus légères, une piqûre de lancette, la vue du sang, l'effroi, la surprise, l'émotion de la peine ou du plaisir. Ce que nous attesterons pour l'avoir observé, c'est que, comme il existe des idiosyncrasie telle que celle des *bluters*, où la tendance morbide à une hémorrhagie interdit la saignée, dans les cas qui l'exigent le plus impérieusement, il en est d'autres où la tendance à la syncope, au moindre écoulement de sang, ne l'interdit pas moins, malgré l'indication précise d'y recourir ; passer outre, c'est, comme dans certaines antipathies dont parle Zimmermann (3), provoquer l'explosion, ou pour le moins courir le risque d'accidents que j'ai vus formidables.

L'essence névropathique de l'angine de poitrine n'est pas moins positive : du moins n'est-elle pour nous, comme pour bien d'autres médecins (4), *dans sa simplicité*, qu'une névrose du cœur, névrose dont le siége probable est le plexus cardiaque, et qui peut s'irradier au plexus cervical, et sympathiquement même au pneumo-gastrique. Par la même raison, dans sa simplicité, elle n'a par elle-

(1) Gaussail, *de l'Influence de l'hérédité*, etc., p. 107.—(2) *Obs. on some of the most important diseases of the heart remarks on præter natural pulsation in the epigastrium*, p. 178.—(3) Zimmermann, *Traité de l'expérience*, t. III.—(4) *Voy. Revue médicale de Paris*, décembre 1841.—Delaberge et Monneret, *Compendium de médecine pratique*, t. II, p. 155.

même, ni la gravité, ni l'incurabilité qu'on lui attribue.
Il est tout aussi faux que, dans ce même état de simplicité
première, ses accès soient toujours de plus en plus graves, et
se lient, comme on l'a dit, ou à l'hypertrophie, ou au rétrécissement de l'orifice des artères, à l'ossification des membranes de l'aorte (1) ou des valvules du cœur, en un mot,
à aucune des lésions organiques dont on la fait dépendre.
Nous ne perdrons jamais le souvenir d'une dame ayant,
à dix reprises, en moins de cinq semaines, offert le type
peut-être le plus exalté de cet effroyable appareil de symptômes, dont chaque accès donnait lieu de craindre pour
sa vie. Le mal bien reconnu, deux médecins consultés,
l'un savant professeur, diagnostiquèrent tous deux une
maladie de l'aorte ; et sans pouvoir tomber d'accord sur
sa nature, ils portèrent, l'un et l'autre, un pronostic d'autant plus fâcheux, que la femme était déjà phthisique, et
ne laissait entrevoir d'autre alternative que celle de mort
par le cœur ou de mort par le poumon. Malgré le diagnostic et le pronostic, nous ne pouvons ajouter, malgré
le traitement, car il ne fut pas suivi, cette dame ne périt
ni de l'une, ni de l'autre ; l'angine de poitrine disparut
subitement, comme elle s'était montrée, sous la seule influence de l'air de la campagne. La phthisie même finit
par s'enrayer, plus tard ; et cette personne, alors âgée de
quarante ans, près d'en avoir soixante, est encore pleine
de vie.

Nous répéterons donc, à cette occasion, de l'angine de
poitrine, ce que nous avons dit de l'asthme essentiel : la
division des opinions sur sa nature tient à la différence
des époques et des cas de la maladie que l'on a sous les

---

(1) *Gaz. médicale de Paris*, 7 décembre 138.

yeux. Les médecins qui la voient, à sa première période, quand elle est libre de toute affection organique, jugent, par sa forme d'accès, par son intermittence, par l'absence absolue, pendant ses intervalles, des signes stéthoscopiques des lésions du cœur, que cette affection n'est qu'une simple névrose. Ceux qui ne la rencontrent qu'à une période déjà plus avancée du mal, et qui en jugent d'après ce que l'autopsie révèle dans les cas, le plus souvent compliqués de lésions, où elle amène la mort, l'attribuent dans ces cas, aux lésions de tissu qu'elle a déterminées ou dont elle se complique ; et elle devient, ainsi, selon les observations et les observateurs, l'expression d'affections organiques très-diverses, dont elle peut, en effet, tantôt être le symptôme et tantôt l'origine.

2° Maintenant, existe-t-il ou n'existe-t-il pas une action de la loi de l'hérédité, sur ces névroses du cœur ?

L'hérédité de toutes celles de ces maladies qui sont symptomatiques d'une lésion de structure ou de tissu du cœur, ou de ses annexes, est un fait reconnu et chaque jour vérifié par les praticiens ; elle dérive, alors, du transport séminal des maladies diverses dont ces névropathies peuvent être l'expression. Telle est l'hérédité des palpitations liées à des anévrismes ou à l'hypertrophie, ou à toute autre lésion organique du cœur ou des troncs artériels, comme dans les deux familles où Portal reconnut, chez tous les membres atteints, une dilatation avec épaississement du ventricule gauche (1) ; et dans les cas semblables recueillis par Piorry (2). Telle est également l'hérédité de toute irrégularité, de toute intermittence, de tout

____

(1) Portal, *Considérations sur les maladies de famille*, p. 24. — (2) Piorry, *de l'Hérédité dans les maladies*, p. 98-99.

bruit anormal, de tout trouble spasmodique de la circulation, qui dépendent des mêmes causes.

L'hérédité de la prédisposition à ceux de ces troubles
qui sont purement passionnels, ne laisse pas plus de
doute; elle tient au transport de l'idiosyncrasie et de la
nature morale.

Enfin, l'hérédité de ceux de ces désordres qui ne sont, ni
l'expression d'un état passionnel, ni le symptôme d'une
lésion organique, se déduit de l'hérédité même de la prédisposition passionnelle aux troubles spasmodiques du
cœur, de l'hérédité des lésions qui les suivent, et de l'expérience qui prouve leur transport séminal, au degré de
névrose ou de pure névropathie.

Nous avons, pour notre part, noté dans une famille où
personne n'est mort de maladies du cœur, ni n'en est affecté, du moins jusqu'à présent, une hérédité des plus
prononcées de la prédisposition à l'état syncopal; les hommes, comme les femmes, y ont des défaillances. Ce n'est
pas seulement leur mode de s'émouvoir, c'est leur mode de
souffrir, un épiphénomène de leurs moindres maladies, et,
sur toute chose, l'effet certain de toute perte de sang.
Cette tendance fatigante à la lipothymie leur vient de leur
mère, et, sur cinq enfants, deux seulement, un fils et une
fille, ne l'ont pas. Maintenant, jusqu'à quel point ce tic
anormal de la circulation, cette tendance du cœur à s'arrêter pour rien, peut-il être le principe et donner lieu de
craindre, plus tard, le développement d'une lésion organique? Nous n'en savons rien.

Les simples palpitations sont dans le même cas; et,
comme le dit Gintrac (1), peuvent être héréditaires. Du-

____

(1) Gintrac, ouv. cit., p. 131.

champ en cite un fait où le mal provenait du père (1). Gaussail en cite un autre où il provient de la mère, et se complique de quelques signes de l'angine de poitrine. La malade, depuis plusieurs années, sujette aux palpitations, vit tout à coup s'y joindre une constriction douloureuse, à la région précordiale, et vers l'angle inférieur de l'omoplate gauche; tous les deux ou trois jours, quelquefois plus souvent, cette souffrance, habituellement supportable, devenue subitement violente, s'accompagnait de battements tumultueux du cœur, d'étouffements, d'une coloration violacée de la face avec pâleur des lèvres ; les données négatives de l'auscultation, et la connaissance des prédispositions morbides de la famille, convainquirent le médecin de la nature spasmodique de ces accidents, qu'il rapporta à un trouble fonctionnel de l'innervation cardiaque ; il les vit, en effet, sans entraîner aucune des suites graves qu'ils pouvaient faire craindre, céder au traitement indiqué par la cause supposée de ces perturbations ; les palpitations seules persistèrent. La mère de la personne qui a fait le sujet de cette observation, a des dispositions d'organisation et de caractère semblables à celles de sa fille: comme sa fille, sous l'empire d'émotions pénibles, et quelquefois sans cause appréciable, elle éprouve des palpitations et une constriction plus incommode que douloureuse à la région du cœur (2).

L'hérédité de la forme la plus grave de toutes les névroses du cœur, l'angine de poitrine, n'est plus rare, ou ne le semble, peut-être, qu'en raison de la rareté relative de cette maladie. Le *Compendium* n'en cite d'autre fait que celui d'un soldat qui disait que toute sa famille en

<hr>

(1) Duchamp, *Maladies de la croissance*, p. 81. — (2) Gaussail, *de l'Influence de l'hérédité sur la production de la surexcitabilité*, p. 108.

était affectée (1): Joseph Brown, l'auteur de l'article *Hérédité*, dans l'*Encyclopédie médicale anglaise*, la range, au contraire, au nombre des maladies dont l'hérédité compte beaucoup d'exemples (2). Le chiffre n'est que secondaire; le fait est hors de question. En ce moment même, autant qu'on peut s'en rapporter au dire d'un malade, nous en aurions un exemple sous les yeux. Une femme, âgée de cinquante-cinq ans, est, depuis son âge critique, sujette à de fréquentes atteintes de ce mal. Malgré l'absence de toute intermittence du pouls, et malgré l'apparente normalité des bruits et des mouvements du cœur, dans l'intervalle des crises, le malaise de plus en plus long qu'elles laissent après elles, l'ancienneté du mal, le rapprochement et la durée des accès, l'âge de la malade, donneraient lieu de soupçonner quelque altération consécutive, peut-être, mais jusqu'ici latente de l'aorte ou du cœur. Toutefois, ce qui, malgré son inquiétude très-vive, console cette femme, c'est, dit-elle, que sa mère était, dès trente-cinq ans, sujette aux mêmes accès, dont elle-même a été plus d'une fois témoin, et qu'elle est morte vieille, d'une autre maladie.

III. — De l'hérédité des névropathies de la digestion.

La question de l'existence des névropathies de l'appareil digestif, est une de celles dont la solution a le plus varié, selon les doctrines et le règne des systèmes. L'école de Broussais avait supprimé cette classe de maladies de la nosologie, et l'inflammation, devenue l'universelle et l'unique affection, en avait pris la place; elle n'avait pas seu-

(1) Delaberge et Monneret, *Compendium de médecine pratique*, t. Iᵉʳ, p. 162. — (2) *Cyclopedia of practical medicine*, vol. II, p. 417, 419.

lement son nom, mais son siége de prédilection, dans le tube intestinal. La gastrite, l'entérite, la gastro-entérite, manifeste ou latente, grave ou légère, aiguë, subaiguë ou chronique, y avait usurpé tous les types, toutes les formes, toutes les appellations possibles des maladies : on ne connaissait qu'elle.

Le système fait son œuvre et s'écroule sous les yeux de son puissant fondateur, on ne la connaît plus ; et comme si le système, ce que l'on a du reste sérieusement prétendu (1), entraînait dans sa chute celle d'une constitution médicale, et n'était que l'expression du génie morbide d'une époque, le type névropathique succède immédiatement au type inflammatoire. Il semble que l'estomac et que les intestins n'aient plus de phlegmasies; la gastrite, l'entérite, la gastro-entérite, disparues comme la peste, ou comme le choléra, n'existent que pour mémoire : les embarras gastrique et intestinal, les viscéralgies, les gastralgies, les entéralgies, en remplissent le rôle.

Les praticiens, restés libres entre ces extrêmes, tout en faisant la part de la constitution médicale des époques sur toutes les affections, reconnaissent, en tout temps, l'existence de l'une et de l'autre maladie, et ne se divisent que sur leur fréquence relative.

Soumis à l'influence de causes externes, internes, médiates, immédiates, mécaniques, physiques, chimiques, d'inflammation, l'appareil digestif est, depuis comme avant le professeur Broussais, le siége très-ordinaire de nombreuses phlegmasies.

Le même appareil, comme les autres appareils de l'organisation, est, dans tout son trajet, de la bouche à l'a-

____

(1) *Gazette médicale de Paris,* 23 décembre 1843.

nus, soumis à l'influence du système nerveux, soit de la
vie animale, soit de la vie organique, le pneumo-gastrique, le ganglion cœliaque et les irradiations du grand
sympathique qui là (1), comme dans le cœur, et par les
mêmes raisons, est le premier agent de la fonction et
l'organe immédiat de la vie.

Dans le pharynx, l'œsophage, l'estomac et le reste du
tube intestinal, comme sur tous les autres points où il se
distribue, le système nerveux peut donc être, et il est, en
différents cas, primitivement malade ; là, comme sur les
autres points, la moindre perturbation nerveuse retentit ;
là, comme sur les autres points, elle peut amener le trouble de la fonction. Mais ce trouble, qui peut causer une
foule d'affections, n'est d'abord que celui de l'innervation
elle-même, et peut même revêtir, sur la membrane muqueuse, une forme semblable à celle qu'il prend sur le
visage : dans un cas de fistule de l'estomac, seul reste
d'une plaie d'arme à feu qui avait entraîné l'élimination
d'une partie de l'estomac, du poumon, et de la peau qui
recouvre l'épigastre, Beaumont voyait, de ses yeux, la
membrane muqueuse de l'estomac devenir rouge et sèche, et d'autres fois, pâle et terne, selon le caractère des
commotions morales (2).

Très-malheureusement, l'empire des impressions et de
toutes les causes qui peuvent agir sur les fonctions de la
digestion, s'étend bien au delà de ces effets fugaces, et
tantôt, s'irradiant au système vasculaire, se produit sous

(1) Muller, *Physiologie du système nerveux*, t. I, p. 258, 331, 531 et
suiv., comparez avec Burdach, *ouv. cit.* t. IX, § 957. — (2) *Neue Versu-
che und Beobachtungen über den Magensaft und die physiologie der
verdauung*, Leipzig, 1834. — Burdach, *Traité de physiologie*, t. IX,
p. 435.

la forme de l'inflammation, tantôt, se limitant à l'innervation, il détermine le spasme des fonctions digestives et
se produit sous les formes de la névropathie.

De l'aveu de tous les médecins qui ont fait une étude
spéciale de cette dernière classe de maladies, l'hérédité
en est une des origines.

1° Elle peut l'être de celles de ces affections qui portent
sur le pharynx et sur l'œsophage. Pujol en a cité un
exemple remarquable ; il a traité, vingt ans, de spasmes
généraux et sans altération organique des viscères, le fils
d'une femme qui, après avoir elle-même souffert trente
ans du même mal, finit par succomber à un resserrement
convulsif de l'œsophage, qui rendait impossible toute dé-
glutition (1). Gintrac a observé un fait analogue : une
femme de quarante ans, mère de cinq enfants, forte, d'un
tempérament sanguin et nerveux, fut prise, par le chagrin de la mort de son père, d'un resserrement de l'œsophage, qui permettait à peine l'introduction de quelques
liquides épais et dura plusieurs mois. Le père de cette
dame, très-disposé lui-même aux affections nerveuses,
était sujet à la constriction de la gorge (2).

2° L'hérédité peut, de même, être le premier principe de
celles de ces contractions qui portent sur l'estomac; les
différents degrés de susceptibilité nerveuse de cet organe,
ceux de résistance ou de prédisposition à tous les mouvements antipéristaltiques, sont ou du moins peuvent être
sous sa dépendance. Nous savons une famille où le vomissement est rare, difficile, douloureux, et où, lorsqu'il survient, pour quelque cause que ce soit, c'est une con-

____

(1) Pujol de Castres, *OEuvres de médecine pratique*, t. II, p. 305. —
(2) Gintrac, *ouv. cit.*, p. 133.

vulsion grave et presque une maladie qui brise toute la machine. Deux membres, aujourd'hui morts, d'une seconde famille, offraient l'exemple de la disposition contraire : le fils, mangeur rapide, mais distrait, et toujours préoccupé de parler ou d'écouter à table, la quittait très-souvent, au milieu du repas, rejetait ce qu'il avait pris, et revenait aussitôt reprendre sa place et la conversation. Son père avait la même habitude morbide ; on eût dit deux Romains égarés dans notre siècle, qui ne retrouvaient plus le *vomitorium*.

3° La même loi peut régir une autre anomalie du même caractère, mais bien plus surprenante, des fonctions gastriques : c'est le mérycisme ou la *rumination*.

Cette faculté, commune aux espèces herbivores, du retour à la bouche et d'une mastication nouvelle des aliments déjà triturés, descendus et soumis à une digestion première dans l'estomac, se retrouve dans notre espèce, d'une manière erratique et à l'état morbide (1). L'analogie, d'après Heiling s'étendrait, au-delà de ces mouvements antipéristaltiques, jusqu'au choix des parties du bol alimentaire sur lesquelles ils s'opèrent : l'action élective que l'estomac exerce sur tous les aliments, et qu'il manifeste, soit dans ceux qu'il rejette, chez les personnes sujettes à des vomissements (2), soit dans l'ordre et le classement où il introduit ceux qu'il a retenus, dans le duodénum (3), cette action élective, se retrouve dans le mérycisme. Il paraît, qu'en effet, chez les hommes qui ruminent, ce sont,

(1) *Dictionnaire des sciences médicales*, t. XXXII, p. 533 et suiv. — Debay, *Histoire des métamorphoses humaines et des monstruosités*, p. 196. — (2) Heiling, *Ueber das Wiederkauen bei Menschen*, p. 17. — (3) Grimaud, *Cours complet de physiologie*, t. II, p. 233. — Haller, *Élement. physiol.*, t. VI, p. 280. — Vater, *Philosoph. transact.*, t. XXXI, p. 89.— Lallemand, *Observations pathologiques*, p. 74.

de préférence, les parties végétales du bol alimentaire qui reviennent à la bouche.

Soumise, comme tous les autres attributs des espèces, au transport séminal, chez les herbivores, cette disposition, si anomale chez l'homme, ne s'y propage pas moins, sous le type individuel, par la génération. J.-B. Windthier a vu, en Allemagne, un Suédois de 45 ans, bon et joyeux convive, qui, au sortir de table, était obligé de se retirer à l'écart, pour se livrer à une rumination forcée ; cette infirmité lui venait de son père, et il l'avait de même propagée à son fils ; mais ce dernier, plus heureux, à force de travail et d'efforts sur lui-même pour s'en rendre maître, parvint, à 24 ans, à s'en débarrasser (1). Grégoire Horst a recueilli l'exemple d'un tailleur et de son fils, sujets à la même habitude (2) ; Frédéric Slare rapporte un cas analogue d'une famille de Bristol (3), et il s'est répété, plus tard, dans la même ville (4).

4° Les différentes formes de la gastralgie sont de même transmissibles par la génération : une mère de famille, d'une excellente santé, mais, toute sa vie, à demi-hypocondriaque, mangeant et digérant d'habitude à merveille, est, dans les derniers temps de l'époque critique, sujette à se trouver saisie, après le repas du matin ou du soir, de cardialgie atroce, suivie de vomissements qui la laissent brisée ; les accidents se répètent une ou deux fois la semaine, surtout à l'occasion de la moindre contrariété, et malgré tous les soins, persistent trois années. L'impuissance des remèdes, la prolongation ou, après d'assez courtes suspensions, le retour plus violent des symptômes

(1) A. Debay, *ouv. cit.*, p. 197. — (2) *Operum medicorum*, t. II, p. 171. — (3) *Philosoph transact.*, an. 1691, n° 193, art. ix. — (4) Valmont-Bomare, *ouv. cit.*, t. XII, p. 469.

donnent à cette dame l'idée d'un empoisonnement, et aux médecins le soupçon d'un cancer, ou du moins d'un ulcère d'estomac; toutefois point de tumeur appréciable au toucher, point de douleur à la pression de l'épigastre, point de fièvre, seulement un peu de constipation; mais, dans les intervalles des accès, et malgré les dires de la malade, la langue nette, l'appétit, la digestion, le sommeil, dans l'état ordinaire. De cruelles épreuves fondent sur la famille, et soit diversion, soit suspension ou cure spontanée du mal, les accidents s'éloignent et ne reparaissent plus. Quelques années plus tard, un de ses fils, présentant le tempérament nerveux à son plus haut degré, est à son tour saisi, dans les mêmes circonstances, sous l'empire des mêmes causes, des mêmes accidents, qui simulent chez lui le choléra sporadique, reviennent une ou deux fois la semaine, comme chez la mère, donnent lieu aux mêmes craintes, tout aussi peu fondées, d'une lésion organique, se prolongent aussi deux ans, et comme chez la mère, disparaissent, peu à peu, comme ils étaient produits, sans raison explicable.

On doit à Trnka (1), Schmidtmann (2), Barras (3), Besuchet (4), diverses observations analogues et qui ne laissent aucune espèce de doute sur l'hérédité de la gastralgie; Jolly dit en avoir rencontré un grand nombre d'exemples dans sa pratique (5); Gintrac, qui reconnaît avec tous ces auteurs l'hérédité de ce mal, dit seulement avoir vu, plusieurs fois, affectés de maladies d'estomac, les parents de personnes qui se plaignaient de cet organe; mais il

______

(1) *Hist. cardialgiæ*, p. 32. (2) *Summa observationum triginta annorum*, etc., t. III, p. 190; t. IV, p. 489, dans Gintrac, ouv. cit., p. 134. — (3) Barras, *Traité de la gastralgie et des entéralgies*, passim. — (4) Besuchet, *Traité de la gastrite, des affections nerveuses et des affections chroniques des viscères*, 5e édit. — (5) *Diction. de méd. et de chir. pratiques*, t. IX, p. 51.

y avait, selon lui, plutôt hérédité de localité que de mode pathologique. Une longue observation m'a d'ailleurs appris, dit ce savant praticien, que la véritable gastralgie est une affection rare, tandis que les effets de la gastrite chronique sont d'une extrême fréquence (1).

L'entéralgie, enfin, la colique nerveuse, dont il est impossible de nier l'existence (2), n'échappe pas à la loi du transport séminal; elle est rangée au nombre des maladies héréditaires chez le cheval; Linné a recueilli le cas curieux d'un père qui cessa d'en souffrir, après l'avoir transmise par la génération à deux de ses enfants, et Gaussail a relaté deux observations où elle semblait dépendre, dans les fils, de l'état spasmodique des parents.

IV. — De l'hérédité des névropathies de la sensibilité.

Il en peut être ainsi des névropathies de la sensibilité.

Nous rangeons dans cet ordre toutes les névralgies ou les affections douloureuses des nerfs, et, avec les auteurs, nous en faisons deux classes : la première, qui renferme les névralgies *externes*, la seconde, qui comprend les névralgies *internes*.

La génération propage les affections de l'une et de l'autre classe, quelle qu'en soit la nature, et quel qu'en soit le siége; mais, comme nous l'allons voir, elle ne les transmet pas avec la même fréquence.

1° De l'hérédité des névralgies *externes*.

Le transport séminal des névralgies externes, bien que moins rare qu'on ne l'a dit, l'est cependant assez, pour être resté douteux, aux yeux de quelques médecins.

(1) Gintrac, *ouv. cit.*, p. 134. — (2) Trousseau et Pidoux, *Traité de thérapeutique et de matière médicale*, 1re éd., p. 96. —Barras, *ouv. cit.* —Voy. aussi Jolly, *Dict. de méd. et de chirurg. prat.*, *loc. cit.*

J. Frank n'en dit rien et Siebold n'en a recueilli aucun exemple (1).

Il existe, toutefois, des faits bien positifs de cette transmission :

Gaussail (2) en emprunte à Frédéric Hoffmann ce premier exemple : Une fille de treize ans, non encore réglée, fut affectée d'une violente hémicranie, compliquée de spasmes et de mouvements convulsifs variés, et qui se termina plus tard par un abcès dans l'oreille gauche. La mère était très sujette à la céphalalgie et aux douleurs arthritiques (3).

Reverdit en a recueilli deux cas dignes d'attention : Il a vu deux frères affectés, l'un d'une névralgie sous-orbitaire, l'autre d'une sciatique, dont le père avait été atteint de la première de ces deux affections. Il a observé un cas de névralgie maxillaire chez un autre jeune homme, fils d'une femme qui avait été tourmentée par la même maladie (4).

Le mémoire d'Elaessser, inséré dans le journal d'Hufeland, sur la névralgie de la face, considérée comme maladie de famille, renferme l'observation de deux sœurs affectées toutes deux d'un tic douloureux des plus violents, à la même époque de leur vie. Leur frère aîné était déjà mort des souffrances de la même maladie, qui occupait chez lui les deux côtés de la face ; et le père de la famille avait succombé à l'épuisement causé par une névralgie fixée sur une des mains (5). Duchamp relate l'histoire d'un enfant de sept ans qui, dans l'acuité d'une secousse

<hr>

(1) Gintrac, *ouv. cit.*, p. 61. — (2) *Ouv. cit.*, p. 195. — (3) Fréd. Hoffmann, *Opera omnia*, cap. II, obs. 8, p. 25. — (4) Reverdit, *Dissertation sur la névralgie faciale ou prosopalgie*, Paris 1817. — (5) Musset, *Traité des maladies nerveuses ou névroses*, 1 vol. in-8, Paris, 1840, p. 338.

de croissance, éprouvait, chaque soir, et surtout la nuit, une violente douleur du genou, avec torsion douloureuse des poignets, suivie quelquefois d'un léger délire : cette douleur, souvent instantanée, variait, d'autres fois, d'un quart d'heure à une demi-heure. L'enfant jouait, ou courait, ou s'endormait même dans les intervalles, s'il se trouvait au lit; il y avait une légère augmentation de chaleur et de l'accélération du pouls et des battements du cœur pendant l'accès; le père avait été sujet aux mêmes douleurs pendant sa croissance (1).

Valleix (2) rapporte aussi quelques faits qui témoignent d'une prédisposition de la névralgie à se propager par l'hérédité. Gaussail, enfin, en cite toute une série d'exemples: Il a rencontré une névralgie de l'œil, chez le neveu de parents de l'éréthisme nerveux le plus prononcé; une névralgie de la tempe et du sein, chez la fille d'une femme vaporeuse et sujette aux douleurs névralgiques; une névralgie faciale intermittente et une otalgie à type rémittent quotidien, chez la fille d'une autre dame, également tourmentée de névralgie de la tête; il a observé une violente névralgie du mollet, compliquant une fièvre intermittente, chez une fille de onze ans, née d'une mère qui, pendant toute la durée d'une fièvre bilieuse, avait souffert de la même névralgie; une névralgie erratique du tronc et des membres, chez la fille d'une autre femme sujette aux névralgies de la tête; une névralgie intermittente de la tête et de la face, se fixant quelquefois sur les intestins ou les reins, chez trois filles d'une mère affligée de diverses névralgies (3).

(1) Duchamp, *Maladies de la croissance*, obs. 12, p. 56. — (2) Valleix, *Traité des névralgies ou affections douloureuses des nerfs*, Paris, 1841, p. 189 et 579. — (3) Gaussail, *de l'Influence de l'hérédité*, etc., p. 196-201.

Le fait de l'hérédité des névralgies *externes* est donc hors de question.

2° De l'hérédité des névralgies *internes*.

Celui de l'hérédité des névralgies *internes*, de l'aveu des auteurs (1), a bien plus de fréquence.

Nous désignons sous le nom de névralgies internes les névropathies qui ont pour type une sensation douloureuse, et pour siége les parties profondes de l'innervation.

Elles se produisent sous deux caractères bien distincts : l'un, variable, et sans cesse différent de lui-même, où le mal n'est jamais arrêté dans son siége, ni dans son expression : c'est la névralgie interne *proteiforme* ou indéterminée. L'autre, fixe, au contraire, et semblable à lui-même, où le mal est toujours arrêté dans son siége et dans son expression : c'est la névralgie interne *uniforme* ou déterminée.

Gintrac et Gaussail insistent dans leurs mémoires sur l'hérédité de la première espèce de névralgie interne ; et les observations nombreuses dont ils l'appuient, sous le nom d'hérédité de l'hyperesthésie (2) ou de la névropathie (3), éclaircissent si bien ce point de la question, que nous ne saurions mieux faire que d'y renvoyer le lecteur ; il nous suffira de dire qu'elle peut revêtir les formes les plus diverses des affections nerveuses et que l'hérédité la suit sous chacune d'elles.

La seconde espèce de névralgie interne, qui ne se distingue de l'autre que par la fixité et l'uniformité de son caractère, est tout aussi soumise au transport séminal.

Une de ses formes les plus communes est la migraine :

---

(1) Musset, *ouv. cit.*, p. 337. — (2) Gintrac, *ouv. cit.*, p. 25, 39, 45 et *passim.* — Gaussail, *ouv. cit.*, p. — (3) Gintrac, *ouv. cit.*, p. 48. — Gaussail.

c'est aussi une de celles qui sont le plus sujettes à se reproduire par la génération. Venette rapporte qu'une femme, d'un fort tempérament, avait un mal de tête suivi de perte d'appétit et de vomissements, qui revenait tous les mois. Un de ses frères avait la même céphalalgie, avec les mêmes symptômes et les mêmes retours ; cette migraine périodique était héréditaire dans la famille (1). Dumas a recueilli dans ses consultations un fait du même genre. Piorry parle d'un praticien des hôpitaux, dans la famille duquel existent, de père en fils, des migraines en rapport avec une souffrance nerveuse de l'estomac (2). Un garde-chasse d'un riche commerçant de Paris, feu D***, est, comme son grand-père et son père, affecté de la même maladie ; cette disposition dure chez eux, m'a-t-il dit, jusqu'à quarante ans, époque où elle se change en pesanteur de tête, sans céphalalgie, nausées, ni vomissements. Gintrac note la fréquence de l'hérédité de la même affection (3).

L'angine de poitrine, la cardialgie, les entéralgies, formes ou espèces plus rares de névralgie interne, dont nous venons de traiter, à l'article des désordres nerveux des appareils de la circulation et de la digestion, nous ont donné des preuves de la même nature de transmissibilité ; les mêmes preuves vont s'offrir à nous, dans la plus grave et la plus obscure des affections de cet ordre, dans l'hérédité de l'hypocondrie.

Hérédité de l'hypocondrie.

Deux théories contraires existent, comme on le sait, sur l'essence et le siége de cette maladie : l'une, que nous

---

(1) Venette, *ouv. cit.*, t. II, p. 47, note. — (2) Piorry, *de l'Hérédité dans les maladies*, p. 116. — (3) Gintrac, *ouv. cit.*, p. 50.

nommerons théorie cérébrale de l'hypocondrie, ne voit en elle qu'une forme de l'aliénation, dont elle rapporte le siége principal au cerveau. Georget (1), Falret (2), Leuret (3), Dubois d'Amiens (4), Brachet (5), professent cette opinion.

L'autre, beaucoup plus ancienne, et que l'on peut nommer théorie abdominale de l'hypocondrie, la sépare, en principe, de l'aliénation, et la considère comme une affection des nerfs ou des viscères situés dans l'abdomen. La plupart des médecins de l'antiquité, et avec eux, de nos jours, Louyer-Villermay (6), Dubuisson (7), Broussais, Esquirol (8), etc., ont adopté cette thèse.

Les faits semblent motiver l'une et l'autre théorie, et tendent, selon nous, à la démonstration des deux espèces distinctes de l'hypocondrie : une première espèce où l'hypocondrie n'est, dès son origine, que le premier degré de l'aliénation, et particulièrement de la lypémanie ; une seconde espèce où l'hypocondrie n'est, à son origine, et sous sa forme simple, qu'une névropathie du nerf trisplanchnique, et particulièrement des parties de ce nerf qui président aux actes fonctionnels des viscères sous-diaphragmatiques.

Cette distinction, qui ressort évidemment des faits, est à demi-formulée par Louyer-Villermay (9), Pinel (10) et Esquirol (11).

(1) Georget, *Physiologie du système nerveux*, t. II, p. 325. — (2) Falret, *de l'Hypocondrie et du suicide*, Paris, 1822. — (3) Leuret, *Fragments psychologiques sur la folie*, p. 369. — (4) Dubois d'Amiens, *Histoire philosophique de l'hypocondrie et de l'hystérie*, Paris, 1837. — (5) Brachet, *Traité de l'hypocondrie*. — Voy. aussi *Gaz. des Hôpitaux*, 26 octobre 1844. — (6) Louyer-Villermay, *Recherches sur l'hypocondrie*, Paris, 1802, p. 105. — (7) Dubuisson, *des Vésanies ou maladies mentales*, Paris, 1816, p. 64. — (8) Esquirol, *Maladies mentales*, t. I, p. 407. — (9) Louyer-Villermay, *ouv. cit.*, p. 124. — (10) Pinel, *Traité de la manie*, p. 54. — (11) *Ouv. cit.*, t. I, p. 74. — Voy. aussi Leuret, *ouv. cit.*, p. 370.

Selon le dernier écrivain, dont l'autorité est d'un si grand poids en pareille matière, l'assimilation de l'hypocondrie à l'aliénation, faite par grand nombre d'auteurs, tant anciens que modernes, n'est qu'une confusion due à ce que la première affection dégénère et, comme l'hystérie, passe dans beaucoup de cas, à l'aliénation, dont elle n'est souvent que le premier degré.

Il est, comme on le voit, difficile de la mieux séparer, en principe, de l'aliénation. Dubois d'Amiens, lui-même, avoue qu'elle en diffère, en ce qu'elle ne conduit pas, comme elle, à la démence.

Elle en diffère, pour nous, indépendamment de sa terminaison, et comme nous l'avons dit, par sa nature même, sous sa forme essentielle, du moins aussi longtemps qu'elle ne se complique pas. Il en est, à cet égard, de l'hypocondrie, comme, en une foule de cas, de l'hallucination : l'hallucination, symptôme si ordinaire de l'aliénation, est, chez beaucoup de personnes, liée à des causes diverses très-indépendantes d'elle ; elle peut l'être longtemps, elle peut l'être toujours ; l'intelligence alors la connaît et la juge. Mais si, ce qui n'arrive que trop généralement, le désordre sensoriel persiste, ou se répète au point de fatiguer l'attention du malade, et d'inquiéter l'esprit sur ses suites ou sa cause, il finit par gagner l'intelligence elle-même, et il devient ainsi la cause de la folie dont il n'est autrement que le signe ou l'effet. L'hypocondrie, de même, à un premier degré, et sous sa forme simple, n'est qu'une névropathie, libre d'abord des désordres de l'aliénation ; elle n'est que la sensation d'un trouble douloureux des fonctions de la vie, dont on poursuit le principe, et dont le principe échappe. Ce n'est point, sous cette forme, et à cette période de la maladie, l'attention du malade qui, comme on le prétend, s'exalte et se concentre jusqu'à souffrir d'un mal qui n'existe pas ; c'est, au contraire, le mal, mal physique et réel (1), qui, comme l'épine entrée dans les chairs ou le dard caché dans les entrailles, dompte l'attention, se soumet la pensée et la tord en tous sens pour le découvrir, l'atteindre et l'arracher. Le malade, ou le médecin, y réussissent-ils ? tous les symptômes passent ; échouent-ils ? le mal, accru des mouvements convulsifs qu'on fait pour le saisir, marche, à l'instar du fer, de plus en plus avant dans la partie blessée et continue sa plaie ; l'intelligence, déjà inquiète de la nature, de la persistance et de la cause qui reste occulte de la douleur, ne peut plus s'en distraire et commence à se troubler. Vient enfin un degré de souffrance et d'émotion où l'esprit s'hallucine, et où le délire éclate, tantôt par ce seul fait de l'exaspération de la névralgie interne et de son irradiation sympathique au cerveau, et, d'autres fois, par suite de sa prolongation et des altérations organiques des viscères qu'elle a déterminées :

« J'ai vu, dit Gintrac, des malades, après m'avoir longtemps fatigué de leurs plaintes importunes et que je croyais sans fondement, présenter à la fin des affections graves, des altérations organiques irrémédiables. Ils avaient, certes, raison de se plaindre : un sentiment indéfinissable de malaise, précurseur des grands désordres qui devaient s'accomplir, était un avertissement sérieux ; la lésion des organes, simplement vitale et appartenant à l'innervation, dans le principe, s'était ensuite étendue à la texture, qu'elle avait compromise, et alors son existence avait cessé d'être problématique. C'est ordinaire-

____

(1) Esquirol, *ouv. cit.*, t. I, p. 407.

ment dans les voies digestives que ces altérations se manifestent. Je ne pense pas que la puissance du moral suffise pour les faire naître; elles préexistent ou coexistent (1). »

Oui, elles *préexistent* ou elles *coexistent*, nous le répéterons, dans tous les cas de cette forme simple d'hypocondrie; le désordre intellectuel, qui n'en est pas la cause, n'en est pas davantage, dans notre opinion, l'effet nécessaire, ni le symptôme primitif.

Le symptôme primitif est, à nos yeux, celui de la souffrance même, mêlée d'une inquiétude et d'un pressentiment que l'avenir justifie souvent, et qui ne semblent d'abord déraisonnables, que parce que le mal commence par être imperceptible à tout autre qu'au malade.

Même dans la seconde espèce de l'hypocondrie, cette espèce où le mal n'est, comme nous l'avons dit, que le premier degré de l'aliénation, la folie qui survient parfois presque au début, n'est encore très-souvent, comme la lypémanie elle-même, en tant de cas (2), que deutéropathique, c'est-à-dire sympathique ou symptomatique de lésions antérieures ou concomitantes et profondes des organes.

L'hérédité de cette forme de l'hypocondrie rentre dans l'hérédité de l'aliénation, ou des affections dont elle peut être le signe ou l'expression morbide.

L'hérédité de l'autre forme ou de l'espèce essentielle de l'hypocondrie, est aussi positive que celle de la première : une foule d'observateurs, Frédéric Hoffmann, Zeller, Willis, Pomme, Gamet, de Brieude, Raulin, Laurent, Louyer-Villermay, Dubois d'Amiens, Gintrac, Gaussail, etc., ne laissent point l'ombre d'un doute sur elle.

____

(1) Gintrac, *ouv. cit.*, p. 137. — (2) Esquirol, *ouv. cit.*, t. I, p. 436.

En opposition avec Dubois d'Amiens qui regarde cette origine comme relativement rare dans cette maladie (1), Frédéric Hoffmann, affirme qu'elle en est la source la plus fréquente (2); Raulin (3) et Pomme (4), sont de la même opinion; et le dernier auteur va jusqu'à faire de cette transmission séminale, une des principales causes de la dégénération de l'espèce humaine, et s'appuye à la fois d'exemples de sa pratique et des faits de Willis (5). L'opinion de Louyer-Villermay est beaucoup plus restrictive ; il se borne à reconnaître le fait de l'hérédité dans quelques circonstances et à le démontrer (6). De Brieude nous en a précédemment fourni de curieux exemples, sur les descendants des Auvergnats revenus s'établir en Auvergne, après un long séjour sous le ciel de l'Espagne (7). Laurent l'a vue atteindre tous les membres d'une famille (8), et, par une progression malheureusement fréquente dans l'hérédité, Zeller l'a rencontrée chez les fils plus intense qu'elle n'était chez les pères (9). Gaussail en a lui-même observé plusieurs cas (10), et Gintrac (11) en rapporte un exemple presque aussi remarquable que celui du célèbre Johnson (12).

L'hérédité de cette forme de l'hypocondrie est donc, comme nous le disions, pleinement démontrée. Le degré de fréquence, dont l'estimation est toujours plus ou moins arbitraire et variable, selon l'observateur, reste seul en

<hr>

(1) Dubois d'Amiens, *ouv. cit.*, p. 60. — (2) Fr. Hoffmann, *Medicina rationalis systematica*, cap. vi, p. 68. — (3) *Traité des affections vaporeuses du sexe*, p. 67. — (4) Pomme, *Traité des affections vaporeuses des deux sexes*, t. I, p. 12, et t. II, p. 390. — (5) R. Willis, *Opera medica et physica*, t. I. cap. x. — (6) Louyer-Villermay, *ouv. cit.*, p. 84 et *Traité des maladies nerveuses*, t. I, p. 226 et t. II, p. 405. — (7) De Brieude, dans *Mémoires de la soc. roy. de médec.*, 1782-1783, p. 324.— (8) Louyer-Villermay, *ouv. cit.*, *loc. cit.* — (9) Zeller, *Affectuum hæreditariorum theoria*. — Gintrac, p. 140. — (10) Gaussail, *ouv. cit.* — (11) Gintrac, *ouv. cit.*, p. 140. — (12) *Revue indépendante*, 13 avril 1844.

question ; mais il en est ainsi dans une foule d'autres maladies.

V. — De l'hérédité des névropathies de la motilité.

Toutes les névropathies de la motilité sont sujettes à la même loi de répétition ; c'est un fait que Portal établit en principe ; il regarde, en effet, comme héréditaires « toutes les affections spasmodiques nerveuses, soit, dit-il, qu'elles altèrent les fonctions de l'âme, soit que ces fonctions restent intactes pendant les mouvements inordonnés des muscles (1).

Hérédité des convulsions.

Une des formes les plus communes de ces désordres de l'activité motrice, est la forme convulsive ou l'éclampsie.

Les mouvements cloniques qui la caractérisent peuvent, comme la plupart des affections nerveuses, reconnaître deux sources : tantôt ils ont pour cause une lésion primitive de l'innervation seule; ils sont *idiopathiques*, et constituent, alors, la forme essentielle ou simple de l'éclampsie; tantôt ils ne surviennent que consécutivement à d'autres maladies dont ils ne sont alors que l'expression seconde : ce sont les convulsions *deutéropathiques*, symptômes des lésions et des causes très-diverses de l'éclampsie complexe.

1° Aucune des affections qui peuvent être le principe de la dernière espèce d'éclampsie, les scrofules, les tubercules, les vers, les hydropisies, les congestions, les inflammations gastro-intestinales, etc., etc., n'échappe à l'action de l'hérédité : toutes les convulsions caractéristiques de

(1) Portal, *Considérations sur la nature et le traitement des maladies de famille et des maladies héréditaires*, p. 9.

cet ordre de causes sont donc susceptibles d'en provenir comme elles.

2° Les convulsions de nature exclusivement nerveuse, les mouvements cloniques idiopathiques, désordres qui peuvent être purement fonctionnels et, comme les faits le prouvent (1), déterminer la mort, sans laisser de vestige dans le tissu qu'ils foudroient, ne sont pas plus exempts de se reproduire par la génération.

Les pathologistes ne font, à cet égard, aucune distinction entre les convulsions de l'une ou de l'autre nature.

C'est, de l'aveu de Valleix, une opinion généralement répandue, que l'éclampsie se manifeste principalement chez les enfants dont les parents sont affectés de maladies convulsives (2). Toutefois, selon lui, l'on n'a pas étudié *rigoureusement* les faits, sous ce dernier rapport.

Si, par l'expression *rigoureusement*, l'auteur a voulu dire que l'on n'est pas encore arrivé à fixer, d'une manière exacte, le chiffre proportionnel de l'hérédité, sur un nombre donné de cas d'éclampsie, ni à établir, statistiquement, sa fréquence relative dans cette affection et les autres affections dont elle peut être la source, la réflexion est vraie; mais, comme nous l'avons dit, elle est applicable, sans aucune exception, à toutes les maladies (Tom. II, p. 638).

Que si, par ce même terme, il tend, comme nous le croyons, à infirmer le *fait* même de l'action de l'hérédité sur les convulsions, c'est une allégation contraire au témoignage de la tradition et de l'expérience.

« Il est peu de médecins qui n'aient vu, dit Gintrac, et moi-même j'ai souvent observé des convulsions chez

(1) *Journal des progrès*, t. XVIII, p. 176, t. XXI, p. 217. — *Journal hebdomadaire*, t. II, p. 318. — T. III, p. 401. — Dans Gintrac, p. 116. — (2) Valleix, *Guide du médecin praticien* Paris, 1847, t. IX, p. 533.

les enfants délicats, impressionnables, mobiles, nés de parents très-sensibles et sujets à des maux analogues. *Les faits sont trop nombreux, trop uniformes, trop peu remarquables, pour avoir besoin d'être rapportés* (1). Et, dans cette conviction, selon nous très-motivée, il se borne à rappeler les deux observations, si probantes, recueillies par Baumes et par Lorry : l'une, celle de Lorry, où l'on voit une famille tout entière, le père, la mère, les enfants, les filles, les garçons, malgré la différence de leur éducation, tomber en convulsion, à la moindre impulsion de la cause la plus légère (2) ; l'autre, celle de Baumes, où une dame sujette à une agitation convulsive des bras, à l'époque menstruelle, transmit cette affection périodique à sa fille, qui mourut d'éclampsie (3). Rilliet et Barthez ont recueilli d'autres faits, mais d'une moindre importance (4). Richard de Nancy est aussi explicite sur ce point que Gintrac (5).

Brachet, avant tous deux, tenait le même langage (6) ; Gaussail rapporte, aussi, trois cas d'hérédité patente des convulsions, dont l'un, surtout, est bien fait pour frapper l'attention : Un enfant de seize mois, à deux reprises différentes, est atteint d'une telle crise convulsive, que Gaussail, redoutant un accès de fièvre pernicieuse, recourt, dès le premier calme des accidents nerveux, au sulfate de quinine. Tout à coup, la grand'mère maternelle de l'enfant, présente, avec le médecin, au lit du petit malade, est à son tour saisie de convulsions violentes et ca-

---

(1) Gintrac, *ouv. cit.*, p. 118. — (2) Lorry, *de Melancholia et morbis melancholicis*, part. I, cap. VII, p. 172. — (3) Baumes, *Traité des convulsions*, Paris, 1805, p. 7. — (4) Rilliet et Barthez, *ouv. cit.* — (5) Richard de Nancy, *Traité pratique des maladies de l'enfance*, p. 520. — (6) Brachet, *Traité pratique des convulsions dans l'enfance*, p. 370.

ractérisées par le renversement de la tête en arrière, la roideur des extrémités, le spasme du pharynx, etc. Cette dame, à ce qu'il apprit plus tard, était sujette à ces sortes d'attaques, et sa fille n'en avait pas été exempte (1).

A l'appui de l'opinion et des observations des médecins modernes, s'ajoute l'opinion de nos devanciers et des autorités les plus recommandables : Willis (2), Hoffmann (3), Boerrhaave, Linnée, Zimmermann, Tissot, Raulin, Senac, Lorry, et Baumes (4) qui les répète, sont unanimes en ce point.

3° Il n'est pas jusqu'à l'éclampsie des femmes enceintes qui, comme celle des enfants, ne puisse se reproduire par la génération. On en doit à Reichel un exemple remarquable : Une femme, presque arrivée au terme de sa grossesse, est prise de convulsions : sa mère, qui était hystérique, en avait eu, comme elle, de fréquentes atteintes, pendant qu'elle la portait (5). Mais, comme dans beaucoup de cas, la grossesse et les autres circonstances qui semblent engendrer l'éclampsie, n'en sont que les causes secondes, et que la cause première des accidents dérive d'une tendance antérieure, soit innée, soit transmise, soit acquise de la mère, il peut arriver que l'hérédité de ce mal devance, chez les enfants, l'époque de l'explosion chez les générateurs, et qu'elle éclate alors en dehors de la grossesse et du sexe soumis à la gestation : entre autres cas, il s'en est produit à la Pitié un des plus curieux : Une femme est atteinte de convulsions, à deux de ses grossesses : tous ses enfants, *fils* et *filles*, sont su-

(1) Gaussail, *ouv. cit.*, p. 130. — (2) Willis, *Opera medica et physica*, t. I, cap. iv, p. 467 et suiv. — (3) F. Hoffmann, *op. cit.*, cap. i, p. 12 ; cap. ii, p. 25 ; cap. iii, p. 35, et cap. vi; p. 481. — (4) Baumes, *ouv. cit.*, p. 7-11. — (5) Gintrac, *ouv. cit.*, p. 110.

jets à des convulsions; un des garçons l'est même à l'épilepsie, et une jeune fille, dont il sera question plus loin dans ce travail, a une succession de troubles névropathiques fort extraordinaires (1).

Le fait de l'hérédité de l'éclampsie est donc, comme nous le disions plus haut, parfaitement démontré.

Hérédité de la chorée.

Une lésion moins fréquente, le plus souvent moins grave, mais beaucoup plus bizarre de la motilité, la chorée, participe de la même influence. De toutes les espèces de cette affection distinguées par Bouteille (2), nous ne rappellerons ici que les deux principales, celles où rentrent toutes les autres : la chorée essentielle ou *idiopathique*, et la secondaire ou *deutéropathique*.

1° Sous sa forme secondaire, cette sorte d'ataxie paralytico-convulsive des muscles, peut être symptomatique de maladies acquises ou chroniques du cerveau, et comme elle est, alors, partielle et bornée à un côté du corps; on a proposé de la distinguer sous le nom de chorée hémiplégique ou plus simplement d'hémiplégie clonique (3).

L'hérédité de cette forme d'affection n'est point, à proprement parler, celle de la chorée, mais celle des maladies dont elle est l'expression ou l'épiphénomène.

2° Il n'en est pas ainsi de celle de la première : la chorée *essentielle*.

Bien que, sous cette autre forme, la maladie attaque le plus généralement les deux côtés du corps, elle n'a presque jamais la même intensité d'un côté que de l'autre, et

(1) *Gazette des hôpitaux*, 2e série, t. VIII, p. 186. — (2) E. M. Bouteille, *Traité de la chorée ou danse de Saint-Guy*, Paris, 1810, 1 vol. in-8, p. 75 et 195. — (3) Bouteille, ouv. cit., et Chomel, *Gazette des hôpitaux*, 22 avril 1844.

son développement offre bien des degrés et bien des variétés dans son type, dans sa force, et dans son étendue. On s'est même demandé (1), en remontant ainsi, dans son évolution, de symptôme en symptôme, si l'on ne devait point voir dans le simple tremblement sa première expression et, en quelque manière, une chorée partielle.

Un fait indubitable, c'est, qu'en différents cas, il en est le prélude. Il peut, en effet, l'entraîner par une simple succession d'accidents, dans la même personne ; il peut l'entraîner par une succession séminale des personnes, dans la même famille.

L'observation fournit des exemples des deux cas : ceux du premier genre ne sont pas des plus rares. L'Hôtel-Dieu en offrait, en 1844, un des plus curieux : c'était celui d'une mère de plusieurs enfants, atteinte à trente-sept ans de cette maladie ; cette affection avait débuté à sept ans par un tremblement ; la chorée le suivit, puis une hémiplégie qui persista jusqu'à la menstruation et disparut alors, pour laisser reparaître le tremblement choréique (2).

Les faits du second genre établissent, à la fois, et la filiation de ces deux troubles morbides et la filiation de leur hérédité :

À un premier échelon, nous trouvons le tremblement simple héréditaire : les parents donnent naissance à des enfants atteints, au même âge, de la même espèce de tremblement qu'eux-mêmes ; Ambroise Paré, l'Omme, Portal, Girou, nous en ont offert des exemples (3) ;

À un second échelon, nous voyons des parents affectés

(1) Gaussail, *ouv. cit.*, p. 139. — (2) *Gazette des hôpitaux, loc. cit.* — (3) *Traité philosophique et physiologique de l'hérédité naturelle*, t. I, p. 612.

de tremblement, engendrer des enfants affectés de chorée : Bouteille a traité de la chorée céphalique une petite fille de dix ans et demi, dont le bisaïeul, l'aïeul, l'oncle et d'autres parents avaient été sujets à de violents tremblements et à des contorsions générales des membres (1). Gaussail a observé une chorée générale chez une autre jeune fille de dix-huit ans, dont un oncle maternel, depuis son plus bas âge, tremblait continuellement des pieds et des mains (2) ;

A un dernier échelon, enfin, nous rencontrons les cas d'hérédité de chorée proprement dite.

L'observation donnée comme la plus ancienne d'hérédité de ce mal, celle de Desperrières, ne rentre pas, pour nous, dans cette catégorie : les deux sœurs qu'il soigna, l'une à quinze ans et demi, l'autre à seize ans trois mois, étaient bien toutes deux atteintes de chorée ; mais la mère, d'après Desperrières lui-même, ne l'avait pas été ; il rapporte seulement « qu'elle avait éprouvé de violents « maux de nerfs avant d'être formée, et qu'elle avait « langui deux ou trois mois avant que la nature n'eût « exercé ses droits (3). »

Ce fait appartient donc à l'hérédité de *métamorphose.*

Nous en dirons autant d'une autre observation recueillie par Richelmi (4) : les névropathies de la famille du jeune homme qu'il traita de ce mal, n'étaient point la chorée.

Il n'en est pas ainsi des exemples qui suivent :

Richter parle d'une jeune fille qui fut frappée de chorée vers l'âge de quinze ans, âge où sa mère était morte

(1) E. Bouteille, *ouv. cit.*, p. 205-324. — (2) Gaussail, *ouv. cit.*, p. 137. — (3) *Histoire de la société royale de médecine*, t. V, p. 249. — (4) *Journal clinique de Montpellier*, t. XXIX, p. 314.

de cette maladie (1). Detharting cite d'autres cas d'hérédité de ce mal (2); Dorfmuller le traita chez deux sœurs dont le père avait été lui-même atteint de cette affection (3); Mongenot, chez un enfant de six ans, dont la mère l'avait eue, comme lui, dans l'enfance (4). Costes en vit un autre cas, en 1826, à la Charité, dans le service du docteur Cayol, chez un jeune homme de seize ans, dont la mère avait été atteinte de ce même mal au même âge (5). Elliotson affirme, sur son expérience, dans ses *Leçons cliniques*, la fréquence de l'hérédité de cette maladie (6). Les recherches de Rufz, en 1834, étaient en discordance avec cette assertion : sur dix-huit sujets, Rufz n'avait rencontré que deux fois deux choréiques dans la même famille (7); Piorry dit n'avoir vu qu'un cas d'hérédité de chorée dans sa pratique (8); Rilliet et Barthez (9), dans ces derniers temps, n'en ont, de leur côté, recueilli aucun cas. Mais cette diversité dans les résultats ne tient évidemment qu'au hasard des rencontres et des observations. Postérieurement à Rufz, Young et Constant (10) en ont constaté d'autres exemples, et le docteur Stiebeld cite plusieurs familles dans lesquelles la chorée était héréditaire (11).

Si la question de fréquence du transport séminal de cette maladie reste encore indécise, celle de l'hérédité elle-même est résolue, et par l'affirmative.

<hr>

(1) J. M. Musset, *Traité des affections nerveuses ou névroses*, Paris, 1840, 1 vol. in-8, p. 159. — (2) Idem, *loc. cit.* — (3) J. Frank, *Praxeos*, t. IV, p. 255. — (4) *Annuaire des hôpitaux de Paris*, Paris, 1819, in-4, p. 523. — (5) Musset, *ouv. cit.*, p. 159. — (6) *Lancette française*, 1833, t. XII, p. 72. — (7) *Archives générales de médecine*, février 1834. — (8) Piorry, *de l'Hérédité dans les maladies*, p. 115. — (9) Rilliet et Barthez. — (10) *Compendium*, t. II, p. 292. — (11) Casper, *Die Fortschritte*, 1837. — Valleix, *Guide du médecin praticien*, t. IX, p. 614.

Hérédité de l'hystérie.

L'histoire de l'hystérie conduit, sur ces deux points, aux mêmes conclusions.

Cette affection, qui joue un rôle si important dans la pathologie, est du nombre de celles qui doivent, comme la folie, leur progrès à l'action du temps et des époques. Très-anciennement connue, puisqu'elle est également notée par Démocrite et par Hippocrate, elle semble avoir été rare dans l'antiquité. Moins extraordinaire dans le cours du moyen âge, elle doit aux siècles qui suivent un tel développement, qu'un auteur la regarde comme une maladie de la civilisation : tandis qu'elle demeure à peu près étrangère aux peuplades barbares et aux tribus sauvages, les villes et les capitales de l'Europe, d'après lui, seraient presque hystériques ; après s'y être montrée le partage exclusif de la classe élevée, elle y est descendue à la classe moyenne, et s'y retrouve maintenant dans la classe la plus pauvre (1).

Ce langage d'un médecin de nos jours est analogue à celui de Zimmermann, de Tissot, de Pomme, de Pressavin et de tous les nosologistes de la fin du dernier siècle et d'une partie du nôtre.

Mais cet accord entre eux, sur la cause la plus générale du mal, ou du moins du progrès du mal, à notre époque, ne se retrouve plus sur la question de son siége, ni sur celle des sexes qu'il attaque, ni enfin sur son hérédité.

1° On lui a, tour à tour, et contradictoirement, reconnu pour siége, chacune des régions, et dans chaque région chacune des parties ou chacun des organes que le

(1) Musset, *ouv. cit.*

mal convulsionne : deux opinions, toutefois, dominent sur ce point ; l'une, la plus ancienne et la plus répandue, est celle qui place le siége du mal dans l'utérus. Nombre de médecins anciens, Hippocrate, Arétée, Celse, Galien, Aétius, Paul d'Égine, etc., etc. ; nombre de médecins modernes, Ambroise Paré, Astruc, Mercurialis, Forestier, Sennert, Horstius, Hoffmann, Pujol, Cullen, Pinel, Morgagni, Louyer-Villermay, Foville, Broussais, Dubois (d'Amiens), Layock, Piorry, Schutzenberger, Valleix, etc., etc., adoptent cette opinion ; l'autre, de date plus récente, et dont Lepois, Willis, et, de nos jours, Georget, et une foule d'autres, sont demeurés les soutiens, rapportent à l'encéphale le siége de l'hystérie.

2° Les raisons radicales données, de part et d'autre, à l'appui des deux thèses, sont tirées des symptômes de la maladie et du sexe qu'elle attaque.

La première théorie se fonde sur l'évidence des troubles utérins, et sur le développement exclusif à la femme de cette affection.

La seconde théorie se fonde sur l'évidence des troubles cérébraux et l'extension du mal à l'un comme à l'autre sexe.

Georget, Romberg, Conolly, Schutzenberger lui-même (1) admettent, en effet, chez l'homme, l'existence d'une affection nerveuse semblable à l'hystérie ; Trotter dit en avoir vu, chez des matelots, des attaques manifestes et caractérisées par la sensation de boule, les rires, les pleurs sans cause, et les convulsions. Hoffmann (2), Georget (3),

(1) Schutzenberger, dans la *Gazette médicale de Paris*, 3e série, t. I, p. 768. — (2) Hoffmann, *ouv. cit.*, et Louyer-Villermay, *Traité des maladies nerveuses*, t. I, p. 6. — (3) Georget, *Physiologie du système nerveux*, Paris, 1821, t. II, p. 264.

Casimir Broussais, Mahot (1), Schutzenberger (2) et d'autres observateurs (3) en ont cité d'autres faits, encore en petit nombre, et d'une similitude plus ou moins imparfaite, mais dont les partisans de la nature utérine de l'affection hystérique, Louyer-Villermay et Dubois d'Amiens, s'efforcent vainement, pour nous comme pour Schutzenberger, de nier l'analogie ; elle est incontestable.

Mais cet argument de fait n'a point, évidemment, d'autre signification, ni d'autre valeur, que celle d'une anomalie ; et, comme nous le prouverons, dans le prochain travail qui suivra cet ouvrage, il n'a pas plus de force, pour démontrer que le mal n'est point une affection exclusive à la femme, que, chez l'homme, l'existence erratique du vagin et de l'utérus lui-même, n'en a pour démontrer que ces organes du système sexuel de la femme sont communs aux deux sexes.

L'autre argument, tiré des symptômes cérébraux, a moins de puissance encore, comme démonstration de l'origine cérébrale de cette maladie : non, certes, que le cerveau n'ait une part dans ses troubles, mais parce que, selon nous, cette part n'est jamais que très-secondaire, qu'elle n'est point le principe réel de l'hystérie, et que ce n'est jamais le désordre encéphalique qui constitue son type, ni forme son caractère.

L'erreur sur ce point a deux sources principales : des idées préconçues sur l'action du cerveau, et la confusion de l'hystérie simple avec l'hystérie complexe.

On rencontre chez Georget ces deux ordres de causes : il était sous l'empire de la doctrine de Gall, et il observait

______

(1) *Gazette médicale*, an. 1889, p. 602. — (2) *Gazette médicale de Paris*, 3e série, t. I, p. 709. — (3) *Gazette des hôpitaux*, octobre 1848.

à la Salpêtrière où, comme le fait très-bien remarquer Piorry (1), il a dû, le plus souvent, n'avoir sous les yeux que des cas d'hystérie épileptiforme : combinaison des plus fréquentes des deux maux, et qui porte à conclure du siége le plus commun de l'un à celui de l'autre.

Rien de plus naturel et rien de moins fondé.

L'épilepsie *idiopathique* a son siége au cerveau ; l'épilepsie *deutéropathique* même, si éloigné que son point de départ soit de cet organe, ne doit qu'au trouble sympathique de l'encéphale sa forme pathognomonique. Aussi *la voyons-nous produite par une foule d'affections du cerveau; aussi la voyons-nous, à son tour, les produire*, et sous sa forme la plus légère, en apparence, le vertige, devenir une des causes les plus ordinaires et les plus rebelles de l'aliénation.

L'hystérie, au contraire, qu'elle soit simple ou complexe, a pour siége l'utérus et ses dépendances. Les affections diverses, mentales ou cérébrales, telle que l'épilepsie, qui peuvent la compliquer, ne la déterminent, ou plutôt ne l'éveillent, qu'à de certaines conditions d'idiosyncrasie, d'âge et de disposition de la sexualité ; et cette complication ne prouve alors qu'une chose : un consensus ou une irradiation morbide des désordres du cerveau et de ceux de l'utérus. Constamment, dans ces cas, le système sexuel de la femme est en jeu ; c'est toujours l'utérus et ses dépendances, ou, pour rendre notre pensée d'une manière plus complète, c'est toujours l'appareil médiat ou immédiat de la sexualité, dont la stimulation directe ou indirecte engendre l'hystérie, et donne à l'affection son type spécifique. Aussi, par le contraste le plus digne d'at-

____

(1) Piorry, *de l'Hérédité dans les maladies*, p. 111.

tention avec l'épilepsie, la voyons-nous produite par la plupart des troubles et des affections morbides de la matrice ou de ses annexes. Aussi la voyons-nous, à son tour, les produire, et, malgré la violence, la durée, la fréquence de ses convulsions, n'aller presque jamais jusqu'à la perte réelle de la connaissance, et ne laisser, à sa suite, si prolongée qu'elle soit, ni démence, ni même, le plus souvent, d'atteinte persistante et profonde des facultés mentales.

Ce dernier argument semblait à Esquirol infirmer, à lui seul, l'opinion des auteurs qui prétendent que l'épilepsie et l'hystérie ont toutes deux le cerveau pour siége primitif (1).

Il achève, selon nous, d'en démontrer l'erreur, et notre définition de cette maladie est, en tout, analogue à celle de Musset, qui, à l'exception du mot *utérus*, auquel nous préférons le mot *système utérin*, qui comprend les ovaires, nous a paru l'avoir parfaitement formulée et décrite en ces termes : « *Névrose de l'utérus, revenant par accès, sans fièvre, caractérisée le plus souvent par une boule qui, ayant son point de départ dans cet organe, se propage, au moyen du grand sympathique, dans les différentes régions de l'abdomen, remonte dans la poitrine, envahit la huitième paire, et, arrivée au cou, y détermine un sentiment de strangulation fort pénible ; lorsque l'accès est complet, le trisplanchnique communique son impression aux nerfs moteurs par leurs fréquentes anastomoses et détermine des convulsions (2).* »

3° Quelque théorie qu'on adopte sur son siége ou sur son origine, l'hérédité de ce mal ne laisse pas l'ombre d'un doute.

(1) Esquirol, *des Maladies mentales*, t. I, p. 289. — (2) Musset, *ouv. cit.*, p. 286.

C'était l'opinion formelle de Willis (1) et d'Hoffmann (2) qui l'avaient tous les deux déduite de l'expérience. Caldwell (3) l'a, pour sa part, confirmée par toute une série d'observations ; il a même noté l'hérédité en retour de cette maladie. Schœnheider (4), et, dans ces derniers temps, Landouzy (5) et Gaussail (6), en ont recueilli des cas indubitables. Mais aucun auteur ne l'a plus largement admise que Georget : « Les circonstances, dit-il, qui prédisposent le plus à l'hystérie, sont une influence héréditaire, une constitution nerveuse, le sexe féminin, et l'âge de douze à vingt-cinq ou trente ans. *La plupart* des malades ont parmi leurs proches parents des épileptiques, des hystériques, des aliénés, des sourds, des aveugles, des hypocondriaques ; *la plupart* ont montré, dès le bas âge, des dispositions aux affections convulsives, un caractère mélancolique, colère, emporté, impatient, susceptible ; quelques-uns ont eu alors des attaques de catalepsie, des serrements de gosier, des étouffements (7). »

Dubois, d'Amiens, décerne à l'hérédité de cette affection la même étendue (8).

D'autres auteurs, au contraire, Beau, Piorry (9) et Valleix (10) croient à la rareté de sa transmission : le premier n'a trouvé, dans les recherches qu'il a faites en 1833 à la Salpêtrière, que trois cas de cette maladie dans les ascendants de deux cent soixante-treize malades hystéri-

(1) Willis, *Opera medica et physica*, t. I, cap. x, p. 538. — (2) F. Hoffmann, *op. cit.*, cap. v, p. 61. — (3) Caldwell, *de Hysteria*, Edimburgh, 1780. — (4) Gintrac, *ouv. cit.*, p. 156. — (5) Valleix, *Guide du médecin praticien*, t. IX, p. 650. — (6) Gaussail, *Mém. cit.*, p. 147 et suiv. — (7) Georget, *Dict. de médecine*, art. *Hystérie*, p. 166 — (8) F. Dubois d'Amiens, *Histoire philosophique de l'hystérie et de l'hypocondrie*, p. 61. — (9) Piorry, *de l'Hérédité dans les maladies*, p. 114. — (10) Valleix, *Guide du médecin praticien*, t. IX, p. 650.

ques ou épileptiques. Piorry, tout persuadé qu'il soit de l'hérédité de cette névropathie, dit que, dans le trèsgrand nombre de femmes hystériques qu'il a eu l'occasion de voir dans sa pratique, il ne trouverait guère d'exemple d'hérédité qui fût remarquable (1). Gintrac tient un tout autre langage dans son travail : « Les faits d'hérédité de l'hystérie se rencontrent fréquemment, dit-il, dans la pratique ; j'ai souvent eu à soigner successivement la mère et la fille ou plusieurs sœurs (2). ·

Il en est donc encore de cette affection comme de la chorée : le fait de sa transmission par la voie séminale demeure indubitable ; celui de la fréquence de cette tr··-mission varie selon le point de vue de chaque observateur.

Hérédité de l'épilepsie.

La question de la nature et de l'hérédité de l'épilepsie soulève peut-être encore plus de dissentiments.

Nous n'énumérerons pas toutes les opinions qui règnent sur l'essence de cette affection, ni toutes les distinctions d'espèces et de variétés qu'on en a proposées, depuis celles d'Arétée (3) et de Galien (4), jusqu'à celles de Saillant (5), de Dubreuil (6), d'Esquirol (7) et de Marschall-Hall (8). L'espace et le temps nous pressent de passer au second point, le seul intimement lié à notre sujet, le transport séminal de l'épilepsie.

Si répandue que soit l'opinion de l'hérédité de cette maladie, elle n'est point générale parmi les médecins : Louis,

---

(1) Piorry, *ouv. cit., loc. cit.* — (2) Gintrac, *ouv. cit.*, p. 147. — (3) *De causis et signis acutorum morborum*, lib. I, cap. v, p. 2. — (4) *De locis affectis*, lib. III, cap. II. Cur. Chartier, t. VII, p. 443. — (5) *Mémoires de la société royale de médecine*, an. 1779, p. 305. — (6) Doussin-Dubreuil, *de l'Épilepsie*, 1 vol. in-12. — (7) Esquirol, *des Maladies mentales*, t. I, p. 314, 315. — (8) Voy. *Journal hebdom.*, an. 1836, t. IV, p. 285.

conséquent avec ses idées préconçues sur l'hérédité, ne la
partageait pas (1). Tissot, après l'avoir acceptée un instant,
la révoque en doute (2), par les mêmes motifs que Louis,
qu'un grand nombre d'enfants, de père ou de mère affectés de cette maladie, n'en éprouvent point d'atteinte ;
remarque faite par Pechlin, confirmée par Gulbrand (3),
par Maisonneuve (4), par Beau (5), etc., et qui peut
s'appliquer, nous avons dit pourquoi, à toutes les maladies. Doussin-Dubreuil a fait valoir les mêmes raisons
contre l'hérédité de l'épilepsie : il se fonde, d'abord, sur
la distinction banale des auteurs, entre l'hérédité de la
prédisposition et l'hérédité de la maladie (*voy.* plus haut,
tom. II, p. 567 et suiv.) ; il reconnaît la première et repousse
la seconde, par le motif que les cas cités sont trop rares et,
selon sa manière de voir, peu concluants. Il se refuse, en
effet, à regarder comme preuve du transport séminal de cet
horrible mal, la génération d'enfants épileptiques par un
père affecté de la même maladie ! « La présomption est
forte, avoue-t-il ; cependant, on peut répondre encore,
qu'il est possible que ce soit de la faute de la mère seule
qui, pendant sa grossesse, se sera trop vivement affectée
de la maladie de son époux, et qui aura eu, plusieurs
fois, de grandes frayeurs, en le voyant tomber (6). De
nos jours même, Leuret et Valleix professent la même
incertitude sur l'hérédité de cette affection. Le dernier,
toutefois, reconnaît qu'on en trouve un certain nombre
de cas ; mais ce nombre, dit-il, et les observations de
M. Beau l'ont prouvé, est beaucoup trop faible pour

(1) Louis, *Mém. cit.*, p. 51, 52. — (2) Tissot, *Traité de l'épilepsie*,
pages 25, 65 et 210-212. — (3) *Acta societatis Hauniensis*, t. I, p. 84. —
(4) Maisonneuve, *Observations et recherches sur l'épilepsie*, Paris, 1803,
p. 86. — (5) *Archives de médecine*, 2e série, t. XI, pag. 328. —
(6) Doussin-Dubreuil, *ouv. cit.*, p. 172-173.

qu'on puisse regarder l'influence de cette cause comme rigoureusement prouvée (1).

Valleix retombe ici dans une confusion qui se renouvelle sans cesse, chez les auteurs qui ont jusqu'à présent traité de l'hérédité. C'est la confusion de la question de *fait* de l'hérédité, et de celle de sa fréquence ou de la question de *nombre* :

1° La question de *nombre* ou de fréquence relative de l'hérédité, nous l'avons déjà dit, dans l'état de la science, est sans solution; elle ne l'est pas seulement pour l'épilepsie, elle l'est pour toutes les affections, en général, sans en excepter l'aliénation elle-même. Les estimations personnelles des médecins, sur ce dernier point, sont toujours jusqu'ici restées arbitraires : non pas uniquement, parce qu'ils n'ont opéré que sur de petits nombres, mais encore et surtout par la diversité d'opinion des auteurs sur l'hérédité. Chacun, dans les épaisses ténèbres de la question, l'ayant imaginée, admise, ou rejetée, à peu près à sa guise, l'a, par la même raison, appréciée et mesurée de la même manière ; l'un la voyant palpable où l'autre la voit douteuse, où l'autre ne la voit pas. En s'en rapportant donc, sur ce point, aux auteurs de chaque monographie, sans tenir compte de l'idée que chaque auteur se fait de l'hérédité, et des motifs qu'il donne de la rejeter ou de l'admettre, on s'expose à regarder comme rare ou comme douteuse l'hérédité patente, l'hérédité fréquente, et comme indubitable et fréquente celle qui n'est que possible ou probable et relativement rare. Ainsi l'hérédité de l'épilepsie, pour nous claire comme le jour, demeure indémontrée, pour Valleix, devant le nombre

____

(1) Valleix, *Guide du médecin praticien*, t. IX, p. 696.

et la lumière de faits qui ne laissent pas même l'ombre
d'un doute sur elle ; et, quelques pages plus loin, le
même auteur admet le transport séminal de la catalepsie (1), sur le seul témoignage de faits infiniment moins
décisifs, pour nous, et beaucoup moins nombreux.

Réelle ou supposée, la rareté prétendue de l'hérédité
de cette affection, est, en effet, un point très-controver-
sable. Si des recherches de Leuret, de Beau (2) et de Maisonneuve (3), qui les a précédés, il semble ressortir que
l'on a cru plus fréquent qu'il ne l'est le transport de l'é-
pilepsie, puisque Beau n'a trouvé que vingt-deux cas
d'hérédité sur deux cent trente-deux cas de cette affection, et Maisonneuve quatre sur un total de quatre-vingts
observations, les recherches de Bouchet et de Cazauvieilh,
à la Salpêtrière, en 1825, donnent à l'hérédité, dans cette
maladie, une tout autre fréquence ; ils l'ont, sur cent dix
cas, trouvée trente-une fois (4). Toutefois, il est, selon
nous, de graves objections à faire à ces derniers calculs, où
les auteurs comprennent, comme faits d'hérédité, des cas
d'hérédité de métamorphose, tels que ceux de conversion
de la manie, de la démence ou de l'hystérie des parents, en
épilepsie chez les enfants.

D'autre part, d'après Hoffmann, l'épilepsie serait la
plus héréditaire de toutes les maladies (5), et le médecin
en chef de l'hôpital de Forces, en Irlande, John Cheyne,
tient le même langage : il va jusqu'à prétendre que si
l'on interroge avec soin les victimes de cette affection, on
trouvera que ceux mêmes dont ni le père ni la mère n'ont
présenté de traces du mal épileptique, ont cependant tou-

<hr>

(1) Valleix, *ouv. cit.*, p. 728. — (2) *Archives de médecine*, 2e série, t. XI,
loc. cit. — (3) *Ouv. cit.* — (4) *Archives de médecine*, t. X, p. 39. — (5) Fr.
Hoffmann, *op. cit.*, cap. i, p. 10.

jours quelque membre de leur famille, oncle ou tante, ou grand'mère, ou grand'père, atteints d'épilepsie (1).

2° Mais telle incertitude qui règne sur ce point, c'est une grande erreur que de s'en emparer, comme le fait Valleix, pour l'étendre à l'autre point, c'est-à-dire au fait même de l'hérédité de l'épilepsie. La question : *tel mal est-il transmissible par la génération ?* est fort distincte de celle : *combien de fois, sur un nombre de cas déterminés, la génération le reproduit-elle ?* La première question est du ressort exclusif de l'observation ; elle est de pure expérience : la seconde est du domaine de la numération ; ce n'est qu'une question de chiffre, qui ne prouve et n'établit, à nos yeux, rien au delà de la quantité. Tout fait a sa valeur, indépendante du nombre, et pour nous un seul cas parfaitement établi, et remplissant d'ailleurs toutes les conditions de la démonstration, suffirait à prouver l'hérédité de toute espèce de maladie.

Ce sont donc uniquement les objections de nature à invalider la nature intrinsèque des observations, qu'il faut examiner.

Nous n'avons rien à dire des arguments de Louis, de Tissot et de Dubreuil, qui portent sur les lacunes ou le défaut de constance et de continuité du transport séminal dans l'épilepsie. Ces sortes d'arguments ne prouvent, ici comme ailleurs, que l'ignorance des premières notions de la question, et rentrent tous dans la classe des raisons alléguées contre l'hérédité morbide en général ; mais ils n'ont pas plus de poids contre l'hérédité de l'épilepsie, que contre celle de tout autre état pathologique. Nous ne pouvons que renvoyer à la réfutation que nous en avons déjà donnée dans ce travail (Tom. II, p. 564 et 641).

(1) *Cyclopædia of practical medicine*, vol. II, p. 91.

Nous en ferons autant de l'argument de Dubreuil, déduit de la distinction, entre l'hérédité de la prédisposition et l'hérédité de la maladie (Tom. II, p. 570).

Mais, il reste une dernière objection de cet auteur qui mérite examen ; c'est l'interprétation de tous les cas de transport de l'épilepsie du père à ses enfants par l'effroi de la mère, à la vue des accès, et comme par une espèce de propagation utéro-fœtale du mal qui l'épouvante.

Doussin-Dubreuil rapporte trois exemples (1) à l'appui de cette théorie, dont l'idée première ne lui appartient pas ; des auteurs antérieurs ont expliqué par elle l'épilepsie *connée*, et Boerhaave l'avait formulée en ces termes :

« Altera epilepsia est congenita, quæ incipit ab utero et « durat ad mortem usque ; hæc fit, si gravida animo turbatur maxime, *imprimis si epilepticum cadentem vi-* « *derit* (2). » Des médecins plus anciens, Van Helmont, Horstius, Fabrice de Hilden, etc., admettaient, avant lui, cette cause d'épilepsie. Regardée comme positive par Van Svieten, par Hoffmann (3), par Saillant (4), elle a été vivement combattue par Tissot (5), et par tous les auteurs systématiquement opposés à l'action de l'imagination de la mère sur le fœtus.

Nous avouerons d'abord que nous sommes du nombre de ceux qui l'admettent, et qui font la plus large part au phénomène de l'imitation dans les maladies (6). Mais nous n'acceptons point cette cause comme exclusive des autres

(1) *Ouv. cit.*, p. 173.— (2) *De Morbis nervorum*, cap. *de Epilep.*, p. 654 — (3) Hoffman, *op. cit.*, cap. vi, p. 481. — (4) *Mémoires de la société royale de médecine*, an. 1779, p. 318. — (5) Tissot, *Traité de l'épilepsie*, p. 20-32. — (6) Prosper Lucas, *de l'Imitation contagieuse ou de la propagation sympathique des névroses et des monomanies. Dissertation*, in-4. Paris, 1833.

causes morbides, et il n'en est que plus important à nos yeux de bien distinguer, ici, entre la transmission utéro-fœtale de l'épilepsie et l'idée de Dubreuil, de l'ériger en règle, et de l'opposer, comme telle, à l'hérédité de cette affection.

Cette idée ne soutient pas un instant l'examen ; non-seulement cette voie de propagation de l'épilepsie ne peut être considérée comme exclusive de celle de l'hérédité ; mais elle ne saurait même s'élever à la hauteur d'un fait général : elle n'est qu'une exception très-accidentelle, et qui n'est applicable qu'en certaines circonstances, et que dans certains cas bien déterminés.

Ces cas n'existent, pour nous, qu'à ces trois conditions :

1º Que la mère ne soit ni épileptique, ni atteinte d'hystérie, de manie, ou de toute autre affection nerveuse grave, et n'ait point d'ascendants atteints de ces maladies ;

2º Que l'épileptique dont l'accès épouvante la mère, dans sa grossesse, ne soit point le père de l'enfant ;

3º Que le père lui-même ne soit, ni épileptique, ni maniaque, ni atteint d'affection nerveuse grave, ni issu de parents qui en soient attaqués.

Les faits de cette nature où viennent se réunir ces trois conditions, ne sauraient accepter d'autre interprétation.

Tels semblent avoir été deux des observations que Fabrice de Hilden, qui ne pouvait parvenir à en croire ses yeux, soumit au jugement de son ami Horstius :

Une dame de Cologne, jeune, robuste, bien portante et en ce moment enceinte de son premier enfant, voit tomber à ses pieds un épileptique, dont les convulsions et les cris l'épouvantent ; quelques mois plus tard, elle accouche heureusement, mais l'enfant ne tarde pas à être attaqué lui-même d'épilepsie, et meurt au bout d'un an : les autres enfants auxquels cette dame donna le jour n'éprouvèrent point d'atteinte de cette maladie.

Une autre dame de Cologne, de la connaissance de Fabrice de Hilden, visite, étant enceinte, une de ses voisines : cette dernière est saisie, sous ses yeux, d'un violent accès d'épilepsie, s'empare de ses mains, et, dans ses contorsions, vient à lui frapper le ventre : l'enfant ne naît pas moins à terme ; les couches sont bonnes ; mais, peu de temps après, l'enfant a une très-forte attaque d'épilepsie, et finit par mourir de la petite-vérole.

Horstius répondit qu'on pouvait invoquer, à l'appui de ces faits, une masse d'observations, dont il avait lui-même recueilli quelques-unes dans ses mélanges divers (l. II, obser. 3) et dans sa quatrième dissertation ; mais qu'il ne laissait pas d'être persuadé, qu'avec de la force d'esprit, les mères pouvaient dompter de pareilles impressions (1).

Malgré l'avis contraire de Tissot, qui n'oppose au premier de ces faits, rappelé par Van Svieten, qu'une fin de non-recevoir purement systématique (2), ces exemples nous semblent de ceux où la théorie de Boerhaave et de Dubreuil est la seule applicable.

Mais les faits comportent-ils la même explication :

1° Lorsque le père de l'enfant est épileptique ;

2° Et lorsque la terreur où la vue de ses accès jette, dit-on, la mère, ne va point cependant jusqu'à déterminer chez elle l'épilepsie ?

____

(1) Saillant, *Recherches et observations sur l'épilepsie essentielle ou maladie sacrée d'Hippocrate.* Dans *Mémoires de la soc. roy. de méd.*, loc. cit. — (2) Tissot, *ouv. cit.*, p. 32.

D'autres médecins que Dubreuil, entre autres Hoffmann, Cullen, Tissot, Barthez, Batty (1) et Gintrac (2) l'ont pensé.

Un homme de quarante ans, sous le coup d'une injuste accusation de crime, de frayeur et de colère, tombe en épilepsie ; sa femme, alors enceinte, a le malheur d'être témoin de son premier accès ; la délivrance arrive à son terme ordinaire ; mais l'enfant était pris, à la moindre occasion, d'accès d'épilepsie (3).

Samuel Ledelius avait rapporté un fait analogue (4).

Mais on insiste surtout sur le fait suivant :

Un homme de vingt-quatre ans, d'une bonne constitution et d'une santé parfaite, le marquis Ant. Jules Brignoles, de Gènes, est pour la première fois, et *sans cause connue*, saisi le 10 janvier 1786, d'un accès modéré d'épilepsie ; le 15 février 1787, second accès plus intense, et le 20 décembre de la même année, dans le court espace de deux jours deux attaques nouvelles des plus violentes. Le marquis, époux d'une femme jeune et bien portante, en eut six enfants, quatre fils et deux filles ; l'aîné naquit avant le premier accès du père, et n'eut jamais aucun symptôme d'épilepsie ; le second, au contraire, dont la mère était grosse, à l'époque du premier accès de son mari, en eut de fréquentes et cruelles attaques ; le troisième, dont elle était également enceinte, lorsqu'elle fut témoin de nouveaux accès du père, mourut d'épilepsie ; le quatrième garçon et les deux filles, nés après la complète guérison du marquis, demeurèrent étrangers à ce terrible mal (5).

---

(1) William Batty, *Annals of medic.*, t. VI, p. 377. — (2) Gintrac, *ouv. cit.*, p. 120. — (3) Hoffmann, *op. cit.*, t. III, obs. 18. — (4) *Ephém. d'Allem.*, app. ad dec. 2, an. 2, obs. 101. — (5) *Journal universel des sciences médicales*, t. XIII, p. 48. — Et William Batty, *loc. cit.*

C'est sur les faits de ce genre que les auteurs précédents fondent leur opinion.

Ces cas semblent, en effet, des plus embarrassants. Mais l'embarras ne tient qu'à la complication de la commotion morale supposée de la mère et regardée comme une cause possible du transport de l'épilepsie.

Toutefois, notons d'abord que, dans ces circonstances, la mère se trouve exempte de la maladie transmise par son intermédiaire, ce qui n'est que d'*exception* dans la sympathie utéro-fœtale, et ce qui est de *règle* dans l'hérédité.

Notons, ensuite, qu'il n'est pas une des circonstances sur lesquelles on insiste, dont l'hérédité n'offre une foule d'exemples, dans des cas où le recours à l'émotion morale de la mère fait le plus complétement défaut :

1° Dans toute autre maladie héréditaire, on peut voir le père attaqué, plus tard que ses enfants, du mal qu'il a transmis;

2° Dans toute autre maladie héréditaire, fût-ce la phthisie elle-même, l'enfant qui naît, *avant* le développement du germe pathologique du père, peut en être exempté;

3° Dans toute autre maladie héréditaire, l'enfant qui naît *après* la guérison complète de la maladie ou de l'anomalie de l'auteur affecté, peut, de même, échapper à la transmission;

4° Dans toute autre maladie héréditaire, on voit, le plus généralement, une partie des enfants, de ceux même conçus sous l'influence la plus prononcée de l'affection morbide d'un des auteurs, devoir à l'innéité, ou à l'hérédité de l'auteur opposé, l'immunité entière de la maladie.

Ces considérations, à la fois empiriques et rationnelles, ne laissent, comme on le voit, à la théorie de l'action sympathique, dans les cas précédents, qu'une part relativement bien étroite sinon nulle de possibilité.

Mais lui accordât-on une part exclusive, il n'en serait pas moins vrai, qu'en thèse générale, cette interprétation serait inadmissible, parce qu'on ne peut ériger en règle l'union fortuite de deux accidents, la contagion optique de l'épilepsie, la communication utéro-fœtale d'un germe épileptique qui n'atteint point la mère; lorsqu'on est en présence d'une cause beaucoup plus simple, beaucoup plus ordinaire et beaucoup plus puissante, l'action génératrice du père sur le produit; lorsque cette cause, enfin, est la règle commune de cet ordre d'effets, et que son intervention dans la transmission de l'épilepsie est si généralement et si bien démontrée?

Le rôle de l'hérédité dans le développement de cette maladie se manifeste, en effet, sous de tels caractères, qu'à moins de fermer les yeux, on ne peut manquer de le voir.

Aussi, une masse d'auteurs, tous plus ou moins célèbres, des temps les plus divers, en porte-t-elle témoignage. On y rencontre après le grand nom d'Hippocrate (1), ceux de Zacutus Lusitanus (2), de Samuël Ledelius (3), Poterius (4), B. Sylvaticus (5), Sennert (6), J. Hoffmann (7), Boerhaave (8), Van-Svieten, Vieussens (9), Ohmb (10), Linné (11), Stoll (12), Saillant (13), Thouret,

(1) Περὶ ἱερῆς νόσου. — (2) *Praxis admirabilis*, lib. I, obs. 36, p. 187. — (3) *Ephém. d'Allem.*, loc. cit. — (4) *Curation*, cent. III, obs. 48. — (5) *Sepulchret. anatom.*, p. 288. — (6) Sennert, *Opera omnia*, t. III, cap. XI, p. 97 et cap. XXXI, p. 155. — (7) Hoffmann, op. et *loc. cit.* — (8) Aphor., 1075, et *op. cit.* — (9) *Hist. des mal. int.*, in 4, t. I, p. 503. — (10) *Collect. académ.*, partie étrangère, t. III, p. 626. — (11) Haller, *Disput. méd. pr.*, t. I, p. 65. — (12) *Prælectiones de morbis chronicis*, t. II, p. 1. — (13) *Mém. de la soc. roy. de méd.*, loc. cit.

Andry (1), Ontyd (2), Pujol (3), Maisonneuve (4), Fauverge (5), Portal (6), Petit (7), Poilroux (8), Esquirol (9), Georget (10), Rech (11), Foville (12), John Cheyne; Joseph Brown (13), Piorry (14), Gintrac (15), Gaussail (16), etc. Mais ce n'est, ni le nombre, ni même l'autorité des observateurs, c'est la nature des faits sur lesquels la plupart fondent leur opinion qui emporte, au dernier degré, la certitude.

L'hérédité s'y montre sous chacune des formes qui lui appartiennent. Elle s'y produit sous celle d'hérédité *directe* et se succède, à la seconde, à la troisième, et même, comme dans le célèbre exemple recueilli par Zacutus, jusqu'à la quatrième génération.

Elle s'y produit sous celle, tout aussi évidente, tout aussi positive, comme nous l'avons prouvé (Tom. II, 3ᵉ partie, p. [illegible], d'hérédité *indirecte* ou *collatérale* (17).

Elle s'y produit, enfin, et comme l'ont attesté Boerhaave (18), Quarin (19), Saillant (20), Maisonneuve (21), Cheyne (22), etc., avec une grande fréquence, sous la forme

(1) *Observations et recherches sur l'usage de l'aimant en médecine.* — (2) G. Ontyd, *de Morte et varia moriendi ratione,* in-8, p. 413. — (3) Pujol de Castres, *ouv. cit.,* p. 303. — (4) Maisonneuve, *oup. cit.* — (5) *Journal général de médecine,* t. XXXVII, p. 155. — (6) *Considérations sur la nature et le traitement des maladies de fam.,* p. 25 et passim. — (7) *Essais sur les maladies héréditaires,* p. 32. — (8) Poilroux, *Recherches sur les maladies chroniques,* p. 255. — (9) Esquirol, *des Maladies mentales,* t. I, p. 306. — (10) Georget, *Physiologie du système nerveux.* — (11) *Ephémérides médicales de Montpellier,* t. IV, p. 25. — (12) *Dictionnaire de médecine et de chirurgie pratiques,* art. Épilepsie. — (13) *Cyclopædia of practical medicine,* vol. II, *loc. cit.* — (14) Piorry, *Mém. cit.,* p. 113. — (15) Gintrac, *Mém. cit.,* p. 122 et suiv. — (16) Gaussail, *Mém. cit.,* p. 160 et suiv. — (17) Maisonneuve, *ouv. cit.,* et John Cheyne, *Cyclopæd. of pract. med.,* loc. cit. — (18) Boerhaave, *loc. cit.,* Aph. 1075. — (19) *Animadversiones practicæ,* p. 13. — (20) *Mém. de la soc. roy. de méd.,* loc. cit. — (21) Maisonneuve, *Ouv. cit.,* p. 68. — (22) *Cyclopædia of pract. med.,* vol. II, *loc. cit.*

si remarquable, que nous avons nommée, d'hérédité *en retour* (Tom. II, p. 39).

Devant un tel concours de preuves, la négation de l'action de l'hérédité dans cette maladie, ne peut plus s'expliquer que par la négation la plus systématique, ou l'inintelligence la plus absolue de l'hérédité elle-même.

Hérédité du tétanos.

L'intervention de cette loi, bien que certaine, en principe, comme nous l'avons dit, dans toutes les espèces d'affections morbides, est loin de se traduire, d'une manière aussi patente et aussi vulgaire, en fait, dans deux autres perversions de l'activité motrice : l'une est le tétanos, l'autre la catalepsie. Mais, dans notre conviction, l'exception apparente de l'action de l'hérédité sur ces deux singuliers états pathologiques, ne tient nullement à l'essence de ces maladies, mais à leur rareté relative, et peut-être encore plus aux omissions du commémoratif sur ce point capital, et longtemps négligé, de la médecine clinique.

« Quant au tétanos, dit le professeur Piorry, ce que l'on peut dire de plus remarquable, c'est que les nègres en sont affectés pour la moindre piqûre, tandis que les blancs, dans les mêmes circonstances, n'en sont pas atteints. Il y a donc quelque chose ici qui semble être en rapport avec les races qui, à vrai dire, sont de grandes familles d'hommes (1). »

Gintrac (2), qui s'est livré à de nombreuses recherches, n'a rencontré que deux cas de cette maladie où l'on puisse soupçonner le transport séminal des parents aux produits :

___

(1) Piorry, *de l'Hérédité dans les maladies,* p. 115. — (2) *Ouv. cit.,* p. 121.

l'un, recueilli par de Lens et Favrot, à l'hôpital des enfants, est celui d'un enfant de douze ans qui fut pris, à la suite d'une percussion, d'une attaque tétanique du côté droit de la face, puis du cou et du tronc. Son père, homme d'une grande violence de caractère, éprouvait, dans l'ivresse ou dans l'emportement, des mouvements spasmodiques du côté droit de la face : deux de ses frères étaient morts dans les convulsions (1). L'autre exemple qui, pour nous, est, s'il se peut, encore moins démonstratif, est celui d'un jeune homme de seize ans, chez lequel le professeur Bouillaud observa une variété de tétanos, et dont le frère était mort dans les convulsions (2).

Nous n'en avons, nous-même, trouvé aucun exemple. Mais l'attention, une fois éveillée sur ce point, comme elle l'est aujourd'hui, l'avenir en produira.

Hérédité de la catalepsie.

Bien que plus rare encore, la catalepsie, cette mimique de la mort, dont nous avons ailleurs (3) noté, d'après Dionis, la propagation par la voie sympathique, semble, malgré le silence de Fabri (4), plus sujette au transport séminal.

Georges Éloch avait déjà établi qu'elle était susceptible d'hérédité *directe*, ou du père au fils, et d'hérédité *en retour*, ou de l'aïeul au petit-fils (5). Bourdin, dans son ouvrage récent sur cette matière, résout la même question par l'affirmative, bien qu'il n'en ait recueilli qu'une seule observation (6). Valleix (7) partage la même manière de voir.

(1) *Journal de médecine de Corvisart*, t. XVII, p. 195. — (2) *Journal hebdomadaire de médecine*, 1834, t. I, p. 184. — (3) *De l'Imitation contagieuse*, etc., p. 64. — (4) Fabri, *de Catalepsi*, Halæ, 1780. — (5) G. Éloch, *Catalepsis epileptica*, 1640. — (6) Bourdin, *Traité de la catalepsie*, p. 144-146. — (7) Valleix, *Guide du médecin praticien*, t. IX, p. 723.

VI. — De l'hérédité des névropathies de l'intelligence.

L'énergie de cette même loi que nous avons vue si active sur les formes, les degrés, les états de l'activité mentale (Tom. I, p. 576-584), est-elle aussi un des principes de ses désordres? transpire-t-elle dans les troubles et dans les maladies de l'intelligence?

Il n'y a point d'état pathologique de l'être où l'intervention de l'hérédité morbide soit, et plus remarquable, et plus remarquée. Elle est une source possible de toutes ses lésions.

Ces lésions, étudiées dans leur nature première, se prêtent aux mêmes divisions que celles des autres formes d'activité vitale : les unes sont des espèces diverses d'altération morbide du mécanisme; les autres, des espèces diverses d'altération morbide du dynamisme.

Si positive que soit l'existence de l'une et de l'autre de ces catégories, il est très-difficile, dans l'état de la science, de répartir, d'une manière rigoureuse, entre elles, les maladies spéciales qui leur appartiennent, parce que des affections cérébrales du même nom peuvent passer, tour à tour, selon les circonstances, et souvent selon l'époque de la même maladie, de l'une dans l'autre classe.

On peut cependant regarder, en thèse générale, comme rentrant dans la première classe, les congestions, les inflammations, les hémorrhagies et les paralysies, etc. ; et dans la seconde classe, les différentes espèces d'aliénation mentale.

I. — De l'hérédité des lésions *organiques* de l'intelligence.

Toutes les affections organiques du cerveau peuvent se propager par la génération.

Hérédité de la congestion cérébrale.

En tête de cette classe de maladies se place l'état pathologique auquel on donne le nom de congestion du cerveau, période initiale et forme élémentaire de la plupart des désordres morbides de cet organe : il l'est de la méningite, il l'est de l'encéphalite, il l'est de l'apoplexie, et dans une proportion énorme, selon A. L. J. Bayle (1), selon Ferrus (2), et selon Aubanel et Thoré, etc., des diverses espèces d'aliénation mentale.

Cette dénomination peut donc s'appliquer à des affections d'une nature très-variée : à un afflux sanguin, à un afflux séreux, à un afflux nerveux, selon le caractère de la maladie dont la congestion est, ou le premier degré, ou le premier symptôme : elle a, nécessairement, la même nature qu'elle. Par la même raison, elle en doit reconnaître et elle en reconnaît toutes les origines.

L'hérédité est l'une des sources les plus communes dont toutes les affections cérébrales dérivent. Elle est donc une de celles dont la congestion doit souvent provenir.

L'expérience ne laisse point de doute à cet égard (3). Mais comme la transmission, par la génération, de ce trouble morbide, ne s'arrête point à la simple fluxion qui le cause, mais s'étend à tout le groupe des signes et des lésions dont il est le principe, son hérédité n'est, en définitive, que celle du premier degré des affections morbides auxquelles il se rapporte, et il est impossible de l'en séparer.

<hr>

(1) A. L. J. Bayle, *Traité des maladies du cerveau et de ses membranes*, p. 423, 428, 535. — (2) Ferrus, *des Aliénés*, p. 164-170. — (3) Bayle, *ouv. cit.*, et Piorry, *ouv. cit.*, p. 108.

Hérédité de la phlegmasie cérébrale.

Parmi les maladies dont il est, ou la cause ou l'expression première, se rangent les phlegmasies de la pulpe cérébrale et de ses enveloppes.

Méningo-céphalite aiguë. — L'hérédité de celles de ces phlegmasies dont la forme est aiguë est la moins manifeste. Les troubles de l'encéphale suivent en ceci la règle commune aux affections de tous les autres organes qui ont le même caractère. Ainsi, la méningite, l'encéphalite aiguë n'ont-elles, par les raisons que nous avons déduites (tom. II, p. 610), donné jusqu'à présent que des signes à peine sensibles de transport séminal. Toutefois, les praticiens qui portent leur attention sur ce point capital de l'étiologie en ont noté des cas. Piorry en a recueilli de l'hérédité de l'encéphalite, dans l'un desquels le mal enleva, l'un après l'autre, et le père et la mère, et le frère et la sœur (1). Gintrac qui a décrit, sous le nom d'état ataxique aigu, une forme insidieuse et rapidement mortelle de fièvre cérébrale, qui ne laisse après elle presque aucune lésion, et dont il a recueilli trois observations, ne doute point, pour sa part, de l'hérédité de cette grave affection (2).

Méningite tuberculeuse. — Jusqu'à quel point l'hydrocéphalite aiguë, la méningite tuberculeuse, est-elle soumise à la même loi?

Il y a partage d'avis entre les médecins : les uns sont convaincus, les autres incertains de l'hérédité de cette affection.

« Est-il prouvé, se demande Brachet, que les pères qui ont eu cette affreuse maladie, aient donné le jour à des

____

(1) Piorry, *mém. cit.* — (2) Gintrac, *ouv. cit.*, p. 71.

enfants qui en aient été atteints à leur tour? L'expérience, pour lui, était encore muette (1). »

D'autre part, Armstrong, Underwood, Odier, John Cheyne, rapportent des cas de développement successif de cette affection chez les divers enfants de la même famille : Quin, Formey, Portenschlag, Baader, Schafer, J. P. Frank, Gœlis, Gaultier de Glaubry, Coindet, Gintrac (2), etc., en citent d'autres. Le fait est hors de doute.

Brachet, cependant, et Gintrac après lui, n'ont pas manqué de faire, à cet ordre d'arguments, une objection plausible. C'est que, dans les familles qui ont le malheur de perdre plusieurs de leurs enfants de cette maladie, si l'on remonte à la santé des pères et mères, on apprend qu'ils n'en ont jamais eu de symptômes. Gintrac en a conclu qu'il n'y a, dans ces cas, qu'une simple hérédité de constitution, de prédominance cérébrale, d'excitabilité plus ou moins vive (3). Brachet, plus indécis encore, se demande seulement pourquoi, parmi les maladies nerveuses et cérébrales, l'hydrocéphalite aiguë, presque seule, ne serait pas héréditaire (4)?

Elle ne fait point, selon nous, d'exception à la règle, et nous croyons qu'ici l'on tombe dans deux extrêmes : l'un, parfaitement saisi par Brachet, de déduire l'hérédité de faits qui ne la démontrent pas; l'autre, de la révoquer en doute ou de la réduire, comme le fait Gintrac, à des proportions qui ne sont pas les siennes.

Il faut bien se garder, en effet, de confondre les cas d'INNÉITÉ de l'hydrocéphalite aiguë avec les cas d'HÉRÉDITÉ de la même affection.

Tous les cas, si nombreux qu'ils soient, où les enfants

(1) Brachet, *de l'Hydrocéphalite aiguë*, p. 31, 32. — (2) Gintrac, *ouv. cit.*, p. 71. — (3) Idem, *loc. cit.* — (4) Brachet, *ouv. cit.*, *loc. cit.*

des mêmes père et mère sont successivement atteints du même mal, sans que leurs auteurs directs ou indirects en aient jamais été frappés, sont du ressort exclusif de la première loi ; ce sont autant de cas de répétition congéniale d'une même affection morbide, et qui rentrent, comme tels, dans la catégorie des maladies de famille ; ils ne prouvent, par eux-mêmes, ni l'hérédité de la maladie, ni même l'hérédité de la constitution.

Toute la question se réduit maintenant à savoir si, dans tous les cas où les enfants succombent à cette affection, tous les parents présentent l'immunité complète de la même maladie.

C'est sur ce dernier point qu'on est évidemment par trop affirmatif.

Les faits peuvent, selon nous, se ranger en trois classes :

La première, très-nombreuse, renferme tous les cas où les ascendants n'ont réellement offert aucune apparence de la même maladie ;

La seconde comprend les cas où les ascendants, directs ou indirects, ont été affectés de maladies cérébrales de diverse nature ;

La dernière, enfin, les cas où les auteurs, directs ou indirects, sont affectés de la même nature de maladie.

1° La première des trois classes est complétement en dehors de l'hérédité. Toutefois, alors même, on remarque dans la plupart des cas, chez les familles, les mauvaises conditions hygiéniques des parents, et particulièrement, d'après le docteur Brigham, les excès des travaux intellectuels des pères (1).

2° La seconde est étrangère à l'hérédité de *similitude*,

(1) *The medico-chirurgical Review*, oct. 1841. — *Gazette médicale de Paris*, 15 janvier 1842.

mais elle est une des formes de l'hérédité de *métamor-phose* et s'étend à un nombre considérable de cas. Il arrive, en effet, fréquemment, que les père et mère des enfants qui succombent, tour à tour, à l'hydrocéphalite, sont atteints d'affections nerveuses, plus ou moins graves, sont nés d'épileptiques, ou d'apoplectiques, ou de maniaques, ou périssent de ces maladies. Deux cas de ce genre, tous deux bien dignes d'attention, se sont, en grande partie, produits sous nos yeux, l'un dans la famille d'un distillateur, l'autre dans celle d'un tailleur : le premier n'a sauvé qu'un enfant sur *dix-sept*, de cette terrible maladie; encore le dix-septième en a-t-il éprouvé une violente attaque, et n'a-t-il dû la vie, dans notre conviction, qu'à un cautère au bras; du moins, d'autres enfants, nés plus tard, et chez qui cette précaution avait été négligée, comme chez ses frères et sœurs, ont succombé comme eux. La mère n'a de remarquable qu'une incapacité d'esprit poussée au point de n'avoir pu réussir même à apprendre à lire. Le père, doué d'intelligence, mais d'une tournure d'idées voisine de la folie, est, depuis l'adolescence, atteint d'une surdité qui l'isole entièrement de la conversation; et son cousin germain, dans toute la force de l'âge, le jour de son mariage, est tombé mort, à table, d'un coup d'apoplexie.

Dans le second exemple, tous les enfants au nombre de treize ont succombé, de deux ans à onze ans, à l'hydrocéphalite. Le père, d'une santé parfaite, est mort du choléra; mais la mère était née d'une mère apoplectique, et a une fois déjà éprouvé une attaque fort grave d'hémiplégie.

3° La dernière classe de faits tire toute sa valeur de démonstration de la nature même de l'hydrocéphalite, ou méningite tuberculeuse des enfants.

Ainsi que l'a très-bien établi, selon nous, le docteur Rilliet, et comme le révélaient assez clairement, du reste, les granulations et les infiltrations tuberculeuses des méninges dans cette affection, la méningite tuberculeuse, proprement dite, n'est qu'une forme de phthisie, la phthisie cérébrale : ce fait, une fois constaté, et il l'est aujourd'hui, on comprend à l'instant, et que l'hérédité en est incontestable, et comment elle paraît échapper à cette loi : l'hérédité de l'hydrocéphalite aiguë a toute l'évidence de celle de la phthisie :

La phthisie, en effet, n'est point une affection exclusive au poumon, mais une maladie qui peut, avec le poumon, et même sans le poumon, malgré la règle contraire établie par **Louis**, léser d'autres organes, sans que les changements de siége, qui peuvent plus ou moins modifier ses symptômes, transforment son essence. Quelque part qu'elle se porte, quelque point qu'elle atteigne, c'est toujours la phthisie. On a même, d'une manière positive, constaté que les enfants chez lesquels des granulations tuberculeuses existent dans les méninges, en ont ordinairement aussi dans les poumons (1).

Or, la question de savoir si la phthisie existe chez une certaine partie des ascendants qui perdent plusieurs de leurs enfants de la méningite tuberculeuse, pour nous, n'est pas une question.

Il est complétement hors de doute, à nos yeux, et l'on peut vérifier que, dans le nombre des familles ainsi décimées, des père et mère qui n'ont offert aucun indice de l'hydrocéphalite, offrent des degrés manifestes de phthisie pulmonaire, ont perdu des parents de cette maladie, ou finissent eux-mêmes par y succomber.

(1) Valleix, *ouv. cit.*

Il n'y a donc, ici, qu'un simple changement de siége : l'hydrocéphalite n'est, évidemment, dans tous les cas de ce genre, qu'une véritable métastase séminale de la maladie tuberculeuse du père ou de la mère aux produits : c'est, en un mot, le transport au cerveau des enfants, de la phthisie pulmonaire de leurs générateurs. L'hérédité ne peut guère être plus positive ; si elle est si longtemps restée inaperçue, c'est qu'elle était masquée par le déplacement de la maladie, et par l'idée logique de lui chercher chez les ascendants la même forme et le même siége que chez les descendants. Or, il y a, par malheur, une raison décisive de la très-grande rareté et, jusqu'à certain point, de l'impossibilité de l'hérédité de ce mal des parents aux enfants, sous la forme exclusive de phthisie cérébrale : c'est qu'on peut établir, en thèse générale, que les enfants chez lesquels le mal usurpe cette forme ne deviennent jamais pères ni mères : ils meurent.

Méningite chronique. — Ce serait ici le lieu de traiter de l'hérédité de la méningite chronique, proprement dite, si la réalité de cette affection était démontrée ; mais, d'une part, on en révoque en doute l'existence (1) ; d'autre part, ceux des médecins qui n'en contestent pas la possibilité, ceux qui ont recueilli le plus d'observations de l'inflammation aiguë de l'arachnoïde, par exemple, Parent et Martinet, qui en ont rassemblé cent quarante cas, ne l'ont jamais vue passer à l'état chronique (2). Bayle, lui-même, avoue n'en avoir jamais rencontré d'exemples et n'avoir point trouvé, parmi les médecins qui s'occupent spécialement d'affections cérébrales, un seul confrère qui

_____

(1) Montfalcon, dans le *Dict. des sciences médicales*, art. *Phrénésie.* — (2) Parent et Duchâtelet, *Recherches sur l'inflammation de l'arachnoïde cérébrale et spinale*, Paris, 1821.

en ait observé un cas (1). Si dans quelques-unes des observations du professeur Lallemand (2), il est question d'arachnitis chronique, on remarque, dit-il, que dans tous ces faits, la lésion est toujours bornée à quelques points de la surface du cerveau et toujours compliquée d'une encéphalite. Il ne saurait donc être question de l'hérédité d'une forme de maladie dont l'existence demeure aussi problématique.

Il n'en serait point, sans doute, ainsi de la maladie que Bayle décrit sous le nom de *méningite chronique*, et à laquelle il a consacré un ouvrage; près de la moitié des malades dont il est question dans ce travail, avaient eu des parents, plus ou moins rapprochés, atteints de leur maladie, ou d'apoplexie, de paralysie, de manie, de démence, de mélancolie, de penchant au suicide, etc. (3); mais, de l'aveu de Bayle, la dénomination qu'il a adoptée désigne une affection également distincte de la forme chronique et de la forme aiguë de l'arachnitis, et il est évident, à la nature des signes et des symptômes morbides qu'il déroule sous ce titre, qu'ils rentrent, la plupart dans les cas de folie précédée, ou suivie de congestion cérébrale et de paralysie. Cet ouvrage consciencieux, mais systématique, n'est donc qu'une des nombreuses théories phlegmasiques de l'aliénation mentale, et nous ne devons traiter que sous ce dernier titre de l'hérédité des faits qu'il y a rassemblés.

Hérédité de l'apoplexie.

Mais il reste une grave affection cérébrale, bien plus

(1) A. L. J. Bayle, *Traité des maladies du cerveau et de ses membranes*, p. 401. — (2) Lallemand, *Recherches anatomico-pathologiques sur l'encéphale*, Paris, 1821. — (3) Bayle, *ouv. cit.*, p. 408.

communément liée à l'afflux morbide du sang vers le cerveau, qui a sa place ici. C'est l'apoplexie.

Cette suspension subite et si souvent mortelle de la triple faculté sensitive, motrice, et mentale de l'être, n'est-elle, dans tous les cas, que l'effet et le signe d'un épanchement sanguin ou d'un épanchement séreux dans l'encéphale? Grand nombre d'auteurs l'ont cru.

En opposition à cette manière de voir, d'autres auteurs ont pensé que, si ordinaire que soit cette cause mécanique de la maladie, tous ces symptômes pouvaient se produire et la mort suivre, par la seule impulsion d'une commotion nerveuse, et sans laisser de trace. Des esprits éminents, tels que Desèze (1) et Lordat (2), ont même prétendu réduire l'apoplexie à cette unique forme et la distraire de tous les troubles consécutifs à la compression matérielle des organes de l'innervation.

Telle idée théorique que l'on se fasse de l'essence de cette affection, les faits démontrent l'un et l'autre mode d'existence de cette maladie.

La nécropsie avait éclairé tout d'abord sur la relation des signes qui la caractérisent avec l'hémorrhagie cérébrale ou le dépôt d'une collection séreuse dans l'encéphale : elle éclaire, aujourd'hui, de la même lumière, le phénomène, si longtemps jugé paradoxal, de l'apoplexie nerveuse.

Morgagni (3), Seelmatter (4), Casimir Medicus (5), Kirtum (6), Hildenbrand (7) avaient déjà cité des cas

<hr>

(1) Desèze, *Recherches sur la sensibilité*, p. 334. — (2) Lordat, *Ébauche d'un cours complet de physiologie*, p. 76. — (3) Morgagni, Epist., II, n° 5. — (4) Haller, *Disp. med. practic.*, t. VI, p. 631. — (5) Casimir Medicus, *Malad. pér.*, § 2, p. 3. — (6) Kirtum, *de Apoplexiâ nervosâ*, Gottingue, 1785, p. 8. — (7) Hildenbrand, *Ratio medendi*, part. 2, p. 156.

d'apoplexie sans aucun épanchement ni aucune lésion appréciable du cerveau : Abercrombie (1), Gendrin (2), Duparcque (3), Lobstein (4), Valleix (5) et Gintrac (6) qui rassemble ces divers témoignages, en ont recueilli d'autres, et les observations plus récentes encore de Grisolle, de Lamarre et de Bouteillier (7), ne laissent plus, sur ce point, l'ombre même d'un doute. Dans ces derniers cas, comme dans celui de Lobstein, l'illusion fut complète : ce ne fut qu'à l'autopsie que l'absence de tout caillot, de foyer apoplectique, de corps fibreux, de tubercule, d'hydatide dans le cerveau, démontra qu'on avait sous les yeux autant de faits d'apoplexie nerveuse.

On ne peut donc désormais refuser d'admettre avec Kirtum, Desèze, Abercrombie, Lordat, Gendrin, Cruveilhier, qu'à côté de cette forme de maladie qui tue en désorganisant subitement le cerveau, il en existe une autre qui tue aussi sûrement et plus rapidement, peut-être, soit, par une commotion de l'innervation, soit, comme le dit Lordat, par une simple inaction de la force vitale.

Mérat cite des faits qui viendraient à l'appui de la première théorie. Quelques sujets, dit-il, affectés de maladies nerveuses, disent sentir un gaz, un air, qui monte dans le trajet des ganglions, à partir du plexus solaire, et qui vient frapper le gosier, le plus souvent la tête, où il paraît s'éparpiller. Ils disent éprouver un coup qui vient faire comme une explosion dans le cerveau, une sorte de commotion électrique ; on dirait une colonne gazeuse qui,

---

(1) Abercrombie, *Recherches pathologiques sur les maladies de l'encéphale*, trad. par Gendrin, p. 291 et suiv. — (2) Gendrin, *ibid.*, p. 305. — (3) *Transact. medic.*, t. II, p. 278. — (4) *Archives de médecine*, t. XXIII, p. 260. — (5) Valleix, *Guide du médecin praticien*, t. IX, lib. VI, p. 354. — (6) Gintrac, *de l'Influence de l'hérédité*, etc., p. 72-76. — (7) *Gazette des hôpitaux*, t. VII, p. 306.

de proche en proche, arrive à la région supérieure avec la promptitude de l'éclair : le coup ressenti fait parfois tournoyer celui qui l'éprouve, peut même le faire tomber, et lui faire perdre connaissance (1).

La loi d'hérédité régit-elle ces deux formes de l'apoplexie ?

La question est nettement tranchée pour la première : l'expérience a depuis longtemps démontré que l'hémorrhagie cérébrale se propage par la génération : Pujol (2), Fodéré (3), Portal, Petit, Poilroux (4), Joseph Brown (5), Piorry, etc., tous les auteurs qui ont traité de l'hérédité dans les maladies, sont d'une opinion unanime sur ce point. Quinze mémoires adressés en 1810 à la société médicale de Marseille sur la même question (6), la résolvent tous par l'affirmative. Lullier Winslow a vu cette maladie se transmettre ainsi dans des familles. Portal (7) en a recueilli plusieurs observations. Piorry, enfin, en a rassemblé ces exemples :

Une femme, atteinte d'asthme et de paralysie, avait perdu sa mère de paralysie, son père d'apoplexie : une autre, paralytique, mère de trois enfants morts de convulsions, avait sa mère atteinte de paralysie, son frère frappé d'hémorrhagie cérébrale ; un de ses oncles paternels paralysé ; douze de ses frères et sœurs morts de convulsions et une sœur, la seule échappée avec elle, et qui, dans son jeune âge, avait été sujette aux mouvements

<hr>

(1) Mérat, *Essai sur les névroses des nerfs ganglionnaires*, dans *Gaz. médicale de Paris* du 1er mars 1845. — (2) *OEuvres de méd. prat.*, loc. cit. — (3) Fodéré, *Traité de médecine légale et d'hygiène publique*, t. V. — (4) Poilroux, *Recherches sur les maladies chroniques*, p. 254. — (5) *Cyclopædia of practical medicine*, vol. II. — (6) *Compte rendu des travaux de la société médicale de Marseille* pour l'année 1811. — (7) Portal, *Observations sur l'apoplexie*, p. 66-68, et 147.

convulsifs. Sur quinze autres observations d'apoplexie, les parents en avaient été atteints six fois ; sur un second groupe de vingt-sept autres cas de paralysie, dont la plupart étaient liés, comme les premières, avec d'anciennes hémorrhagies cérébrales, les parents en avaient été frappés quinze fois ; enfin, l'hémorrhagie, dans certaines familles, s'était montrée jusqu'aux quatrième et cinquième générations (1). Nous rapprocherons de ces faits une autre observation relatée par Gaussail (2), et un cas digne de remarque que nous avons recueilli, celui de la famille G. dont nous avons parlé plus haut dans cet ouvrage : la mère meurt, à soixante-trois ans, d'apoplexie ; des deux filles qu'elle laisse, l'une succombe, à son tour, à cinquante-trois ans, de la même affection ; l'autre perd ses douze enfants de méningite tuberculeuse, et, à soixante-sept ans, moins violemment atteinte que sa mère et sa sœur, demeure hémiplégique.

La forme purement nerveuse de l'apoplexie se transmet-elle, de même, par la génération ? C'est plus que vraisemblable ; mais l'on n'a pas encore, comme pour la première, de preuves qui soient basées sur la nécropsie.

Toutefois, jusqu'à quel point une partie des exemples précédents étaient-ils, à leur origine, étrangers à la forme exclusivement nerveuse de cette affection ? C'est ce qu'il est, selon nous, très-difficile de dire, et ce que la nécropsie même ne peut révéler ; car l'espèce nerveuse peut, comme l'espèce sanguine de l'apoplexie, laisser parfois survivre, ou ne pas entraîner immédiatement la mort ; et, dans les cas de ce genre, les lésions qui n'ont point déterminé le mal, et qui n'existaient pas, à son explosion,

(1) Piorry, *de l'Hérédité dans les maladies*, p. 107. — (2) Gaussail, *de l'Influence de l'hérédité*, etc., p. 218-221.

ont pu, comme on en a cent exemples, dans une foule d'autres affections qui durent ou se répètent, les suivre : or, comment distinguer, alors, à l'autopsie, l'apoplexie nerveuse de celle qui ne l'est pas ?

Il n'est pas démontré, pour nous, que dans plusieurs cas, l'apoplexie nerveuse, prouvée comme elle l'est, les lésions ne sauraient jamais appartenir à une seconde période de cette suspension d'abord purement fonctionnelle de l'action cérébrale.

Indépendamment de la nécropsie, l'observation déjà semble conduire à la preuve de la propagation par la voie séminale :

« Nous sommes plus à même que qui que ce soit, dit le docteur Mérat, d'affirmer l'existence d'un corps donnant la sensation d'un gaz qui s'élève du plexus solaire vers la tête ; car, depuis plus de vingt ans, nous sommes en proie à des commotions cérébrales qui n'ont d'autre inconvénient que de nous faire craindre des chutes et qui nous obligent à nous tenir à ce qui se trouve autour de nous, lorsque ces vapeurs, qui arrivent toujours inopinément, se montrent, ce qui a lieu, le plus souvent, au printemps et en automne. Cette indisposition est même héréditaire dans la famille, et la mère ainsi que la grand' tante de celui qui écrit ces lignes y furent fort sujettes, et l'une et l'autre vécurent plus de quatre-vingts ans (1). »

Nous rencontrons, enfin, dans Gintrac, un exemple d'apoplexie nerveuse prouvé par l'autopsie chez un individu dont le père avait été frappé d'aliénation (2).

Tout donne donc le droit de croire que la loi d'hérédité ne subit pas plus d'exceptions de la forme nerveuse qu'elle

____

(1) Mérat, *Mém. cit., loc. cit.* — (2) Gintrac, *ouv. cit.*

n'en subit de la forme sanguine de l'apoplexie. A-t-elle le même empire sur les troubles dynamiques ou lésions fonctionnelles de l'intelligence ?

II. — De l'hérédité des lésions *fonctionnelles* de l'intelligence.

En rangeant dans la classe des lésions *fonctionnelles* de l'intelligence toutes les variétés de l'aliénation mentale, nous ne prétendons point contester la valeur ni la fréquence d'aucune des lésions *organiques* auxquelles une notable partie des manigraphes les ont rapportées : nous constatons seulement le fait acquis à la science, qu'il n'en est pas une seule que l'expérience nous montre comme la cause essentielle et nécessaire d'aucune des formes de la folie.

Interrogée de bonne foi, et en dehors des idées préconçues des systèmes, l'observation nous met, en effet, en présence de deux ordres de faits : des faits où d'évidentes altérations du tissu des centres nerveux correspondent aux désordres de l'intelligence ; des faits où nulle altération appréciable du tissu des mêmes centres ne correspond aux désordres de l'intelligence.

Les principales lésions de l'organisme cérébral que l'on ait constatées, dans ce premier ordre de cas, sont l'épaississement des os du crâne, les lésions des méninges, l'injection sanguine, l'hypertrophie, l'atrophie, l'œdème, les modifications de couleur ou de densité de la pulpe encéphalique, l'adhérence des méninges avec les circonvolutions cérébrales, le développement des granulations à la surface des ventricules, l'union des plans fibreux dont seraient composés, d'après le docteur Foville, les hémisphères cérébraux (1). L'autorité ne manque point à leur

---

(1) Foville, *Dict. de méd. et de chir. pratique*, t. I, art. *Aliénation*.

constatation : dans les rangs des médecins qui les ont observées se pressent des noms célèbres, à différentes époques, et à différents titres, dans les annales de l'art : Bonnet (1), Valsalva (2), Meckel (3), Lieutaud (4), Barrère (5), Morgagni (6), Greding (7), Haslam (8), Chiaruggi (9), Portal (10), Éverard Home, Falret, Georget, Lallemand (11), Voisin (12), Bayle (13), Foville (14), Delaye (15), Calmeil (16), Broussais (17), Combes (18), Bertholini (19), Etoc-Demazy (20), Scipion Pinel (21), Belhomme (22), Parchappe (23), Ferrus (24), Ellis (25), etc.

Le deuxième ordre de faits, celui où nulle trace de lésion organique de l'encéphale n'existe chez les aliénés, ne compte pas, en sa faveur, un nombre moins imposant

Parchappe, *Recherches sur l'encéphale*, deuxième mémoire, liv. I, p. 33, et F. Leuret, *du Traitement moral de la folie*, Paris, 1840, 1 vol. in-8, p. 8. (1) *Sepulcretum anatomicum*, in-fol., t. I, *passim*. — (2) *Opera medica*, in-4, t. I, *passim*. — (3) *Mém. de l'Acad. de Berlin*, 1754-1760. — (4) *Historia anatomico medica*. — (5) *Observat. anatom.*, 1751. — (6) *De Sedibus et causis morborum*, *passim*. — (7) *Adversaria medico-practica*, edente C. O. Ludwig, Lipsiæ, 1769-1774, 3 vol. in-8. — (8) *Observations on madness and melancholy*, Lond., 1809. — (9) *Della Pazzia in genere e in ispecie con una centuria de osservationi*. Firenze, 1793-1794. — (10) *Anatomie médicale*, t. IV. — (11) *Recherches anatomico-pathologiques sur l'encéphale*, in-8, 1824-1834. — (12) *Des Causes physiques et morales des maladies mentales*, 1 vol. in-8, 1826. — (13) *Traité des maladies du cerveau et de ses membranes*, Paris, 1826. — (14) *Dict. de méd. et de chir. prat.*, t. I, art. *Aliénation*. — (15) *De la Paralysie chez les aliénés*, Paris, 1826, in-8. — (16) *Archives générales de médecine*, mars 1839. — (17) *De l'Irritation et de la folie*, Paris, 1839, 2 vol. in-8. — (18) *Observations on mental derangement*, etc., Edimburg, 1831. — (19) *Prospetto statistico-clinico-psichiatrico, con classificatione dei ricoverati nel reale manicomio de Torino*, Torino, 1832. — (20) *De la Stupidité chez les aliénés*, Paris, 1833, in-4. — (21) *Physiologie de l'homme aliéné*, Paris, 1833, in-8. — (22) *Recherches sur la localisation de la folie*, Paris, 1836 in-8. — (23) *Recherches sur l'encéphale, sa structure, ses fonctions et ses maladies*, mémoire in-8, Paris, 1838-1840. — (24) *Esculape*, 11 sept. 1830. — (25) *Traité de l'aliénation mentale*, etc., traduit de l'anglais par Archambault.

de noms et d'autorités. Tous les auteurs français, anglais, italiens et allemands, même les plus modernes, qui ont publié le résultat de l'ouverture des corps des aliénés, citent, dit Leuret (1), dans son très-remarquable livre, des cas de folie sans lésion, au moins apparente, du cerveau : Chiaruggi, Esquirol (2), Royer Collard (3), Dubuisson (4), Nasse (5), Crawford (6), Guislain, Bottex (7), Calmeil (8), Jodin (9), Moreau (10), Brierre de Boismont (11), Aubanel (12), Archambault (13), sont de ce nombre, et les partisans même les plus exclusifs de la localisation de l'aliénation mentale, Parchappe (14), Belhomme (15), Ellis (16), etc., conviennent des mêmes faits.

Devant deux résultats si contradictoires, se produit, naturellement, à l'esprit la question : Existe-t-il, ou non, une connexion réglée entre chacun de ces deux résultats opposés et des formes exclusives de l'aliénation? répondent-ils, en d'autres termes, chacun, à des espèces distinctes de la folie, ou se rencontrent-ils, l'un et l'autre, en quelque sorte indifféremment, dans les mêmes vésanies?

(1) Voyez, Leuret, *du Traitement moral de la folie*, § 9, p. 48. — — (2) Esquirol, *Dict. des sciences méd.*, art. *Folie*. — *Des Maladies mentales*, t. I, p. 3 ; t. II, p. 180. — (3) *Bibliothèque médicale*, avril 1813. — (4) Dubuisson, *des Vésanies*, p. 223. — (5) *De Insaniâ*, Bonn., 1829. — (6) Parchappe, *Rech. sur l'encéph.*, 2e mémoire, p. 45. — (7) Bottex, *du Siége et de la nature des maladies mentales*, Lyon, 1833, p. 21. — (8) Calmeil, *ouv. cit.*, p. 397. — (9) *Propositions sur la folie*, in-4, p. 48. — (10) *De l'Influence du physique relativement aux désordres des facultés intellectuelles*, dissert., in-4, Paris, 1830, p. 28. — (11) *De la Valeur des lésions anatomiques dans la folie*, *Esculape*, 7 nov. 1839. — (12) *Essai sur les hallucinations*, dissert., in-4, Paris, 1849. — (13) Dans Ellis, *Traité de l'aliénation mentale*, p. 54. — (14) *Ouv. cit.*, 2e mémoire, p. 54, 136 et p. 215-216. — (15) *Nouvelles recherches d'anatomie pathologique sur le cerveau des aliénés affectés de paralysie*, t. X, p. 467, dans Bulletin de l'Acad. de médecine, 1845. — (16) Ellis, *ouv. cit.*, p. 43-44.

Tous deux peuvent s'observer dans les mêmes vésanies, tous deux n'en ont pas moins leur constance, mais chacun dans des circonstances entièrement différentes de l'aliénation.

Une lumineuse distinction d'Esquirol éclaire sur les deux ordres de correspondance ; c'est la distinction entre la folie *simple* et la folie *complexe*.

La folie *simple* est celle qui consiste uniquement dans l'aberration de l'une ou de plusieurs des facultés mentales, où le délire, en un mot, est dégagé de toute autre affection morbide du système cérébral ou des autres systèmes.

La folie *compliquée* est, au contraire, celle où l'aberration de l'une ou de plusieurs des facultés mentales, se complique des symptômes d'autres affections morbides des centres nerveux ou des autres systèmes : la céphalalgie, la fièvre, la congestion, l'encéphalite, l'apoplexie, l'épilepsie et la paralysie surtout, qui, à elle seule, embrasse un si grand nombre de cas d'aliénation.

Toutes les différentes lésions de l'encéphale, que l'autopsie révèle chez les aliénés, se rapportent à la dernière nature de la folie, ou aux dernières périodes de l'aliénation, c'est-à-dire aux diverses maladies qui s'y mêlent, soit qu'elles la précèdent, qu'elles la suivent, ou terminent la vie des insensés.

Les cas opposés, où il n'existe point de lésion appréciable dans les centres nerveux, appartiennent, au contraire, à la nature *simple* et particulièrement aux premières périodes de l'aliénation ; car, toute folie qui dure, tend, en vertu d'une loi commune à toutes les autres lésions de fonction, à se compliquer d'une lésion d'organe, et à passer ainsi à la folie *complexe*.

La conclusion est claire.

L'aliénation, en soi, étant indépendante de toutes les affections morbides qui l'accompagnent, la précèdent, ou la suivent, c'est sous sa forme simple qu'il en faut rechercher la cause, ou pour mieux dire, l'essence pathologique. Cette essence ou cette cause ne se révélant nulle part dans l'encéphale, il est manifeste :

1° Que les altérations organiques du cerveau, dans la folie *complexe*, ne sont point l'origine de l'aliénation, mais l'expression morbide des affections diverses qui l'ont compliquée ;

2° Et que les altérations organiques qui se rencontrent, sinon dans tous (1), du moins dans la plupart des cas, vers les dernières phases de l'aliénation *simple* , au lieu d'en être les causes, n'en sont que les effets, ou ceux des maladies très-souvent étrangères à l'aliénation auxquelles les fous succombent.

L'observation directe et l'examen vraiment impartial des faits nous semblent donc , dans l'état présent de la science, confirmer en tout point, l'opinion de Pinel (2), d'Esquirol (3), Pariset (4), Georget (5), Nasse (6), Leuret (7), Guislain (8), Lelut (9) , et à certains égards, de

(1) « Beaucoup d'ouvertures de corps d'aliénés n'ont présenté aucune altération, quoique la folie eût persisté et pendant un grand nombre d'années. » Esquirol, *des Malad. ment.*, t. I, p. 113. — Voyez aussi Dubuisson, *ouv. cit.*, p. 228, et Royer-Collard, *loc. cit.* — (2) Pinel, *Traité médico-philosophique de l'aliénation mentale*, 2e édit., Paris, 1809, introd. — (3) *Des Maladies mentales, loc. cit.* — (4) Dans Cabanis, *des Rapports du physique et du moral de l'homme*, édit. de 1824, avec notes de Pariset. — (5) *Dict. de méd.* en 21 vol., 1824, art. *Folie*. — (6) *Ouv. cit.* — (7) *Fragments psychologiques sur la folie*, in-8, 1834, et *Traitement moral de la folie*, 1840, in-8, § 8 et 11. — (8) *Traité sur les phrénopathies ou doctrine nouvelle des maladies mentales*, 1835. — (9) *Induction sur la valeur des altérations de l'encéphale dans le délire aigu et la folie*, in-8, Paris, 1836.

Calmeil(1), de Parchappe (2) et d'Ellis, eux-mêmes(3), que la folie dépend « *d'une modification inconnue du cerveau* (4). »

Cette modification, seule cause immédiate et jusqu'ici latente de l'aliénation, pour être, en tant de cas, étrangère aux lésions observées chez les fous, et vraisemblablement pour les produire dans d'autres, ne peut-elle, à son tour, en être, en aucun cas, le résultat organique?

Nous n'en doutons nullement, et c'est sans doute ainsi, de cette manière médiate, que, dans plusieurs cas, les causes, dites physiques, développent la folie.

Cette même nature de modification, pour être inappréciable à nos moyens actuels d'investigation, cesse-t-elle d'être physique, et le désordre mental, qui en est l'expression, pour se produire ainsi, sans lésion apparente, n'en aurait-il aucune?

Nous laisserons cette thèse aux théoriciens purement spiritualistes de l'aliénation.

L'aliénation, pour nous, est une maladie et une maladie physique, au même titre que les autres maladies. Or, toute maladie tire son origine, ou d'une lésion de tissu, ou d'une lésion de fonction. L'aliénation a donc nécessairement, ou l'un ou l'autre caractère, et dès que le premier ne se trahit nulle part dans l'organisation, qu'il ne s'accuse nulle part dans le mécanisme, c'est l'indice infaillible que le principe du mal gît dans le dynamisme, que la folie, en d'autres termes, remonte, dans son essence, à la source latente des troubles fonctionnels.

(1) *Diction. de méd.* en 30 vol., articles *Démence* et *Monomanie*, confér. avec *Archives générales de médecine*, mars 1830, p. 397. — (2) *Recherches sur l'encéphale*, etc., 2ᵉ mém., p. 215-216. — (3) Ellis, *ouv. cit.*, p. 44. — (4) Esquirol, *ouv. cit.*, t. I, p. 113.

e point nous a paru important à rappeler, pour montrer, au milieu de tant de théories de l'aliénation, la nature générale de la perturbation que la génération est si malheureusement appelée à propager dans cette maladie.

Le voile qui nous en cache l'essence ne s'étend pas de même sur tous les points de son origine.

I. — De l'hérédité de l'aliénation en général.

L'hérédité de l'aliénation mentale est d'une observation presque aussi ancienne que celle de la maladie. Il n'est, pour ainsi dire, point de pathologiste qui ne l'ait aperçue, au premier regard jeté sur cette page si obscure et si triste de l'histoire des affections humaines. C'est à peine si quelques voix, qui se perdent dans le bruit de la foule qui la proclame, ont protesté contre elle. A part le doute de Rush (1) et la réserve de Lordat (2), cette désolante vérité ne trouve plus, de nos jours, de sceptiques, que chez les partisans de la théorie purement psychique de la folie, telle que l'entend Heinroth, dans ce curieux passage rapporté par Leuret (3) et qui, à notre époque, surprend comme un écho mourant du quinzième siècle.

« La folie est la perte de la liberté morale : elle ne dépend jamais d'une cause physique ; elle n'est pas une maladie du corps, mais une maladie de l'esprit, un péché. Elle n'est pas et elle ne peut pas être héréditaire, parce que le moi pensant, l'âme, n'est pas héréditaire. Ce qu'il y a de transmissible par voie de génération, ce sont le tempérament et la constitution, contre lesquels celui qui a des parents aliénés doit réagir, pour ne pas devenir

(1) *Medical inquiries and observations upon the diseases of the mind*, Philadelphia, 1812, in-8. — (2) *Mém. cit.* — (3) *Traitement moral de la folie.*

fou. L'homme qui a, pendant toute sa vie, devant les yeux et dans le cœur l'image de Dieu, n'a pas à craindre de jamais perdre la raison. Il est clair, comme la lumière du jour, que les tourments des malheureux désignés sous le nom d'ensorcelés et de possédés, sont la conséquence de l'exaltation de leurs remords de conscience : l'homme n'a pas seulement reçu la raison en partage, il a, de plus, une certaine puissance morale qui ne peut être vaincue par aucune puissance physique, et qui ne succombe jamais que sous le poids de ses propres fautes. »

Nous ne combattrons pas toutes les énormités qui se pressent dans ce passage. Leuret y a répondu. Nous ne ferons ressortir ici que la voie détournée que l'auteur allemand a prise, pour échapper au fait du transport séminal de l'aliénation, sa distinction spécieuse entre l'hérédité de la constitution et du tempérament que Heinroth accorde, et l'hérédité de la folie elle-même qu'il n'accorde pas.

Heinroth n'a pas seulement manqué à la logique des idées qu'il soutient, en reconnaissant le premier des deux faits, il a, lui-même, détruit toute la valeur de la négation du deuxième ; Leuret la brise d'un mot : tous les tempéraments, toutes les constitutions se rencontrent dans une maison d'aliénés (1).

L'induction est claire : c'est que ni l'aliénation ni l'hérédité de l'aliénation ne peuvent essentiellement provenir d'aucune d'elles. Mais Leuret a omis les deux arguments les plus décisifs contre une pareille thèse ; ceux qui vont le plus droit au cœur de la question ; l'un, que nous avons déjà opposé à Lordat, et aussi clair pour nous

(1) Leuret, *loc. cit.*

que l'hérédité même (*voy*. t. I, p. 576), est la propagation de tous les degrés et de toutes les facultés de l'intelligence ; l'autre, est l'hérédité fatale, en tant de cas, non de la disposition à l'aliénation, la seule admissible, dans l'hypothèse d'Heinroth, mais de l'aliénation même (1).

Cette forme, si déplorable, de la reproduction séminale du délire embrasse tous les cas où, comme nous l'avons dit ailleurs (t. II, p. 583), le mal transmis fait explosion sans cause, et il peut éclater, ainsi, dans toutes les formes possibles de folie, comme tant de manigraphes, Esquirol, Dubuisson, Balmano, Ferrus, Ellis, etc., l'ont constaté.

Nous ne connaissons pas de plus terrible négation de la prétendue puissance de la liberté de l'homme contre la fatalité de cette maladie. Inconcevable dogme, qui fait de la douleur une chute de l'âme, du malheur organique, le plus inopiné, le plus involontaire, le plus immérité, le plus irrésistible chez tant de ses victimes, un remords ! un péché ! Dans cet ordre d'idées, Heinroth eût au moins dû reculer des fils aux pères ; il eût trouvé devant lui, à son choix, comme principe et comme explication de ces cas embarrassants, l'antique théorie de la solidarité héréditaire des crimes, consacrée par Plutarque (t. I, p. 520), ou celle plus vieille encore, et tout aussi mystique, de la chute de l'homme, embrassée par Mallebranche, et du péché originel des chrétiens !

Il y aurait gagné de respecter la logique et l'évidence d'un fait clair comme la lumière.

Il n'est pas, en effet, comme le dit Foville (2) de maladie dans laquelle l'action de l'hérédité soit mieux démontrée. C'est un point depuis longtemps hors de question

____

(1) Ferrus, *des Aliénés*, Paris, 1834, in-8, p. 92. — (2) *Dict. de méd. et de chir. prat.*, t. I, p. 517.

et qui a pris son rang dans les notions vulgaires : on voit fréquemment, devant les tribunaux, des témoins illettrés alléguer, sans y être provoqués, comme excuse ou comme atténuation des actes d'un accusé, les preuves d'aliénation données par tel ou tel autre membre de sa famille (1). Les médecins d'hôpitaux ou de maisons affectées au traitement spécial de cette maladie, retrouvent même souvent les signes de la folie jusque chez les parents des fous qui les amènent (2). Il y a de ces familles, qu'à peu d'exceptions près, elle attaque tout entières. Toute la descendance mâle d'une famille noble, de la ville de Hambourg, connue de Michaëlis, et depuis le bisaïeul, remarquable par de grands talents militaires, était, à quarante ans, frappée d'aliénation ; il n'en restait plus qu'un seul rejeton, officier comme ses pères, à qui le sénat de la ville interdit de se marier ; l'âge critique arrivé, il perdit la raison (3). Trois membres d'une même famille entrèrent, à la fois, à l'hôpital des fous de Philadelphie. On a vu, dans l'asile de Connecticut, à Hartford, un maniaque qui était le onzième de sa famille (4). Une dame, dont parle Moreau, était la huitième ; son père, deux frères, deux sœurs, deux cousins, une tante étaient atteints comme elle (5).

Il y a quelques années que l'on eut occasion d'observer, en Bretagne, l'aliénation mentale de toute une famille, père, mère, fils et fille, que le mal avait saisie comme une contagion (6).

L'hérédité se montre, dans cette maladie, sous tous les

(1) Marc, de la Folie considérée dans ses rapports avec les questions médico-judiciaires, Paris, 1840, 2 vol. in-8, t. I, p. 287. — (2) Bourdin, ouv. cit., p. 145. — (3) Marc, loc. cit. — (4) Gazette médicale de Paris, 1828, p. 682. — (5) J. J. Moreau, de l'Influence du physique relativement au désordre des facultés intellectuelles, 1830, diss. in-4, p. 14. — (6) Gaz. des Tribunaux, 3 février 1828.

caractères de manifestation et de marche qui lui sont propres (t. II, p. 2), la marche *directe, croisée, indirecte, en retour.*

1° Une masse d'observations en établissent, d'abord, la transmission *directe*, tant de la part du père que de celle de la mère, ou des deux réunies. Baillarger, à lui seul, dans ses recherches statistiques, en a rassemblé quatre cent quarante cas (1).

L'aliénation, alors, est d'autant plus à craindre qu'elle existe à la fois chez les deux ascendants (2).

2° Mais, comme pour enlever tout recours à l'hypothèse de l'éducation, de l'imitation, de l'uniformité de vie, d'accidents, de malheurs, ou de toute cause étrangère en principe à la génération, l'hérédité *directe* suit souvent, dans les cas contraires où la folie vient d'un seul des auteurs, cette marche *croisée* sur laquelle nous nous sommes longuement expliqué (t. II, p. 136-154) et qui ne permet pas de la méconnaître. Nombre de fois, le mal passe au sexe de nom contraire, soit du père à la fille, soit de la mère au garçon. On en trouve dans Bayle plusieurs observations (3). Girou, dont l'attention était très-vivement attirée sur ce point, en rapporte dans son livre ces curieux exemples : Q... était aliéné ; un charlatan se vante de le guérir, il obtient quelque succès, ou plutôt quelque apparence de succès ; la mère de Q... en perd la tête de joie ; elle jette ses coiffes par la fenêtre et, dès ce moment, elle est folle. Un frère de Q... a quatre filles qui lui ressemblent et qui, comme lui, ont la tête faible ; il a aussi deux garçons qui ressem-

(1) Baillarger, *Recherches sur l'anatomie, la physiologie et la pathologie du système nerveux*, 1 vol. in-8. Paris, 1848. — (2) Esquirol, *Maladies mentales*, t. I, p. 65. — Foville, *loc. cit.* — (3) Bayle, *ouv. cit.* p. 83, 162, 250, 285, 380, 368.

blent à leur mère et paraissent avoir la tête saine. T. était aliéné, il a plusieurs enfants des deux sexes; une de ses filles seulement est aliénée. Madame D. est aliénée; elle a plusieurs enfants des deux sexes; un de ses fils seulement est aliéné. Madame E. était folle, elle a eu des enfants des deux sexes; un de ses garçons, seulement, est aliéné et du même genre d'aliénation que sa mère (1).

Les relevés de Baillarger confirment les mêmes faits. Sur trois cent quarante-six enfants, dont la folie était due à la mère, il s'est rencontré cent quatre-vingt-dix-sept filles et cent quarante-neuf garçons; sur deux cent quinze enfants qui la tenaient du père, on a trouvé le chiffre de quatre-vingt-dix-sept filles et de cent vingt-huit garçons (2).

Et telle est l'énergie de l'impulsion morbide transmise par les auteurs, dans l'aliénation, que l'hérédité *directe* peut ne point s'arrêter à une génération, mais en atteindre plusieurs, l'une à la suite de l'autre. John Haslam (3), Portal (4), Dubuisson (5), etc., rapportent de ces malheureux cas.

3° L'action *indirecte* de l'hérédité des affections mentales n'est pas moins bien prouvée. Bayle, dans son ouvrage, en signale la fréquence (6). Baillarger l'a notée cent quarante-sept fois sur les six cents observations qu'il a recueillies, mais il a cru devoir distraire ces cent quarante-sept cas de ses calculs, parce que l'hérédité, sous cette forme indirecte, bien que probable à ses yeux, pour la

<hr>

(1) Girou, *de la Génération*, p. 283. — (2) Baillarger, *ouv. cit.* — (3) John Haslam, *Observations on madness and melancholy*, Lond., 1809, 2ᵉ éd., p. 231-235. — (4) Portal, *ouv. cit.*, première section. — (5) Dubuisson, *ouv. cit.*, p. 24. — (6) *Traité des maladies du cerveau*, p. 108.

plupart des cas, ne lui a pas cependant paru incontestable ; opinion que, pour notre part, et que par des raisons que nous avons exposées (tom. II, p. 29-39), nous ne partageons pas. A l'exception de ceux de ces cas que l'INNÉITÉ morbide revendique, nous pensons, avec Bayle, que la folie, alors, remonte aux aïeux communs, et n'est qu'une expression de l'hérédité *en retour*.

4° L'hérédité *en retour*, dans l'aliénation, est des mieux constatées (1); il n'est même pas rare, selon Dubuisson, de voir des personnes issues d'aïeux aliénés, vivre jusqu'à l'âge de trente à quarante ans, en faisant preuve de prudence et de raison, et être, alors, atteintes de folie *sans cause visible* (2). Perfect, Hermann, Grube (3), Bayle (4), Marc, etc., relatent des exemples de cette disposition de l'aliénation mentale, à traverser ainsi toute une génération, sans se manifester, pour éclater soudain dans celle qui succède. Le premier de ces auteurs rapporte que le petit-fils d'un aliéné mourut avec les mêmes symptômes de folie que son grand-père. Le cas que Gintrac (5) emprunte au deuxième auteur est des plus curieux. Un père atteint de folie a des fils de talent, et qui remplissent même, avec distinction, divers emplois publics. Leurs enfants semblent d'abord d'un jugement assez droit ; mais, à vingt ans, ils donnent des signes d'aliénation. Aubanel et Thoré ont, sur vingt-deux cas d'hérédité de folie, noté deux faits de ce genre.

Mais c'est surtout dans l'hérédité *indirecte*, d'après la théorie que nous en avons donnée, que l'on peut re-

---

(1) Foderé, *Essai médico-légal sur les diverses espèces de folie*, etc., p. 66. — (2) Dubuisson, *ouv. cit.*, p. 25. — (3) Muller, *Médecine légale*, p. 115. — Marc, *ouv. cit.*, t. I, p. 287. — (4) *De Morborum transplantatione*, sect. VI, cap. I. — (5) *Ouv. cit.*, p. 356.

connaître toute l'étendue d'action de l'hérédité *en retour*, puisque c'est uniquement par elle que l'autre s'explique; aussi, est-ce uniquement à cette marche *en retour* de l'hérédité, que Bayle a rattaché toutes ses observations de transport séminal de l'aliénation, en ligne collatérale(1), et il n'est pas douteux que la plupart des faits de la même nature, recueillis par Baillarger, n'aient la même origine.

a. Sous ces différents modes de manifestation, la loi d'hérédité semble, indifféremment, régir l'aliénation, quelle qu'en soit l'origine : elle peut reproduire toute folie *innée*, c'est-à-dire qui remonte à la génération, mais sans antécédents chez les générateurs, cas très-ordinaire (2). Elle peut reproduire toute folie *acquise*, comme en convient Ellis (3), et comme, bien avant lui, de Brieude l'avait observé en Auvergne (4).

b. Sous ces différents modes de manifestation, la loi d'hérédité semble pouvoir, de même, régir l'aliénation, quelle qu'en soit la nature.

Elle répète, en effet, la folie de nature *simple*, la folie de nature *complexe*, la folie de nature *sympathique*.

1° La transmission du mal, dans le premier cas, peut être toute dynamique, c'est-à-dire libre et pure de toute autre altération morbide de l'encéphale que du germe du désordre, inconnu jusqu'ici, qui produit la folie. L'hérédité ne s'attache alors, nécessairement, à aucune des lésions organiques dont on fait dépendre l'aliénation, et dont nous avons vu que, sous sa forme simple, réduite à son essence, elle ne dépend pas. C'est donc un détestable raisonnement, dans l'état de la science, que d'induire de la

_____

(1) Bayle, *ouv. cit.*, p. 400. — (2) Fodéré, *Essai sur la folie.* — (3) *Traité de l'aliénation mentale,* etc., p. 70-73. — (4) *Mémoires de la société royale de médecine pour* 1782, p. 324.

seule hérédité de la folie, c'est-à-dire sans d'autres signes ni d'autres symptômes qu'elle même, et sans interroger la nature antérieure du mal chez les parents, des lésions que la folie, en soi, ne prouve pas.

2° Le transport séminal de l'aliénation, dans le deuxième
cas, a d'autres caractères : il a ceux de l'affection, quelle
qu'elle soit, d'ailleurs, qui complique la folie, ou qui la
détermine. L'hérédité de cette nature de la folie ressort,
premièrement, de l'hérédité de toutes les maladies diverses
qui l'accompagnent, la précèdent ou la suivent, telles que
l'épilepsie, l'hystérie, la congestion cérébrale, la méningite, l'encéphalite, l'apoplexie, la paralysie, toutes, comme
nous l'avons vu, transmissibles par la voie de la génération. L'expérience en donne une autre preuve plus directe,
c'est l'hérédité même de l'aliénation *complexe*, ou si l'on
aime mieux, combinée avec l'une ou l'autre de ces diverses
affections morbides. Les observations de Bayle entrent
dans cet ordre de cas. Près de la moitié de ces cas, où la
nature complexe de la folie est certaine, et où, presque partout, le délire est précédé de congestion cérébrale, ou d'hémiplégie, ou d'apoplexie, etc., proviennent d'ascendants (1).

Par opposition à ce qu'on a dit, plus haut, de l'aliénation simple, il y a lieu de soupçonner cette nature complexe de l'aliénation chez les descendants de ceux où le
délire n'est venu qu'à la suite d'accidents ou de maladies
de ce genre.

3° La transmission du mal, dans le troisième cas, c'est-à-
dire dans celui de folie *sympathique*, peut être également
liée, dans le produit, aux espèces et aux lésions morbides,
phlegmasiques (2) ou autres, qui avaient provoqué la folie

(1) *Traité des maladies du cerveau*, loc. cit. — (2) *Revue médicale*,
1824, t. IV, p. 197. — Gintrac, *ouv. cit.*, p. 82.

des parents, et peut-être est-ce, de toutes les folies, celle qui donne à l'hérédité les causes les plus diverses comme les plus lointaines.

« Les causes de l'aliénation mentale, dit Esquirol, n'exercent pas toujours leur action directe sur le cerveau ; elles l'exercent aussi sur des organes plus ou moins éloignés ; tantôt les extrémités du système nerveux et les foyers de la sensibilité, placés dans diverses régions ; tantôt les systèmes sanguin et lymphatique, tantôt l'appareil digestif, tantôt le foie et ses dépendances, tantôt les organes de la reproduction, sont le premier point de départ de la maladie (1). » Ellis, qui insiste vivement sur ce même genre d'aliénation mentale, n'omet pas de poser le principe indubitable de son hérédité. La folie sympathique des lésions pulmonaires serait particulièrement sujette, d'après lui, à ce déplorable mode de propagation (2).

c. Sous ces différents modes de manifestation, la loi d'hérédité ne fait nulle acception des *types* que la folie est susceptible de prendre ; elle propage, en effet, non pas uniquement celle dont la marche revêt le type continu, cas le plus ordinaire, mais celle, bien plus étrange, dont la marche revêt le type périodique. Si bizarre que soit le dernier mode d'attaque, où la raison s'éclipse et revient par accès, et où le délire a même, parfois, des intervalles aussi réguliers que la fièvre intermittente (3), Falret a cru remarquer qu'il n'en était pas de plus sujet à se transmettre par la voie séminale (4). Marc en cite un exemple dans une très-délicate et très-obscure question de monomanie de vol.

<hr>

(1) Esquirol, *des Maladies mentales*, t. I, p. 75. — (2) Ellis, *ouv. cit.*, p. 118. — (3) Casimir Medicus, *Maladies périodiques.* — (4) *Ouv. cit.*, t. II, p. 282.

d. L'hérédité, enfin, sous ces différents modes de manifestation, usurpe, sur toutes les formes de l'aliénation, la même nature d'empire ; elle en régénère toutes les espèces, elle en reproduit toutes les expressions ; la règle est, que la folie garde, en se transmettant, le même caractère.

Esquirol (1), Dubuisson (2), Marc (3), Ellis (4), Moreau (5), etc., etc., n'ont qu'une voix sur ce point.

Il est rare, dit le dernier auteur, que le délire héréditaire n'offre pas, dans chaque aliéné, la plus frappante analogie, quelquefois même une véritable identité. Saisi des événements de la révolution, un individu reste, dix ans, renfermé dans son appartement ; sa fille, vers le même âge, tombe dans le même état, et refuse de quitter son appartement : une dame est aliénée à vingt-cinq ans, après une couche ; sa fille devient folle à vingt-cinq ans, et à la suite de couches (6). Les mêmes circonstances, en 1828, développent, chez une autre dame, pour la quatrième fois, un accès de manie ; sa mère avait eu comme elle, après sa délivrance, des accès de manie, notamment un, après lui avoir donné le jour (7). On rapporte une foule de faits du même genre ; et plusieurs vont, d'eux-mêmes, s'offrir à notre plume, en traitant du transport séminal des diverses espèces ou variétés de l'aliénation auxquelles les expressions les plus particulières du délire appartiennent.

II. — De l'hérédité des variétés ou formes de l'aliénation.

Il n'est pas une de ces variétés, distinguées sous le nom d'espèces, dans la folie, que la génération ne répète,

---

(1) Esquirol, *des Maladies mentales*, t. I, p. 66. — (2) Dubuisson, *ouv. cit.*, p. 286. — (3) Marc, *ouv. cit.*, t. I, p. 286. — (4) Ellis, *ouv. cit.*, p. 156. — (5) J. J. Moreau, *loc. cit.*, p. 14. — (6) Esquirol, *loc. cit.* — (7) Moreau, *loc. cit.*

comme elle répète les formes les plus bizarres propres à chacune d'elles.

Nous adopterons, dans cette revue succincte, la classification généralement admise, aujourd'hui, d'Esquirol, en commençant par le plus élémentaire des désordres qu'elle distingue, l'hallucination.

Hérédité des hallucinations.

L'hallucination, phénomène si fréquent de l'aliénation mentale, ne constitue pas, cependant, à lui seul, la folie; on peut lui reconnaître trois modes d'existence :

Un premier, où il est positivement distinct de l'aliénation (1);

Un second, où il en est le premier symptôme (2), et parfois l'unique forme (3);

Un troisième, où il rentre dans les signes généraux et communs du délire.

La connexion intime de cet ordre de phénomènes, avec les fonctions sensorielles de la vue, de l'ouïe, de l'odorat, du goût et du toucher, dont nous avons vu l'hérédité transmettre les modes de perception, les plus particuliers, les plus inexplicables, la nyctalopie, l'héméralopie, la chromatopseudopsie (tom. I, p. 401-433), etc., etc., était déjà une grave présomption du transport des hallucinations des sens, par la même voie. L'observation enlève tout doute à cet égard: chacune des trois classes d'hallucinations que nous venons d'admettre est soumise à la loi de transmission séminale.

(1) Brierre de Boismont, *des Hallucinations ou histoire raisonnée des apparitions, des visions, des songes, de l'extase, du magnétisme et du somnambulisme,* Paris, 1845, 1 vol. in-8, ch. II, p. 28. — (2) Lelut, *des Hallucinations au début de la folie,* 1831. — (3) Idem, *Observations sur la folie sensorielle,* dans le *Démon de Socrate,* p. 270, 280, 293.

1° Brierre de Boismont, dans son bel et savant ouvrage sur cette matière, rapporte, dans le très-curieux chapitre qu'il consacre aux hallucinations de la première classe (1), un exemple remarquable de l'hérédité de celles qui sont compatibles avec la raison. La disposition aux hallucinations, chez un individu dont parle Abercrombie (2), est telle, pour ainsi dire, depuis sa naissance, que, s'il vient à rencontrer un ami dans la rue, il ne sait point, d'abord, s'il a devant lui un être réel, ou un fantôme. Cet homme, dans la force de l'âge, est sain d'esprit, d'une bonne santé et engagé dans les affaires. La même disposition existe, quoique à un moindre degré, chez un autre membre de la même famille.

Nous rapprocherons de ce fait, celui d'un personnage bien autrement célèbre, Frédérique Hauffe, le sujet du livre de Kerner, *les Feuilles de Prevorst* : même disposition native, chez cette femme, aux apparitions d'êtres et d'objets fantastiques, avec cette différence essentielle, cependant, que cette tendance à voir sans cesse des esprits se compliquait, chez elle, de phénomènes d'extase et de catalepsie. C'est cette complication, écueil de tant d'esprits, fondement de tant de systèmes, qui avait exalté l'âme enthousiaste et religieuse de Kerner, jusqu'à lui inspirer dans la réalité des divers personnages et des ombres fatidiques de cette somnambule, toute la foi que Socrate avait dans la réalité de son démon. C'est elle qui lui faisait redire, avec onction, ces mots si surprenants d'un des livres de Kant (*rêves d'un visionnaire*) : « On en viendra, un jour, à démontrer que l'âme humaine vit, dès

<hr>

(1) *Ouv. cit.*, ch. II. — (2) Abercrombie, *Inquiries concerning the intellectual powers*, in-8, eleventh edition, London 1841, p. 380.

cette existence, en une communauté étroite, indissoluble, avec les natures immatérielles du monde des esprits ; que ce monde agit sur le nôtre et lui communique des impressions profondes dont l'homme n'a point conscience, aussi longtemps que tout va bien chez lui. »

Cette faculté de *causer avec les esprits*, pour nous servir ici du langage de Kerner, était commune à la plupart des membres de la famille Hauffe. Son frère, surtout, l'avait, bien qu'à un moindre degré, et sans complication des phénomènes d'extase et de catalepsie de la visionnaire (1).

2° Les hallucinations de la seconde classe, celles qui sont tantôt le premier degré, tantôt la forme unique de l'aliénation, peuvent, comme les précédentes, être héréditaires. On les observe, d'après Brierre de Boismont, chez des enfants de monomanes hallucinés, qui ont une forme bien déterminée de délire, comme chez les enfants de ceux qui n'ont que des hallucinations simples. Il a eu l'occasion d'observer deux cas de transport séminal de cette affection (2). Bottex, antérieurement, en a rapporté d'autres : le premier, chez un Lyonnais, atteint, tout à la fois, d'hallucination du goût et de l'odorat, que la perception imaginaire d'odeurs et de saveurs infectes portait à se moucher et à cracher avec effort, des heures entières. Son père était mort, dans le même hospice, de manie avec hallucination (3). Le second fait est plus grave : un malheureux, Pierre Por..., âgé de soixante-trois ans, veuf en second mariage, d'un caractère bizarre, et, toute sa vie, le jouet d'apparitions, de visions, de voix et de fantômes, vivait avec sa fille, âgée de dix-sept ans. Le 7

(1) *Die Seherin von Prevorst*, première partie, p. 4. — (2) Brierre de Boismont, *ouv. cit.*, p. 353. — (3) Bottex, *Essai sur les hallucinations*, in-8. Lyon, 1836, p. 45-47.

septembre 1829, Pierre Por... jette par la fenêtre tout l'argent qu'il possède ; ouvre sa porte aux voisins ; leur montre, de lui-même, le cadavre de sa fille ; se plaint amèrement d'elle, et finit par leur dire : qu'elle était, comme lui, tourmentée par des bruits et des voix : *qu'il avait voulu la guérir, en lui arrêtant le vent, avec les pouces*; mais qu'il l'aimait beaucoup, et que, certainement, il n'avait pas voulu l'étrangler (1).

Nous trouvons, dans Moreau, une autre observation de transport séminal des hallucinations remarquable en deux points : qu'elle a été recueillie chez un épileptique, et qu'elle a tour à tour affecté le caractère de l'une et de l'autre classe de délire sensoriel. A une première période, de la maladie, la raison est intacte ; à une seconde période elle ne l'est plus. Un individu, de quarante-cinq ans, d'un caractère violent, emporté, irascible, est, depuis l'âge de trente-sept ans, atteint d'épilepsie. Trois ans *avant* la première attaque du mal, fauchant, la tête nue sous un soleil ardent, il entend, tout à coup, une voix qui lui crie: sauve-toi ; et il lui semble qu'on lui donne un coup violent sur l'estomac ; il voit un homme qui tourne une mécanique. Ces hallucinations, ou d'autres analogues, se rencontrèrent assez fréquemment par la suite. Mais, *il les appréciait à sa juste valeur : sa raison n'était pas autrement dérangée*. L'aliénation mentale ne s'est développée qu'un an *après* le premier accès d'épilepsie. A dater de ce moment, les hallucinations précèdent les vertiges, et même sans vertiges, le poursuivent, dans l'état de veille et de sommeil, et le poussent à des actes évidents de folie. L. en est arrivé à se croire sous l'influence

(1) Bottex, *de la Médecine légale des aliénés*, Lyon, 1838, in-8, p. 64.

d'un magicien ou d'un être invisible, qu'il regarde comme l'auteur de ces extravagances. — La mère de cet halluciné est sujette, depuis son retour d'âge, à des étourdissements qui vont jusqu'à la syncope, et, de temps à autre, elle a des *visions* ; son père est mort, à l'âge de soixante-deux ans, de paralysie ; un oncle maternel, un cousin, un grand-père, étaient aliénés (1).

3° Quant à la troisième classe d'hallucinations, comme elle rentre dans les signes généraux du délire, l'hérédité n'en offre rien de caractéristique et ne doit être rapportée qu'aux diverses espèces de folie qu'elles compliquent.

Hérédité de la monomanie.

Parmi ces variétés de l'aliénation, se présente, au premier rang, le délire partiel, ou la monomanie. La lésion mentale qui le caractérise peut, d'après Esquirol (2), être de trois natures : *instinctive*, *affective*, ou *intellectuelle*.

Dans la première espèce de monomanie, le délire partiel, indépendant de toute lésion du sentiment, de l'intelligence et de la conscience elle-même, consiste, exclusivement, en une paralysie ou impuissance morbide de la liberté morale contre un involontaire et irrésistible entraînement à des actes de crime ou de folie.

Dans la seconde espèce de monomanie, le délire partiel consiste, exclusivement, en une dépravation morbide d'un ordre fixe d'instincts, de sentiments ou de penchants naturels.

Dans la dernière espèce de monomanie, il consiste uni-

(1) J. Moreau, *Mémoire sur le traitement des hallucinations par le datura stramonium*, in-8, Paris 1841, p. 33, obs. vii. — (2) *Des Maladies mentales*.

quement en une perturbation morbide d'un ordre fixe de raisonnements ou d'idées.

Sous chacune de ces formes, qui peuvent revêtir une foule d'expressions, la monomanie peut être héréditaire.

1° Celles de ses expressions qui rentrent dans l'espèce dite *intellectuelle* de cette vésanie, sont fécondes en exemples de ce mode de transmission.

Un caractère commun à la plupart d'entre elles, est de se teindre, en quelque sorte, de la couleur des époques, et de réfléchir l'esprit des temps, ou des lieux, ou des événements.

2° La *démonomanie* est l'une des plus anciennes et des plus remarquables de celles qui évoquent cette sorte de spectre de l'histoire. Éteinte de nos jours, dans presque toute l'Europe, qu'elle a longtemps remplie de victimes et de bourreaux, on n'a plus guère, maintenant, pour juger de la part que l'hérédité a prise à son développement, que le témoignage des démonographes ; il est, comme on le devine, des plus affirmatifs. Le même ordre d'idées qui, comme nous l'avons vu (Tome Iᵉʳ, p. 344-364), inspirait aux anciens la persuasion que les dons, les récompenses ou les punitions des dieux passaient des pères aux fils, devait naturellement inspirer aux chrétiens la foi qu'il en était ainsi des priviléges et maléfices du diable. C'était la conviction générale du peuple, celle des inquisiteurs, celle même de leurs martyrs. Bodin posait en règle ce sinistre héritage, au point d'en révoquer en doute l'exception ; il avait pour maxime : *père ou mère sorciers, fils et filles sorciers* (1). Sprenger, dont le *malleus*

____

(1) Bodin, *Demonolog.*, lib. IV, ch. iv.

maleficarum devint, pour ainsi dire, la torche des bûchers où l'on jeta, par centaines de milliers, les victimes, Sprenger prescrivait, dans ce terrible livre, comme partie essentielle de l'interrogatoire, de demander aux témoins, de demander aux sorciers, quels étaient leurs parents, et de leur poser toujours la question : s'il était des condamnés au feu, pour cause de maléfice, ou des membres suspects de ce crime, dans leur famille : « *Si ex suâ consanguinitate aliqui, propter maleficia, fuissent dudum incinerati, vel suspecti habiti* (1). » La raison qu'il en donne est, que les sorciers dévouent leurs enfants aux démons, et que, communément, la sorcellerie a infecté la race entière. — Et la torture suivait logiquement la même voie que l'interrogatoire ; de l'accusé elle allait aux pères, ou aux enfants. Dans la procédure d'Alison Pearson, on attacha sa fille, à peine âgée de neuf ans, sur les chevalets, et on appliqua cinquante coups sur la plante des pieds de son jeune fils (2). Que d'exemples du même genre ! le lieu même d'origine comptait parmi les preuves, comme la parenté ; et l'on doit regarder comme un progrès de voir Del Rio n'accorder à cet ordre d'indices d'autre valeur que celle de présomptions légères (3). Le célèbre Agrippa de Nettesheim est, peut-être, dans ces temps effroyables, le premier et le seul qui ait eu le courage d'attaquer et de braver, au nom des dogmes chrétiens, cette doctrine si atroce dans ses applications et alors érigée en théorie pénale. Lui-même nous raconte, dans un chaud épisode, la lutte qu'il soutint, sur cette question de vie et de mort pour une pauvre femme, contre un inquisiteur, et le

---

(1) Sprenger, *Mallous maleficarum*, 3ᵉ part. — (2) *Revue britannique*, nouvelle série, t. I, p. 33. — (3) Del Rio, *Disquisitionum magicarum* lib. V, sect. IV, p. 725.

bonheur qu'il eût de lui arracher sa proie (1); toutefois, si le point de droit et de dogme était pour lui, aux yeux du chrétien, pour qui la démonomanie était un crime, le point de fait pouvait ne pas l'être, pour le médecin légiste, aux yeux duquel elle n'est qu'une aliénation.

« L'aliénation mentale est héréditaire : pourquoi, dit Esquirol, la démonomanie ne le serait-elle pas? et faut-il s'étonner si les démonographes nous disent que de génération en génération, les membres d'une même famille étaient voués au diable ou étaient sorciers (2).» Pierquin affirme aussi l'hérédité de cette forme de monomanie (3). Brierre de Boismont ne lui attribue, cependant, qu'une part, relativement faible, aux illusions et aux autres phénomènes de cette épidémie mentale du moyen âge (4).

3º Une autre affection qui, à diverses reprises, s'est offerte comme une forme de la même vésanie, et répandue, comme elle, épidémiquement, la *choréomanie*, sur laquelle nous devons au professeur Hecker (5) un si curieux travail, a dû se transmettre aussi par la voie séminale. Du moins, l'épidémie analogue, observée en 1737, dans le Forfarshire, était héréditaire dans quelques familles ; et l'historien de cette névrose si singulière rapporte avoir ouï dire qu'il y avait des maisons où un cheval était toujours sellé et bridé , pour qu'on pût courir après les jeunes personnes qui, prises inopinément par l'attaque, s'échappaient et fuyaient avec vitesse(6). L'épidémie d'extase, mêlée de convulsions, qui s'était déclarée chez les in-

<hr>

(1) Cor. Agrippa, *de Incertitudine et vanitate scientiarum, de art. inquisitorum*, p. cc. — (2) Esquirol, *Maladies mentales*, t. I, p. 502. — (3) Pierquin, *Monographie du sommeil*, in-8, 1829, p. 47. — (4) *Des Hallucinations*, etc., *loc. cit.* — (5) *Mémoire sur la chorée épidémique du moyen âge*, dans *Annales d'hygiène publique*, t. XII, p. 342. — (6) Gintrac, *De l'influence de l'hérédité*, etc., Paris, 1845, in-4, p. 108.

fortunés protestants des Cévennes, paraissait avoir pris le même caractère. Plusieurs enfants de ceux de leurs voyants, ou prophètes, réfugiés *au désert*, étaient *saisis de l'esprit*, dès quatre à cinq ans, sur le sein de leurs mères (1).

L'hérédité s'observe dans d'autres monomanies de l'intelligence, qui n'ont point présenté le type épidémique. Une dame W... avait, entre autres idées fixes, l'idée que l'on cherchait à l'empoisonner. Sa mère avait été longtemps poursuivie par les mêmes idées. Le docteur Ramon, surveillant général de Charenton, a vu, il y a plusieurs années, une mère et sa fille qui se croyaient sous la protection spéciale d'*esprits* qu'elles appelaient des *airs*. Une autre dame de B... s'était créé un être fantastique, qu'elle appelait *Salomon*. Son père rapportait tout ce qui lui arrivait à un sylphe nommé *stratagème* (2), etc.

4° Beaucoup de monomanies affectives, c'est-à-dire, de celles où la perversion porte sur un sentiment, un penchant, ou un goût, sont aussi transmissibles par la voie séminale.

La *dipsomanie* surtout est de ce nombre. Cette affection, ainsi nommée par Hufeland, quoique essentiellement distincte de l'ivrognerie (3), a été cependant plus particulièrement observée en Russie, pays où, comme on le sait, le goût des liqueurs fortes est des plus prononcés. Bruhl-Cramer, qui le premier attira l'attention sur cette vésanie (4), et le docteur Rœsch (5), la regardent tous

(1) *Théâtre sacré des Cévennes*, passim. — (2) Moreau, *de l'Influence du physique relativement au désordre des facultés intellectuelles*, p. 14-16. — (3) Marc, *ouv. cit.*, p. 601. — (4) Bruhl-Cramer, *Ueber die Trunksucht*, etc., Berlin, 1819. — (5) Ch. Rœsch, *de l'Abus des boissons spiritueuses considéré sous le point de vue de la police médicale et de la médecine légale*, dans *Annales d'hygiène publique et de médecine légale*, t. XX, p. 5 et 241.

deux comme héréditaire. Le premier l'a vue se développer chez les fils de pères atteints de ce désordre mental, après la mort des pères.

Sous le type continu, ce goût si irrésistible pour les liqueurs fortes, que le docteur Erdeman, l'assimile à une sorte de fureur utérine (1), a dû et doit encore se confondre, en bien des cas, avec l'ivrognerie; et il est vraisemblable que plusieurs des faits de l'hérédité du penchant à l'ivresse,{dont nous avons ailleurs (Tome Ier, p. 476-477.) rassemblé des exemples, appartenaient à cette forme de vésanie. Ceux empruntés à Gall, à Girou de Buzaringues, et surtout à Moreau, semblent de cette nature. Darwin avait, aussi, remarqué que les maladies développées par l'ivresse étaient transmissibles des parents aux enfants, jusqu'à la troisième génération.

Sous le type périodique, le transport séminal de la dipso-manie n'est pas moins positif. Le cas emprunté par Rœsch(2), à Fuchs, de Brotterod, est des plus remarquables :

Un célibataire, journalier et bûcheron, avait mené, pendant trente-quatre ans, une vie régulière, laborieuse, économe. A dater de cet âge, la frénésie de boire le prend avec tant de violence, et d'une manière si particulière, qu'on le croit ensorcelé. Elle lui venait par accès réguliers, de huit jours, toutes les quatre semaines. Ce déplorable état se prolongea sept ans ; la mort seule y mit fin. Son père avait été un buveur dissolu; et tombé, avec toute sa malheureuse famille, dans une extrême misère, il avait fini par se pendre ; deux de ses fils avaient mené la même vie. Une fille unique et le fils dont il vient d'être question avaient seuls échappé, d'abord, en apparence, à l'ébriomanie qui devait plus tard atteindre si violemment ce dernier.

(1) *Annales de Hencke,* vol. supp. VIII, p. 183. — (2) *Mém. cit.,* p. 53

L'érotomanie, ou manie érotique, *l'idiomanie* ou fureur génitale, sont soumises à ce même mode de transmission. Nous ne pouvons que renvoyer aux exemples recueillis dans le tome Ier de ce livre (p. 478-480, 504). Fodéré en cite d'autres (1).

5° La monomanie *homicide* elle-même n'échappe pas à cette loi. Une dame chez laquelle cette monomanie s'était développée, à la suite d'abus de boissons fermentées, comptait, dans sa famille, un oncle aliéné, et dont l'aliénation *semblait* occasionnée par les mêmes excès; une autre dame, atteinte de la même vésanie, avait un de ses frères aliéné, et était issue de parents d'une grande exaltation nerveuse (2). Le père de Papavoine avait été sujet à des accès de fureur, poussés jusqu'à une sorte d'aberration mentale (3). Pierre Rivière, cet étrange meurtrier de sa mère, de son frère et de sa sœur, appartenait à une famille d'aliénés, et le délire de l'un de ses oncles avait offert le caractère du sien (4). La mère et la sœur de l'assassin monomane du professeur Delpech sont atteintes de folie (5).

Mende rapporte un autre fait plus significatif : Une nourrice, à laquelle le professeur S*** avait confié son enfant, après de grands chagrins, et la fatigue d'un long allaitement, devenu plus sensible depuis le retour des règles, est prise de fortes coliques qui se prolongent trois jours compliquées *d'anxiété et d'une sorte de mouvement dans l'estomac.*

Enfermée dans sa chambre avec ses deux enfants, en

(1) Fodéré, *Essai médico-légal sur les diverses espèces de folie*, etc., p. 66 et 95-96. — (2) Esquirol, *ouv. cit.*, t. II, p. 106, 126, 821. — (3) *Archives de médecine*, t. VIII, p. 206. — (4) Marc, *ouv. cit.*, t. II, p. 151. — (5) Gintrac, *ouv. cit.*, p. 99.

l'absence de ses maîtres, voilà que tout à coup, à la vue d'un couteau laissé sur une table, la pensée de couper le cou de son nourrisson, qu'elle tient sur ses genoux, s'empare violemment d'elle ; et en même temps qu'elle sent ce même *mouvement particulier dans l'estomac*, une sorte de gargouillement et des bouffées de chaleur vers la tête, il lui semble qu'une voix lui dit qu'elle est forcée de tuer l'enfant. Épouvantée de cette tentation horrible, elle fuit, le couteau en main ; se débarrasse de l'arme ; conjure inutilement la cuisinière de prendre, un instant, sa place auprès de ses enfants ; remonte près d'eux ; et cherche dans le chant, dans la danse, dans le sommeil, un refuge contre l'idée qui l'obsède. Mais, à peine endormie, elle s'éveille en sursaut, avec la même idée devenue irrésistible. Heureusement qu'à ce moment la porte s'ouvre, et que la vue de la mère de l'enfant et de sa sœur, qui couchent dans la même chambre qu'elle, lui rend un instant de calme ; mais, à peine rendormie d'un sommeil agité, l'horrible idée du meurtre la ressaisit de nouveau et la maîtrise au point qu'elle réveille la belle-sœur du professeur S...; se plaint, sans rien expliquer, d'être tourmentée de pensées effroyables, et passe la fin de la nuit, se parlant à elle-même, dans une sorte de délire où l'on distingue les mots : *Grand Dieu ! quelles horribles, quelles affreuses pensées !* — *Mais c'est ridicule, affreux, épouvantable !* — Et elle s'informe avec anxiété de l'enfant, demande s'il est vraiment auprès de sa mère, l'appelle d'une voix tendre, jusqu'à ce qu'après avoir pris un peu de camomille, elle s'endorme vers les six heures du matin. Le délire homicide la ressaisit au réveil, et ne céda qu'à l'usage d'une potion prescrite, vers les cinq heures du soir, pour disparaître enfin, définitivement, dans un dernier accès, suivi de l'aveu complet de cette épouvantable impulsion au crime.

Une maladie grave, survenue à la mère de Catherine Olhaven, avait obligé de sévrer Catherine, à l'âge de six semaines. *Cette maladie de la mère avait débuté par une envie de cette femme de tuer son nourrisson.* Elle avait décousu tout un côté de la couverture de plume, dans le but d'y étouffer l'enfant et de l'y cacher. On découvrit ce projet assez tôt pour en empêcher l'exécution. Mais, dès ce moment, survint une fièvre des plus violentes, à l'issue de laquelle cette femme ne se rappela plus ce qui s'était passé, et donna à sa fille les soins d'une tendre mère. Jamais elle n'éprouva de nouvel accès (1).

Nous ne connaissons point d'exemple plus convaincant ni plus singulier de l'hérédité de cette monomanie.

6° Mais de toutes les formes de folie partielle, la monomanie *suicide* est peut-être celle dont le délire se lie le plus fréquemment au transport séminal.

Comme les débats sur la nature du suicide et de ses rapports avec la liberté morale se sont renouvelés dans ces derniers temps (2), nous devons prévenir, ici, que nous ne rattachons à la monomanie, proprement dite, que a nature du suicide symptomatique de l'aliénation mentale.

L'autre nature de suicide, dont, contrairement à l'opinion d'un trop grand nombre de manigraphes modernes, et entre autres, de Bourdin (3), nous ne comprenons même pas que l'on nie l'existence, rentre, comme acte volontaire, dans la catégorie des déterminations de la liberté humaine, et ne subit, à ce titre, de la génération, que l'espèce d'influence que nous avons montrée commune aux actes libres (Tom Ier, p. 457, 500), et en laissant à l'homme

(1) *Annales de Hencke,* 1821, et Marc, *ouv. cit.,* p. 246-252. — (2) *Bulletin des travaux de la société médico-pratique de Paris,* année 1845, p. 168-219. — (3) Bourdin, *du Suicide considéré comme maladie,* id.

l'imputabilité. L'impulsion ou le penchant à cette forme de suicide peut, en d'autres termes, être aussi réellement héréditaire que la disposition à tous les autres actes; mais l'acte en soi ne l'est pas.

Nous retrouvons le principe et la confirmation de cette distinction dans ce que dit Cazauvieilh, que la transmission séminale du suicide est d'autant plus à craindre, que les ascendants sont devenus aliénés, ou ont été portés à la mort volontaire, sans motif appréciable, ou pour une cause légère ou imaginaire (1).

On n'a, malheureusement, que l'embarras du choix entre les faits désolants qui prouvent l'hérédité.

On a vu des familles entières se tuer, lit-on dans Esquirol (2), comme des familles entières devenir aliénées; et il cite, en effet, des exemples de familles dont les membres ont tous succombé, tour à tour, à cette fascination maladive de la mort. Gall (3), Falret (4), Muller (5), J. Moreau (6), Cazauvieilh (7), Marc (8), Ellis (9), etc., en rapportent, à l'envi, les exemples les plus saisissants. Le premier de ces auteurs a connu une famille dont la grand'-mère, la sœur, la mère se sont suicidées; la fille de cette dernière a été sur le point de se précipiter, et le fils s'est pendu. Falret a vu atteintes de mélancolie suicide, la grand'mère, la mère et la petite-fille. Dans une autre famille dont parle le même médecin, le père, d'hu-

____

(1) J. B. Cazauvieilh, *du Suicide, de l'aliénation mentale, et des crimes contre les personnes*, Paris 1840, in-8, p. 16. — (2) Esquirol, *ouv. cit.*, t. I, p. 580. — (3) Gall, *Fonctions du cerveau*, Paris, 1825, 6 vol. in-8. — (4) Falret, *de l'Hypocondrie et du suicide*, p. 5-7. — (5) Muller, *Méd. lég.*, t. II, p. 115. — (6) J. Moreau, *Mém. cit.*, *loc. cit.* — (7) Cazauvieilh, *ouv. cit.*, p. 17-22, 110, 117, 820. — (8) Marc, *de la Folie considérée dans ses rapports avec ces questions médico-judiciaires*, t. I, p. 286 — (9) *Traité de l'aliénation mentale*, etc.

meur taciturne, avait eu six enfants, cinq garçons et une fille : l'aîné, à quarante ans, se précipite, *sans motif*, d'un troisième étage ; le second a des peines et s'étrangle, à trente-cinq ; le troisième se jette d'une fenêtre en essayant de voler ; le quatrième se tire un coup de pistolet : un des cousins s'était jeté dans la rivière pour une cause futile. Krugelstein, d'Ohrdruff, en Saxe, a connu une famille où l'hérédité de la même monomanie venait surtout des femmes : la grand'mère et une des parentes de cette dame s'étaient suicidées ; la mère et les deux fils se suicidèrent, comme elle, dans l'espace de quinze mois (1). Moreau cite ces autres faits : M. H. de la C. était affecté de penchant au suicide ; son père et son oncle paternel se sont tués. Un frère, qui venait lui rendre visite à Charenton, était désespéré des idées horribles qui le tourmentaient lui-même, et ne pouvait se défendre de la conviction de finir par succomber (2). Dans la famille de Oroten, de la noblesse la plus ancienne de Ténériffe, deux sœurs sont affectées de manie suicide, leur frère unique s'est tué, leur grand-père et deux oncles se sont donné la mort (3). Mais il est difficile de rencontrer un fait présentant une plus triste combinaison de cas et de parenté suicides que le suivant de Cazauvieilh : D., fils et neveu de parents suicidés, prend une femme, fille et nièce de parents suicidés. Il se pend, et sa femme épouse, en secondes noces, un mari dont la mère, la tante et le cousin germain se sont tués (4).

Ellis fait la remarque qu'il n'est point d'affection de

l'intelligence où l'hérédité ait plus de fidélité dans la répétition (1).

Voici des faits qui prouvent jusqu'à quel degré elle peut
être poussée : M. L..., père, était monomaniaque, et s'est
donné la mort à l'âge de trente ans ; son fils arrive à peine
à sa trentième année, qu'il est frappé, comme lui, de monomanie , et fait deux tentatives de suicide. — Madame
B. essaye trois fois de se détruire ; la première fois, en se
précipitant dans un puits, deux autres fois en se pendant.
Sa mère, folle comme elle, a eu recours aux mêmes moyens
pour terminer sa vie (2). Un dégustateur des ports se jette
à l'eau ; sauvé, il donne à Marc cette raison bouffonne,
que s'étant trompé sur la qualité d'un vin, il a craint que
ses confrères ne le prissent pour une ganache. Marc apprit plus tard que ce Vatel d'un autre genre s'était sui-
cidé, et que son père et l'un de ses frères avaient mis, au
même âge, fin à leur existence, de la même manière que
lui (3). Un autre individu est, à la fleur de l'âge, pris de
mélancolie, par suite d'une suppression de flux hémor-
rhoïdal, et se noie volontairement. Son fils, d'une bonne
santé apparente, jouissant des dons de la fortune, père de
deux enfants adorés, arrivé au même âge de la vie où son
père s'est noyé, se donne la mort par le même mode de
suicide (4).

Nous empruntons, enfin, au premier des tableaux de
l'excellent travail du docteur Cazauvieilh, ces derniers
exemples où la répétition héréditaire arrive, comme dans
les précédents, non pas seulement à la reproduction de
l'acte, mais souvent, à de très-longues années d'intervalle, à la copie la plus exacte du genre de mort.

(1) *Traité de l'aliénation mentale*,.—(2) Moreau, *loc. cit.* —(3) Marc,
ouv. cit., t. II, p. 286. — (4) Muller, *ouv. cit.*, t. II, p. 115.

Le nº 2 se *noie* en 1804, son neveu se *noie* en 1809.

Le nº 9 se *pend* en 1807, son neveu se *pend* en 1823.

Le nº 24 s'est *pendu* en 1817, son grand-oncle se *pend* en 1803.

Le nº 29 s'est *pendu* en 1817, sa fille se *pend* en 1820.

Le nº 30 s'est *pendu* en 1817, sa sœur en 1821, son aïeule en 1802.

Le nº 61 s'est *pendu* en 1827, son grand-père en 1799, et son frère et sa sœur ont tous deux essayé de se suicider (1).

Enfin, comme dernière preuve de ce qu'il y a souvent de purement séminal dans cette répétition instinctive de tel ou tel genre de mort, dans la monomanie suicide *proprement dite*, nous citerons un fait rapporté par Moreau, et qui rentre, selon nous, dans la classe si nombreuse et si bien indiquée par Cazauvieilh (2) des cas d'INNÉITÉ de cette forme d'aliénation : C..., à diverses reprises sauvé du suicide, réussit à se tuer. Ce malheureux ne pouvait passer près d'un puits ni près d'une rivière sans être, à l'instant même, assailli de son idée fixe de destruction. Désirs analogues, dans les mêmes circonstances, chez une sœur aînée, comme lui morte suicide (3).

Nous pourrions faire suivre ces faits d'une foule d'autres, mais ils nous entraîneraient à un ordre de questions qui trouveront leur place dans un livre très-prochain, où nous avons traité, sous ses diverses faces, cette grave et sinistre question du suicide.

Hérédité de la lypémanie.

Une forme plus générale d'aliénation mentale et dont

_____

(1) Cazauvieilh, *ouv. cit.*, 1er tableau, et p. 18-19.— (2) Id., p. 22-24. — (3) Moreau, *thèse citée*, p. 14.

le délire suicide n'est souvent qu'un symptôme, la *lypé-manie*, *tristimanie* de Rush, *mélancolie* de Cullen, de Crichton, de Sagar, de Sauvages et des anciens, est l'une des espèces de folie qui, de l'aveu des magnigraphes modernes, remonte, le plus souvent, à la même origine. Lieutaud (1) et Fr. Sylvius (*Le Boë*) (2) placent l'hérédité au nombres de principales causes qui la produisent. Esquirol, qui l'a très-nettement distinguée de l'hypocondrie, s'exprime en ces termes, dans la parallèle qu'il trace de ces affections : « La lypémanie est plus souvent héréditaire ; les lypémaniques naissent avec un tempérament particulier, le tempérament mélancolique, qui les dispose à la lypémanie. Cette disposition est fortifiée par les vices de l'éducation et par des causes qui agissent plus directement sur le cerveau, sur la sensibilité, l'intelligence ; tandis que l'hypocondrie est l'effet de causes plus souvent physiques, qui troublent les fonctions digestives. Dans la lypémanie, les idées contraires à la raison sont fixes, entretenues par une passion triste, par une vicieuse association d'idées ; dans l'hypocondrie, au contraire, il n'y a point de délire ; mais le malade exagère ses souffrances ; il est comme préoccupé, effrayé des dangers qu'il croit menacer sa vie, et il y a dyspepsie(3). » Plusieurs des exemples précédemment cités de l'hérédité de la monomanie suicide peuvent être considérés comme autant de cas de transport séminal, de la forme la plus simple ou du premier degré de cette vésanie. L'expérience en produit d'aussi positifs de ses degrés extrêmes et de ses formes les plus caractérisées. Aubanel et Thoré, en

(1) *Sinopsis universa praxeos medicæ*, Amstelodami, 1765, p. 145-146. — (2) *Medic. pract. opera*, Venetiis, 1736. — (3) *Maladies mentales*, t. 1, p. 406.

rapportent quatre exemples. En voici une observation des plus tristes : Une lypémaniaque, de quarante-deux ans, est conduite dans l'établissement du docteur Belhomme : déjà fort amaigrie par la maladie et par son refus presque continuel d'aliments, aucune des ressources de l'art ne peut triompher de sa volonté ; la malade succombe : le grand-père de cette dame avait été fou, sa mère folle, et son fils, à peine âgé de quinze ans, offrait déjà des signes de ly-pémanie (1). Les auteurs sont remplis de faits du même genre ; mais l'intérêt de tous les faits particuliers, d'une si grande importance dans les formes particlles et rela-tivement rares de l'aliénation, disparait à l'égard d'une forme aussi commune de désordre mental, et devant le chiffre énorme des cas d'hérédité, sur un nombre donné de cas de lypémanies. Sur quatre cent quatre-vingt-deux cas de cette maladie, Esquirol ne la note pas moins de cent dix fois (2).

Hérédité de la manie.

Nous en dirons autant des observations particulières qu'on peut invoquer à l'appui de la transmission de la *manie* par la voie de la génération ; elles sont insigni-fiantes et perdent toute valeur, devant la masse des faits qui prouvent la fréquence de l'hérédité de cette expres-sion si fréquente du délire. Il nous suffit de rappe-ler qu'Esquirol a noté quatre-vingt-huit fois, sur deux cent vingt cas, cette cause de la manie, à la Salpê-trière, et soixante-quinze fois, sur cent cinquante-deux cas, à son établissement, dont trente-huit chez les hom-mes, et trente-sept chez les femmes (3).

(1) *Gazette des hôpitaux* du 19 octobre 1844. — (2) Esquirol, *ouv, cit.*, t. I, p. 435. — (3) Id., *ouv. cit.*, t. II, p. 144.

Hérédité de la démence.

La même nature de considérations s'applique à la démence. Espèce aussi commune de l'aliénation, et terminaison possible de toutes les autres formes de vésanie (1), cette paralysie de l'intelligence doit nécessairement offrir, à ces deux titres, et la même évidence, et la même habitude de transport séminal. Comme dans toutes les autres natures de la folie, l'hérédité est même, dans un grand nombre de cas, l'unique cause appréciable de ce mode de délire. On voit, dit Dubuisson, assez fréquemment des individus, nés de parents qui ont été atteints de maladies mentales, parvenir jusqu'à l'âge de quarante à cinquante ans, sans avoir donné de signes notables d'aliénation, et tomber dans un état de démence, sans causes évidentes, et souvent même inopinément (2). Esquirol note un cas où elle se développa ainsi, dès la jeunesse, chez un sculpteur, dont cette déplorable maladie désolait la famille (3). Sur vingt-deux exemples de l'hérédité des diverses espèces d'aliénation mentale, Aubanel et Thoré constatèrent deux fois celle de cette forme de folie. L'hérédité, d'après le précédent manigraphe, est encore plus fréquente dans la démence chronique (4). Mais elle semble, surtout, l'être, au plus haut degré, dans la démence compliquée de paralysie. Une notable partie des observations que Bayle a recueillies sous le nom de méningite chronique, et où l'hérédité a été constatée, nous offre

______

(1) Voy. Esquirol, *ouv. cit.* — Foville, *Dict. de méd. et de chirurg. prat.*, t. I, p. 511. — Calmeil, *Dict. de médecine*, t. X, 2e édit., etc. — (2) Dubuisson, *des Vésanies ou maladies mentales*, p. 250. — (3) Esquirol, *Maladies mentales*, t. I, p. 10. — (4) Dubuisson, *ouv. cit.*, p. 258.

la démence, et chez les ascendants, et chez les descendants (1).

Hérédité de l'idiotie.

Resterait l'idiotie, si nous laissions ici, à cette affection, la place que lui donnent la plupart des auteurs. Mais l'idiotie, pour nous, n'est pas une maladie, mais une sorte d'arrêt et d'imperfection de l'activité mentale, qui, sous sa forme simple, rentre, de sa nature, dans les anomalies, et n'appartient que par ses complications aux cadres nosologiques.

Nous avons donc cru devoir traiter de son transport par la génération, dès le tome premier de ce livre, où elle s'est présentée à nous, comme le plus bas échelon de l'intelligence (t. I, p. 576-578). Si nous en reparlons ici, ce n'est qu'en raison de sa relation fréquente avec toutes les espèces d'aliénation mentale, et que pour confirmer ce que nous avons dit de son hérédité. Aux faits que nous avons cités, nous pourrions joindre celui, recueilli par Wil et Wepfer, d'un enfant né d'une mère idiote, et idiot lui-même, qui, dès le plus bas âge, relégué dans les étables, parmi les bêtes à cornes, avait pris l'habitude de ruminer comme elles. Nous pourrions ajouter encore, entre autres exemples, les cas d'hérédité de cette même anomalie de l'intelligence, observés dans quelques familles de Langensalza, par Baldinger. Dans l'une de ces familles, qui avait le malheur d'engendrer des idiots, l'aînée de trois sœurs atteintes d'imbécillité eut deux enfants dont l'un, le fils, était imbécile. Dans une autre famille, celle de Thilo,

(1) Bayle, *ouv. cit.*, p. 83, 87, 115, 250, 300, 556.

trois enfants imbéciles naquirent de l'une des filles (1).

Enfin, dans son récent et excellent travail sur l'idiotie, Séguin s'exprime ainsi : « Aux causes connues de l'idiotie, ou aux circonstances fréquentes dans lesquelles on la voit se produire, on ne saurait refuser de joindre l'hérédité, non pas toujours dans le sens direct et précis de la filiation, c'est-à-dire du père au fils, mais dans un sens plus étendu. »

Ce sens plus étendu n'est autre que celui de l'hérédité *en retour* et de l'hérédité *collatérale*, dont Séguin a très-bien pressenti la valeur, comme démonstration du transport séminal : « Je n'ai jamais eu, dit-il, à soigner, que je sache, d'idiot, fils d'idiot, ni même fils d'imbécile; tandis qu'il m'est arrivé fréquemment de connaître ou de voir, dans la famille de l'un de mes élèves , une tante, un oncle, et plus souvent encore un aïeul, atteints d'idiotie, de folie, ou d'imbécillité, pour le moins (2). » L'idiotie reconnaît donc les mêmes modes de transport par la génération, que l'aliénation elle-même.

De l'hérédité des folies somniales.

Pierquin qui dans sa *Monographie du sommeil*, par un injustifiable abus de l'analogie, identifie le délire physiologique du rêve au délire morbide de l'aliénation; a classé sous le nom de *maladies intellectuelles du sommeil*, toutes les espèces de rêve qui reflètent l'image de celles de la folie ; il en donne pour motif que les formes de l'un, comme les formes de l'autre, donnent également lieu à la déraison des actes et des paroles (3).

<hr>

(1) Marc, *de la Folie dans ses rapports avec les questions médico-judiciaires*, t. I, p. 417. — (2) Édouard Séguin, *Traitement moral, hygiène et éducation des idiots et autres enfants arriérés*, p. 258.—(3) Pierquin,

Nous n'avons pas besoin de faire ressortir tout ce qu'il y a d'erroné dans cette chimérique assimilation ; il y a entre le délire du sommeil et celui de l'aliénation, toute la différence et tout l'intervalle qui séparent la santé de la maladie. Mais cette théorie, si radicalement fausse, en thèse générale, ne l'est point cependant d'une manière absolue, c'est-à-dire à l'égard de tous les phénomènes qu'engendre le sommeil. Le sommeil, comme la veille, peut avoir des états et des accès morbides, et de même qu'il est des cas où l'aliénation participe du rêve (1), il en est où le rêve participe à son tour de l'aliénation (2) : les actes les plus bizarres, les plus déraisonnables, l'homicide (3), le suicide (4), le viol même, d'après Pierquin (5), peuvent se mêler aux vertiges, aux illusions et aux hallucinations de cette folie transitoire qui, selon nous, n'est qu'une forme de somnambulisme.

Ici se présente à nous la question que Pierquin pose et résout en ces termes :

« Les folies somnolentes, de même que celles de l'état de veille, sont-elles héréditaires ? L'identité constatée de ces diverses maladies répond affirmativement à cette question, et si nous voulions la baser sur des exemples, rien ne serait plus facile (6). »

Il existe, en effet, des exemples de nature à résoudre affirmativement la question.

Pierquin en cite deux : le premier rapporté, par Wil-

Réflexions philosophiques et médico-légales sur les maladies intellectuelles du sommeil, in-8, Paris, 1829, 2e éd., *passim* et p. 80.

(1) Lelut, *du Démon de Socrate*, p. 239 et suiv. et 252. — (2) Hoffbauer, *Médecine légale des aliénés.*—Muller, *Médecine légale*, t. IV, p. 453. — (3) Marc, *ouv. cit.*, t. I, p. 56. — (4) Id., *ouv. cit.*, t. II, p. 660. - (5) *Mém. cit.*, p. 67. — (6) *Mém. cit.*, p. 82.

lis (1), est celui d'un père et de ses enfants qui étaient somnambules ; le second est un fait emprunté à Horstein, où le somnambulisme se développa chez trois frères, à la même époque (2). On lit dans Casimir Médicus un autre fait bien plus singulier : c'est l'observation de deux sœurs qui, à peine endormies la nuit, ne décessaient de caqueter ensemble dans leur sommeil, et de tenir une conversation suivie entre elles. De temps à autre, aussi, elles étaient somnambules (3). Cazauvieilh cite un autre cas très-intéressant, en ce qu'il met en lumière le lien qui peut unir, en certaines circonstances, le somnambulisme à l'aliénation : Une femme sujette, au retour de chaque printemps, à des attaques de mélancolie suicide, allait, dans ses accès de lypémanie, se promener sur le bord des carrières voisines, ou le long de la rivière, pour s'y précipiter, mais constamment suivie d'un de ses enfants, elle n'avait jamais pu accomplir son projet : un matin qu'elle préparait une omelette, elle sort et laisse tenir la poêle à son mari ; le mets apprêté, le mari cherche sa femme ; il trouve la malheureuse pendue dans son grenier. Il n'y avait d'exemple, ni d'aliénation, ni de suicide, dans aucun des membres de cette famille ; mais des deux enfants laissés par cette femme, l'aîné était atteint de somnambulisme (4). Pochon a recueilli sur l'un de ses condisciples, dont le père avait été somnambule, un exemple des plus remarquables où la même affection, très-complexe, présentait plusieurs des caractères du somnambulisme artificiel (5). Fodéré a, du reste, regardé cette dernière forme

<hr>

(1) *De animâ brutorum*, t. I, cap. XVI, p. 129. — (2) Haller, *Biblioth. medico-practica*, t. II, p 216. — (3) Casimir Médicus, *Maladies périodiques*, p. 27. — (4) Cazauvieilh, *ouv. cit.*, p. 109. — (5) *Arch. de médecine*, 1re série, 1827, t. XIV, p. 533.

de somnambulisme comme essentiellement transmissible par la voie de la génération (1).

III. — De l'importance et du rang de l'hérédité parmi les autres causes de l'aliénation.

Et maintenant quelle valeur et quel rang assigner à cette cause si active de l'aliénation, parmi les autres causes possibles de vésanie ?

C'est un point qui mérite un instant d'examen.

Une grande diversité règne dans les opinions sur la première question, celle de l'importance et de l'étendue du rôle de l'hérédité dans le développement de l'aliénation mentale.

Le désaccord éclate tout d'abord dans les chiffres.

En réunissant les divers résultats des tableaux statistiques de Parchappe (2), de Piorry (3), d'Aubanel et Thoré (4) et enfin de Gintrac (5), on voit le chiffre relatif de l'hérédité monter, pour ainsi dire, d'échelon en échelon, et présenter, selon les observateurs, les lieux ou les époques, la progression suivante :

(1) Fodéré, *Pneumatologie.* — (2) Parchappe, *Recherches statistiques sur les causes de l'aliénation mentale,* Rouen, 1839, p. 49. — (3) Piorry, *de l'Hérédité dans les maladies,* p. 110, 111. — (4) Aubanel et Thoré, *loc. cit.* — (5) Gintrac, *de l'Influence de l'hérédité sur la production de la surexcitation nerveuse,* p. 70-79.

LIEUX et AUTEURS.	CAS D'HÉRÉDITÉ sur 100 cas DE FOLIE	OU	SUR
Aversa, royaume de Naples.	1	20	1,725
Stéphansfeld, d'après Renaudin.	1	4	253
États-Unis, d'après Pliny-Earle.	3	40	1.225
Palerme, d'après Aubanel et Thoré.	7	20	306
Salpêtrière, d'après Pereira (1839).	7	48	683
Salpêtrière, d'après Parchappe (1822-1833)	8	226	506
Nantes, d'après Bouchet.	8	60	710
L'hospice de Connecticut (1826-1827).	8	5	62
Bicêtre, d'après Desportes (1825-1833).	10	342	3,458
Bordeaux, d'après Parchappe (1833-1838).	10	27	265
États-Unis, d'après Aubanel et Thoré.	10	19	961
Turin, d'après Parchappe (1831-1836).	11	128	1,066
Bicêtre et Salpêtrière | d'après François (1822-1824).	11	201	1,726
Lyon, d'après Aubanel et Thoré.	12	62	203
Antiquaille de Lyon, d'après Bottex.	13	118	904
Salpêtrière, d'après Parchappe (1811-1812)	13	105	789
Gintrac, résumé général (1).	13	3,268	24,012
Hanwell, d'après Ellis.	15	214	1,380
Esquirol (classes pauvres).	16	(Chiffres indéterm.).	
Caen, d'après Aubanel et Thoré.	20	15	75
Esquirol (Char.), d'après Aubanel et Thoré	21	337	1,557
Esquirol (Lypémanie).	22	110	482
Esquirol (1818), établissements particuliers	25	75	268
Mareville, d'après Archambault.	26	76	277
Masberg en Westphalie, d'après Ruer.	33	613	1,535
Esquirol (nouvelles accouchées).	33	5	45
Boston, d'après Parckman.	53	33	62
Esquirol (établ. part. d'après Archambault).	53	140	265
Bicêtre, d'après Patouillet (2).	77	(Chiffres indéterm.).	
Burrow (3).	84	(Chiffres indéterm.).	

D'où peuvent provenir de si énormes différences entre les lieux, les époques et les observateurs, sur la part relative de l'hérédité à la génération des affections mentales?

1° Elles proviennent d'abord de la difficulté et de l'obscurité des renseignements sur les précédents morbides des familles.

(1) Gintrac, *ouv. cit.* — (2) Piorry, *loc. cit.* — (3) Burrow's *Commentaries on the causes, forms, symptoms and treatment moral and medical of insanity*, 1828, 1 vol. in-8.

Dans les classes pauvres, plusieurs des malades ignorent le nom de leurs parents ; d'autres ne connaissent que ceux du côté maternel ; d'autres enfin, et surtout dans les classes plus riches, dissimulent, par un amour-propre mal entendu, les attaques de folie qui ont frappé leurs proches ; les renseignements de ceux mêmes qui ne les dissimulent pas vont rarement au delà de leurs auteurs directs, et ne peuvent rien faire connaître, ni de l'état mental des aïeux, ni de celui des collatéraux.

2° Une seconde cause de cette extraordinaire contradiction des chiffres est la diversité des nombres sur lesquels le tableau précédent démontre qu'on opère ; ces nombres, en effet, varient de 15 à 3,458. Or, plus le nombre est restreint, et plus il laisse de place à l'accidentel. Il peut arriver que tous ou presque tous les cas de cette nature rentrent dans l'hérédité ; il peut arriver qu'aucun ou presque aucun ne lui appartienne ; dans le premier cas l'influence qu'ils assignent à l'hérédité est relativement énorme ; dans le second, elle est relativement nulle. Nous voyons, par exemple, le même chiffre d'observations, 62, donner dans le tableau précédent ces deux résultats extrêmes : le premier, à l'hospice de Connecticut, *cinq* cas d'hérédité, c'est-à-dire 8 sur 100 ; et le second, à Boston, *trente-trois* cas d'hérédité, ou la forte proportion de 53 sur 100.

Jusqu'à quel point, devant de pareils résultats, n'est-on pas en droit de croire que les proportions des nombres les plus élevés eux-mêmes, en deçà de certaines limites, ne prouvent rien en dehors des cas dont elles sont l'expression.

3° Une troisième cause de la même diversité des chiffres est celle que nous avons déjà signalée (t. II, p. 724), c'est la diversité des modes d'appréciation de l'hérédité, au gré de chaque observateur : ceux-ci ne reconnaissant de transport séminal que dans la ligne directe ; ceux-là le reconnaissant en ligne collatérale, mais tantôt ne l'admettant qu'à la condition d'être pur de tout concours des causes occasionnelles (1), tantôt ne voyant plus d'autre cause que lui, et ramenant ainsi à la source exclusive de l'HÉRÉDITÉ, et les causes étrangères à la génération, et les causes qui, dans la génération, remontent au principe commun de l'INNÉITÉ morbide.

D'un extrême l'on retombe ici dans l'autre extrême.

L'importance véritable de l'hérédité dans les maladies, l'étendue de son rôle dans l'aliénation, de méconnues qu'elles sont demeurées trop longtemps, dans cette manière de voir sont exagérées.

Quelques praticiens ne se contentent plus de faire à cette cause une part parmi les autres causes de la folie, mais, comme Fodéré, ils tendent à lui faire une part si générale et si absolue qu'elle en devient exclusive, et qu'il ne reste guère dans leur opinion d'autre place que celle du nom, à toutes les autres causes possibles du délire. Il semble, à les entendre, qu'il n'y ait plus lieu de s'en préoccuper et qu'on ne doive plus les citer que pour mémoire, tant elles sont, à leurs yeux, également nulles, également incapables de suffire par elles-mêmes, et indépendamment de l'hérédité, au développement de l'aliénation mentale.

Il n'est pas, selon nous, d'erreur plus radicale, ni qui témoigne d'un vice plus grand d'appréciation et d'intelligence de l'hérédité.

L'hérédité, bien loin de supprimer l'idée de causes indépendantes d'elle, de causes par elles-mêmes produc-

<hr>

(1) Piorry, *de l'Hérédité dans les maladies*, p. 111-112.

trices et génératrices des maladies et de l'aliénation, en particulier, est la preuve la plus forte et la plus décisive de leur réalité, puisqu'elle procède d'elles, puisqu'elle n'est que l'action de ces causes à une distance plus grande de leurs effets ; qu'elle n'est, en un mot, que la transmission et la continuation dans les descendants, de la perturbation produite chez les parents par ces crises de la vie ! Qu'elles partent du physique ou du moral de l'être, le mal, une fois engendré, une fois *causé* par elles, cette création morbide se transmet à l'instar des autres créations ; et cette transmission, en prenant dans le rang des autres causes du délire le nom d'hérédité, au lieu d'en abolir ou d'en exclure aucune, les *représente toutes*, et en est la puissance incarnée dans les êtres.

C'est au même titre qu'elle est, de toute nécessité, plus fréquente qu'aucune d'elles ; mais dans quelle proportion ? c'est ce que, les raisons que nous avons déduites, le défaut de méthode, et le manque de rigueur des recherches statistiques, ne nous paraissent point permettre, d'ici longtemps, de déterminer. Nous ne croyons pas, toutefois, dépasser les limites de la vraisemblance, en l'évaluant à près de la moitié des cas.

Reste un dernier point à déterminer : dans quelle catégorie des causes de la folie, l'hérédité est-elle appelée à prendre place ?

Cette question ne présente d'importance qu'en raison des débats sur la part respective des causes physiques et des causes morales à l'aliénation.

Si, malgré l'opinion si formelle d'Esquirol (1), malgré le témoignage positif, en ceci, de la statistique, il règne, sur

____

(1) *Maladies mentales*, t. I, p. 62, et 142.

ce point, tant d'incertitude ou de divergence dans beaucoup d'esprits, il est clair, à nos yeux, que l'hésitation ou le dissentiment ne tient qu'au rang que l'on assigne, dans l'évaluation de l'influence respective des deux ordres de causes, à l'hérédité.

On l'a, des deux parts, et d'une voix unanime, rangée dans l'ordre des causes physiques de la folie.

Or, comme de toutes les causes de l'aliénation, l'hérédité, ainsi que nous venons de le dire, est la plus générale, elle est un poids énorme jeté dans la balance. Dans l'état de la question, il est donc du plus grand intérêt de savoir si l'hérédité doit être ou n'être pas classée parmi les causes physiques de la folie? et nous n'hésitons pas à déclarer que non.

On ne range l'hérédité dans cet ordre de causes, qu'en la considérant exclusivement dans l'individu qu'elle condamne à l'avance à l'aliénation : il est clair, en effet, que, dans cette limite, et relativement au sujet qu'elle atteint, l'hérédité se présente sous le caractère d'une cause absolument physique.

Mais en résulte-t-il que l'hérédité, en soi, doive être classée comme cause exclusivement physique, dans l'évaluation de l'importance relative des deux ordres de causes de l'aliénation?

Nous le nions positivement, et cela par les raisons que nous venons d'exposer, que l'hérédité ne constitue, par elle-même, aucune cause exclusive, aucune cause *primitive* de l'aliénation ; et que, sitôt que l'on remonte à sa nature propre, la logique nous oblige à ne reconnaître en elle qu'une transmission et qu'une réflexion dans les descendants des *deux ordres* de causes, et dans chaque ordre, de toutes les *espèces* de causes productrices du mal chez les générateurs.

Elle est l'expression et l'incarnation organique et commune de toutes les origines de la maladie qu'elle propage aux enfants, indépendamment des formes qu'elle affecte et de la nature des troubles ou des commotions qui l'ont déterminée chez les ascendants.

C'est donc une grande faute que de prétendre rattacher l'hérédité, en soi, d'une manière exclusive, à aucun ordre de causes, si général qu'il soit, parce que l'hérédité, représentation de toutes, n'est le privilége exclusif d'aucune. Or, c'est précisément la faute que l'on commet, en rangeant, comme on le fait, l'hérédité, en soi, dans l'ordre des causes physiques de l'aliénation, plus particulièrement encore quand on compare l'action des causes physiques et l'action des causes morales de la folie.

Les causes morales étant, comme tous les faits le prouvent, de beaucoup plus fréquentes, indépendamment d'elle, auraient, à pareil titre, autant et plus de droit que les causes physiques, de la revendiquer.

Mais la vérité est que, dans l'impuissance de fait où l'on est, le plus souvent, de déterminer, dans la plupart des cas de folie héréditaire, la nature de la cause du mal chez les parents, on ne peut la rapporter le plus généralement ni à l'un ni à l'autre des deux ordres de causes.

L'unique parti à prendre, en fait, comme en principe, est de la défalquer et de la considérer comme neutre entre les deux. Ce parti pris, la question en suspens est tranchée : on reconnaît, à l'instant, ce que le témoignage des hommes les plus versés dans l'étiologie de l'aliénation atteste, ce que l'influence de la civilisation sur son progrès confirme, que c'est particulièrement aux causes morales que revient le triste privilége de frapper de délire l'intelligence humaine, merveilleuse puissance qui ne peut se développer sans être plus vulnérable, ni s'élever sans être plus voisine du vertige, cette attraction de l'abîme, d'autant plus forte qu'on plane à de plus grandes hauteurs.

§ II. — De l'hérédité de *métamorphose* des maladies nerveuses.

Dans le transport séminal de toute la série des affections nerveuses que nous venons de parcourir, le mal garde chez les produits l'expression qu'il avait chez les générateurs ; mais, si commune que soit cette similitude, elle n'est pas une règle absolue de la loi d'hérédité morbide. Cette loi, nous l'avons vu, est compatible avec la mutabilité du *type* ou de la *forme* de l'espèce pathologique ; et nous avons même dû reconnaître, à l'avance, que, de toutes les maladies, celles du système nerveux devaient être considérées comme les plus susceptibles de ces métamorphoses (t. II, p. 669).

Tous les auteurs qui ont traité de cette matière, et spécialement Portal (1), Poilroux (2), Moreau (3), Piorry (4), Gintrac (5), Bourdin (6), Gaussail (7), etc., conviennent non pas seulement du fait, mais de la fréquence de ses transformations. Quelques-uns iraient même jusqu'à supprimer presque l'hérédité de toute forme *spécifique* du mal, dans toute la série des affections nerveuses, ou n'attachent

---

(1) Portal, *ouv. cit.*, passim. — (2) Poilroux, *Recherches sur les maladies chroniques,* p. 265, 266 et *passim.* — (3) Moreau, *des Facultés morales,* etc., p. 90; et *Mémoire sur le traitement des hallucinations,* p 8. — (4) Piorry, *ouv. cit.*, p. 150. — (5) Gintrac, *ouv. cit.*, p. 25, 28 et 60. — (6) Bourdin, *Mém. cit.*, p. 69-71. — (7) Gaussail, *Mém. cit.*, p. 226.

du moins, à leur transmission, sous un type uniforme, aucune importance. Toutes les névropathies exprimant, à leurs yeux, une lésion du système nerveux, l'hérédité porte indifféremment sur les unes ou les autres (1); et nous avons déjà dû combattre (t. II, p. 568) l'opinion de Gaussail qui prétend que la génération ne transmet que *l'aptitude* à les contracter, mais n'en produit aucune en particulier, et que la forme ultérieure de leur développement ne tient qu'à l'influence des causes occasionnelles.

Nous n'avons pas besoin de rappeler les arguments qui renversent ce qu'il y a de faux dans cette doctrine, basée, comme on l'a vu, sur une idée vicieuse de l'hérédité de prédisposition. En fait, l'hérédité de *métamorphose* n'est pas plus exclusive de l'hérédité de *similitude*, que l'hérédité de *similitude* n'est exclusive de celle de *métamorphose*; elles ne sont, l'une et l'autre, que deux modes d'expression d'une seule et même loi.

Cette loi, sous la seconde, comme sous la première de ces expressions, s'applique aussi bien au système nerveux qu'à tout autre système, et sous l'une comme sous l'autre, elle régit également la classe des affections idiopathiques, et celle des affections deutéropathiques qui lui appartiennent. (2)

I. — De l'hérédité de *métamorphose* des affections nerveuses idiopathiques.

En vertu des principes que nous avons posés (Tom. II, p. 667), le protéisme séminal des affections nerveuses ou, en d'autres termes, leur mutabilité de forme, de siége, ou

(1) Moreau, *ouv. cit.*, p. 91.

de lésion, sous l'empire immédiat de l'hérédité, doit avoir pour limite la mutabilité de ces mêmes maladies, indépendamment d'elle.

Pour se faire une idée exacte de l'étendue des transformations que les névropathies peuvent devoir à l'action de l'hérédité, il suffit donc d'avoir la connaissance de celles de ces transformations qui rentrent dans leur nature et qui sont étrangères à la génération.

1° Si nous appliquons cette règle aux affections nerveuses *idiopathiques*, nous voyons qu'il n'en est, pour ainsi dire, aucune, qui ne puisse se transformer, chez le même individu, en une autre affection de ce même système, indubitable preuve de la consanguinité de toutes ces maladies.

On a vu, nombre de fois, chez les mêmes sujets, les convulsions se changer en épilepsie, l'épilepsie en hystérie, ou *vice versa* (1); on a vu le tremblement se changer en hémiplégie et en chorée (2); on a vu se succéder chez la même personne, l'hystérie, l'hypocondrie, le vomissement, l'asthme, la céphalalgie, la cécité et l'épilepsie (3); chez d'autres, les convulsions, le tétanos, l'orthopnée, le délire, la manie, la catalepsie, le somnambulisme, les névralgies (4); chez d'autres, on voit se mêler, disparaître et revenir, ces troubles si divers de l'innervation (5); chez d'autres, on les voit se convertir tour à tour en diverses folies. On voit la lypémanie remplacer la phthisie pulmonaire, l'hystérie, l'hypocondrie, l'épilepsie, etc.

---

(1) *Gazette des hôpitaux*, du mardi 18 février 1845. — (2) Id., 22 avril 1844. — (3) Gabriel Clauder, *Ephemer. natur. curiosor.*, décem. 2, 1688, obs. 161. — (4) *Memoirs of the medical society of London*, t. III, p. 77. — *Journal des connaissances médico-chirurgicales*, t. II, p. 218. — (5) *Gazette des hôpitaux*, 2ᵉ série, t. VIII, p. 186.

Toutes les espèces ou formes, ou simples variétés de l'aliénation mentale, de quelque nom qu'on les nomme, sont sujettes à offrir les mêmes transmutations: Arétée (1), Themison (2), Alexandre de Tralles (3), etc., ne voient dans la mélancolie que le commencement, ou qu'une modification de la manie ; Boerhaave (4), Willis (5), Bonet (6), Morgagni (7), Cullen (8), Mead (9), avaient la même opinion sur ces affections.

Les manigraphes modernes, Mason Cox (10), Dubuisson (11), Esquirol (12), etc., étendent encore plus loin, s'il est possible, l'idée de ces conversions. « L'aliénation, dit le dernier auteur, peut affecter successivement ou alternativement toutes les formes. La monomanie, la manie, la démence, alternent, se remplacent, se compliquent, dans le cours d'une même maladie, chez un seul individu, et c'est même ce qui a engagé quelques médecins à rejeter toute distinction et à n'admettre dans la folie qu'une seule et même maladie qui se masque sous des formes variées (13). » Les folies rémittentes, d'après le même auteur, seraient surtout sujettes à ces métamorphoses, et la rémission ne serait, dans quelques cas, que le passage d'une forme de délire à une autre. Ainsi, un aliéné passe trois mois dans la lypémanie, les trois mois suivants dans la manie, quatre mois, plus ou moins, dans la démence, et ainsi successivement, tantôt d'une manière régulière,

(1) *De Melancholiâ*, lib. III, cap. v. — (2) Cœlius Aurelianus, *Chronic.*, lib. I, cap. vi. — (3) *De re medicâ*, lib. I, cap. xvi. — (4) *Aphorism.*, 215, *Melancholia*, et 224, *Mania*. — (5) *Cerebri anatomia*. — (6) *Medicina septentrionalis*, *Collect.*, Genevæ, 1684, p. 188. — (7) *De Sedibus et causis morborum*. — (8) *Médecine pratique*, t. II, p. 504. — (9) Lib.. de *Cane rabiato et Monita et præcepta medica*. — (10) Mason Cox, *Practical observations on insanity*, 3ᵉ éd., Lond., 1813, — (11) Dubuisson, *ouv. cit.*, p. 32. — (12) *Des Maladies mentales*, t. I, p. 23. — (13) Id., t. I, p. 432.

tantôt avec de grandes variations. Une dame, âgée de cinquante-quatre ans, est un an lypémaniaque et un an maniaque et hystérique (1).

2° Le mal étant ainsi une sorte de Protée chez les ascendants, le même protéisme de l'expression morbide peut donc se manifester chez les descendants, sans contredire en rien le transport séminal de la névropathie qu'il caractérise.

L'inoculation contagieuse de certaines affections nerveuses présente, en certains cas, de ces transformations : une mère est mordue par sa fille tombée en épilepsie; elle devient hydrophobe (2). Manget a recueilli l'observation d'un prêtre qui devint hydrophobe, par suite de la morsure d'un simple fébricitant; Pouteau, celle d'un autre qui devint enragé, après avoir été mordu par un autre homme en violente colère, etc., etc.

Mais l'hérédité (et l'expérience l'atteste) est bien autrement riche en métamorphoses de tous les troubles possibles de l'innervation :

Souvent, dit Portal, les maladies héréditaires se remplacent dans les familles. On voit dans la même famille, un enfant maniaque, l'autre épileptique, ou le même individu attaqué, tantôt de l'une et tantôt de l'autre, périr d'apoplexie (3). Greding a vu se changer la manie de la mère en épilepsie dans les enfants (4). Bouchet et Cazauvieilh ont constaté des cas de conversion séminale en la même maladie, de la manie, de la démence, de l'imbécillité, ou de l'hystérie des mères (5). Beau, Musset (6),

<hr>

(1) *Des mal. mentales*, t. I, p. 441. — (2) Andry, *Recherches sur la rage*, p. 17. — (3) Portal, *ouv. cit.*, p. 34. — (4) Ludwig, *Adversaria medico-practica*, t. I, p. 107, t. II, p. 304. — (5) *Arch. de méd.*, t. X, p. 39. — (6) Musset, *ouv. cit.*, p. 225.

Moreau (1), ont vu des exemples analogues ; Georget et Dubois d'Amiens (2) font observer que les hystériques ont la plupart, dans leurs parents, non pas exclusivement des hystériques, mais des épileptiques, des sourds ou des aveugles. Brachet (3) a observé la métamorphose de l'hystérie et de l'hypocondrie, Veyne (4), celle de la paralysie des parents en convulsions dans les enfants. Des exemples opposés prouvent la transformation des convulsions des producteurs, en épilepsie, en hystérie, en névralgies chez les produits (5) ; d'autres, celle des névralgies, du tremblement ou des convulsions des premiers, en chorée chez les seconds (6). Gintrac a vu l'hyperesthésie du père se métamorphoser, chez les enfants et chez les petits-enfants, en lésions cérébrales, palpitations de cœur, névroses digestives, convulsions, cris, et contractions spasmodiques ; il a vu, dans d'autres cas, de l'hyperesthésie nerveuse des ascendants s'irradier en quelque sorte dans les descendants, la névropathie, la monomanie, la manie, la lypémanie, l'hypocondrie, l'hystérie, l'épilepsie, les convulsions, le spasme, le tic, les névralgies, la dysphonie, la dyspnée, la boulymie, la gastralgie, affections, dit-il, dont la parenté égale celle des personnes qui les lui présentaient (7). Cazauvieilh (8), Bourdin (9), notent, de leur côté, la transmutation séminale des diverses formes de l'aliénation des parents en suicide, ou *vice versa*, celle du sui-

---

(1) *Thèse citée*, p. 14. — (2) *Ouv. cit.*, p. 61. — (3) Brachet, *Traité pratique des convulsions dans l'enfance*, p. 370. — (4) Piorry, *de l'Hérédité dans les maladies*, p. 107. — (5) *Gaz. des hôpitaux*, 2ᵉ série, t. VIII, p. 186. — (6) Bouteille, *ouv. cit.* — Desperrières, *Hist. de la soc. roy. de méd.*, t. V, p. 251. — Musset, *ouv. cit.*, p. 235. — Gaussail, *ouv. cit.*, p. 138. — (7) Gintrac, *ouv. cit.*, p. 25-28. — (8) Cazauvieilh, *ouv. cit.*, p. 20 et *passim*. — (9) Bourdin, *du Suicide considéré comme maladie*. — *Bull. des travaux de la société médico-pratique de Paris*, an. 1845, p. 60-70.

cide des parents en aliénation. Piorry en a recueilli un cas qui réunit, à lui seul, toute une classe de ces métamorphoses. Un orfévre guéri d'un premier accès d'aliénation causé par la révolution de 89, s'empoisonne, plus tard, avec de l'acide nitrique. Sa fille aînée est prise, par suite de jalousie, d'une attaque de manie, qui se change en démence ; un de ses frères se donne un coup de couteau dans l'estomac ; un second frère s'abandonne à l'ivresse et finit par périr dans une rue ; un troisième, dans l'état de santé le plus prospère, mais entouré de chagrins domestiques, refuse toute nourriture et meurt, au bout d'un mois et demi, dans un état de complète anémie. Une deuxième sœur était pleine de travers ; d'un fils et une fille auxquels elle donne le jour, le premier meurt aliéné et épileptique ; la seconde perd la raison dans une couche et, tombée dans le dernier degré de l'hypocondrie, elle est sur le point de se faire mourir de faim ; deux enfants de cette même dame meurent de fièvre cérébrale ; un troisième meurt sans même vouloir prendre le sein ; une fille qui ressemblait entièrement à son père, du côté du moral, échappe seule au destin commun de toute la famille (1).

Nul doute n'est donc possible, toute affection nerveuse *idiopathique* du père ou de la mère est susceptible d'offrir, sous l'action immédiate de l'hérédité, toutes les métamorphoses qu'elle peut revêtir, indépendamment d'elle.

II. — De l'hérédité de métamorphose des affections nerveuses deutéropathiques.

La même faculté de transformation séminale se rencontre dans les maladies deutéropathiques de l'innervation, c'est-à-dire, dans toutes celles de ces affections qui ne sont

---

(1) Piorry, *de l'Hérédité dans les maladies*, p. 109.

que l'expression, et, en quelque manière, le retentissement dans le système nerveux des autres perturbations de l'économie.

Nous n'avons pas besoin de nous appesantir sur l'étendue de ce groupe de névropathies. Toutes celles que nous venons de passer en revue peuvent rentrer dans cette classe; il n'est point, en effet, de maladie générale, de maladie locale, dont on ne les ait vues l'expression sympathique, ou aux symptômes desquelles ne puissent se joindre leurs symptômes :

1° Elles peuvent masquer toutes les affections *organiques*, et particulièrement les affections aiguës ou chroniques des viscères, si éloignés ou si différents qu'ils nous semblent des organes immédiats de l'innervation; c'est ainsi que le poumon (1), le cœur (2), le tube digestif (3), le foie (4) et les appareils de la génération (5), peuvent être le point de départ des troubles les plus variés de l'activité nerveuse, depuis les simples convulsions, l'hystérie, la chorée et l'épilepsie, jusqu'aux diverses formes d'aliénation mentale; or, comme il n'est pas une de ces affections qui ne soit héréditaire, il n'en est pas une seule au transport séminal desquelles elles ne se lient, et dont elles ne puissent suivre et souvent déguiser les transformations.

Car toute névropathie qui naît du consensus organique ou morbide d'une partie quelconque du système nerveux avec tout autre organe ou toute autre partie de l'économie,

(1) Esquirol, *ouv. cit.*, t. I, p. 75. — Ellis, *ouv. cit.*, p. 118-119. — (2) Esquirol, *loc. cit.* — Foville, *Dict. de méd. et de chir. prat.*, t. I, art. *Aliénation*, et *Gaz. méd.*, 1er n° de janvier 1844. — (3) Casimir Médicus, *Maladies périodiques*, ch. III, p. 273-287. — Esquirol, *loc. cit.* — Musset, *ouv. cit.*, p. 345. — Ellis, *ouv. cit.*, p. 82, 116. — (4) Esquirol, *ouv. cit.* — (5) Barthez, *Nouveaux éléments de la science de l'homme*, Paris, 1806, t. II, p. 88.

est bien loin de se traduire, chez toutes les personnes, sous la même expression.

Il peut se présenter ici deux cas inverses :

Le premier est très-bien indiqué par Gintrac. Il est curieux, dit-il, de voir des altérations organiques très-diverses donner lieu cependant à des maladies nerveuses à formes semblables. Ainsi, l'épilepsie se montrant avec des symptômes à peu près identiques chez trois individus peut être liée, chez l'un avec une ossification de la dure-mère, chez le second avec des tubercules du cervelet, chez le troisième avec un épanchement séreux des ventricules. Il en est de même de l'asthme, de l'angine de poitrine, etc., etc., dont les causes ou les coïncidences organiques sont infiniment variées (1).

Le second, tout opposé, n'est pas moins nettement précisé par Portal, lorsqu'il rappelle combien de fois il est arrivé aux anatomistes de reconnaître les mêmes altérations dans des sujets morts d'apoplexie, ou d'épilepsie, ou de manie, ou de démence, etc. (2).

Il est donc naturel que l'hérédité d'affections nerveuses qui réfléchissent ainsi les troubles organiques sous des formes contraires, les reproduise sous la même opposition de forme par la génération ;

2° Mais il est une autre classe de névropathies bien autrement féconde en métamorphoses dans le transport séminal : c'est l'innombrable classe des affections nerveuses que nous croyons devoir nommer *diathésiques*, en raison de leur rapport ou connexion intime avec les *diathèses*.

Nous ne saurions trop rappeler l'attention des médecins

____

(1) Gintrac, *ouv. cit.*, p. 15. — (2) Portal, *ouv. cit.*, p. 34.

sur ce point de nos jours beaucoup trop dédaigné de la vieille médecine.

Lafon, esprit sans doute absolu, mais lucide, faisait, comme nous l'avons déjà dit, remonter au système nerveux le principe et l'origine de toute constitution, de toute diathèse, et ne voyait en elles, selon leur caractère, que des états physiques ou des états morbides de la totalité de ce système ou de quelques-uns de ses départements (1). Sans méconnaître ce qu'il y a dans cette manière de voir, comme dans celle opposée de Fourcault (2), de trop exclusif et de trop systématique, il nous semble difficile, dans certaines limites, d'en nier la justesse. Trop de faits attestent l'action du système nerveux et de ses perturbations sur les troubles des solides, sur les troubles des liquides, et consécutivement sur la génération des prédispositions et des expressions constitutionnelles de la maladie (3).

« C'est se fonder, dit Andral, sur une raisonnable analogie, et ne point s'écarter des lois d'une saine philosophie que d'admettre que, dans tous les cas où les principaux agents de la vie, le sang et le système nerveux, ne nourrissent et n'excitent plus suffisamment les organes, la force toute vitale d'agrégation par laquelle sont réunies les différentes molécules des tissus vivants, cette force, dis-je, cesse d'avoir son intensité physiologique. De là, diminution de la cohésion de ces tissus et leur ramollissement plus ou moins considérable, depuis le degré où, comme on le dit vulgairement, il y a flaccidité des chairs, jusqu'à celui où, perdant le caractère de l'organisation, le solide tend à devenir liquide (4). »

(1) Lafon, *Philosophie médicale*, p. 78-81. — (2) Fourcault, *ouv. cit.*, *passim*. — (3) Locquet, *Projet d'un essai sur la vitalité*, p. 205-206. — (4) Andral, *Clinique médicale*, 3e éd.

Des expériences directes et des observations curieuses viennent à l'appui de ces considérations.

Il en est de physiques : on a vu, chez l'enfant, le ramollissement de l'estomac se produire par des névropathies de la sensibilité (1). On a vu le liquide retiré de l'estomac ainsi ramolli d'un enfant, développer le même ramollissement dans l'estomac d'un autre cadavre, mais ne déterminer le même effet dans celui d'un lapin vivant, qu'après la section du nerf de la paire vague (2).

Magendie a prouvé toute l'influence qu'exercent sur la nutrition, les différents degrés et les divers états de l'activité nerveuse. C'est ainsi que la simple section d'un des nerfs de la cinquième paire, faite sur un animal vivant, est suivie de l'atrophie, du ramollissement, de la fonte purulente de toute la moitié correspondante de la face, tandis que l'autre moitié continue à vivre sans présenter la moindre lésion (3). L'expérience de Dupuy, sur un des résultats de la section des nerfs de la huitième paire pratiquée sur le cheval, n'est pas moins instructive. Cette division du pneumo-gastrique a pour effet de causer dans le système sanguin une telle dissolution, qu'elle produit le charbon, et que l'injection du sang ainsi décomposé dans les veines d'animaux de la même espèce, détermine chez eux la même maladie (4). Bernard et Laudouzy (5) sont, dans ces derniers temps, arrivés à de bien graves phénomènes du même ordre : le premier, en montrant qu'il suffit de la ponction d'un point fixe du cerveau, le plancher du quatrième ventricule, pour amener une précipi-

<hr>

(1) Ch. Billard, *Traité des maladies des enfants nouveau-nés*, 3e éd., Paris, 1837, in-8. — (2) Andral, *Précis d'anatomie pathologique*, t. II, p. 85. — (3) Magendie, *Leçons sur les fonctions et les maladies du système nerveux*, t. I, p. 84. — (4) Locquet, *ouv. cit.*, p. 222.—(5) *Bulletin de l'Académie de médecine*, t. XV, page 74, 96.

tation du sucre dans le sang et causer le diabète; le second, en éclairant sur la connexion étiologique qui lie l'albuminurie à l'amaurose et à un état morbide du nerf grand sympathique.

L'action des causes morales sur la génération des troubles généraux et constitutionnels de l'économie, tend aux mêmes conclusions. Depuis le vice herpétique, jusqu'au vice cancéreux, il n'est pas une diathèse que l'expérience et l'autorité d'une foule d'auteurs ne nous montrent en rapport avec l'innervation.

Il n'y a donc rien d'exagéré à dire, devant de pareils faits, que les troubles essentiels de l'innervation peuvent être, nous ne dirons pas, comme Lafon, la seule cause, mais une cause, mais une source fréquente de diathèses.

A cette proposition, expression d'un des modes possibles de rapport d'états pathologiques qui semblent si éloignés et si disparates, l'observation oblige d'en ajouter une autre, confirmation plausible de la même connexion, mais sous une autre face : c'est que les troubles morbides du système nerveux, au lieu d'être les causes des diverses diathèses, peuvent en être les effets, et servir d'expression à ces perturbations constitutionnelles de l'économie. Diathèse goutteuse, diathèse rhumatismale, diathèse scrofuleuse, diathèse tuberculeuse, diathèse cancéreuse, diathèse herpétique, diathèse scorbutique, diathèse syphilitique, il n'en est pas une seule dont les névropathies ne puissent être des formes, des signes, des symptômes.

Les diverses névralgies et les diverses névroses de la respiration, de la circulation, de la digestion, de la sensibilité, de la motilité et de l'intelligence; l'asthme, la syncope, l'angine de poitrine, les viscéralgies, les entéralgies, les convulsions, la chorée, le tétanos, le vertige, l'épilepsie, le coma, la léthargie, l'apoplexie, la paralysie, l'hypocondrie, l'hystérie, l'amaurose, la berlue, les hallucinations, la manie, la mélancolie, et les autres variétés d'aliénation mentale, peuvent, d'après une série d'observations plausibles, dues aux autorités les plus irrécusables, n'être que l'expression ou la métamorphose de la diathèse goutteuse. Stoll (1), Wepfer, Klein, Hoffmann, Musgrave (2), Liger (3), Paulmier (4), Morgagni (5), Lorry (6), Leidenfrost (7), Barthez (8), Logavan (9), Trnka, Tode (10), Ideler (11), Bouteille (12), Desportes (13), Guilbert (14), Duringe (15), Bourjot Saint-Hilaire (16), Dubuisson (17), Esquirol (18), Bayle (19), Ellis, etc., sont au nombre de ces autorités.

Plusieurs auteurs, frappés du nombre et de l'importance de ces connexions, ont même considéré ces diverses affections comme de nature goutteuse; et d'autres, au contraire, ont regardé, comme Pinel, dans l'édition première de sa *Nosographie*, la goutte comme une névrose.

Les mêmes névropathies peuvent être l'expression des

(1) *Ratio medendi*, t. V, p. 112 et seq. et *Diss. ad morbos chronicos*, edente Eyerel, t. I, p. 112 et suiv. — (2) Musgrave (Guillem.), *De Arthritide anomala sive interna*, in-4, Genevæ, 1738, cap. i-vi. — (3) Ch. L. Liger, *Traité de la goutte*, in-12. — (4) Paulmier, *Traité théorique et méthodique de la goutte*, in-12, Angers, 1769. — (5) *De Sedib. et caus. morb.* — (6) Lorry, *de Præcipuis morborum mutationibus et conversionibus*, in-12, Parisiis, 1780, p. 280. — (7) Leidenfrost, *Dissertatio de arthritide, podagrâ et dolore ischiatico*, opusc., t. III. — (8) Barthez, *Traité des maladies goutteuses*, in-8, Paris, 1802, t. I, ch. vi. — (9) *Journal de médecine*, 1778. — (10) Tode, *Dissertatio specimen medicum de podagrâ regulari*, Hauniæ, 1784. — (11) *Mémoire sur la goutte*, dans *Journal de Hufeland*, 1802, Sechz. B., p. 84 et suiv. — (12) Bouteille, *Traité de la chorée*, p. 300. — (13) Desportes, *Traité de l'angine de poitrine*, etc. — (14) Guilbert (J. N.), *de la Goutte et des maladies goutteuses*, passim. — (15) Duringe, *Monographie de la goutte*, p. 85-100. — (16) *Revue médicale*, juillet 1837. — (17) *Ouv. cit.* — (18) *Ouv. cit.* — (19) *Ouv. cit.*

diathèses scrofuleuse et tuberculeuse. Un grand nombre des médecins du siècle dernier, et du commencement du nôtre, Andry, Sauvages, Fothergill, Saillant (1), de Brieude (2), Barthez (3), Pujol (4), Portal (5), Baumes (6), Poilroux (7), Elsæsser, Widtmann (8), John Cheyne (9), etc., et tous les manigraphes précédemment cités qui rapportent une foule de cas où les diverses formes de l'aliénation alternent avec les maladies tuberculeuses, n'en ont pas simplement émis l'opinion, mais établi la preuve; quelques-uns même, tels que Portal et Poilroux, donnent à ce fait une portée qui n'irait à rien moins qu'à la négation de toute autre nature des phénomènes morbides du système nerveux.

La diathèse cancéreuse peut aussi se masquer sous les diverses formes des troubles pathologiques de ce même système, et souvent elle en est la première expression : « Longtemps avant l'apparition de la lésion locale qui vient lever tous les doutes, on voit souvent, dit Gintrac, se développer une susceptibilité générale et des symptômes variés, qu'on est obligé de regarder, dans le principe, comme purement nerveux; ainsi des squirres, des cancers de l'estomac ou de l'utérus, sont précédés des phénomènes de la gastralgie, de l'hypocondrie, de l'hystérie. La dégénérescence cancéreuse s'effectue bien certainement sous l'influence d'une altération profonde de l'innervation (10).

(1) *Mém. de la soc. roy. de méd.*, an. 1782, p. 88. — (2) *Loc. cit.* (3) Barthez, *Nouveaux éléments de la science de l'homme.* — (4) Pujol, *Œuvres diverses*, t. II. — (5) Portal, *ouv. cit.*, p. 86 et *passim*. — (6) Baumes, *Traité du vice scrofuleux*, p. 218. — (7) Poilroux, *ouv. cit.*, *passim*. — (8) *Gaz. médicale*, t. XIII, p. 185. — (9) *Cyclopædia of practical medicine*, vol. II, p. 90. — (10) *Revue médicale*, juillet 1838. — Gintrac, *ouv. cit.*, p. 14, 35, 36, 58 et 59.

On la voit, en effet, lui emprunter toutes ses métamorphoses, depuis l'hyperesthésie jusqu'à l'aliénation (1), et comme à cette communauté d'expression se joint, ainsi que Tanchou l'a très-bien remarqué, l'identité des causes, que le développement du cancer, comme celui des plus graves névroses, semble plus spécialement tenir aux douleurs de l'âme et à mille autres modes d'influence et d'excès de la civilisation, des médecins (2) ont poussé l'abus de ces rapports jusqu'à confondre les deux maladies entre elles.

Les mêmes rapprochements, depuis longtemps saisis, entre le vice herpétique et les névropathies, ont conduit à la même idée de communauté d'origine et d'essence de ces deux ordres d'affections. Tout récemment encore, Baumès, comme nous avons eu l'occasion de le dire, assignait pour principe à toute dermatose un état morbide qu'il désigne sous le nom de fluxion, et dont le siége est, dans son opinion, le système nerveux. D'autres auteurs, plus réservés, s'en tiennent à reconnaître et à démontrer les sympathies morbides des deux appareils et la connexion de leurs troubles pathologiques. Il n'est guère, en effet, de névropathie avec laquelle diverses maladies de la peau ne puissent alterner, qu'elles ne puissent remplacer, qu'elles ne puissent précéder, qu'elles ne puissent suivre. Sennert, Boerhaave, Leidenfrost (3), Andry (4), Cartheuser, Maisonneuve (5), Mercurin (6), Odier (7), Vigné de

<hr>

(1) *Arch. de médecine*, t. VI, p. 424 et suiv. — Observ. de Neumann. — (2) A. Doyen, *Cancer considéré comme maladie du système nerveux*, in-8, 1816. — (3) Leidenfrost, *Opuscula*, t. III, p. 329. — (4) *Mémoire sur la mélancolie*, dans *Mém. de la soc. roy. de méd.*, an. 1783. — (5) Maisonneuve, *Recherches et observations sur l'épilepsie*, Paris, 1803, in-8. — (6) *Procès-verbal de la séance publique de la société de médecine de Marseille* du 27 nov. 1805. — (7) *Bibliothèque britannique*, an. 180 .

Rouen, Poilroux (1), Dubuisson (2), Bayle (3), Ellis (4), Esquirol (5), en ont recueilli des faits, qui ne laissent aucun doute. Quelquefois la folie, dit même le dernier auteur, paraît tellement dépendante du développement du vice psorique, qu'elle se reproduit en même temps que les dartres se manifestent.

Il serait superflu de rappeler les connexions analogues des névroses et des névralgies avec la diathèse ou vice scorbutique; elles ne sont pas seulement connues par la raison de leur existence, mais surtout par l'énorme abus qu'on en a fait. Sennert, Th. Willis et Muller, etc., lui assimilaient l'hypocondrie, qui n'était, à leurs yeux, que la première période de cette cachexie; mais, de degré en degré, on en était venu, à l'époque de Tissot (6), à ne plus voir et à ne plus traiter dans toute espèce d'affection nerveuse, qu'une forme du scorbut. L'exagération, ici comme partout, a fini par faire tort à la vérité, d'autant plus que la rareté croissante du scorbut a détourné de l'idée et de la connaissance de ses métamorphoses. Toutefois, les manigraphes (7) sont encore tous les jours à même de vérifier, ce qu'avait très-bien vu Lind (8), la réalité et la gravité de cet ordre de causes et de complications de toutes les variétés possibles de vésanies.

Le vice syphilitique n'a pas moins de puissance d'action et d'expression sur le système nerveux; il en peut engendrer toutes les lésions, il en peut usurper toutes les formes

<hr>

(1) Poilroux, *ouv. cit.*, *passim.* — (2) Dubuisson, *des Vésanies* ou *Maladies mentales*, p. 214. — (3) Bayle, *ouv. cit.*, p. 417. — (4) Ellis, *ouv. cit.*, p. 119. — (5) Esquirol, *des Maladies mentales*, t. I, p. 367-373, et t. II, p. 140. — (6) Tissot, *Traité des nerfs et de leurs maladies*, p. 127-146. — (7) Esquirol, *des Maladies mentales*, t. II, p. 238. — Dubuisson, *des Vésanies*, p. 80. — (8) Lind, *Traité du scorbut.*

morbides, même les plus bizarres. Nous rencontrons encore ici le double témoignage des auteurs et des faits : Omobon, Tison, Scardona, Cullerier (1), Maisonneuve (2), lui ont vu produire l'épilepsie; Velpeau (3), le tic douloureux; Swediaur (4), Lagneau (5), Tacheron (6), etc., la céphalalgie; le dernier auteur, l'épilepsie, le tétanos, les convulsions, la démence et l'hémiplégie, chez un même sujet; la céphalalgie, l'abolition partielle de la vue, et la paralysie de la main, chez un second; la céphalée, l'état comateux et quasi-léthargique, chez un troisième : Baillou (7), Bonet (8), Morgagni (9), Prost (10), Guérin (11), Bayle, Kergaradec (12) et Lallemand (13), etc., toutes les formes d'accidents cérébraux, la paralysie, l'hémiplégie, l'apoplexie, etc.; Bonet, Morgagni, Meckel, Esquirol (14); enfin, les principaux modes d'aliénation. Encore n'est-ce point seulement d'une manière indirecte, ni consécutivement à la carie des os, ou à d'autres graves lésions organiques, que ces névropathies vénériennes se déclarent; ce peut être d'une manière primitive et directe. C'était l'opinion formelle de Jourdan que le parti pris de la négation du virus obligeait à ne voir dans ces phénomènes que le résultat

(1) *Journal général de médecine*, t. XIV, p. 271. — (2) Maisonneuve, *ouv. cit.* — (3) *Gaz. des hôpitaux*, 7 septembre 1844. — (4) Swediaur, *Traité complet sur les symptômes, les effets, la nature et le traitement des maladies syphilitiques*, t. II, p. 75. — (5) Lagneau, *Traité des maladies syphilitiques*, t. I, p. 425. — (6) Tacheron, *Recherches anatomico-pathologiques sur la médecine pratique*, t. III, p. 379-384. — (7) Baillou, *Opera omnia, paradigmata*, viie obs., p. 525. — (8) Bonet, *Sepulchr. anatom.*, lib. IV, sect. 1, *additamentum*. — (9) Morgagni, *de Sed. et caus. morb.* — (10) Prost, *Médecine éclairée par l'observation et l'ouverture des cadavres*, t. II, p. 59. — (11) Lallemand, *Recherches anatomico-pathologiques sur l'encéphale*, t. I, p. 391. — (12) *Nouvelle bibliothèque médicale*, fév. 1825. — (13) Lallemand, *ouv. cit.* — (14) Esquirol, *des Maladies mentales*, t. I, p. 64, et t. II, p. 143 et 235.

de l'influence sympathique des organes génitaux sur les autres parties ; c'est l'opinion aussi arrêtée de Lallemand. D'après les faits nombreux où les symptômes de l'affection cérébrale ont bien évidemment précédé tous les autres, où ils se sont montrés indépendants de toute altération appréciable, et où ils n'ont cédé qu'à l'action du traitement antisyphilique, le savant professeur pense que la substance cérébrale est susceptible d'être primitivement et directement influencée par le virus vénérien (1). C'est, enfin l'opinion d'un homme, dont l'expérience mérite d'être comptée, en semblable matière, Giraudeau de Saint-Gervais : la suppression brusque d'une maladie vénérienne primitive, peut être, dit-il, suivie d'une métastase vers le cerveau, et donner lieu à toutes les affections nerveuses qui peuvent naître de l'irritation de cet organe, et ce serait sans fondement qu'on contesterait le développement des maladies nerveuses, à la suite et comme résultat de la maladie vénérienne (2).

Les faits consacrent donc nos deux propositions : 1° Toutes les névropathies peuvent être le principe et la cause première des diverses diathèses ; 2° toutes les névropathies peuvent en être des formes.

Nous pouvons ajouter que ces connexions, dans l'état de la science, n'ont rien d'inexplicable.

Nous avons reconnu plus haut aux diathèses, avec le docteur Gaillard, deux modes d'existence : l'un de manifestation, où la diathèse éclate avec tout le cortége des signes et des lésions qui la caractérisent ; l'autre, d'occultation, où elle demeure latente dans l'économie.

____

(1) Lallemand, *ouv. cit., loc. cit.* — (2) Giraudeau de Saint-Gervais, *Traité des maladies vénériennes*, 2ᵉ éd., p. 402, art. IV.

Où se recèle alors, sous cette dernière forme, la semence de l'état morbide près d'apparaître? où tout a son principe, où se tiennent les germes de l'être, comme ceux des diathèses, où les traits, où les formes, les solides, les liquides de l'économie ont leurs commencements et leur source commune, dans le système sanguin.

Ce n'est point seulement la physiologie qui le dit, c'est la pathologie, c'est l'observation clinique qui le démontrent.

Il n'existe point une seule affection constitutionnelle à laquelle une altération physique, chimique, ou simplement vitale du sang, ne corresponde, et ce n'est que par suite de ces altérations, que tantôt une partie des éléments sanguins se décompose, en quelque sorte, et donne naissance aux hydropisies séreuses et que, d'autres fois, le sang s'exhale, sans lésion de tissu, des vaisseaux qui le renferment, donnant alors naissance à ces hémorrhagies, expressions si fréquentes de toutes les diathèses.

Il n'est pas difficile, maintenant, de concevoir comment, dans cet état latent, lorsque le principe ou germe diathésique dissous dans le torrent sanguin entre en activité, il puisse, par les rapports de continuité et de sympathie vitale qui unissent le sang au système nerveux, agir directement et primitivement sur ce dernier système et en déterminer les différentes natures de perturbation. C'est, il est vrai, et nous en demandons pardon aux adversaires systématiques de toute doctrine humorale, c'est l'ancienne théorie, si longtemps en vogue, des névropathies, par la réaction d'un *principe morbifique répandu sur les nerfs* (1). Mais, pour nous justifier de ce retour à des doctrines où

______

(1) Barthez, *ouv. cit.*, t. II, p. 88, not. 5.

nous ramènent, nous leur rappellerons que la science moderne n'a plus d'autre explication de l'action générale d'un grand nombre de poisons, sur le système nerveux : Il est bien démontré aujourd'hui, dit Muller (1), que les accidents de l'intoxication tiennent à l'introduction du poison dans le sang par voie d'imbibition (2). Et en effet, il cite tout un groupe d'expériences : celles de Fontana faites avec le venin de la vipère, le ticunas, l'eau distillée de laurier-cerise, et l'opium ; celles de Brodie, faites avec le woorara (3); celles de Wedemeyer (4) et de C. Viborg (5), avec l'acide cyanhydrique; celles de Magendie, de Delille et d'Emmert; celles de Muller lui-même, qui prouvent que ces poisons n'exercent immédiatement sur le système nerveux qu'une influence *locale*; qu'ils ne déterminent leurs effets *généraux*, que par leur propagation à la masse du sang, et qu'il suffit de la ligature de l'aorte pour arrêter l'action des substances vénéneuses injectées dans les veines (6).

Nous n'avons point, pour nous, d'autre manière de concevoir l'influence des diathèses sur le développement des désordres morbides du système nerveux. Les diathèses scrofuleuse, goutteuse, rhumatismale, tuberculeuse, cancéreuse, herpétique, scorbutique et syphilitique, nous représentent autant de modes spécifiques d'intoxication cachexique du sang; et les névropathies dont elles sont l'origine, autant de modes, autant d'effets et d'expres-

(1) Muller, *Physiologie du système nerveux*, t. I, p. 62-64. — (2) Voir le Mémoire d'Orfila sur l'empoisonnement par l'arsenic, le tartrate de potasse antimonié, etc. dans *Mém. de l'Acad. roy. de méd.*, Paris, 1840, t. VIII, in-4. — (3) *Philos. transact.*, 1811, p. 178; 1812, p. 107. — (4) *Physiologische Untersuchungen über das Nervensystem*, Hanovre, 1817, p. 234. — Emmert, dans *Tubing. Blœtter*, 1811, t. II, p. 88. — *Salzb. medic. Zeitung*, 1813, t. III. — *Meckel's Archiv*, t. I, p. 176, etc. — (5) *Act. reg. soc. med. Hafn.*, 1821, p. 240. — (6) *Ouv. cit.*, p. 64.

sions de ces altérations du système sanguin sur l'innervation.

Si maintenant l'on rapproche les considérations que nous venons d'exposer des principes établis plus haut, sur la transformation des maladies par la génération (Tom. II, p. 527 et 646), on en voit ressortir la vérité de tout ce que nous avons dit de la fécondité des troubles diathésiques du système nerveux, en cette curieuse espèce de métamorphoses :

De toutes les affections, les diathèses partagent avec les maladies du système nerveux le privilége d'être par elles-mêmes, c'est-à-dire *indépendamment de la génération*, les plus protéiformes (1) : états pathologiques communs à tout l'ensemble de l'économie, susceptibles de varier de siége, de signe et de lésion, sans changer de nature, les formes les plus diverses peuvent recouvrir le type morbide de chacune d'elles.

De toutes les affections, elles sont encore, à ce titre, avec les maladies du système nerveux, celles qui tiennent de l'essence qui les caractérise, la faculté de rentrer au plus haut degré dans l'hérédité de métamorphose.

Les règles précédemment posées veulent, en effet, que toutes les diathèses puissent se transmettre par l'hérédité, sous autant d'expressions, qu'elles en peuvent revêtir *indépendamment d'elle* (Tom. II, p. 667).

Or, nous venons de voir qu'elles pouvaient revêtir, *indépendamment d'elle*, toutes les formes possibles de névropathie. La conséquence logique de la même règle est donc, que l'hérédité de toutes les diathèses puisse prendre

(1) F. L. Gaillard, *Histoire générale des sept diathèses*, dans *Gazette médicale*, 3e série, I, p. 255-261, 1842.

toutes les formes des troubles pathologiques de l'innervation.

L'expérience, en ceci, confirme la logique et tend à
justifier, dans certaines limites, les idées de Portal (1),
de Poilroux (2) et d'autres médecins de la même école.

Nous trouvons, en effet, deux points fondamentaux
dans leur théorie de l'hérédité morbide : le premier, est
la célèbre doctrine de l'unité d'origine et de nature de
tous les maux héréditaires, maux qui ne leur représentent
que des déguisements de la syphilis ; le second, est la doctrine de la dégénération et de la transformation séminale
des diathèses en névropathies.

La première de ces deux propositions ne soutient pas
l'examen ; elle reviendrait, en fait, à la thèse, qu'il n'existe
qu'une seule maladie, nommée de noms différents, et
s'enveloppant de formes et de symptômes variables, mais
ne reconnaissant qu'un seul et même principe, celui de
la syphilis.

La seconde proposition, au contraire, dégagée de ce
qu'elle a d'exclusif chez ses interprètes, qui la systématisent jusqu'au point d'oublier ou de méconnaître la classe
entière des affections nerveuses essentielles, cette autre
proposition, disons-nous, est bien loin de mériter le dé-
dain qu'on en fait aujourd'hui ; elle est, à nos yeux, dans
des limites où nous la circonscrivons, des mieux justi-
fiées.

Le cerveau des maniaques, des épileptiques, des apoplectiques d'origine, dit Portal, soit que les crânes des
sujets aient plus ou moins de difformité, comme cela
est très ordinaire, soit qu'ils paraissent dans leur état

<hr>

(1) Portal, *Considérations sur les maladies de famille*, etc., *passim*.
— (2) Poilroux, *Recherches sur les maladies chroniques*, p. 265-266.

naturel, est presque toujours plus ou moins endurci par des matières stéatomateuses, et particulièrement la moelle allongée et les parties du cerveau voisines ; c'est ce qu'on observe aussi chez les scrofuleux. Il rappelle à l'appui de cette opinion, entre autres observations qui lui sont personnelles, que dans une petite ville du département du Tarn, pleine de scrofuleux et infectée par deux ou trois mauvais mariages, il a vu les membres de quelques familles atteints successivement , de génération en génération, d'épilepsie, de manie, ou de phthisie pulmonaire, avec les signes externes des vices scrofuleux, herpétiques, rachitiques (1). Poilroux a rassemblé beaucoup de faits analogues : dans les uns, l'on voit naître, de parents asthmatiques, des enfants affectés, les uns d'hystérie, les autres de scrofule, les autres d'hémophthisie et de phthisie pulmonaire, d'abcès par congestion, de carreau , de tumeurs blanches , d'éruptions croûteuses , d'aménorrhée, d'épilepsie, et de quasi-imbécillité (2). Dans d'autres, on voit d'un homme d'une excellente santé et d'une vigoureuse constitution de famille, et d'une femme faible, rachitique, et issue d'une famille qui comptait une maniaque dans son sein, sortir et se succéder , dans trois générations, des affections nerveuses, la manie, la phthisie, l'engorgement des viscères abdominaux, le cancer, le rachitis, et les écrouelles, sous différentes formes. D'autres observations du même auteur nous montrent la métamorphose du vice scrofuleux, en asthme, en manie, en démence, en idiotie, en épilepsie, en céphalalgie ; et réciproquement, des névropathies scrofuleuses des parents reprenant, chez les enfants, toutes les formes ordinaires

____

(1) Poilroux, *ouv. cit.* — (2) Id., *ouv. cit.*

de la diathèse scrofuleuse, etc. Esquirol a de même vu le vice herpétique de l'ascendant revêtir l'expression de la folie dans le descendant ; Gintrac, la diathèse cancéreuse du père se changer en affections mentales dans les enfants ; celle de la mère, en diverses névroses dans la fille.

La métamorphose séminale des diathèses peut revêtir des formes encore plus singulières et qui jettent parfois sur le diagnostic étiologique du mal, une grande obscurité.

Cette obscurité tient à la faculté des diathèses, de pouvoir, tantôt rester latentes, et tantôt n'apparaître que sous une expression unique ou équivoque, et de changer ainsi de forme substitutive, à chaque génération.

Une des plus remarquables et des plus ordinaires de ces formes substitutives, est l'hémorrhagie.

En vertu des rapports étiologiques qui lient toutes les diathèses à une altération du sang, sous l'empire de laquelle surviennent, comme on l'a vu, et les épanchements et les hémorrhagies, on comprend que les dernières puissent être en connexion de principe, de nature et de symptômes, avec toutes les dyscrasies.

Elles peuvent être, en effet, et ces connexions nous expliquent pourquoi elles sont si souvent, particulièrement les hémorrhoïdes, une de leurs expressions, et parfois même la seule sous laquelle elles se montrent.

D'autre part, les connexions de principe, de nature et de symptôme qui existent, en une foule de cas, entre les mêmes diathèses et les névropathies, nous donnent la raison des rapports, si bizarres au premier coup d'œil, qui semblent lier, à leur tour, les diverses espèces de névropathie aux hémorrhagies, et particulièrement aux hémorrhoïdes qui leur servent, si souvent, de l'aveu des

maîtres de l'art, depuis Hippocrate (1) jusqu'à Esquirol (2), de crise ou de métastase.

De ces considérations, et des règles établies, plus haut,
sur le transport et la métamorphose séminale des diathèses et des névropathies, résulte évidemment, que la génération doit nous représenter les mêmes corrélations ,
les mêmes substitutions, entre ces expressions et ces formes diverses des mêmes états morbides.

C'est là précisément ce que l'expérience révèle. 1º Dans
des cas dont toute la bizarrerie disparaît devant les
réflexions que nous venons d'exposer, un premier ordre
de faits nous montre le rapport séminal des diathèses
aux hémorrhagies et leur substitution dans l'hérédité :

Stahl parle d'un homme atteint de goutte, depuis sa
jeunesse, dont un fils, à vingt ans, avait les symptômes
réunis de la goutte et des hémorrhoïdes ; un autre fils
n'avait que des hémorrhoïdes.

Dans la célèbre observation de John Otto, de Philadelphie, l'hémorrhaphilie héréditaire se liait, chez plusieurs
des sujets qu'elle attaquait, au rhumatisme articulaire (3).

Il en était de même de l'hérédité de la même affection
diathésique, dans le cas rapporté par Hugues (4) ; chez
ceux relatés par Nasse, elle se liait à la goutte qui, à un
certain âge, se substituait, chez les membres qui avaient
survécu, à l'hémorrhaphilie (5).

2º Un second ordre de faits nous montre le rapport
séminal des hémorrhagies diathésiques aux névropathies,
et leur substitution dans l'hérédité : les membres d'une

---

(1) *De Humoribus*, et *Aphorism.*, sect. vi, 21. — (2) Esquirol, *des Maladies mentales, passim.* — (3) D. Latour, *Histoire philosophique et
médicale des causes essentielles, immédiates ou prochaines des hémorrhagies*, t. I, p. 105. — (4) Piorry, *de l'Hérédité dans les maladies*, p. 67.
— (5) Id., *loc. cit.*

famille de Beaugency, connue de D. Latour, parents, enfants, oncles, arrière-neveux, ne devaient leur santé qu'aux hémorrhoïdes. Quelques-uns se croyaient heureux d'être échappés à cet héritage, mais ils furent cruellement punis de leur persuasion ; l'hématémèse, l'hémophthisie, l'hydropisie, les convulsions périodiques furent, chez quatre d'entre eux, les tristes résultats de cette prérogative (1). On trouve dans Poilroux diverses observations plus ou moins analogues (2).

Les principes et les faits nous conduisent, ainsi, en dernière analyse, à ces conclusions :

1º Toutes les affections *idiopathiques* du système nerveux, quelles qu'en soient les formes, peuvent s'offrir, dans le produit, sous des expressions très-différentes de celles qu'elles ont chez les auteurs. Par le protéisme inhérent à l'essence du système nerveux, elles peuvent devoir à l'hérédité toutes les métamorphoses qu'elles peuvent revêtir indépendamment d'elle.

2º Toutes les affections *déutéropathiques* du système nerveux sont susceptibles d'offrir, dans les descendants, toutes les variétés de formes névropathiques que les maladies locales ou générales des autres systèmes dont elles sont les symptômes sont susceptibles de prendre.

3º Toutes les affections du système nerveux peuvent, dans beaucoup de cas, par cet ordre de causes, appartenir à une même espèce morbide, se représenter l'une l'autre et se succéder dans la génération, non-seulement sous des expressions névropathiques étrangères aux auteurs, mais sous des expressions plus ou moins étrangères au système nerveux.

4º toutes les raisons que nous avons données de ces faits, reconnues, et les lois que nous avons exposées sur la généra

métamorphoses, s'en ajoute une dernière qui en est, en quelque sorte, comme le couronnement, et qui se relie aux causes, autres que l'hérédité, de mutation des formes des mêmes espèces morbides. Les principales de celles des causes de cette nature qui sont indépendantes de la génération, sont les diversités des organisations, des idiosyncrasies, des sexes, et des âges où les mêmes espèces morbides se développent, et les diversités des circonstances externes ou occasionnelles qui les déterminent. Or, la génération représente et rassemble en elle toutes ces causes ; elle entraîne toujours une substitution d'être et, par suite, d'organisme, ou d'idiosyncrasie, ou de sexe, ou d'âge, ou de causes et de circonstances déterminantes de la maladie qu'elle transmet.

Or, quand on réfléchit qu'il suffit d'une seule de ces conditions, pour imprimer au mal, et particulièrement à la névropathie, un changement d'expression, et que l'hérédité peut les réunir toutes, bien loin de s'étonner de ces révolutions du type pathologique dont elle est l'origine, on serait presque tenté, n'était la connaissance des lois et des formules du transport séminal, de se demander comment elle peut laisser au mal son premier caractère.

SECONDE ET DERNIÈRE SECTION.

DE LA PART DES SEXES, DES ÂGES, DES LIEUX ET DES TEMPS AU TRANSPORT SÉMINAL DE LA MALADIE ET DES LOIS DE LA MARCHE, DE LA DURÉE ET DU TRAITEMENT DE L'HÉRÉDITÉ MORBIDE.

L'observation des faits morbides et des lois de génération et de transmission qu'ils suivent, ne va que confirmer de plus en plus les principes que nous avons émis, les faits que nous avons reconnus, et les lois que nous avons exposées sur la génération et la transmission des faits physiologiques.

ARTICLE I.

De la part des sexes, des âges, des lieux et des temps au transport
séminal de la maladie.

Nous avons, en traitant des causes originelles des caractères et des modifications physiologiques des êtres, montré la part mutuelle que les sexes, les âges, les lieux, les climats, les époques, prennent à leur développement; comment l'INNÉITÉ s'empare, en d'autres termes, dans la génération, de toutes ces influences, pour les assimiler à l'organisation, et leur donner en elle une sorte de corps et d'âme.

Nous avons vu, de même, la part que, dans le même acte, prend l'HÉRÉDITÉ à la propagation des impressions vitales de ces mêmes agents et de ces mêmes milieux où naissent, où se développent, où agissent les êtres, et nous avons reconnu le fait de la transmission de tous leurs caractères : l'hérédité des sexes, l'hérédité des âges, l'hérédité des lieux, des climats et des temps.

Les modifications pathologiques des êtres nous représentent, en tout, sous une seconde face, une répétition des mêmes faits, des mêmes lois.

Nous avons déjà vu, en traitant de l'action de l'INNÉITÉ morbide, comment cette loi, suivant dans la génération des faits pathologiques les voies qu'elle a suivies dans la génération des faits physiologiques, s'empare de ces mêmes forces, de ces mêmes agents, de ces mêmes éléments, de ces mêmes circonstances, les sexes, les âges, les lieux, les climats et les temps, pour en faire l'instrument séminal de toutes les natures de déviation de l'*état* spécifique, et pour les convertir en sources séminales des maladies des sexes, des maladies des âges, des maladies des lieux, des maladies des temps.

Reste à déterminer comment l'HÉRÉDITÉ se comporte,

à son tour, sous l'impulsion morbide de ces mêmes instruments et de ces mêmes influences, ou quelle part respective les sexes, les âges, les lieux, les climats et les temps prennent à la transmission des faits pathologiques dont ils sont l'origine.

§ I. — De la part relative du père et de la mère à l'hérédité des affections morbides.

L'influence relative du père et de la mère sur la reproduction de la maladie est une question demeurée presque aussi obscure que la question de leur participation aux divers éléments de la nature physique et morale du produit.

Il en devait être ainsi, car il est évident que les deux problèmes se tiennent, et cette connexion est même une première cause de la division des esprits sur ce point.

Un certain nombre d'auteurs, dans la persuasion que la solution de l'un des deux problèmes emportait celle de l'autre, ont, en effet, pensé décider le premier par un recours pur et simple aux inductions de celle des théories diverses de la génération qu'ils avaient adoptée.

De là, toute une série de solutions dogmatiques et contradictoires.

Les uns, se prononçant en thèse générale, comme Pierre Bailly (1), Hoffmann (2), attribuent à la mère la prépondérance dans le transport séminal des affections morbides : d'autres, tels que Hufeland (3), adoptent la même manière de voir, tout en considérant le père comme la source principale de l'être : d'autres encore, comme Petit (4) et Gintrac (5), partisans de l'égalité d'action du

(1) Pierre Bailly, *Paradoxes physiologiques*, p. 610. — (2) *De Affectibus hæreditariis, illorumque origine*, 1699, t. XIX, p. 529. — (3) Hufeland, *l'Art de prolonger la vie de l'homme*, p. 284. — (4) Petit, *Essai sur les maladies héréditaires*, p. 60. — (5) Gintrac, *Mém. cit.*, p. 5.

père et de la mère sur l'hérédité de la maladie, distinguent, avec raison, l'influence commune aux deux générateurs dans la fécondation, de celle consécutive de la gestation et de l'allaitement qui est propre à la mère, et la source de plusieurs affections transmissibles de la mère au fœtus, dans le cours de la vie intra-utérine, ou de la période qui suit. La première est pour eux l'unique et véritable source de l'hérédité pathologique ; et, dans leur opinion, elle n'est pas plus puissante de la part de la mère que du côté du père.

Un second groupe d'auteurs et de praticiens font varier la prépondérance de chaque facteur, selon les classes de maladies. C'est ainsi que Fabricius (1) a émis l'opinion que l'on hérite de son père, la goutte et les cachexies ; et de sa mère, la mélancolie et les spasmes. C'est ainsi que Gaussail (2) établit que l'aptitude à la névropathie est bien plus fréquemment transmise par la mère, et que cette prépondérance est telle qu'elle l'emporte même, d'après ses calculs, sur la totalité des cas où l'affection nerveuse du produit doit être rapportée, soit uniquement au père, soit simultanément au père et à la mère.

Sur 90 cas, l'auteur a vu le mal transmis 54 fois par la mère seule ; 15 fois par le père seul ; 15 fois par le père et la mère réunis. Dans 6 derniers cas relatifs à la folie, et comprenant 5 hommes et 1 femme, le côté paternel avait repris l'ascendant (3).

Il en était ainsi dans le relevé des 14 cas d'aliénation recueillis par Aubanel et Thoré : la folie provenait 8 fois du père et 5 fois de la mère. Ces derniers résultats, fon-

(1) Burdach, *Traité de physiologie*, trad. par Jourdan, t. II, p. 267.— (2) Gaussail, *de l'Influence de la surexcitabilité*, p. 247.— (3) *Ouv. cit.*, p. 143.

dés, il est vrai, sur de bien faibles nombres, sont en opposition avec l'opinion antérieure d'Esquirol, selon lequel, à l'inverse de l'épilepsie (1), la folie serait plus souvent transmissible par les mères qu'elle ne l'est par les pères (2).

Les recherches très-étendues du docteur Baillarger (3) confirmeraient sur ce point l'opinion d'Esquirol.

Elles ont conduit l'auteur à ces conclusions déduites d'un relevé qui ne renferme pas moins de 455 cas de folie héréditaire :

1° Le transport de la folie des parents aux enfants est d'un tiers plus fréquent du côté de la mère que du côté du père.

2° La folie de la mère est transmissible à un plus grand nombre d'enfants ; elle en atteindrait plus que le quart, et celle du père seulement le sixième.

3° La folie de la mère se transmet plus souvent aux filles qu'aux garçons, dans la proportion d'un quart. Celle du père, plus souvent aux garçons qu'aux filles, dans la proportion d'un tiers. ·

Les recherches statistiques sur l'étiologie de la phthisie pulmonaire, présentent, selon les auteurs, les mêmes oppositions : d'après les résultats de Bricuet (4), l'hérédité de cette cachexie proviendrait plus souvent du père que de la mère ; d'après ceux de Piorry (5), elle proviendrait plutôt de la mère que du père.

La contradiction, comme on le voit, n'est pas moindre entre les résultats présentés par les chiffres, qu'entre les opinions purement dogmatiques émises par les auteurs.

Pour sortir de ce dédale d'opinions et de chiffres, et

(1) Esquirol, *des Maladies mentales*, t. I, p. 292. — (2) Id., t. I, p. 60. — (3) Baillarger, *Recherches sur l'anatomie, la physiologie et la pathologie du système nerveux.*—(4) *Revue médicale*, févr. 1842. — (5) Piorry, *ouv. cit.*, p. 89.

pour en apprécier le plus ou moins de valeur et de vérité relative, il faut nécessairement en revenir aux principes.

Les principes demandent que, comme pour le problème de la part relative du père et de la mère à la nature physique et morale du produit (Tom. II, p.66 et 100), on dégage d'abord l'une de l'autre deux questions, essentiellement distinctes, que l'on a confondues : l'une est la question de *qualité* d'action, l'autre, celle de *quantité* d'action des deux auteurs sur la transmission des affections morbides : autrement, le problème reste d'une complexité qui le rend insoluble.

Les principes demandent que, dans la recherche des lois de l'une et de l'autre action, on suive l'ordre naturel, c'est-à-dire, qu'au lieu de procéder et de conclure de la pathologie à la physiologie de l'hérédité, on prenne la marche inverse, on descende, en un mot, de la physiologie à la pathologie.

L'hérédité, ayant sa source primordiale dans l'institution de l'être et de ses caractères, l'a, par la même raison, dans l'ÉTAT SPÉCIFIQUE ou de santé de la vie. C'est donc à cet état de santé de la vie, que remontent ses lois, lois qui sont supérieures comme elles sont antérieures aux modifications ou troubles pathologiques de cet état normal où elles ont leurs racines.

L'unique et véritable méthode d'arriver à reconnaître celles qui règlent la part d'action du père et de la mère sur l'hérédité des affections morbides, est donc de remonter aux lois physiologiques de leur participation à la nature physique et morale du produit.

Ces lois, nous n'avons plus qu'à les interroger : nous en

avons plus haut exposé les principes, fixé les conditions et donné les formules.

La première est la loi d'*universalité* ; la seconde, la loi d'*égalité* d'action du père et de la père sur tous les éléments de l'organisation.

La marche est toute tracée, nous n'avons qu'à la suivre ; nous n'avons, en un mot, qu'à voir jusqu'à quel point le transport séminal de la maladie nous représente, à l'égard de la part relative de l'un et de l'autre auteur, les mêmes phénomènes que le transport séminal de l'organisation, et la concordance établie, sur ce point, entre les caractères de la reproduction physiologique et ceux de la reproduction pathologique de l'être, il ne nous restera plus qu'à faire à la seconde forme de l'hérédité, la simple application des principes, des formules et des conditions de ces deux mêmes lois, qui régissent la première.

1. — Du rapport de la loi d'*universalité d'action* des deux auteurs au transport séminal de la maladie.

Quels que soient la nature, le nombre et le caractère des éléments de l'être ou des modes de la vie qui soient sous l'influence du père ou de la mère, il est indubitable que chaque auteur doit avoir la puissance d'agir sur la propagation des affections morbides de toutes les parties et de toutes les facultés de l'organisation qu'il lui appartient d'engendrer et de transmettre. Or, comme, d'après la règle d'universalité d'action des deux auteurs, il reste démontré qu'à l'unique exception de celles de ces parties et de ces facultés qui rentrent dans la classe des *attributs médiats ou immédiats des sexes* (Tom. II, p. 156-166), chaque auteur a le pouvoir d'engendrer et de transmettre toutes les parties et toutes les facultés de l'être, il suit du même principe que le père et la mère doivent pouvoir, l'un comme l'autre, être l'origine de toutes les affections morbides; qu'ils doivent, l'un comme l'autre, les pouvoir toutes transmettre, *à l'exception des seules qui portent sur les organes ou sur les attributs médiats ou immédiats de la sexualité.*

C'est précisément à ce même résultat que les faits nous amènent; il est la conclusion directe de l'expérience, comme de la logique : l'hérédité morbide nous a montré, partout, *en dehors des exceptions que nous venons d'établir,* que le père et la mère pouvaient être, l'un comme l'autre, la source de production et de propagation de toutes les maladies.

La vérité de la règle d'universalité d'action des deux auteurs trouve donc, dans le transport des faits pathologiques, la même confirmation que dans celui des faits physiologiques.

Cette confirmation ne se borne même pas au principe de cette règle : elle s'étend et s'applique à chacune des formules empiriques, l'*élection*, le *mélange* et la *combinaison*, dont nous avons montré le rapport avec cette règle.

Nous avons, en effet, vu les mêmes maladies, tantôt électivement transmises tour à tour par le père ou la mère, tantôt transmises simultanément par les deux; nous avons vu, de même, diverses espèces morbides, *mêlées* ou *combinées*, sous l'action réunie de l'un et de l'autre sexe (Tom. II, p. 660).

L'hérédité morbide consacre donc, en tout, sur ce premier point, les principes révélés par l'analyse des faits de l'hérédité physiologique; elle confirme, sous une forme comme sous l'autre, et aux mêmes conditions, la règle d'universalité d'action des deux auteurs.

II. — Du rapport de la règle d'*égalité d'action* de l'un et de l'autre
auteur au transport séminal des affections morbides.

Quelle que soit la part relative d'action du père et de
la mère sur la nature physique et morale du produit, il
est manifeste qu'ils doivent avoir tous deux une influence
égale sur la génération et la propagation de celles des
maladies qui portent sur les organes ou les forces de
l'être à l'origine desquels ils ont une part égale.

Or, nous avons prouvé (Tom. II, p. 176) que cette
égalité de participation était, aux conditions de parfait
équilibre entre les deux auteurs (Tom. II, p. 260), la véritable règle de *quantité* d'action du père et de la mère sur
tous les caractères physiologiques de l'être ; nous avons
démontré que cette règle n'admettait qu'une seule exception : *celle des attributs médiats ou immédiats de la
sexualité*, éléments de la vie sur lesquels l'influence de
chaque générateur diffère selon son sexe (Tom. II,
p. 282-285).

En vertu de cette règle et d'après ces principes, il est
de pleine évidence que le père et la mère doivent avoir,
l'un et l'autre, aux mêmes conditions, une influence égale
sur le développement et le transport séminal de toutes les
maladies, *hors celle des attributs médiats ou immédiats de
la sexualité.*

III. — Application des règles d'*universalité* et d'*égalité* d'action des
deux auteurs à la mesure de leur part respective d'influence
sur l'hérédité des affections morbides.

Voilà que nous avons déjà deux éléments principaux
du problème :

1° A la seule exception des maladies spéciales aux organes ou fonctions de la sexualité, ou dans leur dépen-

dance, *universalité* d'action des deux auteurs sur la transmission des affections morbides ;

2° A la même exception des maladies spéciales aux organes ou fonctions de la sexualité, ou dans leur dépendance, *égalité* d'action des deux auteurs sur la transmission des affections morbides.

De ces deux éléments et de leurs corollaires, découlent immédiatement tous les autres principes dont nous avons besoin pour la solution de la question posée :

On voit clairement, d'abord, que cette solution ne peut être uniforme, et qu'elle doit varier *selon le caractère de la maladie.*

Reste à trouver les règles de ces variations, ou, en d'autres termes, à faire l'application pratique des principes généraux que nous venons d'exposer, et de leurs exceptions, à la transmission de chaque classe d'espèces morbides.

Comment y procéder?

La première idée qui se présente à l'esprit, est celle d'interroger l'hérédité de chaque espèce morbide elle-même, sur la part relative du père et de la mère à sa propagation.

C'est, comme nous l'avons vu, la voie généralement suivie jusqu'à ce jour, le plus souvent au hasard, à l'aventure des faits ou des chiffres, sans principes, sans méthode, sans bases rationnelles, sans soupçon, non-seulement des conditions premières, mais des difficultés quasi-inextricables, et que nous avons déjà en partie démontrées, d'une semblable voie.

Une autre voie de solution, plus simple et plus directe, se rencontre dans l'essence de l'hérédité elle-même : l'essence de la loi de l'hérédité, nous l'avons déjà dit, comme loi de répétition séminale du semblable, est d'être indépendante de la nature de tout phénomène qu'elle transmet ; elle est de laisser à tous les actes, physiologiques ou psychologiques, instinctifs ou mentaux, aveugles ou réfléchis, libres ou automatiques (Tom. I, p. 457) leur propre caractère. Les phénomènes morbides ne font point exception à cette règle générale, et nous avons déjà dû l'appliquer à la détermination de la loi et des limites de l'hérédité de métamorphose de la maladie (Tom. II, p. 649, 666, 779).

Il résulte de cette règle, que chaque maladie conserve sa nature dans sa transmission ; il en résulte encore, et ce qu'on vient de lire, dans ces dernières pages, en est une nouvelle preuve, que les lois et les principes de l'hérédité de l'état de maladie et de l'état de santé, sont et restent les mêmes.

Une déduction des plus importantes découle de ces conclusions : c'est que, pour apprécier l'influence relative du père et de la mère sur la transmission des diverses maladies, et les variations dont elle est susceptible, selon le caractère propre de chacune d'elles, il n'est nullement besoin de faire porter tour à tour l'investigation sur l'hérédité même de chaque maladie : les règles physiologiques de *qualité* et de *quantité* d'action du père et de la mère sur l'existence physique et morale du produit, une fois déterminées, et les exceptions à ces règles une fois formulées, ce n'est plus nécessairement alors l'hérédité, c'est le caractère propre de chaque espèce morbide, c'est son rapport avec les règles physiologiques d'influence respective de l'un et de l'autre auteur, et avec les diverses exceptions qu'elles comportent, qu'il faut interroger.

Nous connaissons ces règles ; nous venons de les rappeler et de les retrouver dans le transport général de la maladie.

Reste donc, pour en reconnaître et pour en spécifier les variations, selon le caractère de chaque maladie, à emprunter, de même, à l'hérédité du type physiologique les principes et les cas de leurs exceptions :

L'hérédité du type physiologique nous a conduit à ces trois propositions, déductions empiriques et logiques de l'action de la sexualité sur tous les caractères de l'organisation qui lui appartiennent, ou qui rentrent dans la sphère de son influence (Tom. II, p. 126) :

1° Tous ceux des éléments de l'organisation *exclusifs* à un sexe sont, dans l'ordre normal de propagation, *exclusivement* transmis au sexe de même nom (Tom. II, p. 155-165);

2° Tous ceux des éléments de l'organisation *communs* au sexe mâle et au sexe femelle, mais *inégaux* chez eux dans leur développement, passent plus fréquemment, et avec plus de puissance, du sexe où ils dominent au sexe de même nom (Tom. II, p. 282-284 et 302-305);

3° Tous ceux des éléments de l'organisation, *communs* au sexe mâle et au sexe femelle, et d'un développement *égal* chez l'un et l'autre, sont, aux conditions indiquées d'équilibre entre les deux facteurs, indifféremment et également transmis par le père et la mère au sexe de nom contraire ou au sexe de même nom, à cette restriction près : que ceux des caractères erratiques des êtres qui, par leur origine, viennent à être fortuitement attirés dans la sphère de la sexualité de l'un des deux auteurs, rentrent souvent dans la règle du transport séminal des attributs médiats et immédiats des sexes, et passent de préférence, ainsi, des pères aux mâles et des mères aux femelles (t. II, p. 165).

Rien de plus simple, maintenant, en conformité de ce que nous venons de dire, que l'application au transport séminal des affections morbides, de ces exceptions aux règles d'*universalité* et d'*égalité* d'action des deux sexes.

Au lieu de nous demander, comme nous l'avons dû faire, pour l'éclaircissement de la forme physiologique de ce même problème : quels sont les éléments de l'organisation, les organes ou fonctions *exclusifs* à chaque sexe? — quels sont ceux *dominants* chez l'un ou l'autre sexe? — quels sont ceux qui présentent, chez l'un et l'autre sexe, un caractère et un développement *semblables*? nous devons nous adresser les questions suivantes :

1º Quelles sont les maladies *exclusives* à chaque sexe?

2º Quelles sont les maladies *communes*, mais d'une fréquence *inégale* entre les sexes?

3º Quelles sont les maladies *communes* et d'une fréquence *égale* entre les deux sexes?

Les réponses à ces trois ordres de questions, acquises ou supposées acquises à la science, des lois et des principes que nous avons rappelés dérivent ces trois règles :

PREMIÈRE RÈGLE : — Dans l'ordre régulier de transport séminal, 1º toutes les maladies *exclusives* au sexe mâle seront généralement propagées par les pères aux seuls produits mâles; 2º toutes les maladies *exclusives* au sexe femelle seront généralement propagées par les mères aux seuls produits femelles.

DEUXIÈME RÈGLE : — Toutes les maladies *communes* aux deux sexes, mais qui, de leur nature, *prédominent* dans le sexe mâle ou dans le sexe femelle, seront généralement :

1° Dans le premier cas, plus *fréquemment* transmises et avec plus de puissance du côté paternel, et *de préférence* aux mâles ;

2° Dans le second cas, plus *fréquemment* transmises et avec plus de puissance du côté maternel, et *surtout* aux femelles.

TROISIÈME RÈGLE : — Toutes les maladies *communes* et d'une fréquence égale entre les deux sexes seront, *en général,* et aux conditions indiquées d'équilibre entre les deux auteurs, propagées également et indistinctement par l'un et l'autre sexe, aux produits des deux sexes, sauf ces différences :

1° Que, toutes les conditions étant égales d'ailleurs entre les deux sexes, elles seront de préférence transmises des pères aux mâles, si elles proviennent nativement des pères ;

2° Que, toutes les conditions étant de même égales entre les deux sexes, elles seront de préférence transmises des mères aux femelles, si elles proviennent nativement des mères.

Nous devons, avant tout, appeler l'attention sur les restrictions à cette triple règle, indiquées par ces mots : *l'ordre régulier du transport séminal,* et *en général,* ou *généralement :* c'est qu'en effet, les lois de marche et d'action de l'hérédité morbide, comme de l'hérédité physiologique, ne nous permettent pas d'être plus absolu ; elles imposent à ces règles deux exceptions : la première est celle du transport anormal des caractères sexuels ou de *l'hermaphrodisme ;* la seconde est celle de l'hérédité *en retour.*

Dans le dernier cas, comme il arrive de voir un des auteurs servir de conducteur latent aux attributs d'un sexe qu'il ne possède pas (t. I, p. 248), il arrive quelquefois de voir chaque auteur servir de conducteur latent aux maladies d'un sexe qui n'est pas le sien. Ainsi l'hypospadias peut passer des aïeux au petit-fils par la fille (t. II, p. 49).

Dans l'autre cas, qui se rapporte à l'hermaphrodisme, l'anomalie de la transmission directe des attributs d'un sexe à un sexe opposé peut entraîner aussi, par le même accident, le transport des affections d'un sexe au sexe contraire.

On le voit, ces exceptions, bien loin de l'infirmer, achèvent de confirmer la concordance intime que nous venons d'établir entre les lois de *qualité* et de *quantité* d'action physiologique et celles de *qualité* et de *quantité* d'action morbide des deux sexes dans le transport séminal.

Il ne serait donc plus besoin, pour une complète solution du problème, que d'une répartition exacte et méthodique des diverses maladies, selon leur caractère, entre chacune des trois règles.

Malheureusement, cette répartition, simple au premier coup d'œil, est hérissée d'obstacles.

1° Il n'est, il est vrai, nullement difficile de spécifier celles des affections morbides qui doivent appartenir à la première règle : chaque nature d'êtres nous offre une base fixe et certaine pour les déterminer ; c'est celle des *attributs médiats et immédiats de la sexualité*. La première des trois règles ne s'applique, en effet, qu'aux maladies relatives à cette classe d'attributs ; et, comme ces attributs demeurent invariables dans les diverses espèces de l'animalité, et parfaitement distincts dans le plus grand nombre d'elles, les affections morbides *exclusives* à chaque sexe sont aussi invariables et sont aussi distinctes que les sexes eux-mêmes. Aussitôt constatées, elles révèlent, en quelque sorte, l'ordre où elles doivent rentrer dans la première règle.

a. Ainsi, dans notre espèce, et par application de cette première règle, l'épispadias, l'hypospadias, le phymosis, le varicocèle, le sarcocèle, l'hydrocèle, la mentagre, etc., toutes maladies du système masculin de la génération ou de ses annexes, suivent la loi de transport de ses anomalies (t. II, p. 155), et passent *exclusivement* des pères aux garçons.

b. Les hydropisies enkystées des ovaires, le cancer de l'utérus, la métrorrhagie, l'éclampsie, l'aliénation puerpérale, l'hystérie, etc., toutes maladies du système féminin de la génération ou de ses annexes, suivent la même voie de transport séminal que ses anomalies (t. II, p. 155), et passent *exclusivement* des mères à leurs filles.

2° Mais la répartition des affections morbides entre les catégories de la seconde règle, est loin de nous offrir la même simplicité : il ne s'agit plus ici de reconnaître les maladies *spéciales* à chacun des deux sexes, mais de déterminer, parmi les affections *communes* à tous deux, celles qui sont plus *fréquentes* et plus *fortes* chez l'un; celles qui sont plus *rares* et plus *faibles* chez l'autre. Or, sur quelle base fonder ces estimations?

Il n'en est qu'une seule fixe, constante et régulière :

En tant que les différences de force et de fréquence des maladies communes aux deux sexes, procèdent de l'inégalité de prédispositions anatomiques, ou de prédispositions fonctionnelles de la vie, la science a cette voie sûre, normale, invariable, de les apprécier : c'est la mesure d'expression et d'action de chaque sexe sur les systèmes, les forces, les organes, les fonctions communes à tous les deux dans la nature de l'être.

Nous avons reconnu plus haut (t. II, p. 283, 284), dans notre espèce, quels sont, des caractères de l'organisation, ceux qui rentrent dans cette classe des attributs médiats de la sexualité :

Nous avons reconnu la prépondérance relative, chez l'homme, du pôle cérébral, des systèmes cutané, musculaire, tendineux, ligamenteux, osseux, celle des divers organes et des fonctions diverses de la circulation, de la respiration, de la digestion, des sécrétions muqueuses, biliaires, urinaires ; enfin, dans le dynamisme, celle correspondante de l'irritabilité, de la force physique, de la force motrice et de la puissance mentale.

Nous avons reconnu, au contraire, chez la femme, la prépondérance du pôle génital, des systèmes cellulaire, adipeux, lymphatique, nerveux, et, comme corollaire, celle de la sexualité, de la plasticité, de la sensibilité, de l'instinct, sous toutes les formes.

En appliquant la même échelle de proportion à la comparaison de la fréquence relative, entre les deux sexes, des maladies communes à l'homme et à la femme, on a pu induire, et jusqu'à certain point l'expérience a prouvé la plus grande fréquence, chez l'homme, de l'encéphalite (1), de l'ichthyose, de la lèpre et de plusieurs autres affections de la peau ; celle du rhumatisme, de la goutte, des indurations, des ankyloses, des ossifications, des concrétions pierreuses, de la gravelle, du calcul, de l'asphyxie, de la cyanose, des hémorrhoïdes, de l'hypo-

____

(1) Parent-Duchâtelet et Martinet, *Recherches sur l'inflammation de l'arachnoïde*, p. 18, et Bayle, *ouv. cit.*, p. 403.

condrie, des maladies bilieuses et de la fièvre typhoïde (1);

La plus grande fréquence relative, chez la femme, de la diathèse scrofuleuse, des diathèses cancéreuse et tuberculeuse (2), des ramollissements, des écoulements muqueux, de la leuco-phlegmasie, de toutes les affections du système lymphatique, et principalement de celles du système nerveux, les névralgies externes ou internes, les migraines, les convulsions, la chorée, la catalepsie (3), et la plupart des formes de l'aliénation (4).

En vertu des principes précédemment posés, la relation qui existe entre la proportion des caractères médiats de la sexualité du mâle et de la femelle dans les mêmes systèmes, et celle des maladies de l'un et de l'autre sexe, propres aux mêmes éléments de l'organisation, devrait se retrouver entre la part relative de l'un et de l'autre sexe au transport séminal de ces mêmes maladies, et par application de la deuxième règle : toutes celles des affections où nous venons de déduire, de l'anatomie et de la physiologie comparées des deux sexes, la prépondérance rationnelle de l'homme, devraient se transmettre, avec plus de fréquence et plus d'énergie, par les pères aux garçons ; toutes celles des affections, où nous venons de déduire du même ordre de faits, la prépondérance rationnelle de la femme, devraient de même se transmettre, avec plus d'énergie et plus de fréquence, par les mères aux filles.

(1) Burdach, *Traité de physiologie*, t. I, p. 310-334. — (2) Huguier, *Cours clinique sur les maladies des femmes*, dans *Gazette des hôpitaux* du 8 juin 1847. — Louis, *Fréquence relative de la phthisie chez les deux sexes*, dans *Annales d'hygiène publique*, t. VI, p. 50 et suiv. — Foucault, *ouv. cit.*—Voy. aussi Fournet, *ouv. cit.*, p. 114. — (3) Burdach et Huguier, *op. et loc. cit.* — (4) Dubuisson, *ouv. cit.*, p. 26. — Esquirol, *ouv. cit.*, t. I, p. 84. — Bayle, *ouv. cit.*, p. 403. — Foville, *Dict. de méd. et de chirurg. prat.*, t. I, art. *Aliénation*, etc.

Il en serait ainsi, nécessairement, si l'inégalité des prédispositions morbides, entre les deux sexes, ne dépendait jamais que de la disproportion naturelle et réglée des forces et des organes communs à tous les deux. Mais la disproportion de leurs impulsions aux mêmes maladies ne tient point exclusivement, ni toujours, à cette base ; elle peut également et simultanément tenir à une seconde, qui suffit à elle seule à modifier, transformer, bouleverser, entre le sexe mâle et le sexe femelle, tous les rapports de l'autre ; c'est l'action des causes mêmes, directes ou indirectes, externes ou internes, de provocation et d'excitation des tendances organiques de l'homme et de la femme aux mêmes maladies.

Or, loin d'être immuable, fixe et uniforme, comme l'est le premier, dans une même espèce, ce deuxième élément est soumis à une foule d'oscillations qui naissent de la diversité de l'éducation, des mœurs, des habitudes, des occupations et du régime de vie de l'un et de l'autre sexe ; circonstances toutes-puissantes sur la génération des affections communes au père et à la mère, et dont le caractère et le degré d'action, variables chez chacun d'eux, dans une même espèce, diffère selon les races, diffère selon les temps, diffère selon les lieux et selon les climats.

La phthisie pulmonaire et l'aliénation donnent une idée complète de ces mutations.

La statistique vient confirmer les données physiologiques qui tendent à prouver la fréquence plus grande de ces deux classes d'affections chez la femme.

Sur 43,000 malades, reçus de 1821 à 1826, dans quatre hôpitaux de Paris, dont 26,045 hommes et 16,955 femmes, Benoiston de Château-Neuf a constaté que 1554 étaient morts de phthisie pulmonaire ; des 1554 victimes de ce mal, 745 étaient de sexe masculin, 804 étaient de sexe féminin. On voit que, d'après ces chiffres, que corroborent des recherches et des faits ultérieurs, étendus à d'autres villes et d'autres populations (1), les hommes succomberaient à cette consomption dans la proportion d'un *trente-cinquième*, et les femmes dans celle d'un *vingt-et-unième*. Or, Fourcault a trouvé, en 1840, la proportion inverse, entre les deux sexes, dans la ville d'Amsterdam ; la phthisie y exerce, toutes choses égales d'ailleurs, plus de ravages chez les hommes : sur 101 phthisiques, morts de cette affection en 1840, le médecin du Grand-Hôpital de cette ville a compté 35 femmes et 66 hommes (2). A Paris même, les recherches statistiques de Bricquet, de 1839 à 1841, nous montrent chez les hommes un dixième de phthisiques de plus que chez les femmes, résultat également opposé à ceux de Benoiston de Château-Neuf, de Lombard et de Louis.

La folie est encore plus féconde en cette sorte de contradictions. Les relevés faits en Angleterre, à l'hôpital de Bethléem, pendant une période de quarante-six ans, ont prouvé que le nombre des femmes aliénées y avait été de près d'un cinquième plus élevé que le nombre des hommes (3).

A l'hospice de la Retraite, près d'York, on admit, pendant dix années, un quart de femmes de plus.

En 1807, dans le même pays, à l'hospice de Saint-Luke, la différence annuelle, du côté du même sexe, s'élevait jusqu'au tiers (4). Ferrus rencontra, en 1833, dans le même établissement, la même supériorité de

(1) Fourcault, *Causes générales des maladies chroniques*, p. 114. — (2) Id., *ouv. cit.*, p. 29. — (3) J. Haslam, *Observations on madness and melancholy*, p. 245. — (4) Esquirol, *des Maladies mentales*, t. I, p. 35-38.

nombre des femmes que dans les hôpitaux de Paris ; mais il fit la remarque que, dans la plupart des autres asiles d'aliénés de l'Angleterre, spécialement à Glascow, à Wakefield, à Manchester, à Perth, le chiffre des hommes aliénés était généralement égal, s'il n'était même supérieur, à celui des femmes aliénées (1). A l'hospice de Berlin, la proportion des fous s'est rencontrée à celle des folles, comme un à deux. A l'hospice de Pensylvanie, on a trouvé la proportion inverse, celle d'une femme à deux hommes (2). En France, où le nombre des femmes aliénées se maintient plus élevé que le chiffre des hommes du tiers au quart (3), on n'a pas moins noté, selon la remarque d'Esquirol, tantôt selon les lieux, tantôt selon les temps, les mêmes différences.

Ces différences se retrouvent jusque dans les rapports qui tiennent exclusivement à la nature des formes de l'aliénation : c'est ainsi que le suicide, qui comme la manie (4), la folie compliquée de paralysie (5), est, de l'aveu unanime des statisticiens, d'une plus grande fréquence chez l'homme que chez la femme, varie de proportion entre les deux sexes, selon qu'on l'examine dans les populations des villes ou des campagnes. Tandis que dans les villes où les occupations et les habitudes des deux sexes restent conformes à leur caractère, le suicide des hommes est à celui des femmes, comme trois est à un, il est, dans les campagnes, par l'assimilation des exercices manuels, du régime et des mœurs entre les deux sexes, comme quatre est à trois (6).

<hr>

(1) Ferrus, *des Aliénés*, p. 74, 93-100. — (2) Esquirol, *loc. cit.* — (3) Foville, *Dict. de méd. et de chir. prat.*, t. I, art. *Aliénation.* — (4) Esquirol, *ouv. cit.*, t. II, p. 138. — (5) Bayle, *ouv. cit.*, p. 403. — (6) Cazauvieilh, *du Suicide*, etc., p. 34.

Enfin, si prononcées et si positives que soient ces variations des proportions normales de la part des deux sexes à l'aliénation, lorsque l'on se renferme dans un point limité de l'espace et du temps, elles semblent décroître dans la même mesure que l'observation s'étend et que la comparaison se généralise : de 1807 à 1812, Esquirol a trouvé, sur un total de près de 6,000 aliénés, la proportion de cinq hommes à sept femmes (1); postérieurement, sur un total de 76,000 aliénés, le même auteur calcula que la différence des hommes était à celle des femmes comme trente-sept à trente-huit (2).

Des recherches plus récentes d'un médecin espagnol ont ajouté de nouveaux documents à l'histoire de ces vicissitudes des rapports des deux sexes à l'aliénation, selon les mêmes accidents de climats, de lieu, de vie, etc.

Indubitablement, dans notre conviction, il en est, en ceci, de toutes les espèces possibles de maladie, comme de la phthisie et de l'aliénation : la proportion normale, entre les deux sexes, de toutes celles qui sont communes au père et à la mère, doit subir le même ordre de perturbation.

La vérité dans tous les calculs statistiques qui tendent à pénétrer la loi de relation des affections morbides à la sexualité, n'est donc, par la raison de la mobilité de la nature et de l'action des causes déterminantes, qu'une vérité de temps, de lieu, ou d'accident : ou plutôt, pour donner de cette proposition une formule plus correcte, les règles vraies et, comme telles, immuables et partout identiques à elles-mêmes, que nous avons posées, subissent des espèces, des races, des temps, des lieux, dans leur application, des variations qui, si opposées qu'elles paraissent, tien-

(1) T. I, p. 24. — (2) T. II, p. 676.

nent, dès qu'on réfléchit, à leurs principes mêmes.

Ces principes nous conduisent à ces conclusions : que si, pour simplifier le problème de la part relative des deux sexes à l'hérédité des affections morbides, le statisticien élimine, comme il est rationnel de le faire, la complication des incertitudes et des obscurités inhérentes à l'action de la génération, il ne suffira pas qu'il saisisse les rapports des attributs médiats ou immédiats des sexes avec le développement de chaque classe de maladie, il sera indispensable, sous peine des conclusions les plus erronées, qu'il fasse encore la part, dans chaque nature d'être, de l'action des *espèces*, de l'action des *races*, de l'action des *temps*, de l'action des *lieux*, de l'action du *nombre* et de toutes les conditions diverses où il opère.

S'il préfère aborder de front la solution de ce même problème, en appelant à répondre sur la part relative du père et de la mère au transport séminal des diverses maladies, l'hérédité elle-même, il se trouvera, sous peine de plus d'erreurs encore, astreint dans ses calculs aux mêmes conditions : comme dans le premier cas, il devra tenir compte du genre et de l'étendue d'action des *espèces*, des *races*, des *époques*, des *lieux*, des *climats* et du *nombre*, sur la part relative des sexes mâle et femelle à la propagation des affections morbides. Procéder autrement, c'est, en pathologie, retomber dans la faute précédemment commise en physiologie (T. II, p. 304) de la confusion de l'action des espèces, des races, des lieux, du climat et du nombre, avec l'action relative du père et de la mère.

Et maintenant, est-il besoin de chercher plus loin la raison des données si contradictoires où l'on est arrivé par ce dernier système?

Les difficultés inhérentes à cet ordre de questions sont

communes, il est vrai, à toutes les méthodes et à toutes les voies d'investigation par lesquelles on procède : mais si elles sont déjà si apres dans la première, relativement si simple, que nous avons indiquée, que ne sont-elles pas dans l'autre ! dans l'autre où, comme plus haut nous l'avons démontré (T. II, p. 153), il faut les poursuivre, pendant toute une série de générations, dans la succession de tous les membres des familles, à travers le dédale des lois et des formules de la procréation, dans les mille détours de la marche directe, de la marche indirecte, de la marche en retour de l'hérédité, compliquée des désordres et des métamorphoses de la maladie ! et pour quel résultat ? pour la fatalité de cette alternative : ou si l'on se resserre dans des bornes qui permettent à la paternité de n'être pas indécise, condition déjà bien délicate à remplir, de n'arriver qu'à des conclusions sans valeur ; ou si l'on prend du champ et qu'on donne à ses recherches l'ampleur et l'horizon que ces questions réclament, de se heurter, à chaque pas, contre l'incertitude de la paternité, et de rester dans le doute profond et raisonné, toutes les conditions précédentes accomplies, si l'égalité ou l'inégalité que la statistique montre entre la part des deux sexes, ne serait pas uniquement, en dernière analyse, celle de l'adultère ?

§ II. — De l'influence des âges, des lieux, et des temps sur l'hérédité des affections morbides.

Mais les sexes ne sont point les seuls des éléments du type physiologique qui aient une influence spéciale sur le transport de la maladie : les âges, les lieux, les temps, qui ont une part si grande à la génération des espèces morbides, et, comme nous venons de le voir, à leur distribution entre l'un et l'autre sexe, n'en ont pas une moins grande à leur reproduction par la voie séminale.

I. — De l'hérédité pathologique des âges.

L'influence de l'âge, déjà si manifeste dans l'évolution des ressemblances physiques ou morales transmises (T. II, p. 456), si manifeste encore dans la propagation des caractères acquis qui lui appartiennent (T. II, p. 495 et suiv.), a deux modes d'expression dans l'hérédité des diverses maladies :

Le premier de ces modes est l'action de l'âge sur le transport et le développement de toutes les affections dont il est le principe ou le temps d'élection ordinaire dans la vie ;

Le second mode est l'action de l'âge sur le transport et le développement des diverses affections dont il n'est point le principe, mais l'époque d'invasion et de manifestation chez les générateurs.

Rien de mieux démontré que l'action de l'âge en lui-même, comme époque de la vie, sur la répétition des phénomènes morbides dont il est l'origine ; l'hérédité envisagée de ce point de vue, n'est qu'une consécration perpétuelle des rapports saisis par Hippocrate, entre l'évolution successive des âges et celle des maladies (1).

L'hérédité morbide suit généralement l'ordre des affections particulières aux âges ; elle se manifeste, en un mot, chez le produit, à l'époque où il est dans la nature du mal de se développer, indépendamment d'elle.

Ce temps d'élection est ordinairement celui de l'évolution entière et de l'activité du système, de l'organe ou de la fonction que trouble chaque espèce d'affection morbide.

(1) *OEuvres complètes d'Hippocrate*, trad. par E. Littré, t. V, Prénotions coaques, sect. v. xxx, 502, p. 701.

Tous les auteurs qui ont traité de cette matière, Roussel (1), Fodéré (2), Petit (3), Poilroux (4), Burdach (5), Piorry (6), etc., sont d'accord sur cette règle, et reconnaissent tous cet ordre de succession des diverses maladies de source héréditaire.

Le rachitisme, la scrofule, l'idiotie, le crétinisme, la chorée, les convulsions, l'épilepsie, les fièvres éruptives, qu'ils soient ou ne soient pas d'origine séminale, éclatent dans l'enfance ;

Les affections de la voix, des poumons, du cœur, du système génital, les hémoptysies, la phthisie pulmonaire, la manie, l'hystérie, d'origine séminale, comme celles qui ne le sont pas, à la puberté ;

La goutte, le rhumatisme, l'hypocondrie, la lypémanie, les affections organiques de l'estomac, du foie, de l'utérus, les calculs vésicaux, les hémorrhoïdes, à la virilité ;

Le squirrhe, l'apoplexie, la paralysie, à la vieillesse.

Il ne faut donc admettre, qu'avec restriction, la remarque faite par Adams (7) et Burdach (8), que le plein et entier développement de la puberté met à l'abri de la plupart des maladies héréditaires. Dans la réalité, il ne met à l'abri que de celles des maladies qui tiennent au développement et qui précèdent l'époque de la puberté. Or, que de maladies suivent cette crise de la vie ! que de maladies même échappent à toute loi de relation des

____

(1) Roussel, *Système physique et moral de la femme*, p. 192. — (2) Fodéré, *Traité de médecine légale*, t. V, p. 366. — (3) Petit, *ouv. cit.*, p. 40. — (4) Poilroux, *ouv. cit.*, p. 337. — (5) Burdach, *Traité de physiologie*, t. II, p. 250. — (6) Piorry, *de l'Hérédité dans les maladies*, ch. v. — (7) Adams, *A philosophical dissertation on the hereditary peculiarities of the human constitution*, p. 12. — (8) Burdach, *ouv. cit.*, t. II, p. 250.

âges et reconnaissent, à ce titre, une tout autre règle de manifestation !

Cette seconde règle est, que toutes les affections qui n'ont aucune période d'élection dans la vie, que toutes celles même des affections des âges, qui par diverses causes ou diverses circonstances n'obéissent point à l'ordre de leur succession (1), éclatent, chez le produit, à l'âge où elles ont fait leur première explosion chez les générateurs. Stahl l'avait en partie formulée en ces termes : « Si parentes aliquâ ætate morbum illi ætati congruum insigniter toleraverunt, et illo maxime tempore infantem genuerunt, infans ille quando illi ætati pariter appropinquari ipsi continget, affectui illi eidem familiarius atque certius expositus observatur (2). »

Seulement Stahl a le tort de limiter cette règle aux maladies des âges, quand l'expérience atteste qu'elle s'étend aux autres : les faits que nous avons exposés dans ce livre en offrent une foule d'exemples : l'amaurose, la chorée, l'épilepsie, l'éclampsie puerpérale, l'aliénation mentale s'y sont montrées soumises. On en a même voulu tirer cette conclusion dont Marc (3) et Esquirol (4) font une application spéciale à la folie : que ceux des enfants nés avant l'explosion de la folie des parents sont moins sujets à l'aliénation mentale que ceux nés après elle.

Cette opinion n'est pas sans appui dans les faits : on voit plusieurs produits conçus, non pas seulement avant le développement de l'aliénation mentale du père et de la mère, mais avant le développement de toute autre ma-

(1) Fodéré, ouv. cit., t. V, p. 304. — (2) *De Hær. disp. ad var. aff.* — (3) Marc, *ouv. cit.*, t. I. — (4) Esquirol, *des Maladies mentales*, t. I, p. 65.

ladie, la goutte (1), l'épilepsie (2), la phthisie (3), etc.,
être exempts de l'affection qui frappe leurs puînés.

Malheureusement le fait est loin d'être général ; il peut
d'abord dépendre de l'origine de la maladie des auteurs.

Il ne faut point confondre, en effet, l'origine de leur
maladie avec l'époque de sa manifestation.

Il n'y a point de doute que toute maladie des parents,
qui n'aura réellement pris naissance, chez eux, que postérieurement à la génération d'une partie des produits,
dont l'origine sera vraiment consécutive à la conception,
ne se transmettra à aucun des produits qui l'auront
précédée : ce sera le cas, notamment pour toutes les affections d'origine acquise ou accidentelle, comme la mélancolie, dans un exemple curieux que nous avons rapporté.

Mais il est manifeste qu'il n'en peut être ainsi de toute
maladie dont l'explosion peut être postérieure au moment
de la fécondation, mais dont l'origine, ou, pour être plus
précis, le *germe* ou l'*état latent*, précède, chez les auteurs,
la génération de l'être.

L'expérience le prouve : plusieurs enfants conçus avant
l'apparition de l'affection morbide de leurs ascendants,
sont, dans le cours de leur vie, atteints du même mal :
Montaigne en est un des plus remarquables exemples,
pour l'hérédité de l'affection calculeuse : né, vingt-cinq
ans et plus, avant l'âge où elle fit explosion chez son père,
et *durant le cours de son meilleur état*, il en fut seul
atteint, de tous ses frères et sœurs (4).

Il arrive même de voir, du vivant des parents, le mal,

____

(1) Guilbert, *ouv. cit.* — (2) T. II, p. 730. — (3) Barrier, *Traité
pratique des maladies de l'enfance*, t. I. — (4) Montaigne, *Essais*, liv. II,
ch. XXXVII.

ainsi transmis, éclater, chez les fils ou les filles, plus ou moins de temps avant de s'être manifesté chez les générateurs ; les vésanies mêmes en offrent des exemples : « J'ai eu lieu de remarquer, plusieurs fois, dit Dubuisson, que la transmission héréditaire de ces maladies pouvait se faire bien des années avant qu'aucun symptôme d'aliénation mentale se fût manifesté chez les ascendants (1). » Girou de Buzareingues (2) et Foville (3) en relatent des cas dignes d'attention. Baumes en a recueilli de non moins remarquables relatifs à la scrofule (4), et Gintrac, plusieurs autres, dans le transport séminal de la phthisie pulmonaire (5). Toutefois le dernier auteur se méprend, en regardant l'opinion précédente, émise par Esquirol, comme n'ayant d'autre base que l'hérédité des affections morbides de cause accidentelle (6): nous reconnaîtrons plus bas que, dans les affections les plus essentiellement constitutionnelles, l'exception indiquée par l'illustre manigraphe, peut se rencontrer et dériver alors de la marche des deux lois de la procréation. Mais elle n'en est pas moins inadmissible, comme règle générale, et subit de continuels démentis des faits. On aurait le même droit de conclure de la règle dont on l'a déduite, et de traduire en principe la proposition directement contraire : que les enfants, nés *après* l'époque d'éclosion de toute maladie du père ou de la mère, échappent généralement à l'hérédité de cette maladie.

Cette proposition trouve, en effet, comme l'autre, son application dans certain nombre de cas, et spécialement

---

(1) Dubuisson, *des Vésanies ou maladies mentales*, p. 25. — (2) Girou, *de la Génération.* — (3) *Dict. de méd. et de chir. prat.*, art. *Aliénation.* — (4) Baumes, *Traité sur le vice scrofuleux*, p. 159. — (5) Gintrac, *ouv. cit.*, p. 6.— (6) Id., p. 81.

dans ceux où l'enfant de parents atteints d'une affection.
ou d'une anomalie, n'est engendré qu'*après* la cure radicale de cette anomalie ou de cette affection de ses générateurs : dans un cas rapporté par V. Szokalski, de l'hérédité de l'héméralopie, aucun des enfants nés de parents
délivrés de cette affection n'en présenta de traces (1);
une femme qui avait hérité de sa mère une dartre squam-
meuse humide, du plus grave caractère, et qui l'avait
transmise, comme elle l'avait reçue, dans sept grossesses
de suite, à tous ses enfants, guérit, contre tout espoir,
par l'emploi des fumigations sulfureuses : une grossesse
nouvelle suit son rétablissement : l'enfant naît bien portant et sans nulle apparence d'affection dartreuse (2) : le
même fait se reproduit tous les jours dans les cas d'affection vénérienne, ou de toute autre affection guérie, avant
le coït, chez le père et la mère; et il tient, dans ces cas,
comme le précédent, dans les cas analogues où le mal
épargne ceux des enfants nés *avant* l'origine du mal, au
principe de l'hérédité des états (T. II, p. 491-505).

Mais, comme le précédent, et contre ce principe, il
peut même se produire dans la pleine vigueur de la maladie, et dériver aussi de la marche des deux lois de la génération.

Il se rencontre, enfin, un troisième ordre de cas où les
affections héréditaires échappent à l'une comme à l'autre
règle de l'influence des âges sur leur explosion :

On l'observe dans deux circonstances très-distinctes :
la première est celle où le développement de la *prédisposition* ou de l'*état latent* de la maladie est, soit accéléré,

____

(1) V. Szokalski, *Essai sur les sensations des couleurs*, p. 112. —
(2) Galès, *Mémoire, rapports, observations sur les fumigations sulfureuses*, ixᵉ obs., p. 112.

soit retardé, par l'action des causes déterminantes qui peuvent être plus ou moins actives chez les produits que chez les producteurs.

La seconde s'applique à tous les cas de transmission de la maladie elle-même (T. II, p. 595) ou à l'hérédité de l'*état actuel* de la maladie, circonstance où le mal communiqué devance toujours, chez les enfants, l'époque de son apparition chez les parents.

II. — De l'hérédité pathologique des lieux.

L'influence que les lieux et les climats possèdent sur la propagation des affections morbides dont ils sont l'origine, n'est ni moins positive, ni moins digne de remarque: elle a autant de formes et autant d'étendue que celle qu'ils exercent sur la production et la reproduction des modifications physiologiques des êtres (T. II, p. 463-472).

Nous avons déjà vu, plus haut, toute la part que, par l'intermédiaire de la génération, ce génie protée des lieux et des climats usurpe, dans le développement d'une foule d'affections séminales étrangères aux auteurs (T. II, p. 525).

Toute la question se réduit, maintenant, à savoir s'il garde le même pouvoir sur l'HÉRÉDITÉ que sur l'INNÉITÉ des maladies ainsi développées chez les êtres, ou si, en d'autres termes, cette transpiration pathologique des lieux et des climats dans les rudiments de la vie, une fois incarnée dans l'organisation, se propage, comme elle s'engendre, par la voie séminale.

On peut poser en règle que : *toute maladie qui a sa source dans la constitution du lieu ou dans celle du climat, et n'est point de sa nature incompatible avec l'intime union des sexes, est transmissible par elle.*

Dans ces circonstances et à ces conditions, l'HÉRÉDITÉ se mêle, comme l'INNÉITÉ, à toutes les endémies (1) : Lafon (2), Pujol (3), Portal (4), Poilroux (5), Prichard (6), Piorry (7), Gintrac (8), etc., reconnaissent unanimement ce fait qui ressort de toute l'histoire des maladies locales et climatériques : il y reçoit de la nature des lieux et des climats deux expressions contraires :

Dans un premier cas, que nous avons déjà indiqué (T. II, p. 527), où l'influence morbide des climats et des lieux semble d'abord exclusive aux seuls indigènes, elle n'en attaque pas moins les colons, à la fin d'une certaine période d'acclimatation, et, une fois développée chez eux, se communique à leurs descendants ;

Dans un second cas, où l'action délétère des climats et des lieux respecte les indigènes et sévit uniquement sur les étrangers, les étrangers, au bout d'une certaine série de générations, rentrent dans les conditions d'immunité native des races indigènes, et cette immunité, une fois acquise, devient transmissible chez les uns, comme elle l'est chez les autres (9).

Toutes ces espèces d'affection morbide nous offrent des exemples de l'un et de l'autre cas, et pour en embrasser, d'un coup d'œil, l'innombrable série d'applications, il suffit de se rappeler le principe démontré de l'hérédité de toutes les maladies et l'origine locale ou climatérique d'une foule d'entre elles. Il en est, en effet, d'elles comme

(1) *Mém. de la Société royale de médecine*, an. 1782, 1783, p. 201. — (2) Lafon, *Philosophie médicale*, p. 229, § 408. — (3) Pujol, *OEuvres de méd. prat.*, t. II, loc. cit. — (4) *Ouv. cit.*, passim. — (5) Poilroux, *ouv. cit.*, p. 319. — (6) Prichard, *Hist. naturelle de l'homme*, t. I, p. 89. — (7) Piorry, *de l'Hérédité dans les maladies*, ch. VIII, p. 47. — (8) Gintrac, *ouv. cit.*, p. 9. — (9) Prichard, *ouv. cit.*, t. II, p. 244, et Fuster, *Maladies de la France*.

d'une grande partie des espèces végétales; elles ont eu la plupart, à une première période de leur développement, un lieu d'élection : la peste est endémique dans le Levant; la variole, originaire d'Afrique; la syphilis, d'Amérique; l'éléphantiassis, la lèpre, le pian, le frambœsia, de l'Inde; les scrofules, la phthisie, la pellagre, etc., d'Europe, où chaque nation, chaque race, chaque localité sont très-inégalement et très-diversement soumises à l'influence de chacun de ces types spécifiques du mal : mais le génie plus ou moins élastique de chacune de ces maladies, mais les émigrations, les immigrations, mais tous les mouvements de la société humaine, mais le travail incessant de la civilisation, en dispersant et en réunissant les hommes, des points les plus extrêmes de la surface du globe, dispersent et réunissent les productions morbides des diverses origines, des différents lieux, des différents climats, comme ils ont dispersé, comme ils ont réuni les espèces animales, les espèces végétales, les produits naturels de tous les points de la terre, et l'assimilation ne s'arrête pas là : des types exotiques de la maladie, comme des types exotiques de l'un et de l'autre règne, il en est qui périssent par le déplacement, il en est qui résistent, mais sans s'acclimater, ni se régénérer : il en est d'autres, enfin, auxquels il est donné de se naturaliser et de se reproduire.

C'est même cet état de naturalisation actuelle, c'est cette puissance de reproduction de la plupart des espèces morbides, de nos jours dans les pays et sous les cieux les plus divers, qui tendent à nous cacher la nature endémique et le lieu d'origine d'une partie d'entre elles; ce sont les mêmes causes qui tendent à déguiser la participation de l'action séminale à la propagation de cette classe de maladies.

Mais nous trouvons, d'autre part, dans le même ordre de causes, dans le même ordre d'effets, la solution de l'unique objection sérieuse que l'on ait soulevée contre l'hérédité pathologique des lieux : on a dit que le concours de la génération aux affections morbides de nature endémique ou climatérique, n'était qu'une illusion due à l'identité des conditions morbides communes à tous les membres des familles qu'elles atteignent.

Il est très-vrai qu'ici le phénomène est complexe, que l'on est en présence de deux ordres de causes, qui concourent l'une et l'autre au même résultat, et que la part spéciale et distincte de chacune, dans ce résultat mixte, est délicate à faire. Mais tous les faits n'offrent point cette confusion des deux ordres d'influences, et l'analyse s'en fait d'elle-même, en divers cas, qui rentrent tous, cependant, soit dans l'une, soit dans l'autre de ces catégories :

Dans la première, la part de la génération à la propagation des maladies locales, est rendue évidente par l'origine *innée* de celles de ces affections endémiques qui n'atteignent les êtres que par elle. Ainsi nous avons vu des pères et mères exempts de la contagion des lieux où ils sont de passage, l'inoculer à ceux de leurs enfants conçus sous ce fâcheux empire : le goître, le crétinisme, la scrofule, etc., nous en ont présenté des exemples (T. II, p. 525) ;

Dans la seconde, la part de la génération à la propagation des maladies locales, est d'autant plus frappante qu'elle se continue par l'*hérédité*, et qu'elle se manifeste, en dehors et au delà de l'influence des climats, de l'influence des lieux :

Les enfants procréés, loin des lieux et loin des climats dont leurs auteurs avaient antérieurement subi l'action morbide, apportent à la vie les caractères morbides des climats et des lieux quittés par leurs auteurs (T. II, p. 608). Les faits ne permettent point de doute: l'hérédité propage et continue la lèpre, l'éléphantiasis (1), la scrofule (2), la phthisie (3), la pellagre (4), et au delà des pays où elles sont endémiques: l'émigration des pères, durant un certain temps, ne sauve pas les produits; confirmation remarquable de deux faits à nos yeux parfaitement établis, l'action pathologique du séjour antérieur, démontrée par Boudin, et le transport séminal de l'habitude endémique, soit qu'elle modifie le TYPE, soit qu'elle affecte l'ÉTAT spécifique des êtres.

Tout prouve donc, pour conclure, que l'hérédité a une part, et une part d'une grande étendue, dans le développement et dans l'histoire de la géographie morbide; tout prouve qu'il existe une hérédité pathologique des lieux.

III. — De l'hérédité pathologique des temps.

L'application des mêmes principes aux maladies qui, au lieu d'occuper un point déterminé de la surface du globe, occupent une période plus ou moins prolongée de la vie générale, et frappent successivement ou simultanément tous les points de la terre, nous conduit à reconnaître, aussi positivement, une hérédité pathologique des temps.

Les perturbations morbides d'une période, ou d'une phase quelconque de la vie des espèces, se transmettent de même, et par la même loi, que les perturbations morbi-

(1) Fourcault, *Causes générales des maladies chroniques*, p. 192, 196. — (2) *Traité du vice scrofuleux*, p. 216. — (3) Bricquet, *Recherches statistiques sur l'étiologie de la phthisie pulmonaire*. — (4) *Gaz. médicale de Paris*, 3e série, t. III, p. 89.

des d'un âge quelconque, ou d'un moment de la vie de l'individu, qui correspondent avec le moment du coït (T. II, p. 458, 490 et suiv.).

On peut poser en règle que : *toute maladie, si nouvelle qu'elle soit, qui a son origine dans la constitution médicale d'une époque, et n'est point de sa nature incompatible avec l'intime union des sexes, est transmissible par elle.*

Les épidémies n'échappent donc point, ainsi qu'on le pourrait croire, à la loi générale de l'hérédité. La génération agit sur leur principe et sur leur transmission, et en mêle la semence à la semence de l'être.

Il en est au moins une, d'après Piorry (1), dont le germe semble être transmis par la parenté, c'est la petite vérole : la petite vérole et la rougeole, maladies toutes deux originaires d'Asie, toutes deux inconnues aux Romains et aux Grecs de l'ère hippocratique, ne commencèrent en effet à se répandre, suivant les traditions arabes, que sous le califat d'Omar (2). L'invasion première de ces épidémies frappa les Orientaux de la même épouvante et de la même surprise que le choléra-morbus les peuples de nos jours : de l'Arabie, le mal se propagea en Espagne, de l'Espagne dans toute l'Europe, où, en voie de s'éteindre, il ne revêt plus guère que le type sporadique, et donne sous ce type des preuves manifestes de transmissibilité par la voie séminale (T. I, p. 252).

Une autre épidémie, tout aussi formidable, la peste d'Orient, après avoir aussi, à diverses reprises, propagé ses ravages du midi jusqu'au nord, offrirait aujourd'hui, selon plusieurs auteurs, les mêmes apparences de transport héréditaire (3).

____

(1) Piorry, *ouv. cit.*, p. 47. — (2) Mahon, *Médecine clinique*, p. 176. —
(3) Poilroux, *Recherches sur les maladies chroniques*, p. 249.

Mais la pathologie historique, d'après Hecker, assigne positivement à l'action séminale sur les épidémies des diathèses morbides qui existent de nos jours, la goutte, la lèpre d'Orient, le scorbut, la syphilis, les scrofules, etc., un empire d'une tout autre étendue. Jamais, selon le savant professeur de Berlin (1), ces maux dont ont souffert, et dont souffrent encore les peuples de l'Europe, ne sont venus fondre sur eux, tous à la fois ; inconnus plus ou moins absolument aux peuples de l'antiquité, ils se sont succédé par phases épidémiques :

La goutte vient la première, dans l'ordre des temps, et, d'après les anciens, l'Égypte en fut le foyer ; bien qu'il soit difficile de fixer l'époque précise du commencement et celle de la fin de cette épidémie, il semble probable à Hecker qu'elle commença deux siècles avant l'ère chrétienne, et qu'elle continua six cents ans plus tard. Elle eut, à son début, comme la majorité des épidémies, des caractères très-graves ; les écrivains du temps peignent de sombres couleurs les symptômes de ce mal alors si redouté ; l'inflammation aiguë et simultanée de toutes les articulations était un phénomène aussi commun que l'atrophie, les ankyloses, et les difformités incurables qui lui succédaient.

Or, dès les premiers temps de son apparition, ce mal dont l'hérédité, sous le type sporadique qu'elle affecte de nos jours, est si bien démontrée, désolait des familles entières, et se propageait par la génération.

Vint plus tard, au milieu de diverses épidémies qui lui succédèrent, la lèpre d'Orient, terrible importation qui

(1) J. F. K. Hecker, *Discours sur les diathèses morbides qui ont successivement affecté les peuples de l'Europe.* — Voyez *Revue médicale*, 1838, t. I, p. 12.

suivit la conquête du royaume de Pont, et le retour des
aigles romaines en Italie ; revenue sur ses pas, après un intervalle de disparition, elle se répandit de nouveau en
Europe, et parut s'y fixer définitivement, au second siècle
de notre ère ; à dater de ce moment, elle ne s'arrête plus,
n'épargne sur sa route ni palais, ni chaumière, revêt, au
septième siècle, la forme épidémique, diminue, sans raison
appréciable, dans le cours du quatorzième, et cesse par degrés vers la fin du quinzième. Comme toutes les variétés
de la goutte, toutes celles de cette horrible diathèse, en
laissant aux rapports sexuels leur énergie, en leur imprimant même une ardeur incroyable, ajoutaient à la force
de la contagion et de l'épidémie celle de l'hérédité du fléau
destructeur : et de nos jours, où il est remonté vers son
berceau, et n'existe plus guère qu'à l'état sporadique sous
le climat d'Europe, l'hérédité, reconnue et très-bien constatée par les observations de Vidal à Martigues (1), de
Bœck en Suède (2), d'Alibert et de Fodéré en France,
de Schilling à Turin (3), de J. Adams et de Th. Heberden,
au lazaret de Madère, et d'Anesley, dans l'Inde (4), l'hérédité retient sur lui tout son empire, et semble même à
divers auteurs la cause unique de sa persistance dans les
localités qu'il afflige encore (5).

Une troisième affection, complétement nouvelle selon
plusieurs auteurs, Wierus, Citois, Friend, etc. ; selon d'autres, Sennert, Forestus, Van Swieten, Richter, Lind,
Coray, etc. (6), connue de toute antiquité, sous différents

---

(1) *Mém. de la soc. roy. de méd.* en 1782, p. 201. — (2) *Ubi suprà.* —
(3) Gibert, *Traité pratique des maladies de la peau*, 2ᵉ édit., p. 362.—
(4) P. Rayer, *Traité théorique et pratique des maladies de la peau*, etc.—
(5) Fourcault, *ouv. cit.*, p. 192. — (6) *Bulletin de l'Académie de médecine*,
rapport de M. Pariset, t. IX, p. 885.

noms, et décrite sous le nom de grande rate par Hippocrate, le scorbut, remplace la lèpre, et la marche de cette
autre épidémie, dit Hecker, est un exemple frappant des
métamorphoses de la constitution générale. Les Allemands
surtout furent surpris de l'aspect de ce symptôme qu'ils
n'avaient jamais vu, et son apparition coïncida avec celle
de la suette anglaise dans l'armée d'Henri VII, en 1486 :
à partir de cette époque, le scorbut devint une dyscrasie
dominante qui compliquait toutes les autres affections, et
resta jusque dans le dix-huitième siècle une des maladies
les plus redoutées : aujourd'hui disparue, elle n'existe plus
guère que dans quelques parties isolées de l'Orient. Alors,
comme aujourd'hui, dans les parties du globe qu'elle dé-
sole encore, telle que l'Arabie où elle a pris le nom de
plaie de l'Yémen, ou de plaie de l'Hedjaz, et sévit très-
inégalement selon les races (1), elle se mêlait tellement à
la génération, que Hecker croit devoir attribuer à son
alliance l'épidémie terrible qui lui succéda, dès le
quinzième siècle, celle de la syphilis.

Toutes les hypothèses, soutenues à grand renfort d'é-
rudition sur le point de départ de ce nouveau fléau, sont,
toutes, à ses yeux, également inexactes : elle n'appartien-
drait pas plus à l'Amérique ou à l'Italie, qu'à l'Égypte, à
l'Allemagne ou à l'Angleterre. Ses formes primitives auraient existé partout, de mémoire d'homme, et les symptômes nouveaux qu'elle revêtit en 1495, ne seraient que le
résultat de son alliance avec la diathèse scorbutique (2).
Toujours est-il qu'aux témoignages invoqués à l'appui de
l'ancienneté de cette affection, et qui la montrent connue,

____

(1) Ant. Petit, *Sur les maladies de l'Arabie en général et la plaie de
l'Yémen en particulier*, dans *l'Expérience* (octob. 1839). — (2) Hecker,
loc. cit.

de temps immémorial, en Chine (1), dans l'Indoustan, l'Afrique et l'Amérique (2), se joignent maintenant les curieux documents recueillis par E. Littré (3), qui mettent, selon nous, hors de doute, l'existence, en Europe, et la contagion de l'affection vénérienne avant l'épidémie. Mais bien que, depuis un demi-siècle. selon Hecker, l'extinction de la diathèse scorbutique ait ramené la syphilis à ses conditions premières, la génération ne laisse point de transmettre encore, des auteurs aux produits, le germe des désordres morbides de cette épidémie vieille déjà de près de quatre cents ans.

La diathèse qui survient ensuite et qui exerce ses ravages dans notre siècle, c'est, dit le professeur Hecker, la diathèse scrofuleuse, qui, sous des apparences moins terribles, ne laisse pas d'être aussi répandue et plus destructive encore que le scorbut.

On le comprendra sans peine, lorsque nous ajouterons que, pour Hecker, comme pour Pujol, pour Portal, pour Poilroux, la phthisie pulmonaire et toutes les autres formes de la dyscrasie tuberculeuse, n'en sont que des variétés : elle date du commencement du dix-septième siècle, époque où le mal de Pott, une des formes les plus incurables de la scrofule, commença de se montrer çà et là dans les comtés de Dorset et de Sommerset, se répandit ensuite dans toute l'Angleterre et tout le nord de l'Europe, passant de génération en génération, comme de ville en ville, et laissant derrière lui, en différents lieux, où les hommes contrefaits et rachitiques abondent, des témoignages vivants de son existence.

<hr>

(1) Mahon, *Médecine clinique*, p. 251. — (2) Swediaur, *Traité complet sur les symptômes, les effets, la nature et le traitement des affections syphilitiques*, t. I et II, introduction. — (3) *Gaz. médicale de Paris*.

On sait, malheureusement, par les ravages qu'elle fait tous les jours sous nos yeux, par les populations adultes que déciment la scrofule, le rachitisme, la phthisie pulmonaire, par les générations qu'elles frappent de père en fils, à la fleur de la vie, si cette épidémie de notre siècle a rien perdu, ni de sa force spontanée, ni de sa force séminale de propagation.

L'hérédité des temps est donc une des sources de la persistance actuelle de la plupart des diathèses morbides de nos jours.

Mais si ces faits sommaires, que nous venons de rappeler, suffisent pleinement à démontrer le principe de cette hérédité pathologique des temps, ils ne sauraient nous en révéler l'étendue.

Dans la réalité, elle est telle qu'elle embrasse toutes les formes et toutes les espèces de maladies.

Ce point ressort de l'histoire, de l'essence, et de l'origine des phénomènes morbides de toutes les natures.

Un premier ordre de preuves rationnelles se déduit du principe établi que toutes les maladies sont, comme nous ne cesserons de le répéter, étrangères à l'ÉTAT SPÉCIFIQUE des êtres (voy. T. II, p. 508); que leur nature, en d'autres termes, que leur origine, que leurs caractères sont très-positivement distincts des caractères, distincts de l'origine, distincts de la nature des espèces animales ; que, loin d'être contemporaines de leur institution, elles ne sont même point toutes d'une seule et même époque, ni, comme nous l'avons vu, d'une seule et même partie de la surface du globe : comme leur géographie, les affections morbides ont leur chronologie.

Le second ordre de preuves se déduit du fait même, sur lequel nous avons si longuement insisté, de l'hérédité *actuelle* de toutes les maladies dont chacune remonte à un point différent de l'espace et du temps.

Mais ce n'est point sur la seule essence des maladies, que s'étend l'influence séminale des époques ; c'est même sur leur *fréquence* relative, c'est jusque sur les *expressions* que les affections morbides sont susceptibles de prendre.

Ainsi, si l'on compare la fréquence relative des névropathies à celle de la plupart des autres maladies qui sévissent de nos jours, nous voyons que, d'après le témoignage unanime des observateurs les mieux placés pour voir, Zimmermann (1), Tissot, Pomme (2), etc., témoignage confirmé par les recherches et les travaux d'auteurs de ces derniers temps (3), les premières sont en voie de progrès continu, depuis près d'un siècle.

Si, dans ces maladies elles-mêmes, nous comparons la fréquence relative des formes qu'elles affectent, nous voyons de ces formes qui doivent à l'influence manifeste des époques un progrès ascendant, et d'autres qui lui doivent une décroissance voisine d'une extinction finale : c'est ainsi, qu'à côté du crétinisme qui passe, de l'idiotie, si commune chez les tribus sauvages et les peuples arriérés, et qui, à notre époque, devient de plus en plus rare, se trouvent l'hystérie (4), le cancer, la méningite ; se trouvent l'aliénation, perturbation mentale des peuples civilisés, qui ne cessent de s'étendre ; et c'est encore ainsi que, parmi les expressions possibles du délire, il en est plusieurs, comme le vampirisme, la démonomanie, la choréomanie, etc., qui tendent à disparaître ; il en est plusieurs autres, comme le suicide, qui ne s'arrêtent plus.

(1) Zimmermann, *Traité de l'expérience*, t. III, p. 342. —(2) Pomme, *Traité des affections vaporeuses des deux sexes.* — (3) *Gazette médicale*, 15 janvier 1842. — Ellis, *ouv. cit.*, p. 73. — (4) Mussel, *Traité des affections nerveuses ou névroses.*

Or, n'avons-nous pas vu, plus haut, en démontrant le fait de l'hérédité de *similitude* de toutes les maladies, que l'hérédité se prête, comme les époques, à ces métamorphoses, et réfléchit, non-seulement les espèces morbides, mais les expressions, quelle qu'en soit l'origine, quelle qu'en soit la nature, sous lesquelles elles se montrent chez les générateurs (T. II, p. 674, 766 et suiv.).

Et maintenant, si, comme la chronologie des espèces et des formes morbides nous l'atteste, les espèces et les formes morbides peuvent remonter à l'influence des temps; si leur évolution obéit à la loi de succession des époques, et que leur physionomie se teigne, en quelque sorte, dans la génération, de la couleur des âges; tout vient légitimer ce corollaire de la règle que nous avons posée :

Les constitutions pathologiques d'époques qui, dans les circonstances précédemment fixées, agissent sur les espèces, ou agissent sur les formes de la maladie, ont la même action sur leur hérédité.

Ce n'est point tout; cette action ne se limite point à la simple durée de l'état morbide des temps qui la déterminent.

Par la même raison, et de la même manière que, sous l'empire organique du séjour antérieur, les modifications, morbides ou non morbides, produites par les climats ou par les lieux, persistent plus ou moins de temps, et continuent d'agir sur les générateurs et sur leurs descendants, à distance des climats et des lieux qui les causent, les modifications, morbides ou non morbides, produites par les époques ou les temps antérieurs, se prolongent chez les parents, et se transmettent aux enfants, à distance des époques ou des temps qu'elles rappellent.

Nous retrouvons, en d'autres termes, dans la succession des phases épidémiques de la maladie, et dans leur action sur les races humaines, la même loi que la science a depuis longtemps saisie dans la succession et l'action des saisons sur les individus : de même que l'influence de la saison précédente se continue et s'exprime dans la saison actuelle, toute constitution physiologique ou pathologique d'une époque retentit plus ou moins, et s'exprime plus ou moins, par la génération, dans celle qui lui succède.

Ce n'est qu'ainsi que se retrouvent et se prolongent, de nos jours, des affections morbides de temps déjà loin de nous, la lèpre, le scorbut, la syphilis elle-même, etc., débris d'épidémies et de constitutions pathologiques éteintes.

Il arrive, pour toutes celles des maladies qui remontent à cette source, un moment où l'hérédité devient la dernière et presque l'unique cause de leur persistance ;

Il arrivera, sans doute, par le bienfait du temps, par l'amélioration de l'état social, par le progrès de l'art et de l'application des règles hygiéniques à la vie générale, pour une partie des maux qui nous rongent aujourd'hui ; mais la délivrance n'en sera, pour nos neveux, qu'une métamorphose. La même loi s'accomplit sur la terre et dans le ciel : au ciel, les astres changent, les étoiles disparaissent, de nouveaux mondes naissent, où se révèlent tout à coup, à l'œil de l'astronome, dans un rayon de lumière ; sur la terre, il en est ainsi de toutes les formes spécifiques de la vie, ainsi même des formes de la souffrance et de la mort : en même temps que, les yeux sur les pages souvent si tristes de l'histoire et de la vie des êtres, le médecin étonné note, dans un point du temps, ou dans un point du globe, la disparition d'anciens types du mal, d'affections autrefois dévorantes et terribles, l'éclair de la douleur l'illumine tout à coup sur des types inconnus et parfois formidables de la maladie : la vérole vieillit, la peste d'Orient décroît, et le choléra commence.

Pour nous résumer :

1° Les âges, les climats, les lieux et les époques ont leur caractère, ils ont leur génie : ce génie détermine des altérations de l'ÉTAT spécifique, comme il en détermine du TYPE spécifique ;

2° L'hérédité reproduit les altérations de l'ÉTAT spécifique, où les maladies que déterminent les âges, que déterminent les lieux, les climats et les temps, comme elle reproduit les altérations du TYPE spécifique, ou modifications physiologiques qu'ils causent ;

3° L'hérédité des âges, l'hérédité des lieux, des climats et des temps, ne se limite point aux seules espèces morbides dont ils sont l'origine : elle s'étend encore à toutes les mutations de nature, ou d'expression, que les âges, les lieux, les climats, ou les temps, apportent à toutes celles des espèces morbides qu'ils n'engendrent point.

Quel immense horizon, sur le passé, le présent, l'avenir des maladies, ces considérations n'ouvrent-elles pas à l'étude de leurs origines ! Dans quel lointain, surtout, ne rejettent-elles pas une grande partie des causes que la tendance de l'esprit est de chercher et de ne voir que dans les circonstances les plus contemporaines, les plus immédiates, les plus actuelles du mal !

Une secte des Hindous, dont la foi générale est celle d'une perpétuelle renaissance des personnes, jusqu'à l'absorption finale dans Brahma, voulant rendre sensible le lien idéal qui, dans cette croyance et dans la théorie du mal qui en découle, joint l'existence présente à celle dont elle provient et qui l'a précédée, a trouvé cette formule : *la vie antécédente de l'être, c'est le destin.*

Cette formule, appliquée non à d'imaginaires, mais à de positifs précédents de la vie, est d'une vérité frappante, pour le médecin, comme pour le philosophe : le présent, en effet, pour la nature de l'être, pour ses divers degrés de développement physique, de développement moral, pour ses divers états de santé et de maladie, n'est, ni ce qui seul importe, ni ce qui seul opère ; tout descend de plus loin ; l'être est tout entier sous la fatalité, il est sous le destin d'une vie antérieure. Cette vie précédente est la vie de ses pères ; il ne procède point seulement de leur nature, c'est-à-dire du seul TYPE et des seuls caractères natifs de leur espèce et de leur personne ; il procède encore de leur ÉTAT spécifique et individuel d'organisation ; il procède du concours de toutes les influences qui participent en eux à sa production : des temps où ils vivaient, des lieux qu'ils habitaient, de leur genre d'existence, du degré de développement, du mode et de l'exercice de leurs facultés ; il procède jusque de leurs actions, et subit, du berceau à la tombe, la loi de leurs erreurs, la loi de leurs souffrances, la loi de leur mort.

ARTICLE II.

Des lois de marche, de durée, et de traitement de l'hérédité morbide.

Ici s'offrent à nous les deux derniers problèmes qui ferment la longue série de ceux traités dans le cours de ce pénible ouvrage.

Jusqu'à quel point ce destin de la vie antérieure de l'être dans ses pères, est-il ou n'est-il pas affranchi du hasard, dans l'ordre de la nature?

Jusqu'à quel point est-il donné à la nature et à la prévoyance humaine, de s'y soustraire?

Les règles de la marche et de la durée des lois de l'IN-

NÉITÉ et de l'HÉRÉDITÉ dans la génération, répondent à la
première de ces deux questions ; les règles du traitement
de l'hérédité morbide répondent à la deuxième.

§ I. — Des règles de la marche et de la durée de l'INNÉITÉ et de
l'HÉRÉDITÉ dans la génération.

Les deux lois parallèles que la génération nous a présentées, dans le développement et la propagation de tous
les phénomènes et de tous les états de la nature des êtres,
reconnaissent-elles des règles de marche et de durée? Indubitablement, et nous avons même dû le faire pressentir
ailleurs, le chaos apparent et la bizarrerie de leurs expressions cachent un ordre admirable. Nous pouvons
ajouter maintenant, que cet ordre serait à lui seul la
consécration empirique et logique la plus absolue de la
théorie que nous avons émise ; car, si réel qu'il soit,
nous allons démontrer qu'elle seule le révèle et le met
en lumière, et que, sans elle, il reste inaccessible aux
sens et à l'intelligence.

I. — Des règles de la marche de l'INNÉITÉ et de l'HÉRÉDITÉ.

La marche de l'innéité et de l'hérédité dans la génération ouvre cette série de preuves.

Pour les rendre plus frappantes, les mettre dans tout
leur jour, nous allons rappeler d'abord isolément la marche de chaque loi.

1° Marche de l'INNÉITÉ dans la génération :

Quand on ne considère, soit dans la même portée, soit
dans la succession des portées d'un même couple, ou de
différents couples, que l'INNÉITÉ seule, sans distinction
d'essence entre les phénomènes dont elle est l'origine, on
voit que la marche qu'elle suit, dans la répartition entre

les produits, du nouveau caractère qu'engendrent les auteurs, rentre toujours dans l'une de ces alternatives :

1° L'INNÉITÉ atteint indifféremment, et sans distinction de sexe, *tous* les produits ;

2° L'INNÉITÉ n'atteint, sans distinction de sexe, ni distinction de tour, qu'*une partie* des produits ;

3° Elle atteint et épargne, tour à tour, les produits, sans distinction de sexe ;

4° Elle atteint et épargne tour à tour les *deux* sexes ;

5° Elle atteint, constamment et exclusivement, soit la totalité, soit seulement une partie des produits d'un *seul* sexe.

Le développement congénial d'une foule de phénomènes, les uns physiologiques, les autres pathologiques, nous offrent des exemples de ces différents cas :

Le premier n'est pas rare : souvent l'anomalie, ou la maladie, d'origine congéniale, qui naît dans une famille, en frappe tous les enfants : nous avons vu des pères et mères d'intelligence, de bonne constitution, de bonnes mœurs, de bonne famille, n'engendrer que des idiots et des impuissants ; des pères et mères, doués de l'ouïe et de la parole, n'engendrer que des sourds-muets ; d'autres, d'une conformation irréprochable, n'engendrer que des produits atteints d'ectromélie, ou de polydactylie, ou de spina bifida, ou d'atrésie de l'anus ; d'autres, non tuberculeux, inoculer à tous leurs enfants le principe de la phthisie pulmonaire, ou de la méningite tuberculeuse, etc., etc.

Le deuxième cas est d'une grande fréquence : le plus généralement l'anomalie, ou la maladie congéniale, n'atteint qu'une partie des produits des deux sexes. Les mêmes hémithéries, les mêmes monstruosités, les mêmes affections, nous en ont présenté une foule d'observations

(T. I, p. 134, 294, 407, etc. et T. II, IV° part. *passim*).

Le troisième cas, si digne d'attention, est déjà beaucoup moins ordinaire : on voit quelquefois, dit Burdach, dans ces unions malheureuses, les produits normaux alterner avec les produits anormaux : le spina bifida, le nanisme, le géantisme, l'albinisme, la surdi-mutité, etc., ont offert des exemples de ces alternations. Dans une famille où se trouvent plusieurs enfants rapprochés d'âge, souvent, dit Puybonnieux, les sourds et les entendants y sont placés dans un ordre alternatif (1). Nous en avons nous-même emprunté plus haut (T. I, p. 427) à Bouvyer, Desmortiers, deux bien curieux exemples.

On a encore vu, à l'École de Paris, un enfant complétement sourd-muet, né de la même couche qu'un autre entendant parfaitement (2). Dans une autre famille dont parle Van Dœveren, le spina bifida avait ainsi atteint, alternativement, trois des enfants sur huit (3). Nous avons rapporté, plus haut, d'après Venette, l'exemple d'une famille de huit enfants, dont quatre nains, où la naissance des quatre derniers avait offert le même entrecroisement. Souvent encore, d'après Geoffroy Saint-Hilaire, plusieurs individus normaux naissent ainsi entre deux albinos, etc.

Le quatrième cas, d'une périodicité plus étonnante encore, ne manque point non plus d'exemples : la surdi-mutité, entre autres anomalies, en présente de notables. Dans d'autres familles, dit en effet Puybonnieux, on voit les sourds-muets entremêlés d'une manière non moins régulière, mais d'une autre façon ; et comme si la nature qui agit, voulait défier tous les calculs, ce ne sont pas *tous*

_____

(1) Puybonnieux, *Mutisme et Surdité*, p. 35. — (2) Id., *loc. cit.* —
(3) Burdach, *Traité de physiologie*, t. II, p. 246.

les enfants du *même sexe* qui subissent les effets de la surdité ; mais une *fille* d'abord, puis un *garçon* (1).

Il n'est pas très-rare de rencontrer le même entrelacement des sexes dans le développement congénial des diverses espèces de maladies.

Le cinquième et dernier cas, le développement congénial de l'anomalie, ou de la maladie, sur la totalité ou sur une partie des produits d'un même sexe, est cependant plus commun : la chromatopseudopsie, l'ichthyose, l'hémorrhaphilie, etc., nous en ont présenté des cas contradictoires, c'est-à-dire où le mal, chez certaines familles, n'attaquait que les mâles, chez d'autres, que les femelles, et il n'est peut-être point d'affection morbide qui ne puisse adopter cette voie élective de génération.

Est-il, nous le demandons, pour tous les esprits qui refusent d'admettre, dans la procréation, d'autre loi que l'INNÉITÉ, ou que la diversité séminale des êtres, est-il d'autre théorie, est-il d'autre conclusion possible de la bizarrerie d'une pareille marche, que celle que Puybonnieux en déduit, en ces termes : « Qu'est-ce donc, alors, que ce mal si capricieux, qui semble choisir ses victimes, procède sans règle, et auquel il n'est permis d'assigner aucune cause fixe, qui se produit ici sous une forme, et là sous une autre ? *C'est l'œuvre du hasard ;* car rien n'est plus infini, plus varié que le *hasard,* et jusque-là la science n'en sait pas davantage. »

Pour nous, dans l'ordre d'idées où se place l'auteur, qui ne voit, ni ne comprend l'action de l'hérédité, se mêlant à l'action de la loi opposée qui lui dicte ces paroles, nous penserions comme lui.

____

(1) Is. Geoffroy-Saint Hilaire, *Histoire générale et particulière des anomalies,* Paris, 1832, t. I, p. 316.

2° Marche de l'HÉRÉDITÉ dans la génération :

D'autre part, si l'on se prend à ne considérer, dans la procréation, que l'HÉRÉDITÉ seule, sans distinction de nature entre les phénomènes de la vie qu'elle propage, on découvre qu'elle affecte, dans leur transmission, une marche identique à celle de l'INNÉITÉ, dans leur formation.

L'hérédité nous offre, en effet, dans sa marche, les mêmes alternatives :

1° Nombre de fois l'affection du père ou de la mère atteint tous les enfants : ce cas se rencontre surtout dans les circonstances où le mal est d'une nature constitutionnelle, et où il est commun aux deux générateurs.

2° Plus fréquemment encore, la maladie du père ou de la mère, ou de tous deux, n'atteint, sans distinction de sexe, qu'une partie des enfants : les simples anomalies, la polydactylie, l'ectrodactylie, la scissure des lèvres ou du voile du palais, l'ectromélie elle-même, l'hémératopie, la chromatopseudopsie, la microphthalmie, la cécité, la surdi-mutité, nous en ont présenté une foule de cas inutiles à rappeler (Tom. I, p. 291 et suiv., 400, 434).

Les maladies locales, les affections bornées, soit à un seul organe, soit à un seul système, particulièrement les affections nerveuses, les névralgies internes, les viscéralgies, les convulsions, l'épilepsie, l'aliénation, etc., ne frappent, de même, le plus souvent, qu'une partie des produits.

Il en peut être ainsi, sans aucune exception, de toutes les maladies constitutionnelles : de l'hémorrhaphilie (1), de la goutte (2), du calcul (3), de la phthisie (4), du

(1) *Gaz. des hôpitaux*, 2e série, t. VIII, p. 592. — (2) Ch. L. Liger, *Traité de la goutte*, 2ᵉ part., p. 63. — (3) Montaigne, *Essais*, liv. II, ch. XXXVII. — Chopart, *Traité des maladies des voies urinaires*, t. I, p. 184. — (4) Fournet, *ouv. cit.*, t. II, p. 12-18. — Piorry, *ouv. cit.*, p. 90.

cancer (1) : [nous en avons encore rencontré récemment un exemple remarquable chez des commerçants : la mère, morte d'un cancer de la face, n'a transmis le mal qu'à son second fils ; l'aîné, jusqu'à ce jour, n'en offre point de trace.

La scrofule, malgré la négation de Lugol (2) et de Patouillet, le vice herpétique, la lèpre, la vérole, n'en donnent pas moins d'exemples :

Les observations de Baumes (3), de Baudelocque (4), de Serrurier (5), de Piorry, de Fourcault (6), etc., prouvent, sans réplique, que tous les enfants issus de parents scrofuleux, ne sont pas scrofuleux ; d'autres faits rapportés par Alibert, Rayer et Devergie (7), démontrent, combien il est fréquent de voir des enfants sains naître de parents dartreux, et des enfants dartreux, à côté d'enfants sains provenant du même lit : il n'y a pas jusqu'à l'éléphantiasis, dont la propagation par la voie séminale n'ait de ces intermittences.

Elles sont très-remarquables et très-anciennement remarquées dans le transport de la syphilis : ainsi, Laurent Joubert (8), Rosen, Mahon (9), etc., conviennent que des pères ou des mères atteints de la syphilis la plus manifeste, peuvent donner naissance à des enfants qui n'en offrent aucun symptôme ; et que d'autres parents, victimes du même mal, engendrent des enfants vérolés à

______

(1) Récamier, *ouv. cit.* — Cayol, *art. cit.* — (2) Lugol, *Recherches sur la maladie scrofuleuse.* — (3) *Traité sur le vice scrofuleux,* p. 36. — (4) Piorry, *ouv. cit.,* p. 84. — (5) Serrurier, *du Mariage considéré dans ses rapports physiques et moraux,* p. 30 et 41. — (6) *Ouv. cité,* p. 67. — (7) *Gaz. des hôpitaux,* 24 mai 1845. — (8) Laurent Joubert, *des Erreurs populaires et propos vulgaires touchant la médecine,* liv. II, ch. XII. — (9) Mahon, *ouv. cit.,* p. 370, 409.

côté d'enfants sains. A ces autorités positives s'ajoutent les documents fournis par le docteur Simon, dans son *Mémoire sur la syphilis congéniale* (1). C'est un fait extraordinaire, dit-il, et cependant incontestable, que la dyscrasie syphilitique frappe un enfant, épargne l'autre, et se montre de nouveau sur un troisième, *bien qu'on n'ait pu remarquer aucune modification dans la santé des parents.*

Quelques faits sont trop curieux pour ne pas les citer: La femme d'un homme qui avait eu le nez et le palais détruits par la vérole, depuis son mariage, donne le jour, après plusieurs avortements, à un garçon sain et des plus vigoureux ; mais, après sa naissance, elle a de nouvelles fausses couches, et finit par mourir d'un *herpès humidus* qui s'était étendu graduellement à tout le corps: le mari, guéri par les frictions mercurielles, épouse sa cuisinière ; il en a trois enfants exempts de syphilis. Une seconde femme, infectée par un homme, en épouse un second, sans renoncer au premier ; engendre des enfants sains, mais a de son amant un dernier enfant qui meurt d'une syphilide varioliforme. Une troisième femme, traitée, sans être guérie, d'un mal vénérien, reçu d'un homme qui n'offrait aucun symptôme local appréciable de vérole, accouche, plusieurs fois, vers le huitième mois, d'enfants morts et portant les marques évidentes de la syphilis. Elle a de ce même homme un autre enfant vivant, mais qui meurt, l'année même, du même mal que les autres ; plus tard enfin, et quoique toujours sous l'influence de la syphilis, et souffrant d'exostoses à ne pouvoir marcher, elle engendre d'un autre homme une dernière fille saine et bien portante.

(1) Simon, *Mémoire sur la syphilis congéniale* dans le *Journal des connaissances médico-chirurgicales,* 3ᵉ année, p. 254.

3° Il n'est pas rare non plus de voir l'HÉRÉDITÉ, comme l'INNÉITÉ, épargner et frapper tour à tour les produits, sans distinction de sexe: dans une branche de famille ou l'achromatopsie était héréditaire, de quatre frères et de cinq sœurs, deux membres de chaque sexe avaient été ainsi atteints de l'anomalie (1). Dans une autre famille où l'héméralopie était héréditaire, l'aïeule qui transmit le mal à cinq enfants sur dix, le petit-fils qui le transmit à deux enfants sur cinq, ne le propageaient jamais de suite à deux enfants (2). L'albinisme, le bec de lièvre, la polydactylie, la surdi-mutité (3), l'idiotie, la folie, etc., et, comme l'indique Simon, la syphilis elle-même, ont de ces alternatives de propagation ;

4° Nous avons aussi vu l'HÉRÉDITÉ atteindre tour à tour les deux sexes, dans la succession des produits d'un même couple, et dans la succession des générations de la même famille ; marche si curieuse dont nous avons cru devoir esquisser le tableau (Tom. II, pag. 169-171).

5° L'HÉRÉDITÉ, enfin, dans beaucoup d'autres cas, nous a paru offrir, comme l'INNÉITÉ, une marche opposée, et n'atteindre constamment qu'un seul et même sexe, tantôt le sexe mâle, et tantôt le sexe femelle. L'achromatopsie, la triorchidie, l'ichthyose, l'épispadias, l'hémorrhaphilie, l'hystérie, etc., nous en ont offert plusieurs cas.

Nous renonçons à dépeindre l'étonnement où ce caprice et ce désordre apparents de l'hérédité ont jeté les auteurs : la surprise de Montaigne n'en laisse rien à dire ; la foi de plusieurs médecins dans l'hérédité de la maladie, ou de

____

(1) *American journal of the medical sciences*, avril 1845, p. 546. — (2) *Gaz. médicale de Paris*, 3e série, t. III, p. 556. — (3) Puybonnieux, *ouv. cit.*, p. 27.

toute maladie qui leur a présenté de ces interruptions, n'y a pas résisté (Tom. II, pag. 642). D'autres, comme Rosen, Willis (1), Roche et Sanson (2), en donnent des raisons détestables; d'autres ne savent qu'en penser (3); d'autres se bornent à reconnaître les faits et à conclure, comme Geoffroy Saint-Hilaire, que l'explication complète de tous ces faits est hors de la portée de la science actuelle (4).

Elle l'était, en effet, pour toutes les théories émises jusqu'au moment où écrivait l'auteur. Notre conviction profonde, et nous ne doutons pas qu'elle ne soit partagée, est que cet état de la science cesse par la solution si claire et si plausible qui jaillit, selon nous, et de l'ordre des idées et de l'ordre des faits exposés dans ce livre.

3° Théorie de la marche de l'INNÉITÉ et de l'HÉRÉDITÉ.

Cette solution embrasse les deux points du problème : La raison des lacunes ou des omissions de l'INNÉITÉ et de l'HÉRÉDITÉ dans la génération, et la raison des types et des intermittences que leur marche présente.

Nous n'avons déjà plus à donner, mais seulement à résumer ici nos explications sur le premier point, sur celui des lacunes de chaque loi dans sa marche :

Ces lacunes reconnaissent trois ordres distincts de causes : *La dualité des lois de la procréation; la dualité des générateurs; la pluralité des formules séminales.* Conformément à ce que nous avons démontré, en dix passages de ce livre (Tom. I, p. 280, 574, 615 et suiv., et Tom. II, p. 174, 225, 320, 640 et suiv.), l'impuissance, si longtemps radicale, de la science à saisir le principe de ce désordre apparent des actions séminales, tenait, avant

<hr>

(1) *De morbis convulsivis.* — (2) *Nouveaux éléments de pathologie,* t. I, p. 5. — (3) Fodéré, *Traité de médecine légale,* t. V, p. 376. — (4) *Ouv. cit.,* t. III, p. 878.

toute chose, à l'omission, commise par tous les auteurs, de l'une ou de l'autre loi dans la génération.

Personne jusqu'ici n'en avait pénétré l'action simultanée. Or, dès qu'on les isole l'une de l'autre, en idée, la marche de chacune d'elles, comme nous l'avons prouvé, reste inintelligible, et n'a d'autre théorie que le jeu du hasard.

Les remet-on, au contraire, toutes deux en présence, comme elles sont en concours, devant les mêmes faits, les deux lois aussitôt se renvoient la lumière, l'ordre caché se dévoile, et la marche de chacune trouve son explication complète dans celle de l'autre.

A peine est-il ici besoin de résumer cette explication, que nous avons déjà complétement donnée (Tom. II, p. 639-646) :

Les lois d'INNÉITÉ et d'HÉRÉDITÉ se servent mutuellement de mesure et de borne : elles ont l'une et l'autre, dans la nature et dans la succession de l'être, des lacunes *apparentes* et des lacunes *réelles* :

a. Les lacunes *réelles* de l'une et de l'autre loi sont une nécessité de leur dualité même ; elles naissent de l'impuissance où l'action parallèle et simultanée de chacune des deux lois, met chaque loi isolée, de régir seule et toujours la totalité des éléments de la vie.

Les lacunes *réelles* de l'INNÉITÉ et de l'HÉRÉDITÉ dans la génération ne sont jamais, par cette cause, universelles dans l'être : l'être, comme nous l'avons dit, ne peut être l'expression absolue d'aucune loi, d'aucune règle, ni d'aucune formule, mais l'assemblage vivant et harmonique de toutes (Tom. II, p. 345).

Les émissions d'action de l'INNÉITÉ, sur un point ou sur l'autre de la nature du produit, n'ont ainsi d'autre raison que l'action séminale de l'HÉRÉDITÉ, sur cette même partie de la nature du produit, dans la succession de l'être ; et, *vice versâ*, les omissions d'action de l'HÉRÉDITÉ n'ont de même d'autre raison que l'action séminale de l'INNÉITÉ, sur la même partie, dans la succession de l'être.

Or, comme les deux lois sont en antagonisme dans la composition de tous les éléments et de tous les caractères de l'organisme animé (Tom. II, p. 344), qu'elles tendent perpétuellement à se faire équilibre, et à changer, à chaque génération, d'organe, de fonction, ou d'élément, dans le nouvel être, les lacunes *réelles* de l'INNÉITÉ et de l'HÉRÉDITÉ, sur un point ou sur l'autre de la nature du produit, doivent être, ce qu'elles sont, en effet, continuelles.

Mais ces interruptions, si incompréhensibles, quand on n'a point saisi le dualisme des lois de la procréation, d'erratiques qu'elles semblent, dans toute autre hypothèse, se transforment, comme nous pensons l'avoir démontré, en accidents logiques de chacune des deux lois.

b. Les lacunes *apparentes* de l'INNÉITÉ et de l'HÉRÉDITÉ, sont d'un autre caractère et d'une autre origine :

Elles ne sont point des omissions, comme les premières, mais des déplacements ou des mutations d'expression de chaque loi dans la formation de l'être.

Il suffit, pour le voir, de ne point perdre de l'œil les principes établis : que ni l'INNÉITÉ, ni l'HÉRÉDITÉ ne régit exclusivement la totalité de l'être, et que ceux des éléments ou des caractères que régit chacune d'elles, sont sujets à varier de siége, ou de nature, dans chaque génération, chaque portée, chaque produit.

Beaucoup de suspensions *apparentes* de la loi de l'INNÉITÉ ne procèdent point, en effet, de la loi d'HÉRÉ-

DITÉ: les unes ne reconnaissent d'autre cause que le transport de l'INNÉITÉ sur un autre point, ou sur un autre élément de la même partie, ou du même système; les autres, qu'une simple métamorphose d'expression dans le même système, ou la même partie, chez le nouveau produit.

Beaucoup de suspensions *apparentes* de la loi de l'HÉRÉDITÉ ne procèdent point non plus de la loi d'INNÉITÉ, et ne reconnaissent pour cause : les unes, qu'une mutation dans l'action des auteurs ; les autres, qu'une conversion de nature dans les formules.

Nombre de fois, par exemple, le transport séminal d'un caractère quelconque, d'une anomalie, ou d'une maladie, au lieu d'être remplacé par le développement *inné*, dans ce produit, de tout autre phénomène *étranger à la fois au père et à la mère*, ne doit son interruption qu'à la substitution dans la même partie, ou dans le même organe, de l'action exclusive de l'un des deux auteurs à l'action de l'autre : le père est héméralope, la mère ne l'est pas, et transmet ses yeux à deux enfants sur cinq ; ces deux enfants échappent à l'héméralopie. La mère est seule atteinte d'affection cérébrale, le père en est exempt, et l'un de ses enfants, sur trois, reçoit de lui l'organe cérébral ; il échappe forcément à l'affection de la mère, qui se transmet aux deux autres.

On voit que, dans les deux cas, la lacune *apparente* de l'hérédité n'est que le remplacement d'un des auteurs par l'autre, dans le transport séminal.

Les substitutions de représentation exclusive, qui procèdent de l'hérédité en retour, telles que celles du père ou de la mère, par l'aïeul, ou par le bisaïeul, ont des effets semblables.

Nombre de fois, enfin, au lieu de procéder d'un changement de personne, l'arrêt *apparent* de l'hérédité procède d'un simple changement dans les expressions empiriques de la loi : la formule d'*élection*, à laquelle se trouvait attaché le transport de l'anomalie, ou de la maladie, vient à être remplacée, dans la partie qu'elle frappe, par une seconde formule, la formule de *mélange*, ou *vice versâ* (Tom. II, p. 394; 207 et suiv.); et, bien que ces deux formules appartiennent toutes deux à l'hérédité, cette simple conversion en impose pour l'arrêt de l'hérédité elle-même.

De ces raisons, évidentes à nos yeux, des lacunes de l'INNÉITÉ et de l'HÉRÉDITÉ dans la génération, il nous reste à passer au second point du problème, c'est-à-dire à celui des différents types qu'elles affectent dans leur marche et leurs alternatives.

Reconnaissons d'abord que, toute autre cause à part, il serait inévitable, dans cette pluralité des forces et des règles de l'action créatrice, que ces alternatives se développassent d'elles-mêmes.

Du moment, en effet, où différents auteurs, où différentes lois, où différentes formules, à diverses conditions, concourent toutes à la fois, en diverses circonstances, à la formation de l'être, ces alternatives pourraient représenter autant de combinaisons, sujettes à se produire et à se reproduire, comme les combinaisons de certains nombres qu'on mêle.

Nous pensons donc que, bien que chacune d'elles ait sa cause nécessaire et réglée dans une des conditions d'activité des lois de la génération, et dans les circonstances organiques qui président à la formation de l'être, il n'en est pas moins vrai que, dans différents cas, l'ordre où elles se développent peut, jusqu'à un certain point, procéder de l'action infinie du hasard.

Mais il faut se garder d'étendre, comme on l'a fait, au delà de ses limites, et de jamais accepter, comme l'unique théorie de ces alternatives, cette raison du hasard que Fontenelle a si bien nommé *un ordre de causes que l'on ne connaît pas*.

Cette raison si complexe, et qui sert tant de fois à en masquer tant d'autres, n'est ici, comme ailleurs, admissible qu'au point où toute autre raison intelligible et claire fait défaut à l'esprit, c'est-à-dire où toute cause et tout but évidents d'un phénomène échappent.

Or, dès qu'au lieu de ne tenir nul compte de l'essence, ni de l'origine des divers phénomènes qui découlent de l'action des lois d'INNÉITÉ et d'HÉRÉDITÉ, dans la génération, nous en analysons l'origine et l'essence; dès que nous portons les yeux sur les résultats de la marche des deux lois et des intermittences fixes ou irrégulières de leur succession, la raison et le but providentiel de ces vicissitudes se montrent:

1° Le phénomène, *inné* ou *héréditaire*, rentre-t-il, par sa nature, ou par son origine, dans l'ordre des phénomènes soumis à l'influence de la sexualité? Nous avons aussitôt la raison pour laquelle il frappe exclusivement les sexes de même nom: c'est que la sexualité opère électivement, dans l'action séminale, sur tous les phénomènes qui font naturellement, ou accidentellement, partie de ses attributs (Tom. II, p. 168, 165). Ces sortes d'alternatives, soit dans le développement, soit dans la transmission, dérivent nécessairement de celles qui se produisent dans le sexe des enfants.

Épargne-t-il, alors même, une partie des enfants du

sexe qu'il atteint? la loi de l'innéité, l'hérédité en retour, ou l'action de l'auteur opposé, nous l'expliquent.

2° Le phénomène, au contraire, est-il par sa nature, ou par son origine, indépendant de la sphère de la sexualité? nous avons aussitôt la raison pour laquelle il épargne et atteint, comme indifféremment, les enfants des deux sexes : c'est que la sexualité demeure indifférente à la génération et à la transmission de tous les phénomènes qui ne font point partie de ses caractères (T. II, p. 1267). Les alternatives qui se produisent alors, soit dans l'INNÉITÉ, soit dans l'HÉRÉDITÉ de cette classe de phénomènes, tiennent aux entre-croisements de l'action des deux auteurs, ou de l'action des deux lois.

Il n'y a donc pas lieu d'appliquer à ces cas la raison du hasard, puisque, dans tous ces faits, la raison du type fixe, ou du type variable de l'INNÉITÉ et de l'HÉRÉDITÉ dans la génération, ressort de leur essence et de leur origine; puisque nous rencontrons, dans tous ces phénomènes, le rapport naturel de la cause à l'effet, et que ce rapport dérive d'une règle démontrée :

Il y a de la règle dans l'action séminale des sexes de même nom ;

Il y a de la règle dans l'action séminale des sexes de nom contraire ;

Il y a de la règle jusque dans les vicissitudes de leurs alternatives, vicissitudes dont nous avons dressé le tableau (T. II, p. 171, 174).

Mais les entre-croisements, mais les oscillations de l'action des deux auteurs, de l'action des deux lois, sources de toutes ces intermittences si singulières, et qui, en décidant de la nature du sexe, de l'origine et de l'essence de chaque caractère, de chaque phénomène, soit *inné*, soit *transmis*, décident, par le fait, de l'application de ces différentes règles, sont-ils fortuits eux-mêmes, ou sont-ils affranchis de la loi du hasard?

Il suffit d'un coup d'œil réfléchi sur l'ensemble de tous ces accidents de la marche des deux lois dans la génération, pour pressentir, devant la coordination des types irréguliers ou réguliers qu'elles suivent, que tous ces accidents font partie d'un système.

Il est bien autrement visible, quand l'attention se porte sur le résultat général qu'il entraîne.

Ce résultat général, tel qu'il ressort des faits, lorsque l'on considère l'ensemble si remarquable de ces oscillations, et la succession de toutes ces alternatives, c'est que ce n'est constamment, ni toutes les parties, ni les mêmes parties des individus, ni toujours tous les êtres d'une génération, ni toujours tous les sexes, ni toujours les mêmes sexes, ni toujours la suite des générations, que les lois d'INNÉITÉ et d'HÉRÉDITÉ frappent.

Il y a, en d'autres termes, quelle que soit l'énergie de développement et de durée du phénomène INNÉ ou HÉRÉDITAIRE, il y a des éléments, des organes, des fonctions de l'individu; il y a des membres, des sexes de la même portée, de la même génération; il y a même des portées et des générations tout entières, qui échappent.

Ce résultat général, quel qu'en soit le principe, est donc essentiellement un fait conservatoire; mais comme il est constant et universel, et que jamais le hasard n'est de soi, ni à toujours, ainsi providentiel, il n'est point un hasard, mais une *finalité*; il dérive, en un mot, de la RAISON PREMIÈRE dont il est, à nos yeux, un ordre préétabli.

Et maintenant, si l'on veut savoir jusqu'à quel point cette combinaison profonde de la nature a ce dernier ca-

ractère, il suffit de lui enlever, successivement, chacun de
ses éléments, et de voir les conséquences :

Si l'innéité et l'hérédité avaient toujours frappé, sous
l'empire exclusif du père ou de la mère, la même partie,
le même organe, la même fonction de tous les produits,
dans des myriades de cas, les produits d'une foule de
générations mouraient tous avant l'âge ; les monstruosités
et les maladies congéniales, ou transmises, n'avaient plus
d'exception ;

Si toujours les mêmes lois atteignaient les mêmes sexes,
dans des myriades de cas, ce n'était pas la vie de l'individu, c'était la reproduction qui était menacée ; sous l'empire de diverses affections endémiques, ou épidémiques,
soumises à l'influence de ces deux mêmes lois, et toutes et
toujours frappant le même sexe, la génération arrivait à
manquer, ou de mâles, ou de femelles ;

Si toujours les mêmes lois atteignaient les deux sexes, la
reproduction arrivait à manquer à la fois de tous deux ;

Si toute génération, enfin, était atteinte, dans une foule
de cas se produisant fortuitement, l'espèce s'éteignait.

Rien de tout cela n'existe : dans la combinaison, telle
qu'elle se produit à la lumière des faits, tout est prévu pour
l'ordre, la durée, le maintien de l'œuvre de la vie ; l'action des deux auteurs, l'action de l'innéité et de l'hérédité, alternent incessamment ; elles parcourent et se partagent successivement, en permutant sans cesse, les éléments, les forces, les organes, les fonctions, les produits,
les sexes, les générations ; et par ce balancement, par ces
oscillations, par ces alternatives, se maintiennent ou se
reconstruisent, au milieu de toutes les causes de désordre,
de modification et de destruction de la vie, dont la géné-

ration recèle les principes, le TYPE et l'ÉTAT normaux d'institution des êtres.

II. — Des règles de la durée de l'INNÉITÉ et de l'HÉRÉDITÉ.

La durée, comme la marche de ces deux mêmes lois, a-t-elle aussi ses règles? En d'autres termes, les diverses espèces de phénomènes dont elles sont le principe, ont-elles ou n'ont-elles pas des limites de temps, dans la succession des générations où elles se développent?

1° Règles de la durée de l'INNÉITÉ dans la génération.

Sitôt que l'on disjoint l'action de l'INNÉITÉ de celle de l'HÉRÉDITÉ dans la procréation, les limites de durée de la première se montrent : mais, pour les bien saisir, il importe d'isoler la loi, des phénomènes dont elle est l'origine.

L'INNÉITÉ, de soi, *n'a pas de succession* : loi de la diversité séminale des êtres, il est de son essence d'agir et de finir, à chaque génération, et d'opérer ainsi, à l'infini, sur toutes, mais de ne s'y suivre pas ; sa continuité n'est qu'une incessante improvisation de nouveaux caractères. La question, sous cette forme, est donc aussi promptement résolue que posée : les limites de durée de l'INNÉITÉ sont celles de chaque génération où elle se développe : elle s'arrête, dans chacune, à l'acte où elle s'exprime. Mais cette solution, vraie pour l'INNÉITÉ en soi, comme force et type d'énergie séminale, ne l'est point pour la série des phénomènes sans nombre *dont* elle est le principe : tous, une fois produits par elle dans les êtres, tendent à se reproduire dans la génération, comme tous les caractères possibles de la vie; tous, pour se propager, tendent à passer, comme eux, sous l'empire d'une autre loi, la loi d'hérédité, et, dès qu'ils se succèdent, deviennent participants de ses règles de durée.

C'est donc exclusivement à l'HÉRÉDITÉ, que la question de durée de la succession s'applique.

2° Règles de la durée de l'HÉRÉDITÉ dans la génération

Cette succession a-t-elle ou n'a-t-elle pas de bornes?

Il n'est peut-être point de question plus obscure, pour peu que l'on s'écarte des principes établis, que l'hérédité laisse à tout caractère sa nature essentielle; il n'en est pas de plus claire, du moment qu'on l'applique à sa solution (T. II, p. 650).

L'hérédité n'a point de limites en elle-même : simple loi de reproduction vitale des phénomènes, ses règles de durée sont celles des caractères, quels qu'ils soient, qu'elle propage.

La plus fondamentale distinction que l'on puisse établir, sur ce point, entre les phénomènes, est donc celle des deux types généraux qui se fondent dans l'unité de l'être : le type SPÉCIFIQUE, le type INDIVIDUEL.

Il n'en est point de plus dissemblables en durée :

Le caractère essentiel du type SPÉCIFIQUE est d'être permanent : l'espèce est une, constante, immuable, uniforme, vis-à-vis d'elle-même.

Le caractère essentiel du type INDIVIDUEL est d'être transitoire : l'individualité est multiple, diverse, variable et passagère.

L'hérédité, qui les réfléchit l'un et l'autre, est donc nécessairement, pour en rester l'image, astreinte à maintenir, dans leur succession, cette inégalité de durée qui fait partie inhérente des deux types :

Elle doit être permanente, sous le type SPÉCIFIQUE;

elle doit être transitoire, sous le type INDIVIDUEL.

L'expérience nous révèle, en effet, de toutes parts, l'hérédité suivant, dans son évolution, ces règles opposées et logiques de durée.

L'hérédité de tout caractère SPÉCIFIQUE, ou de l'institution directe de la nature dans la création, a la perpétuité de succession du type auquel-il appartient ; nous en avons la preuve dans la propagation des espèces naturelles : toutes, sous toutes leurs formes, sous tous leurs attributs, à travers l'infini de leurs métamorphoses, à travers l'infini des générations, reviennent continuellement, dans la série des siècles, d'elles-mêmes à elles-mêmes ; variations, mutations, anomalies du *type*, anomalies de l'*état*, ne sont que des accidents d'un instant, sur lesquels elles exercent une force irrésistible de rappel à la loi.

Il n'en est pas seulement ainsi des caractères généraux de l'espèce ; il en est de même, encore, de ceux des variétés PRIMORDIALES sous lesquelles l'unité de l'espèce s'est produite sur le globe, dans certaines classes d'êtres : tels sont, à nos yeux, et nous avons l'espoir d'en présenter ailleurs la démonstration, tels sont ceux d'une partie des variétés auxquelles on a donné le nom de races dans l'espèce humaine, dans l'espèce du bœuf, dans l'espèce du chien, etc., qu'ils portent sur la structure, la forme, la couleur, ou tout autre élément de l'organisation. Ainsi, et contrairement à la thèse soutenue par Buffon, et vivement combattue par Pallas, l'hérédité de la bosse du bison, par exemple, et des bosses du chameau et du dromadaire, l'hérédité de couleur et de conformation des variétés blanche, noire, brune, jaune, rouge de l'homme, a, dans chaque variété, à moins de croisement, la même

continuité et la même durée que l'hérédité de l'espèce
elle-même.

L'hérédité de tout caractère, quel qu'il soit, du type
INDIVIDUEL, est loin de cet infini, loin de cette persistance : si durable qu'elle semble, de cette vie d'un instant
où elle nous apparaît, elle tend fatalement et toujours à
s'éteindre ; elle y tend, en raison de la nature transitoire
de tous les éléments de l'individualité ; elle y tend, en
raison des forces, relativement énormes, que l'espèce et
la génération développent pour la détruire.

La première de ces forces est l'INNÉITÉ, qui, à chaque
production, substitue dans le produit, aux caractères de
l'un et de l'autre générateur, de nouveaux caractères ;

La seconde de ces forces est la dualité même des auteurs qui concourent à la représentation, où chacun a sa
part, et dont chacun réduit nécessairement ainsi la répétition séminale de l'autre ;

La troisième de ces forces est la diversité partielle ou
totale des circonstances de la reproduction de l'être, le
temps, le climat, les lieux, l'âge, l'état physique ou moral
des parents, à chaque nouveau produit ;

La dernière, enfin, et à la longue la plus irrésistible de
toutes, est l'*action du grand nombre sur le petit nombre*
(Tom. II, p. 305-325).

Il n'est pas, en effet, un seul des éléments du type individuel qui, par la succession et la diversité des personnes dont il est condamné à subir l'impression séminale, ne soit progressivement et fatalement soumis à cette
loi du plus fort, à laquelle ne résiste dans la génération,
comme nous l'avons prouvé, aucun caractère ; il se trouve,
de tout point, dans les mêmes conditions que l'espèce ou
la race qu'on veut méthodiquement réduire, par le croi-

sen-ent, à une autre race ou à une autre espèce ; il lutte, comme elles, à chaque génération, avec des quantités ou des fractions de lui-même de plus en plus minimes, contre des unités de plus en plus nombreuses de types différents, et il est manifeste qu'ils doivent nécessairement finir par l'absorber.

Ce n'est jamais que l'affaire d'un nombre variable, sans doute, mais toujours limité, de générations. L'expérience nous offre même quelques éléments pour fixer cette limite.

Le premier de ces éléments est le chiffre de la durée ordinaire des familles, carrière de succession de tous les éléments du type individuel :

Il résulte des recherches de Benoiston de Châteauneuf, sur la durée des familles nobles de la France (1), c'est-à-dire des familles qui tiennent le plus à leur généalogie, et qui, pour échapper à la ruine de leur nom, n'ont reculé devant aucun moyen légal, substitution, divorce, mariages répétés deux, trois et quatre fois, en cas de stérilité ou de naissance de filles, légitimation des enfants naturels, etc.; il résulte, disons-nous, de ces recherches, que, malgré l'emploi de tous ces moyens, la durée *nominale* de ces familles, en France, est, pour les plus vivaces, à peine de trois siècles.

Supposons, un instant, que cette durée *nominale* soit une durée *réelle* : elle nous représente, au plus, quinze générations. Or il n'existe pas une seule famille où la succession d'aucun des caractères du type individuel atteigne à cette limite.

Dans les conditions où les familles se trouvent, les races, les variétés elles-mêmes n'y atteignent pas.

(1) *Annales d'hygiène publique et de médecine légale*, 1846, t. XXXV, p. 27 et suiv.

Les législations prohibant, la plupart, les unions con-sanguines, les familles sont forcées de se croiser entre elles ; elles ont donc à lutter, comme les individus, comme les variétés, comme les races qui se croisent, contre l'invincible effort de l'*action du grand nombre*.

Les plus rebelles, parmi les dernières, ne résistent à la transformation totale qu'il détermine, que pendant une douzaine de générations : la transformation, selon les races, est complète, chez d'autres, dès la sixième ; chez d'autres, dès la cinquième, ou même dès la quatrième génération (T. II, p. 315). D'après Ulloa, Twiss, et autres observateurs, il suffit d'ordinaire de trois ou quatre générations, ainsi méthodiquement croisées, soit pour blanchir un nègre, soit pour noircir un blanc (1). Les Hindous, cependant si scrupuleux sur la pureté des castes, font acquérir ou perdre , dans le même système, la pureté de la caste, en sept générations ; et, regardant à ce degré la consanguinité réelle comme éteinte, ne font pas remonter plus haut l'interdiction du mariage entre parents (2). La loi romaine, enfin, admettait aux droits de l'ingénuité, la descendance directe de l'affranchi de quatrième génération (3).

Ce n'est donc pas s'écarter de la vraisemblance, que de donner, pour limite ordinaire de durée, à l'hérédité de la somme des caractères du type INDIVIDUEL, dans le sein des familles, le nombre de générations suffisant pour réduire une race à une autre. Bomare croit que la mesure

(1) Virey, *Dictionnaire des sciences médicales*, t. XXXIV, p. 522. — Bomare, *Dict. univ. d'hist. natur.*, t. I, p. 511 ; t. III, p. 361. — Burdach, *ouv. cit.*, t. II, p. 256. — (2) *Manava-Dharma-Sastra*, liv. III, vers. 5 ; liv. V, vers. 68 ; liv. X, vers. 64, 65. — (3) Ballanche, *Palingénésie sociale*, t. I, p. 44.

moyenne, dont la nature se sert, à cette fin, dans tout le règne animal, est de quatre générations (1); et, si l'on considère qu'il est rare et très-rare que la succession des traits originaux du génie des familles, formes, inclinations, défauts ou qualités, se propage au delà (T. I, p. 590), nous croyons prolonger cette mesure moyenne à sa dernière limite, en lui fixant, pour terme ordinaire, l'intervalle de la sixième à la septième génération:

Mais cette limite, elle-même, n'a d'autre valeur que celle d'un fait empirique, ou du résultat le plus général ; elle n'est point une règle.

Toute règle véritable s'appuie sur un principe : celle de la durée de la succession, sous le type INDIVIDUEL, comme sous le type SPÉCIFIQUE, ne s'écarte point du principe que l'hérédité, de soi, n'a d'autre limite de temps, que celle propre à la nature de chaque caractère.

La grande diversité des caractères du type INDIVIDUEL soumis au transport séminal, peut donc déterminer d'énormes différences dans la durée commune de leur propagation, et elle en détermine, en effet, de très-graves :

I. Les plus fondamentales découlent de l'*origine* des phénomènes transmis : ceux qui se forment d'eux-mêmes dans la génération, qui sont, en d'autres termes, d'origine INNÉE ou CONGÉNIALE, chez l'être, et ceux qui sont, chez lui, d'origine *acquise*, c'est-à-dire qu'il ne doit qu'à l'influence de causes postérieures à l'instant où il reçoit la vie, n'ont pas la même durée de succession séminale.

Tout caractère *inné* ou de l'institution médiate de la nature, dans la procréation, tend à se maintenir dans

____

(1) Bomare, *ouv. cit.*, t. I, p. 511.

l'individu de l'existence duquel il fait ainsi partie (1), et
à ne disparaître, dans sa descendance, que par la seule
puissance de la procréation : de là la prolongation, souvent
si opiniâtre, de l'hérédité de tous les caractères, physiologiques ou pathologiques, de cette origine : la polydactylie,
l'héméralopie, l'akyanoblepsie, la surdi-mutité, l'hémorrhaphilie, etc., etc., qui, si l'on ne leur oppose le croisement méthodique et suivi, c'est-à-dire l'action du grand
nombre sur le petit, peuvent se propager pendant une série presque indéterminée de générations. Mais comme, en
général, on a, sans le vouloir et par la force des choses, en
pareilles circonstances, recours à cette méthode, l'hérédité
des phénomènes de cette nature ne dépasse que rarement
la durée ordinaire : ainsi, dans la famille du célèbre Colburn, dont Carlisle a tracé la généalogie, l'hérédité d'orteils et de doigts surnuméraires affecta cette marche : la
normalité y fut successivement à l'anormalité :

```
Dans la première génération.......................  :: 1 : 85
Dans la seconde.................................  :: 1 : 14
Dans la troisième...............................  :: 1 :  3,75
```

Et, de degré en degré, elle finit ainsi par y disparaître (2).

La généalogie, plus récemment tracée, de la famille
Nougaret, où l'héméralopie, depuis six générations, est
héréditaire, tend à la même issue.

La proportion des membres atteints était à celle des
membres restés exempts de l'anomalie :

```
A la première génération.........................  :: 1 : 4
A la deuxième..................................  :: 2 : 3
```

(1) Burdach, *Traité de physiologie*, t. VIII, p. 558. — (2) *Philosophical Transactions*, 1814, p. 94.

A la troisième............................... :: 1 : 6
A la quatrième............................... :: 1 : 9

Dans les cinquième et sixième générations, cette proportion dernière n'avait point varié; mais, contrairement à ce que Szokalsky (1) conjecture, l'extinction finale de cette hérédité, à moins de faute commise dans le choix des alliances, nous semble inévitable.

Il ne s'agit, en effet, ici, que d'un temps d'*arrêt* dans la décroissance; or, l'hérédité ne présente point seulement de ces temps d'arrêt, elle présente souvent, pendant les deux ou trois premières générations, une progression visible du caractère transmis; mais cette progression signalée par Sinclair (2), par Girou (3), par Magne et Grognier (4), pour les formes, les couleurs, les tares, les défauts et les anomalies; par Neuhs et par Burdach, pour les facultés; par Roche et Sanson (5), Dubois d'Amiens (6), Gintrac (7), etc., pour les maladies, fait, comme nous l'avons dit, partie de l'évolution de tous les phénomènes, et n'est qu'une preuve de plus de la nature temporaire de leur hérédité laissée à elle-même (Tom. I, p. 590-592).

II. Les caractères *acquis* n'offrent point, par eux-mêmes, autant de persistance dans leur succession, que les caractères *innés* :

La durée de leur transport est subordonnée à trois circonstances : la première, est l'essence de la modification qui les constitue; la seconde, l'ancienneté de cette modification; la troisième, la continuité d'action de sa cause :

(1) W. Szokalsky, *Essai sur les sensations des couleurs*, p. 115. — (2) Sinclair, *ouv. cit.*, t. I, p. 199. — (3) Girou, *de la Génération*, p. 223. — (4) *Cours sur le perfectionnement*, etc., p. 31 et 13. — (5) *Nouveaux éléments de pathologie*, t. I. — (6) *Pathologie générale*, t. I, p. 45. — (7) *Ouv. cit.*, p. 6.

1° En thèse générale, la propagation des caractères *acquis* est d'autant moins durable, qu'ils forment dans les êtres de plus graves écarts de la loi des espèces.

Ainsi, par cette raison, le transport séminal de ceux de ces caractères qui rentrent dans la classe des modifications du TYPE spécifique, toutes choses égales d'ailleurs, est plus opiniâtre que celui de ces caractères qui rentrent dans la classe des modifications de l'ÉTAT spécifique, et compromettent, comme tels, la santé et la vie (T. II, p. 517).

Le même principe s'applique aux différents degrés de l'une et de l'autre nature de modification :

Les anomalies du TYPE, ou, en d'autres termes, les monstruosités, ont d'autant moins de chances de régénération qu'elles sont plus profondes ; au delà de certain degré de monstruosité, l'être ne se reproduit pas ; à un degré de plus, il ne naît pas viable.

Les anomalies de l'ÉTAT spécifique, ou les maladies, ont également d'autant moins de chance de reproduction et de prolongation par la voie séminale, qu'elles sont plus tôt et plus nécessairement mortelles ; à une certaine limite de gravité, elles ôtent avec la faculté l'instinct de se reproduire ; à une limite de plus, elles laissent à peine à l'enfant le temps de naître.

2° En thèse générale, la propagation des caractères *acquis*, toutes choses égales d'ailleurs, est d'autant moins durable qu'ils sont de date moins ancienne. Ce principe, qu'une masse d'observations confirme, et qu'on a vérifié, dans le règne végétal, dans le règne animal, dans la physiologie, dans la pathologie, se passe de démonstration.

3° En thèse générale, enfin, l'hérédité des caractères

acquis, toutes choses égales d'ailleurs, à la durée de l'action des causes qui les engendrent.

Elle s'arrête, en d'autres termes, ou ne s'arrête pas, selon la persistance ou la cessation des circonstances diverses qui l'ont produite :

L'hérédité de tous les caractères *acquis*, soit physiologiques, soit pathologiques, qui sont nés de l'influence de l'alimentation, passe, dans toutes les espèces, et dans toutes les races, et dans toutes les familles, avec le changement de régime et de nourriture ;

L'hérédité de tous les caractères *acquis*, soit physiologiques, soit pathologiques, dus à l'éducation, dus à la discipline et à l'exercice des organes, des fonctions, et des activités, passe dans toutes les espèces, passe dans toutes les races, passe dans toutes les familles, par la perturbation, ou par l'interruption de cet exercice, de cette éducation, de cette discipline ;

L'hérédité de tous les caractères *acquis*, soit physiologiques, soit pathologiques, dus à l'empire des temps, des lieux, ou des climats, passe dans toutes les espèces, passe dans toutes les races, passe dans toutes les familles, par le changement des lieux, des climats ou des temps ;

Enfin, l'hérédité de tous les caractères *acquis*, physiologiques ou pathologiques, dus à l'action de toutes ces causes réunies, prend fin avec le concours de toutes ces circonstances.

Il n'y a pas un seul de ces principes qu'une masse d'observations ne prouve : tous les caractères qui forment le type des races que l'on pourrait nommer races artificielles, parce qu'elles sont nées de l'art, dans les espèces du cheval, du bœuf, du cochon, du mouton, du chien, etc., s'effacent rapidement par la génération, sitôt que le génie et l'industrie de l'homme cessent de veiller sur elles, et de les maintenir sous l'influence spéciale et si diverse de leur principe de formation ; la règle est générale et reconnue de tous ceux des physiologistes, Frédéric Cuvier, Flourens, Girou, Burdach, Huzard, Magne, Grognier, etc., etc., qui ont porté leur attention sur ce sujet.

Il en est, en tout, de même, comme l'avait bien compris Pujol, de tous ceux des caractères *acquis* qui composent les types variables des maladies ; l'hérédité de tous tend à disparaître, à la condition que *les causes productrices* du mal *cessent d'agir*. La discontinuation du transport séminal des maladies des temps, des climats et des lieux, à mesure que les parents échappent à l'influence de ces trois sources morbides, en est un incessant et frappant témoignage : de graves endémies, après avoir longtemps désolé un pays, après s'y être longtemps transmises, de race en race, finissent par cette raison, et de la même manière. L'éléphantiasis régnait, depuis des siècles, aux îles de Ferroë, situées au sud-ouest de l'Islande, dans l'Océan septentrional ; les insulaires étaient pêcheurs et ne vivaient que de chair et de graisse de baleine ; l'affreuse maladie se perpétuait chez eux de génération en génération : ils abandonnent la pêche, ils cultivent leur sol, et changent ainsi de régime et d'alimentation : l'éléphantiasis interrompt ses ravages, et ce malheureux pays en est délivré, en moins de cinquante ans (1). Dans d'autres lieux, au contraire, et presque sous la même latitude, en Islande, en Norwége, en Suède, partout enfin où la manière de vivre lui a fourni des armes, la lèpre se maintenant, l'hérédité persiste. Le rachitisme, à Londres, par rapport aux scrofules

____

(1) *Mémoires de la Société royale de médecine*, 1782-1783, p. 108.

et à la phthisie, offre le même phénomène. Ces deux dernières espèces morbides y persistent et s'y transmettent
encore, comme au temps de Sydenham, parce que les
conditions d'humidité de l'air, qui les entretiennent, sont
demeurées les mêmes. Le rachitisme, autrefois endémique
comme elles, dans la même cité, et désigné sous le nom de
maladie anglaise, a disparu, avec le défaut de lumière et
d'insolation, des rues qu'il infestait (1).

Pour fixer la limite de transport séminal de la maladie,
comme celle de toute autre nature de phénomène, il est
donc essentiel de séparer tout d'abord l'hérédité, en soi,
des causes qui l'entretiennent.

Contrairement à la thèse émise par Sersiron, l'hérédité morbide, laissée à elle-même, c'est-à-dire disjointe
des causes efficientes de l'affection qu'elle transmet, loin
d'être indéfinie, est nécessairement et toujours limitée.

L'hérédité, laissée sous l'empire des causes efficientes
du mal, se prolonge autant qu'elles, parce qu'elles en renouvellent incessamment le principe et la matière ; mais
alors sa durée n'est nullement, à bien dire, celle de l'hérédité, mais la durée des causes morbides dont elle propage le germe et les désordres.

Les modifications acquises de l'ÉTAT, les modifications
acquises du TYPE des êtres, subissent donc les mêmes
règles générales de durée : toutes ont des limites dans
leur succession ; toutes, devant l'infini des générations,
ne nous représentent et ne sont, par le fait, pour nous
servir ici du langage de Buffon, que « des possessions
usurpées, pour un temps, sur la nature, mais qu'elle a
chargé la main sûre des siècles de lui rendre. »

(1) Fourcault, *ouv. cit.*, p. 92.

Les considérations les plus fondamentales, les conclusions les plus justificatives de l'ensemble des théories émises dans ce long travail, découlent de ces principes et achèvent de mettre l'existence et l'essence des deux lois primordiales de la procréation, les lois d'INNÉITÉ et d'HÉRÉDITÉ, en complète lumière.

Cette lumière apparaît, ou disparaît, selon qu'on fait ou qu'on ne fait point abstraction du temps, dans leur évolution, sous les types SPÉCIFIQUE et INDIVIDUEL qui forment l'organisme.

Lorsqu'on fait abstraction du temps, lorsqu'on ne tient nul compte de la durée, aucune des deux lois ne prévaut l'une sur l'autre ; aucune d'elles ne régit absolument, ni exclusivement chaque type : elles en influencent, soit simultanément, soit alternativement, les doubles caractères.

Si l'on tient, au contraire, compte de la durée, dans l'action des deux lois sur les mêmes caractères, on ne tarde pas à voir, en étudiant leur marche parallèle, à travers les générations, non-seulement qu'elles n'ont point les mêmes règles de durée, mais qu'elles ne s'adressent point, l'une et l'autre, également, ni persévéramment, à chacun des deux types :

Il devient visible que, sous le type SPÉCIFIQUE, c'est toujours, par le fait, l'INNÉITÉ qui passe, l'HÉRÉDITÉ qui reste ;

Il est aussi visible que, sous le type INDIVIDUEL, c'est toujours, à la longue, l'INNÉITÉ qui reste, l'HÉRÉDITÉ qui passe.

Dans l'espèce, en effet, et dans sa succession, le DIVERS se produit, mais, si durable qu'il semble, il ne s'y produit que pour quelques instants ; il est l'anomalie, l'exception, l'accident; il est le temporaire, qu'une force irrésistible condamne à un retour perpétuel au SEMBLABLE.

Dans l'individu, et dans sa succession, c'est le SEMBLABLE, au contraire, qui est le temporaire; c'est le SEMBLABLE qui est, à son tour, l'accident, qu'une force irrésistible condamne à un retour perpétuel au DIVERS.

Qu'est-ce à dire, en voyant ainsi l'INNÉITÉ, ou le principe du DIVERS, constamment transitoire sous le type SPÉCIFIQUE, et l'HÉRÉDITÉ, ou le principe du SEMBLABLE, constamment transitoire sous le type INDIVIDUEL? qu'est-ce à dire, sinon que, dans leur absolu, l'HÉRÉDITE, en soi, est la loi de l'ESPÈCE; l'INNÉITÉ, en soi, la loi de l'INDIVIDU?

Sous la dualité des lois primordiales de la génération, nous retrouvons ainsi l'incarnation vivante des deux plus grands principes de l'histoire naturelle : celui de l'éternelle fixité des ESPÈCES, celui de l'éternelle mutabilité des INDIVIDUS; elles n'en offrent point seulement l'expression séminale : elles donnent la théorie des voies et des moyens de la perpétuité de ces deux grands principes, à travers l'infini des successions des êtres, à travers l'infini des révolutions des siècles et des lieux.

§ II. — Des règles du traitement de l'HÉRÉDITÉ morbide.

Il ne nous reste plus maintenant qu'à procéder à l'application méthodique des lois de la procréation au traitement général des affections morbides dont elle est l'origine.

Ces affections présentent les deux indications communes à toutes les classes de trouble pathologique : l'une, de les prévenir, l'autre de les réprimer.

La première comprend le système des mesures les plus

propres à combattre le transport séminal de la maladie ;
la seconde, le système des mesures les plus propres à
réprimer l'effort de la maladie transmise.

I. — Des règles du traitement prophylactique de l'hérédité morbide.

Les règles du traitement prophylactique de l'hérédité
morbide, découlant toutes des faits et des principes longuement établis dans ce livre, il nous suffira de les for-
muler ici en simples propositions.

Les moyens de prévenir le transport séminal de la
maladie, dérivent nécessairement des lois et des formules
de la génération ; ils ne sont efficaces qu'à la condition
d'emprunter leur concours et de faire l'hérédité réagir
sur elle-même.

Il ne peut, en effet, dépendre de la science, ni de changer l'essence, ni de suspendre l'action de cette force
primordiale dans la procréation ; mais il peut dépendre
d'elle, jusqu'à certain degré, de transformer la nature
des actes qu'elle détermine, en transformant toutes les
circonstances de l'union des sexes où elle opère.

Celles de ces circonstances auxquelles nous avons dû
reconnaître le plus d'empire, rentrent dans quatre principales : la nature des parents ; la nature du temps ou de
l'époque de la vie ; la nature du lieu ; la nature de l'état
où se reproduit l'être.

Chacune d'elles ouvre à l'art une série d'élections, plus
ou moins étendues, et plus ou moins puissantes, contre la
transmission des affections morbides : l'élection de *personne*, l'élection de *temps*, l'élection de *lieu*, et l'élection
d'*état*, dans le rapprochement des sexes. Nous allons en
donner l'analyse sommaire.

1° De l'élection de *personne*.

L'élection des agents de la reproduction, ou du père et de la mère, comprend également, les personnes à exclure, et celles à préférer dans l'union conjugale.

Des personnes à exclure.

Au nombre des personnes à exclure sont, d'abord, les membres de la même famille, quels que soient leur état de santé et l'état de santé de la famille.

Ce point a cependant été le sujet de vives controverses, tant à l'égard de l'homme, que des animaux.

L'histoire des législations et celle de l'art en présentent, en effet, deux solutions contraires :

Les anciennes lois des Parthes, des Perses, des Égyptiens, des Arabes (1) et des Juifs, les coutumes des Scythes, des Tartares, des Caraïbes, etc., etc., ne proscrivaient point les alliances consanguines, même entre les parents du plus proche degré.

Les lois Hindoue (2), Mosaïque (3), Romaine, Chrétienne, Musulmane (4); celles de tous les peuples modernes civilisés; les usages d'une foule de peuplades sauvages, telles que les Iroquois, Hurons et Samoïedes (4) l'interdisaient formellement. Des codes d'une haute antiquité vont même, chez quelques tribus, comme chez les Battas, dans l'île de Sumatra (5), et chez les Gehlotes, dans le Raypoutan (6), jusqu'à assimiler à l'inceste les rapports conjugaux entre familles de la même tribu, ou de tribus congénères.

On a voulu élever la voix contre le principe de ces in-

---

(1) Demeunier, *Ueber sitten und*, etc. — (2) *Manava-Dharma-Sastra*, liv. III, vers. 5. — (3) *Levit.*, xv, 24, xviii, 19, xx, 18. — *Exode*, xxi, 8-11. — *Deuteron.*, xxi, 10-14. — (4) *Koran*, ch. iv, art. 26, 27. — (5) *Voy. pitt. autour du monde*, p. 187. — (6) *Revue britannique*, t. XXVIII.

terdictions, du moins en ce qui concerne les espèces animales. Burdach a même écrit que la consanguinité avait,
dans ces espèces, de bons résultats.

L'erreur tient à deux causes : à ce que l'on confoud la
communauté de race avec celle de famille, et à ce que l'on
fait abstraction du temps.

Les alliances entre familles d'une seule et même race,
lorsque la race est assez nombreuse pour que les alliances
n'y dégénèrent pas en union consanguine, et surtout
lorsque les diverses fractions de la race, occupent une
certaine étendue de pays, sont distantes l'une de l'autre,
et n'ont, ni le même régime, ni le même système de vie,
ces alliances, chez l'homme, comme chez les animaux, ne
sont que conservatrices du type de la race.

Dans le cas contraire, la consanguinité s'y développe,
et produit les mêmes conséquences que dans le sein des
familles.

L'autre cause d'erreur est, comme nous l'avons dit,
l'élimination de l'influence du temps :

La consanguinité dans l'union des sexes est-elle physiologique, c'est-à-dire trouve-t-elle de bonnes conditions
de santé, dans les membres unis de la même famille ? Les
résultats varient, selon que le système d'alliance se poursuit, ou ne se poursuit pas.

A la première, et même parfois à la deuxième génération, elle peut ne déterminer aucun effet fâcheux ; mais
l'expérience prouve, d'une manière péremptoire, que, dès
qu'elle se prolonge au delà de cette limite (1), même dans
le cas très-rare où elle n'entraîne alors le développement
d'aucun mal héréditaire, elle cause cependant l'abatardis-

(1) Grognier, ouv. cit., p. 217.

sement de l'espèce et de la race, la duplication et le re-doublement de toutes les infirmités, de tous les vices, de toutes les prédispositions fâcheuses du corps et de l'âme, l'hébétude de toutes les facultés mentales, l'abrutissement, la folie, l'impuissance, la mort, de plus en plus rapprochée de la naissance, chez les produits.

Les hommes, les animaux, les végétaux eux-mêmes, dans ces conditions, en ressentent les mêmes effets.

On l'a constaté, d'après Hartmann, chez celles des bêtes fauves tenues renfermées dans les parcs (1) ; on l'a constaté dans la plupart de nos espèces domestiques, chez le cheval, chez le bœuf, chez le cochon, chez le mouton, chez le chien, chez les poules et chez les pigeons. Dans toutes ces espèces, selon le double témoignage des agronomes et des physiologistes, de Princeps, de John Sebright, de Sinclair (2), de Girou (3), d'Houdeville (4), etc., les accouplements consanguins ne réussissent pas, ou réussissent mal; et si l'on y persiste, espèce, race, santé, fécondité, viabilité, tout s'éteint. Ce système, mis un instant en vogue par Backwell, dont les races ainsi créées disparaissaient comme elles s'étaient formées (5), a entrainé la perte de l'un des plus anciens haras de l'Angleterre, et de magnifiques races d'autres espèces d'animaux (6).

L'histoire témoigne des mêmes résultats chez l'homme (7) : les aristocraties, réduites à se recruter dans leur propre sein, s'éteignent, d'après Niebuhr, de la même manière, et souvent, en passant par la dégradation, la

<hr>

(1) Marc, *Dict. des scienc. méd.*, t. VI, art. *Copulation.* — (2) Sinclair, *Agriculture pratique*, trad. par Mathieu de Dombasle, t. 1, p. 198. — (3) Girou, *de la Génération*, p. 204. — (4) *Journal d'agriculture, d'économie rurale, et des manufactures du royaume des Pays-Bas*, t. VII, p. 108 et t. XII, p. 56. — (5) Huzard, *Mém. cit.*, p. 23. — (6) Grognier, *ouv. cit.*, p. 217. — (7) Girou, *Philosophie physiologique*, p. 312.

folie, la démence et l'imbécillité. Esquirol (1), Spurzheim (2), Ellis (3), etc., donnent, du moins, cette raison
de la fréquence de l'aliénation mentale et de son hérédité,
dans les grandes familles de France et d'Angleterre; la
surdi-mutité, dans des familles plus humbles, semble
aussi reconnaître la même origine (4).

Le premier des préceptes d'exclusion des personnes,
dans l'union conjugale, est donc l'interdiction de la consanguinité.

Les autres interdictions doivent comprendre, au point
de vue de la santé des produits :

Tous les individus *personnellement* atteints de l'une
des maladies qui, comme l'épilepsie, l'aliénation mentale,
la phthisie, la scrofule, etc., sont également redoutables
pour toutes les familles ;

Tous les individus *personnellement* atteints d'une maladie quelconque, dont la famille trouve, dans son état
de santé, ou dans le caractère de son organisation, des raisons de redouter le transport aux produits;

Tous les individus *personnellement* exempts de ces maladies, mais dont les ascendants, immédiats ou médiats,
directs ou indirects, père, mère, grand'père, grand'mère,
ou oncles, ou tantes, en ont été frappés (T. II. p. 29-53).

Des personnes à élire.

En dehors des exclusions, quelles personnes élire ?

La réponse dépend, avant tout, de l'état de santé de
l'individu.

Est-il d'une santé florissante et issu d'une famille de

---

(1) Esquirol, *des Maladies mentales*, t. I, p. . — (2) Spurzheim,
ouv. cit., p. 47-52. — (3) Ellis, *ouv. cit.*, p. 74. — (4) Puybonnieux, *ouv.
cit.*, p. 24.

bonne constitution, exempte d'affections graves, d'une grande longévité? l'indication est claire : il doit ne rechercher, sous le rapport physique, dans une autre famille, que des conditions *semblables :*

Est-il, au contraire, d'une mauvaise santé habituelle, ou atteint de quelque maladie, et issu d'une famille dont cette maladie a frappé plusieurs membres? la ligne à suivre est d'un tout autre caractère :

La maladie est-elle d'une nature incurable? est-elle du nombre de celles qui ne peuvent que désoler la vie de la femme ou du mari, et, si elle se transmet, condamner l'existence des produits à la même douleur que celle des parents? le devoir est de s'abstenir.

Ce devoir, purement moral, devrait être, selon nous, en certaines circonstances, d'obligation légale.

A l'instar de plusieurs législations antiques (1), les législations modernes devraient déc'arer des incapacités physiques de mariage, et frapper de nullité tout mariage où on les aurait dissimulées.

Il se commet, en ce genre, les plus odieux abus : on cache à une famille que le fils ou la fille dont on lui offre la main est épileptique, ou qu'il est scrofuleux, ou qu'il a présenté des signes d'aliénation, ou qu'il est impuissant, ou qu'il est affecté de quelque anomalie; on dissimule d'autres maladies antérieures; on jette un voile épais sur celles de la famille, on trompe sur la personne.

On trouve dans l'ancien code des Hindous cette stance :

« Si un homme donne en mariage une fille ayant quelque « défaut, *sans en prévenir,* l'époux peut annuler l'acte « du méchant qui lui a donné cette jeune fille (2). »

---

(1) *Manava-Dharma-Sastra,* liv. III, st. 4, 19. — Aristote, *Politiq.,* VII, 16. — (2) *Lois de Manou,* liv. IX, st. 73.

Nos lois qui admettent, pour les animaux, des vices redhibitoires, devraient, selon nous, comprendre les fraudes de ce genre, au nombre de celles qui constituent l'erreur sur la personne.

Dans le silence de la loi, l'honneur de la famille et de l'individu doit être de n'en jamais commettre de semblables.

Si la mauvaise santé, si la maladie, ou l'anomalie de l'individu, ne sont pas incompatibles avec le mariage, l'unique règle à suivre, à l'égard des familles, à l'égard des personnes, est l'opposée de celle que nous tracions plus haut : elle est de chercher dans une autre famille, et dans une autre personne, des conditions *contraires*; c'est, en d'autres termes, le précepte, si préconisé, du croisement.

Mais ce précepte, à son tour, est astreint à des règles et à des conditions que le défaut d'analyse des lois et des formules de la génération a trop fait méconnaître.

De là, de faux principes de prophylaxie de l'hérédité morbide; de là, les prescriptions les plus irrationnelles, qui, tout en s'appuyant sur ce même précepte, ne font qu'ajouter encore aux chances déjà si grandes du transport séminal et de l'aggravation de la maladie; de là, enfin, les illusions les moins fondées sur les résultats que l'on en peut espérer.

Expliquons-nous brièvement sur chacun de ces points.

Les conditions *contraires*, dont nous donnons le conseil, dans le cas précédent, ne doivent nullement s'entendre de conditions morbides d'un autre caractère, comme l'on a commis l'énormité de le dire et de le prescrire.

**Ce système de combattre le transport au produit, de la maladie, ou de l'anomalie de l'un des deux auteurs, par l'anomalie ou la maladie de l'autre, est aussi détestable, en médecine (1), et il mène aux mêmes résultats que celui de prétendre corriger un défaut par un autre défaut, en hippiatrie (2).

La moindre chance à laquelle on expose le produit, est la transmission presque infaillible de l'une ou de l'autre affection, chance qui se réalise, si l'une des deux formules de l'hérédité, l'*élection*, l'emporte.

Si le *mélange* prévaut, au lieu d'une maladie, ou d'une anomalie, le produit en a deux : celles du père et de la mère ; cas dont la réunion de la surdi-mutité et de la micropthalmie de l'un et de l'autre auteur, à deux reprises différentes, dans les mêmes produits (t. I, p. 429), ou l'agrégation des caractères de deux espèces différentes, dans la même faculté et dans le même organe (t. II, p. 213), sont de frappants exemples ;

Si la *combinaison* vient à l'emporter, elle peut engendrer une affection plus grave que celle qu'on veut détruire.

S'il existe donc une règle invariable et fixe, dans la prophylaxie de l'hérédité morbide, c'est celle *de ne jamais croiser les maladies.*

Convient-il d'avantage de croiser, comme on le prescrit, les *tempéraments?*

On a recommandé, en effet, de croiser tous les tempéraments dans les maladies : le bilieux par le sanguin, le sanguin par le nerveux ou par le lymphatique, ou *vice versà*; on a dit, par exemple, de croiser, dans la goutte, le tempérament sanguin avec le tempérament lymphatique ; d'unir une femme faible et de cette constitution avec un homme atteint de cette fâcheuse dyscrasie; une

______

(1) Poilroux, *ouv. cit.* — (2) Pichard, *ouv. cit.*, p. 107, 118.

personne affectée d'aliénation mentale avec une autre d'un tempérament opposé, etc. (1).

On en fait, en un mot, un précepte général, et, en tant que général, il est inacceptable.

Il n'est opportun de croiser, comme on l'indique, les *tempéraments*, que dans les cas où il soit démontré que l'état, ou que la disposition morbide dont on veut prévenir l'hérédité, ait son origine, son essence, ou sa cause dans le *tempérament*.

C'est le seul cas où l'indication soit rationnelle : encore dans ces cas mêmes, faut-il se demander si la maladie court, ou si elle ne court pas de chances d'aggravation d'un pareil changement, et se prononcer d'après la relation qui existe, entre la nature de tel ou tel tempérament, et la nature de telle ou telle espèce morbide. Ainsi, un homme sanguin, je suppose, est attaqué ou menacé de phthisie ; que, d'après le précepte général, on l'unisse à une femme lymphatique : on n'ôte rien au danger de la propagation, et on soumet alors les enfants à la chance de la pire des phthisies, la phthisie *scrofuleuse*, au lieu de la phthisie *fibreuse* dont ils étaient menacés sans le croisement. Dans une foule d'autres cas où, comme dans la plupart des affections locales, la maladie demeure complétement étrangère au tempérament, le croisement de tempérament est sans aucune action sur la reproduction de la maladie.

Le premier des préceptes, et le plus général, est donc de donner pour base au croisement, ou à l'opposition de personne et de famille du second générateur, la constitution la plus irréprochable, et l'état de santé le plus parfait possible.

(1) Petit, *Mém. cit.*, p. 61-62.

Le deuxième précepte se réduit à ces points : recourir au croisement du tempérament, si le tempérament est propre ou favorable à la maladie ; n'y point recourir, si la conversion du tempérament suffit pour l'aggraver, ou s'il est sans action médiate ou immédiate sur la maladie.

Un troisième précepte est, à la condition de constitution, de santé, et de tempérament préférables de joindre, dans l'auteur opposé, celle d'une force et d'une sexualité supérieures (T. II, p. 288, 835-837).

L'importance de ce précepte grandit, selon la nature de la maladie, selon qu'elle tient, par exemple, à l'adynamie partielle ou générale de l'organisation, ou qu'elle rentre dans la classe des affections soumises à la sexualité. Dans le cas où l'affection soit ainsi, de sa nature, spéciale à l'un des sexes, ou dominante chez lui, l'indication logique serait de propager le sexe contraire au produit (T. II, p. 836). C'est donc le cas de tenter, dans les bornes du possible, l'application des règles établies par Girou et de celles que nous avons nous-mêmes exposées. Du moins est-il alors rationnel de se mettre dans les conditions les plus favorables à l'action de toutes les causes et de toutes les circonstances qui peuvent, à notre avis, décider du transport de la sexualité, et dont la principale est la prépondérance d'énergie sexuelle de l'auteur qui représente le sexe désiré (T. II, p. 360, 421-433).

Le sujet nous condamne, sur ce point, à une grande sobriété de détails.

Dans le cas où l'affection soit, de sa nature, commune à l'un et à l'autre sexe, le sexe du produit devenu indifférent, l'indication logique est d'allier, alors, le sujet affecté de la maladie, ou de l'anomalie, à un individu dont la prépondérance se rapporte à l'énergie d'organe et de fonction de tous les systèmes, et particulièrement de ceux des systèmes anormaux, ou malades, chez l'autre générateur.

Mais, si réelle que soit la résistance de ces moyens rationnels au transport séminal de la maladie, le croisement, tel qu'il est prescrit par les auteurs, n'a, ni ne peut avoir cette efficacité constante et régulière qu'ils lui ont décernée, sans nulle condition, et sans nul examen, contre l'hérédité des affections morbides.

L'expérience, en ceci, semble tenir deux langages : elle nous montre un grand nombre de résultats favorables à l'action du croisement ; elle nous en produit d'autres, et en aussi grand nombre, d'une nature opposée, qui en prouvent l'impuissance.

Tels sont, précisément, les deux résultats que la théorie indique, et qu'elle fait prévoir. Ils tiennent à des fautes faciles à expliquer.

La première est de ne point tenir compte des lois, des formules, et des règles de marche et de durée de la procréation ; la seconde, de ne point tenir compte de la nature et de la force de reproduction de la maladie ; la troisième, de ne point tenir compte de l'action du temps, et de ne point procéder au croisement, d'une manière suivie et méthodique.

Dès qu'on se limite à une ou deux générations, chacune des deux lois, la loi d'INNÉITÉ et d'HÉRÉDITÉ, chacun des deux auteurs, le sain et le malade, chacune des trois formules, l'*élection*, le *mélange* et la *combinaison*, peut intervenir et alternativement prévaloir dans le système, l'organe, ou la fonction, siége de la maladie.

Si l'*élection* prévaut, elle ne met le produit à l'abri du transport de la maladie, que dans le cas où elle se porte, de la part du sujet sain, sur l'élément qui est, dans le sujet malade, le point de départ et le siége de l'affection morbide ; l'action *élective* de l'auteur opposé vient-elle à prévaloir sur cette même partie? en dépit du croisement, l'affection est transmise.

Si, au lieu de l'*élection*, c'est dans le système, l'organe, ou la fonction, siége de la maladie, le *mélange* qui s'opère, la maladie sera également propagée, quoique mitigée, dans ses degrés, ses formes et ses résultats, selon la nature du *mélange*, et selon celui de l'auteur sain ou de l'auteur malade, dont la prépondérance s'y établira.

Enfin, si dans le même système, le même appareil, ou le même organe, c'est la *combinaison* qui vient à prendre la place des deux premières formules, on en verra sortir, ou le retour à l'état physiologique de la partie malade, ou une nouvelle espèce d'affection morbide.

Le transport séminal de l'affection morbide peut, de plus, malgré le croisement, et selon le genre de cette affection, selon sa dépendance ou son indépendance de la sexualité, suivre ou ne pas suivre le sexe de la progéniture ;

Malgré le croisement, et toute abstraction faite de la sexualité, il peut affecter toutes les vicissitudes de la marche des deux lois de la procréation ;

Malgré le croisement, enfin, et telle prépondérance de santé, de sexualité et de vigueur qu'exerce le producteur valide, le transport séminal de l'espèce morbide peut encore dériver de l'énergie contagieuse et de la seule force vive de reproduction de la maladie :

La scrofule, la phthisie, la vérole, et beaucoup d'autres affections constitutionnelles, dont l'hérédité est souvent continue, sont sujettes à offrir ce triste phénomène.

Telles précautions qu'on prenne, le résultat du croisement doit donc être, comme il l'est, des plus contradictoires, quand on ne le *poursuit pas;* quand, dans la maladie, il ne se fait qu'en vue de l'effet *immédiat*, c'est-à-dire dans le but d'agir sur les produits d'une seule génération, et non dans le but d'agir sur l'avenir d'une famille.

Mais en est-il ainsi, quand, à cette dernière fin, on applique au croisement les règles méthodiques de réduction progressive d'une race ou d'une espèce, à une autre race ou à une autre espèce, c'est-à-dire quand on le *suit*, dans la succession des générations de la même famille, sans varier de système?

Les règles de la durée de l'hérédité, et les résultats si plausibles du croisement *suivi*, dans le métissage, nous apprennent quel en est, dans ces conditions, en pathologie comme en physiologie, l'effet *définitif*.

Dès cet instant, il acquiert et il nous représente la force irrésistible *de l'action du grand nombre sur le petit nombre* et, dans un temps donné, il ramène fatalement l'anomalie de famille à la loi du *type*, la maladie de famille, à la loi de l'*état* spécifique de l'être.

Malheureusement, l'homme, dans le rapprochement sexuel des animaux, mû par son intérêt, considère l'avenir et le progrès de la race, tandis que les familles, malgré des intérêts plus graves et plus sacrés, n'ont en vue, dans le mariage, que le présent immédiat et que l'individu.

2° De l'élection de *temps*.

Les préceptes relatifs à l'élection de *temps*, dans la procréation, se relient étroitement aux considérations qui doivent présider à l'élection de personne.

Ils se rapportent tous à deux points principaux : le

choix de l'époque convenable au mariage ; le choix de l'instant propice à la génération.

a. Les règles qui déterminent l'époque du mariage se déduisent de la race, de l'âge et de l'individu.

1° Dans toutes les variétés et races de notre espèce, il est premièrement deux âges à frapper d'interdit conjugal : ce sont, par la raison de l'hérédité des âges, ceux de la grande jeunesse et de la grande vieillesse, époques de la vie qui, en reproduisant les êtres à leur image, n'engendrent que des produits imparfaits et débiles (T. II, p. 460-462).

Ni mariages précoces, ni mariages tardifs.

2° Dans toutes les variétés et races de notre espèce, le moment d'élection du mariage doit être, non pas, comme on le pense trop généralement, celui de la puberté, qui précède la terminaison de l'accroissement et n'est que le premier éveil de la faculté génératrice des êtres, mais au contraire celui de la nubilité, qui suit l'accroissement, et qui est le moment de sa pleine et entière puissance.

C'est, d'une part, à la confusion de ces deux époques, d'autre part à l'action, moins grande cependant qu'on ne l'imagine, des climats différents, qu'il faut attribuer les divisions qui règnent entre les auteurs sur l'âge le plus convenable à ce grand acte de la vie.

Xénophon indiquait, pour le mariage des filles, l'âge de 14 ans ; Hésiode celui de 15 ans ; Lycurgue celui de 17, Platon, celui de 20 : le même législateur fixait l'âge du mariage des hommes à 30 ans ; Lycurgue à 37 ans, Solon à 35, et les Romains, pendant quelque temps, à 40.

Entre ces divers extrêmes, Marc et Burdach fixent tous deux la nubilité, à une année après l'accroissement complet, et établissent, pour l'homme, l'âge de 24 ans, pour

les femmes celui de 20, comme l'époque normale de l'u-
nion conjugale.

Il va sans dire qu'elle peut s'élever ou s'abaisser, selon
les diversités de force et de développement des individus.

b. Les préceptes qui règlent le choix des moments les
plus propres à la *conception*, ne découlent pas seulement
de l'hérédité des âges, mais de l'hérédité des époques de
santé et de maladie.

Les indications de cette nature rentrent toutes dans
deux règles générales : celle de préférer l'époque de la
plus parfaite santé, du plus entier bien-être des deux auteurs ; celle de préférer l'époque de l'intermittence ou de
la rémission la plus complète possible de la maladie.

1° La première concerne les pères et mères exempts de
toute affection morbide. Ses prescriptions sont simples :
elles se bornent à faire choix, pour la conception, de l'âge,
de la saison, du mois, du jour, de l'heure, où la condition
de l'entier épanouissement de la santé des parents, et du
bonheur, hélas ! si fugitif, d'être, est le mieux et le plus
heureusement remplie.

Relativement au sexe, il ne se présente aucune autre indication d'époque déterminée, pour ce qui regarde le père.

A l'égard de la mère, il en est autrement :

La menstruation est, dans notre conviction, une des
époques dont il importe peut-être le plus de tenir compte
dans le but de la santé des enfants.

Nous ne partageons nullement, en ceci, les idées des physiologistes et des médecins qui ne voient dans l'écoulement menstruel qu'une hémorrhagie de sang ordinaire,
amenée par la maturité et le détachement spontané des
ovules, et qui prétendent même réduire à la durée de cette
hémorrhagie la possibilité de la fécondation.

Il est indubitable, pour nous, qu'il n'y a point de jour, à telle distance qu'il soit de la menstruation, où la femme ne soit apte à concevoir et ne conçoive. Elle peut concevoir, avant, pendant, après les règles. Elle peut concevoir à toutes les époques du mois.

Si la période menstruelle est donc loin d'avoir, à nos yeux, l'importance prétendue qu'on lui donne, comme époque exclusive de la fécondation, elle n'en a pas moins, selon nous, une très-grande, par rapport à cet acte, et par son caractère.

Dans notre opinion, conforme sur ce point à de très-anciennes doctrines, elle agit sur la femme, et particulièrement chez les femmes qui ne sont point d'une santé parfaite, comme une *dépuration périodique du sang*. Elle a donc, par cette cause, sur la santé de l'enfant, toute l'influence du plus ou du moins de pureté du sang de ses auteurs. Nous avons rapporté des faits qui le confirment.

De là, diverses prescriptions :

La première, commune à toute femme féconde, d'éviter de *concevoir* pendant toute la durée de la menstruation;

La seconde, de l'éviter dans les huit ou dix derniers jours qui la précèdent, bien que la disposition à concevoir, en ce moment, soit très-prononcée : le sang étant alors chargé de plusieurs principes qu'il doit éliminer, particulièrement si la femme est atteinte de quelque cachexie, il est inévitable que l'enfant engendré et développé dans le sein maternel, sous l'empire de cette mauvaise condition générale des liquides, en subisse l'influence, et il est à craindre qu'il n'apporte à la vie une moindre pureté de sang, une santé moins solide, une prédisposition aux diathèses morbides (t. II, p. 525).

Le moment d'*élection* commence, selon nous, vers le

huitième jour qui suit la cessation des règles, pour celles des femmes qui se portent bien, à cette époque, lorsqu'elles ont pris les soins de propreté nécessaires, et un ou deux bains.

Mais comme l'indication la plus fondamentale est de se guider ici, d'après l'état relatif de santé de la femme, et que plusieurs femmes ne se portent jamais si bien que vers le quinzième jour qui précède le retour de la menstruation, c'est ce moment, pour elles, qui est le préférable.

2° La règle générale de faire choix de l'époque de l'intermittence, ou de la rémission la plus complète possible de la maladie, concerne exclusivement les pères et mères atteints d'une affection morbide.

De cette règle découlent les prescriptions suivantes, toutes fondées sur des faits que nous avons établis :

La première, qui renferme implicitement les autres, est le choix de l'âge, de la saison, du mois, du jour, de l'heure, de santé relative du père et de la mère, c'est-à-dire des moments les plus éloignés du développement de l'accès, ou de l'acuité du mal qui les frappe l'un ou l'autre.

L'indication de l'âge d'*élection*, sur ce point, mérite une attention toute particulière :

Elle peut se déduire des rapports de chaque âge avec les différentes espèces de maladie, ou de l'époque de la vie où le mal s'est développé chez les générateurs.

Dans un cas, comme dans l'autre, les préceptes sont les mêmes ; ils se réduisent tous à cette alternative :

Faire élection de l'âge, ou de l'époque qui *précède* le développement de l'affection morbide ; faire élection de l'âge, ou de l'époque qui *succède* à sa disparition chez les générateurs.

Le dernier terme est le plus sûr, lorsqu'il n'est pas assez tardif pour empêcher la reproduction de l'être.

L'indication à suivre, pour le choix de la saison, se résume en deux préceptes : éviter d'engendrer dans toutes les saisons où le caractère de la maladie s'exaspère ; éviter que l'enfant ne naisse dans la même saison, surtout quand il s'agit de maladies qui, telles que la scrofule ou le tubercule, peuvent frapper l'enfant presque dès le berceau.

Les agronomes préparent et règlent la saison de naissance des produits de leurs bœufs et de leurs chevaux : l'homme s'en fie au hasard, pour celle de la naissance de ses propres enfants.

Quant aux indications relatives à l'élection des autres conditions de *temps*, elles se déduisent toutes, dans le même système, de la nature de l'espèce morbide, ou de la nature de l'idiosyncrasie du père et de la mère.

3º De l'élection de *lieu*.

Les principes d'élection de *lieu* découlent des règles de l'influence des lieux sur la génération et la reproduction des affections morbides, (t. II, p. 450, 525).

L'état de pureté de l'air que les êtres respirent, ayant une influence profonde sur la santé, en raison de l'influence qu'il a sur la pureté du sang et des liquides dont la vie s'alimente, et dont se forment les tissus, les systèmes, les organes et les moindres éléments de l'économie, le premier et le plus général des préceptes de l'*élection* de lieu, est celui du choix de lieux où l'air soit le plus pur, pour la reproduction de l'être.

Il est peu de circonstances de la génération qui soit plus efficace sur la constitution du futur produit : il n'est donc pas indifférent, comme on le pense, de *concevoir* à la ville ou à la campagne, dans telle ou telle ville, dans tel ou tel quartier, ou telle ou telle maison ; rien, au contraire,

n'est plus digne d'attention de la part du père et de la
mère, quels que soient leur santé, leur état, leur fortune :
Il y va, tantôt de l'intégrité des sens, de la vision, de l'ouie
et de la parole, tantôt de l'intelligence, tantôt de la raison, tantôt de la perfection des formes, tantôt de la vie
de leurs enfants.

Un deuxième précepte de l'élection de lieu est relatif à
l'action, qu'indépendamment de la pureté de l'air, les climats et les lieux exercent sur toutes celles des affections
morbides dont ils sont l'origine : la règle est d'éviter,
le plus qu'il se peut, de concevoir sous une telle influence,
même quand, pour ainsi dire, on ne fait que la traverser (t. II. *loc. cit.*).

Cette règle est bien plus impérieuse encore, dans le cas
où le mal de la famille remonte à cet ordre de causes ; le
changement de climat ou de lieu des auteurs, est presque,
pour les enfants, l'unique voie d'échapper à l'hérédité de
la maladie, et il ne faut point croire qu'il faille, dans tous
les cas, se transporter, alors, à de grandes distances: les
bizarreries de la distribution géographique des maladies
et des circonstances, favorables ici, défavorables là, que
leur offrent les lieux, est telle qu'il peut suffire du moindre déplacement, d'une simple mutation de ville, de village, de hameau, de quartier, de rue ou de maison, pour
soustraire les enfants qui sont encore à naître à la propagation séminale de l'action pathologique des lieux.

Est-il, par exemple, rien de plus instructif sur ce point
que l'énorme disproportion de fréquence de la phthisie
pulmonaire, selon les différents points de la même pro-
vince, des mêmes départements, des même localités?

Mais le déplacement doit, indépendamment de la distance, se faire alors d'après ces principes :

1° Ne point seulement quitter les lieux originaires de l'affection de famille, mais se transporter dans ceux qui sont le plus contraires à son développement, où elle est le plus rare, le moins grave, le mieux et le plus spontanément curable ;

2° Si le père et la mère ne peuvent se déplacer à la fois tous les deux, ni définitivement, imposer le devoir de ce déplacement temporaire à celui des auteurs qui se trouve atteint de la maladie ;

3° Se garder d'engendrer *immédiatement après* la mutation de climat, de pays ou de lieu ; mais laisser s'écouler, avant la conception, un temps plus ou moins long , selon l'ancienneté de l'influence morbide du séjour antérieur ; selon l'intensité de l'influence endémique des lieux abandonnés ; enfin selon la nature et la durée commune d'incubation du mal qui les a fait fuir :

Il faut, en d'autres termes, avant la conception, laisser le temps de s'épuiser à l'action morbide du séjour antérieur ; laisser à l'action favorable du séjour nouveau le temps de se produire ; ou, si l'un des auteurs s'est seul et momentanément éloigné, profiter au contraire des premiers temps du retour, pour ne point la laisser se dissiper et se perdre dans la vieille influence du séjour habituel (t. II, p. 857).

Malheureusement, selon le caractère spécifique de l'affection des auteurs et les autres circonstances que nous venons d'énumérer, il est des maladies, tellement enracinées dans le génie des lieux et dans le sang des familles, que le déplacement, si bien remplies que soient toutes les conditions, ne produit son effet, spécialement pour le goitre, qu'à la suite de deux ou trois générations ; il est donc nécessaire, dans la plupart des cas, de prolonger la durée du séjour des parents dans les lieux d'élection, bien au delà du temps de la conception ; de maintenir la mère pendant la grossesse , de maintenir les enfants après l'accouchement, sous l'empire continu de la même influence, et même, autant que possible, d'unir les derniers aux personnes du pays, afin de faire conspirer à la suppression des maladies de la famille transportée, l'ensemble des éléments et des forces qui résument les puissances réunies du nombre et du climat (t. II, p. 321).

Comme dernière et suprême ressource, dans tous les cas, reste enfin le recours méthodique aux principes de l'élection d'*état*.

4o De l'élection *d'état*.

Tous les principes de l'élection d'*état* dérivent de l'hérédité des états actuels et momentanés de l'économie (t. II, p. 458, 490, 595). Nous avons, en effet, vu que l'hérédité ne se rapporte point uniquement au *passé*, ni au *futur* de l'être, mais qu'elle s'attache encore au *présent* de la vie ; mais qu'elle reproduit, dans la génération, jusqu'aux moindres degrés, jusqu'aux variations, jusqu'aux transformations, jusqu'aux accidents mêmes des états de santé et de maladie du père et de la mère, au moment du coït.

L'indication première à déduire de ces faits, est identique à celle que nous avons déduite de l'élection de *temps* : elle est de n'engendrer que dans l'état de santé le plus parfait possible du père et de la mère, et que dans les circonstances et les dispositions de corps et d'âme les plus harmoniques à l'amour et à l'union des êtres (t. II, p. 274-280).

Nul doute, à nos yeux, que, si prospère que soit la santé des parents, les circonstances ou les dispositions contraires, le choix malencontreux de l'heure et des sentiments qui président à cet acte électrique de la vie, ne puissent avoir et n'aient souvent pour le produit de déplorables suites.

Dans les cas d'anomalie ou de maladie du père ou de la mère, le même principe conduit à ces prescriptions : 1° l'anomalie, la maladie sont-elles curables? les guérir chez celui des auteurs qu'elles atteignent, *avant la conception*;

Toute anomalie, toute maladie *radicalement* guéries chez les générateurs, avant la conception, cessent de se transmettre : ainsi la guérison de l'héméralopie supprime l'hérédité de l'héméralopie (1) : ainsi la guérison de la syphilis supprime l'hérédité de la syphilis, etc.

2° La maladie est-elle plus ou moins résistante à la guérison, et susceptible seulement d'une cure palliative? Traiter la maladie *avant la conception*, dans le simple but d'arrêter ses progrès, de la réduire à des formes ou des degrés moins graves, et de ménager ainsi au produit, dans le cas de transport séminal de la maladie, le bénéfice de degrés ou de formes moins graves de l'affection transmise.

La règle est, en deux mots, de suivre à l'égard du père ou de la mère malade, avant la conception, la ligne de conduite que l'art indique de suivre, après l'accouchement, à l'égard des nourrices : elle est de les soumettre au traitement curatif, ou palliatif, de la maladie qu'on veut épargner aux enfants.

Les maux les plus redoutables nous donnent des exemples de l'efficacité de cette méthode logique. Ainsi Rozen avait fait l'observation que, lorsque les parents, atteints de syphilis, avaient eu le soin de prendre des médicaments, et, sinon de guérir radicalement, du moins de traiter

____
(1) V. Szokalsky, *Mém. cit.*, p. 114.

leur maladie, leurs enfants n'héritaient point d'eux de maux vénériens proprement dits.

L'indication de traiter, dans tous les cas, le mal chez les générateurs, est d'autant plus urgente, qu'en raison de la tendance générale au progrès, du phénomène transmis, du moins tant qu'il n'a point atteint chez les auteurs son terme de décroissance, il y a présomption que, si le mal est transmis, sans modification ni traitement antérieur chez le père ou la mère, il aura chez l'enfant un caractère plus grave.

C'est ainsi, pour notre part, que nous expliquons comment, au lieu des formes primaires de la vérole, que présentent les parents, on trouve chez le produit les formes secondaires, ou même les formes tertiaires de la syphilis.

3° Un dernier précepte, en parfaite concordance avec ceux qui précédent, est, de n'engendrer jamais dans l'état d'acuité aucune maladie; et, lorsqu'une maladie est de nature organique, ou de nature chronique, de faire du moins élection, pour se reproduire, de ses états les moins graves, et de ses moindres degrés :

Ainsi, dans la vérole, on a remarqué que les premiers enfants nés de parents vénériens, meurent avant la naissance, ou peu de temps après, et que les derniers survivent, comme si la dyscrasie syphilitique s'usait sur les premiers produits (1). Dans la phthisie, on a remarqué le contraire: les puinés sont beaucoup plus sujets à périr victimes de ce mal, que les aînés, engendrés avant son développement chez les générateurs (2). Bordeu et Baumes, enfin, affirment que les scrofuleux, au premier degré, font des enfants plus sains que ceux qui le sont au deuxième, ou au troisième (3).

(1) *Mémoire sur la syphilis congéniale,* dans *Journal des connaissances médico-chirurgicales,* 3e année, p. 256.

(2) Barrier, *ouv. cit.,* t. I, p. 376. — (3) Baumes, *ouv. cit.,* 258.

Toutes les indications relatives à ce point, identiques en principe, doivent varier selon l'espèce, et varier selon la marche de l'affection morbide qui atteint les auteurs.

II. — Règles du traitement des maladies transmises.

Des règles du traitement prophylactique de l'hérédité morbide, nous passons maintenant aux règles du traitement des maladies transmises.

Ces règles tendent à deux buts: l'un, de prévenir dans le produit le développement de la maladie transmise; l'autre, de la guérir, si elle se développe.

a. Règles du traitement *prophylactique* de la maladie transmise :

Il est, dans tous les cas, indispensable d'avoir présent à l'esprit que : tantôt en raison de la loi d'INNÉITÉ, ou de la diversité séminale des produits; d'autres fois, en raison de la formule d'*élection* ; d'autres fois, en raison des sauts de génération, des intermittences et des alternatives de l'HÉRÉDITÉ, l'enfant de parents atteints de l'affection la plus grave, peut naître libre et pur d'elle (t. II, p. 869-887).

Le premier des préceptes est donc de ne jamais recourir au traitement du mal héréditaire, sans l'examen de l'enfant : dans le cas de l'hérédité congéniale du mal, traiter la maladie ; dans le cas d'indices graves, ou de preuve de transmission du principe du mal, suivre ces indications dont les unes se déduisent de la nature des causes, les autres, de la nature de la maladie :

1° Soumettre, d'abord, l'enfant à des conditions inverses de celles qui ont causé la maladie du père et de la mère, et, dans ce but, remonter à la cause première du mal chez les auteurs :

Cette cause appartient-elle à l'influence des *lieux?*

transporter les produits dans des lieux d'une nature pathogenique contraire, mais toujours favorables à l'hygiène de l'enfance ; provient-elle de la profession des parents, ou de leur régime de vie, ou de leurs habitudes? Changez les habitudes, le régime, la profession: se conformer, en un mot, et sous tous les rapports, à l'égard du produit, aux principes prescrits, pour sa génération, au père et à la mère, et sur lesquels il n'est nul besoin de revenir.

2° Les indications tirées de la nature de la maladie, se résument toutes dans celles du traitement préventif de l'espèce morbide dont on veut enrayer le développement dans l'être. Les principes sont les mêmes, à la seule différence, que la prudence conseille d'en prolonger l'action, depuis le premier instant de la conception, jusqu'à l'âge où le produit a dépassé l'époque d'explosion naturelle de la maladie : l'hygiène de la grossesse, de la lactation, de l'éducation, tout doit s'en inspirer, tout doit tendre aux mêmes fins.

Il est, toutefois, deux règles sur lesquelles nous croyons devoir insister ici :

L'une est, lorsque le mal est de source maternelle, et surtout lorsqu'il est de nature névropathique ou constitutionnelle, d'interdire à la mère de nourrir son enfant. On a vu, chose étrange! des enfants qui avaient échappé au transport de l'affection de la mère, la contracter, ensuite, par la lactation. Ainsi, d'après Simon, des enfants issus purs de mères syphilitiques, ont puisé dans le lait pris au sein de leur mère la contagion du mal, comme auraient pu le faire des enfants étrangers ; d'autres, d'après Balmes, n'auraient dû qu'à la précaution d'éviter cette faute, le bonheur d'échapper aux scrofules qui avaient déteminé la mort de tous leurs aînés (1).

La seconde règle, lorsque le mal des parents est de nature constitutionnelle, et lorsqu'ils ont déjà perdu plusieurs enfants, est, d'avoir en méfiance les formes névropathiques des maladies qui peuvent atteindre les derniers, et de joindre alors, chez eux, aux principes généraux du traitement de l'affection cachéxique du père ou de la mère, l'usage d'un exutoire (t. II, p. 818-824).

Le recours à ce moyen doit être d'autant plus prompt, que l'affection morbide est de nature à sévir plus promptement sur l'enfance.

b. Règles du traitement *curatif* de le maladie transmise.

Enfin, quand la puissance de l'hérédité a triomphé de l'emploi méthodique de tous les moyens prophylactiques, que rien n'a pu prévenir, ni le transport séminal, ni le développement de l'affection des auteurs, faut-il abandonner l'affection à son cours, l'être à sa destinée?

Plusieurs pathologistes perdent alors tout espoir ; la maladie pour eux est, dans ces cas, au-dessus des ressources de l'art.

Pasta, entre autres, portait ce pronostic grave, et l'étendait à toutes les espèces morbides. D'autres auteurs restreignent à un certain âge de la vie du produit, et d'autres à certaines natures d'affection, cette déclaration d'incurabilité. Louis Mercatus l'applique à toutes celles qui dépassent l'âge de l'adolescence ; Sennert, Tissot, Esquirol, etc. l'appliquent à l'épilepsie ; Dubuisson, à certaines formes de l'aliénation ; Fodéré, à toutes celles d'origine séminale etc. D'autres auteurs, Hippocrate, Bailly, Hoffmann, Cosnier, Pujol, Portal, Petit, Poilroux,

____

(1) H. Balmes, *Observations et réflexions sur les causes, les symptômes et le traitement de la contagion.*

Esquirol, Ellis, etc., etc., regardent seulement la plupart des maux héréditaires comme étant d'une nature plus rebelle au traitement et à la guérison.

L'axiome de Pasta tombe devant l'expérience, et il en est ainsi, en thèse générale, de toutes les restrictions, plus réservées cependant, des auteurs précédents.

Les convulsions héréditaires guérissent : Willis l'a prouvé (1); les épilepsies héréditaires guérissent : Zaculus Lusitanus et d'autres médecins en ont guéri par le cautère; Poterus en a guéri par l'antimoine, Hoffmann par le régime, Thouret et Andry par l'aimantation (2), Portal par le traitement de la diathèse scrofuleuse et les ferrugineux, Fauverge par le *sedum acre* (3), etc.; l'aliénation mentale héréditaire guérit, de l'aveu d'Esquirol (4), de celui d'Ellis (5); la goutte héréditaire guérit d'après Loubet, Cornaro, Duringe, etc. ; la syphilis héréditaire, d'après Mahon et plusieurs autres auteurs, guérit, et guérit même parfois spontanément, chez les nouveaux-nés (6); l'héméralopie, l'hémorrhaphilie héréditaires, d'après Krimer (7) et Szokalski, guérissent également; la phthisie de famille, d'après Poilroux, Ladmirault, Piorry, Fourcault, guérit encore; enfin, d'après Pujol, il peut en être ainsi des affections aiguës et des affections chroniques, le rachitisme, la scrofule etc., que les enfants ont le malheur de tenir de leurs auteurs.

Il est donc manifeste qu'on s'est encore ici écarté des principes.

(1) Willis, oper. med. et phys., *de morbis convulsivis.* — (2) *Mémoires de la société royale de médecine,* an. 1779, p. 324, 325. *Observations et recherches sur l'usage de l'aimant en médecine.* — (3) *Journal général de médecine,* t. XXXVII, p. 155. — (4) *Des Maladies mentales,* t. I, p. 114. — (5) *Ouv. cit.,* p. 17 et 69. — (6) *OEuvres posthumes,* p. 416. — (7) *Physiologie des Bluttes,* p. 817.

D'après ceux que nous pensons avoir établis, le pronostic d'incurabilité, ou de curabilté des maux héréditaires, ne doit point se déduire de l'hérédité, en soi, mais du caractère incurable, ou curable, de l'affection morbide dont elle est l'origine.

La seule action, selon nous, qui appartienne en propre à l'hérédité, et dont il faille tenir compte dans ses prévisions, c'est, ainsi que l'avait très-bien vu Hoffmann, une nature plus rebelle aux moyens de traitement et une tendance marquée à la récidive.

Tous les autres éléments du pronostic découlent : de l'ancienneté du mal transmis dans la famille, de la gravité ou de la légèreté de sa forme, de l'heure précoce ou tardive de son développement dans l'individu, et de l'état des forces et de l'idiosyncrasie du sujet qu'elle attaque.

Les mêmes principes donnent les préceptes du traitement de la nature, quelle qu'elle soit, du mal héréditaire, lorsqu'il vient à briser toutes les résistances mises à son explosion.

La règle, dans ces cas, est de ne se souvenir de l'hérédité que pour employer, avec plus de méthode, avec plus d'énergie, plus d'ensemble, plus de suite, plus de persévérance, le système des moyens curatifs qu'il appelle, *indépendamment de son origine*; et comme ces moyens rentrent tous, de leur nature, dans les règles du traitement général et spécial des affections morbides, nous ne pouvons que renvoyer sur ce point, aux auteurs et aux livres qui traitent de cette partie de l'art.

FIN DU SECOND ET DERNIER VOLUME.

TABLE DU TOME SECOND.

TROISIÈME PARTIE.

QUATRIEME PARTIE.

LIVRE PREMIER.

FIN DE LA TABLE DU TOME SECOND ET DERNIER.

www.ingramcontent.com/pod-product-compliance
Lightning Source LLC
LaVergne TN
LVHW050116060726
842524LV00001B/12